国家卫生健康委员会“十三五”规划教材
专科医师核心能力提升导引丛书
供超声医学专业临床型研究生及专科医师用

儿科超声诊断学

主　编　黄国英　夏　焙

副主编　姜忠强　马　宁　叶菁菁　陈亚青

编　者（以姓氏笔画为序）

于红奎　深圳市儿童医院
马　宁　首都医科大学附属北京儿童医院
马晓静　复旦大学附属儿科医院
王　荞　重庆医科大学附属儿童医院
叶菁菁　浙江大学医学院附属儿童医院
毕小军　华中科技大学同济医学院附属同济医院
陈亚青　上海交通大学医学院附属新华医院
张玉奇　上海交通大学医学院附属上海儿童医学中心
姜忠强　山东大学齐鲁儿童医院
夏　焙　深圳市儿童医院
唐　红　四川大学华西医院
黄国英　复旦大学附属儿科医院
戚庭月　扬州大学附属医院
谢谨捷　首都医科大学附属北京安贞医院

人民卫生出版社
PEOPLE'S MEDICAL PUBLISHING HOUSE

图书在版编目(CIP)数据

儿科超声诊断学 / 黄国英，夏焙主编. —北京：人民卫生出版社，2020

ISBN 978-7-117-28815-6

Ⅰ. ①儿… Ⅱ. ①黄…②夏… Ⅲ. ①小儿疾病－超声波诊断－高等学校－教材 Ⅳ. ①R720.4

中国版本图书馆 CIP 数据核字(2019)第 170259 号

儿科超声诊断学

主　　编：黄国英　夏　焙
出版发行：人民卫生出版社（中继线 010-59780011）
地　　址：北京市朝阳区潘家园南里 19 号
邮　　编：100021
E - mail：pmph @ pmph.com
购书热线：010-59787592　010-59787584　010-65264830
印　　刷：北京盛通印刷股份有限公司
经　　销：新华书店
开　　本：889 × 1194　1/16　**印张：**35
字　　数：1058 千字
版　　次：2020 年 5 月第 1 版　2020 年 12 月第 1 版第 2 次印刷
标准书号：ISBN 978-7-117-28815-6
定　　价：175.00 元
打击盗版举报电话：010-59787491　E-mail：WQ @ pmph.com
质量问题联系电话：010-59787234　E-mail：zhiliang @ pmph.com

主 编 简 介

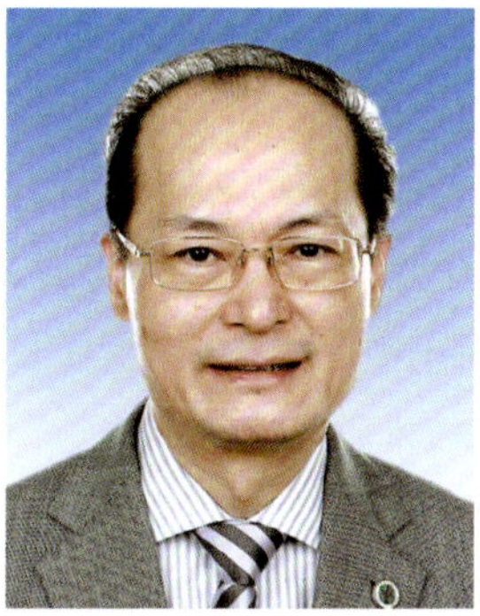

黄国英 教授，博士研究生导师，国家重点研发计划项目首席科学家，复旦大学附属儿科医院院长，上海市出生缺陷防治重点实验室主任，中华医学会儿科学分会副主任委员，中国医师协会儿科医师分会候任会长，《中华儿科杂志》副总编辑，*Pediatric Medicine* 主编。

主要研究方向：先心病无创伤性诊断、病因和早期干预策略；川崎病冠状动脉病变；医院管理。承担重要课题 30 余项。在 *Lancet* 和 *Pediatrics* 等重要学术刊物发表论文 390 余篇（SCI 全文收录 110 篇），管理类论文 30 余篇，主编专著和教材 7 部。以第一排名荣获省部级科技奖或教学成果奖 6 项。获中国医院协会中国医院优秀院长、卫生部有突出贡献中青年专家、国务院政府特殊津贴专家、全国卫生系统先进工作者、中国儿科医师奖、宝钢优秀教师奖、复旦大学 - 复星医院管理奖、首届国之名医优秀风范奖、上海医学发展杰出贡献奖、上海市政府质量奖（市长奖）等荣誉。

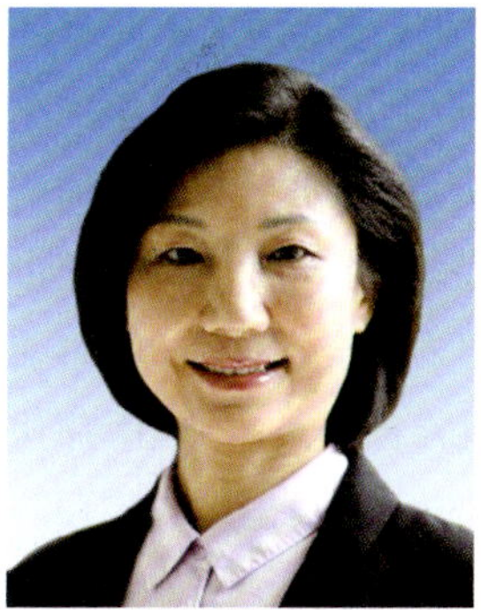

夏焙 主任医师，硕士研究生导师，深圳市儿童医院超声影像科主任。全国高等学校超声医学专业国家卫生健康委员会“十三五”研究生规划教材评审委员会委员，中华医学会儿科学分会超声医学专业学组副组长，海峡两岸医药卫生交流协会超声医学专业委员会小儿学组副主委，中国医药教育协会超声医学专业委员会常务委员、儿童超声学组主任委员。深圳市医学会超声专业委员会副主任委员，深圳市医师协会超声医师分会副会长，深圳市超声医学工程学会副会长。《中华超声影像学杂志》通讯编委，《中华医学超声杂志》（电子版）、《临床超声医学杂志》《岭南心血管病杂志》及 *Advanced Ultrasound in Diagnosis and Therapy* 编委。曾为美国芝加哥大学儿童医院访问学者，致力于儿科超声影像的研究。承担先心病三维成像、儿童心脏功能研究等多项重要课题。发表核心及 SCI 学术论文 80 余篇，主编、主译出版专著 6 部，主编我国首部儿科超声影像专著《小儿超声诊断学》，荣获深圳市十佳医务工作者和优秀教师称号。

副主编简介

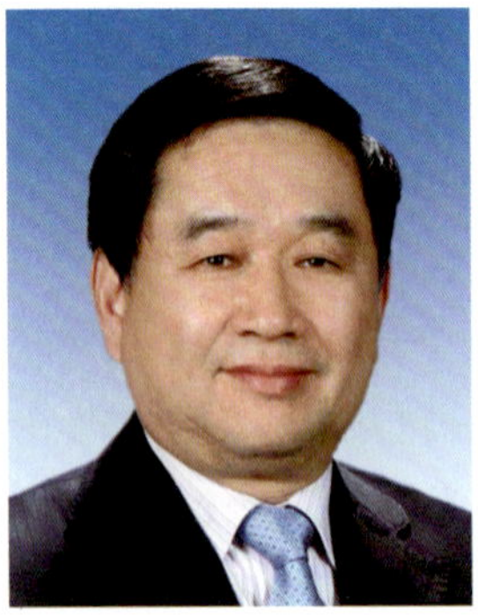

姜忠强 主任医师，硕士研究生导师、山东大学齐鲁儿童医院副院长。中国医师协会儿科医师分会儿科影像专业委员会常务委员，中国医师协会超声医师分会儿科超声专业委员会委员，中国超声医学工程学会儿科超声专业委员会常务委员，山东省医师协会小儿超声专业委员会主任委员，山东省医师协会、医学影像研究会、生物医学工程学会及中西医结合学会超声专业委会副主任委员、山东省科技发展计划项目评审专家、《中国医学影像技术》杂志编委。

从事儿科影像医教研工作30余年，主攻方向为小儿急腹症、消化道畸形、婴幼儿颅脑疾病的超声研究，先后完成科研成果10项，分别获山东省科技厅、山东省卫生厅、济南市科技局科技进步奖，其中一项被列为省适宜技术重点推广项目。获发明专利2项、实用新型专利4项，发表论文60余篇，作为主编、副主编先后出版著作4部。先后获得山东省卫生系统先进工作者、山东省创新人才等称号。

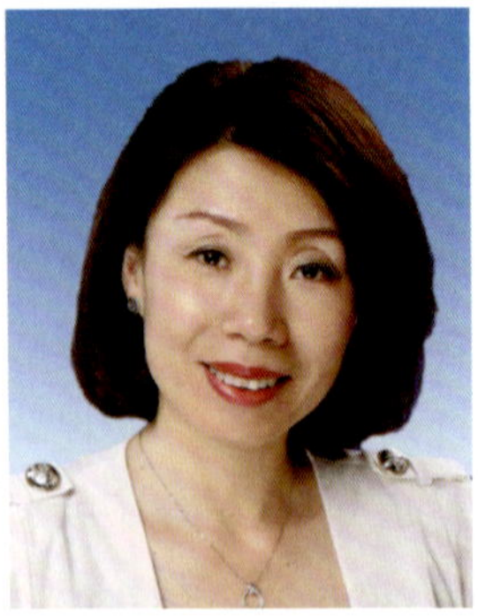

马宁 医学博士，主任医师，副教授，硕士研究生导师。现任国家儿童医学中心（北京）首都医科大学附属北京儿童医院心脏超声科主任。中国超声医学工程学会第一届儿科超声专业委员会副主任委员，中国医师协会超声医师分会儿科专业委员会常务委员，中国超声医学工程学会生殖健康与优生优育超声专业委员会常务委员，中国医药教育协会超声医学专业委员会常务委员，海峡两岸医药卫生交流协会超声专业委员会委员、胎心学组常务委员，中国医疗保健国际交流促进会出生缺陷精准医学分会委员，中华预防医学会出生缺陷预防与控制专业委员会青年委员。

专业特长：心脏及大血管疾病的超声诊断，包括胎儿心脏以及新生儿、儿童、成人先天性心脏病、瓣膜病、冠心病、心肌病等的超声诊断。近年承担国家自然科学基金委、北京市科学技术委员会及北京市卫生健康委员会高层次人才学科骨干资助项目等研究课题。近年发表国家级核心期刊及SCI论文30余篇。参编专著8册。

副主编简介

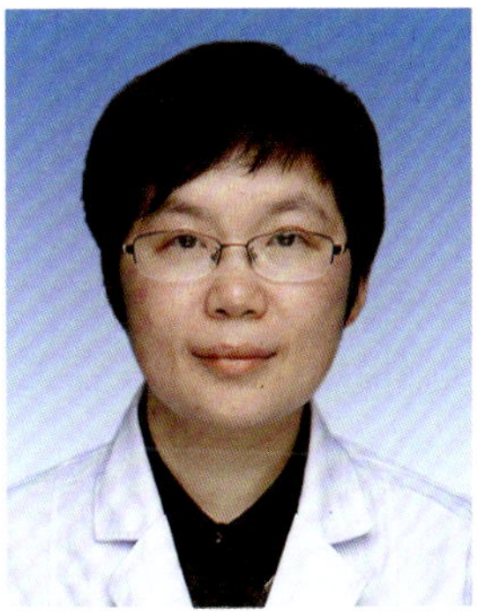

叶菁菁　主任医师，心内科硕士，儿科学博士。浙江大学医学院附属儿童医院心脏中心副主任，特检科主任。中国医药教育协会超声医学专业委员会儿童超声学组副主任委员，中国超声医学工程学会第一届儿科超声专业委员会常务委员，国家心血管病专家委员会先心病专业委员会第一届委员会委员，浙江省医学会超声医学专业委员会常务委员、儿科学组组长，浙江省数理医学学会超声专业委员会常务委员、儿科学组组长，浙江省超声医学工程学会第六届理事会理事，浙江省超声医学工程学会心脏超声专业委员会常务委员，浙江省医师协会超声医师分会第一届委员会常务委员等。

专业特长：小儿先天性心脏病的超声诊断，小儿先天畸形，髋关节发育异常及实体肿瘤的超声诊断。研究方向：复杂先天性心脏病的诊断及 TEE 在心外科微创治疗的作用；小儿肿瘤和性发育畸形，浙江省先天性心脏病网络平台的建设。发表国内外论文 30 余篇，其中 SCI 收录 10 篇，专利 1 项，参编著作 3 本。主持并完成浙江省科技厅、浙江省卫生厅等科研项目，作为主要成员参与“十二五”国家科技支撑计划课题和国家重点研发项目。

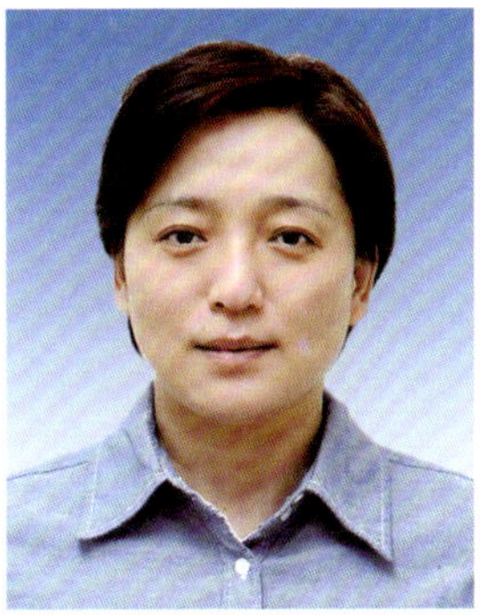

陈亚青　教授，博士研究生导师，上海市交通大学医学院附属新华医院超声医学科主任，上海交通大学医学院影像系副主任。中华医学会超声医学分会委员，上海医学会超声医学分会副主任委员，中华医学会儿科学分会超声医学学组组长，中国医师协会超声医师分会儿科学组副组长，中国生物医学工程学会医学超声工程分会副主任委员，中国超声医学工程学会常务理事。《中华超声影像学杂志》《中国医学影像技术》等专业学术杂志编委。

从事超声医学医教研工作 34 年，主攻方向为泌尿系统、甲状腺乳腺超声诊断及介入治疗。承担科研课题共 14 项，其中国家级 2 项，市级重点 4 项。发表论文 70 余篇，其中 SCI 收录 18 篇。主编著作 3 部，以第一完成人获上海市医学科技奖 1 项。2016 年获上海市住院医师规范化培训优秀带教老师称号。

出 版 说 明

为了进一步贯彻《国务院办公厅关于深化医教协同进一步推进医学教育改革与发展的意见》（国办发〔2017〕63 号）的文件精神，推动新时期创新型人才培养，人民卫生出版社在全面分析其他专业研究生教材、系统调研超声医学专业研究生及专科医师核心需求的基础上，及时组织编写全国第一套超声医学专业研究生规划教材暨专科医师核心能力提升导引丛书。

全套教材共包括 9 种，全面覆盖了超声医学专业各学科领域。来自全国知名院校的 200 多位超声医学的专家以“解决读者临床中实际遇到的问题”为立足点，以“回顾、现状、展望”为线索，以培养和启发读者创新思维为编写原则，对超声医学在临床应用的历史变迁进行了点评，对当前诊疗中的困惑、局限与不足进行了剖析，对相应领域的研究热点及发展趋势进行深入探讨。

该套教材适用于超声医学专业临床型研究生及专科医师。

全国高等学校超声医学专业研究生规划教材
评审委员会名单

顾　　问

张　运

主任委员

王新房　陈敏华　姜玉新

副主任委员

王金锐　何　文　谢明星　梁　萍

委　　员（以姓氏笔画为序）

田家玮　吕国荣　朱　强　朱家安　任芸芸　李　杰
邱　逦　周　翔　姚克纯　夏　焙　柴艳芬　唐　杰
黄国英　董晓秋

全国高等学校超声医学专业研究生规划教材
目　　录

1	超声医学基础	主　编	姚克纯
		副主编	杨金耀　章新友　陈　武
2	浅表器官超声诊断学	主　编	朱　强　李　杰
		副主编	夏　宇　徐辉雄　陈路增
3	心脏超声诊断学	主　编	谢明星　田家玮
		副主编	任卫东　王　浩　袁建军　穆玉明
4	血管超声诊断学	主　编	何　文　唐　杰
		副主编	王　健　邢英琦　李建初
5	腹部超声诊断学	主　编	王金锐　周　翔
		副主编	孙洪军　郑荣琴　杨　斌　王学梅
6	肌骨超声诊断学	主　编	朱家安　邱　逦
		副主编	郭瑞君　崔立刚
7	妇产科超声诊断学	主　编	任芸芸　董晓秋
		副主编	戴　晴　罗　红　杨　敏
8	儿科超声诊断学	主　编	黄国英　夏　焙
		副主编	姜忠强　马　宁　叶菁菁　陈亚青
9	急重症超声诊断学	主　编	吕国荣　柴艳芬
		副主编	周苏晋　袁丽君

前　言

20 世纪 60 年代，超声诊断开始应用于儿科临床，特别是近 40 多年来，该技术在儿科得到普遍应用，从最初用于诊断小儿心血管疾病和小儿肾脏疾病，逐步扩展到儿童浅表器官、颅内、胸腔、腹部、关节等更多儿科疾病的诊断。90 年代以来，计算机技术、信息处理技术和材料科学的迅猛发展带动了超声诊断仪器的不断更新换代，使得超声诊断技术几乎涵盖了儿科所有系统和脏器疾病的诊断，显著地提高了儿科临床诊治水平，小儿超声诊断专业也引起越来越多的重视，已经成为超声医学的重要组成部分。近年来，国家对儿童健康的重视促进了全国各地配置更多的儿童医院和儿科资源，儿科诊疗力量日益增强，国内 100 余家儿童医院相继成立了专门的儿童超声诊断科室，综合性医院和妇幼保健院也更加重视培养儿童超声诊断医技人员，临床上对儿科超声诊断的要求也越来越高，因此，培养一大批专门从事儿童超声诊断工作的队伍势在必行，作为研究生规划教材，《儿科超声诊断学》应运而生。

尽管一些儿科疾病与成人疾病具有共同之处，但由于儿童处于生长发育的过程，儿科疾病具有其鲜明的独特性。本书作者均为全国儿科超声诊断专家，对各种超声诊断技术在儿科的临床应用有深入研究，具有丰富的临床经验和写作技巧，在阐述基本理论、基础知识和基本技能的同时，能够吸收国内外最新的临床实践和科学研究成果，充分体现其先进性、实用性和科学性。编者们力求从反映儿科疾病特点出发，以大量临床病例资料为基础进行编写。全书共分为三十一章，涵盖儿童时期从头到脚、从里到外的所有系统和脏器疾病的超声表现。专门介绍了每个系统的超声检查方法与内容，包括仪器条件、探头选择、检查前准备、体位、方法和检查内容以及注意事项等；对每一种疾病，简要地介绍其定义、病理类型与临床特征，而把重点放在叙述各种疾病的超声诊断要点和声像图表现、鉴别诊断以及超声诊断的优势和局限性，图文并茂，体现了学术性和权威性，具有很实用的临床参考价值。

我们衷心希望这本书不仅仅适合研究生阅读，同时也可供广大超声诊断医技人员以及儿科、心脏科、围产期医学专业的医生和进修生在儿科疾病的诊断和治疗实践中有所裨益。

由于作者水平有限，错误之处，敬请广大读者批评指正！

主　编

2019 年 12 月

目　录

第一章　总论 1
第一节　小儿超声诊断的安全性 1
第二节　设备的调节使用 6
第三节　小儿超声检查的准备要求 16
第四节　儿科超声常见伪像 17

第二章　颅脑和脊柱超声检查 26
第一节　超声检查技术 26
第二节　脑室内出血 26
第三节　脑室周围白质软化 28
第四节　脑积水 30
第五节　先天性颅内囊性病变 32
一、先天性蛛网膜囊肿 32
二、脑穿通畸形 34
三、Dandy-Walker 畸形 36
第六节　大脑大静脉动脉瘤样畸形 38
第七节　脑梗死 39
第八节　颅内肿瘤 40
第九节　脊柱裂、脊髓脊膜膨出 44
第十节　脊髓栓系综合征 47

第三章　眼、眼眶超声检查 49
第一节　超声检查技术 49
第二节　先天性小眼球 49
第三节　先天性白内障 51
第四节　永存原始玻璃体增生症 52
第五节　早产儿视网膜病 53
第六节　后巩膜葡萄肿 54
第七节　视网膜母细胞瘤 55

第四章　颌面部及颈部超声检查 57
第一节　超声检查技术 57
第二节　涎腺炎症性疾病 58
一、急性病毒性腮腺炎 58
二、慢性复发性腮腺炎 59
三、急性细菌性腮腺炎 60
四、颌下腺炎 60
第三节　涎腺囊肿及肿瘤 61
一、舌下腺囊肿 61
二、腮腺血管瘤 61
三、腮腺淋巴管畸形 63
第四节　鳃裂畸形 63
第五节　甲状舌管畸形 65
第六节　先天性甲状腺畸形 66
一、甲状腺缺如及甲状腺发育不全 66
二、异位甲状腺 67
第七节　甲状腺弥漫性疾病 67
一、甲状腺功能亢进症 68
二、急性细菌性甲状腺炎 69
三、桥本甲状腺炎 69
四、亚急性甲状腺炎 70
五、甲状腺功能减退 71
第八节　甲状腺癌 71
第九节　颈部淋巴结病变 73
一、淋巴结炎 73
二、转移性淋巴结增大 75
三、淋巴瘤 76

第五章　颈部血管超声检查 77
第一节　超声检查技术 77
第二节　颅外颈动脉瘤 77
第三节　椎动脉畸形 78
一、椎动脉起源异常 78
二、椎动脉发育不全 78
第四节　颈内静脉扩张症 80

第六章　乳腺超声检查 82
第一节　超声检查技术 82
第二节　乳腺发育异常 83
一、乳腺早发育 83

二、男性青春期乳腺发育 …… 83
三、副乳腺 …… 84
第三节 乳腺炎 …… 85
一、新生儿乳腺炎 …… 85
二、儿童乳腺炎 …… 86
第四节 乳腺良性病变 …… 88
一、纤维腺瘤 …… 88
二、乳腺导管囊状扩张 …… 89
第五节 乳腺恶性肿瘤 …… 89
一、叶状囊肉瘤 …… 89
二、乳腺转移性肿瘤 …… 90

第七章 气道、肺部超声检查 …… 91
第一节 超声检查技术 …… 91
第二节 声带麻痹 …… 91
第三节 声带息肉 …… 92
第四节 喉囊肿 …… 93
第五节 声门下血管瘤 …… 94
第六节 急性会厌炎 …… 95
第七节 先天性肺发育畸形 …… 96
一、先天性肺气道畸形 …… 96
二、肺隔离症 …… 98
第八节 肺感染性疾病 …… 99
一、肺炎 …… 99
二、肺脓肿 …… 102
第九节 肺不张 …… 103
第十节 肺动脉栓塞与肺梗死 …… 104
第十一节 新生儿呼吸窘迫综合征 …… 105
第十二节 肺母细胞瘤 …… 107

第八章 胸膜腔、纵隔与横膈及膈下超声检查 …… 109
第一节 超声检查技术 …… 109
第二节 胸膜腔积液 …… 109
第三节 胸膜局灶性病变 …… 111
第四节 气胸 …… 112
第五节 纵隔肿瘤 …… 113
一、畸胎瘤 …… 114
二、淋巴管畸形 …… 115
三、淋巴瘤 …… 116
四、神经源性肿瘤 …… 116
五、胸腺瘤 …… 117
第六节 先天性膈疝 …… 118
第七节 膈麻痹 …… 120
第八节 膈下脓肿 …… 121

第九章 超声心动图总论 …… 123
第一节 心脏的胚胎发育 …… 123
第二节 心血管系统的解剖、生理特点 …… 124
第三节 超声心动图检查方法 …… 128
第四节 经食管超声心动图检查方法 …… 135
第五节 超声心动图心脏顺序节段分析法 …… 138

第十章 超声心动图定量分析与心功能评价 …… 142
第一节 超声心动图定量分析标准化 …… 142
第二节 超声心动图评估左心功能 …… 161
第三节 超声心动图评估右心功能 …… 167

第十一章 先天性心脏病超声心动图 …… 174
第一节 房间隔缺损 …… 174
第二节 室间隔缺损 …… 179
第三节 动脉导管未闭 …… 185
第四节 房室隔缺损 …… 188
第五节 单心室 …… 193
第六节 主肺动脉窗 …… 196
第七节 法洛四联症 …… 198
第八节 肺动脉闭锁伴室间隔完整 …… 201
第九节 肺动脉闭锁伴室间隔缺损 …… 203
第十节 大动脉转位 …… 206
一、完全型大动脉转位 …… 206
二、矫正型大动脉转位 …… 209
第十一节 右心室双出口 …… 211
第十二节 永存动脉干 …… 212
第十三节 左心发育不良综合征 …… 215
第十四节 三房心 …… 219
第十五节 二尖瓣畸形 …… 222
一、先天性二尖瓣狭窄 …… 222
二、先天性二尖瓣关闭不全 …… 225
第十六节 主动脉狭窄 …… 227
第十七节 主动脉缩窄 …… 232
第十八节 主动脉弓离断 …… 235
第十九节 三尖瓣闭锁 …… 237
第二十节 三尖瓣下移畸形 …… 238
第二十一节 肺动脉狭窄 …… 241
第二十二节 肺静脉异位引流 …… 246
第二十三节 体静脉畸形 …… 250
第二十四节 冠状动脉畸形 …… 253
一、冠状动脉瘘 …… 253
二、冠状动脉起源异常 …… 255
第二十五节 肺动脉吊带 …… 259
第二十六节 肺动脉起源于主动脉 …… 261

第十二章 先天性心脏病围术期超声心动图……264
第一节 先天性心脏病介入治疗的监测和评估……264
一、房间隔缺损封堵术……264
二、室间隔缺损封堵术……265
三、球囊肺动脉瓣成形术……266
四、球囊主动脉瓣成形术……267
五、动脉导管未闭封堵术……267
六、肌部室间隔缺损镶嵌治疗……268
第二节 先天性心脏病外科手术的评估和随访……269
一、体-肺动脉分流术……270
二、右心室流出道疏通术……270
三、肺动脉环缩术……272
四、大动脉调转术……272
五、Ross 手术……274
六、心脏瓣膜置换术……274
七、Glenn 术和 Fontan 术……275

第十三章 心肌炎超声心动图……278

第十四章 心肌病超声心动图……283
第一节 扩张型心肌病……283
第二节 肥厚型心肌病……287
第三节 限制型心肌病……292
第四节 心肌致密化不全……294
第五节 心内膜弹力纤维增生症……297
第六节 致心律失常性右室心肌病……299
第七节 蒽环类药物性心肌损害……300
第八节 伴有心肌病的综合征……302
一、努南综合征……302
二、Alstrom 综合征……303
三、Barth 综合征……304
四、PRKAG-2 心脏综合征……304

第十五章 感染性心内膜炎超声心动图……305

第十六章 心包炎超声心动图……309
第一节 急性心包炎……309
第二节 缩窄性心包炎……311

第十七章 风湿性心脏病超声心动图……313

第十八章 肺动脉高压超声心动图……317
第一节 儿童肺动脉高压……317
第二节 新生儿持续性肺动脉高压……320

第十九章 心脏肿瘤超声心动图……323

第二十章 川崎病超声心动图……328

第二十一章 肝胆胰脾超声检查……333
第一节 超声检查技术……333
第二节 先天性胆道闭锁……334
第三节 先天性胆管扩张症……337
第四节 肝脓肿、脾脓肿……338
第五节 肝母细胞瘤……340
第六节 肝脏血管瘤与血管畸形……341
第七节 肝脏间叶性错构瘤……343
第八节 肝脏畸胎瘤……345
第九节 肝、脾、胰挫裂伤……346
第十节 门静脉海绵样变性……348
第十一节 门静脉高压症……350
第十二节 脾脏弥漫性病变……351
第十三节 先天性胰腺畸形……352
一、环状胰腺……352
二、异位胰腺……353
第十四节 急性胰腺炎……353
第十五节 胰腺肿瘤……355
一、胰母细胞瘤……355
二、胰腺实性-假乳头状瘤……357
第十六节 小儿肝移植……358

第二十二章 消化系统超声检查……361
第一节 超声检查技术……361
第二节 先天性肥厚性幽门狭窄……361
第三节 先天性肠旋转不良……362
第四节 先天性直肠肛管发育畸形……366
第五节 消化管重复畸形……370
第六节 梅克尔憩室……375
第七节 大网膜及肠系膜囊肿……377
第八节 肠套叠……379
第九节 肠梗阻……383
第十节 急性阑尾炎……387
第十一节 胃肠道肿瘤……391
一、胃肠道息肉样病变……391
二、胃肠道淋巴瘤……393
第十二节 腹腔间隙综合征……395

第二十三章 泌尿系统超声检查……399
第一节 超声检查技术……399
第二节 先天性肾脏及输尿管畸形……401
一、先天性肾脏畸形……402

二、先天性输尿管畸形……405
第三节 先天性膀胱及尿道畸形……408
一、先天性膀胱畸形……408
二、先天性尿道畸形……410
第四节 尿路梗阻……412
第五节 膀胱输尿管反流……416
第六节 肾脏囊性病变……419
一、常染色体隐性遗传多囊性肾病……419
二、常染色体显性遗传多囊性肾病……422
三、单纯性肾囊肿……423
四、多囊性肾发育不良……424
五、髓质海绵肾……425
第七节 肾母细胞瘤……426

第二十四章 肾上腺、腹膜后超声检查……430
第一节 超声检查技术……430
第二节 先天性肾上腺皮质增生症……430
第三节 腹膜后脓肿、血肿……431
一、腹膜后脓肿……431
二、腹膜后血肿……432
第四节 神经母细胞瘤……433

第二十五章 肾血管超声检查……435
第一节 超声检查技术……435
第二节 肾动脉狭窄……435
第三节 肾动脉血栓形成……436
第四节 肾动脉瘤……438
第五节 肾静脉血栓形成……439
第六节 左肾静脉压迫综合征……440
第七节 肾动静脉瘘……441

第二十六章 女性生殖系统超声检查……443
第一节 超声检查技术……443
第二节 先天性生殖道畸形……444
第三节 中肾管囊肿……449
第四节 先天性卵巢发育不全……449
第五节 性发育疾病……451
第六节 多囊卵巢综合征……454
第七节 卵巢肿瘤……455
第八节 阴道异物……458

第二十七章 腹股沟、阴囊、睾丸超声检查……461
第一节 超声检查技术……461
第二节 隐睾……461
第三节 睾丸缺血性病变……462
第四节 睾丸附件扭转……464
第五节 鞘膜积液……465
第六节 阴囊与睾丸损伤……467
第七节 睾丸肿瘤……469
第八节 睾丸微石症……474
第九节 腹股沟疝……475

第二十八章 肌骨、关节超声检查……478
第一节 超声检查技术……478
第二节 婴儿发育性髋关节发育不良……478
第三节 髋关节暂时性滑膜炎……482
第四节 儿童股骨头缺血性坏死……483
第五节 化脓性关节炎……484
第六节 髂腰肌脓肿……486
第七节 骨髓炎……487
第八节 骨折……488
第九节 先天性肌性斜颈……489
第十节 桡骨小头半脱位……490
第十一节 外伤性骨化性肌炎……491
第十二节 横纹肌肉瘤……493
第十三节 血友病关节病变……494

第二十九章 四肢血管超声检查……496
第一节 超声检查技术……496
第二节 先天性脉管畸形……497
一、淋巴管畸形……497
二、毛细血管畸形……498
三、静脉畸形……499
四、动静脉畸形……502
五、脉管畸形与血管瘤的鉴别诊断……502
第三节 血管瘤……504
一、婴儿型血管瘤……504
二、先天性血管瘤……505
三、卡波西血管内皮细胞瘤……505
四、簇(丛)状血管瘤……507
五、血管瘤的并发症……508
第四节 动脉血栓栓塞性疾病……508
第五节 静脉血栓栓塞性疾病……510

第三十章 介入性超声……512
第一节 介入性超声技术……512
第二节 超声引导下经皮穿刺组织活检术……513
一、超声引导下经皮肝穿刺活检术……513
二、超声引导下经皮肾穿刺活检术……515

第三节 超声引导下穿刺抽吸及置管引流术……516
第四节 超声引导下经皮肾盂穿刺置管术……519
第五节 超声引导下经外周静脉穿刺中心静脉置管……521
第六节 超声引导下脉管畸形、血管瘤药物注射术……523
第七节 超声引导下肠套叠水灌肠复位术……525

第三十一章 体外膜式氧合的超声评估……528
第一节 ECMO 概论……528
第二节 ECMO 超声心动图评估……529
第三节 ECMO 血管超声评估……532
第四节 ECMO 肺超声评估……534
第五节 ECMO 肾超声评估……535

参考文献……537
中英文名词对照索引……540

第一章 总　　论

第一节　小儿超声诊断的安全性

【概述】

声波是一种能量载体，在组织中依靠质点的机械振动而传播。声波穿过组织时，可产生机械效应、热效应、化学效应和生物效应（biological effect of supersound）等。

声波是机械波，其振动在组织中的传播很复杂。在介质之间相互作用下，质点依序产生振动，将机械波传播出去。如果介质的振动方向与传播方向一致，以压缩的形式从扰动点移动介质，呈聚集与稀疏分布的方式向前传播，则为纵波（longitudinal wave）或称为疏密波（图 1-1-1）。在纵波中，从一个压缩到下一个压缩的距离是波长。如果在振动状态下质点不随波前进，振动方向与波的传播方向相互垂直，则为横波（transverse wave）。横波的波长是从波峰到波峰或从波谷到波谷的距离，振幅是波峰到原点基线的垂直距离。横波与纵波的比较见图 1-1-2。诊断用超声波在生物组织中产生的横波具有速度慢、衰减快的特点，是评价组织硬度，用于剪切波弹性成像的声学基础。

声能在生物组织中传播时产生一系列生物效应，例如热效应、机械空化效应等。生物组织对超声有较高的吸收和较低的热传导作用，易引起组织温度上升，因而可导致血管扩张或收缩、使血压变化。热效应主要发生在骨和与骨相邻的软组织，高

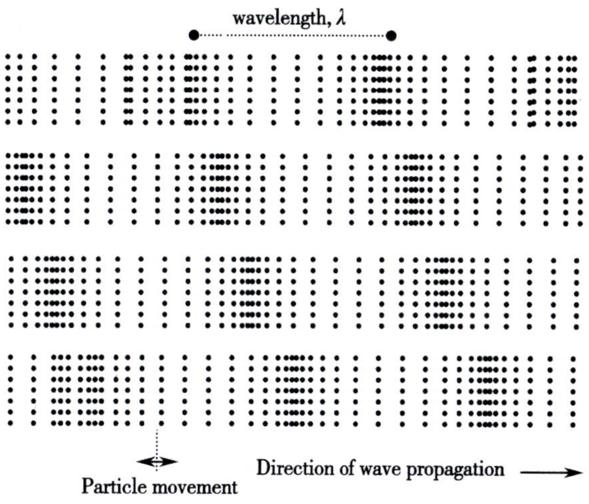

图 1-1-1　纵向波前向移动约一半波长的压缩进展示意图

每个波与其下方的波之间的时间延迟约为 λ/6C，λ 波长（wavelength），C 波速；圆点表示粒子，粒子不随声波方向前进（direction of wave propagation），而是围绕原位置振动（particle movement）

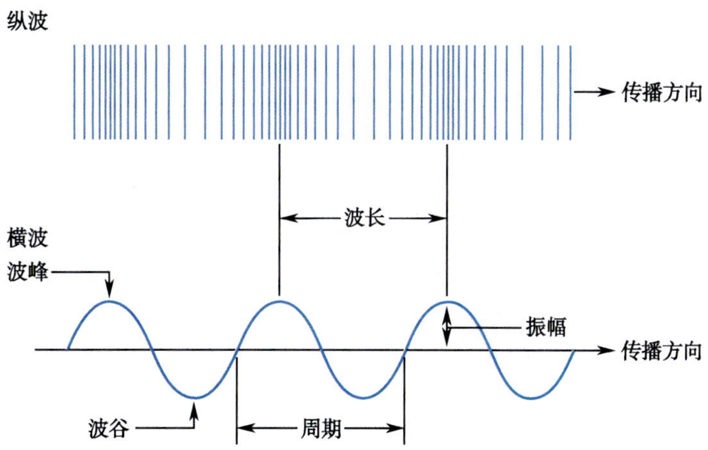

图 1-1-2　纵波与横波的比较示意图

上图为纵波；下图为横波

强度超声聚焦照射可破坏肿瘤细胞或抑制其生长，而相反适当强度刺激也可以促进组织生长。

机械空化效应导致机械性损伤。超声机械作用对溶液中生物大分子尤其是 DNA 作用明显，主要是降解并导致 DNA 断裂，其机制可能是空化作用。高强能量的超声可导致细胞膜破裂、膜表面电荷减少或膜通透性变化等。机械损伤则常发生在含气的组织，例如肺表面、肠道和造影剂微泡灌注时。超声在生物介质中的能量转换及其弛豫与频率密切相关。超声辐射力和声压作用导致组织细胞产生振动和摩擦效应，从而影响生物结构与功能，因此以声辐射力作用下的剪切波弹性成像应用于生物组织，局限于部分器官组织中，尚未获准用于敏感的重要组织，例如脑、生殖腺等。

诊断用超声波频率范围为 1～20MHz，已广泛用于医疗诊断即超声影像诊断，包括胎儿、小儿以及成年人。迄今为止，没有发现诊断用超声对人体造成伤害的证据，但没有损伤证据不等于没有伤害，对于诊断剂量超声，仍然要求将能量的安全阈值设置在对人体组织损伤最小的范围内，严格遵循 ALARA 原则（as low as reasonably achievable），即最小有效剂量原则。超声诊断设备的操作者需熟知其成像原理、使用的对象及其仪器输出功率的安全限制，达到儿科超声的安全诊断。

【能量输出】

声强（sound intensity，I）和声压（preasure）反映了声波在组织内的强度大小。声波在介质中传播时，使静止的质点振动，质点具有动能。同时质点离开平衡位置，产生形变，则具有势能。动能与势能构成振动质点的能量。声波在单位时间内通过垂直于声波传播方向单位面积的能量为声强，单位时间的声强即为声功率。声波作用于组织的压力与无声波时的组织静压之间的差，即为声压。

超声脉冲组成声束，声束经过组织时，在声压的作用下，局部介质在传播方向上，产生连续的压缩和稀疏循环变化。局部声压变化的大小表现为峰值压缩和峰值稀疏交替变化的特征，是脉冲期间的最大值（图 1-1-3）。因此，声作用于组织的能量大小常用峰值稀疏压（peak rarefaction，Pr）定义。峰值稀疏压可用于评估组织产生空化效应的风险。峰值稀疏压随声束的位置不同而变化，在声束的聚焦区最大。

发射到组织介质中的每个脉冲所携带的声能量大小以焦耳（J）为单位，这些声能量在组织中传播时逐渐吸收衰减，使组织升温及辐射应变。从换

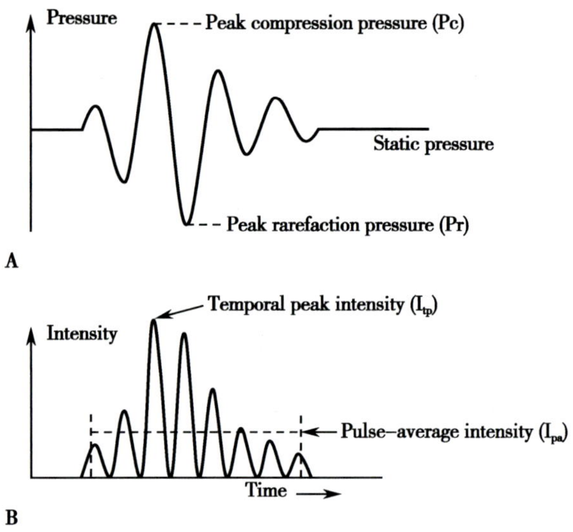

图 1-1-3 脉冲的声压与声强示意图

A. 声脉冲经过介质时，峰值压缩压（Pc）和峰值稀疏压（Pr）分别是脉冲周期中声压的最大正值和最大负值；B. 声强与声压的平方呈正相关，并且总是正值；时间峰值强度（I_{tp}）是脉冲周期的最大值；脉冲平均强度（I_{pa}）是脉冲周期的平均值

能器输出的能量传递到组织的速率称为输出声功率，单位为瓦（W）（1W＝1J/s），这是多个发射脉冲总的平均功率。介质吸收来自换能器的声能量而升温，同时介质也受到辐射力作用，辐射力大小与吸收的功率量成正比。声辐射力这个物理量现已被应用于剪切波成像。

声强是用于量度单位面积声功率的物理量（图 1-1-4），即 W/m^2，Z 是介质的声阻抗。在平面波中，声强与声压平方成正比。因此可以在测量声压后计算声强。声强的结果总是正值，见公式 1-1-1。

$$I=P^2/Z \quad \text{（公式 1-1-1）}$$

在超声脉冲的传播过程中，介质中的声压和声强随时间而变化。图 1-1-3 显示了声脉冲对组织的压力及其强度随时间的变化。每个脉冲强度的峰值称为时间峰值强度（temporal peak intensity，I_{tp}）；而脉冲平均强度（pulse-average intensity，I_{pa}）是经每个脉冲时间平均后的声强。I_{pa} 比 I_{tp} 得到了更广泛的应用。脉冲平均强度越大越好。

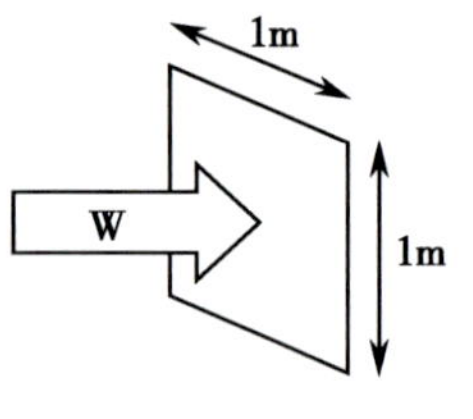

图 1-1-4 强度是通过单位面积的声功率（W/m^2）

由于每个脉冲的间期介质的声压为静压，则一个完整脉冲周期（含脉冲间期，从一个脉冲的起始到下一个脉冲的起始）声强的平均值，即为时间平均声强（I_{ta}）。I_{ta} 值低于 I_{pa}（图 1-1-5）。在实际操作时，声束在组织中是摆动的，因而暴露于声束的介质点所承受的时间平均声强一定是持续覆盖一个完整脉冲周期。

介质中声强的大小因声束的位置移动和时间周期而变化。因此，存在定量声束特定位置强度的可能，例如在声束中央某处的最大声强。按位置定量的声强可以是空间峰值声强（spatial-peak intensity，I_{sp}），或者是计算整个声束横截面积上的平均值，即空间平均声强（spatial average intensity，I_{sa}）（图 1-1-6）。常用的强度参数包括：① I_{sppa} 即空间峰值脉冲平均强度，是在声束的空间强度最大位置处测量的脉冲平均强度。② I_{spta} 即空间峰值时间平均强度，是在其最大强度位置处测量的时间平均强度。③ I_{sata} 即空间平均时间平均强度，在平均声束横截面下的时间平均强度。

应用水听器测量声压或声强时，通常在水中进行，几乎没有衰减。而相同输出能量的声束在软组织中传播时，则存在衰减，因此计算压力时应减去衰减。大多数软组织的衰减为 0.5～1dB/cm·MHz。在计算生物效应指标时，通常假设组织中存在液体，将衰减假设为 0.3dB/（cm·MHz）。因此，峰值稀疏压的降减值表示为 $Pr_{0.3}$。

【能量输出监测指标】

诊断超声中声压、声强和声功率变化等参数无法直观地被使用者应用。因此，为了监测不良反应的风险，在现行的标准和条例中，提出能够直接监测空化效应和热效应指标，即机械指数（mechanical index，MI）和热指数（thermal index，TI）。这两个参数强制性必须在显示器上显示出来，使诊断超声的应用者能够随时监测声能量输出的变化，提高超声应用的生物安全。

MI 是用于提示发生空化作用的概率。TI 是暴露于超声场中的组织最大可能的升温指标。但 TI 与 MI 对评估组织损伤的风险并不尽完美，是基于一定条件的假设获得的。例如 TI 忽略了传感器的自热，低估了在探头表面大约 5mm 内组织的升温，而这个范围内在临床使用中可能包含有敏感组织（眼、脑、生殖腺等），在使用时应加以注意。

1. 热指数　声波在组织中传播时，能量产生衰减。声波的振幅和强度减小约为 0.5dB/（cm·MHz）。对于 3.5MHz 声波，在约 4cm 处振幅减小一半，强度下降 6dB。这种衰减主要是由于组织的黏性和弛豫吸收过程，以及声波的散射所致，极少量的声反射能量返回到换能器。组织因吸收声波的能量而升温。组织的升温取决于时间平均声强、吸声系数、组织的热性质（热传导性）、血流灌注、声束的宽度、扫描模式以及换能器在固定位置的持续时间。

生物组织在声波的作用下，单位体积的升热率

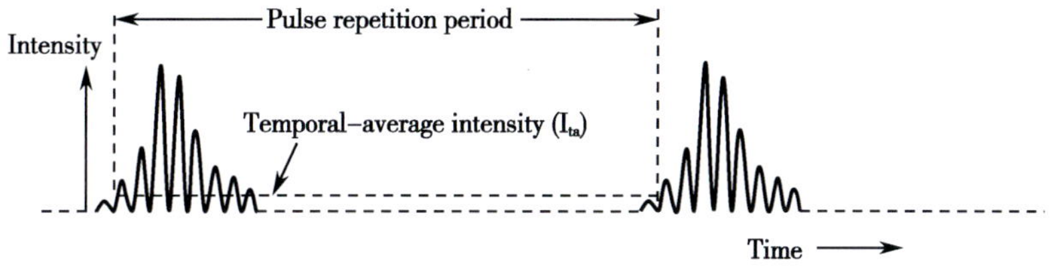

图 1-1-5　声强大小的变化随着每个声脉冲的周期而重复

时间平均强度（I_{ta}）是一个完整的脉冲回波周期的平均值，远低于脉冲平均强度（I_{pa}）

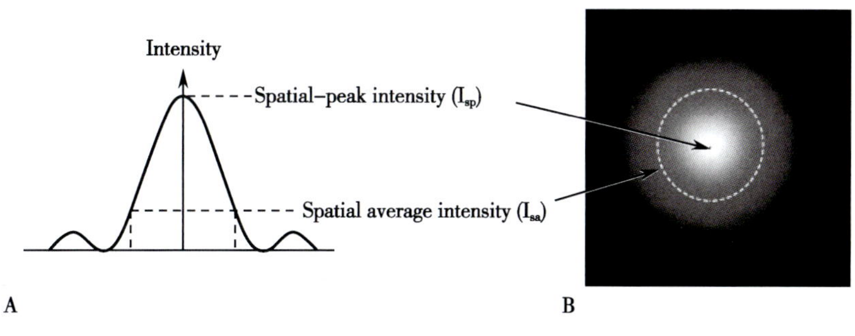

图 1-1-6　介质在声束中位置与声强的关系

A. 声束中的最大声强值是空间峰值强度（I_{sp}），多位于声束的聚集点上（虚线圈的中央）；B. 声束的横截面积下的平均声强（虚线圈）是空间平均强度（I_{sa}）

为 dq/dt，与声波的频率和声强有关，见公式 1-1-2。αa 是组织的振幅吸收系数(随频率增加)，I 是声波的强度。初始升温速率等于 2αaI/C，其中 C 是介质的热容，随后的升温取决于波束的宽度。在相同的峰值强度下，波束越宽，产生的升温作用越高，也比高聚焦的波束升温作用更强。稳定的组织温度取决于组织的热导率和局部血流灌注。

$$dq/dt = 2\alpha aI \quad \text{(公式 1-1-2)}$$

吸收系数较高的组织产热比吸收系数低的组织更明显。钙化骨的表面吸收能量较强，比软组织易产生热效应。胎儿骨比周围的软组织更能吸收能量，而且随着胎儿骨骼钙化，这种差异变得更为明显。随着胎儿骨的成熟骨化，其吸收系数可增加近 30 倍。与骨相邻的软组织可以因骨表面的升温，因热传导作用而升温。

声波在组织中传播时，高频率成分被组织衰减，而低频率声波向深部传播，使平均频率降低。当声波穿经液体与组织交界处时，例如羊水、血液或尿液时，在液体中的衰减减少，能量在液体与软组织交界处发生较大吸收，产生局部升温，同时对局部软组织产生更大的辐射力作用。

TI 是组织热效应指标，计算见公式 1-1-3。W 源自换能器的声输出功率，W_{deg} 是组织温度升高 1℃所需的功率。由于骨组织的升温影响最大，考虑到不同的组织成分和位置，将 TI 分为软组织热指数(thermal index for soft tissue，TIS)、骨骼热指数(thermal index for bone，TIB)和颅骨热指数(thermal index for cranial bone，TIC)。

$$TI = W / W_{deg} \quad \text{(公式 1-1-3)}$$

其中，TIS 是假定均匀的软组织暴露在声场中，包括妊娠不足 10 周的胎儿。TIB 是假定在声束的焦点区域或邻近区域有骨存在，例如妊娠 10 周以上的胎儿，操作时 TIB 应持续监控在 0.7。TIC 是假定骨存在于组织表面下，探头与骨骼非常接近时(1cm 以内)产生的热指数，例如新生儿颅脑和脊柱，超声扫查时要考虑到贴近骨的局部温度升高对脑或脊髓的损伤，应持续监控 TIC 保持在安全范围内。超声波的热效应使人体组织升温，造成组织损伤，尤其是骨骼受声照射后，声吸收较大，除骨本身温度升高外还传导骨旁相邻的组织，大大增加了局部温度上升可能性。

美国超声医学研究所和国际电工委员会(IEC)标准要求，在任何操作条件下，MI 或 TI 中的任何一项指标值超过 1 时，都必须直观地向用户显示出来。尤其是早孕期、胎儿头与脊柱、新生儿头、发热患儿、灌注不良组织和肋骨或骨邻近的扫查，要高度重视 TI 的监测，并遵循 ALARA 原则。

2. 机械指数 声波传播时，在声压的稀疏区，实际压强低于静压强，其声压为负值；而在稠密区时，实际压强大于静压强，声压为正值，见图 1-1-1。在声波的作用下，液体或组织中可产生气泡，气泡随着声波压力交替变大、振动，甚至发生破裂等改变。在负值压力作用下，气泡膨胀，而在正值压作用下缩小，这种随着交变声压的变化引起的活性称为空化。气泡半径的振荡幅度很大程度上取决于压力的变化。这种在声波的作用下，气泡稳定的伸拉与压缩则为稳态空化。当声压过大，导致微泡聚集并产生崩溃时，称之为瞬态空化。瞬态空化对周围组织产生瞬间的机械损伤，包括气泡的振动对周围组织细胞，产生剪切力作用，从而损伤周围的细胞。空化还可能产生化学作用，极快的压缩过程，或气泡崩溃瞬间，气泡内产生非常高的瞬时温度和压力，分解水分子而产生高活性的自由基，从而引发化学反应。

如果软组织和液体中没有超声造影剂气泡存在，通常在诊断剂量超声下，不会产生任何形式的空化作用。但如果组织中存在气体时，则容易导致气泡邻近软组织的机械损伤，例如肺表面(与心脏相邻的肺)和肠壁。

MI 是组织的机械效应指标。MI 是声波的压力的最大负值与探头频率的平方根的比值，用于预示超声波诱导产生的空化作用的可能性，见公式 1-1-4。$Pr_{0.3}$ 软组织中衰减 0.3dB 后的峰值稀疏压力(单位 MPa)，f 是脉冲的中心频率(单位 MHz)。MI 的方程是基于假设组织中存在气泡而建立的模型，用于预测在较高的 $Pr_{0.3}$ 和低频率下空化发生的可能性。根据这一理论，人体组织在 MI 低于 0.7 以下时，通常不会发生空化作用。

$$MI = \frac{Pr_{0.3}}{\sqrt{f}} \quad \text{(公式 1-1-4)}$$

应用仪器的初始设置时，应将探头的输出声功率调在尽可能低的状态，如果不能满足诊断需求，则在安全的原则下逐渐增加输出功率，达到诊断目的。在应用谐波成像、复合成像、宽景成像时，应注意监视 TI 与 MI 的变化，并尽量控制在安全条件下扫查。现有使用的超声仪在各种预设操作条件下已设置了 TI 与 MI 的最大值，但很多仪器出厂时，预设模式中的 TI 与 MI 值，并非针对小儿而设置的，使用时应根据临床需求将 TI 与 MI 调节在建议的安全范围内。在扫描状态下，较大的热效应往往发生在多段聚焦、深部的聚焦和局部放大模式下(特别是具有长而窄的、深部放大),应用这类模式扫查时,应尽量缩短扫查的持续时间。操作时也可利用三维探头进行快速获得容积数据,回放处理,减少实时扫查时间。

机械作用除了上述空化以外,还有声辐射力作用。声脉冲传播时,对组织和液体施加辐射应力,并且辐射应力作用在有声阻抗变化的界面上。当辐射力施加在液体中时,引起声流,使流体沿着脉冲传播方向移动。这种在软组织和液体中的辐射应力普遍存在,但其机械作用比气泡相关的机械作用小得多,并且不需要气体的存在。

3. 暴露时间 对新生儿颅脑、眼、性腺的检查时间在获得诊断的条件下尽量缩短;探头不要长时间固定在检查目标部位,在不需要实时扫查或获取多普勒频谱后,应移开探头,充分利用冻结与电影回放,进行回顾与分析,而不是持续将组织暴露在声场中。

4. 探头自热 腔内探头(经直肠探头和经食管探头)在空气中已有发热时,不能使用,其他探头也如此。经食管探头在屏幕显示温度报警时应停止使用。在探头直接放置在眼、脑、肺、肠等表面时(多为术中超声应用),应考虑探头的自热,以及探头表面 5mm 以内的局部热效应,减少局部热损伤的风险。

5. 多普勒模式 对于早产儿脑组织、眼等敏感组织,脉冲多普勒频谱和彩色多普勒扫描时应显示 TI 和 MI,执行风险效益分析。在脉冲多普勒模式下,热效应常伴随着高脉冲重复频率(例如极限频率的上限范围)和浅距离的选通热效应增加。较大的输出功率和低频设置使空化作用增加。在多普勒模式下,选择短距离门控或选择较高多普勒频移的量程,空化作用的可能性增加。

诊断剂量的超声波已经广泛应用于临床。超声波的传播及超声波与组织的作用机制已经很清楚。但声波对组织相互作用机制在微观层面上的相互作用仍不清楚。声波对组织的空化的阈值、条件,以及组织内声波振幅限定的重要性、声辐射应力的相关性等仍需要进一步研究。

6. 非热效应 超声成像设备在临床的应用已经变得无处不在,应用者了解超声波传播如何影响组织则显得非常重要。除热效应外,与组织温度升高无直接关系的效应,统称为非热效应(non-thermal effect)。超声波的非热效应可分为空化和与非空化效应两类。声压的变化产生空化作用,其前提是存在气体。组织中的气体源可以是天然存在于组织内的,或是外源的,例如注射超声造影微泡。除空化作用产生对组织的机械损伤以外,声辐射力也对人体组织产生机械作用。

声辐射力(acoustic radiation force,ARF)是声波施加在介质上的机械力,与组织吸收的能量有关(这种吸收的能量可以转化为热量)。对于平面波,介质某点上的时间平均下每单位体积的辐射力(F_V)取决于声强与声速的比值,参见公式 1-1-5。其中,α 是介质的吸收系数,I 是声强,c 是声速。而根据超声波束总功率(W)则可算出总辐射力 F_T,见公式 1-1-6。

$$F_V = \frac{2\alpha I}{c} \qquad \text{(公式 1-1-5)}$$

$$F_T = \frac{W}{c} \qquad \text{(公式 1-1-6)}$$

声波作用于组织的各界面,这个界面是辐射力作用的目标,可以是软组织与骨、软组织与液体、软组织与软组织或软组织与气体(肺、肠),对这些界面产生力的作用,向远离声源方向推移。这种推动的强度将取决于界面与声束的关系,包括界面的形状、与声束相比的大小、入射角、吸收或反射超声波束的程度等。其中,声波的强度或功率是决定因素。如果界面大于波束宽度,施加在局部界面上的总辐射力与声束的总声功率成比例。但对于全反射界面,辐射力是由于声波反射是经动量传递,组织局部的辐射力加倍。因为产生辐射力需足够大的功率和组织吸收(或反射),因此对生物组织也有可能产生生物效应。声辐射力作用于软组织,产生组织的形变和位移,在垂直于声波的方向产生剪切波,这种对剪切波的检测,也可用于评价组织的构成属性,例如声辐射力成像(ARF imaging)、剪切波弹性成像(shear wave elastography,SWE)。

与辐射力相关的另一个物理效果是声流,即在辐射力作用下液体的流动。这种效应已被用于诊断应用,用于鉴别液性与实性病变。

诊断用声辐射力对组织的效果是暂时的,没有不良后果。但如果组织中有气泡的存在(内源性或外源性),则通过增加组织的有效吸收而增加局部的辐射力。辐射力作用下气泡在悬浮液中以 10m/s 的速度移动,在气泡外围的高剪切应力下,损坏邻近的组织细胞。因此,在临床应用造影增强超声时,也要考虑到声辐射力这种生物效应。已有研究发现,在诊断超声阈值范围的输出功率条件下,依然对实验小动物造成了肺出血、心脏早搏等，并且MI＞0.8时也发生了空化效应。建议在经静脉注射微泡造影剂，进行造影增强超声的MI不应高于0.2。

辐射力的生物效应既非热效应亦非空化效应。在成年人组织中，与组织的拉伸强度相比，这些辐射力是极微弱的。但在胚胎期和具有细胞增殖生长的新生儿期，尤其是胚胎的3.5周和8周发生细胞分化和迁移的时期，组织不具备成熟的结构强度，细胞间基质尚未发育，组织细胞更容易受到机械应力的影响。目前没有足够的证据来证明超声波的辐射力是否引起细胞的永久位移损伤，并且这些已知的辐射力对细胞机械转导的影响还不明确。因此，要谨记因辐射力引起的生物效应的可能性，在不影响诊断信息的前提下，尽量减少超声暴露。没有损伤的证据不等于没有伤害。

【仪器调节的安全性】

1. 直接影响输出功率的调节 指通常在仪器上直接调节声输出功率的键。包括power、TI、out power等，以及一些预设的检查条件，例如血管、心脏、产科等。各厂家的设置有所不同，参见各类仪器说明书。

2. 间接影响输出功率的调节 间接影响探头输出功率的调节键包括：脉冲重复频率、聚焦、扇角、CDFI、PW、M型等。调节这些键时，可使介质中的声能量分布发生改变。

3. 不影响输出功率的调节 不影响输出功率的调节键有增益、动态范围、动态压缩和TGC（时间增益补偿），这些键的目的是对脏器的回波信号进行处理，使图像更清晰，而不影响探头输出的能量变化。

在超声扫查过程中，应对屏上的热指数（TI）和机械指数（MI）进行持续监测，并不断地调整设置，使它们达到最小，在达到诊断目的同时，尽量缩短扫查时间。除了新生儿脑脊神经等有参考上限值以外，小儿超声检查的TI与MI指标，可参照胎儿及成年人的标准调整应用，但应低于成年人的标准。胎儿诊断超声的限定范围建议：①TI＜0.7，可不限时；②TI为0.7～1.0，扫查时间＜60min；③TI为1.1～2.5，扫查时间30～40min；④TI＞2.5，扫查时间＜1min。出生后人体诊断超声的限定范围建议：①TI＜1.0，可不限时；②1.0≤TI≤1.5，扫查时限＜120min；③1.5＜TI≤2.0，扫查时限60min；④2.0＜TI≤2.5，扫查时限15min；⑤2.5＜TI≤3.0，扫查时限4min；⑥3.0＜TI≤4.0，扫查时限1min；⑦4.0＜TI≤5.0，扫查时限15s；⑧TI＞5.0，扫查时限5s。

第二节 设备的调节使用

【儿科超声诊断装置使用】

临床使用的超声诊断仪种类较多，其功能范围、性能指标均不同，操作方法不同，应以操作手册为指导，并熟知成像原理、基本操作方法。超声医师应根据儿童特点设置检查的仪器条件，选择不同的探头种类与频率，并按照检查规范依序逐一部位进行检查。

1. 一般检查时操作步骤 输入患儿资料→选择切换探头→设定预设置→B型模式下调节图像及其操作→M型操作→彩色多普勒模式操作→PW、CW模式操作→静态或动态图像记录→定量分析→报告结果。

2. 二维及M型图像基本调节内容 在动态扫查时，调节成像的深度→TGC→增益→聚焦位置与段数→多声束复合模式、谐波→对比度→帧平均→局部放大记录动态或静态图像→测量分析。

3. 彩色多普勒图像的基本调节内容 选择彩色显示区域（size、position）→调节彩色灵敏度（color gain）、最大彩色显示速度（scale）→调节滤波器→记录动态或静态图像。

4. 多普勒检测的基本调节内容 切入PW或CW模式→移动采样标记至目标区域→调节采样容积（长度）及角度校正→调节最大测量速度（scale）和基线位置（zero set）→扫描速度→增益→测量、记录。

5. 三维成像的基本调节内容 调整二维或彩色多普勒图像→切入3D或4D模式→选择俯仰角、方位角、深度大小→选择图像质量模式（高、中等、低分辨率）→选择渲染模式→记录动态或静态图像→分析测量。

【探头的使用】

小儿超声检查可根据患儿的年龄、胖瘦、脏器的深度、检查部位等灵活选用不同的探头。

1. 探头的选择 凸阵探头的阵面呈外凸弧形，与体表接触面较线阵探头小，对透声窗口的要求相对较小，不受小儿肋间隙狭小的影响，能显示深部较大范围的区域。如在胸壁有较大肿块时，探头也能与皮肤较好接触，不影响图像质量。线阵探头的图像呈矩阵，探头与表皮接触好，有很好的近场分辨率，由于探头大，所需声窗大，多用于年长儿童的浅表组织器官的检查。对于新生儿和小婴儿，线阵探头扫查腹部脏器也具有优势，可显示细小的结构。扇扫探头具有声窗小、扇面大的优点，用于心脏、纵隔、颅脑检查，但近场窄小，分辨率较差。

同一宽频探头用于不同年龄儿童时，调整中心频率，检查较大、较胖者，探头中心频率应低，反之调高。同一脏器可选用二种探头补充检查，如经颅超声检查通常用 5～7MHz 扇扫探头，应用高频线阵探头可对额部浅层补充检查，可显示局部脑周间隙、额部脑白质、侧脑室前角的病变。而对于早产儿，线阵探头已经可以完成全颅脑的超声检查。近年来计算机数字化技术的应用，超声信息处理全数字化成为超声技术的重大突破。以高速、大容量的计算机及软件控制声束的形成及成像，使成像的灵敏度、时间分辨率和空间分辨力有了飞越的提高，各种探头的不足之处可得到很大的改善和弥补。

总之，小儿超声检查时，不拘泥于某一种或一个探头，可根据声窗条件、显示深度、时间分辨率和空间分辨率的要求灵活选择。例如婴儿颅脑超声检查对足月儿可使用扇扫或容积凸阵，而早产儿或低体重出生儿可选用线阵探头，频率范围 5～12MHz；超声心动图检查时，心脏探头在新生儿可用 10MHz；小于等于 3 岁用 5～7MHz；大于 3 岁患儿用 3～5MHz。腹部常用凸阵或容积凸阵探头 3～5MHz；新生儿和小婴儿常选用线阵 5～10MHz。儿童小器官用 5～10MHz；新生儿 7～12MHz。探头频率的选择是在满足穿透力（深度显示）的基础上，尽量选用频率较高的探头，提高对细微结构的显示率。

2. 换能器 换能器（transducer）即超声探头，就是将一种能量形式转化为另一种形式，将电能和机械能互相转换。超声的产生是利用了压电材料（piezoelectric material）的逆压电效应，即当压电材料受到一定声波压力时会产生一定的电压，将机械能信号转换为电能信号；反之，如果给材料施加电压，材料将发生形变振动，产生声波。如图 1-2-1 所示，在压电晶状体表面施加高频交变电压信号，晶状体会沿其短轴方向发生形变，就会产生超声波。这种效应称为逆压电效应。超声换能器的发射就是采用了逆压电效应。反过来，超声换能器也能将接收到的声压转换为电压，将机械能转变为电能，超声换能器的接收即应用了这种正压电效应。

（1）电子式扫查：用电子方式控制多元换能器阵实现扫查。有两种不同类型的阵式（图 1-2-2）：一是线形步距阵，通称线阵（linear array）；另一是线形相控阵，通称相控阵（phased array）。它们的换能器都是由排成一线的许多振子单元组成。

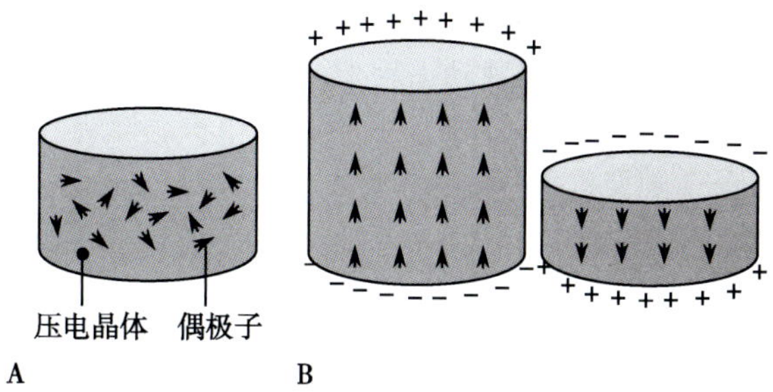

图 1-2-1 压电效应示意图

A. 在正常条件下电偶极子随机排列；B. 加电场之后，偶极子沿电场方向排列，并随外加电场极性改变而改变排列方向

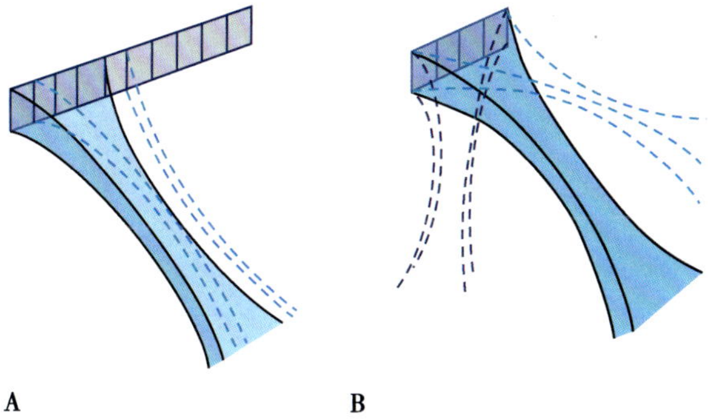

图 1-2-2 线阵和相控阵的扫查方式

A. 线阵；B. 相控阵

（2）线阵探头：线阵探头工作时是用电子开关切换多元换能器振子，使之轮流工作。通常有若干个相邻的小单元同时受到激励，发射一束超声波并接收其回波。例如先由第 1 至第 12 个小单元同时发射第 1 个超声束并同时接收其回波，然后由第 2 至第 13 个小单元同时发射第 2 个超声束并同时接收其回波，依次下去，即每次舍去前面的一个单元，纳入后面的一个，发射许多平行波束，扫查目标区。线阵的扫查线一般在 64～128 条，帧频为每秒 20～40 帧。凸阵探头的结构原理与线阵探头相类似，只是振元排列成凸形。但相同阵元结构凸形探头的视野要比线阵探头大。由于其扫查视场为扇形，故对某些声窗较小的脏器的扫查比线阵探头更为优越。

（3）相控阵探头：相控阵扇扫换能器工作时，同时激励所有的单元，而适当地控制加到各单元上的激励信号的相位（控制延时）来改变超声的发射方向。接收时，对被接收信号也作类似的相控，形成扇形成像。相控阵换能器的另一优点是可以同时实现不同深度的聚焦，但是以降低帧频为代价。

（4）面阵探头：一维线阵探头的缺点是无法在俯仰角平面上实现动态聚焦。若扫查平面的聚焦声束宽度为1mm，聚焦平面处的超声层厚为3～5mm，则聚焦平面外的超声层厚会超过10mm。因此会造成俯仰分辨力比轴向和侧向分辨力要低。1.5D探头在1D探头单振元分割成3到7个小振元，在俯仰角平面上实现电子聚焦，如图1-2-3所示。根据晶片的排列方式也称为面阵探头或矩阵探头。

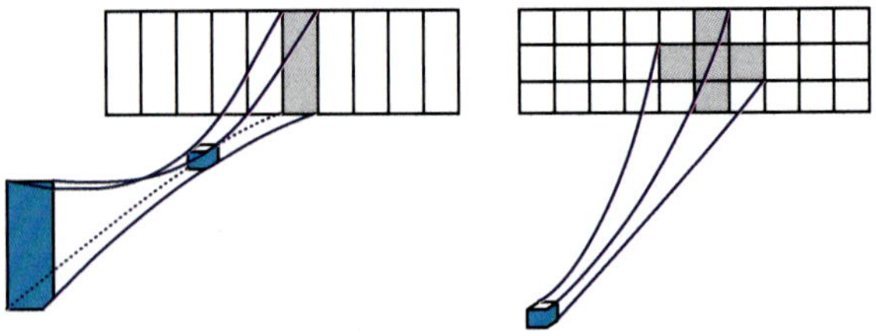

图1-2-3 1.5D探头在俯仰角平面上实现电子聚焦

随着三维成像技术的发展需求，二维面阵探头的研制和发展迅速。二维面阵换能器的振子数目多，尺寸小呈矩形排列，使得对加工工艺的要求很高。它能够提供声束的三维动态聚焦和偏转，从而能够实现三维数据的实时采集，如图1-2-4所示。

【常用调节键的使用】

1. 频率 频率（frequency）是指在1秒内通过任意指定点的波（波长）的周期数。通常用符号f表示，单位为赫兹（Hz）。在同一个传播方向上，相邻两个相位相差2π的质点振动的步调一致，其质点之间的距离是一个完整的波的长度，即为波长。波动传过一个波长距离所需要的时间，为波的周期。频率为周期的倒数。频率1Hz表示声波的周期为1秒。频率与波长是超声成像中的两个重要参数。频率决定了超声成像的深度，超声波的频率越高，成像深度越浅。波长则决定了超声成像的纵向分辨率，超声波的波长越短则纵向分辨率越高，反之则越低。组织中声波传递与波长和频率的关系见公式1-2-1。C为组织内声波传播速度，λ为波长，f为频率。人体软组织中超声波的频率与相应的波长见表1-2-1。

用于成像的超声频率对图像的分辨力和穿透深度非常重要。当需要显示更细微的结构时，调高探头频率或选则高频率探头，而需要显示深部结构时，则要调低频率或选择较低频率的探头。

$$C = \lambda \cdot f \qquad \text{（公式 1-2-1）}$$

2. 聚焦

（1）声学聚焦：声学聚焦与光学聚焦的基本原理相似，声学聚焦用声透镜。声透镜是利用声波经过声速不同的介质时会产生折射的原理而制成的聚焦元件。通过对透镜几何尺寸和材料特性的选择，可改变其聚焦特性。

（2）电子聚焦：电子聚焦的实质是对各阵元采用延时激励。每一激励脉冲，经过不同的延时线对其进行延时后到达各阵元，使得这些阵元发射的声场在某个既定的区域内，因相位相同产生相加干涉，而在另一区域内产生相消干涉，其关键是使各阵元发射的超声波相位在焦点处相等（波长相等）会聚在一个区域，见图1-2-5。为了在整个探测深

表1-2-1 超声波在人体软组织中的频率与波长

频率/MHz	2.0	2.5	3.0	3.5	4.0	5.0	7.5	10	15	20
波长/mm	0.75	0.60	0.50	0.43	0.375	0.30	0.20	0.15	0.10	0.075

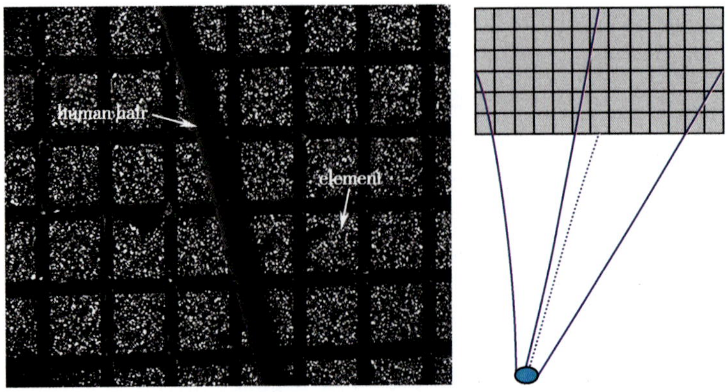

图1-2-4 面阵探头阵元可实现三维动态聚焦

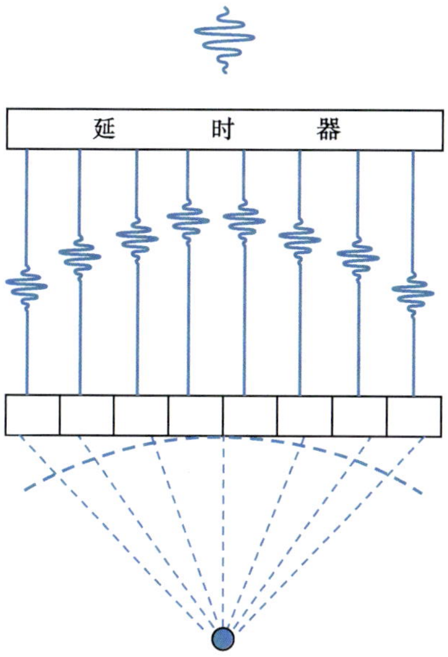

图 1-2-5 通过延时激励脉冲实现电子聚焦示意图

度的范围内波束都能良好的汇聚，则必须使发射波的焦距可变，这就是所谓的动态电子聚焦。由于发射波的焦距是随发射激励脉冲的不同延时而改变，因此改变激励脉冲的延时，就可调节焦距，从而获得动态电子聚焦。

3. 动态范围 动态范围（dynamic range）是对经 A/D（模数转换）信号，系统可以检测、放大或显示的不失真最大信号振幅与最低信号振幅间的比例，常用单位为 dB（即用 10 的对数表达）。动态范围是控制超声图像对比度的方法。调节动态范围的目的是为了让图像尽可能多地显示诊断信息，如果动态范围不合适，则会使图像太灰或太暗，许多回声信号不能显示出来，而影响诊断信息量（图 1-2-6）。动态范围的调整可以使图像的对比度随之增强或减弱。弱回声是小界面的散射或噪声，这些回声可能没有诊断价值。尽管希望消除一些可能使图像模糊的噪声，但不应调节到消除正常纹理的程度。

动态范围调得过小时，部分实际回声信号丢失，强的回声显示过白，弱的回声显示过黑，有可能使需要的诊断信息丢失。但如果动态范围太大，使图像看起来非常灰色，加之显示器的显示和人眼识别的色调层次有别，难以达到图像最优。动态范围更多地影响较弱的回声，对较强的反射影响则较小。因此，可根据检查的目标不同选择不同的动态范围（图 1-2-7）。通常用于检查心脏结构病变时，适度调小动态范围，减少杂波干扰。显示细微结构时，可调大动态范围，增加灰度层次。

4. 压缩 压缩（compression）也是调节图像对比度的方法。通过压缩减少灰色而改变回声的强度范围，显示更为清晰的结构（图 1-2-8）。有的机器设置为 Compression reject，则调节的结果与压缩方向相反。

通常超声检查者通过调节动态范围、压缩等，获得理想的平衡，以便识别相关的结构。但有时对于特定的诊断目的，调高对比度能够更好的诊断。例如显示心包积液时，需要尽可能地去除弱回声，突显心包与心包液，以准确评估液体量和性质。

5. TGC 曲线 时间增益补偿曲线是用于补偿因不同深度、不同组织的衰减差异导致的成像不足。现在仪器均可对不同深度补偿实现可调。

6. 预设检查模式 预设检查模式是仪器出厂前，根据探头条件、患者对象、组织的衰减等，以及能量输出的限制，预设好的检查条件，有助于使用者快速应用正确仪器条件，获得诊断图像。

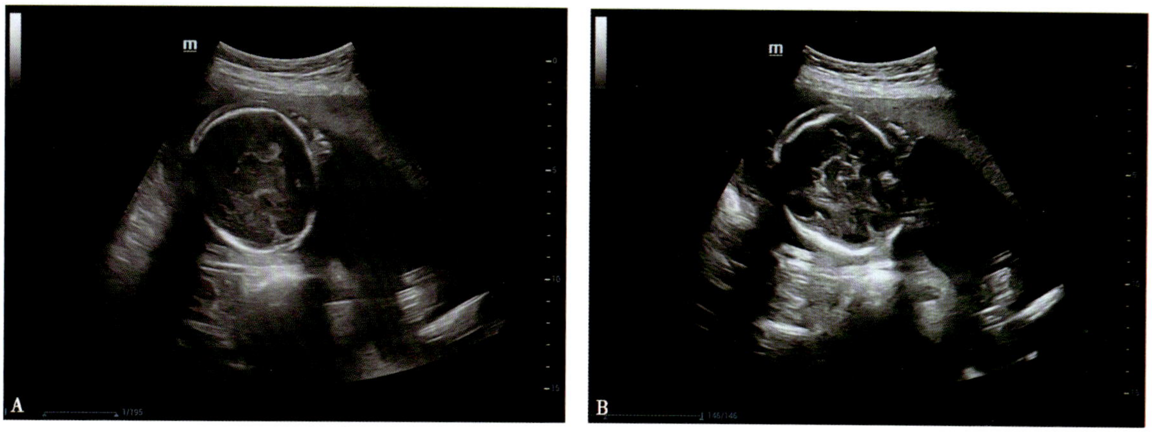

图 1-2-6 动态范围的大小对图像的影响

A. 调大动态范围；B. 调小动态范围

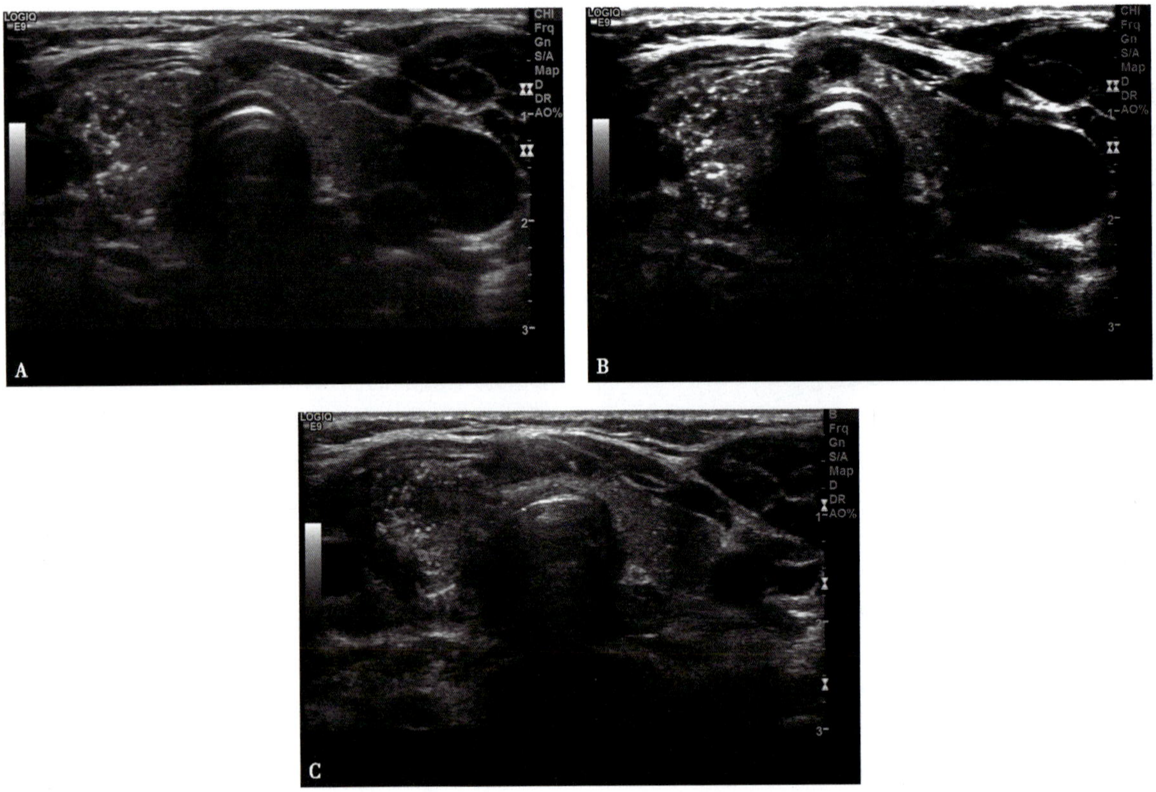

图 1-2-7 动态范围的调节对浅表器官成像的影响

A. 过大动态范围；B. 过小动态范围；C. 适当的动态范围

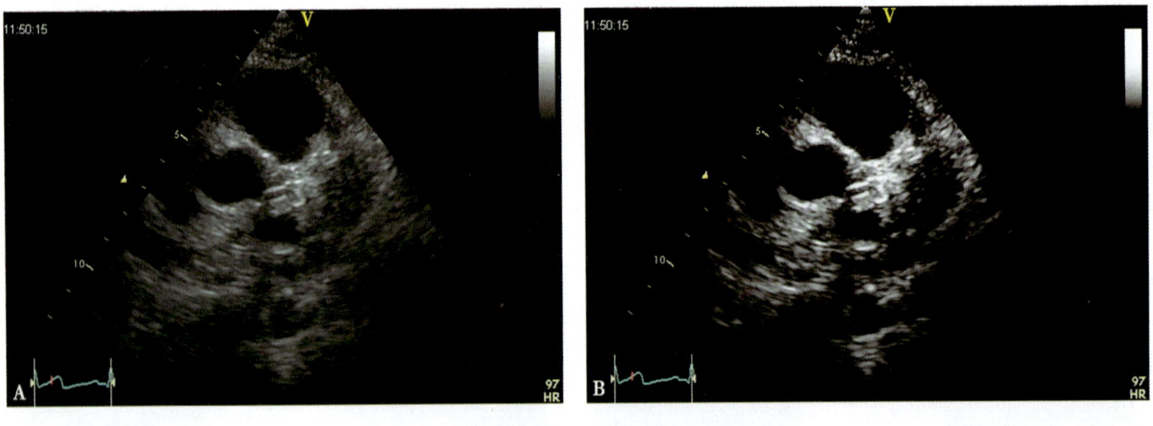

图 1-2-8 压缩功能对图像的影响

A. 调大压缩；B. 调小压缩

【多普勒的调节使用】

1. 声束与血流夹角 彩色多普勒血流检测时应注意声束与血流之间的方向和角度的影响。血流迎着声束方向，呈现红色；血流背离声束方向，呈现蓝色。当声束与血流方向垂直，即其间的夹角等于 90° 时，无血流信号显示。声束与血流之间的夹角越小，彩色信号显示越佳。例如在心尖四腔心切面时，可清晰显示舒张期通过房室瓣口，朝向心尖的红色血流信号。在进行周围血管检测时，声束和血流夹角应小于 60°。使用线性探头时，可根据血管的走行调节彩色取样框的角度，尽量避免声束与血流方向相垂直。

2. 血流增益 彩色多普勒血流图中，红蓝两种色彩表示不同的血流方向，而色彩的亮度则表示血流速度。亮度由血流增益旋钮所控制，增益加大，色彩变亮，反之色彩变暗。在进行彩色多普勒检查时，应选择适当的增益。如增益过大，图像中可出现杂色斑点，误认为紊乱血流；如增益太低，色彩过于暗淡，甚至不能辨认，也将影响对血流的正确分析。尤其对较细小的、流速较慢的血管进行检测时应加以注意。

3. 血流滤波　在彩色多普勒血流显像时，除了红细胞运动使血流显像外，心壁和血管壁等低速运动的组织也可能显像，需通过滤波装置将其滤去。如滤过调节太低，血流周边的组织可能着色，影响对血流的识别；如滤过调节太高，则应该被显示的血流信号亦被滤去，同样会影响血流的检测结果。

4. 速度范围　通过调节脉冲重复频率（pulsed repetition frequency，PRF）来改变速度范围。脉冲重复频率是脉冲式超声中，单位时间内发出的脉冲数量，单位 kHz。脉冲重复时间是相继两个脉冲起始点之间的时间间隔，单位 ms，包含了脉冲期与静止期。PRF 与脉冲重复时间互为倒数。PRF 在二维超声及多普勒超声系统中有较宽的范围。检查浅部可选高 PRF，深部用低 PRF。脉冲重复频率与多普勒测定的最大速度成正比。当血流速度的最大频移超过脉冲重复频率的 1/2 时，就可产生频率混叠，在彩色血流的中心出现色彩倒错。提高脉冲重复频率能够消除色彩倒错现象，有助于高速血流的显示。降低脉冲重复频率则可显示慢速的血流，例如小血管或静脉血流的检测，应适当调低脉冲重复频率。然而，脉冲重复频率的调节亦将引起探测深度的变化，调高脉冲重复频率可减小探测深度，使较深部位的图像信息丢失。

5. 帧频调节　脉冲重复频率与显像的帧频（frame rate）有关，帧频即每秒所产生的显像帧数，可分为二维帧频数与二维加彩色显示后的帧频数。在二维图像中，发射脉冲的间隔 T（即脉冲重复时间）、组成一帧图像的线数 N 和帧频 F 之间的关系式：$TNF=1$。而在加上彩色多普勒血流显像时，由于同一方向上发射了多个脉冲（脉冲数以 n 表示），其关系式变为：$nTNF=1$，因此彩色显像的帧频小于二维显像的帧频率，成像速度减慢。在心脏检测时可能出现这样的情况：心动过速的患者，彩色血流的显像慢于二维图的解剖结构显像，造成血流和解剖结构显像的不同步。因此应通过帧频的调节，尽可能使彩色血流与二维结构的显像同步，以获得较准确的血流检测结果。减小彩色多普勒检查取样范围，或提高脉冲重复频率可增加帧频。在彩色多普勒血流检测时，应缩小彩色显示的宽度，将彩色取样框置于重点感兴趣的区域。取样框过大或部位太深均会降低帧频，影响图像的实时显示。而二维帧频率也与扫描深度相关，显示浅表部位帧频较高，显示大面积深部脏器时，图像的帧频率会明显下降。

6. 探头聚焦　彩色多普勒血流检测时还应注意聚焦位置的调节。声束的聚焦点应置于所检测的水平或其远处。聚焦段如置于近场，可使彩色多普勒的敏感性和空间分辨力下降。

7. 彩色基线（零线）的调节　目前彩色多普勒声像仪中多设有彩色基线旋钮。当血流图中出现色彩倒错时，可使用彩色基线旋钮，移动彩色基线，使色彩倒错减轻或消失。

此外，操作时二维解剖结构的显示强度亦应调至恰当，如果灰阶的信号很强，彩色血流的显示将减弱或消失。解剖结构和彩色血流的显示要做到两相适宜。如进行能量图的检测，可减小速度范围，降低滤过，下降彩色基线，并调整血流增益。

8. 组织多普勒成像　血流中散射粒子（即红细胞）可以产生多普勒回波信号；运动器官（如心脏室壁）也可以产生多普勒回波信号。前者的特点是运动速度快，产生的多普勒频移大，但幅度较小；而后者则速度慢，频移小，但幅度大。例如心室壁运动与血流的多普勒信号有两点不同：心室壁运动速度（<10cm/s）明显低于心腔内血流速度（10～100cm/s）；心室壁运动信号的振幅（约 40dB 或 100 倍）明显高于血流信号。

组织多普勒成像（tissue Doppler imaging，TDI）则采用低通壁滤波器，单独提取运动器官的低速多普勒信息，并以适当参数予以显示。而目前诊断仪的组织多普勒成像显示的参数多数为速度（velocity）、加速度（acceleration）、分散度（variance）和功率（power）等图像，这些参数都可以经彩色编码，用伪彩色显示出来。

多普勒组织速度图（Doppler tissue velocity，DTV）利用速度信息编码，可显示心室壁心肌的运动速度、分布和方向。显示方式有二维、M 型及脉冲多普勒频谱格式。DTV 的临床主要是用于心肌收缩与舒张功能、心肌灌注、室壁运动、组织活性，以及负荷超声心动图的研究。

多普勒组织加速图（Doppler tissue acceleration，DTA）模式是在速度图的基础上，将前后速度变化率进行彩色编码显示心室心肌加速度变化、分布和方向。DTA 与 DTV 联合应用，更适合于鉴别心肌活力及心脏内心肌与非心肌组织。

多普勒组织能量图（Doppler tissue energy，DTE）对多普勒信号强度进行实时彩色编码，提供与运动组织背向散射力相关的多普勒信号中正常能量的空间分布，同时显示心室壁心肌在心动周期不同时期的多普勒能量值。根据能量信号的强弱，反映出心肌组织的灌注状态及正常心肌的 DTE 图谱。临床应用于组织活性研究，辅以心肌对比造影剂注射，可以增加心肌正常灌注区域 DTE 能量信号的水平，以此评估心肌灌注和心肌活性。

【三维超声成像的调节使用】

在三维超声成像中，数据的采集尤其重要。目前主要采用的是容积成像方法。主要方式有扇角摆动、旋转扫描、平行移动和金字塔容积扫查，如图 1-2-9 所示。在这四种方式中，应用面阵探头或矩阵探头则不需移动即可实时三维成像，目前应用于心脏、小器官和胎儿的实时三维超声成像。其他三种方式均应用的是一维阵列探头，借助于定位驱动装置实现二维图像的断层扫描，进而三维重建。

1. 容积图像采集方法 二维超声图像是重建三维超声图像的基础，高质量二维成像是三维重建至关重要的第一步。目前常用的三维容积图像采集经容积探头和三维电子探头获得。

容积探头是将一个超声换能器和摆动装置封装在一起，步进电机驱动探头摆动，同时传感器检测换能器的位置信息。操作者只要将此一体化探头指向所需扫查的部位，系统就能自动采集三维数据。电子三维探头是将压电材料的晶片，以二维的方式排列，发出的声束经俯仰角方向进行电子聚焦，获得的声场外形呈金字塔形，实现三维成像。根据获得的三维数据，进行多平面、多成像模式显示组织结构。

2. 三维超声成像显示模式 采集的原始二维图像进行模数转换后存贮并对其图像间的间隔进行插补、平滑，形成立体数据库。然后，根据所要显示的脏器结构的部位和方向，及在整个图像中的位置，从中确定一个中央参考点和一条过点的参考线，确定最佳观察切面，即可进行三维重建。重建后的图像通过距离、纹理、灰阶等后处理，可改变三维重建图像立体感的强弱，而且可在设置的任意角度范围内，使三维图像作动态显示。

在进行三维超声图像扫描之前，必须确定扫描容积的大小、感兴趣区域和换能器扫描的角度（volume angle），同时确定扫描图像质量的高低。采集好容积数据后，必须选择合适的重建模式来进行三维图像的重建。目前，静态结构三维超声成像在临床应用中采用的基本显示模式有表面重建模式和透明重建模式，在此基础上还包括平面断层超声成像和彩色多普勒血流成像等。

（1）表面重建模式（surface render）：利用灰阶差异的变化或灰阶阈值法自动勾画出感兴趣区域，组织结构的表面轮廓。此法已较广泛地应用于含液性结构及被液体环绕结构的三维成像。由于组织结构与液体灰阶反差较大，因此，三维成像表面的清晰，可显示感兴趣结构的立体形态、表面特征和空间关系，并可单独提取和显示感兴趣结构，精确测量其面积或体积等，适用于膀胱、胆囊、子宫、胎儿等含液性的空腔和被液体环绕的结构。图 1-2-10 是以二维灰阶图像为基础利用三维表面成像方式获得的胎儿 3D 图像的一个实例。

在表面模式中，可将不同的重建算法结合起来达到更好的三维成像效果。表面纹理（surface texture）是以“纹理”模式显示表面，表面的灰阶值等同于初始扫描的灰阶值；表面光滑（surface smoothing）是通过将相邻区域的像素值进行平均，使得表面看起来光滑；光照（light）是以“光照”模式显示表面，靠近观察者的结构较亮，远离观察者的结构较暗；渐变光（gradient light）是表面的显示好像被点光源照亮了一样。

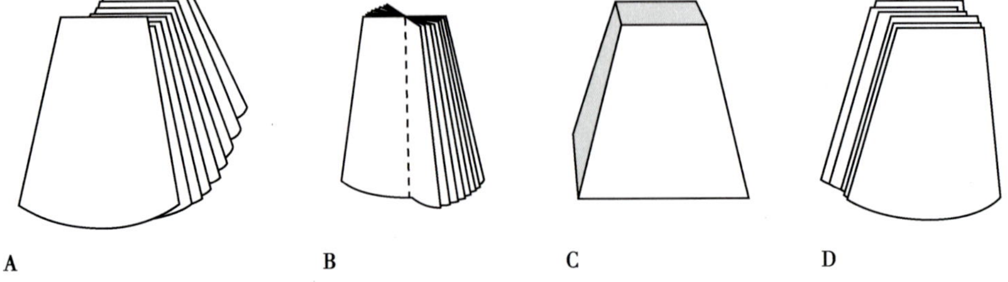

图 1-2-9 三维超声成像数据获取的四种方式

A. 扇角摆动；B. 旋转扫描；C. 金字塔式扫查（面阵探头）；D. 平行移动

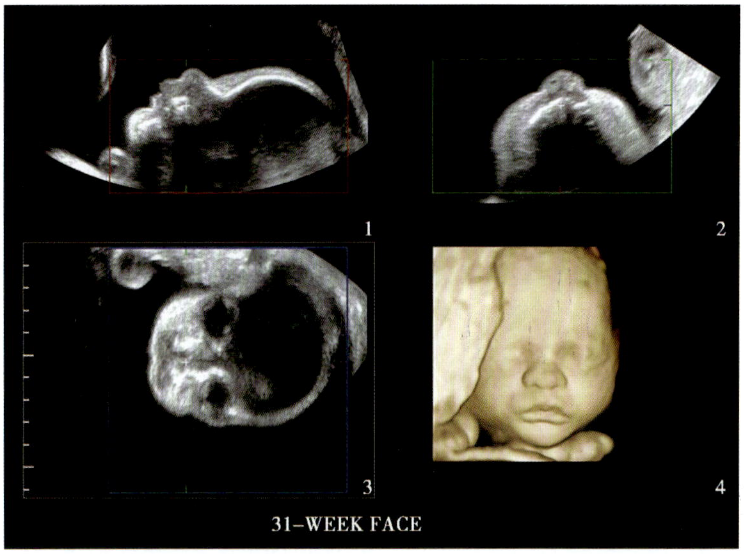

图 1-2-10　三维容积表面成像模式及三维表面成像获得的胎儿面部 3D 图像

（2）透明重建模式（transparency render）：该技术采用透明算法实现三维超声重建，能淡化周围组织结构的灰阶信息，使之呈透明状态。此模式着重显示感兴趣区域的结构，同时部分保留周围组织的灰阶信息，使重建结构具有透明感和立体感，从而显示实质性脏器内部感兴趣区域的空间位置。

按照不同的重建算法，透明成像又分为以下几种模式：最小回声模式、最大回声模式和 X 线模式，这几种模式可以相互组合，形成混合模式。最小回声模式：显示感兴趣区域的最小灰度值，适于观察血管、扩张的胆管等无回声或低回声病灶结构；最大回声模式：显示感兴趣区域的最大灰度值，适于观察实质性脏器内强回声结构，譬如肝内强回声的肝癌或血管瘤，胎儿的骨性结构（包括颅骨、脊柱、胸廓、四肢骨骼等），子宫腔内高回声的子宫内膜层，宫内节育器等；X 线模式：显示感兴趣区内的所有灰阶值，成像效果类似于 X 线平片的效果；混合模式则有利于观察病变组织与周围结构的空间毗邻关系，譬如肝内占位病变与周围血管的空间毗邻关系。在应用中根据实际可选择混合模式来达到较好的三维成像效果（图 1-2-11）。

（3）平面断层超声成像（tomographic ultrasound imaging，TUI）：平面断层超声成像也称为超声 CT 或三维超声断面显示法。通过平行切割或沿 X，Y，Z 轴方向上的旋转，可对感兴趣区进行逐层、多角度的观察。图 1-2-12 显示超声多平面成像法得到的畸形卵巢图像。

（4）容积对比成像（volume contrast imaging，VCI）：容积对比成像通过将狭窄容积层内的组织回声的灰度（位图）进行平均显示出来，提高对比分辨率和信噪比，有助于发现器官中的扩散性病变。通过此功能得到的图像没有斑点图案，且组织对比度大大提高。

（5）彩色多普勒血流三维成像：利用彩色多普勒血流方向图及多普勒能量图的血流信息，对血流的方向、范围进行三维成像，用于判断血管的走

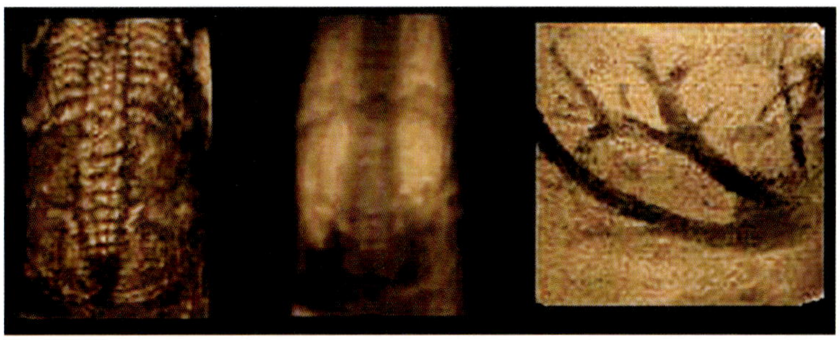

图 1-2-11　透明模式重建的最大模式、X 线模式、最小模式获得的胎儿脊柱、肋骨和肝脏的三维图像

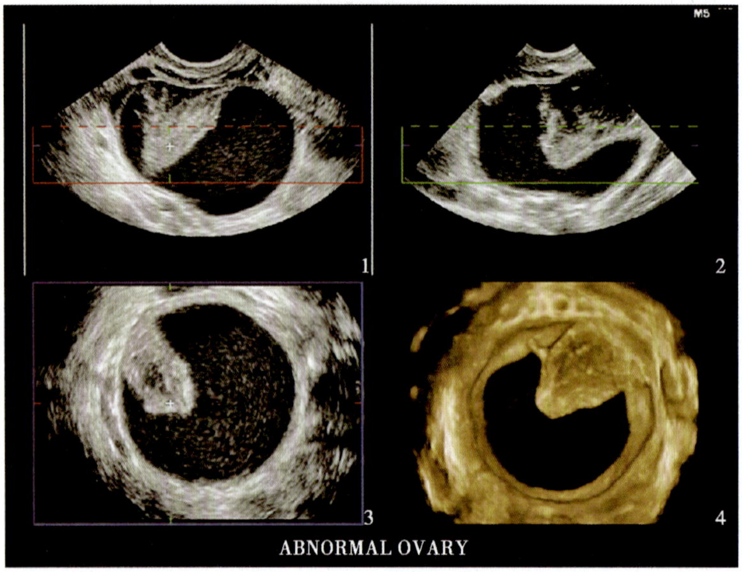

图 1-2-12 超声多平面成像法得到的畸形卵巢图像

向、与周围组织的关系及感兴趣部位的血流灌注的评价。图 1-2-13 是肝血管的彩色多普勒血流三维成像。

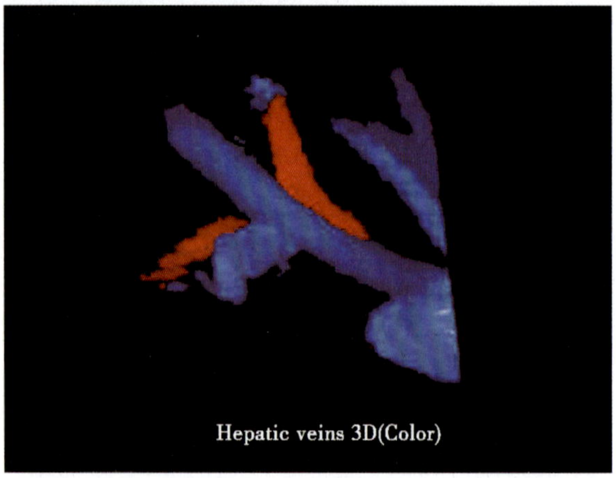

图 1-2-13 肝静脉血流的彩色多普勒血流三维成像

此外，三维超声成像还有壁龛模式、自由曲面断层模式、玻璃体模式、反转模式、几何形状重建等，可结合应用获得较好效果的图像。值得一提的是，三维重建时，必须设定好重建基准平面，即从哪个平面查看三维图像。在三维探头扫查时，涉及三个基本平面，如图 1-2-14 所示。A 平面：二维声像图常用平面，或称方位角平面；B 平面：经探头与 A 平面相垂直的平面，或称俯仰角平面；C 平面：与探头平行、与 A 和 B 垂直的平面，或称等深平面。

3. 三维成像分辨力 三维成像的分辨力取决于体素的大小与数量。体素（voxel）是三维空间分割上的最小单位，是一种基于体积概念的像素，反映了立体的空间分辨率，如图 1-2-15 所示。影响体素的大小与多少的因素包括：①探头换能器的材料技术是影响声速形成的关键，除了传统的压电陶瓷材料外，也采用复合压电材料、压电单晶和硅基阵元等，其目标是提高声的频带宽和信噪比，使声波的方向性更好；②微晶片的应用，使单位面积的阵元数增加，在探头小型化的同时可进一步提高阵元数，增加了声束密度；③换能器阵技术由传统的一维，发展到现已常用的 1.5 维和二维阵，使三维分布的声束实现了在俯仰角方向的动态聚焦，从而改善横向与侧向分辨率。

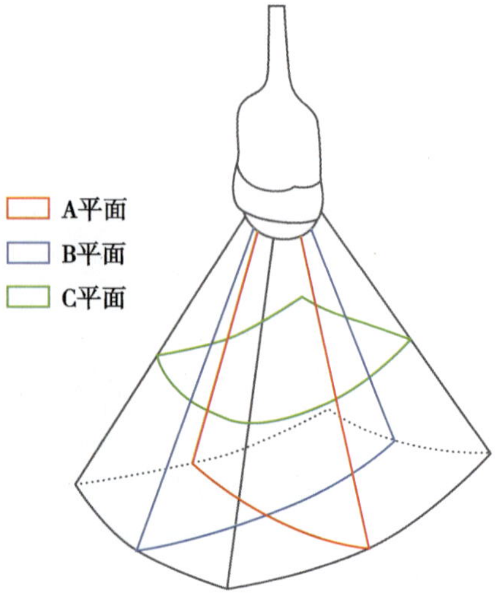

图 1-2-14 三维成像探头扫查的三个基本平面

影响三维成像时间分辨率的因素包括：①信

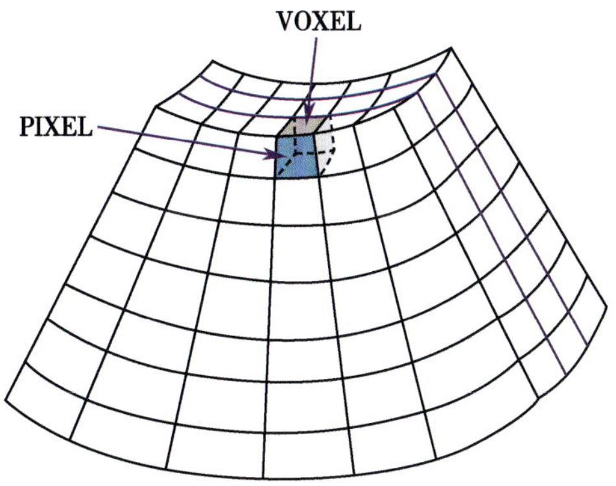

图 1-2-15 三维空间单位体素的示意图

号的通道数：换能器产生的模拟信号经模数转换后应用计算机进行处理，信号的传送通道是影响成像速度的关键。现代微电子机械系统（micro-electro-mechanical system，MEM）将低噪声前置放大、时间增益控制、模数转换和声束形成器，利用成熟的数字专用集成电路技术，做成专用芯片，集成在传感器晶片上，一起内置在探头柄内，然后将数字信号传至计算机，突破了物理通道的瓶颈。②计算机多核技术、并行处理技术等应用，使大量的数据能快速完成运算，提高了三维成像速度，使早期三维成像需数分钟，到现代的每秒数十个容积，实现了三维实时成像。③在机械三维探头上，二维图像的线密度越高，三维容积的时间越长。④在机械和电子三维探头上，三维容积的俯仰角、方位角和深度越大，获得一个容积的时间越长，容积频率减低。小儿心率和呼吸频率较成年人快，并且结构细小，对三维成像的时间分辨率和空间分辨率的要求均比成年人高，是对三维成像设备技术的挑战。

除了空间分辨率和时间分辨率外，三维图像的分辨率也取决于图像的位分辨率（bit resolution），又称位深，是用来衡量每个体素储存信息的位数。位分辨率决定可以标记为多少种色彩或灰度的等级的可能性。一般常见的有 8 位、16 位、24 位或 32 位色彩或灰度。所谓“位”，实际上是指“2”的平方次数，8 位即是 2 的八次方，也就是 8 个 2 相乘，等于 256。所以，一幅 8 位色彩深度的图像，所能表现的色彩等级是 256 级，8 位的灰度为 256 级灰阶。超声三维成像的目标为可视化，因此对体素进行渲染（render）或称为重建，赋予体素具有一定的材质属性，实现各种形象的成像模式，例如表面的色彩、纹理、光滑度、透明度、反射率、折射率、发光度等，这一过程需要进行大量的数据运算，也是影响时间分辨率的因素。如果容积三维中的声速线密度越高，渲染的表面图像越细腻，图像越逼真，三维结构的识别力越好。

【造影增强超声的调节使用】

1. 超声造影成像技术 处于超声场中的超声造影剂在声压的作用下非对称性地振动，使得接收信号的散射频谱中含有谐波成分，如图 1-2-16 所示。这个特殊的性质产生了多种超声造影成像技术。

（1）谐波成像技术：在超声造影剂散射波的谐波中 2 倍于基频的谐波信号最强，即二次谐波。提取其中的二次谐波信号成像即造影剂二次谐波成像（second harmonic imaging）。间歇谐波成像（intermittent harmonic imaging）是通过间歇发射较高机械指数破坏造影剂微泡，获得较高强度的谐波信号，从而提高造影图像的质量。闪烁成像（flash contrast imaging）是在高机械指数下破坏一帧或二帧组织内的造影剂，然后回到低机械指数下显示造影剂再充填，利用曲线分析组织灌注的差异。

（2）反向脉冲成像技术：反向脉冲成像（pulse inversion imaging）的本质是发射两束形状相同、方向相反的脉冲进入组织，信号返回时，来自组织返回的线性回声信号其振幅相等而方向相反，叠加后被抵消。而来自微泡非线性回声信号，因其相加时不能被抵消，故可被保留并提取出来，实现增强造影显像，如图 1-2-17 所示。

反向脉冲成像技术克服了使用造影剂谐波成像会出现的对比度和成像分辨力之间的矛盾，其相对于谐波成像和能量多普勒谐波成像的主要优势，

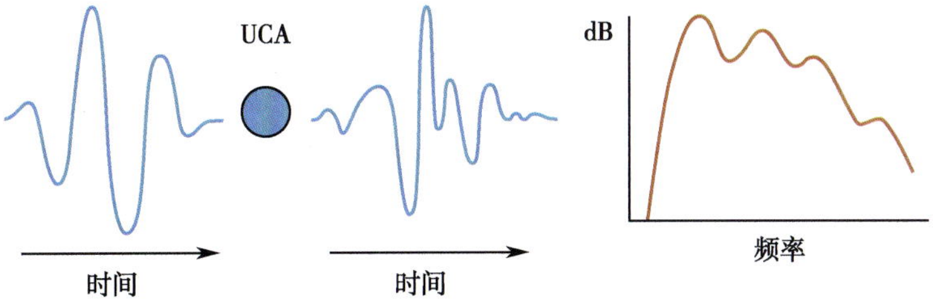

图 1-2-16 超声造影剂散射信号频谱中谐波成分丰富

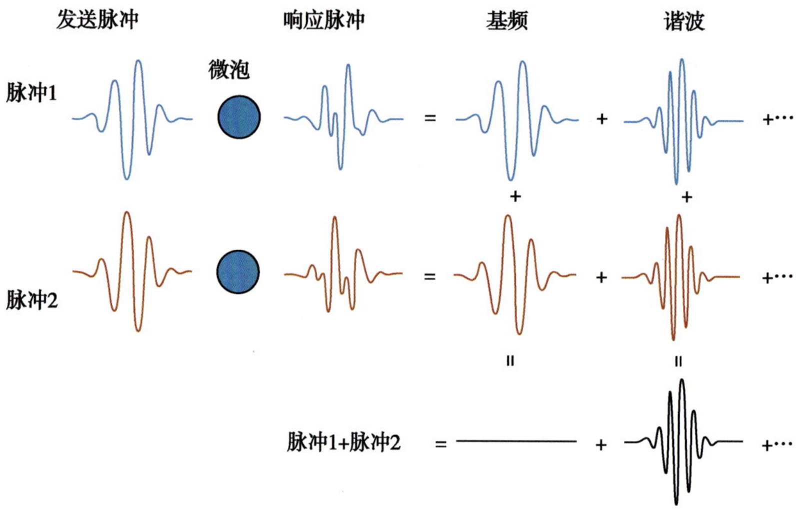

图 1-2-17 反向脉冲成像技术原理示意图

在于它可接收回声信号的整个频带，故可提高成像的空间分辨力。

（3）幅度调制成像：幅度调制成像（amplitude modulation imaging，AMI）是通过调制发射脉冲的幅度而不是相位来达到抑制基波成分的目的。如图 1-2-18 所示，发射的两个脉冲幅度一个高，一个低。通过将低发射脉冲的回波信号幅度重新调制与高发射脉冲的回波信号相减，获得能量较高的谐波信号。相比二次谐波成像，AMI 的低频谐波成分能量更高而且衰减更小，易于被换能器检测到。此外，将反向脉冲成像技术与能量调制成像技术相结合可以提高二次谐波成分的能量。

超声造影增强的临床应用及潜在的应用领域包括：多普勒模式下超声造影显像、灰阶超声造影显像、超声造影功能显像等。

2. 超声造影成像临床应用 超声造影剂在临床已广泛应用于各个脏器。儿童造影增强超声已获准用于泌尿道、心脏和非心脏的经静脉应用，常用造影剂为声诺维（注射用六氟化硫微泡）。

适应证包括：①用于全面评估脏器的血流灌注；②脏器局灶性病变的定性诊断；③常规超声疑似存在病变，或者其他影像检查发现病变但常规超声未能显示或显示不清；④脏器外伤的评估；⑤脏器肿瘤消融治疗中的应用；⑥心脏血管系统的应用，评估心肌活性及灌注、血管狭窄程度及术后残余瘘等。

禁忌证包括：①已知对六氟化硫或其他组分有过敏史的患者；②重度肺高压患者（肺动脉压 > 90mmHg）、未控制的高血压患者和呼吸窘迫综合征患者；③急性全身感染或败血症，急性心内膜炎；④高凝状态或近期血栓栓塞；⑤急性心衰，心功能Ⅲ/Ⅳ级；⑥近期急性冠脉综合征或临床不稳定性缺血性心脏病患者。

3. 造影超声的声能量设置 将输出功率控制在 MI < 0.2，在造影过程中动态调整，使 MI 始终控制在安全阈值范围内。

第三节 小儿超声检查的准备要求

【环境温度】

1. 室温 24～28℃，冬季略增高。早产儿在暖箱内，温度根据患儿体温需要调节。因部分检查身

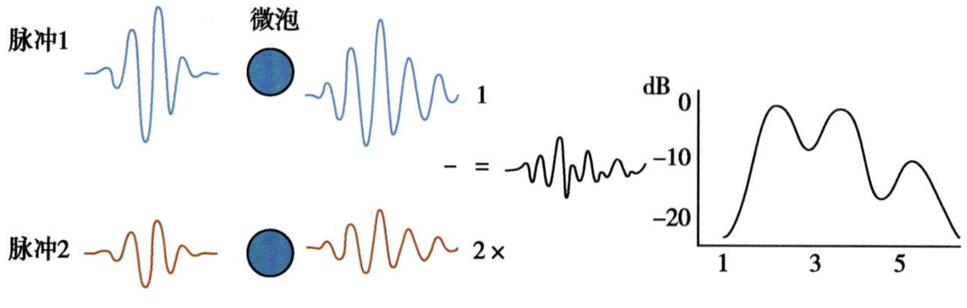

图 1-2-18 幅度调制成像技术原理示意图

体外露较多，应常规备有被单或棉被。

2. 耦合剂加热至30～35℃。

3. 室内光线不能太暗，以免引起患儿恐惧。应备有可消毒的玩具，供检查时转移小儿注意力；在诊床的上方，贴上彩色卡通画，缓解患儿的恐惧情绪；在有条件的儿童医院，超声诊断床的上方应装备电视机，播放动画片供患儿观看，以保证其安静地接受检查。

4. 保持空气流通，室内定期消毒。

5. 经食管超声、介入性超声、药物负荷检查需准备监护仪（含心率、血压、呼吸、血氧饱和度和心电图等）和复苏设备（吸氧、吸痰、除颤、静脉输液等仪器）。

6. 特殊检查时急救药品车。

【患儿准备】

1. **空腹** 禁食时间新生儿1.5～2小时，或在下次喂奶之前，或在患儿饥饿至极时即可按空腹检查。婴儿2～4小时、幼儿3～4小时或以饥饿哭吵为准，较大儿童禁食早餐。

2. **胃充盈** 饮奶或水（或不含气饮料），新生儿喂饱或饮30～50ml、婴儿150～200ml、幼儿及学龄前儿童250ml、7岁以上300ml。

3. **膀胱充盈** 小儿膀胱充盈状态可为盆腔超声检查提供声窗，多在饮奶或水后15～30分钟膀胱内即有尿液，较大儿童以自觉有尿意或尿胀为准。

4. **镇静** 哭闹不合作的患儿，等待患儿自然睡眠或进行药物催眠后检查。药物催眠可给予患儿5%水合氯醛0.5～1ml/kg，口服或灌肠。

5. 对学龄期和青春期患儿应适当解释检查程序，取得合作。

【患儿隐私保护】

对任何年龄的小儿超声检查时，都应强调保护患儿的隐私，不应有其他非相关医务人员和患儿家属在场。尤其是生殖器需要外露时，不论男性与女性，都应做好遮盖。年龄在3岁以上的女童超声检查时，必须有家长或第三者女性医务人员在场，检查胸部和下腹部者应照顾其生理特点，避免过分暴露。

【预防院内感染】

按照院内感染的预防要求，超声检查前洗手，执行手卫生规则。更换诊床的污染物品。探头使用后清洁消毒。对肛门会阴及有感染或污染的创口，对探头裹以一次性保护套或隔离膜。

【急救处理】

超声医生应具备基础生命心肺复苏能力，可熟练执行儿童高级生命支持方案、电除颤操作规范；熟悉并执行严重过敏反应的抢救程序；熟悉急危重症超声绿色通道流程。

【超声诊断危急值】

超声诊断危急值是指疾病危及生命，需紧急进入救助状态，或危及脏器的不可逆坏死而需要紧急处理的疾病。儿童超声诊断基本的危急值包括：①大量心包积液与心脏压塞；②心力衰竭；③重度肺高压；④室性心律失常；⑤新生儿导管依赖性先心病；⑥大量胸腔积液与肺不张；⑦重症肺炎；⑧急性创伤大量胸/腹腔积液；⑨肠扭转；⑩卵巢扭转；⑪急性尿潴留；⑫阴囊急症-睾丸扭转；⑬阴囊急症-腹股沟嵌顿疝等。

第四节 儿科超声常见伪像

伪像（artifact）是指图像中出现的任何非预期的不能代表目标物体的信息。伪像在超声图像中很常见，正确认识超声伪像的特性，对提高图像解读能力，减少诊断误差有非常重要的作用。超声伪像的分类有很多种，比如可以根据形成的原因或者其在图像中的表现来分类。下面介绍常见的超声伪像。

【二维成像伪像】

1. **镜面伪像** 镜面伪像（mirror-image artifact）是超声遇到深部的镜面，即声阻抗差较大的平整大界面时，在近侧的结构同时在图像的该界面另一侧出现的伪像（图1-4-1），例如当声束遇到肺界面时经常遇到镜面伪像。当肋缘下向上扫查右肝和横膈时，声束遇到膈-肺界面会发生全反射和镜面伪像（图1-4-2）。通常声像图上，膈下出现肝实质回

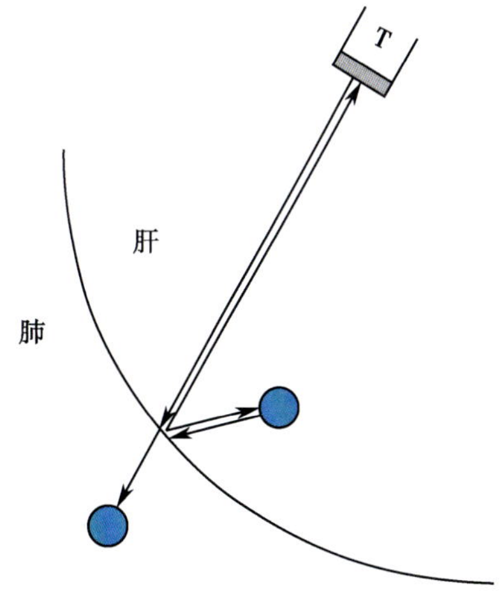

图1-4-1 镜面伪像的示意图

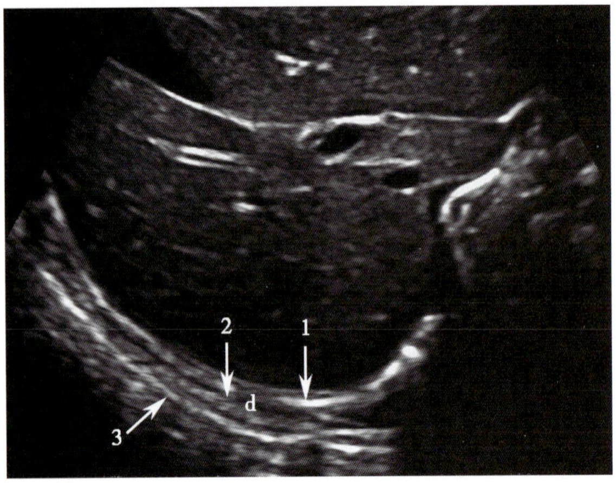

图 1-4-2 横膈镜面伪像

肝脏长轴切面显示肝脏与横膈的界面（箭头 1）、横膈与肺的界面（箭头 2）及膈肌（d），箭头 3 所示为肝脏与横膈界面的镜像伪像

声（实像），膈上出现对称性的肝实质回声（虚像或伪像）；若膈下的肝内有一肿瘤或囊肿回声（实像），膈上对称部位也会出现一个相应的肿瘤或囊肿回声（虚像或伪像）（图 1-4-3）。另一常见的是声束遇到气管时出现会镜面伪像（图 1-4-4）。

2. 折射伪像 当超声在两种不同速度的组织中传播时会发生折射现象，通常见于超声从软组织向脂肪或液体传播时，因此声束传播方向会改变，导致折射伪像（refraction artifact）的形成。折射伪像又叫边缘伪像（图 1-4-5）。折射伪像通常有两种，叠加和声影。

肝部的囊性病变也容易出现折射伪像引起的声影，因为在液体充盈的囊肿中，声速大概是 1 500m/s，而在肝实质中的声速则为 1 550m/s。声束经过囊肿区折射之后被压缩了，从而形成了一个狭窄的声影（图 1-4-6）。而当结构内的声速比周围组织高时，就会出现相反的情形。声束折射之后会发散出去而形成一个宽的声影。比如超声在羊水中的声速是 1 500m/s，而在胎儿头盖骨中则为 3 000m/s，因此当声束经过羊水遇到圆形头盖骨时，就会发生折射而形成一个比原来声束宽的声影。

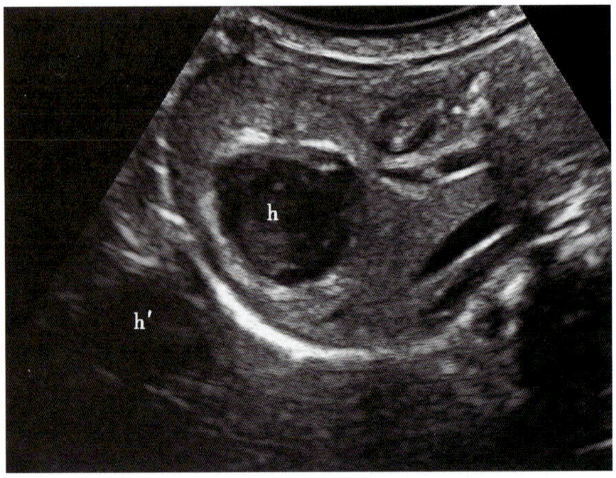

图 1-4-3 肝脏脓肿的镜像伪像

肝脏长轴显示肝实质内肝脏脓肿的声像（h），该病变经横膈折射形成镜像伪像 h′

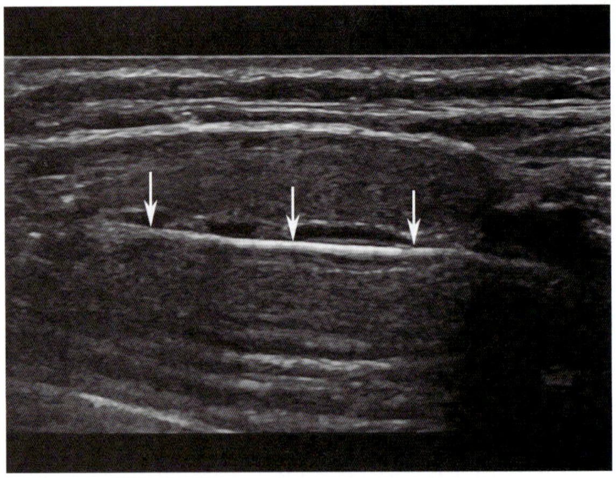

图 1-4-4 气管引起的镜像伪像

甲状腺纵切经气管折射形成镜像伪像，气管内的气体形成一个反射界面（箭头）

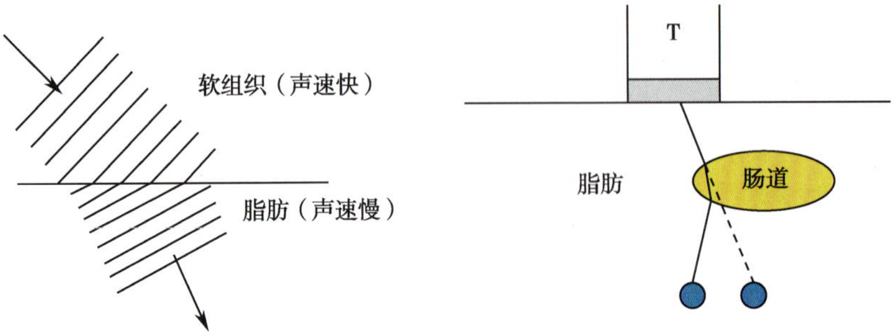

图 1-4-5 折射伪像的示意图

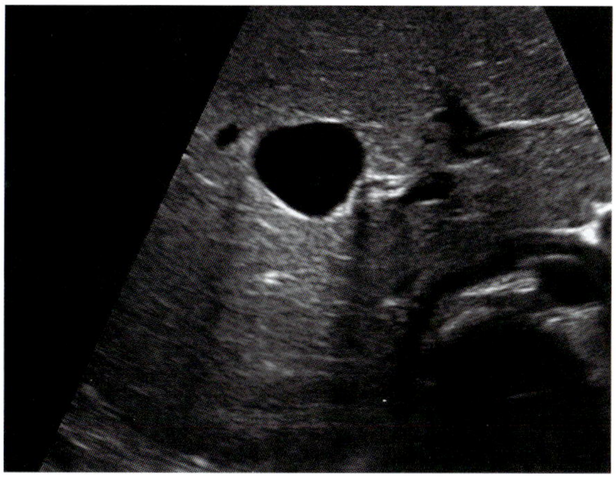

图 1-4-6 肝内囊肿的侧壁回声失落，显示较窄的声影

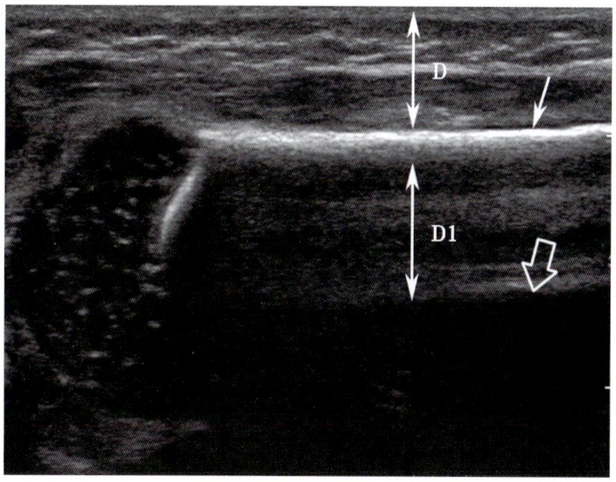

图 1-4-7 混响伪像

股骨长轴切面显示股骨界面（箭头）及其后方显示较弱的伪像（空箭头），股骨与探头的距离（D）与股骨与伪像的距离（D1）相等

3. 混响伪像 当超声束遇到两个距离相近的强反射界面时，声束的一部分会分别从近端和远端两个界面反射回换能器，形成一个正确的图像。但是，一部分从远端界面反射回来的信号会在近端界面上再次被反射回远端界面。当这个被二次反射的信号到达换能器的时候，反映在图像上就好像是第三个界面，这些假的界面就是混响伪像（reverberation artifact）。这种伪像仅在声束垂直于相关反射面的时候出现（图 1-4-7）。

混响伪像的典型特征是呈等距离多条回声，强度依次递减。多数的混响伪像出现在非常靠近患者体表的高反射面上，比如说肺表面，一段充满了气体的肠管，或者腹部表面的脂肪层（图 1-4-8，图 1-4-9）。有些不太明显的混响伪像也会出现在组织内部一定深度的两个相邻界面上。当对腹部深处或盆腔内等充满气体的组织成像时，混响伪像

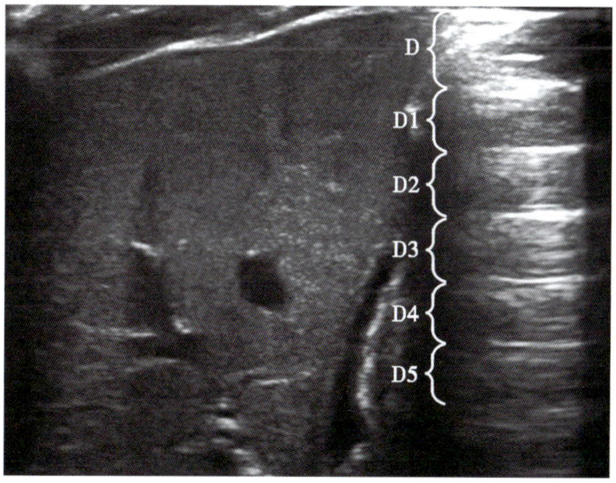

图 1-4-8 图像右侧显示混响伪像，每次形成伪像的间距（D1，D2，D3，D4，D5）与探头与气体间的间距（D）相等

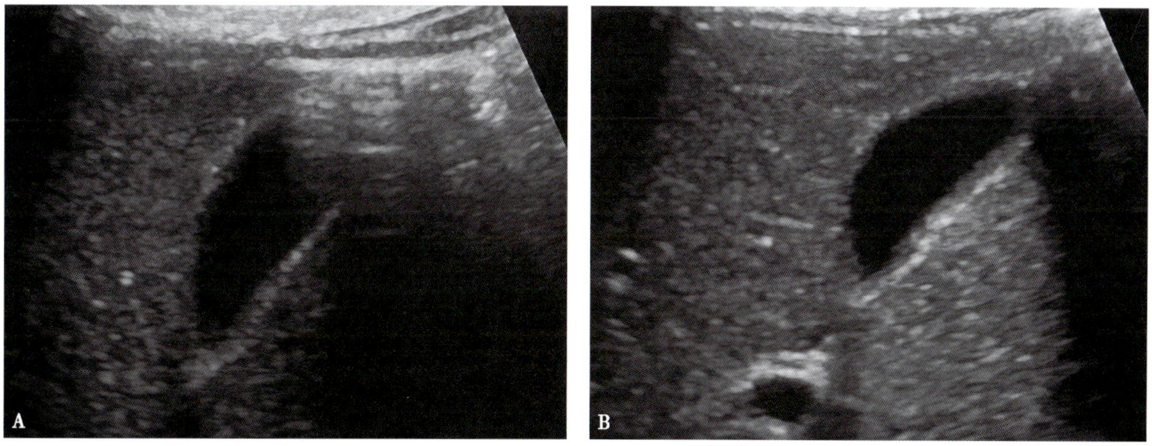

图 1-4-9 混响伪像

A. 胆囊腔内显示混响伪像；B. 偏转探头以部分肝实质为声窗，胆囊腔内伪像消失

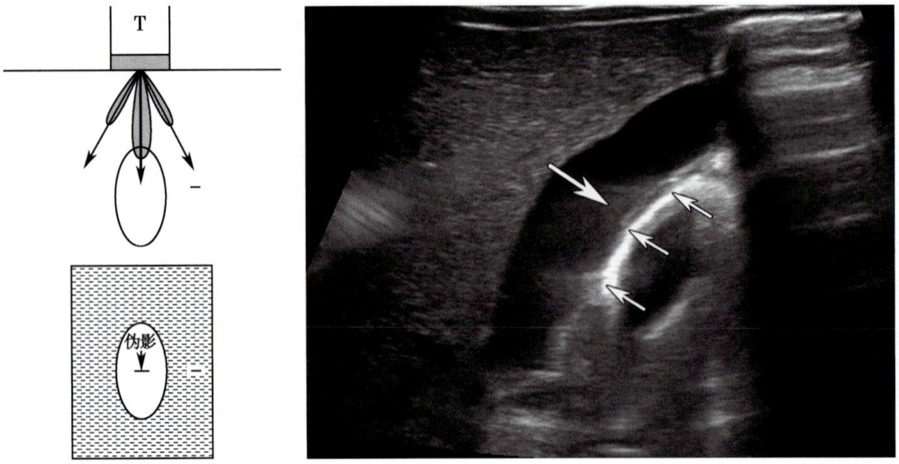

图 1-4-10 旁瓣伪像

胆囊纵切面胆囊下方气体为界面（小箭头）形成镜面伪像，大箭头示旁瓣伪像，图像右侧显示混响伪像

在图像上会看起来像一个囊性的或固体的假肿块。假肿块的近端表面来自软组织 - 气体的界面反射，而远端表面则是混响伪像。在早产儿肺表面气体形成的混响伪像有助于识别肺泡病变。

多次内部混响（multiple internal reverberations）是指超声在靶（target）内部来回反射，形成彗尾征（comet tail sign），利用子宫内彗尾征可以识别金属节育环的存在与否。

混响可以通过侧动探头角度来鉴别，使得声束不垂直于相关界面，或者加压观察反射间距的变化来识别混响伪像与真实解剖结构。

4. 旁瓣伪像 旁瓣伪像（side lobe artifact）是声束遇到强反射界面时，主声束以外的旁瓣回声能产生重影或虚影，常出现在液性暗区中，例如在胆囊或膀胱中的结石强回声两侧呈现的旁瓣伪像。图 1-4-10 显示主声束射向胆囊，旁瓣碰到胆囊旁的强反射体（如含气体的肠道），则产生回声。

5. 声影 当声束遇到强反射（如含气肺）或声衰减程度很高的介质（如机化瘢痕、结石、钙化等），声束完全被阻挡时，在其后方出现条带状无回声区即声影（shadowing）。此声像有助于判断肾结石和胆囊结石的存在。如图 1-4-11 所示，在胆囊结石（图中 GS 标注）后方存在声影区（CS）。

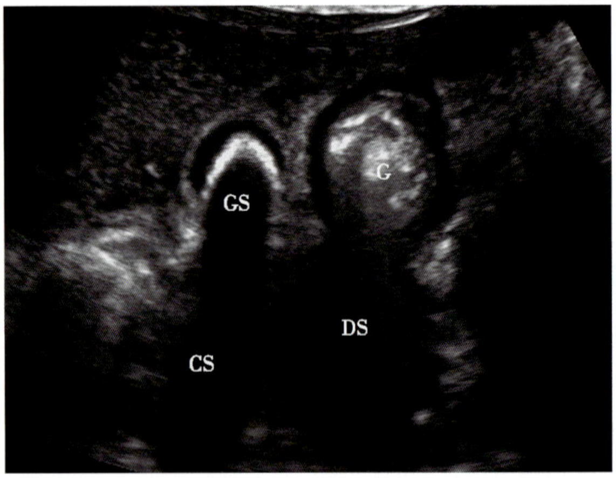

图 1-4-11 声影

腹部右上象限横切图显示胆囊结石（GS）及肠腔内气体（G），结石后方有明显声影（CS），气体后方声影较弱（DS）

6. 后方回声增强 随着声波在软组织内部传播深度的增加，声衰减也会增加，因此，为了获得比较均匀的图像亮度，仪器对深部组织返回信号的放大增益就大一些，从而使得整幅图像的强度比较均匀。但是当声波经过声衰减较小的局部病变组织时，如囊性结构，局部液体中的声衰减非常小，因此预期中的声衰减没有如期出现。但由于该深度的信号增益已经作了补偿，所以导致囊性结构后方出现了回声明显增强，高于同深度的周围组织，称之为后方回声增强（enhancement of behind echo）（图 1-4-12、图 1-4-13）。临床上可以借此伪像鉴别液性组织与实质性组织。

7. 切层厚度伪像 切层厚度伪像（slice-thickness artifact）又称为部分容积效应（partial volume effect），因声束宽度引起，也就是超声断层的切片厚度较宽，把邻近靶区结构的回声一并显示在声像图上。最典型的是胆囊的假淤泥状图像。在对其他液体充盈的镜像反射组织成像时，比如囊肿，有时也会出现这种波束宽度伪像（图 1-4-14）。

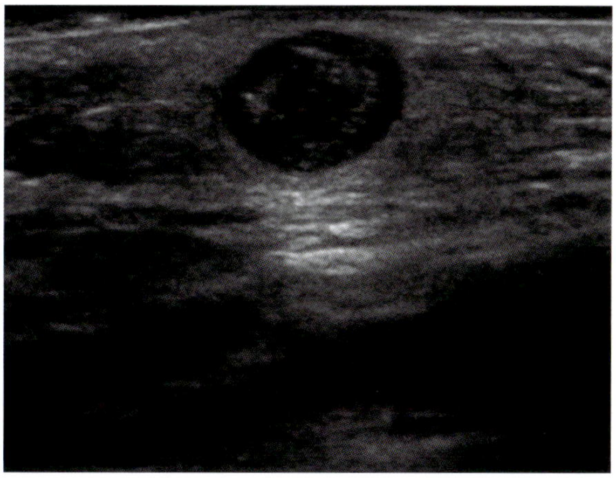

图 1-4-12　皮脂腺囊肿后方回声增强

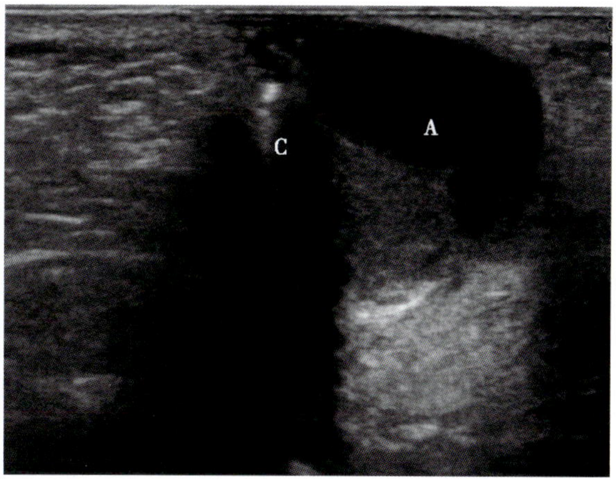

图 1-4-13　肛周脓肿后方回声增强

脓肿（A）位于尾骨（C）下方

8. 失真　失真（distortion）是指声像图中，由于声波的某种特性或者相关电路的功能问题而导致的目标物体被误判断而出现的伪像。这种伪像中比较典型的是声速失真。超声诊断仪里的声速是按人体平均软组织声速 1 540m/s 来设定的。通常，对肝、脾、子宫、囊肿及脓肿等进行测量，不会产生明显的误差。但是对于声速低的组织（例如较大的脂肪瘤）或声速高的组织（如胎儿股骨长径测量），必须注意正确的超声测量技术（使声束垂直于胎儿股骨，不可使声束平行地穿过股骨长轴测量），否则会引起误差。

【多普勒伪像】

多普勒血流显示的方式有彩色多普勒成像（CDI）和流速曲线图两种，它们在二维超声即声像图基础上增加了有用的血流信息。无论彩色多普勒或多普勒血流曲线，超声伪像都非常多见。由仪器调节引起的失真包括血流信号不足、混叠和血流方向错误；由解剖结构引起的失真包括镜面伪像、闪烁伪像和快闪伪像等。使用时可针对发生的原理进行适当的仪器调节进行纠正。

1. 血流信号不足　通常对于低速血流，若增益、速度显示范围、滤波阈值、探头频率等设置不当，会

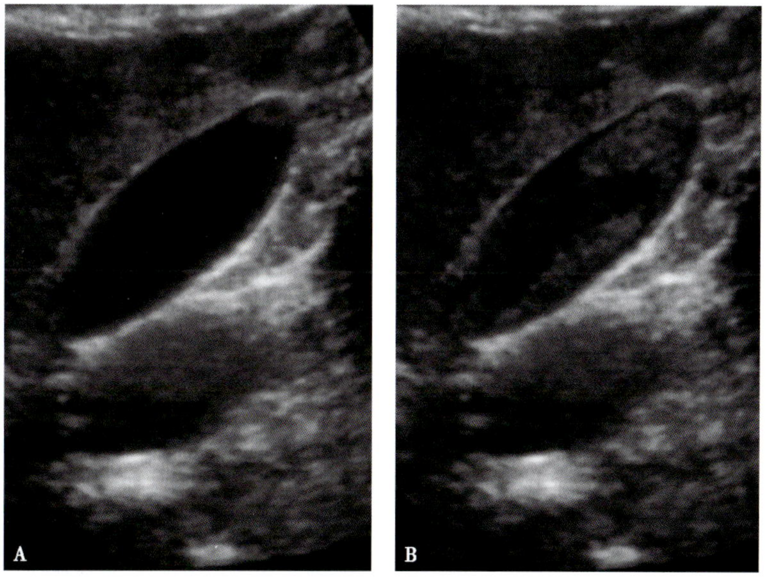

图 1-4-14　切片厚度伪像　胆囊纵切面图像

A. 声束宽度窄（即超声切面图的切片厚度较薄），胆囊内透声良好；B. 声束较宽时，胆囊内形成胆泥样伪像

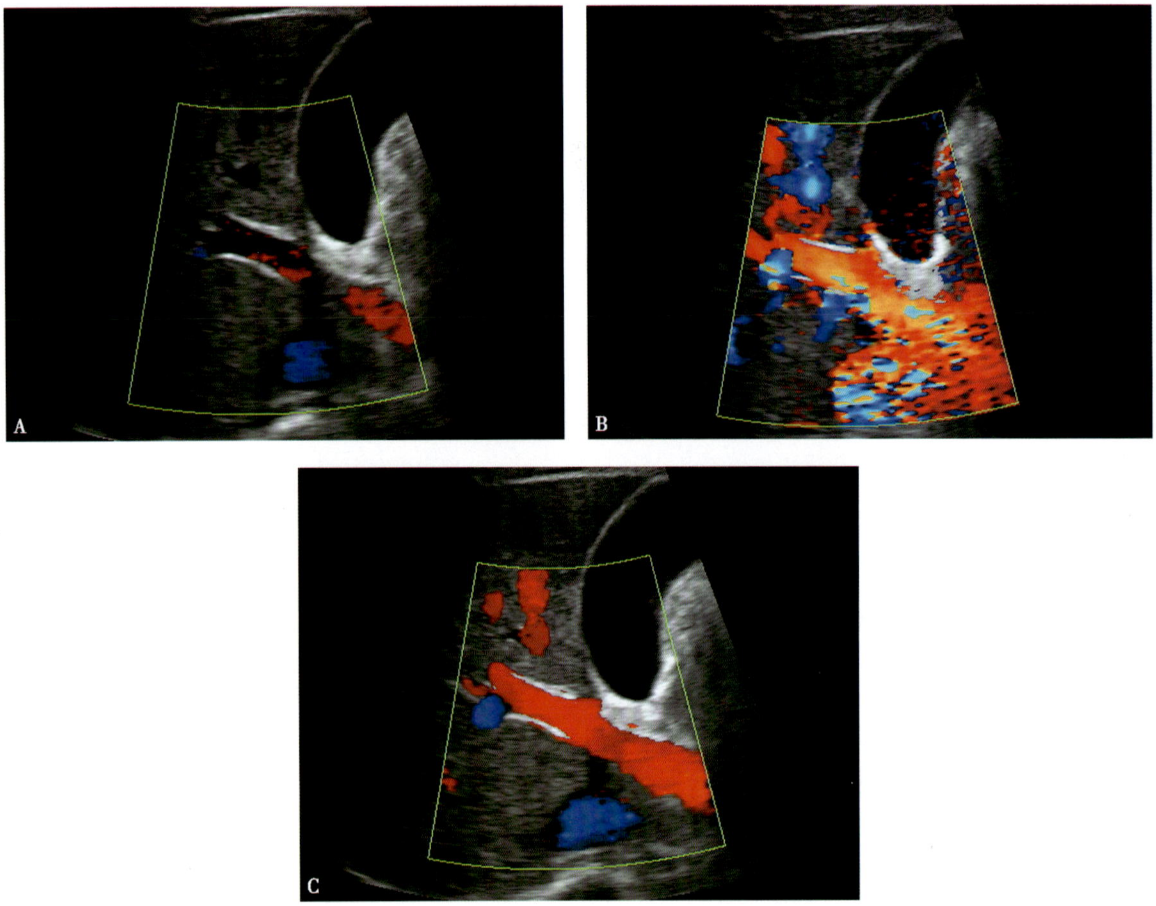

图 1-4-15 彩色增益调节失当引起的伪像

A. 彩色增益过低，门静脉内血流充盈欠佳；B. 彩色增益过高，噪音明显；C. 彩色增益调节适宜，门静脉内血流充填良好，且无明显噪音

导致血流信号显示不足。在脉冲多普勒检测时调整增益，使速度曲线包络清晰，血流方向一致为最佳。在彩色多普勒成像时，应调大增益直到噪声开始出现再回调至合适的值。速度范围不能过大，否则速度信息会丢失，应该在排除混叠噪音和组织运动的情况下尽可能小。壁滤波器可抑制低频信号去除血管壁或组织的信息，使得血流边界清晰，但过高地设置壁滤波器的阈值会屏蔽低速血流信息；反之，过分降低滤波频率，则噪音信号干扰图像显示（图 1-4-15）。另外，探头选择不当也会引起血流信号的过低。采用较高多普勒频率的探头（>5MHz），适合测量如乳腺等小器官病变的血流。若用于测量高速血流例如心脏血流宜选用 2～2.5MHz 探头。

2. 混叠 当血流速度的最大频移超过脉冲重复频率的 1/2 就可产生混叠，在彩色血流的中心出现色彩倒错（图 1-4-16～图 1-4-18）。通常提高脉冲重复频率（PRF）能够消除混叠，有助于高速血流的正确显示。降低脉冲重复频率则可显示慢速的血流，例如小血管或静脉血流的检测。然而，脉冲重复频率的调节亦将引起检测深度的变化，调高脉冲重复频率可减小检测深度，使较深部位的图像信息丢失。或者使用彩色基线旋钮，移动彩色基线，

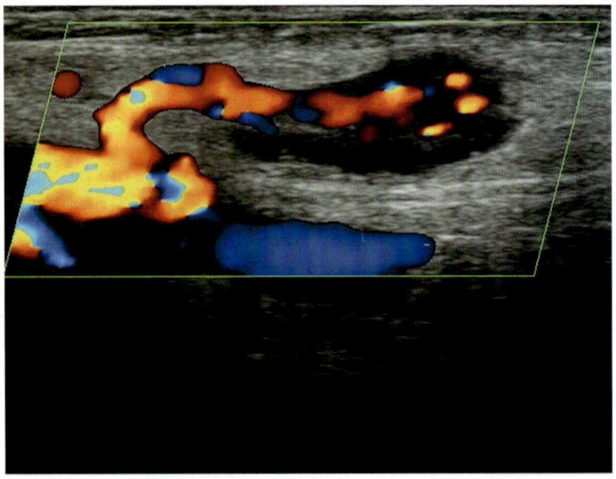

图 1-4-16 股动脉假性动脉瘤瘘口处血流加速产生混叠

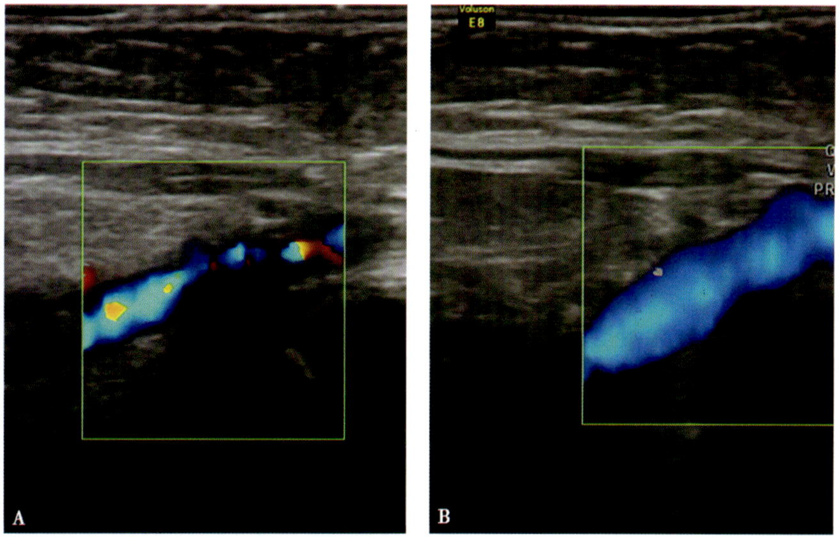

图 1-4-17 髂外静脉狭窄处血流混叠

A. 患侧；B. 正常侧

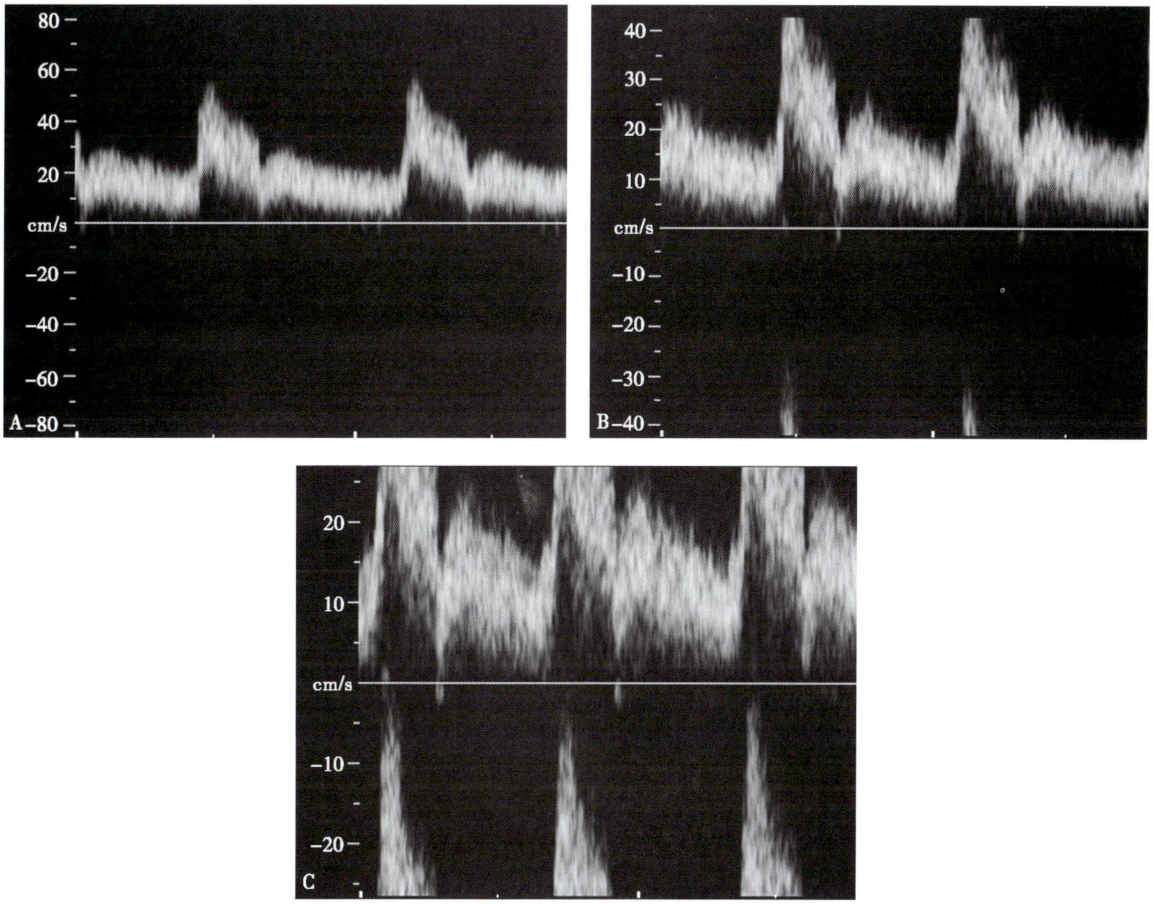

图 1-4-18 脉冲多普勒流速曲线的混叠伪像

A. PRF 调节适宜；B. 调低 PRF，出现混叠，部分频谱出现在基线下方；C. 进一步调低 PRF，混叠更为明显使色彩倒错减轻或消失。若将脉冲重复频率调至最大仍不能消除混叠，则可降低探头频率或减小声束与血流方向的角度。持续的混叠也往往提示有异常血流的存在。

3. 血流方向错误 多普勒血流成像与多普勒（取样）角度（Doppler angle）即声束与血流方向（血管）的角度有很强的相关性。探头发出的声束与血流方向呈 90° 时（$\cos\theta=0$），连续脉冲和 CDFI 均无血流信号显示。通常至少应将角度调整在 60° 以下，频移降低 50%。常规 CDFI 彩色血流（幅度）显示的角度依赖性更大，对于低速血流易产生血管内“无血流”伪像（图 1-4-19）。采用彩色多普勒能量图可以克服角度依赖。

此外，彩色取样框的设置不宜过大，过大时彩色血流的敏感度会降低，以至无法区分正常与异常血流。必要时可以采用小取样框移动搜查的方法，来了解较大范围内的血流信号分布及其特点。

多普勒的镜面伪像与 B 超灰阶图像类似，彩色多普勒成像也会出现镜面伪像。其产生条件与灰阶图像镜面伪像产生条件相似，即高反射性界面的存在。例如颈动脉后壁可产生镜面伪像，如图 1-4-20 所示，镜面伪像的频谱信号强度要弱于真实的血流信号。

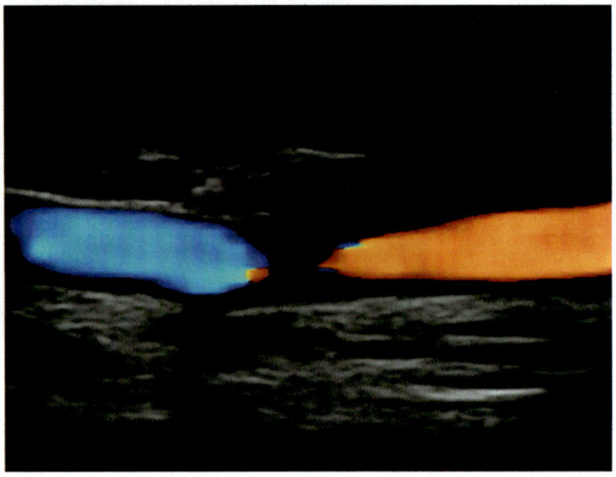

图 1-4-19 彩色多普勒由于血流方向与声束方向垂直引起的血流缺失伪像

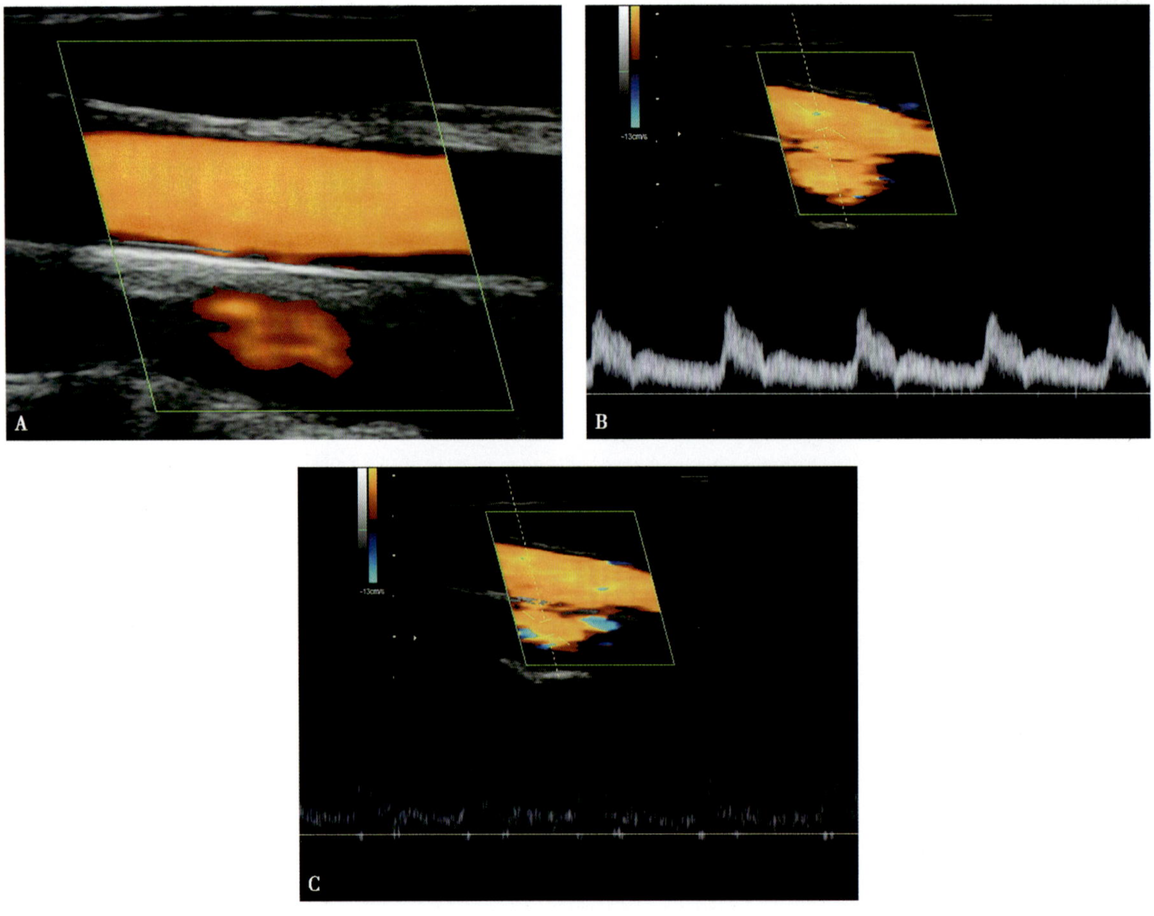

图 1-4-20 颈动脉镜面伪像

A. 在颈动脉后方的假性血流信号；B. 颈动脉的流速曲线；C. 镜面伪像的流速曲线

4. 闪烁伪像 闪烁伪像（flashing artifact）是心脏、大血管的搏动和呼吸运动，使得相邻的器官如肝脏左叶、肾脏等图像产生杂乱的搏动性彩色干扰信号，导致其内的肿瘤血管、肝静脉和门静脉的分支、以及双肾血管难以显示和检测（图 1-4-21）。

快烁伪像（twinkle artifact）多见于表面有结晶的、不光滑的高反射表面，如尿路结石、钙化斑块等。当散射体数目较少时（如：表面粗糙的钙化灶），由于相邻的两个脉冲先后到达这些强散射体时，声束与界面之间不可避免地会出现轻微的相移，形成假性多普勒频移，且会使回声的脉冲持续时间延长，从而造成了在强回声后方的声影区内出现了红蓝镶嵌快速闪烁变化的彩色伪像。快烁伪像对于识别结石，判别其性质可能有一定帮助。如图 1-4-22 所示，为胆囊结石的快烁伪像，脉冲多普勒显示噪声但无血流信号。

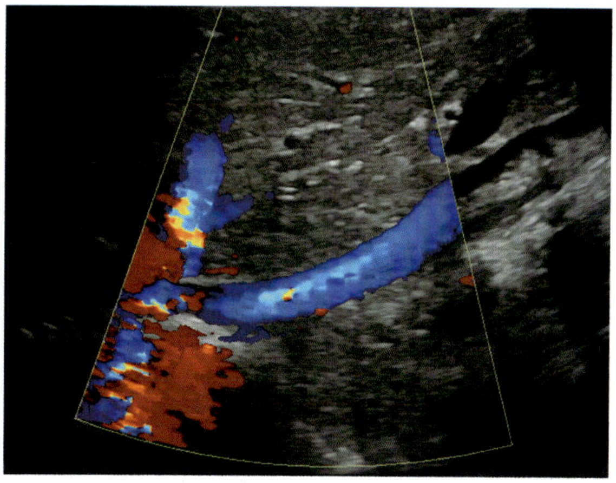

图 1-4-21 彩色多普勒搏动伪像

心脏搏动在膈下产生的伪像

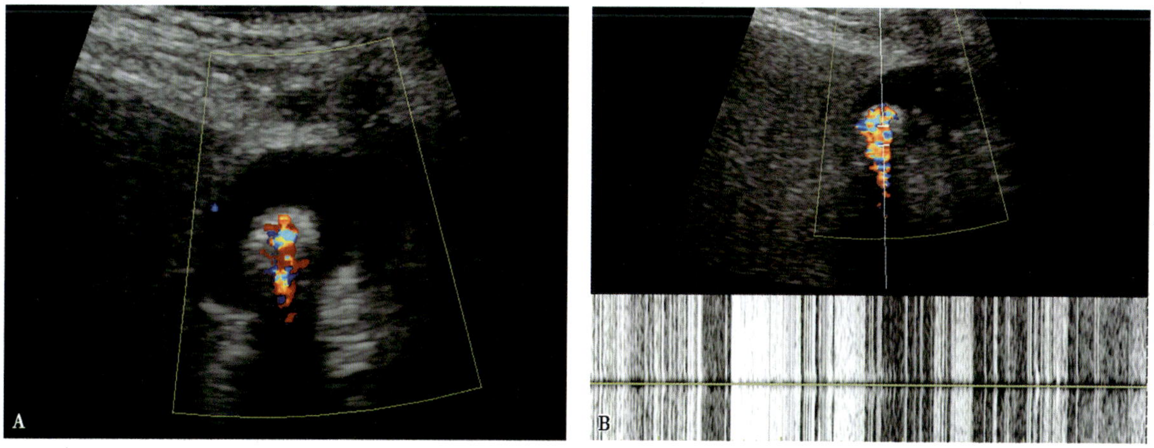

图 1-4-22 快烁伪像

A. 胆囊结石处彩色多普勒显示血流伪像；B. 脉冲多普勒显示该处为高密度、混叠且基线两侧均存在的伪血流信号

（夏 焙 黄国英）

第二章　颅脑和脊柱超声检查

第一节　超声检查技术

【检查内容】

1. 颅脑超声检查内容　进行全颅脑的冠状位、矢状位、水平位（轴位）的完整扫查，并获得大脑中动脉、中央动脉、大脑前动脉、直窦等彩色多普勒血流图并进行定量分析。

2. 脊柱超声检查内容　经骶尾部的纵切图和横切图动态连续扫查，显示脊髓、脊髓圆锥的位置及形态，终丝和马尾的分布。显示局部软组织结构层次，脊膜腔的完整性，以及脊髓振动定量评价。

【检查方法】

1. 患儿准备　在患儿喂饱后安静或睡眠中进行检查。

2. 体位　颅脑检查时采用仰卧位，暴露其颅顶前囟部位。颞窗检查时将头略偏向对侧。脊柱的检查采用侧卧位，暴露腰骶部。

3. 仪器　采用实时三维超声诊断仪，微凸阵探头及线阵探头，较大婴儿选用3.5～7.0MHz；足月新生儿选用5～7.5MHz；早产儿选用频率>7.5MHz。持续监测颅骨热指数（TIC）和机械指数（MI），并不断地调整设置，使它们达到最小，同时达到诊断目的要求，推荐值为TIC<0.7。

4. 声窗　颅脑超声检查以前囟、颞囟和后囟为声窗。

【注意事项】

新生儿或早产儿的超声，宜在床旁进行。操作者应遵守新生儿室消毒隔离制度。对保温箱内哺育的患儿，可将手和探头通过保温箱小窗进入箱内。

（夏　焙）

第二节　脑室内出血

【概述】

脑室内出血（intraventricular hemorrhage，IVH）是新生儿颅内出血的最常见类型，主要发生于早产儿，多在出生后72h内发生，约50%发生在24h内。早产儿、低出生体重儿、机械辅助通气、Apgar<5分、高碳酸血症和ECMO治疗等均是重度IVH的危险因素。足月儿脑室内出血病因包括围产期因素（胎儿宫内窘迫、剖宫产术、产伤、出生时插管、缺氧缺血性损伤等）、ECMO治疗、先心病、弥散性血管内凝血和其他原因（包括血栓形成、血友病等）。临床表现取决于出血的部位、出血量及速度。主要有三种临床类型，①无症状型：多为少量出血，临床症状不明显，预后较好。②急剧恶化型：症状在数分钟至数小时内急剧进展。病程初期呈严重肌张力低下和呼吸功能不全，继之出现昏迷、呼吸停止、强直性惊厥及去大脑强直。多为脑室内严重出血，并伴有脑室周围脑实质出血性梗死。此型死亡和脑积水为常见预后。③持续进展型：临床表现呈间歇性稳定，症状在数小时至数日内断续进展。生命体征一般稳定，自发动作减少，肌张力减低。此型出血多为轻度，预后较急剧恶化型好，个别患儿可发展成脑积水。

【病理】

IVH主要源于侧脑室前角尾状核头部和丘脑交界处的室管膜下胚胎生发层基质，该基质由仅含内皮细胞的毛细血管组成，缺乏结缔组织支持，因此组织脆弱，对缺氧、酸中毒及高碳酸血症极为敏感，易发生断裂、坏死崩解引起出血，如出血仅局限于室管膜下，称室管膜下出血，如出血穿过室管膜进入脑室腔，则引起脑室内出血。胚胎生发层基质出血常可引起位于室管膜下的终末静脉阻塞，造成引流脑白质的脑室周围髓静脉出血性梗死，即脑实质出血性梗死。

Papile分级法为目前最广泛使用的方法，IVH分四级：Ⅰ级，单或双侧室管膜下生发基质出血，出血仅局限于侧脑室前角尾状核头部和丘脑交界处的脑室管膜下；Ⅱ级，室管膜下出血破入脑室，引起脑室内出血，但无脑室腔扩大；Ⅲ级，脑室内出血伴脑室腔扩大；Ⅳ级，脑室内出血伴脑室周围脑实质出血性梗死，伴或不伴脑室扩张。

【超声表现和诊断要点】

1. IVH的超声表现

（1）Ⅰ级：出血早期表现为单或双侧室管膜下脉络膜丛局部隆起，呈中等至高回声团块，回声均匀。2～3周后出血灶可完全吸收，也可形成室管膜下囊肿，表现为出血灶中心区呈低至无回声，周围为高回声环，室管膜下囊肿随后逐渐吸收消失（图2-2-1）。

（2）Ⅱ级：此型IVH部分可由于室管膜下出血穿破脑室壁进入脑室内引起，部分由脉络丛出血直接引起。侧脑室部分或全部充满高回声团块，以三角区及后角常见，但脑室无扩张，高回声团块可与脉络膜丛黏附，表现为局部脉络丛增宽、形态不规则，可见分叉、隆起（图2-2-2）。数周后，出血性团块逐渐缩小，回声减低，变为囊肿吸收消退。足月新生儿脑室内出血常见于脉络丛，不伴有室管膜下出血。

（3）Ⅲ级：除脑室内凝血块超声表现外，可见脑室扩张、脑积水。患儿仰卧位时，侧脑室内可见分层现象，上方脑脊液暗区透声好，下方沉淀的血凝块呈絮状中等回声（图2-2-3）。

（4）Ⅳ级：除Ⅲ级表现外，伴脑室周围脑实质内出血团块，多见于额、顶叶脑白质，呈不规则高回声区（图2-2-4）。脑实质出血灶逐渐形成囊腔，部分可与侧脑室相通形成脑穿通畸形。

2. 诊断要点

（1）双侧丘脑尾状核沟室管膜下回声有无异常。

（2）双侧脉络膜丛切面形态及回声。

（3）脑室有无扩张。

（4）脑室周围脑实质病变。

（5）动态复查声像图有无随病程进展改变。

【鉴别诊断】

1. Ⅰ级IVH需与侧脑室底部和第三脑室顶部

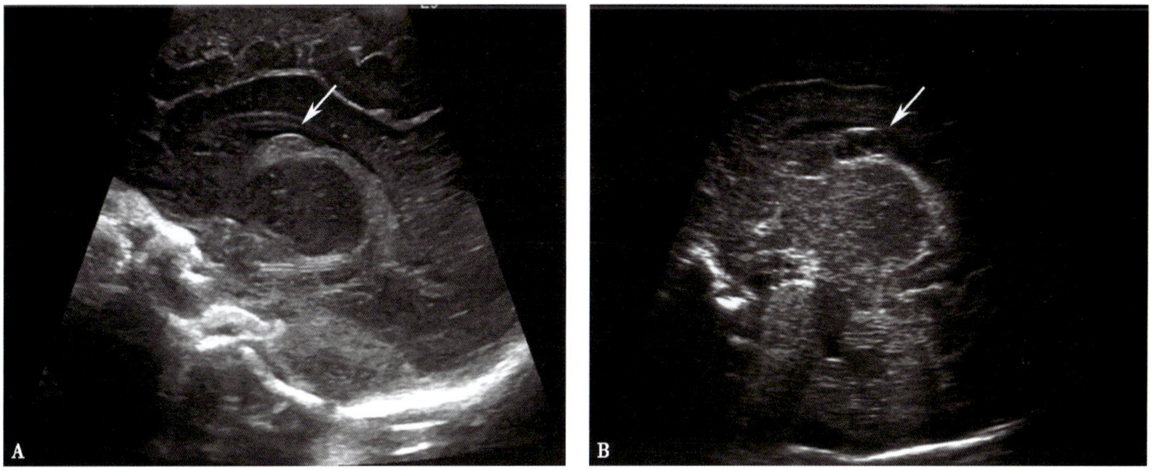

图2-2-1 Ⅰ级脑室内出血

A. 侧脑室丘脑尾状核沟处室管膜下出血高回声团块（箭头）；B. 室管膜下出血高回声团块内部呈低至无回声（箭头）

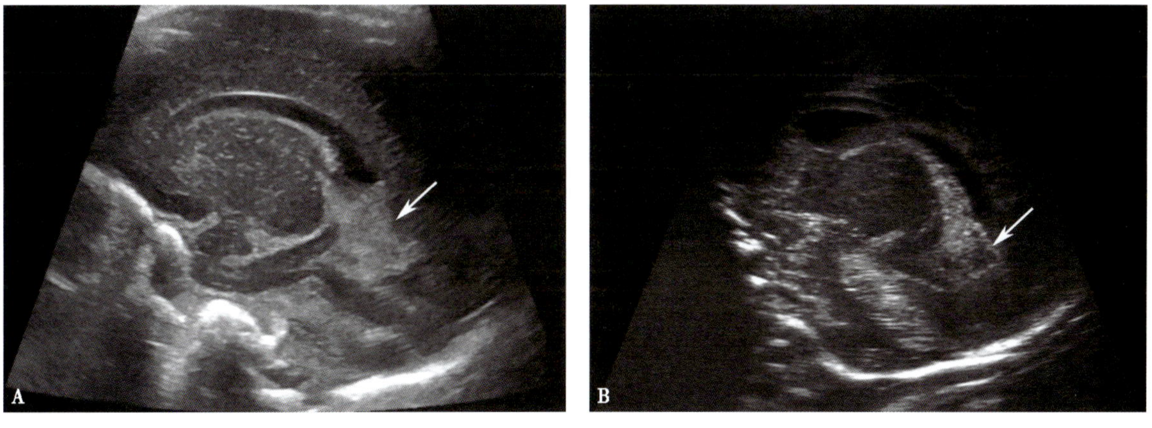

图2-2-2 Ⅱ级脑室内出血

A. 侧脑室三角区及后角出血高回声团块（箭头）；B. 出血高回声团块内部呈低回声（箭头）

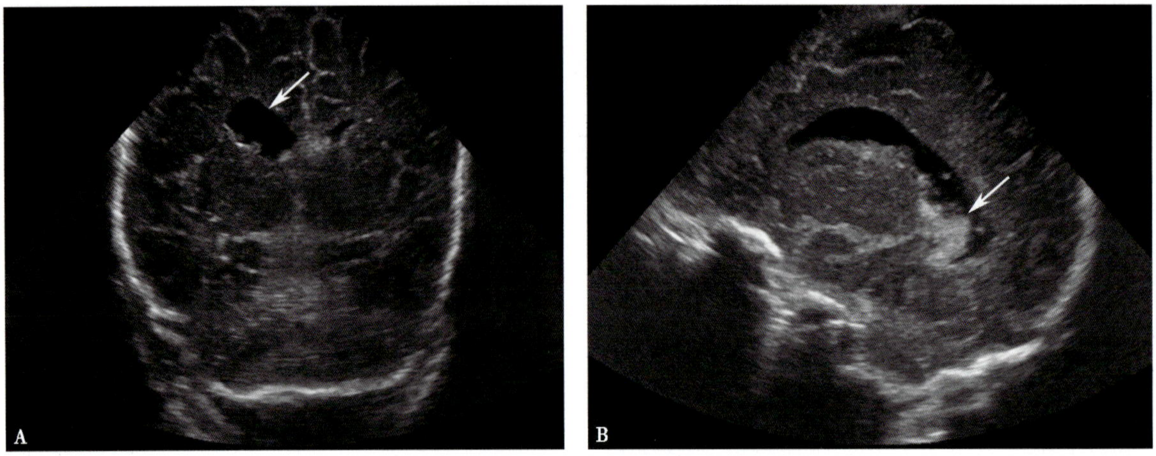

图 2-2-3 Ⅲ级脑室内出血

A. 经前囟冠状切面显示右侧脑室扩张；B. 矢状切面显示右侧脑室内出血团块呈絮状高回声（箭头）

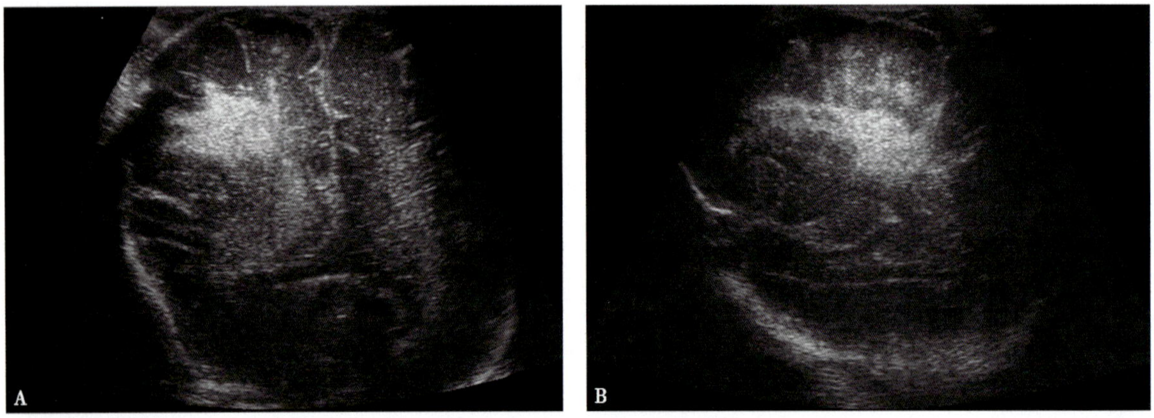

图 2-2-4 Ⅳ级脑室内出血

右侧额顶叶脑实质内出血团块，呈不规则高回声区，A. 前囟冠状切面；B. 经前囟矢状切面

的脉络膜丛鉴别。邻近丘脑尾状核沟处正常脉络膜丛呈均匀高回声，表面光滑，与体部脉络膜丛相连，室管膜下出血时，该处脉络膜丛增厚、形态不规则。

2. Ⅳ级 IVH 需与急性期脑室周围白质软化鉴别。前者通常表现为单侧性或不对称性脑白质病变，后者主要表现为对称性侧脑室前角或后角周围脑白质回声增强。

3. Ⅰ级 IVH 凝血块吸收形成室管膜下囊肿需与宫内感染等引起的室管膜下囊肿鉴别。前者一般呈多分隔、囊壁厚、毛糙，后者常呈单房、壁薄。

4. Ⅳ级 IVH 新生儿出血灶吸收形成囊腔，如囊腔与侧脑室相通则形成脑穿通畸形。胎儿期的Ⅳ级脑出血在病灶吸收形成囊腔后，与侧脑室相通，也形成脑穿通畸形，需结合病史加以鉴别。

【诊断价值】

超声、CT 和 MRI 均能诊断各级 IVH，但对于Ⅰ级 IVH，CT 和 MRI 诊断敏感性不如超声。此外，CT 和 MRI 诊断 IVH 均有时限性，CT 最佳诊断时间为出生后 7～10 天，MRI 为出生后 3 天。但 IVH 多见于出生后 72 小时内早产儿，因此，床旁超声为首选检查方法。

（戚庭月）

第三节 脑室周围白质软化

【概述】

脑室周围白质软化（periventricular leukomalacia，PVL）是缺氧缺血性脑损伤的一种后期改变，指脑室周围脑白质发生局灶性或弥漫性缺血性梗死，最终液化形成软化灶，具有特征性分布，最易累及侧脑室前角及体部周围、三角区及枕角周围脑白质，伴有星形胶质细胞增生和小胶质细胞浸润。

PVL 多见于早产儿，早产儿中发病率为 5%～10%，是造成早产儿脑瘫最常见的脑损伤形式，常发生在严重缺氧缺血性脑病后，与原发性脑室内出血和缺氧缺血性脑病的其他病理损伤同时存在。PVL 最常见的病因为缺血，其他原因有胎儿宫内感染、胎盘炎症、严重全身低血压和休克等。存活儿神经系统后遗症发生率高达 50%～90%，包括脑瘫、认知功能障碍、意识障碍及行为异常等。

【病理】

PVL 主要是由于脑低灌注导致脑白质缺血引起，其发病机制与下列因素有关：①大脑动脉分支交界区和终末区，即“分水岭区”脑血管发育不成熟，脑穿通动脉分支间吻合支少。当脑灌注压或血流量减低时，此区域脑血流减少更加明显。②早产儿脑血管特别是脑白质区域的脑血管自身调节能力发育不成熟。正常足月儿和成人脑血管具备自身调节能力以维持脑组织的正常血供。早产儿脑血管自身调节能力发育不成熟，当发生缺氧时，脑血管自身调节功能进一步受损。当全身血压降低或脑血流减少时，脑室周围脑白质易于损伤。③少突胶质细胞成熟依赖的易损性破坏。早产儿脑白质内的少突胶质细胞前体可能是早产儿 PVL 的靶细胞。当发生脑缺血再灌注时，少突胶质细胞对氧自由基的攻击存在成熟依赖性，少突胶质细胞前体对氧自由基攻击明显易损，而成熟少突胶质细胞能抵抗氧自由基攻击。

根据脑组织坏死的程度，PVL 分为局限型（囊状 PVL）和弥漫型（非囊状 PVL）。

（1）局限型：足月儿多见，脑组织坏死一般位于深部脑白质，邻近侧脑室三角部和室间孔周围，以一个或多个局灶性坏死灶和囊腔形成为主。

（2）弥漫型：多见于早产儿，脑白质损伤广泛，脑室周围和皮质下脑白质均受累，病理改变为微小灶状坏死伴弥漫性胶质增生形成，通常不形成囊腔，以脑白质容量减少和脑室扩大为主。

典型 PVL 病理演变过程为凝固性坏死及囊腔形成，小胶质细胞浸润、星型胶质细胞增殖，部分 PVL 可伴有脑白质梗死区出血。

【超声表现和诊断要点】

1. 超声表现　早期 PVL 超声可表现为正常，缺血再灌注损伤后 2 周内，侧脑室前角旁、三角区及侧脑室外侧旁脑白质回声逐渐增高，直至高于邻近脉络膜丛回声（图 2-3-1A），两侧对称。高回声形成为脑梗死后脑水肿所致，也可伴有梗死后出血。2～4 周后，在原侧脑室旁脑白质回声增高区域出现一处或多处不规则囊状无回声区，无回声区多双侧对称，沿侧脑室边缘平行排列于侧脑室顶部上方和 / 或侧面白质（图 2-3-1B、C、D），大小可在 1mm 至数厘米不等，为软化灶囊腔，该时间段为超声诊断 PVL 最佳时间。晚期表现为脑室扩大、不规则变形、脑积水、脑萎缩等，3～4 个月后较小软化灶囊腔可变小、消失，较大囊腔可持续存在。

2. 诊断要点

（1）双侧侧脑室旁脑白质回声有无增强。

（2）病灶多为双侧对称性分布。

（3）动态复查，2～4 周后双侧侧脑室旁脑白质内单发或多发囊状无回声区。

（4）3 个月后囊腔消失，较大的病灶可长期存在，形成孔洞脑或脑穿通畸形。

【鉴别诊断】

1. 与正常早产儿脑白质回声进行鉴别　正常早产儿脑白质水肿样回声表现为淡薄、无明显边界的均匀回声增强，双侧对称，如一侧脑白质回声强度等于或高于脉络丛回声，并存在较多小点片状高回声，则要考虑 PVL。

2. 与Ⅳ级 IVH 进行鉴别　两者分布位置不同，PVL 大多为对称性分布，Ⅳ级 IVH 多发生在单侧。

3. 与脑室旁梗死进行鉴别　发生脑室旁梗死时，多普勒超声可早期发现静脉血流消失以及随后出现的梗死。

4. 与先天性脑穿通畸形进行鉴别　Ⅳ级出血灶吸收形成囊腔，如囊腔与侧脑室相通则形成脑穿通畸形。而 PVL 常呈两侧对称性囊泡样回声。

【诊断价值】

CT 具有放射性，且对 PVL 诊断不敏感，故很少用于 PVL 诊断。颅脑超声和 MRI 是早期诊断 PVL 的主要影像学方法。超声操作方便，检查时间较短，费用低，可床旁动态观察 PVL 演变，其诊断 PVL 的最佳时间在脑损伤后的 2～4 周。MRI 需移动患儿，检查时间长，而患儿早期病情多较危重，故不宜接受 MRI 检查。但 MRI-DWI 可以检测早期尚无形态学变化的细胞性脑水肿，可用于早期诊断 PVL，最佳的检查时间为胎儿出生后的数小时至 1 周，同时，可用 MRI-DTI 评估脑白质损伤程度和预后。

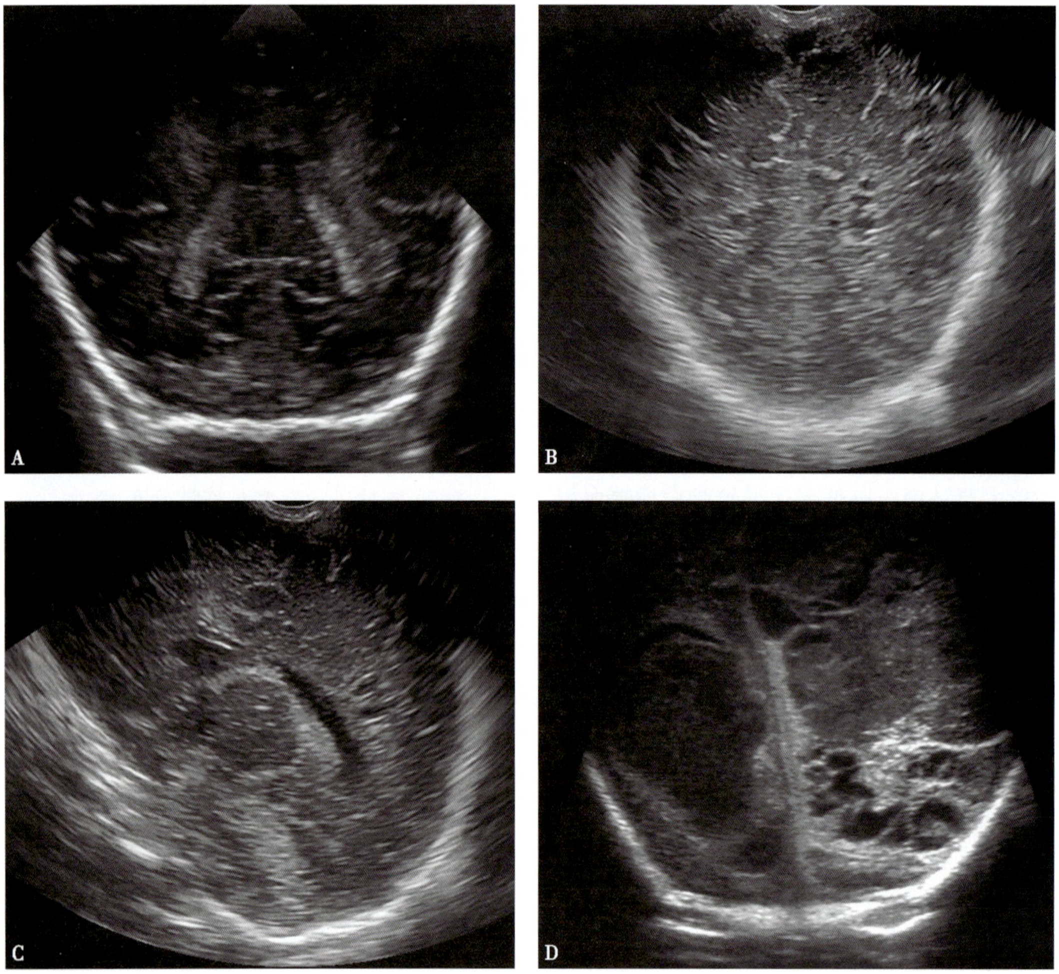

图 2-3-1 脑室周围白质软化

A. 脑室周围白质软化早期侧脑室旁脑白质回声增强；B. 冠状面左侧脑室旁脑白质内多发微小囊腔；C. 矢状面左侧脑室旁脑白质内多发微小囊腔；D. 双侧脑室旁白质内多发大小不等中大囊腔

（戚庭月）

第四节 脑 积 水

【概述】

脑积水（hydrocephalus）是小儿神经外科较常见的一类疾病，指因各种原因导致脑脊液的产生和吸收不平衡所致的脑脊液在脑室、蛛网膜下腔内过度积聚，导致脑室扩大和颅内压增高，发病率为0.3‰～2.5‰。根据发病原因可分为先天性和后天性脑积水。前者多见于新生儿和婴幼儿，常由于先天性导水管闭锁或狭窄、神经管缺陷、脉络膜分泌异常、静脉窦狭窄或阻塞、脑脊液吸收障碍以及Dandy-Walker等颅内先天性畸形引起；后者主要由于炎症粘连、颅内出血、血管畸形、创伤及神经系统肿瘤引起。

按脑脊液的循环动力学分类，小儿脑积水分为两类：一类是交通性脑积水，梗阻部位或吸收减少部位在脑室系统以外；另一类为梗阻性脑积水（非交通性），其梗阻部位在脑室系统内。小儿脑积水临床表现与成人不同，婴儿期由于颅缝未闭，主要表现为头围进行性扩大，颅骨菲薄、变软；头皮张力增高、浅静脉怒张及典型的“落日征”；高颅压时表现为呕吐。儿童期由于颅缝已经闭合，故无明显的头颅增大，而表现为慢性颅内压增高，主要表现为头痛、恶心、呕吐及视盘水肿，急性脑积水患儿病情进展迅速，慢性脑积水随病情进展还可出现智力障碍、行为改变、步态变化、锥体束征及内分泌异常表现。

目前脑积水的治疗主要依靠外科手术。除肿瘤等占位性病变需切除病变解除压迫外，其余术式均是以重建脑脊液循环通路为目的，包括脑脊液颅外分流术和颅内分流术，以脑室-腹腔分流术、神经内镜三脑室底部造瘘术应用最为广泛。

【病理】

脑脊液为无色透明液体，由分布在侧脑室、第三脑室、第四脑室内的脉络丛产生，充满各脑室、蛛网膜下腔和脊髓中央管内，脑脊液通路上任何部位发生狭窄或阻塞都可产生脑积水。小儿脑积水的发病机制主要包括脑脊液分泌过多和脑脊液吸收障碍两个方面。

1. 脑脊液分泌过多 儿童常见的是肿瘤引起的脑脊液分泌过多，主要为脉络丛乳突状瘤，多见于婴儿；各种脑部炎症的早期可以出现脑脊液分泌增多；另外为原因不明的单纯性脑脊液分泌过多。

2. 脑脊液吸收障碍 脑脊液吸收障碍是引起非交通性脑积水的主要原因。脑脊液循环通路任何部位发生梗阻，均可导致脑积水的发生。临床按梗阻部位可分为以下几种类型。①侧脑室局部梗阻：多由IVH造成，也可由脑室内或脑室外肿瘤压迫脑室局部引起。② Monro室间孔梗阻：可由脑室内炎症、肿瘤、囊肿或脑室外肿瘤压迫等引起。③第三脑室梗阻：多由第三脑室内囊肿、肿瘤引起，也可由下丘脑或鞍区的肿瘤压迫第三脑室引起。④中脑导水管梗阻：多由狭窄引起，也可表现为先天性闭锁。另外，脑室内炎症、导水管附近肿瘤压迫均可造成中脑导水管阻塞。⑤第四脑室及出口阻塞：主要由第四脑室内或邻近的小脑、脑干的肿瘤生长压迫造成。⑥蛛网膜下腔阻塞：多由出血、炎症、外伤或手术造成的广泛蛛网膜粘连，阻塞蛛网膜下腔，进而导致脑脊液循环和吸收障碍。

【超声表现和诊断要点】

1. 脑积水的超声表现 脑积水的超声诊断主要依据是脑室扩大，脑实质不同程度变薄。超声可显示部分引起梗阻性脑积水的病因，如肿瘤、囊肿、狭窄、先天性畸形等，从而判断梗阻部位。脑积水早期，侧脑室三角区及后角首先扩大；随着积水量的增多，前角、中央部、下角也增大，第三脑室也增宽。梗阻性脑积水表现为梗阻部位以上脑室系统不同程度扩张，梗阻部位以下脑室腔正常或缩小，而交通性脑积水则表现为脑室系统弥漫型扩张。

正常侧脑室前角呈缝隙状，轻度、中度及重度脑积水时，侧脑室前角分别呈管状、棒状和圆孔状。在冠状面侧脑室中央部-后角层面，当脑室扩大时，可见脉络丛旁无回声脑脊液形成的狭窄腔隙不同程度增宽，前囟旁矢状切面测量侧脑室中央部深度，即在丘脑尾状核沟处测量侧脑室体部上下壁之间的距离，据此将小儿脑积水程度分为：①轻度积水：侧脑室深度4～6mm；②中度积水：侧脑室深度7～10mm；③重度积水：侧脑室深度＞10mm（图2-4-1）。经前囟脉冲多普勒进行脑动脉血流检测，脑积水时脑动脉阻力指数增高。

2. 诊断要点

（1）脑室扩张。

（2）有无颅内肿瘤、囊肿、先天性畸形等导致脑积水的病变。

（3）脑实质不同程度变薄。

【鉴别诊断】

1. 与引起头围增大的疾病鉴别 主要有婴幼儿颅内肿瘤、硬脑膜下血肿或积液，常引起头围增大和继发性脑积水。

2. 梗阻性脑积水与交通性脑积水鉴别 前者梗阻部位位于脑室内，好发于中脑导水管，表现为梗阻部位以上脑室系统不同程度扩张，梗阻部位以下脑室腔正常或缩小，而交通性脑积水则表现为脑室系统弥漫型扩张。

3. 积水性无脑畸形 又称水脑畸形，是一种先天性前脑发育畸形。病理改变主要为额、颞、顶叶脑组织完全或大部分缺如，颅骨和硬膜完整，颅腔内充满脑脊液。脑电图无皮层电活动；超声表现为天幕上颅腔内充满脑脊液无回声区，大脑镰一般完整，无增厚，可移位，后颅窝结构基本完整。

4. 小儿脑萎缩 小儿脑萎缩是由于各种原因引起的脑组织减少和继发脑室及蛛网膜下腔扩大，多因缺氧缺血性脑病所致，可发展为脑瘫，无需脑脊液分流术。脑萎缩患儿临床头围偏小，无颅内压增高表现，而脑积水患儿头围增大，有颅内压增高表现。超声两者均可表现为侧脑室扩大，但前者脑沟加深、脑池增宽，以额颞叶明显，后者脑沟变浅或消失，脑池不宽；前者侧脑室前角很少扩张，后者脑室前角与侧脑室成比例扩张。

5. 脑室扩大性的发育畸形 脑积水还需与胼胝体发育不全、中隔-眼发育不良序列征等引起的脑室扩大性的发育畸形相鉴别。

【诊断价值】

婴幼儿前囟闭合前（12～18个月），颅脑超声为诊断脑积水的首选影像学检查方法。经前囟扫查，超声能准确评价侧脑室的形态和大小，以及脑积水的程度、范围、类型和梗阻部位。与CT、MRI相比，超声检查具有无放射性、检查时间短、可床旁检查及短期动态监测的优点，特别适合于早产儿和

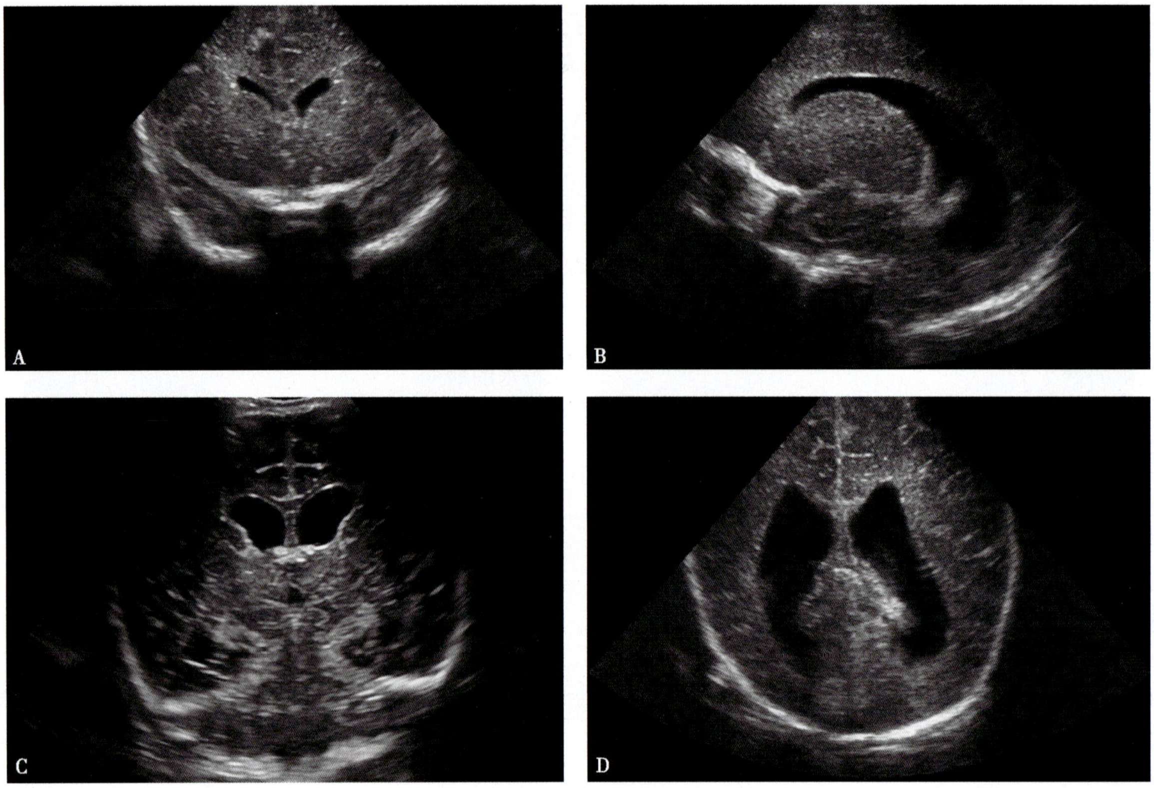

图 2-4-1 脑积水

A、B. 不对称性（左侧）轻度脑积水，侧脑室前角、三角区及后角扩大；C、D. 重度脑积水，双侧脑室对称性扩大，前角近圆形

病情危重不宜搬动的新生儿。此外，超声还可用于脑脊液分流术中监测和术后评价。但超声对颅底和后颅窝结构的显示不如 MRI 和 CT。MRI 软组织分辨力高，能进行冠状面、矢状面和横断面扫描，较 CT 能显示更多的解剖细节，具有更高的病因诊断和指导制订手术方案的价值。

（戚庭月）

第五节 先天性颅内囊性病变

先天性颅内囊性病变主要包括蛛网膜囊肿、脑穿通畸形囊肿、Dandy-Walker 综合征、透明中隔囊肿、表皮样囊肿及皮样囊肿。其中，表皮样囊肿及皮样囊肿多在成年期发病时检出，本章重点阐述在胎儿期及新生儿期具有突出临床表现的蛛网膜囊肿、脑穿通畸形囊肿、Dandy-Walker 综合征的超声影像。

一、先天性蛛网膜囊肿

【概述】

蛛网膜囊肿（arachnoid cyst）系由脱落于蛛网膜下腔的蛛网膜组织发展而成，或因软脑膜套叠或软脑膜炎症陷入，或胚胎期蛛网膜分裂成两层形成蛛网膜囊肿，与蛛网膜下腔多无交通。本病约占颅内占位性病变的 1%。临床表现与蛛网膜囊肿的大小和位置有关，体积不大的囊肿可终身无症状。较早发生的囊肿可以胎儿期经超声检查出来，部分患儿因囊肿进行性增大，表现为慢性颅内压增高的症状。囊肿邻近颅骨较薄的部位时，可引起颅骨变薄并向外隆起，同时囊肿压迫周围脑组织导致局部缺血及脑萎缩。囊肿发生在外侧裂，可使颞叶前部或颞叶前上部，甚至额叶下回受压，长期的压迫可表现为局部脑叶的“缺失”；发生在蝶鞍区者可导致垂体压迫症状；位于后颅窝的囊肿可引起不同程度脑积水。

【病理】

先天性蛛网膜囊肿的发生原因尚不明确。囊肿的膜常较为完整，与蛛网膜下腔不相通，又称蛛网膜内囊肿。因囊内异位脉络丛组织具有分泌脑脊液功能，或囊内炎症或出血渗透压升高，或囊肿与蛛网膜下腔相通，并且局部呈单向活瓣作用等，均可导致蛛网膜囊肿进行性增大。因此也存在部分交通性蛛网膜囊肿。蛛网膜囊肿约 1/2 位于中颅窝，以大脑外侧裂最多见，其次位于大脑正中裂、蝶鞍、四叠体池、大脑凸面等部位；约 1/3 位于后颅窝，罕见有发生在第四脑室。蛛网膜囊肿呈圆形、椭圆形或不定形，囊壁完整，大小不一。若囊肿致脑脊液循环系统受阻，则导致梗阻性脑积水。

【超声表现和诊断要点】

1. 超声表现

(1) 中颅窝蛛网膜囊肿主要分布在大脑外侧裂、大脑正中裂、蝶鞍区及大脑表面，以幕上大脑中线区域为最多见。超声表现为颅内圆形、类圆形或不规则形与各脑室不相通的无回声区，边界清晰，囊壁薄、光滑，包膜完整，周围脑实质受压。囊肿和受压脑组织周围有时可见局部蛛网膜下腔积液或脑裂间隙增宽。经前囟冠状切面扫查，显示囊肿小时中线结构可无偏移。囊肿增大压迫脑实质及脑室可致中线结构偏移，位于中线的蛛网膜囊肿较大时，可压迫脑室循环系统出现脑积水。经前囟正中矢状切面扫查，显示大脑正中裂、蝶鞍蛛网膜囊最佳。经侧脑室体部、后角、脑岛等旁矢状切面，显示大脑外侧裂、中央沟及大脑凸面囊肿最佳。彩色多普勒超声显示囊壁和囊内无血流信号(图 2-5-1)。

(2) 后颅窝的囊肿可经前囟、后囟、颞囟多切面多角度扫查，四叠体池囊肿显示第三脑室前移，小脑蚓部受压甚至“缺失”。其他后颅窝囊肿均显示小脑幕上抬，小脑移位。后颅窝囊肿常常使第四脑室受压，侧脑室和第三脑室扩张。罕见有蛛网膜囊肿发生在第四脑室。

由于胎儿颅脑筛查在国内外普遍开展，蛛网膜囊肿极易发现，文献报道超声研究发现胎儿期蛛网膜囊肿多位于中线附近。

2. 诊断要点

(1) 中颅窝蛛网膜囊肿主要分布在大脑外侧裂、大脑正中裂、蝶鞍区及大脑表面。

(2) 后颅窝蛛网膜囊肿好发于小脑幕下。

(3) 囊肿呈圆形、类圆形或不规则形与各脑室不相通连的无回声区，边界清晰，壁薄、光滑。

(4) 彩色多普勒超声显示囊壁和囊内无血流信号。

【鉴别诊断】

1. Dandy-Walker 综合征　Dandy-Walker 综合征(Dandy-Walker syndrome)是第四脑室的正中孔和侧孔完全或不完全闭锁，导致第四脑室呈囊状或憩室样扩大，小脑幕、窦汇和横窦均被抬高，小脑半球发育不全，脑室系统呈不同程度扩张(本章第三节)。

2. 大脑大静脉动脉瘤样畸形　大脑大静脉动脉瘤样畸形(vein of Galen aneurysmal malformation, VGAM)是一种脑血管畸形，是高流量、高速度的动脉血液，经动静脉之间的瘘，直接冲击大脑大静脉，使其呈瘤样扩张。超声表现为囊性无回声结构，位于胼胝体压部下方，第三脑室后方。彩色多普勒超声显示囊内紊乱的血流信号(本章第六节)。

【诊断价值】

先天性蛛网膜囊肿从胚胎 12 周的胎儿，到婴幼儿期均适用于超声检查。胎儿期的蛛网膜囊肿常于中晚孕期经超声检查发现，以孕 20～30 周多见，也有少数经阴道超声于早孕期(孕 13 周)的诊

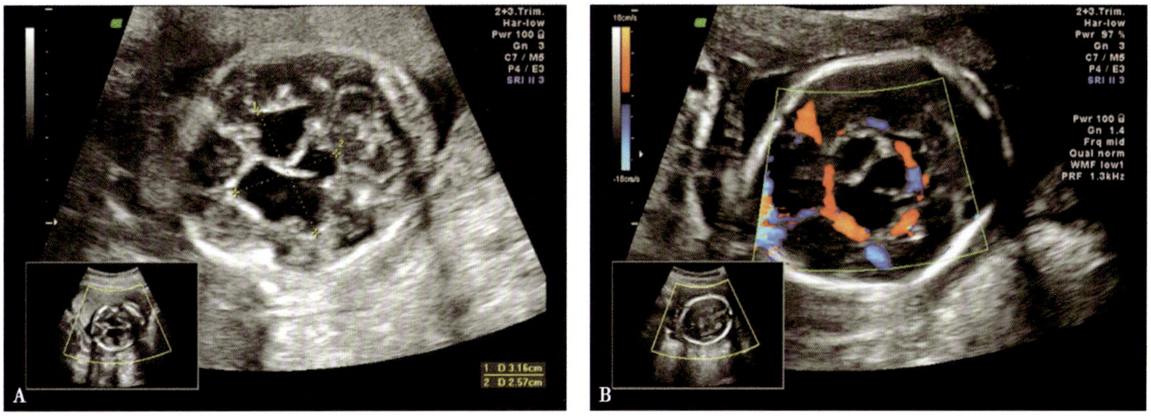

图 2-5-1　胎儿蛛网膜囊肿

A. 颅脑中部、丘脑及第三脑室后方可见一囊性团块，不规则状，内可见数条粗分隔；B. 彩色多普勒示囊内及分隔未见血流信号

断报道。对胎儿、新生儿进行超声筛查，不仅可以明确囊肿的位置、大小、形态、透声情况及与周围组织结构的关系，还可以通过彩色多普勒超声检查，鉴别囊肿性质，为蛛网膜囊肿的诊断、鉴别诊断及早期干预提供重要的影像学依据。

二、脑穿通畸形

【概述】

脑穿通畸形（porencephaly）为脑实质内的囊腔与脑室相通的畸形，内为脑脊液。脑穿通畸形的发生与胚胎期的致畸因素，以及出生后的出血、感染、缺血梗死有关。先天型多为胎儿期形成，经产前超声检查发现。出生后婴幼儿的脑穿通畸形多见于6个月。脑穿通畸形的临床表现可以为不同程度的神经精神发育异常，包括大脑性瘫痪、惊厥、发育落后等。

【病理】

脑穿通畸形的囊肿内壁可内衬有室管膜。越来越多的研究发现，胎儿期的出血、缺氧、感染等原因可造成脑组织坏死，形成较大的囊肿。或由于蛛网膜囊肿膨胀到一定程度，小孔单向活瓣作用消失或破溃，与蛛网膜下腔或脑室相通连，即形成脑穿通畸形囊肿。胎儿期的致胼胝体发育不良的因素，除导致胼胝体前联合、透明隔、扣带回等发育不良外，可在胼胝体部位发生蛛网膜囊肿，并与两侧侧脑室连通。继发于脑血管损伤，如严重脑实质出血（图2-5-2）和严重的脑室周围白质软化等，也可发生穿通畸形。

【超声表现和诊断要点】

1. 超声表现 经前囟冠状面超声显示脑实质内囊性病变，边界清晰，壁光整，内透声好，囊腔与蛛网膜下腔、侧脑室或第三脑室相通。经前囟矢状切面、经颞囟水平切面均可显示脑实质内囊性病变，与蛛网膜下腔或侧脑室相通（图2-5-3）。

胼胝体发育不良时，若伴有前联合、透明隔、扣带回等发育不良同时出现，可伴发脑穿通畸形，经前囟矢状、冠状切面及经颞囟水平切面扫查中线区域无胼胝体显示。胼胝体缺如者第三脑室位置较高并骑跨于两侧侧脑室之间，其形状变异，冠状面呈“蝙蝠翼”样改变（图2-5-4），侧脑室边缘变得平坦，侧脑室后角扩大，前角分离且张开。矢状切面大脑皮层放射状分布的脑沟被水平走向的脑沟代替。

严重脑实质出血或脑室周围严重的脑白质软化者，超声表现为脑室外大小不等的囊腔。

2. 诊断要点

（1）检查前询问产前超声检查情况，有无胎儿期颅内出血感染等病史。

（2）脑穿通畸形的特征性表现是脑实质内的液性暗区与蛛网膜下腔及脑室相通。

（3）注意脑实质内囊腔的形态、大小、内部透声及其与脑中线结构的关系。

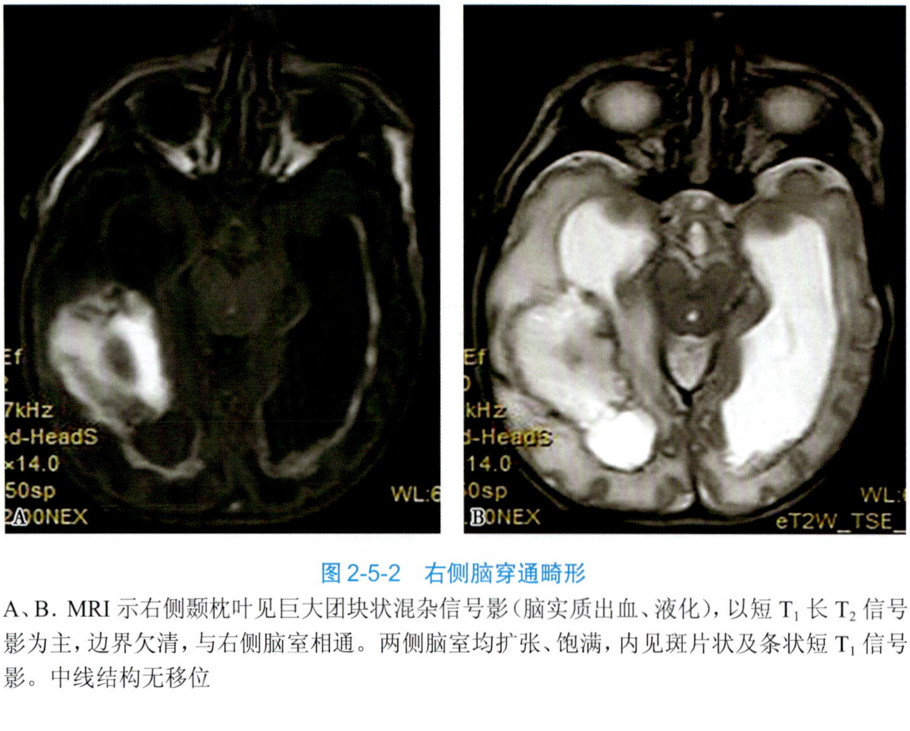

图2-5-2 右侧脑穿通畸形

A、B. MRI示右侧颞枕叶见巨大团块状混杂信号影（脑实质出血、液化），以短T_1长T_2信号影为主，边界欠清，与右侧脑室相通。两侧脑室均扩张、饱满，内见斑片状及条状短T_1信号影。中线结构无移位

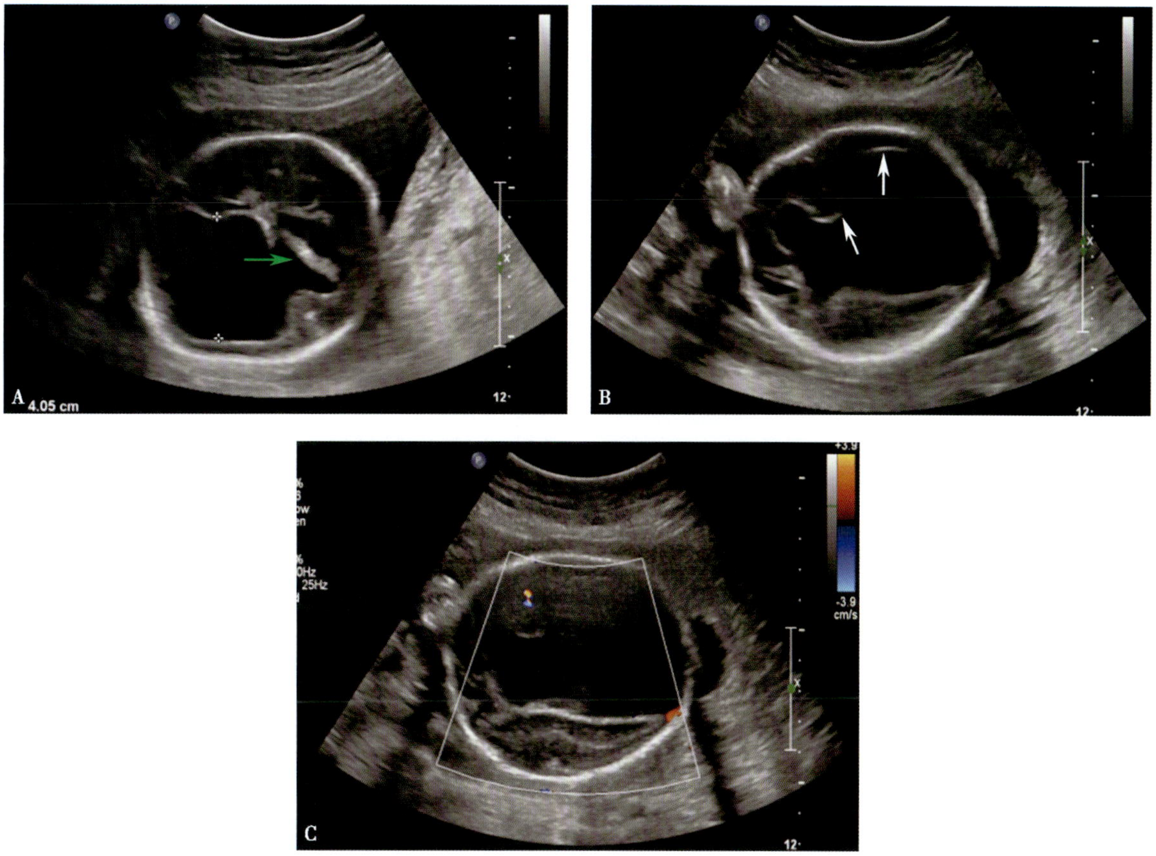

图 2-5-3 胎儿脑穿通畸形

25 周胎儿。A. 右侧脑室至颅骨内缘之间呈大片无回声区，脑中线向左侧明显偏移，脉络丛呈“悬挂征”（箭头）；B. 右侧大脑半球明显受压变形，仅显示额叶及颞叶少许脑组织（箭头）；C. 右侧大脑半球残存额叶及颞叶显示有血流信号

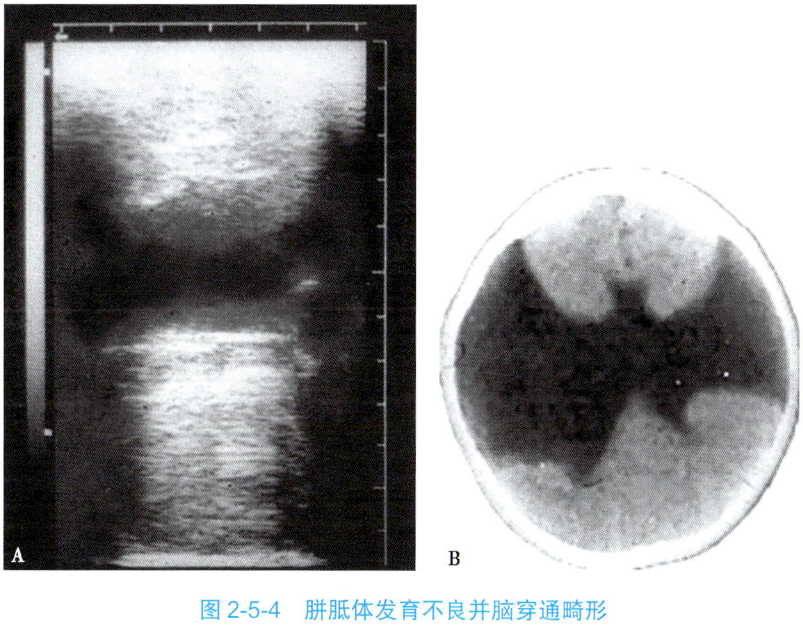

图 2-5-4 胼胝体发育不良并脑穿通畸形

A. 冠状面扫查两侧脑室体部相通；B. CT 示双侧额颞顶区囊腔，边界清楚，呈脑脊液样低密度，与侧脑室相通，双侧侧脑室体部大部分相通，脑组织受压，呈“蝙蝠翼”样改变

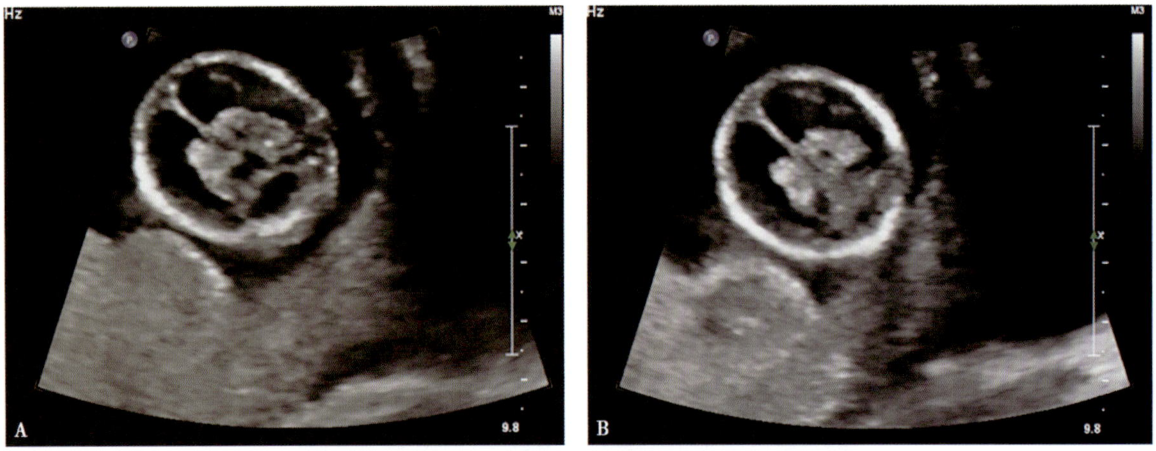

图 2-5-5　积水性无脑畸形

15 周胎儿。A、B. 显示颅腔内大片无回声区，大脑镰居中，呈摆动状态。仅于丘脑、脑干及丘脑上方中线处显示小片不规则脑组织回声，小脑分辨不清

【鉴别诊断】

1. 前脑无裂畸形　前脑无裂畸形（holoprosencephaly）是端脑和间脑的发育异常。前脑无裂畸形超声表现为全前脑无裂畸形与叶状前脑无裂畸形。严重的全脑无裂畸形大脑半球分裂，仅有一巨大脑室。前脑无裂畸形常伴有头颅、面部畸形。

2. 积水性无脑畸形　积水性无脑畸形（hydranencephaly）是胎儿期脑血流的阻断、发育不良，导致脑叶软化、变薄，形成大脑半球巨大的积水，多见于大脑中动脉梗阻。积水性无脑畸形的囊壁为残存的脑组织。超声显示为大脑呈左右两半分裂式结构，但脑半球的实质性回声缺如，呈极度扩张的脑室结构，脑实质回声较薄，但声像图上可在两侧巨大扩张的脑室中央，显示中线结构的回声，包括大脑镰、第三脑室等（图 2-5-5）。

3. 重度脑积水　重度脑积水是由于脑室系统脑脊液循环受阻导致脑室扩张脑组织严重受压。超声显示侧脑室明显扩张，可伴有第三脑室扩张或第四脑室扩张，脑室周围脑组织严重受压变薄（图 2-5-6）。

【诊断价值】

颅脑超声检查不仅可以动态观察脑室形态大小及脑实质回声，还可以显示大脑半球内囊性无回声区与蛛网膜下腔、侧脑室或第三脑室连接关系。因此，超声筛查对胎儿、新生儿脑穿通畸形的诊断、鉴别诊断及判断预后有重要价值。缺点是声窗受颅骨影响较大，只对囟门未闭患儿效果较好。因此，诊断超声要考虑到声像图的局限性。

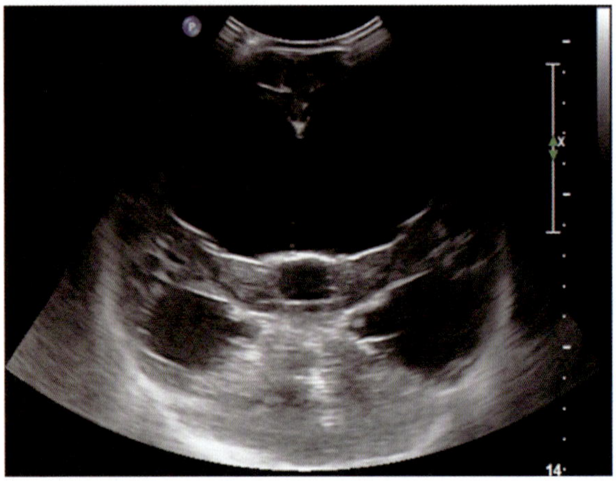

图 2-5-6　严重脑积水

侧脑室对称性扩大，边缘变钝，呈椭圆形，第三脑室膨隆呈椭圆形

三、Dandy-Walker 畸形

【概述】

Dandy-Walker 畸形是第四脑室的正中孔和侧孔完全或不完全闭锁，导致第四脑室呈囊状扩张或憩室样扩大的畸形。约 80% Dandy-Walker 综合征患儿伴有脑积水。胎儿期 Dandy-Walker 畸形大多经超声检出。出生后患儿可出现头痛、呕吐、烦躁等颅内压增高症状，也可表现为外展神经麻痹、运动发育落后、步态不稳、眼球震颤等神经症状，还可表现为痉挛性脑性瘫痪及智力低下等。

【病理】

Dandy-Walker 畸形与染色体畸形有关。Dandy-

Walker畸形包括第四脑室的正中孔和侧孔完全或不完全闭锁，第四脑室呈囊状或憩室样扩大，占据颅后窝的绝大部分；小脑幕、窦汇和横窦均被抬高；小脑半球发育不全，并被囊状物挤向外后方；第四脑室的下部和后部可被膜状物封闭或进而突向枕骨大孔。少数畸形伴有小脑后部蛛网膜囊肿、巨大枕大池或小脑发育不良，或伴有脊膜膨出、脑膜膨出、胼胝体发育不良等。Dandy-Walker变异是第四脑室上部及小脑上蚓部相对正常，下蚓部发育不全，脑积水发生较Dandy-Walker畸形少，程度较轻。

【超声表现和诊断要点】

1. 超声表现

（1）Dandy-Walker畸形的超声表现

1）经前囟冠状面显示后颅窝囊肿致第四脑室扩张、小脑幕上抬、小脑半球发育不全并向前外方移位，侧脑室、第三脑室也有不同程度扩张。

2）经前囟矢状面显示后颅窝囊肿与第四脑室相通连，小脑蚓部发育不全或缺如。由于第四脑室囊状扩张推挤致使小脑幕抬高（图2-5-7）。彩色多普勒显示大脑大静脉、直窦无扩张，走行明显上抬，囊肿内无血流信号显示。

3）经小脑横切面显示两侧小脑半球分离，小脑蚓部全部或部分“缺失”，颅后窝池明显增大，第四脑室扩张。

（2）Dandy-Walker变异的超声表现：经前囟冠状、矢状切面显示后颅窝囊肿较小，小脑蚓部轻度发育不全，可伴有或不伴有小脑延髓池增大，小脑横切面时显示两侧小脑半球之间在颅后窝偏上方见小脑蚓部将它们联系起来。

2. 诊断要点

（1）第四脑室囊状扩张并与膨大的颅后窝囊肿相通。

（2）小脑蚓部部分或完全发育不良。

（3）小脑半球受压外展形成V形角度。

（4）小脑延髓池扩张。

（5）伴发畸形，如颅骨缺损、脑回结构异常，也可伴有中枢神经系统以外的畸形。

【鉴别诊断】

Dandy-Walker综合征主要与后颅窝蛛网膜囊肿、颅后窝池增大、小脑发育不良、小脑蚓部发育不良及永存Blake陷窝囊肿相鉴别（表2-5-1）。单纯后颅窝增宽可见于正常胎儿，超声发现胎儿单纯后颅窝增宽时，应动态观察。

表2-5-1 Dandy-Walker综合征鉴别诊断

疾病	超声表现
Dandy-Walker综合征	小脑蚓部明显向上方旋转，蚓部缺如或发育不良，窦汇位置上移
后颅窝蛛网膜囊肿	囊性占位，压迫小脑引起变形
颅后窝池增大	小脑蚓部完整无向上方旋转，窦汇位置正常，小脑延髓池大于10mm
小脑发育不良	小脑体积小，蚓部较小，小脑延髓池增大
小脑蚓部发育不良	小脑蚓部发育不良，且呈中度向上方旋转，窦汇位置正常
永存Blake陷窝囊肿	小脑蚓部完整，且呈轻度向上方旋转，窦汇位置正常

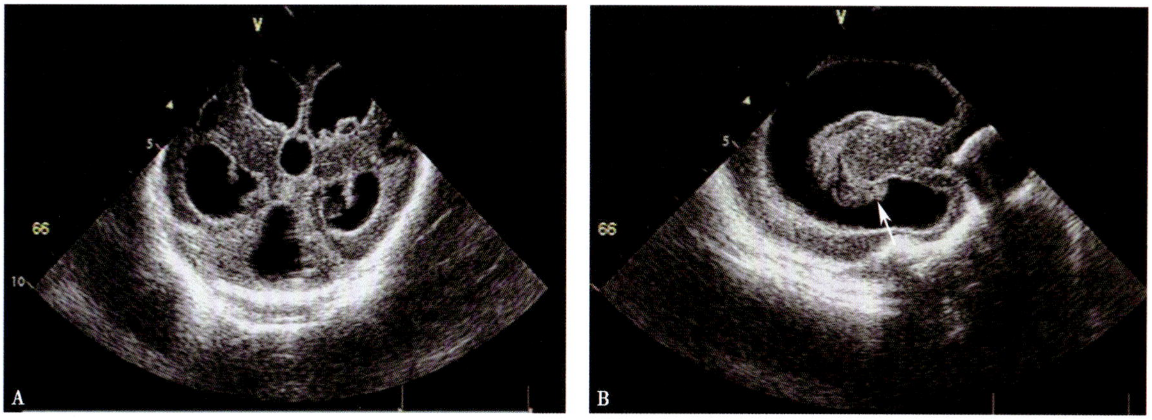

图2-5-7 Dandy-Walker畸形

A. 第四脑室呈囊性扩张；B. 小脑半球受压外展呈V形，侧脑室及第三脑室明显扩张，未显示小脑蚓部

【诊断价值】

颅脑超声检查可以动态观察到后颅窝囊肿与第四脑室相通，还可以多切面、多角度观察小脑蚓部的发育不良，是胎儿和新生儿 Dandy-Walker 畸形的首选影像学检查技术。对可疑者需进一步进行 MRI 检查，显示更为确切的结构关系。

（姜忠强）

第六节 大脑大静脉动脉瘤样畸形

【概述】

大脑大静脉动脉瘤样畸形（vein of Galen aneurysmal malformation，VGAM）较为少见，系脑血管畸形的内容之一。新生儿及婴幼儿的 VGAM，临床表现可有较大的差异，可能无明显症状，或者在新生儿期就表现为心力衰竭，如心动过速、呼吸困难、发绀等症状。临床表现取决于畸形分流量的大小和对神经系统的压迫。

在婴儿期主要表现为脑积水症状，可伴有癫痫发作，部分病例颅眶部听诊可听到血管性杂音；脉络膜型多见于婴儿，常出现心力衰竭，而腔壁型心力衰竭症状较轻；在较大的儿童，主要表现为头痛、智力低下、肢体不全瘫痪等症状。

【病理】

VGAM 系于胚胎发育异常导致大脑大静脉（Galen 静脉）的胚胎前体前脑中央静脉不能正常退化闭塞，存在一个或多个血管瘘与动脉连接，血液从动脉流向静脉分流，局部静脉扩张，形成瘤样改变。扩张的 Galen 静脉可以是动静脉瘘的原发部分，直接接受来自颈内动脉或基底动脉的血液，或是源自颅后窝动脉环导致的继发扩张。

【超声表现和诊断要点】

1. 超声表现

（1）颅内圆形或类圆形无回声区，张力高，边界清晰，边缘可有钙化强回声。矢状切面显示“无回声区”位于四叠体池的上方，第三脑室的后方。冠状切面显示无回声区位于侧脑室之间（图 2-6-1）。

（2）瘤体可压迫导水管，引起梗阻性脑积水，表现第三脑室和侧脑室扩张。

（3）彩色多普勒超声显示无回声区内充满血流信号，呈典型的高速、低阻、连续的动静脉瘘改变。无回声区周围可见扩张搏动的动脉滋养血管和静脉回流血管，内有彩色血流充填。

（4）因颅内动静脉瘘的大量分流，可导致心脏高心排量性心衰，超声表现为心脏扩大及心功能不全。

2. 诊断要点

（1）颅内四叠体池的上方，第三脑室的后方圆形或类圆形高张力无回声区。

（2）彩色多普勒超声显示无回声区内充满血流信号，周围可见扩张搏动的动脉滋养血管和静脉回流血管。

（3）心脏超声表现为心脏扩大及相应的心功能不全。

【鉴别诊断】

VGAM 与发生在中线区域的蛛网膜囊肿鉴别。蛛网膜囊肿声像图表现为颅内圆形、类圆形或不规则形与各脑室不相通的无回声区，边界清晰、囊壁

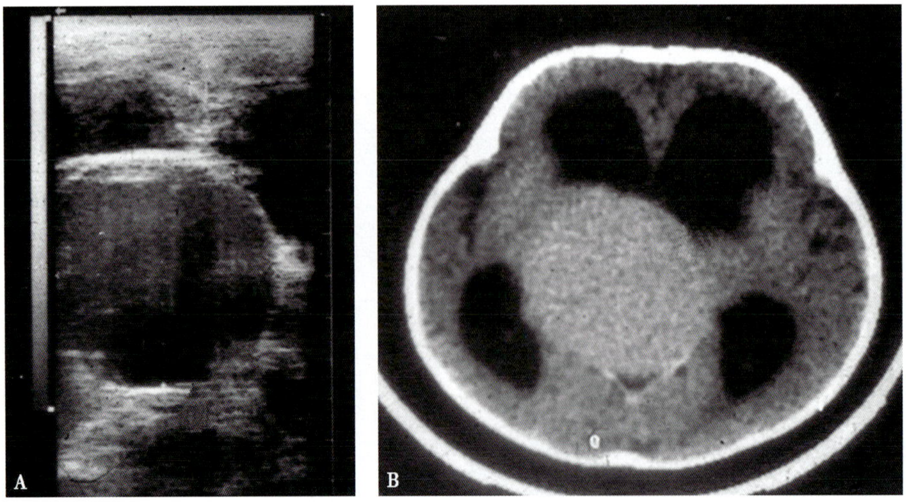

图 2-6-1 大脑大静脉动脉瘤样畸形

A. 超声显示第三脑室后方偏右的高张力暗区；B. 强化 CT 显示为高密度影

薄、光滑、包膜完整，可见周围脑实质受压。彩色多普勒超声显示囊壁和囊内无血流信号，但VGAM彩色多普勒超声显示无回声区内血流信号充填。

【诊断价值】

超声不仅能够显示VGAM的结构，还能够显示与动脉和静脉的关系，利用多普勒评价血流动力学。对临床医师把握手术时机、选择手术方式及判断预后有重要价值，是胎儿、新生儿及囟门未闭婴儿较理想的颅脑检查方法。

（姜忠强）

第七节　脑　梗　死

【概述】

脑梗死（cerebral infarction，CI）是脑血管的梗阻导致的脑实质的缺血及坏死性病变。因胎儿及新生儿期的脑血流调节功能的发育尚不成熟，任何心脏、血液系统疾病和感染等，引起凝血功能障碍异常，包括血管痉挛、血栓形成、血液黏稠度增高以及循环衰竭，都可能因栓子的梗死导致脑梗死。胎儿期常与母亲异常（免疫、凝血、吸毒、感染）、胎盘异常（栓子、早剥、感染、出血）有关，新生儿期还见于血管畸形、创伤、窒息、脱水、体外膜肺等并发症。

【病理特点】

脑梗死的部位可发生在大脑前动脉、中动脉、后动脉的灌注区域，围产期脑梗死以大脑中动脉最为常见，90%为单侧病变。新生儿期左侧多于右侧，可能与动脉导管的存在造成的异常血流动力学差异有关。梗死部位可发生于脑动脉的主干，或其分支，累及范围与梗阻部位相关。

梗死缺血早期，病变区域水肿，范围较大时可累及白质与灰质。缺血发生后18～23小时，在光镜下即可见神经轴突变化；36～48小时显现出单核、巨噬细胞游走，小胶质细胞延伸等细胞反应。脑梗死后期。局部组织缺血损伤后，轻者1周左右水肿渐消退，仅存点片状灶或基本恢复正常；重者48小时后开始坏死，7～10天后，脑组织局部性萎缩、瘢痕形成，病变部位呈现典型的“楔形”，尖端指向脑的中心部位，边界清楚，病灶内可有钙化点。梗死3～4周后，梗死灶组织液化形成单个或多个囊腔。胎儿期或新生儿早期发生的脑梗死，后期可形成脑穿通畸形。

【超声表现和诊断要点】

1. 超声表现

（1）不同部位脑梗死的超声表现：①大脑中动脉主干梗阻的脑梗死，经冠状面逐层扫查可全面显示异常回声区域起始于中线，涵盖整个基底节区，沿着侧脑室前角边缘，向同侧脑半球扇形大面积辐射，直至皮质下或皮质。对侧脑半球回声正常。②大脑前动脉梗死范围相对小，需要沿大脑前动脉进行冠状面矢状面逐层多角度扫查，才能显示相应部位的梗死范围。③对大脑后动脉梗死超声显示欠佳，需借助于MRI检查助诊。④动脉分支部位的梗死发病率高于动脉主干，可位于外侧裂处，或基底节区的豆纹血管，导致局部与对侧相比不对称的回声异常。

（2）脑梗死声像的动态变化：脑梗死早期24小时内病变区域回声略增强，无明显边界，极少导致脑中线结构偏移。小范围的脑梗死于1周后局部回声增强不明显。较大主干的脑梗死，在病程7～10天后则发生局部萎缩，且有瘢痕形成。超声显示梗死灶回声明显增强呈现典型的“楔形”（图2-7-1A～C），窄端总是指向脑的中心部位，边界清楚，病灶内可有点状钙化。病程第3～4周后，超声显示广泛的、多个或单个无回声软化灶。彩色多普勒超声显示梗死区血流信号稀疏或有缺血再灌注现象（图2-7-1D）。

2. 诊断要点

（1）梗死灶略强回声的分布、形状、范围及边界。

（2）两侧大脑半球同部位回声对比，主干供血梗死区多数呈非对称性分布。

（3）分支动脉供血区梗死超声显示相应部位片状强回声，发生在脑边缘部位较多。

（4）恢复期，脑动脉分支梗死者在1周左右声像图恢复正常。较大动脉主干梗死者，“楔形”梗死灶呈多个或单个无回声，脑软化灶形成。

【鉴别诊断】

1. 缺氧缺血性脑病　新生儿缺氧缺血性脑病（hypoxic ischemic encephalopathy，HIE）是新生儿围产期缺氧窒息导致的缺氧缺血性脑损伤。脑损伤的4个基本病理改变为脑水肿、神经元坏死、缺血性脑血管坏死和脑白质软化。轻度HIE脑水肿常局限于脑室周围白质，声像图变化不明显，中度或重度HIE表现为双侧弥漫性水肿引起的双侧弥漫性的脑结构回声模糊呈毛玻璃样改变，脑室和脑沟裂变窄。急性期为弥漫性回声增强，后期可累及丘脑及基底节，致其回声明显增强，并内囊带状低回声更加明显。而脑梗死的早期超声表现为局限水肿引起的强回声，常为单侧，以左侧多见。

2. 早产儿脑室周围白质软化　PVL是HIE的

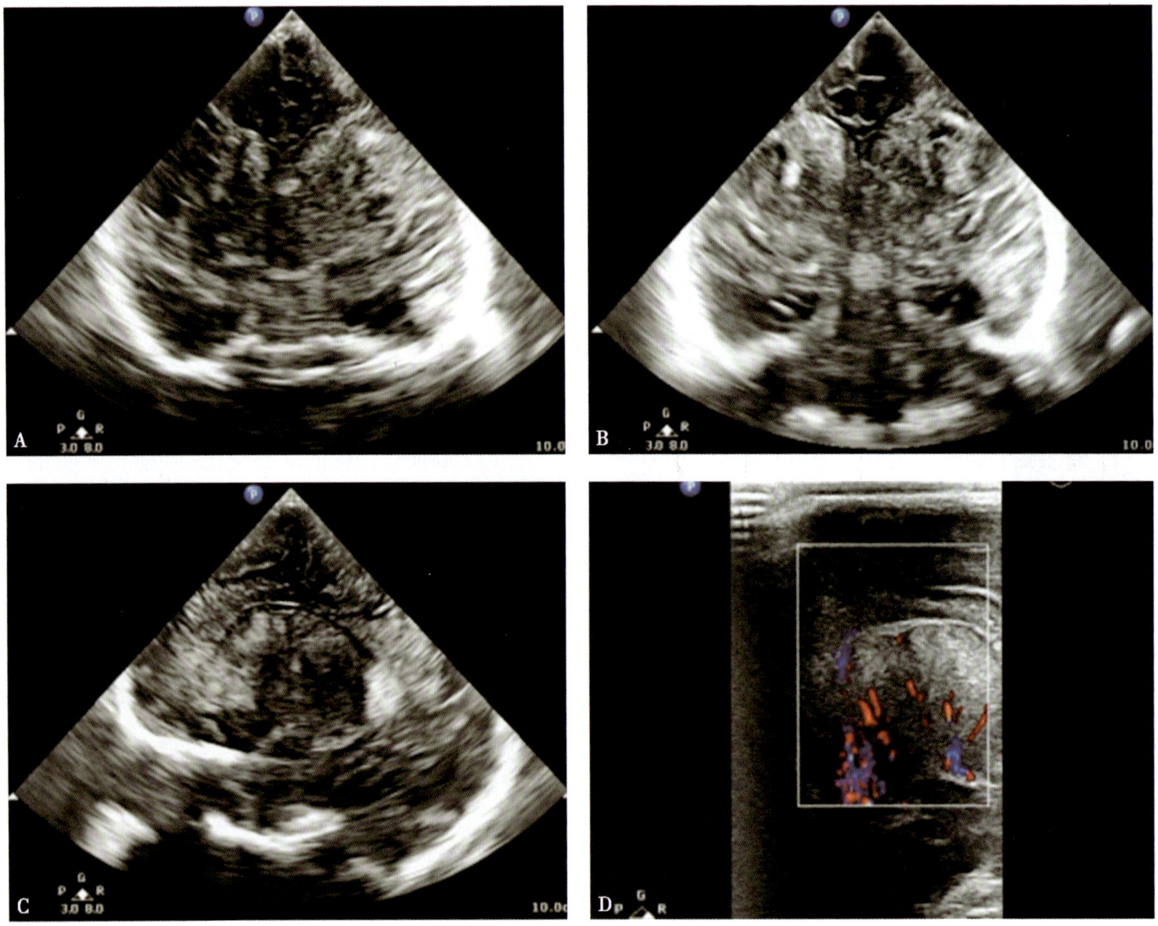

图 2-7-1 左侧大脑中动脉分支供血障碍致脑梗死

A、B. 冠状面显示左侧大脑半球“楔形”强回声，边界清晰；C. 矢状面示强回声区域偏前；D. 线阵探头显示强回声区域内纤细血流信号

一种后期改变，一般位于侧脑室三角区、枕角、及前角和体部周围白质，双侧对称性分布。早期超声表现为水肿引起的强回声，后期可见软化灶囊腔形成。

【诊断价值】

超声、CT 和 MRI 检查均可诊断脑梗死，超声检查便捷易行且可床边操作，已成为新生儿颅脑疾病的首选影像学方法。扫查受探头的空间分辨率、血流的敏感性以及操作者的个人技术影响，常常对较小范围的脑梗死诊断不敏感，需要进一步进行脑 CT 或磁共振扫查，以提高微小病变的检出率。

（姜忠强）

第八节 颅内肿瘤

颅内占位性病变常见于颅内肿瘤、Ⅳ级颅内出血、脑脓肿及其他先天性颅内畸形等导致的占位效应，本章节主要论述 3 岁以内儿童常见的肿瘤性病变，重点是新生儿脑肿瘤。

【概述】

脑肿瘤（brain tumor）是儿童期第二位常见肿瘤，新生儿期占第五位。高发年龄为 5～8 岁，3 岁以内婴幼儿脑肿瘤占全部儿童脑肿瘤的 12.6%～16.4%。目前多数学者认为只有在出生时或生后 2 个月内出现症状的脑肿瘤，可诊断为先天性脑肿瘤或新生儿脑肿瘤。

脑肿瘤的临床表现因肿瘤的生长部位、发展方向及年龄大小而不同。①若肿瘤体积足够大，胎儿期就可发现严重巨颅，导致头盆不称、难产、早产或死产；②如肿瘤压迫占位效应或阻塞室间孔引起梗阻性脑积水可造成巨颅、前囟膨隆等；③神经系统症状和体征，如惊厥、偏瘫、脑神经异常、颅内压增高症状等；④部分特定症状和体征：如压迫垂体前叶使其分泌生长激素、促甲状腺激素等明显减少，导致生长发育迟缓、皮肤干燥等内分泌缺陷表现；肿瘤直接刺激延髓呕吐中枢时，呕吐可为首发症状，易与消化道疾病混淆；几乎所有颅咽管瘤患儿均有视力障碍，但由于主诉不清，常常达到很严重的程度甚至视神经萎缩导致失明才被家长发现。

【病理】

2016 年世界卫生组织（WHO）将中枢神经系统肿瘤分为 17 类，其中涉及胎儿期、新生儿期及婴幼儿期的肿瘤主要包括畸胎瘤、脉络丛乳头状瘤、颅咽管瘤、室管膜瘤及髓母细胞瘤等。本章节主要论述以下疾病。

1. 畸胎瘤（teratoma） 属生殖细胞肿瘤，起源于胚胎发育时期的原始生殖细胞，是胎儿期及婴幼儿期（2 个月～1 岁）最常见的颅内肿瘤，常见于松果体区，其次为鞍区。畸胎瘤可分为成熟型、未成熟型及畸胎瘤伴恶性变三种类型，由内、中、外三个胚层构成，成熟型畸胎瘤一般含有分化完全的组织如脂肪组织、毛囊皮脂腺、软骨组织、牙齿等；未成熟畸胎瘤则含有分化完全及分化不全的组织，其特征性表现为“假菊团”样分布的原始神经管。

2. 脉络丛乳头状瘤（choroid plexus papilloma） 属脉络丛肿瘤，起源于脉络丛上皮，好发于侧脑室（50%），其次为第四脑室（40%），第三脑室少见。绝大多数为良性，偶尔为恶性，男性稍多见。特点是引起脑积水，据统计约半数患儿伴有此症状，发生机制有三种解释：①肿瘤本身过量产生脑脊液；②肿瘤致使脑脊液通路受阻；③其他未能了解的原因。

3. 颅咽管瘤（craniopharyngioma） 属鞍区肿瘤，位居儿童颅内肿瘤的第 2 位，占儿童颅内肿瘤的 5.6%～15%。胚胎期 Rathke 囊与原始口腔连续的细长管道称之为颅咽管，随胚胎发育该管逐渐退化消失，但可残留一些鳞状上皮细胞，颅咽管瘤即起源于这些鳞状上皮细胞，组织学分为造釉细胞型和鳞状乳头状型。肿瘤为囊性、实性、混合性，约 80% 的囊壁或肿瘤实质部分可见钙化的斑点或团块。

4. 室管膜瘤（ependymoma） 起源于脑室系统及脊髓中央管的室管膜细胞，儿童室管膜肿瘤约 90% 发生于颅内，约 2/3 起源于幕下，好发年龄多在 3 岁以内，以 0～19 个月最常见，约占所有原发性中枢神经系统肿瘤的 5.3%，男性较多见。肉眼外观呈紫红色、菜花状，多呈膨胀性生长，与脑、脊髓组织分界清楚，部分可见囊变及钙化。2016 年 WHO 中枢神经系统肿瘤分类中提及一种特殊亚型，即 RELA 基因融合阳性室管膜瘤，好发于儿童幕上大脑，预后较差。

【超声表现和诊断要点】

1. 超声表现

（1）畸胎瘤：产前超声检查可发现胎儿巨颅，颅内颈髓之上强回声肿块，颅顶部正常的对称结构消失，外周包绕囊性结构（图 2-8-1）。肿物小时局限在脑室内对周围结构推压轻，可见仅限于脑室内的团块回声，但往往伴随脑室扩大变形。肿瘤增大时可于相应部位发现极不均匀强回声团块，内可见大小不等的强回声光斑，后方伴声影，边缘分叶，甚至累及大脑半球脑叶，脑室有不规则变形，中线结构向对侧移位。

新生儿期超声检查显示鞍区不规则强回声团块，内可见囊性暗区和点片状伴声影的钙化灶，正常结构消失（图 2-8-2）。发生于第三脑室者，常可造成严重的梗阻性脑积水。

（2）脉络丛乳头状瘤：产前超声检查轴平面可显示胎儿侧脑室、第三脑室、第四脑室肿块，呈圆形或类圆形，内部回声均匀，较周围脑组织稍强，少数回声稍低，边缘常为凹凸不平，界限清楚，有一蒂固定于脉络丛上，周围常见脑脊液包绕，表现为肿瘤完全浸泡在脑脊液中。

新生儿超声检查冠状面、矢状面显示第三脑室肿块，呈圆形或类圆形，内回声较周围脑组织稍强，少数回声稍低，边缘常为凹凸不平，界限清楚，肿物常占满第三脑室，可位于中心或稍偏心，也可向侧脑室突入。侧脑室呈对称或非对称性扩张（图 2-8-3、图 2-8-4）。

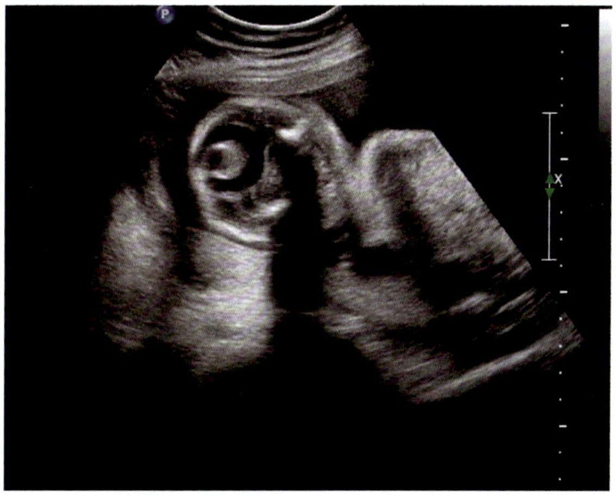

图 2-8-1　胎儿颅内畸胎瘤

胎儿颅内类圆形肿块，边界清晰，中间为强回声区，呈“面团”征，周围见无回声区包绕

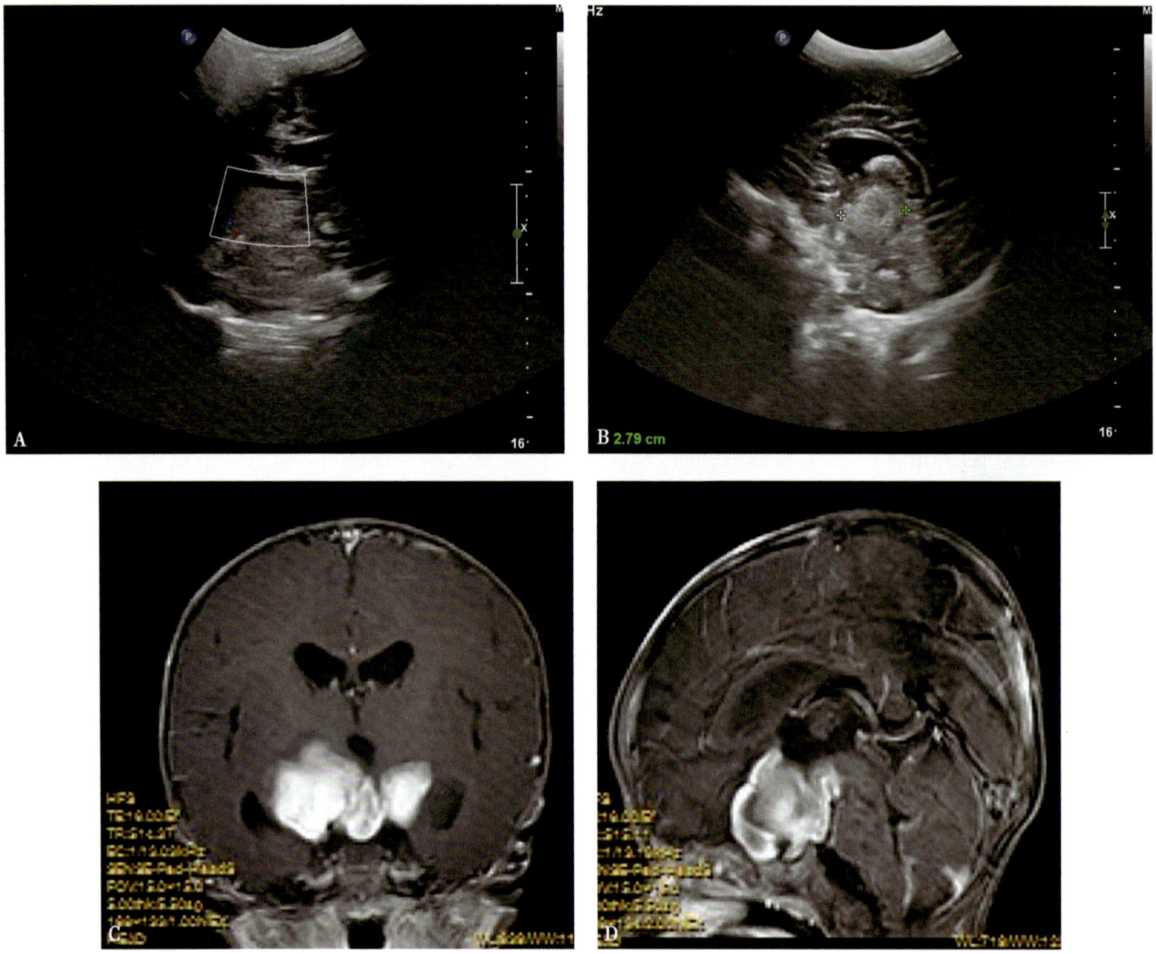

图 2-8-2 鞍上畸胎瘤

A、B. 超声显示鞍区、右基底节区类圆形偏强回声团，第三脑室受压，其内显示点样血流信号；C、D. MRI 显示鞍区、右基底节区占位性病变

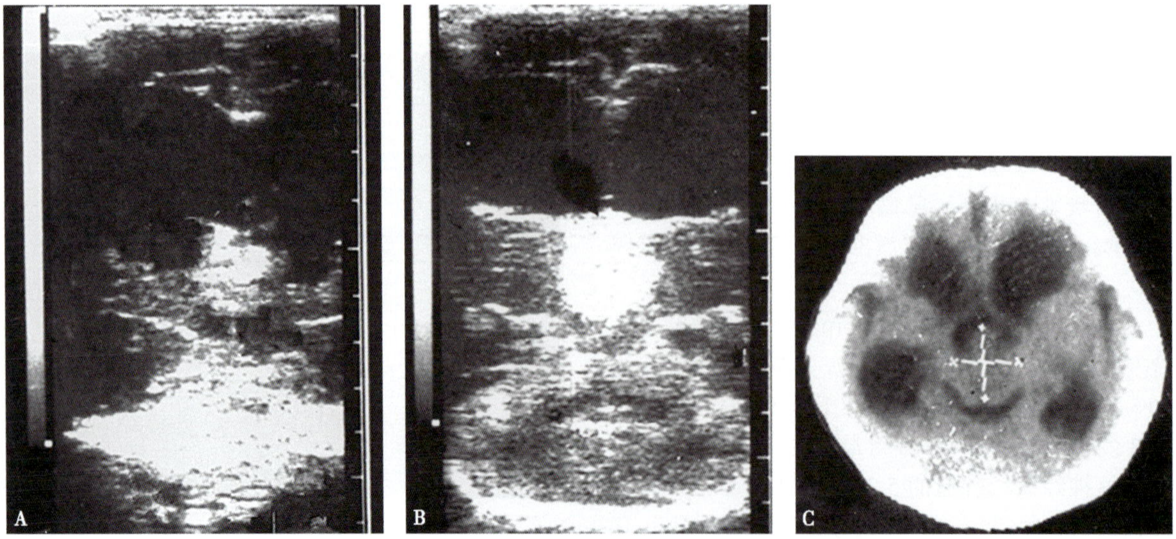

图 2-8-3 第三脑室脉络丛乳头状瘤

A、B. 超声显示第三脑室内实性占位；C. CT 平扫显示第三脑室占位

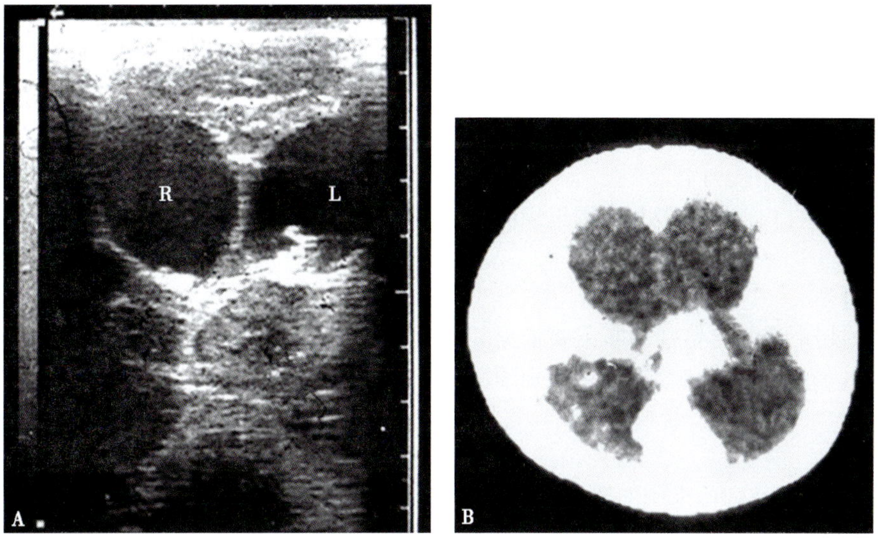

图 2-8-4　第三脑室脉络膜丛乳头状瘤
A. 超声显示第三脑室实性占位；B. 强化 CT 显示第三脑室占位

（3）颅咽管瘤：经前囟多切面扫查显示为鞍上区肿块，内部为无回声暗区或因内部含钙质及角蛋白样物质而呈混合回声，囊壁呈弧形或"蛋壳"样钙化强回声。少数可为实质性病变，内回声不均质，边界清晰，内可显示点片状钙化灶（图 2-8-5）。

（4）室管膜瘤：经前囟冠状面、矢状面多切面扫查显示为脑室内回声均匀或不均匀肿物，内部回声偏强，边缘不光滑或成分叶状，瘤体小者仅局限在扩大的脑室内，与脑室壁之间常有一宽基底或跨壁生长。瘤体大者表现为沿侧脑室壁生长的强回声肿块，回声不均匀，与脑室周围组织分界不清。侧脑室呈非对称性扩大。

2. 诊断要点

（1）询问患儿病史、母孕史，结合其临床表现及其他影像学检查。

（2）颅内畸胎瘤超声显示鞍区不规则强回声团块，内混有囊性暗区和点片状钙化灶。

（3）脉络丛乳头状瘤颅脑超声显示脑室内强回

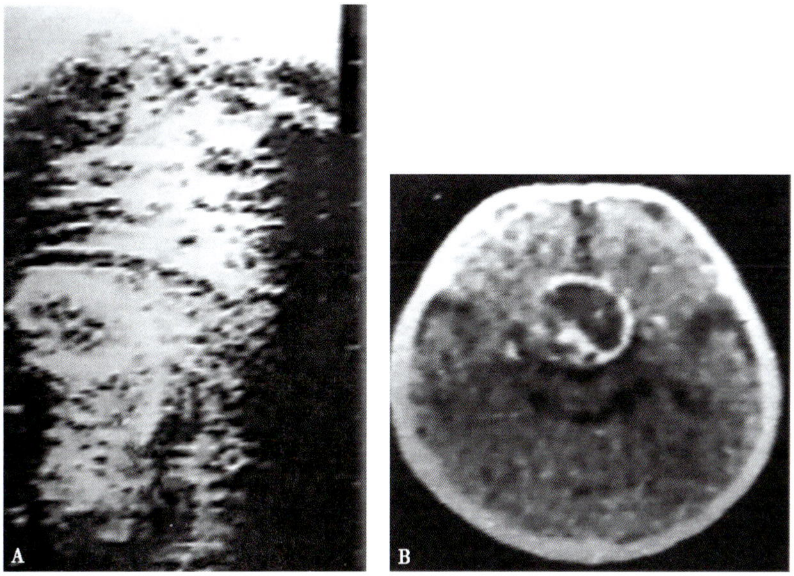

图 2-8-5　颅咽管瘤
A. 超声显示鞍上囊性厚壁团块，囊壁成强回声管光带，后方伴声影；B. CT 平扫显示囊壁"蛋壳"样钙化

声均匀团块。

(4) 颅咽管瘤颅脑超声显示鞍区囊性肿块，囊壁呈弧形或“蛋壳”样钙化强回声。

(5) 室管膜瘤起源于脑室室管膜，显示为不均匀肿块，常以向脑室外生长为主。

(6) 肿瘤的部位、内部结构及与周围组织的毗邻关系。

【鉴别诊断】

颅内肿瘤的超声诊断与鉴别诊断主要依据其定位、定性征象，新生儿颅内肿瘤的超声鉴别诊断如下（表 2-8-1）。

【诊断价值】

对于胎儿、新生儿及囟门未闭的婴幼儿，颅脑超声可作为首选检查方法，能够早期筛查并发现病变，提供定位及定性诊断。但 MRI 和 CT 对颅底和后颅窝结构的显示、颅内结构的毗邻关系及解剖细节的显示优于超声，对于疾病的病因诊断和手术方案的制订更具价值。

（姜忠强）

第九节 脊柱裂、脊髓脊膜膨出

【概述】

脊柱裂（spina bifida）又称椎管闭合不全，是常见的先天性神经管畸形，系胚胎发育过程中，椎管闭合不全所致，常伴有不同类型的脊髓脊膜膨出（meningomyelocele）。脊柱裂以棘突及椎板缺如最常见，椎管向背侧开放。胚胎期的神经管闭合由胚体的中间段起始，逐渐向头尾两端延伸。受各种致畸因素影响，导致多发于头部和尾部的闭合缺陷畸形，以骶尾部多见，颈段次之，而胸腰段脊柱裂罕见。开放性脊柱裂神经组织突出或外露于体表，表面无皮肤覆盖；闭合性脊柱裂表面有皮肤覆盖。闭合性脊柱裂根据在体表的膨突程度可分为显性和隐性脊柱裂。新生儿显性脊柱裂较常见，表现为骶尾部的肿块。肿块表面可有瘘口、皮肤色素沉着和体毛等。隐性脊柱裂在脊柱的骶尾局部没有包块，但皮肤常有皮赘、片状多毛区、多形性斑块、片状血管痣和局部皮窦（瘘）等。隐性脊柱裂一般病例无需治疗；显性脊柱裂均需手术治疗。

【病理】

胚胎期第 3 周时，两侧的神经襞向背侧中线融合构成神经管，于第 4 周时闭合。神经管形成后即逐渐与表皮分离，并移向深部，渐而在神经管头端形成脑泡，其余部位则发育成脊髓。于胚胎第 3 个月时，由两侧的中胚叶形成脊柱成分，并呈环形包绕神经管而构成椎管。此时如果神经管不闭合，则椎弓根也无法闭合而保持开放状态，并可发展形成脊髓脊膜膨出。

显性脊柱裂又称为囊性脊柱裂，椎管内容物从骨缺损处膨出，在骶尾部皮下形成隆起。膨出的内容物可以是脊膜、脊髓、脊神经等。隐性脊柱裂椎板缺如，椎管内容物膨出后，局部皮下的隆起不明显。在胚胎发育期，外胚层皮肤与神经管过早分离，则导致中胚层组织堆积在神经管与表皮之间，形成皮下脂肪瘤，常伴有终丝或脊髓旁脂肪瘤。如果神经管闭合时，外胚层与神经组织不完全分离，则形成皮肤窦（dermal sinus）、表皮瘘（epidermal fistula）、脊髓栓系（tethered cord）、脊髓纵裂（diastematomyelia）等病变。先天性泄殖腔畸形、肛门直肠畸形和泌尿生殖系畸形者，隐匿性脊髓脊膜膨出、脊髓栓系的发病率增加。

表 2-8-1 新生儿颅脑肿瘤的超声鉴别诊断

	好发部位	超声表现
畸胎瘤	侧脑室、第三脑室	不规则强回声团块伴囊性暗区和点片状伴声影的钙化灶，发生于第三脑室者可致脑积水
脉络丛乳头状瘤	侧脑室、第三脑室、第四脑室	内回声均匀的圆形或类圆形肿物，有一蒂固定于脉络丛上，周围常见脑脊液包绕
颅咽管瘤	鞍区	鞍上区肿块，内部为无回声暗区或混合回声，囊壁“蛋壳”样钙化强回声
室管膜瘤	第四脑室，桥小脑角、脊髓或幕上	跨室壁以宽基底与脑室壁相连的实性回声团块，回声均匀或不均匀
髓母细胞瘤	第四脑室顶上的小脑蚓部	环绕、均匀强回声，常长向脊髓腔和幕上脑室内
Ⅳ级颅内出血	额、顶叶脑白质	颅内出血初期表现为脑室内及脑室周围异常强回声伴侧脑室扩张，CDFI 显示内无血流信号

【超声表现及诊断要点】

1. 超声表现　脊柱裂超声表现主要为椎体异常、脊膜膨出、脊髓脊膜膨出、脊髓或终丝脂肪瘤、脊髓纵裂、脊髓积水、椎管 - 表皮瘘、脊髓栓系。

脊膜膨出时，局部囊内显示与脊膜腔沟通的积液回声（图 2-9-1，图 2-9-2）；脊髓脊膜膨出时局部囊内可显示脊髓、马尾或终丝的回声及其粘连（图 2-9-3、图 2-9-4）。脊髓脂肪瘤显示为脊髓旁高回声团块，形状不规则，与脊髓分界不清（图 2-9-5、图 2-9-6），部分可随脊髓膨出至皮下，与皮下脂肪瘤分界不清。脊髓纵裂显示为脊髓横切面声像图显示脊髓被骨性或纤维组织分隔呈并列的双低回声（图 2-9-7）。脊髓积水显示为中央管扩张，全程均匀扩张或部分节段扩张（图 2-9-8、图 2-9-9）。椎管 - 表皮瘘显示为自皮肤至椎管的低回声管道（图 2-9-10）。

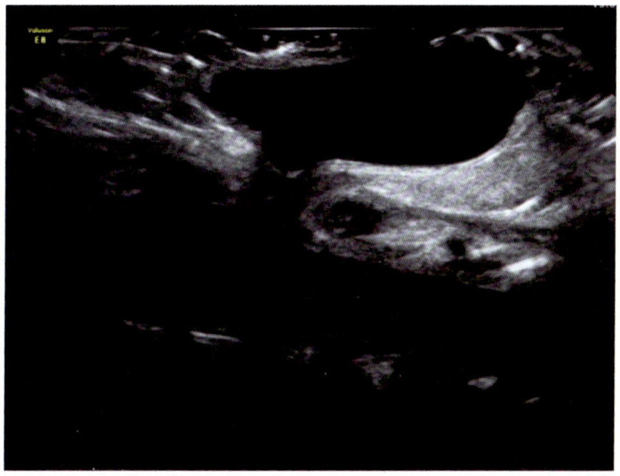

图 2-9-1　脊膜膨出长轴图
显示脊膜囊状无回声连于椎管

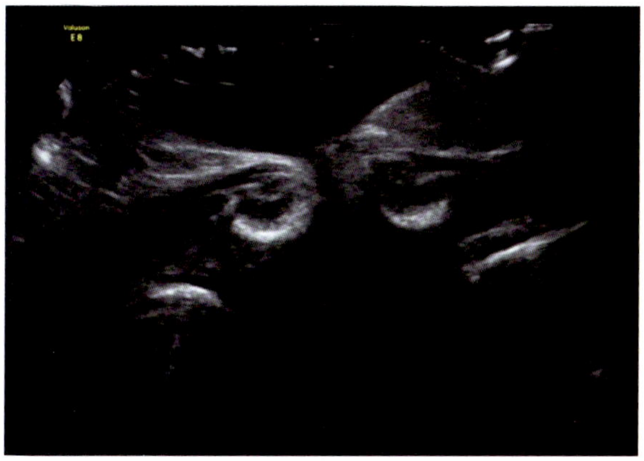

图 2-9-2　脊膜膨出短轴图
显示脊膜囊状无回声自椎骨缺损处向皮下膨出

2. 诊断要点

（1）对颈、背及骶尾部中线位置的肿块，重点显示位置、与椎管的关系、局部脊髓的长轴和短轴的形态、回声以及脊髓振动。

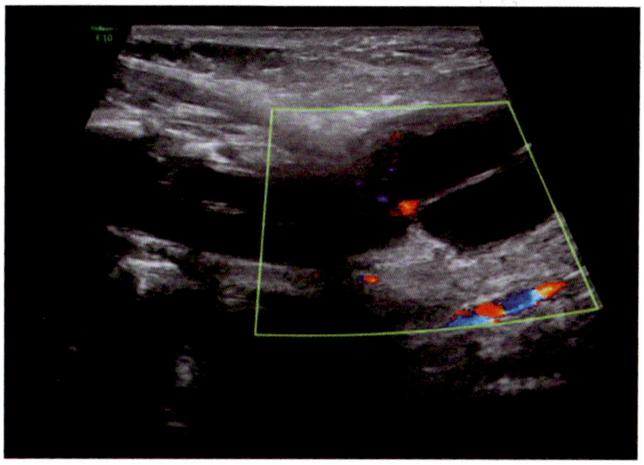

图 2-9-3　脊柱长轴彩色多普勒血流图
显示脊膜囊状膨出腔内显示脊神经回声

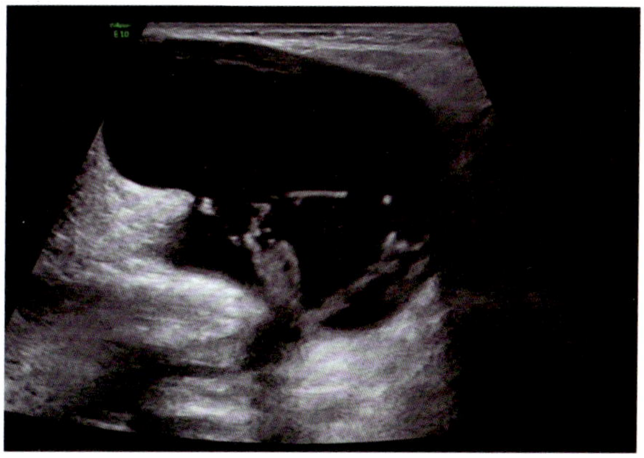

图 2-9-4　脊柱短轴图
囊状膨出内显示脊神经回声

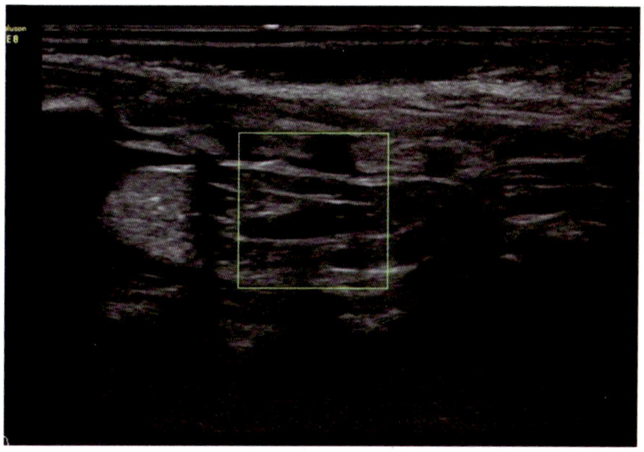

图 2-9-5　脊柱长轴图
脊膜腔内显示中等回声团块

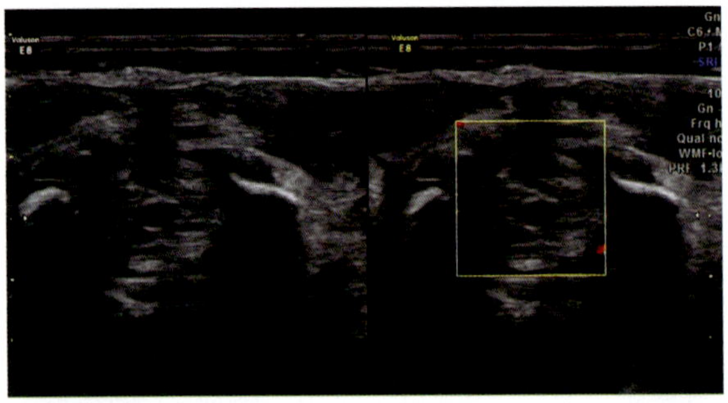

图 2-9-6 脊柱短轴图

脊髓腔的终丝周围，马尾内显示中等回声团块，彩色多普勒显示团块内无血流信号

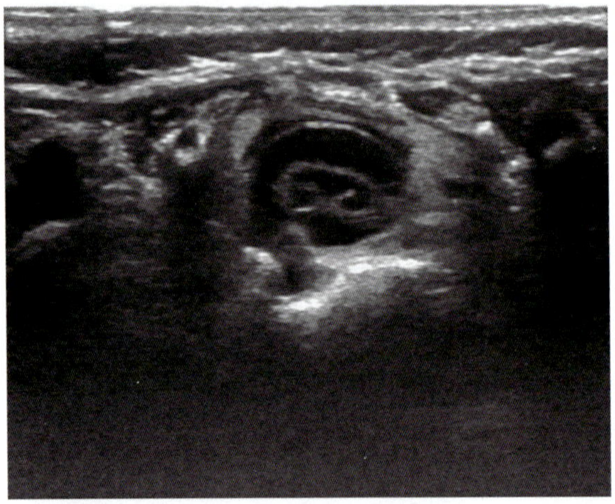

图 2-9-7 脊髓纵裂

脊柱短轴图显示脊髓被纤维分隔分成左右两部分

（2）先天性泄殖腔畸形、肛门直肠畸形和泌尿生殖系畸形者，应常规超声检查，除外隐性脊柱裂、脊髓畸形和脊髓栓系。

【诊断价值】

超声是新生儿脊髓畸形筛查的必要方法，其对象主要有两类。一类是伴有隐性脊柱裂的畸形综合征者，包括肛门直肠畸形、泌尿生殖系畸形、呼吸道畸形、下肢畸形等；另一类是高度提示隐性脊柱裂的皮肤异常者，包括脊柱下段背部皮肤红斑（在正常儿童中发生率低于 5%，在隐性脊柱裂患儿中发生率高达 90%）、中线皮肤上直径大于 5mm 或距肛门超过 2.5cm 的凹陷、凹陷伴有多毛斑块、凹陷伴有毛细血管畸形、背侧中线皮肤多形性红斑、真皮瘢痕、隆起的皮赘或尾巴等。以上两类新生儿或婴儿均进行脊髓超声检查，除外隐性脊柱裂、脊髓畸形和脊髓栓系等病变。

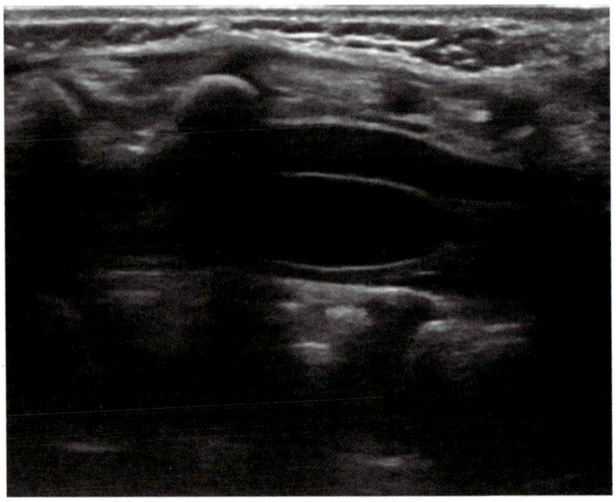

图 2-9-8 脊髓中央管扩张

脊柱长轴图显示局部脊髓中央管明显扩张

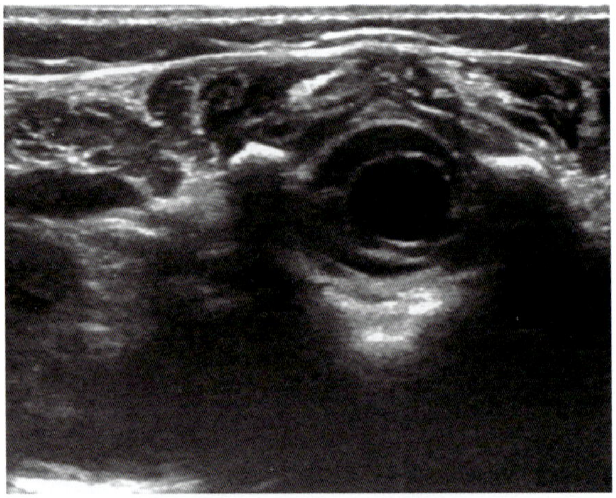

图 2-9-9 脊柱短轴图

显示脊髓中央管扩张

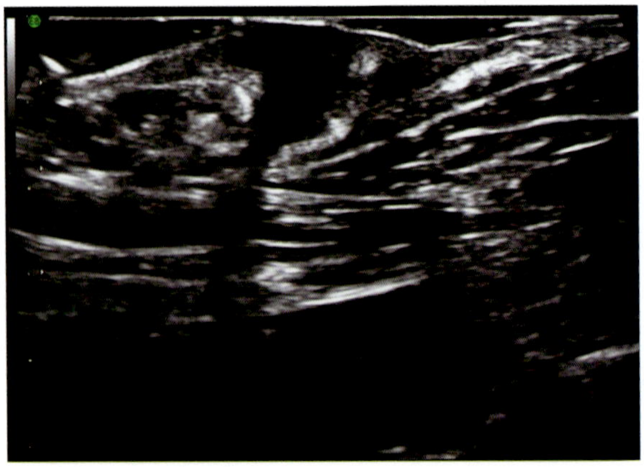

图 2-9-10 椎管 - 表皮瘘

脊柱长轴图显示自椎管向皮肤表面延伸的管状低回声

【鉴别诊断】

骶尾部畸胎瘤是胎儿和新生儿期最常见的胚芽细胞性肿瘤，多以骶尾骨为中心向体内或体外生长。肿块大体呈圆形或椭圆形，成熟畸胎瘤表面光滑，切面有单房或多房囊腔，内含皮脂样物或毛发、牙齿或骨骼等，非成熟型畸胎瘤的实质成分比例较高。肿瘤的位置、累及范围手术治疗前超声检查的重点。早产儿、肿瘤体积较大者可进行分期切除。

畸胎瘤的超声表现与肿瘤的病理类型有关。声像图表现为厚壁的囊性、囊实性、实性团块，内部回声具有多样性。团块内常见有大小不等强回声伴声影（图 2-9-11、图 2-9-12）。团块位于骶尾骨前后周围、直肠后方，经耻骨上腹壁扫查可显示与直肠、膀胱的位置关系。巨大肿瘤可挤压直肠，经

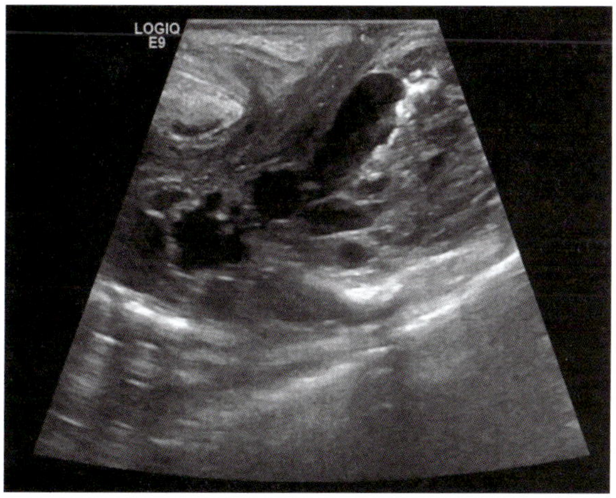

图 2-9-11 骶尾部畸胎瘤纵切图

经会阴部骶尾部纵切图，显示囊性团块内的钙化强回声

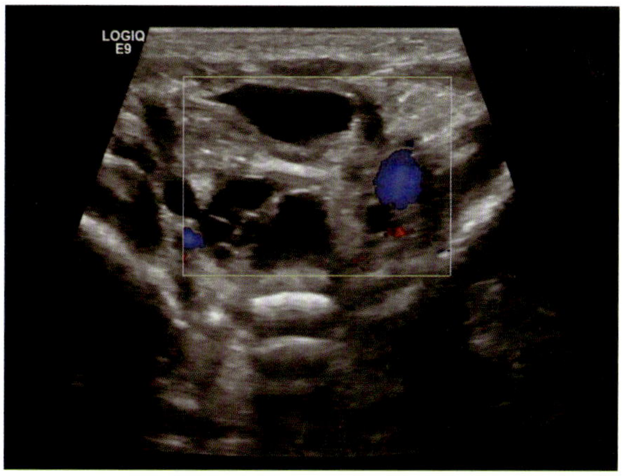

图 2-9-12 骶尾部畸胎瘤横切图

经骶尾部背侧的横切面图，显示膨突于尾部下方的多囊腔的畸胎瘤

水灌肠后可清楚显示团块位于直肠与脊柱之间。畸胎瘤术前后均应检查腹股沟淋巴结、髂淋巴结、腹主动脉旁淋巴结是否增大。未成熟畸胎瘤术后应注意淋巴结增大，有无肝脏转移的多发性低回声结节。

（夏 焙）

第十节 脊髓栓系综合征

【概述】

脊髓栓系综合征（tethered cord syndrome）是指脊髓在硬膜腔内的正常搏动受到制约，震荡活动消失，致使骶尾段脊神经受到牵拉形成神经功能病变。脊髓栓系综合征形成的机制包括脊髓纵向牵拉、脊髓圆锥低位、脊髓发生病理改变而引起的神经损害症候群，包括下肢感觉运动功能障碍、畸形、大小便功能障碍等。1953 年首次临床报道，1981 年由 Yamada 命名。此综合征是儿童致残率较高的疾病。早期诊断和手术治疗有助于神经功能的正常发育和康复，减少后遗症及并发症的发生。大部分于婴幼儿期出现症状，主要表现为下肢肢体无力、感觉缺失、大小便障碍。体检可见有骶尾部多毛、皮凹、血管瘤、皮下肿块、下肢无力、肌肉萎缩等。少数患儿在婴幼儿期无明显症状，年长之后逐渐表现出来。

【病理】

脊髓栓系根据病因可分为原发性和继发性。原发性脊髓栓系多见于先天畸形。继发性则是由于手术、炎症、损伤等原因，引起椎管内粘连导致脊髓牵拉，常见于脊髓脊膜膨出修补术后和蛛网膜炎等。根据手术及磁共振成像结果，脊髓栓系的病理类型多见为：终丝粗大型、脂肪瘤型、脂肪瘤切除术后瘢痕粘连型、椎管内肿瘤致脊髓栓系和混合型。

正常脊髓位于脊髓腔的中间或前 1/3 交界处，随呼吸和心跳向头尾两端和前后方向运动。在胚胎早期神经管闭合后，硬脊膜腔和脊髓形成，脊髓圆锥与椎管几乎等长。随着胚胎发育，脊柱增长，而脊髓的增长相对较短，脊髓圆锥的位置上移，在圆锥的下方仅有马尾和终丝分布在脊膜腔内。当存在脊柱裂、脊髓脊膜膨出、脂肪瘤、皮肤椎管瘘等神经管畸形病变时，脊髓的生长上移受到病理性牵制，形成脊髓栓系综合征。脊髓栓系时终丝和马尾常常粘连于硬脊膜上，终丝增厚 >2mm。随着躯干的生长，脊髓被向头尾方向牵拉，早期前后方向的运动可能存在。因牵拉作用，脊髓尾端形态失

常，脊髓圆锥消失呈鼠尾状，脊髓振动消失。

根据 MRI、手术所见及栓系的发生机制分为 5 型：①终丝粗大型；②脂肪瘤型；③脂肪瘤切除术后瘢痕粘连型；④椎管内肿瘤致脊髓栓系；⑤混合型。

【超声表现及诊断要点】

脊髓栓系综合征时常可显示脊髓的结构畸形、脂肪瘤等病变。脊髓尾端形态失常，脊髓圆锥消失而呈鼠尾状（图 2-10-1）。脊髓振动消失是脊髓栓系综合征的特征性表现。有脊髓脂肪瘤包绕脊髓时，振动可完全消失。应用实时超声或 M 型超声可显示脊髓运动消失。

【诊断价值】

脊髓超声除了检出脊髓的结构畸形外，可采用静置探头，动态实时显示脊髓的振动活动，有助于临床评价脊柱脊髓病变对脊神经功能的影响。脊髓栓系综合征患儿进行脊髓松解术后，短期内脊髓圆锥终止位置与术前比较无明显变化，但超声可显示脊髓振动情况，反映脊髓松解术后的效果。

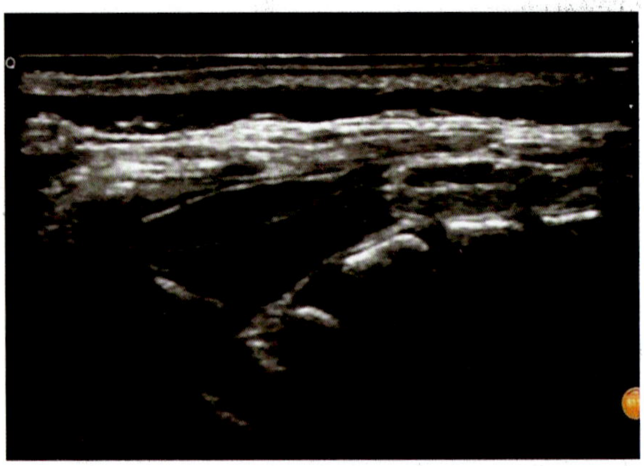

图 2-10-1　脊髓栓系综合征

脊髓的长轴图未显示脊髓末端的脊髓圆锥，尾段呈鼠尾状向骶 3 椎体水平以下延伸，并有脂肪瘤包绕

（夏　焙）

第三章　眼、眼眶超声检查

第一节　超声检查技术

【检查内容】

观察眼内结构如前房、晶状体、玻璃体、视网膜及视神经；眼球及眼眶病变的部位、范围、内部回声以及与周围组织的关系；测定眼轴长度、前房深度、晶状体厚度；观察眶周及眶内血管，主要观察眼动脉、视网膜中央动脉及静脉、睫状后短动脉的走行及血流动力学特点。

正常眼部超声表现：眼球的基本结构包括眼球壁及眼内容物，超声显示角膜呈条状强回声，前房为半圆形无回声，晶状体呈椭圆形无回声，晶状体后方无回声区为玻璃体腔，球后壁为弧形强回声，球后脂肪呈三角形高回声区，视神经呈球后轴向走行的条状低回声（图 3-1-1），眼外肌为条状中等回声，视神经颞侧可探及视网膜中央动、静脉血流流速曲线。

【检查方法】

1. 患儿准备　安静状态下检查，不能配合检查的婴幼儿需镇静。

2. 体位　患儿取仰卧位，两眼自然闭合并直视前方。

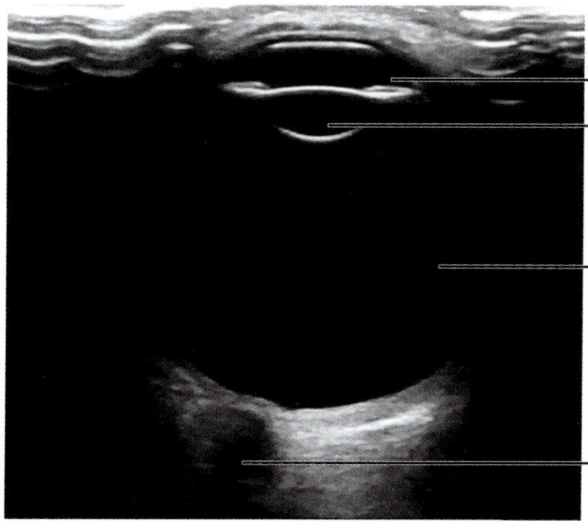

图 3-1-1　正常眼部超声二维声像图
从前至后超声依次显示前房、晶状体、玻璃体及视神经

3. 仪器　采用彩色多普勒超声诊断仪，选择高频线阵探头，频率 7.5～10MHz；检查角膜或睫状体等浅表结构或眼前节病变时，可用 40～100MHz 的超声生物显微镜。

4. 扫查方法　常规扫查方法为经眼睑或经角膜直接接触检查法及眼睑上置水囊间接检查法；声束方向与眼轴平行，行纵切、横切、斜切和外侧切。特殊扫查方法包括运动试验、后运动试验、磁性试验等。

【注意事项】

眼部的检查超声功率需在安全范围内，检查时避免压迫眼球；眼外伤时眼球检查应使用无菌耦合剂，探头轻放在眼睑上，尽量避免对眼球施加重压；扫查顺序为先正常眼，后患眼，左右比较，纵横比较。

第二节　先天性小眼球

【概述】

先天性小眼球（congenital microphthalmia，CMIC）是眼先天发育异常性疾病，主要表现为眼球前后径小于正常范围、睑裂窄、眼眶小、眼球深陷于眼眶内。目前病因尚不明确，流行病学研究提示主要为遗传及环境因素。本病遗传方式包括常染色体显性遗传及 X 连锁隐性遗传，妊娠期感染性和非感染性环境因素（饮酒，药物，致畸环境暴露等）均可能导致发病。

先天性小眼球主要临床表现为眼球小，眼球容积小于正常的 2/3；眼眶小，眼球深陷于眼眶中，睑裂狭窄，往往伴有小角膜、浅前房、窄房角及巩膜增厚等特点，存在不同程度的远视、近视等屈光不正；晶状体一般正常，晶状体眼球容积比增大，临床上常出现闭角型青光眼、白内障和葡萄膜渗漏等多种眼部合并症。

目前尚无针对病因的治疗方法，但改善外观及刺激眼眶的发育对本病治疗至关重要。应避免早期眼球摘除术，以免造成眶内组织萎缩及严重减缓眼眶的发育。目前临床干预治疗方法主要包括促进眶部发育，矫正眼睑及结膜囊畸形，使眶面部对称性达到最佳。

【病理】

先天性小眼球是胚胎发育过程中眼球发育异常所致，胚眼发育过程中涉及视泡形成、视杯和晶状体诱导形成、视裂闭合、前后房形成和视功能成熟，其中任何一个过程出现异常都将导致眼球缺失或者结构异常。颜面部的正常发育依赖眼眶的生长发育，在胎儿时期眼球和眼眶发育是一致的，如眼球未发育将严重影响眼眶的发育，因此本病可对眶面部发育造成严重影响，其典型表现为患侧睑裂短小，结膜囊狭窄，眼部软组织发育不全，眶口和眶腔狭小，严重者导致半侧面部畸形综合征。欧洲研究显示，40%～73% 的本病患者伴有全身多系统异常，如中枢神经系统（小头畸形、脑积水、颅骨缺损和精神发育迟滞等）；其他眼部疾病（眼睑缺损、葡萄膜缺损、视神经缺损、角膜浑浊、白内障、视网膜脱离和眼球震颤等）；颜面部，骨骼系统，泌尿生殖系统，心血管系统及消化系统畸形等。

先天性小眼球分为三种病理类型：①单纯性小眼球（nanophthalmos）或者真性小眼球（pure microphthalmos）：仅眼球体积小于正常而不伴其他异常；②缺损性小眼球（defective microphthalmia）：因胚裂闭合不全而伴有眼部其他先天畸形（虹膜、睫状体、脉络膜异常、视网膜乳头囊肿等）；③并发性小眼球（complicated microphthalmos）：在小眼球基础上伴有其他眼部畸形（如永存原始玻璃体增生症、先天性白内障、前节发育不良、视网膜发育不良、视神经缺损等）或伴发全身性综合征而与胚裂闭合不全无关者。

【超声表现和诊断要点】

1. 超声表现 眼球轴径较正常同龄儿变短，眼轴分为前段轴长（角膜表面至晶状体后表面）和后段轴长（晶状体后表面至视网膜表面），真性小眼球主要是后段轴长变短；眼球形态可不规则，球壁增厚不光滑；晶状体所占比例增大（图 3-2-1）。超声检查应注意并发畸形的检出，永存原始玻璃体增生症为小眼球的常见并发症；小眼球亦可伴白内障；本病合并青光眼时，视网膜中央动脉血流曲线呈低速高阻血流。

2. 诊断要点

（1）眼球形态不规则，眼轴径变短，晶状体与眼球容积比例增大。

（2）可伴有白内障、永存原始玻璃体增生症等其他畸形。

【鉴别诊断】

1. 先天性囊性眼 先天性囊性眼是因胚胎发育在第 3 周时遭遇不利因素，影响视泡内陷，胚眼未能分化形成眼部组织结构，仅形成结构简单的囊肿，个别病例偶可有晶状体发育。先天性小眼球即使眼球很小，超声检查多可见眼球已发育分化的组织结构，如角膜、晶状体、玻璃体腔、视网膜、脉络膜等。

2. 先天性小眼球合并眼眶囊肿 若胚胎时期胚裂闭合不全，神经外胚叶组织可经缺损部位突出

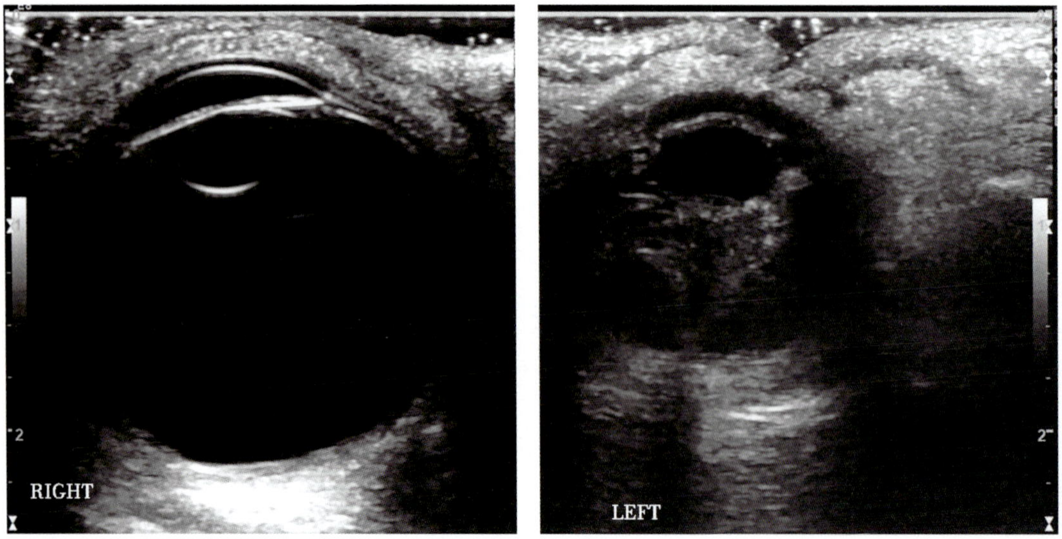

图 3-2-1 左侧先天性小眼球合并永存原始玻璃体增生症（并发性）

二维声像图显示左眼轴径小，晶状体所占比例增大，形态不规则，后方显示倒锥体形中等回声

而形成缺损性囊肿，囊腔与视网膜下间隙相通，同时眼球发育不良形成先天性小眼球合并眼眶囊肿。本病新生儿期就存在，多半是孤立单侧发病，也有双侧的报道。超声检查可显示囊肿与眼球关系及眼球大小，囊肿的形态及周边血流情况。

3. 先天性无眼球 为眶内无眼球组织的先天性发育异常性眼部疾病，临床上将眼部附属器存在而眼球完全缺失定义为无眼球。超声检查不能显示正常眼球结构。

【诊断价值】

眼底检查和荧光血管造影是诊断先天性小眼球最直接有效的方法，但患儿往往不能配合检查，且伴有晶状体或玻璃体混浊时该检查无法进行，而超声影像学检查不受屈光介质混浊影响，能观察眼内结构及眶腔体积改变等，可协助临床早期诊断及选择手术入路。

第三节 先天性白内障

【概述】

先天性白内障（congenital cataract）是指出生前即存在或出生后 1 年内逐渐形成的晶状体部分或全部混浊，导致失明或弱视，在我国发病率约为 0.5‰。先天性白内障与遗传因素和宫内感染等环境因素有关，但其病因和具体发病机制尚未能阐明。大约 1/3 病例为遗传性，其中常染色体显性遗传最常见。环境因素以及早产、低出生体重、母孕期感染是本病的重要原因。临床主要表现“白瞳症”，视力下降，斜视和双眼不等大，可伴有眼球震颤、小眼球等。可为单纯性白内障或伴发眼部或额面部发育异常。

婴幼儿白内障可导致形觉剥夺性弱视从而终生影响视力，是可以通过治疗避免致盲的眼病之一。视力在 0.3 以上的不完全性白内障可保守治疗，单眼完全性白内障在出生 6 周内，双眼完全性白内障在出生 8～10 周内手术可获得较好的视力和视功能。目前先天性白内障患者多进行先天性白内障摘除及选择性人工晶状体（intraocularlens，IOL）植入术。

【病理】

先天性白内障有完全性和不完全性两大类，又可分为核性、皮质性及膜性白内障。由于晶状体浑浊的部位、形态及程度不同，因此视力障碍不同。临床比较常见的白内障有以下类型：①膜性白内障（membranous cataract）为先天性完全性白内障，晶状体纤维在宫内发生退行性变，其皮质逐渐吸收而形成。当皮质肿胀或玻璃体动脉牵拉后囊膜，可引起后囊膜破裂，加速皮质的吸收，即表现为先天性无晶状体，视力损害严重；②极性白内障（polar cataract）分为前极性白内障（anterior polar cataract）或后极性白内障（posterior polar cataract），晶状体前囊膜或后囊膜出现局限性混浊，边缘不齐，形态不一，呈盘状、核状或花瓣状，常伴永存原始玻璃体增生症，多数静止不变，少有严重视力减退；③核性白内障（nuclear cataract）比较常见，约占先天性白内障的 1/4，完全遮挡瞳孔区，视力障碍明显。多为双眼患病，通常为常染色体显性遗传。④完全性白内障（total cataract）为晶状体全部或近于全部混浊，瞳孔区晶状体呈白色混浊，有时囊膜增厚，钙质或皮质浓缩甚至脱位，视力障碍明显，多为双侧性。

【超声表现和诊断要点】

1. 超声表现 正常晶状体声像图表现为眼球内的强回声环，环内部为无回声区，环为晶状体的边界。依据先天性白内障的病理分型可表现不同的声像图特征：①膜性白内障声像图表现为晶状体变薄，晶状体混浊且回声增强，病变程度较重者可无正常晶状体结构显示；②极性白内障晶状体多为正常厚径，前囊膜或后囊膜局限性皮质增厚回声增强，核心部显示少许斑片状强回声；③核性白内障晶状体增厚或正常厚径，核心部可显示形态各异的斑片状或团样强回声；④完全性白内障晶状体增厚，如伴部分皮质吸收时晶状体则变薄，皮质增厚，回声增强，核心部为杂乱的团块状强回声（图 3-3-1），病变较重者可伴晶状体脱位。患侧眼可伴有不同程度的眼球前后径变短及其他眼畸形，包括小眼球、永存原始玻璃体增生症及后巩膜葡萄肿等。

2. 诊断要点

（1）晶状体增厚、变薄或厚度正常，回声增强。

（2）合并不同程度眼球前后径变短，亦可伴有先天性小眼球、永存原始玻璃体增生症等其他眼畸形。

【鉴别诊断】

1. 视网膜母细胞瘤 视网膜母细胞瘤多在出生数月起病，很少伴发小眼球或白内障，眼部超声示玻璃体腔的实质性肿物，多伴钙化，彩色多普勒显示病变内血供与视网膜中央动、静脉相延续。

2. 永存原始玻璃体增生症 常见于足月儿，出生后数周或数天发现白瞳，多为单眼发病，超声表现为晶状体后纤维增殖膜或斑块状回声，或视盘至晶状体后缘的粗大条索状回声，彩色多普勒显示上

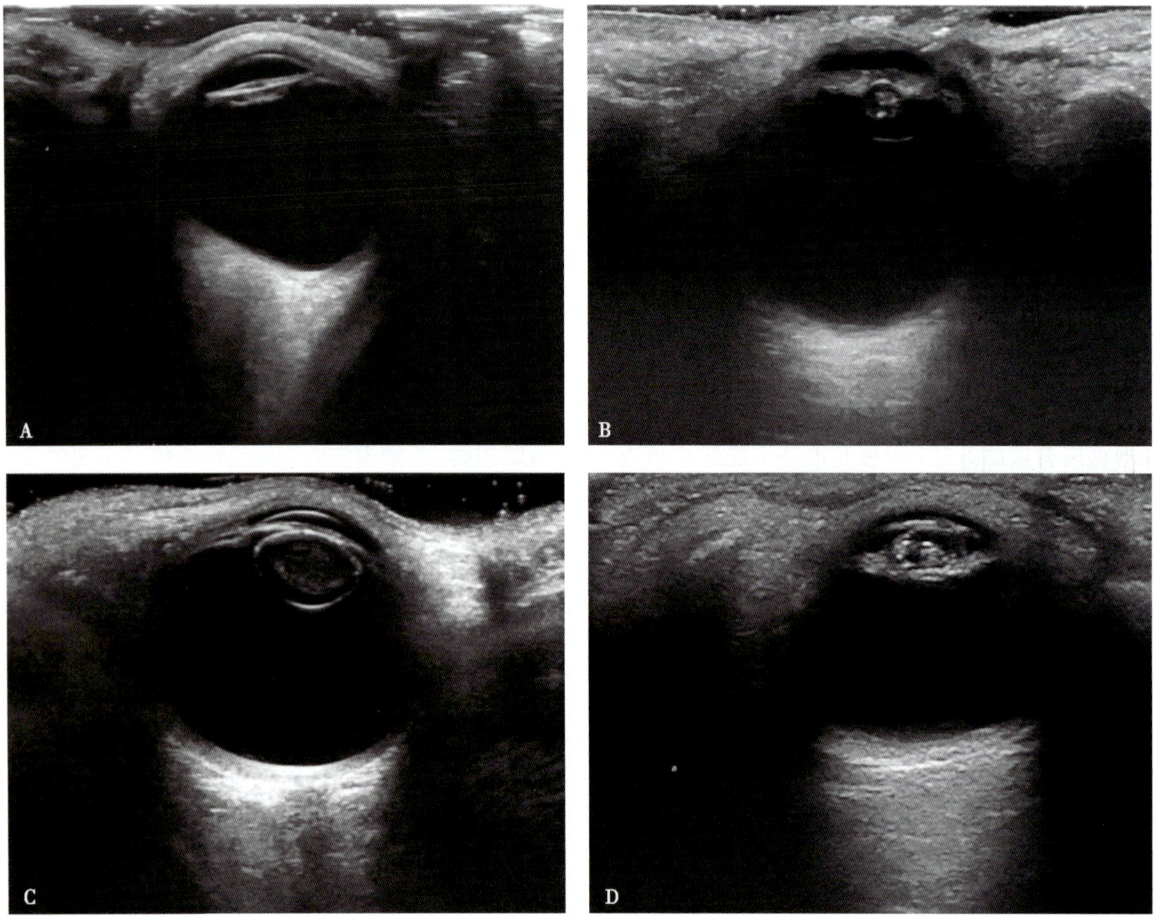

图 3-3-1 先天性白内障

A. 膜性白内障；B. 极性白内障；C. 核性白内障；D. 完全性白内障

述玻璃体异常回声中有与视网膜中央动、静脉相延续的血流信号。

3. 早产儿视网膜病 常见于早产低体重儿，多双眼发病，玻璃体内不规则片状强回声，与眼球壁赤道部相连，于病变内可探及与视网膜中央动、静脉相延续的血流信号。

4. 外层渗出性视网膜病变（Coats 病） 好发于男性青少年，2/3 患者于 10 岁左右发病，常单眼发病，病变主要位于视网膜外层，可继发渗出性视网膜脱离及视网膜下类脂体沉着。超声表现：眼球后极部玻璃体内可见视网膜脱离的带状回声，且视网膜可增厚回声增强；视网膜下可见细弱或粗大点状回声，后运动活跃；脱离的视网膜上显示动、静脉血流信号。

【诊断价值】

由于婴幼儿难以配合眼底检查，且大部分婴幼儿白内障患者眼底难以窥见，眼部超声已成为婴幼儿白内障的首选影像检查方法，除对疾病做出诊断外，可鉴别眼球占位病变、玻璃体病变和视网膜病变等。

第四节 永存原始玻璃体增生症

【概述】

永存原始玻璃体增生症（persistent hyperplasia of primary vitreous，PHPV）又称为原始玻璃体持续增生症或持续性胚胎血管症（persistent fetal vasculature，PFV），是由于原始玻璃体没有退化所致。为原始玻璃体纤维、血管残留及广泛结缔组织增生的一种先天异常。90% 的患者单眼发病，视力较差。

【病理】

PHPV 为胚胎期原始玻璃体的外胚叶神经胶质母细胞与一部分中胚叶成纤维细胞所形成。当胚胎 6 周至 3 个月，原始玻璃体血管组织逐渐萎缩，被无血管透明胶状物的次玻璃体将其挤压到玻璃体中心部及晶状体后，原始玻璃体所在之处称为 Cloquet 管，退化萎缩的原始玻璃体不影响视力。若原始玻璃体不退化，并在晶状体后形成血管纤维增生斑块黏附于晶状体后，玻璃体动脉前部的部分分支可通过晶状体后囊破裂处进入晶状体，致使晶状体混浊，形成白内障；混浊膨胀的晶状体可使虹膜晶状体隔前移，前房变浅；残留玻璃体动脉可反复不断出血或发生炎症，可导致玻璃体内纤维组织异常增生，这些纤维化或机化组织以 Cloquet 管为中心可将其层层包裹，形成喇叭形或锥体形。本病病理分型为前部 PHPV、后部 PHPV 和混合型 PHPV。

【超声表现和诊断要点】

1. 超声表现　超声检查显示患眼可比对侧眼球小，眼轴短。前部型表现为玻璃体内三角形或倒锥形中等回声团，底与晶状体后囊膜回声相连；后部型显示为从视盘至晶状体后缘的索带状回声；部分患儿伴有白内障，晶状体回声增强。彩色多普勒显示上述玻璃体异常回声中有与视网膜中央动、静脉相延续的血流信号（图 3-4-1），动脉闭塞时病变中无明显血流信号显示。

2. 诊断要点

（1）患侧眼球比健侧眼球小，眼轴径短。

（2）晶状体后方玻璃体内团块状或带状异常回声，其内可探及与视网膜中央动、静脉相延续的血流信号。

（3）可伴发白内障等其他畸形。

【鉴别诊断】

本病需与其他表现为白瞳的疾病进行鉴别。

1. 先天性白内障　临床主要表现“白瞳症”、继发性青光眼、牵拉性视网膜脱离、脉络膜缺损等，伴不同程度视力障碍。超声表现为晶状体混浊且回声增强，病变程度较重者可无正常晶状体结构显示，核心部出现斑片状强回声，部分可伴晶状体脱位。

2. 视网膜母细胞瘤　视网膜母细胞瘤多在出生数月起病，很少伴发小眼球或白内障，眼部超声示玻璃体腔的实质性肿物，多伴钙化，病变内探及与视网膜中央动、静脉相延续的血流信号。

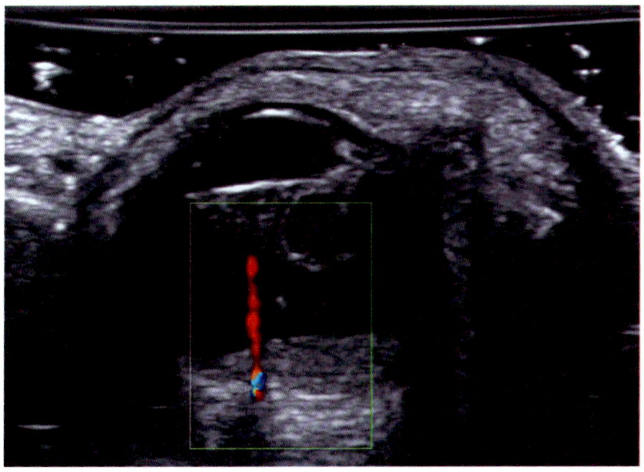

图 3-4-1　永存原始玻璃体增生症（前部型）
二维超声显示玻璃体内倒锥形中等回声团，底与晶状体后囊膜相连，CDFI 显示其内与视网膜中央动、静脉相延续的血流信号

3. 早产儿视网膜病　常见于早产低体重儿，双眼发病，玻璃体内不规则片状强回声，与眼球壁赤道部相连，于病变内可探及与视网膜中央动、静脉相延续的血流信号。

【诊断价值】

超声检查具有特征性的表现，有助于本病的鉴别诊断，指导制订治疗方案，为首选影像检查方法。MRI 也可以用于本病的检查，但需要深度镇静，用于儿童较困难。

第五节　早产儿视网膜病

【概述】

早产儿视网膜病（retinopathy of prematurity，ROP），曾称为晶状体后纤维增生症（retrolental fibroplasia）。是一种视网膜血管纤维异常增生性疾病，患儿多为妊娠 32 周以下，出生体重不足 1 500g，有吸入高浓度氧病史。ROP 是婴儿致盲的重要原因，也是导致“白瞳症”的重要眼病之一。多双眼受累，表现为“白瞳孔”，可伴有视力差、斜视、散光、屈光不正等，严重者发生视盲。可并发角膜混浊，白内障，继发青光眼，视网膜脱离，眼球发育障碍等。

临床上本病根据严重程度分为 5 期，即 1 期（分界线期）、2 期（嵴期）、3 期（增殖期）、4 期（次全视网膜脱离）、5 期（视网膜全脱离），本病 1、2 期可自然退行，密切观察即可，3 期采用冷凝术或光凝术，以防止新生血管形成，4 期采用巩膜扣带术，5 期须行玻璃体切割术。

【病理】

胚胎 4 个月时，由中胚叶分化而来的视网膜血管开始出现于视盘周围，随着胚胎发育，血管向鼻侧和颞侧延伸，胎儿 8 个月或足月出生时才达到锯齿缘，故早产儿的视网膜血管尚处于非成熟阶段，未完全血管化。未完全血管化的视网膜在高浓度氧环境中产生血管收缩和血管增殖。因此，早产儿长时间吸高浓度氧即引起视网膜毛细血管内皮细胞损伤、血管闭塞，刺激纤维血管组织增生，周边部视网膜形成机化团块，并可引起牵拉性视网膜脱离，晶状体后方亦可形成灰白色机化膜。

【超声表现和诊断要点】

1. 超声表现　超声显示 ROP 患儿双眼前后径可缩短，晶状体尚正常。①1 期声像图可无明显异常。② 2～3 期于视盘区域可见强回声短条状结构突向玻璃体内，CDFI 于该结构内可见细小血流信号，且向远端追踪扫查可见血流由视网膜中央动脉延伸而来，这提示该结构可能为血管病变及纤维增生形成的嵴，为 ROP 特征性的改变（图 3-5-1）；部分病例可见眼底视网膜中央动脉的血流信号异常丰富，血管细小分支增多，走行迂曲，血流阻力指数增高。③ 4 期主要表现为玻璃体内有起自周边眼球壁的弱条带状回声，向后极部与眼球壁回声相延续并与视盘回声相连，玻璃体内可见弱点状回声，伴有部分型视网膜脱离，表现为玻璃体腔内出现纤细的带状回声，凹面向前，后端连于视盘后极部，呈 S 形、新月形等。④ 5 期主要表现为玻璃体内晶状体后与晶状体回声紧密相连并包绕其周围的团状回声，可向周边眼球壁延伸，其中颞侧较鼻侧多，可见与视网膜中央动、静脉相延续的血流信号。伴有完全型视网膜脱离，表现为玻璃体腔内出现纤细的带状回声，凹面向前，后端连于视盘后极部，呈 V 形。

2. 诊断要点

（1）常为双眼受累，患眼前后径缩短，晶状体正常。

（2）玻璃体内增生病变，可合并视网膜脱离。

【鉴别诊断】

1. 永存原始玻璃体增生症 多为单侧眼发病，眼轴短，玻璃体内病变边界尚清，多呈圆锥形，内部回声中等偏强。

2. 视网膜母细胞瘤 单侧或双侧眼发病，眼轴正常或稍长，病变边界多不清晰，内部回声强弱不等，可见钙化强回声。

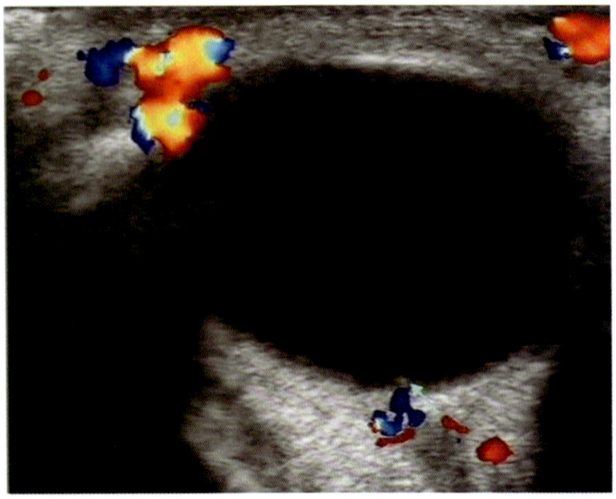

图 3-5-1 早产儿视网膜病变（2～3 期）

眼底正中视盘区域显示强回声短条状结构突向玻璃体内，CDFI 于其内可见由视网膜中央动脉延伸而来的细小血流信号

【诊断价值】

ROP 主要根据其早产、低体重和产后吸氧等病史和眼底检查的典型表现做出诊断。对于 4、5 期患儿尤其合并“白瞳症”的病例，常规眼底检查对病变显示困难，超声检查不需要使用扩瞳药物，对玻璃体及眼底病变显示较清晰，且可发现并发畸形，有助于与其他表现“白瞳症”的眼病相鉴别。

第六节 后巩膜葡萄肿

【概述】

巩膜葡萄肿（scleral staphyloma）根据膨出的范围分为部分巩膜葡萄肿和全部巩膜葡萄肿。根据膨出的位置在临床上分为前巩膜葡萄肿，赤道部葡萄肿及后巩膜葡萄肿（posterior scleral staphyloma）。前巩膜葡萄肿膨出位于睫状体区或睫状体区与角膜缘之间的区域，多见于深层巩膜炎症、巩膜外伤及慢性青光眼；赤道部巩膜葡萄肿多为绝对期青光眼的并发症；后巩膜葡萄肿好发部位在视盘周围，多继发于病理性近视眼，也有极少数由于患者先天性巩膜发育薄弱所致。小儿以先天性后巩膜葡萄肿多见，常伴有其他先天性眼畸形。治疗原则：①病因治疗；②降低眼压；③手术治疗。早期可行减压术，以缓解葡萄肿的发展和扩大；若患眼已无光感且疼痛时，可考虑眼球摘除术。

【病理】

由于巩膜的先天缺陷或病理损害使其抵抗力减弱，在眼内压作用下，巩膜以及深层的葡萄膜向外扩张、膨出，由于膨出、扩张的巩膜变薄，可显露出葡萄膜颜色而呈蓝黑色。后部眼球壁向后膨突随着年龄增长逐渐加重，进而引起视网膜劈裂等眼底病变，最终可导致视力丧失。

【超声表现和诊断要点】

1. 超声表现 后巩膜葡萄肿声像图表现为眼球后壁向后一致性膨突，膨突球壁呈渐进性移行，无具体边界，表现为弧形、锥形、楔形和矩形等不同形状。声像图上可分为四型：①后极部葡萄肿未累及视盘，位于视盘颞侧的球后壁，呈一浅凹状回声；②葡萄肿累及后极部及视盘，面积较大，直径 > 深度；这两型患儿均有高度近视；③视盘周围后葡萄肿，直径与深度相近，呈杯状回声，边缘陡直深凹，部分也可形成囊状回声，缺口下方为视神经暗区，此型患儿通常为屈光正常眼或轻度近视；④全部球后极均膨出，凹陷呈球形，类似球后囊腔，与玻璃体并行，形成两个无回声区（图 3-6-1）。当发生病理性近

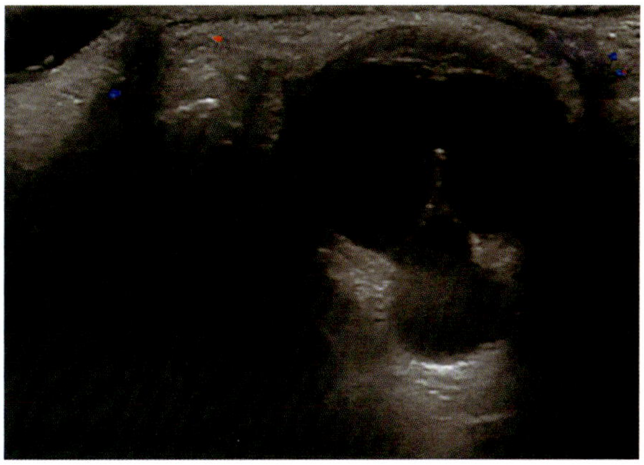

图 3-6-1 后巩膜葡萄肿

二维声像图显示球后极膨出，凹陷呈球形，类似与玻璃体并行的球后囊腔

视眼视网膜劈裂，超声声像图表现为后巩膜葡萄肿后部眼球壁内表面欠光滑或纤细膜状回声附着球壁。

2. 诊断要点

（1）眼球后极部不同程度向外膨出，形态和大小各异。

（2）常伴有视网膜脱离等其他眼部疾病。

【鉴别诊断】

先天性脉络膜缺损（congenital coloboma of choroid）和后巩膜葡萄肿均是常见的球后部发育缺陷。典型的脉络膜缺损为胚胎早期发育过程中，葡萄膜组织发育不全或胚裂闭合不全所致，常为双侧病变，位于视盘下方，通过菲薄的视网膜透见白色巩膜，边缘整齐，有色素沉着，常并发其他眼畸形，如小眼球，虹膜异常，视神经异常，晶状体缺如以及黄斑部发育异常。局部因视网膜缺乏血供而萎缩，巩膜变薄向后膨出。声像图也表现为在眼球后极部，光滑规则的球壁弧形切面上，局部出现较整齐凹陷性后突，凹陷范围大但深度浅，该处球壁内层缺损，部分在局部显示视网膜脱落征象。

【诊断价值】

超声检查可以反映后巩膜葡萄肿的不同形态，并通过观察后巩膜葡萄肿后部球壁情况，可为高度近视合并的眼底病变提供诊断依据，尤其对屈光间质混浊的高度近视患者诊断视网膜劈裂有重要意义，能够降低视网膜劈裂的漏诊及误诊率。

第七节 视网膜母细胞瘤

【概述】

视网膜母细胞瘤（retinoblastoma，RB）是一种起源于胚胎视网膜细胞的恶性肿瘤，是儿童最常见的眼内恶性肿瘤，约占儿童全部恶性肿瘤的 4%。多见于 3 岁以下，约 2/3 的病例为单眼，1/3 为双眼。本病具有家族性和遗传性倾向，双眼家族性 RB 由 *RB1* 基因变异引起，因此具有遗传性；单眼散发型肿瘤通常不具有遗传性。绝大多数小年龄患儿早期不易被家长注意，往往肿瘤发展到眼底后极部，出现猫眼征或患眼由于肿瘤位于后极部，发生失用性斜视，甚至直到继发性青光眼，因高眼压疼痛，患儿哭闹才被发现。近年来对 RB 的治疗多根据肿瘤进展的不同阶段采取个体化治疗方案，摒弃了传统的患眼均行眼球摘除术。选择治疗方法时首先考虑保存和挽救患儿生命，然后根据肿瘤发展的程度，进一步保存患眼和保留视力，以提高患儿的生存质量。

【病理】

RB 临床病理改变分为四期。①眼内期：症状主要为视力下降，斜视，眼球震颤及“黑矇性猫眼”。由于肿瘤组织脆弱，肿瘤团块可播散于玻璃体及前房，造成玻璃体混浊，假性前房积脓，角膜后沉着物或在虹膜表面形成灰白色肿瘤结节；②青光眼期：表现为头痛、眼痛、结膜充血、角膜上皮水肿及眼球膨大，形成牛眼或巩膜葡萄肿。主要为肿瘤生长增大导致眼压升高所致。③眼外期：肿瘤向眼外生长，可向前突破眼球壁而突出于睑裂之外，向后穿出累及眼眶及眶周结构，致使眼球前突。④转移期：肿瘤细胞可经视神经向颅内转移，经淋巴管向局部淋巴结、软组织转移或经血液循环向全身转移，严重全身转移可致患儿死亡。RB 转移一般发生于眼内肿瘤确诊后 1 年内，侵犯到视神经、脉络膜、巩膜、眶内及前房的肿瘤最易发生转移。遗传型 RB 可以合并颅内恶性成神经细胞瘤，多为松果体母细胞瘤或其他蝶鞍旁肿瘤。这种颅中线上的松果体肿瘤和蝶鞍上或蝶鞍旁成神经细胞瘤同时合并双侧 RB 的现象称为三侧性 RB。双侧 RB 患儿容易发生第二恶性肿瘤，累及股骨的骨肉瘤是最常见的第二恶性肿瘤，其他肿瘤如梭形细胞肉瘤、软骨肉瘤、横纹肌肉瘤等亦有报道。第二原发肿瘤出现的平均潜伏期约为 13 年。

【超声表现和诊断要点】

1. 超声表现 ①内生型 RB 典型的声像图表现为玻璃体内起源于球后壁的实性占位病变。同一眼内可见一个或多个肿块，病变呈球形、半球形或不规则形，表面多不光滑，内回声强弱不均匀，部分肿瘤内可见液化坏死腔呈无回声区，70%～

80% 病变内可探及点滴状或斑片状钙化强回声，严重者整个病灶为强回声，其后伴声影，无活动度；②外生型 RB 肿瘤常伴部分或完全性视网膜脱离，声像图上表现为肿块后方出现“一”形或“V”形条带状回声，一端连于视盘，其内可检出与视网膜中央动、静脉相延续的血流信号；③弥漫性浸润生长型 RB 早期肿瘤细胞沿着视网膜平面生长，无肿块，超声扫描无特征性改变，晚期视网膜脉络膜弥漫性增厚呈波浪状；肿瘤球外蔓延时表现为球后壁回声局部中断，球后脂肪囊内见团块状回声，部分视神经增粗，提示向眶内或颅内转移可能；极少数病例可见晶状体异位。④彩色多普勒检查病变内部血流信号丰富，呈树枝状分布，视网膜中央动脉向病变内延续（图 3-7-1），呈高流速高阻力动脉型流速曲线。肿瘤侵及球外者可显示病变内血流异常穿行至球壁。

2. 诊断要点

（1）病变多累及单眼，也可双眼发病，患侧眼球内实质性球形或半球形团块，从球壁向玻璃体内隆起，形态不规则，病变内部可有钙化或液化。

（2）肿瘤向外生长可伴发视网膜脱离。

【鉴别诊断】

1. 视神经胶质瘤 视神经星型胶质细胞异常增殖形成的肿瘤，占眼眶肿瘤的 1%～3.5%，在视神经原发肿瘤中最常见，2～6 岁为发病高峰。早期以视力障碍为主要症状，单侧眼球进行性突出，可伴视盘水肿或视神经萎缩。声像图显示视神经暗区扩大，一般呈管状或梭状，肿瘤边界清楚，呈低回声，合并视盘水肿者肿块回声与隆起的视盘前强回声相连。彩色多普勒显示肿瘤内通常缺乏或少有血流信号，若有血流信号常位于肿瘤周边。

2. 炎性肌成纤维细胞瘤 可发生于全身各处，最常见部位是肺，位于软组织者分布广泛，可侵犯眶内软组织。声像图显示为眼眶壁上球形、扁平或不规则形实性肿物，边界清楚或不清楚，病变呈低回声。彩色多普勒显示肿瘤内血流信号不丰富。

3. 原始玻璃体增生症 常见于足月儿，出生后数周或数天发现白瞳，多为单眼发病，超声表现晶状体后纤维增殖膜、斑块状回声或视盘至晶状体后缘的粗大条索状回声，病变中有与视网膜中央动、静脉相延续的血流信号。

4. 先天性白内障 临床主要表现“白瞳症”、视力障碍，继发性青光眼、永存瞳孔膜、牵拉性视网膜脱离、脉络膜缺损等。超声表现为晶状体混浊且回声增强，核心部出现斑片状强回声，病变程度较重者可伴晶状体脱位或无正常晶状体结构显示。

【诊断价值】

目前视网膜母细胞瘤的辅助诊断主要依靠超声、CT 及 MRI 等影像检查。CT 及 MRI 有其优越性，但组织分辨力低于超声，且无法显示病变内部血液供应及眶内血管的分布走行情况。应用二维、彩色和频谱多普勒相结合的方法能提供肿瘤位置、大小、形态、病变性质、结构和血供情况，尤其适用于屈光间质混浊眼的内部形态观察，且肿瘤内较小钙斑的显示比 CT 更为敏感。超声也是对肿瘤疗效评估、监测随访的重要检查之一。

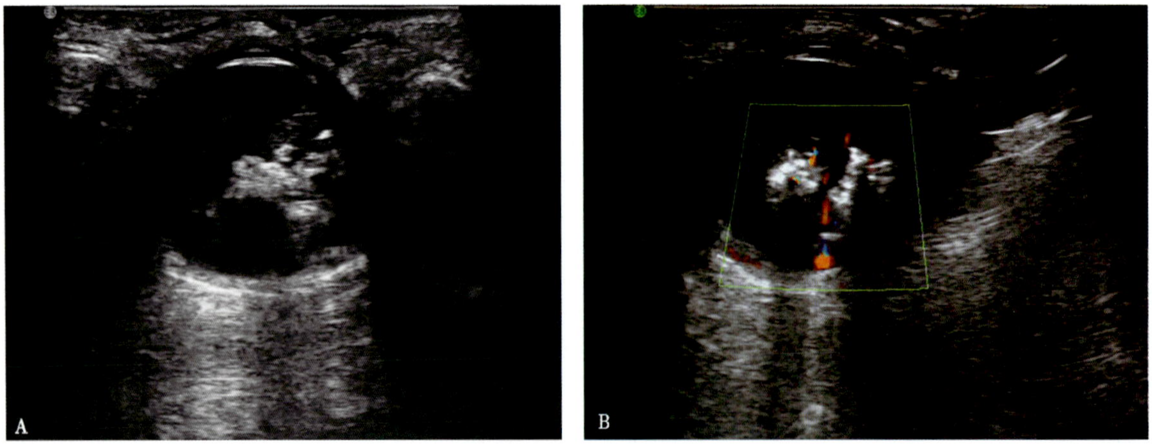

图 3-7-1 视网膜母细胞瘤

A. 二维声像图显示玻璃体内实性占位病变，内可探及钙化灶；B. 彩色多普勒超声图显示视网膜中央动脉向病变内延续

（王 荞）

第四章 颌面部及颈部超声检查

第一节 超声检查技术

【检查内容】

1. 颌面部检查内容 经颌面部纵切、横切及斜切动态连续扫查，显示涎腺，颌下、耳后及腺体内淋巴结，颌面部软组织及肌肉结构层次，以及血流信号情况，以上检查均行双侧对比。腮腺位于下颌后窝，略呈三角形。正常腮腺超声显示为均匀细密的实质性中等偏强回声，腮腺内偶可见直径小于5mm的淋巴结，彩色多普勒可显示下颌后静脉穿行于腮腺中，将腮腺腺体分为深、浅两部；小儿腮腺导管开口于平上颌第2磨牙的颊黏膜，正常不扩张时不易识别。颌下腺位于下颌骨体部内面、颌下三角内，以下颌舌骨肌为界，将颌下腺分为浅、深两部分。正常颌下腺超声显示腺体呈三角形或类圆形，内为均匀一致的中等回声，腺体深部可见面动脉及细小分支，腺体内面发出颌下腺导管，超声正常不显示。

2. 颈部检查内容 经颈部纵切和横切动态连续扫查，显示甲状腺，颈部淋巴结、颈部软组织及肌肉结构层次，甲状腺动脉、静脉及颈部血管的彩色多普勒血流信号。甲状腺位于颈前中部，右侧叶较左侧叶略大，两侧叶间以峡部相连，部分新生儿在峡部上缘存有垂直向上的锥体叶。儿童正常甲状腺声像图与成年人相似，横切扫查显示腺体为边界清楚、包膜完整的H形或蝶形，内部呈均匀细腻的中等回声；两侧叶位于气管两侧，中间由峡部相连，后方为气管衰减区（图4-1-1）；纵切扫查时，甲状腺呈上窄下宽的锥形；脉冲多普勒显示甲状腺上动脉为单向动脉频谱，部分儿童彩色多普勒超声可显示甲状腺上、中静脉，流速低缓，探头稍加压可使管腔变扁或闭合，甲状腺下动脉仅在较大儿童显示。颈部正常淋巴结（lymph node）声像图显示形态规则，呈卵圆形、圆形或梭形，界限清楚，表面光滑，外周皮质呈均匀低回声，髓质及淋巴门结构呈线样、条索样、带状或团状高回声并与一侧边缘相连，彩色多普勒可显示髓质及淋巴门区域血流信号或无明显血流信号。

【检查方法】

1. 患儿准备 一般无需特殊准备，婴儿进食后安静状态进行检查，不配合的患儿可给予药物镇静。

2. 体位 患儿取仰卧位，颈部垫枕，头部后仰充分暴露颏下及颈前区，必要时头略转向对侧使颌下及颈侧区充分暴露。

3. 仪器 采用实时彩色多普勒超声诊断仪，线阵探头或微凸阵探头，年长儿选用5.0～7.0MHz；足月新生儿选用7.5～10.0MHz；早产儿选用频率7.5～12.0MHz。

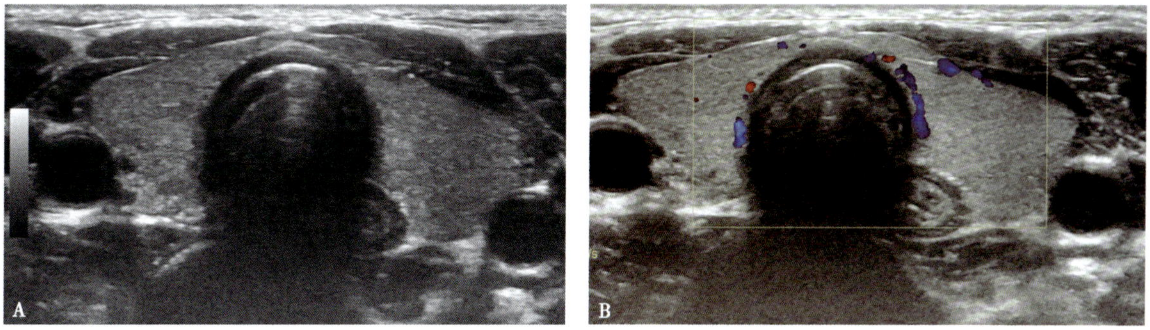

图4-1-1 正常甲状腺超声声像图

A. 二维声像图显示腺体为边界清楚、包膜完整的H形或蝶形，内部呈均匀细腻的中等回声；B. 彩色多普勒超声图显示腺体内血流信号

【注意事项】

颈部检查区有开放性创面时操作者应严格遵守消毒隔离制度；怀疑咽后壁或侧壁脓肿时，探头请勿过分加压以免造成脓肿破裂，检查颈部时患儿出现呛咳症状应暂停检查待呼吸平稳后继续。注意双侧对比检查。

第二节　涎腺炎症性疾病

涎腺包括3对大涎腺（腮腺、颌下腺和舌下腺）以及无数分布于舌、唇、颊腭等处的小涎腺，具有分泌唾液，湿润口腔黏膜，协助消化、杀菌、调和食物，便于吞咽等作用。常见的涎腺炎症性疾病包括急性病毒性腮腺炎、慢性复发性腮腺炎、急性细菌性腮腺炎和急、慢性颌下腺炎。

一、急性病毒性腮腺炎

【概述】

急性病毒性腮腺炎（acute viral parotitis）是巨细胞病毒、EB病毒等感染引起的急性炎症，未接种疫苗的婴幼儿可由腮腺病毒引起，称之为流行性腮腺炎（epidemic parotitis，EP），多发生于5～10岁儿童，是一种自限性疾病，临床以腮腺肿痛和发热为主要表现。

【病理】

患儿上呼吸道黏膜被病毒侵入后，病毒极易在局部繁殖，并通过血液循环侵入腮腺及其他器官，进而引发腮腺炎或其他器官损害。腮腺炎病毒仅一个血清型，但基因型比较多，亚洲地区主要出现的基因型为B、F、G、I、L，在不同基因型间存在抗原交叉性，在接种疫苗后，能预防腮腺炎的发生。

【超声表现和诊断要点】

1. 超声表现　以腮腺弥漫性肿大为特点，双侧多见，腺体回声改变可分为两类：①实质回声弥漫性增强或减低，腺体实质内可有少许肿大淋巴结，呈散在分布的椭圆形低回声团，合并腺体内化脓液化时可探及混杂小片状无回声区，彩色多普勒显示病变初期实质内血流信号不明显或稍增多，随着病情发展而增多；②实质内部回声强弱不均，部分可呈网格样水肿改变（图4-2-1），常伴有颈部淋巴结肿大，彩色多普勒显示腺体内血流信号明显增多。

2. 诊断要点

（1）患儿有病毒感染史，急性起病，多发生于5～10岁的儿童。

（2）腮腺弥漫性肿大，实质回声不均匀，多累及双侧，腺体内血流信号增多。

【鉴别诊断】

本病主要与急性细菌性腮腺炎鉴别，急性细菌性腮腺炎常见致病菌是葡萄球菌，临床表现有发热、腮腺肿痛及伴发蜂窝织炎等，外周血象中白细胞总数及中性粒细胞计数升高，声像图显示一侧或双侧腮腺增大，实质回声不均匀性减低。

【诊断价值】

超声对腮腺炎症性疾病的诊断较其他影像检

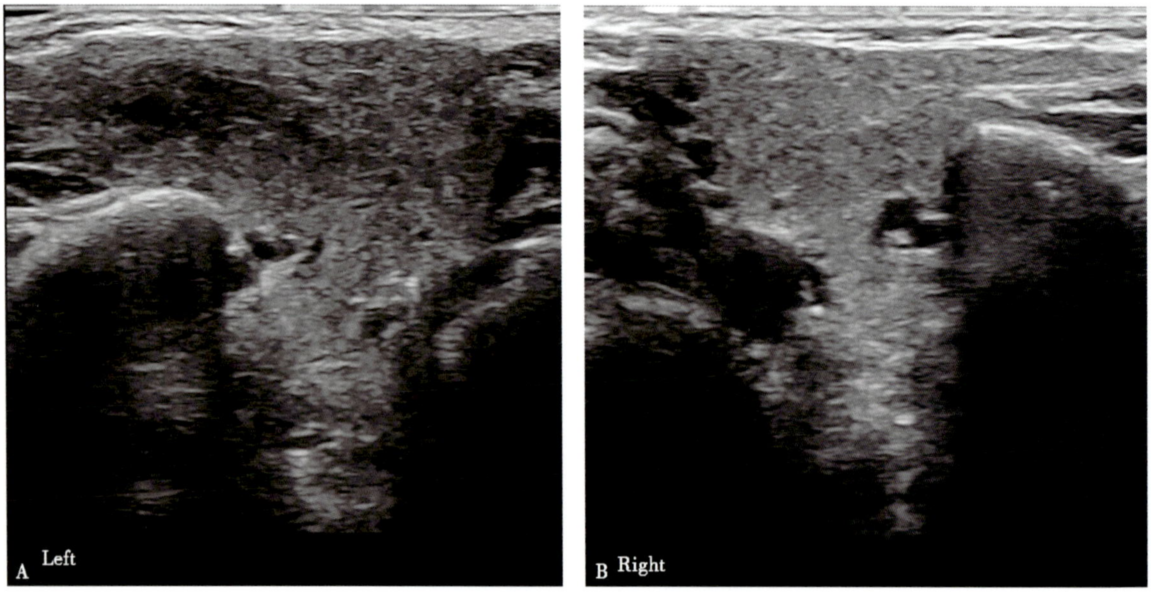

图4-2-1　病毒性腮腺炎

A. 左侧腮腺弥漫性肿大，实质回声强弱不均，部分呈网格样水肿改变；B. 右侧腮腺正常查更具有优势，可直观显示腺体肿大，实质回声弥漫性改变及血流信号增多，可协助临床诊断及鉴别诊断腮腺炎。

二、慢性复发性腮腺炎

【概述】

慢性复发性腮腺炎(chronic recurrent parotitis)是指反复发作的非梗阻及非化脓性的腮腺炎症，少见的涎腺炎性疾病，儿童患病居多，通常青春期后趋于自愈。与儿童期免疫系统发育不成熟易反复发生逆行性感染及先天性腮腺结构异常有关，也可由急性腮腺炎迁延而来，临床主要以腮腺反复肿胀为特点，亦可伴疼痛发热，但程度较急性炎症轻微。

【病理】

病理特点为腮腺小管扩张，分泌物淤积逆行感染致腮腺肿胀，超敏发应及细胞免疫功能紊乱等免疫异常现象可能参与疾病的过程。

【超声表现和诊断要点】

1. 超声表现　超声表现为腮腺大小正常或轻度增大，实质回声减低，粗糙不均匀，部分病例混杂网络状分隔回声，内部布满密集细小低回声区，彩色多普勒显示血流信号稍增加或正常(图 4-2-2)。

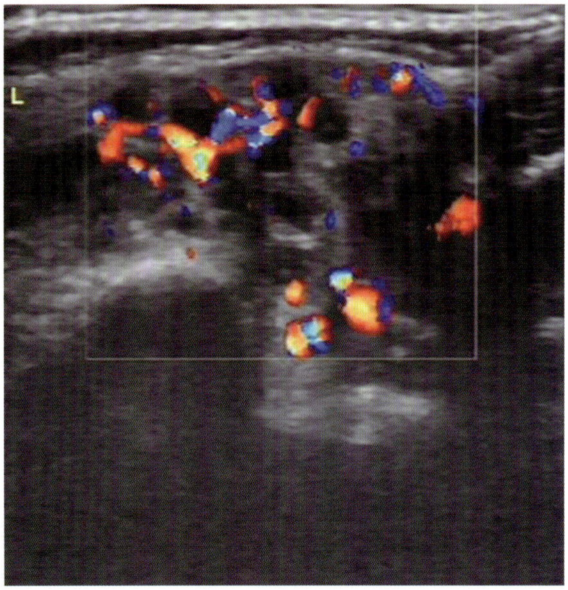

图 4-2-2　慢性复发性腮腺炎

腮腺实质回声减低、粗糙不均，CDFI 显示血流信号稍丰富

2. 诊断要点

(1) 腮腺大小正常或轻度增大，实质回声减低，不均匀，血流信号稍增加。

(2) 腮腺反复肿胀病史。

【鉴别诊断】

慢性复发性腮腺炎需与干燥综合征(Sjogren syndrome，SS)鉴别，后者是一种自身免疫性疾病，病理表现为涎腺内淋巴细胞、血细胞浸润，腺泡破坏、萎缩，小叶内导管扩张。临床发现双侧腮腺肿大，口、眼干燥。超声表现为双侧腮腺增大，腺体回声不均，混杂弥漫分布低回声区呈“蜂窝状”或“结节状”(图 4-2-3)。

【诊断价值】

超声不仅能观察面颊部反复肿胀的结构是否为腮腺，还能显示增大的腮腺实质内是否合并腺管扩张、腺管内结石和积脓等表现，是协助临床诊断本病和随访的首选影像学检查方法。

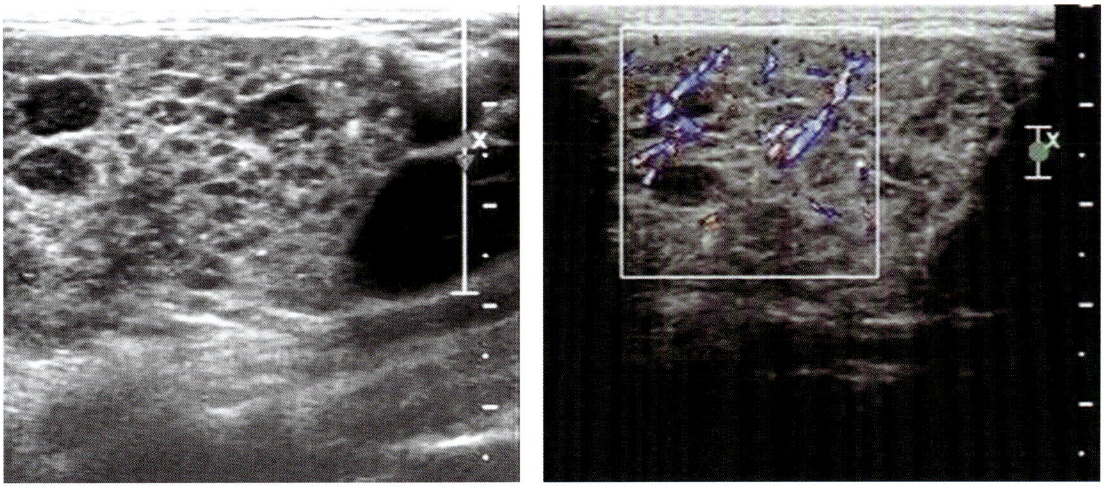

图 4-2-3　干燥综合征

双侧腮腺稍增大，回声不均，弥漫分布低回声区，呈“蜂窝状”或“结节状”，CDFI 显示血流信号稍丰富

三、急性细菌性腮腺炎

【概述】

急性细菌性腮腺炎(acute bacterial parotitis)的致病菌以葡萄球菌、链球菌和肺炎双球菌多见，临床表现为发热伴一侧或双侧腮腺肿痛，炎症可向周围组织扩散形成蜂窝织炎，亦可形成腮腺脓肿。

【病理】

急性细菌性腮腺炎初期形成散在腺泡内小脓肿，随着病情发展多个小脓肿可融合成较大的脓腔。

【超声表现和诊断要点】

1. 超声表现 一侧或双侧腮腺肿大，实质回声减低，不均匀，可混杂不规则小片状无回声区。形成脓肿时表现为厚壁的囊性病变，后方回声增强，彩色多普勒显示病灶周边血流信号丰富(图 4-2-4)。

2. 诊断要点

(1) 一侧或双侧腮腺肿大，实质回声不均匀减低，脓肿形成时可见厚壁囊性病变；

(2) 病灶周边血流信号丰富。

【鉴别诊断】

本病主要与急性病毒性腮腺炎鉴别，急性病毒性腮腺炎多发生于5～10岁的儿童，有病毒感染病史，外周血象中白细胞计数正常或偏低，声像图显示双侧腮腺弥漫性增大，实质回声不均匀，血流信号增多。

【诊断价值】

超声可直观显示急性细菌性腮腺炎的腮腺肿大程度、脓肿液化及周围组织伴发炎症的状况，为临床提供诊断依据及随访疗效，是本病首选的影像学检查方法。

四、颌下腺炎

【概述】

颌下腺导管长且弯曲，脱落细胞、细菌分解产物或异物等易在导管内停滞，钙盐和有机物不断沉积阻塞导管形成导管结石，是颌下腺炎常见的诱因。颌下腺炎根据病程进展分为急性及慢性期。急性期临床以颌下腺红、肿、热、痛为主要表现；慢性颌下腺炎可以因急性颌下腺炎治疗不彻底引起，也可以因结石、异物、息肉及管壁增生等引起导管阻塞，继发感染或细菌逆行感染引发。

【病理】

颌下腺炎的急性期以变质和渗出为主，炎症局部血管扩张、血流加快。慢性期腺体小叶间结缔组织增厚，腺上皮细胞坏死，腺组织萎缩，涎液分泌减少。

【超声表现和诊断要点】

1. 超声表现 颌下腺炎急性期超声表现为腺体增大，内部回声不均匀增强，彩色多普勒显示血流信号明显增多；慢性期腺体缩小，回声增强更加明显且不均匀，彩色多普勒显示血流信号减少或正常；有导管结石形成时，腺体内探及团状强回声伴后方声影，部分可显示扩张的导管(图 4-2-5)。

2. 诊断要点

(1) 急性颌下腺炎腺体增大，实质回声不均匀增强，血流信号增多。

(2) 慢性颌下腺炎腺体缩小，实质回声明显增强，血流信号正常或减少。

(3) 可伴有导管扩张及导管内结石形成。

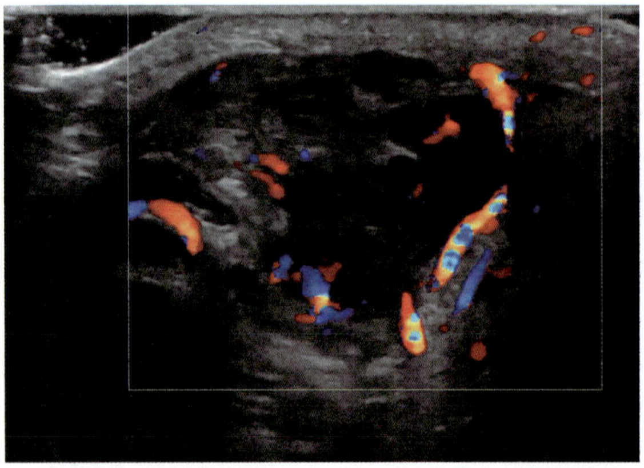

图 4-2-4 急性细菌性腮腺炎

右侧腮腺增大，实质回声减低，不均匀，内显示不规则小片状无回声区；CDFI 见右侧腮腺血流信号丰富，无回声区内未显示血流信号

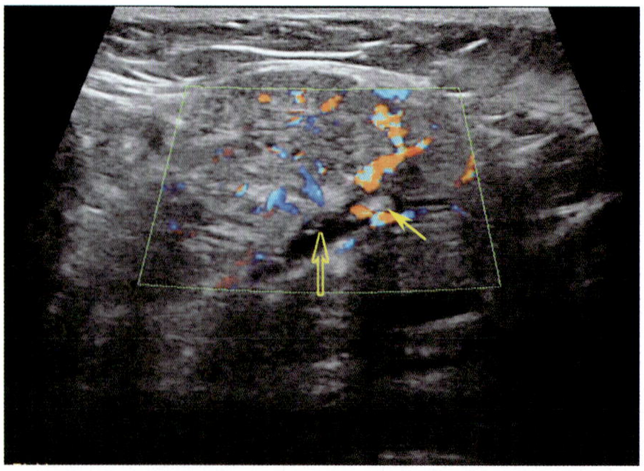

图 4-2-5 颌下腺炎

右侧颌下腺增大，回声减低、欠均，右侧颌下腺导管内显示强回声团(实心箭头)，伴后方声影，近段颌下腺导管稍扩张(空心箭头)

【鉴别诊断】

本病需与颌下淋巴结炎鉴别，超声显示颌下肿大的淋巴结多呈椭圆形，边界清晰，包膜完整，内为分布均匀的低回声区，肿大淋巴结与颌下腺分界清晰。

【诊断价值】

超声检查不仅能诊断颌下腺炎，更有助于判断颌下腺炎的发生是否与结石相关，非结石型颌下腺炎超声检查则可进一步观察是否有异物、息肉及管壁增生情况，以协助临床选择合适的治疗方案。

第三节　涎腺囊肿及肿瘤

儿童三大涎腺均可发生囊肿，以舌下腺囊肿最常见，腮腺、颌下腺少见。儿童涎腺肿瘤较少见，常见良性肿瘤有血管瘤及淋巴管畸形等。

一、舌下腺囊肿

【概述】

舌下腺囊肿(sublingual gland cyst)分为两种类型：①单纯型，较常见，囊肿局限于舌下区；②潜突型，囊肿经口底肌间筋膜薄弱处向颌下或颏下延伸突出，俗称“蛤蟆肿”。通常采取手术治疗，个别采取硬化剂注射疗法治疗。

【病理】

因微小涎石、分泌物浓缩、损伤、导管系统弯曲或其他因素引起的导管狭窄或堵塞所形成，囊腔内为潴留的黏稠黏液。

【超声表现和诊断要点】

1. 超声表现　单纯型舌下腺囊肿超声表现为口底深部中线旁囊状无回声区，边界清楚，囊壁薄且光滑，彩色多普勒扫查囊内无血流信号显示。若合并感染，囊壁可增厚，囊腔内回声不均，混杂细小点状回声(图 4-3-1)。

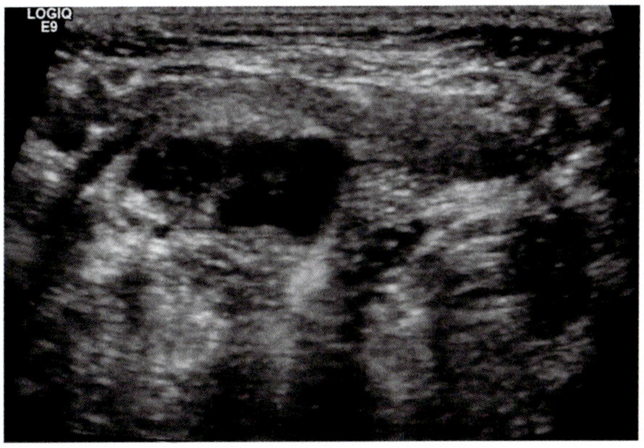

图 4-3-1　舌下腺囊肿

超声显示右侧舌下腺内显示囊性团块，边界尚清，形态不规则

2. 诊断要点

(1) 口底深部中线旁囊状无回声区，壁光滑，病变内无血流信号。

(2) 合并感染时囊壁增厚，囊液黏稠，无回声区内混杂细点状回声。

【鉴别诊断】

舌下腺囊肿需与甲状舌骨囊肿相鉴别。甲状舌管囊肿多位于颈前中线，且与舌骨关系密切，继发感染时，可显示与舌骨相连的条索状低回声瘘管。

【诊断价值】

超声能清晰显示舌下腺囊肿及病变与周围组织的关系，可协助临床对本病的诊疗，是本病首选的影像学检查方法。

二、腮腺血管瘤

【概述】

婴幼儿腮腺血管瘤(parotid hemangioma)发病早，多于生后 1 个月内出现腮腺区无痛性肿块，局部皮肤呈青蓝色或正常，肿块触之柔软，可被压缩，有时肿块内可触及静脉石。瘤体在 1～2 个月内迅速增大，可造成颜面变形，病变向深层发展，可压迫面神经而产生疼痛或面瘫等症状，之后病变增殖变缓，最终在数年后逐渐消退。目前有文献建议将血管瘤按照是否伴发结构异常、毁容风险及功能异常分为低、中及高 3 个风险等级，腮腺血管瘤因位于面部，具有毁容性风险及较低的功能受损风险，因此为中度风险。

【病理】

婴儿腮腺血管瘤是以胚胎期血管内皮细胞异常增生为特点的良性肿瘤，易侵犯腮腺全叶，瘤体内无或少有正常腮腺组织和腮腺导管，常呈分叶状。

【超声表现和诊断要点】

1. 超声表现　超声表现腮腺增大，腺体形态失常，腺体内探及低回声团块，边界不清或欠清，形态不规则或呈分叶状，内回声不均匀，可呈“网格状”，彩色多普勒显示团块内血流信号极丰富(图 4-3-2)；如有静脉石形成，于病变区内探及团状强回声伴后方声影。

2. 诊断要点

(1) 患侧腮腺增大，形态失常。

(2) 腺体内边界不清的低回声团块，其内探及极丰富的血流信号，可伴有静脉石形成。

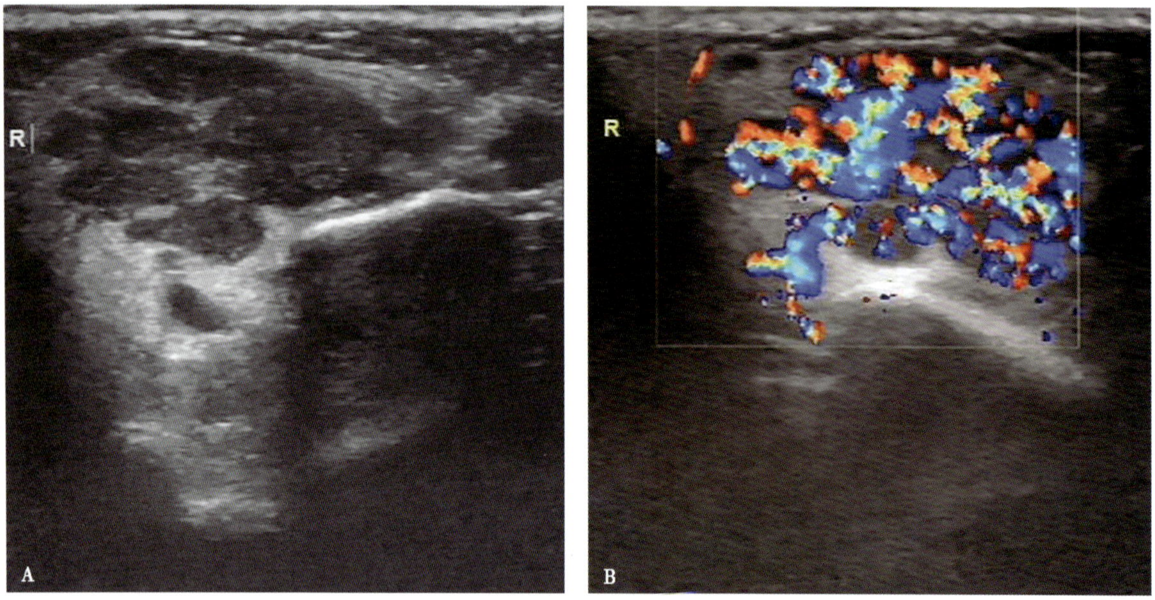

图 4-3-2 腮腺血管瘤

A. 二维声像图显示腮腺腺体内不均匀低回声团块，边界欠清，形态不规则或呈分叶状；B. CDFI 显示团块内血流信号极丰富

【鉴别诊断】

腮腺血管瘤需与腮腺其他肿瘤性疾病相鉴别。

1. 多形性腺瘤（pleomorphic adenoma） 又称“混合瘤”，肿瘤内含上皮组织、黏液样组织及软骨样组织，组织具有多形性及混合性特点，故而得名。肿瘤外层是一层很薄的包膜，是腮腺组织受压后变形所形成，并非真性包膜。超声表现为实质性低回声团块，边界清楚，呈圆形或类圆形，少数可呈分叶状或不规则形，肿块内回声均匀或欠均匀，肿块内可伴有出血囊变或钙化，彩色多普勒可有血流信号显示（图 4-3-3）。

2. 黏液表皮样癌（mucoepidermoid carcinoma） 黏液表皮样癌来源于腺管上皮细胞，癌细胞主要包括三种细胞：黏液细胞、表皮样细胞和中间细胞，三种细胞的所占比例及异型性与恶性程度有关。①高分化或低度恶性黏液表皮样癌中，黏液细胞为主，表皮样细胞分化良好，超声表现为腮腺内实质性肿块，边界尚清，形态较规则，少数呈分叶型，肿块内回声尚均匀或欠均匀，彩色多普勒显示稀疏血流信号；②低分化或高度恶性黏液表皮样癌，黏液细胞不足 10%，中间细胞或表皮样细胞形成的实性团块，瘤细胞异型性明显，超声表现为低回声肿块，边界不清，形态不规则，肿块内回声分布不均匀，内可显示均匀的高回声团，彩色多普勒显示较丰富血流信号；③中分化或中度恶化黏液表皮样癌，介于高分化和低分化之间，细胞轻度或中度异形，偶见有丝分裂相。声像图表现亦介于高分化型和低分化型之间。

【诊断价值】

超声能提供腮腺内病变的位置、性质及血流信号情况，是腮腺血管源性疾病的首选影像学检查。

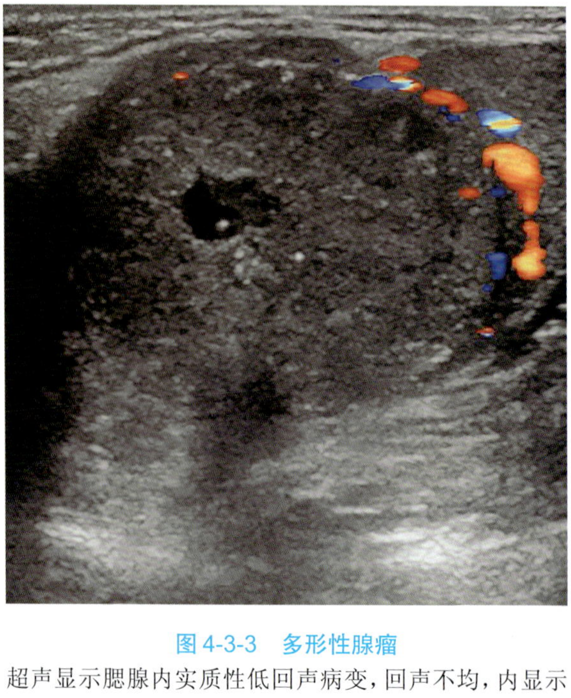

图 4-3-3 多形性腺瘤

超声显示腮腺内实质性低回声病变，回声不均，内显示囊状无回声区及斑点状钙化回声

三、腮腺淋巴管畸形

【概述】

淋巴管畸形（lymphatic malformations），以往称为“淋巴管瘤”，是先天性脉管畸形中的一种，原发于腮腺的淋巴管畸形少见。

【病理】

在胚胎期，静脉丛的中胚层首先形成原始淋巴囊，淋巴囊再逐渐形成有功能的毛细淋巴管，毛细淋巴管相互吻合成网，逐渐汇集成一系列由小到大的各级淋巴管，在此过程中由于某种原因可使淋巴管系统紊乱，造成淋巴管非恶性的异常生长和扩张，即形成淋巴管畸形组织。

淋巴管畸形根据淋巴管囊腔的大小分为巨囊型、微囊型和混合型。巨囊型由1个或多个体积 $\geq 2cm^3$ 的囊腔构成（即以往所称的囊肿型或囊性水瘤），而微囊型则由多个体积 $< 2cm^3$ 的囊腔构成（即以往的毛细血管型和海绵型），两者兼而有之的则称为混合型。病变中内皮细胞组成的壁薄、形态不规则及大小各异的淋巴管腔内充满淋巴液，周围则有大量的成纤维细胞、白细胞、脂肪细胞和肌细胞等。巨囊型淋巴管畸形通常由不止一个囊腔组成，囊腔之间可以相通或不相通，囊腔中含有水样的透明液体有波动感，有时不透光或呈琥珀色；而微囊型淋巴管畸形病灶实性感较明显。

【超声表现和诊断要点】

1. 超声表现 腮腺内淋巴管畸形其病变边界清楚，形态欠规则或不规则，壁薄，内常显示无回声区混杂网格样多分隔回声（图4-3-4），有时可见较厚分隔，伴出血感染可于无回声区内探及细密点状强回声；彩色多普勒在分隔上可探及短条状或星点状彩色血流信号；病变沿组织间隙蔓延生长是其特点。

2. 诊断要点

(1) 腮腺区囊性分隔性病变，分隔上可探及血流信号；

(2) 病变沿组织间隙蔓延生长。

【鉴别诊断】

腮腺淋巴管畸形需与腮腺血管瘤鉴别，淋巴管畸形的分隔多较薄，可见较典型的囊腔，彩色多普勒于分隔上可见血流信号显示，但无回声区内无血流信号显示；血管瘤以实性成分居多，其内见管样结构穿行，部分血管瘤表现为蜂窝状，但彩色多普勒于无回声区内均可探及丰富血流信号。

【诊断价值】

超声能显示腮腺内淋巴管畸形的位置、回声、血流信号情况及与周边组织的关系，可为临床诊断和鉴别诊断本病提供可靠的图像依据，且可在超声引导下行介入治疗。

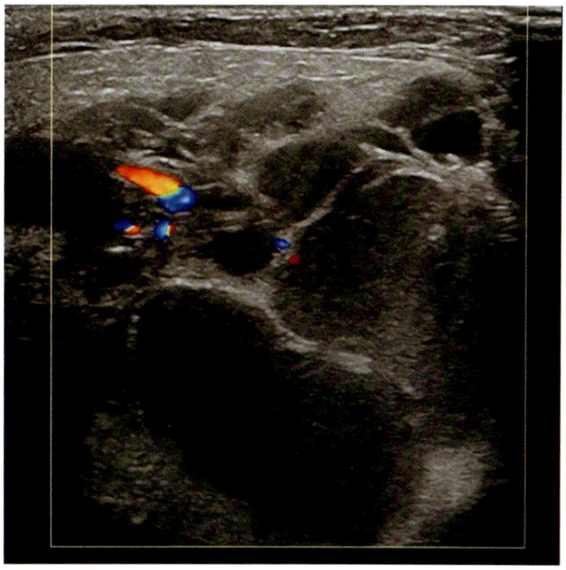

图4-3-4 腮腺淋巴管畸形（混合型）

腮腺内显示囊性团块，形态不规则，囊壁薄，内显示多分隔回声，CDFI未显示明显血流信号

第四节 鳃裂畸形

【概述】

鳃裂畸形（branchial cleft deformity）是胚胎期鳃裂退化不全形成的先天性畸形，位于颈侧部。鳃裂囊肿临床表现为颈部无痛性包块，位于胸锁乳突肌前缘深处，类圆形，可移动，有弹性或搏动感，与皮肤无粘连，囊肿如伴发感染则肿块迅速长大、疼痛、伴淋巴结肿大及发热等，可引起咽痛、咽下困难及神经痛。第一鳃裂瘘管常表现为耳内流脓，下颌角后下方有包块，继发感染可出现疼痛、发热等症状。第二、三、四鳃裂瘘管常在胸锁乳突肌前缘有瘘口，有时瘘口很细，细如针尖或仅有一小凹陷，该处常有少许分泌物。鳃裂畸形合并胆道闭锁及先天性心脏畸形称为Godenhar’s综合征。

【病理】

胚胎早期胚体头部（原始咽）两侧的间充质增生，形成6对鳃弓，前4对鳃弓明显，第5对鳃弓出现不久即消失，第6对很小，不明显。第1对鳃弓腹侧部分叉为两支，分别称上颌隆起与下颌隆起，它们参与颜面的形成。第2、3、4对和第6对鳃弓发育形成颈部组织。鳃裂退化不全则形成先天性鳃裂畸形，包括囊肿、瘘管、窦道等多种病变。鳃裂囊肿是源于鳃裂或咽囊上皮的残存组织，囊壁内可衬柱状上皮或鳞状上皮，咽内及皮外均无开口，囊腔内有分泌物潴留。鳃裂窦道通常指一侧开口与外界连通者；咽内及皮外两端均有开口者称为瘘管，鳃裂瘘管是鳃裂或咽囊闭合不全所致。儿童以瘘管和窦道为主，囊肿少见，鳃裂囊肿反复感染亦可形成继发性窦道或瘘管。第一鳃裂畸形分为两型：Ⅰ型：仅包括外胚层元素，没有软骨及附件结构，表现为外耳道畸形。Ⅱ型：包含外胚层和中胚层，表现为下颌角下方囊肿或脓肿。第二鳃裂畸形多表现为胸锁乳突肌中、下 1/3 交界处前缘的鳃裂囊肿，鳃裂瘘管则外开口于胸锁乳突肌前缘，经颈内动脉前方向深部穿越至颈外动脉、茎突舌骨肌和二腹肌后腹，内开口于咽侧壁扁桃体窝。第三、四鳃裂畸形表现为沿胸锁乳突肌下 1/3 段前缘、胸骨柄上方或旁侧胸壁的窦道。

【超声表现和诊断要点】

1. 超声表现 单纯鳃裂囊肿超声表现为颈部一侧的浅筋膜间隙内，圆形或椭圆形囊性肿块，壁光滑，囊壁内衬上皮类型及病程长短不一，超声表现亦有不同：囊壁内衬柱状上皮，则病变一般为透声较好的无回声区（图 4-4-1）；囊壁内衬鳞状上皮，分泌角化物多，使囊内出现密集、粗细不等的不均匀点状、絮状回声。疾病时间较长或合并感染时，壁增厚且不光滑，内回声不均。彩色多普勒显示单纯囊肿型内无血流信号，合并感染时，囊壁及其周边可显示较丰富的血流信号。囊肿伴皮下窦道形成时，有瘘口与皮肤相通。鳃裂瘘管显示为与囊肿相连通的条状低回声，向深部咽后壁或表皮延伸（图 4-4-2）。

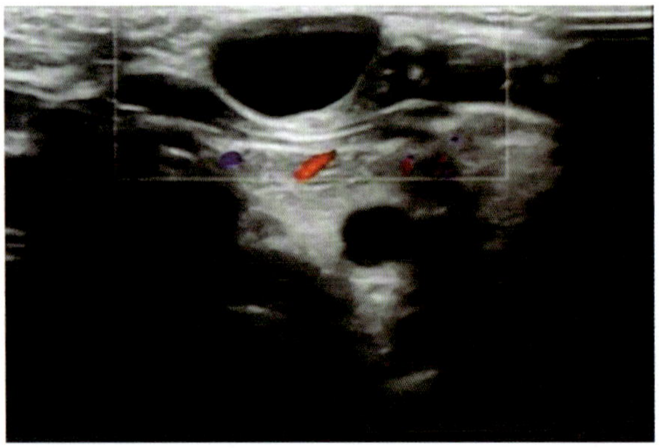

图 4-4-1 鳃裂囊肿

颈部一侧浅筋膜间隙内椭圆形囊性团块，壁光滑，内回声均匀，CDFI 团块内无血流信号

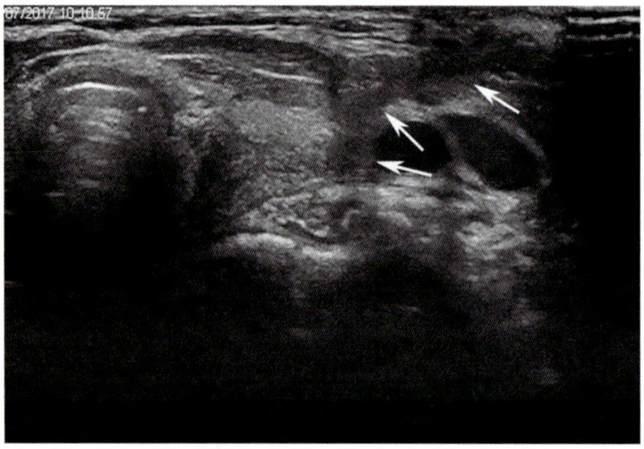

图 4-4-2 鳃裂瘘管

二维声像图显示条状低回声的鳃裂瘘道（箭头），由表皮向深部延伸

2. 诊断要点

（1）颈侧部浅筋膜间隙内椭圆形肿块，壁光滑，内为透声较好或欠佳的无回声区。

（2）与颈侧囊肿相连通的条状低回声，向深部咽后壁或表皮延伸。

（3）瘘管细小不易观察，应在炎症治疗后仔细寻找并观察其走向。

【鉴别诊断】

1. 颈部淋巴结炎 鳃裂囊肿感染时表现为囊腔无回声区内显示密集点状、絮状杂乱回声，囊壁不规则增厚，并可伴有周围淋巴结增大，彩色多普勒于团块周边可显示较丰富血流信号；淋巴结炎伴液化表现为低回声团块内部分液性暗区，彩色多普勒显示团块内有较丰富血流信号。前者病史较长，必要时可经抗感染治疗后复查。

2. 食管重复性囊肿 食管重复性囊肿是指位于食管壁的一侧，具有与食管黏膜相同的组织形态，呈球形或管状的空腔结构，属于纵隔前肠囊肿，占所有前肠囊肿重复畸形的 5%～14%。囊肿与食管相通或不相通，当囊肿内分泌物聚集增大时可向颈部膨出，压迫食管引起吞咽困难。超声表现为食管旁单发厚壁囊性占位，呈椭圆形或类圆形，囊内为分布均匀的无回声，若合并感染，则无回声区内充填点状回声，彩色多普勒显示囊壁较丰富血流信号。当囊肿与食管相通时，可显示液气体的分界，并随之移动。

【诊断价值】

超声对鳃源性囊性病变的诊断较为准确，并可观察病变与周边组织的关系，能追踪瘘管及其走向，有利于指导手术彻底清除病灶，减少复发。

第五节　甲状舌管畸形

【概述】

甲状舌管畸形(thyroglossal anomalies)为儿童颈部最常见的先天性畸形，临床症状以颈前正中线区域无痛性、渐进性长大的囊性包块为主要表现，以舌骨区最常见，舌骨以上者多位于正中线，舌骨以下者可位于中线或偏于颈部一侧，与舌骨关系密切是其特点，可见肿块与舌骨直接相连。囊肿往往可以随着吞咽上下移动。甲状舌管畸形多发生在儿童和青少年，男性多于女性。甲状舌管畸形的治疗方式是手术切除，最有效的术式是 Sistrunk 术，该术式包括切除囊肿或瘘管、舌骨中段以及舌骨与舌盲孔间的残余上皮管道组织，可有效降低复发率至 1%～2%，而单纯切除囊肿及瘘管的复发率高达50%。

【病理】

胚胎发育第四周，甲状腺始基组织于第 1、2 对鳃弓之间向下移行，下段发生甲状腺，其间为细长的甲状舌管，正常出生后退化为索状，退化的甲状舌管上段在舌根部仍残留一浅凹，称舌盲孔。在其下降过程中甲状腺舌导管的退化不全或有上皮残留则形成甲状舌管畸形，病变可发生于从舌根部到颈正中线下部的任何移行部位，包括囊肿、瘘管、窦道等病变类型。

甲状舌管的两端闭合、中央开放，黏液状分泌物聚集，则形成甲状舌管囊肿，囊肿位于舌盲孔到胸骨切迹之间的正中线上，囊腔内聚集黏液状分泌物，内容物中蛋白质含量可有差异，蛋白质较多时可凝集成团。若囊内合并感染或出血时，囊内液体变得浓稠；感染后可形成瘘管，长期不愈，可扪及与深部相连的纤维管状物，有时还可见分泌物流出。

【超声表现和诊断要点】

1. 超声表现　甲状舌管囊肿超声表现为颈前中线与舌骨关系密切的类椭圆形囊状无回声区，边界清，壁薄、光滑，后方回声增强(图 4-5-1)。囊腔内的黏液因内容物蛋白质含量差异、有无并发感染出血等因素影响，声像图表现不同。一般可分为三种回声类型：①透声好的囊状无回声；②囊状无回声内伴点状强回声漂浮，形成不均匀低回声；③类实性的不均匀等回声区。囊肿可位于舌骨的浅层、深部或包绕舌骨，或与瘘管相连向舌根部延伸。瘘管的检出率很低，只有在继发感染时，可显示与舌骨相连的条索状低回声。彩色多普勒显示囊肿内无血流信号，合并感染时囊肿周边可显示较丰富血流信号。

2. 诊断要点

(1) 颈前中线区域类椭圆形囊状无回声区，边界清，壁薄且光滑，与舌骨关系密切。

(2) 合并感染时病变内无回声区透声差，病变周边血流信号较丰富。

(3) 继发感染时，可显示与舌骨相连的条索状低回声瘘管。

【鉴别诊断】

甲状舌管囊肿主要与皮样囊肿、表皮样囊肿鉴别。皮样囊肿及表皮样囊常位于颈中线颏下，绝大多数位于舌骨上方，也可位于胸骨上凹处，多单发，超声均表现为囊性肿块，囊腔内为均匀无回声区，或无回声不均匀伴点状回声漂浮(图 4-5-2)，两者鉴别有一定困难。皮样囊肿壁较厚，囊内包含脂质及骨性成分时超声可显示无回声内混杂斑块或团块强回声，分布不均；表皮样囊肿壁较薄，位

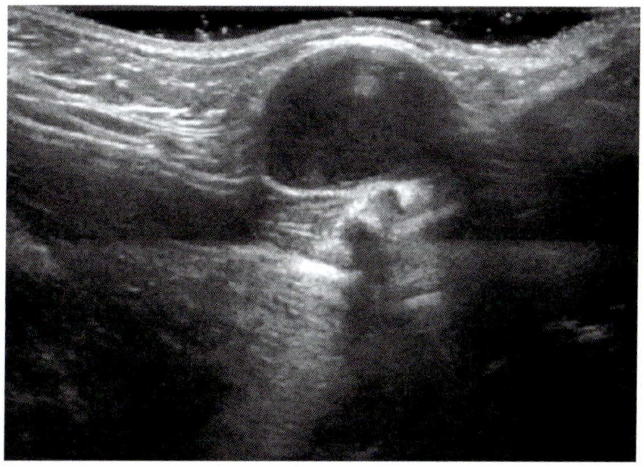

图 4-5-1　甲状舌管囊肿

二维声像图显示颈前正中囊性团块，囊壁尚光滑，后方回声增强，团块向深部延伸值舌骨，与之分界欠清

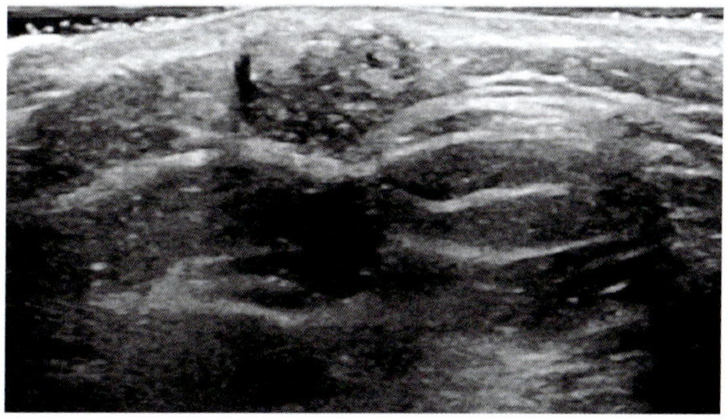

图 4-5-2　皮样囊肿

二维声像图显示颈部皮下脂肪层内囊性团块，内显示散在斑片状高回声，后方无明显声影

置表浅，多位于浅筋膜层，常与皮肤相连，不随吞咽和伸舌活动，超声多表现为无回声伴密集点状回声。皮样囊肿及表皮样囊肿一般多位于舌骨上，甲状舌管囊肿则多位于舌骨下，可随吞咽而活动。

【诊断价值】

超声能直观便捷地观察颈前区甲状舌管囊肿的形态回声及病变与舌骨的关系，协助临床诊断及随访疗效，是本病首选的影像检查方法。

第六节　先天性甲状腺畸形

先天性甲状腺畸形（congenital thyrod abnormality）包括先天性甲状腺完全缺如、甲状腺部分缺如、异位甲状腺及甲状腺发育不全。与发生在甲状腺部位的其他类型疾病相比，先天性甲状腺畸形较为少见，尤其是甲状腺缺如和异位甲状腺，临床发病率较低。

一、甲状腺缺如及甲状腺发育不全

【概述】

先天性甲状腺完全缺如在颈部不能触及甲状腺，放射性核素扫描未能发现甲状腺组织，甲状腺功能减退；部分性甲状腺缺如仅存在一侧甲状腺叶，甲状腺功能正常或减低。甲状腺功能减退临床主要表现为：生理性黄疸消失延迟、进食困难、心率慢、贫血、皮肤干燥；从婴儿期开始逐渐表现出发育迟缓、身材矮小、头颅大、前囟大及眼睑水肿等；血清 T_3、T_4 呈低值或临界值；X 线骨龄落后。先天性甲状腺完全缺如甲状腺功能减退的症状出现较早，在新生儿期就有明显表现。甲状腺发育不全是指单侧或双侧甲状腺未达正常大小，缺乏正常形态。

【病理】

甲状腺缺如的确切机制还不清楚，究竟是第一、二咽囊未形成还是咽底部正中线处的内胚层细胞未能分化成甲状腺尚无明确的证据。

【超声表现和诊断要点】

1. 超声表现　先天性甲状腺完全缺如超声表现为颈前无甲状腺组织显示。其超声检查除双侧甲状腺区探及不到正常甲状腺组织外，还需仔细扫查整个颈前区，严格除外异位甲状腺后，方可确定诊断；甲状腺部分缺如者颈前超声扫查，双侧甲状腺可见显示，但甲状腺形态失常，或仅可见单侧甲状腺回声，常伴有不同程度的囊状发育不全，呈散在多个数毫米大小囊状无回声区或单个较大的囊状无回声区；甲状腺发育不全时超声表现为甲状腺叶形态失常、体积缩小，边缘不光滑，腺体回声增强或伴有不同程度的囊性变，彩色多普勒显示血流信号减少（图 4-6-1）。

2. 诊断要点

（1）颈前区超声扫查无正常甲状腺结构或甲状腺形态失常。

（2）甲状腺腺体内血流信号减少。

（3）患儿早期出现甲状腺功能减退的临床表现，血清 T_3、T_4 呈低值或临界值。

【鉴别诊断】

本病需与异位甲状腺鉴别，颈前未探及正常甲状腺组织时，要反复寻找有无异位甲状腺，并注意不要将颈前低回声的肌肉组织误认为甲状腺。

【诊断价值】

大部分甲状腺发育异常发生在颈部、位置较浅表，高频超声对颈部结构能够很好显示，可辨别发育异常甲状腺的数量、位置、大小及形态结构，为

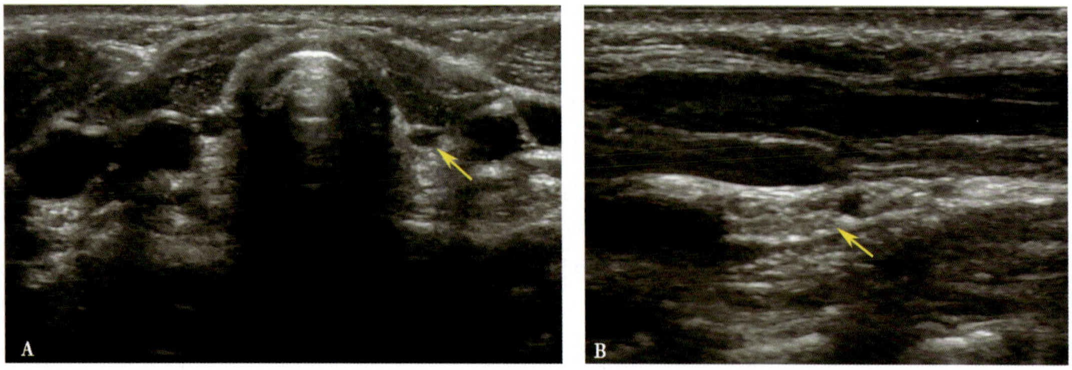

图 4-6-1　甲状腺发育不全

二维声像图甲状腺区未显示正常甲状腺回声，仅显示条索状高回声，边界不清，内回声欠均，显示散在多个小囊状无回声区（箭头），A. 横切，B. 纵切

临床诊断和鉴别诊断提供可靠的图像依据，是甲状腺缺如及发育不全的重要影像学筛查方法。

二、异位甲状腺

【概述】

异位甲状腺（ectopic thyroid gland）几乎能够出现在人体的任何部位，如颌颈部、锁骨上窝、纵隔、胸腔、腹腔及脊髓等，常见的是停留在胚胎时期甲状腺下降途中的位置，包括舌下、舌根、喉前、纵隔内、胸骨后等，以舌部异位甲状腺最常见。舌部异位甲状腺较小时临床多无症状，随甲状腺增大临床表现为口底部圆形实质性肿块，可随吞咽而移动，增大到一定程度可出现咽部阻塞症状，如呼吸、吞咽、发音障碍及含橄榄似的发音，部分伴有甲状腺功能减退或亢进。舌部异位甲状腺在没有功能障碍和病理改变的情况下，可不作处理，密切观察。对青春期代偿性增大的舌部异位甲状腺可先采用口服甲状腺片，促使增生肥大的舌甲状腺缩小。对于异位甲状腺迅速增大，出现语音、吞咽甚至呼吸功能障碍者应考虑外科手术治疗，如颈部存在正常腺体，可行异位甲状腺切除术，如异位腺体癌变则按照肿瘤处理原则进行手术，同时行移植术。异位甲状腺的甲状腺功能减退症状发生较晚。

【病理】

异位甲状腺是甲状腺在生长发育过程中，胚胎期中线甲状腺始基下移失败，终止于舌根部或其他位置，其中舌部异位甲状腺占 90%，其他部位少见。异位于舌的甲状腺又分为两种情况：一种情况是甲状腺完全异位于舌根部，颈部无任何甲状腺组织，这种异位甲状腺被称为迷走甲状腺（aberrant thyroid gland）；另一种情况除舌根部有异位的甲状腺组织外，颈部还有部分或大部分甲状腺组织，此种称为副甲状腺（accessary thyroid gland）。

【超声表现和诊断要点】

1. 超声表现　迷走甲状腺超声表现为颈部正常位置无甲状腺显示，于颏下、喉结附近的皮下软组织层显示回声与正常甲状腺组织相似但粗糙，呈中等均质实性的团块，边界清，形态多变，体积偏小，随吞咽上下移动，彩色多普勒显示腺体内分布稀疏点状或短线状血流信号。如异位甲状腺合并功能亢进或炎症时，局部血流信号增加。副甲状腺超声表现为颈部正常位置有甲状腺显示，在颈部他处发现类似甲状腺回声的结节，可位于下颌下、颏下、舌根、颈动脉鞘及胸骨后等，形态不定，不具有正常甲状腺的形态（图 4-6-2）。

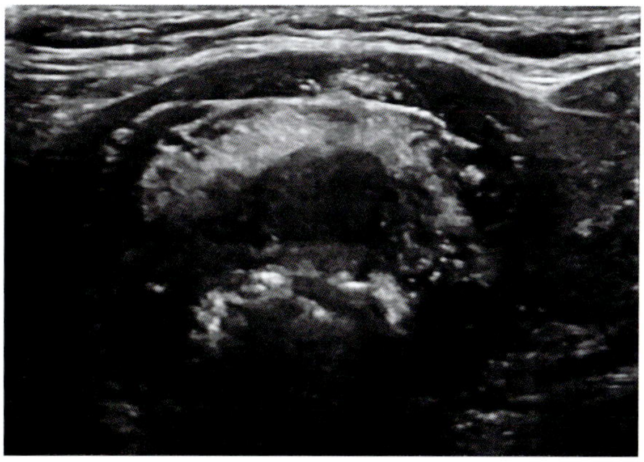

图 4-6-2　异位甲状腺

二维图像颈前舌根部深部显示不规则低回声团块，边界尚清晰，内回声欠均匀

2. 诊断要点

（1）颈前区正常位置无甲状腺结构。

（2）于颏下、喉结等部位的皮下软组织层发现类似甲状腺的组织，体积小，形态多变。

（3）可伴有语音、吞咽及呼吸功能障碍，甲状腺功能减退发生较晚。

【鉴别诊断】

异位甲状腺与颈部肿块的鉴别，前者颈前区无正常甲状腺，于颏下等其他部位发现回声类似正常甲状腺的组织，血流信号分布规则；而后者具有颈部炎性病变或相应肿瘤的图像特征，颈前区甲状腺正常显示。

【诊断价值】

超声检查发现颈部、颌下及颏下的实质团块时，均应同时检查甲状腺，注意异位甲状腺与其他颈部团块的鉴别，避免将孤立异位的甲状腺误作肿瘤予以切除，导致患儿永久性甲状腺功能丧失而需终身服用甲状腺激素替代，给患者造成极大伤害和酿成严重医疗事故。

第七节　甲状腺弥漫性疾病

甲状腺弥漫性疾病是指腺体弥漫性肿大和未触及甲状腺结节的一类疾病，常见的有甲状腺功能亢进症、急性细菌性甲状腺炎、桥本甲状腺炎、亚急性甲状腺炎及甲状腺功能减退症等。桥本甲状腺炎是儿童中最常见的甲状腺炎，多发生于学龄期（>6 岁）女性儿童；急性甲状腺炎次之，其中又以继发性甲状腺炎最为常见；亚急性甲状腺炎儿童较为少见。

一、甲状腺功能亢进症

【概述】

甲状腺功能亢进症（hyperthyroidism），是由于甲状腺激素分泌过多所致，简称甲亢。新生儿甲亢多因母体患有甲亢或桥本甲状腺炎，母血甲状腺抗体（TSAb）经胎盘带入胎儿体内所致；婴儿期血中TSAb消失后甲亢缓解；儿童甲亢主要由弥漫性中毒性甲状腺肿（Graves病）引起，少数可见于中毒性单侧甲状腺肿大、甲亢性甲状腺癌、急性化脓性甲状腺炎等。

【病理】

血液循环中无机碘被甲状腺滤泡上皮细胞摄取后经甲状腺过氧化物酶的作用氧化为活性碘，与酪氨酸结合后偶联生成T_3、T_4，经甲状腺球蛋白的摄取、溶酶体的吞噬水解而释放入血。甲状腺功能亢进患儿因促甲状腺激素分泌过多，滤泡上皮细胞增生，滤泡腔内的胶质减少或消失，淋巴组织增生，血管明显增多，甲状腺弥漫性增大，血清T_3、T_4浓度升高。

【超声表现和诊断要点】

1. 超声表现 超声表现为甲状腺弥漫性肿大，边缘尚规整，峡部增厚，但其程度与两侧甲状腺叶比较并不突出，此点与桥本甲状腺炎不同。甲状腺实质回声稍增强，粗糙、不均匀，可显示点、片状低回声，由于滤泡内充满胶质而高度扩张，腺体内还显示弥漫性分布的多发薄壁无回声区伴点状强回声。彩色多普勒血流显像显示血流非常丰富，充满搏动性红蓝彩色血流信号，呈“火海征”，但该征象可见于Graves病，亦可见于甲状腺炎，甚至甲低，缺乏特异性，但脉冲多普勒显示甲状腺上动脉流速测值增快明显（图4-7-1）。

2. 诊断要点

（1）甲状腺弥漫性肿大，回声欠均匀，腺体内血流信号丰富，甲状腺上动脉流速明显增快。

（2）伴有甲状腺功能亢进临床表现，血清T_3、T_4浓度升高。

【鉴别诊断】

1. 桥本甲状腺炎 本病峡部增厚更为明显且质地柔软；频谱多普勒显示血流速度增加幅度低于甲状腺功能亢进症，血清T_3、T_4正常或降低。

2. 亚急性甲状腺炎 两者可根据甲状腺内部回声相鉴别，甲状腺功能亢进症患者甲状腺回声呈弥漫性减低，而亚急性甲状腺炎患者甲状腺内显示

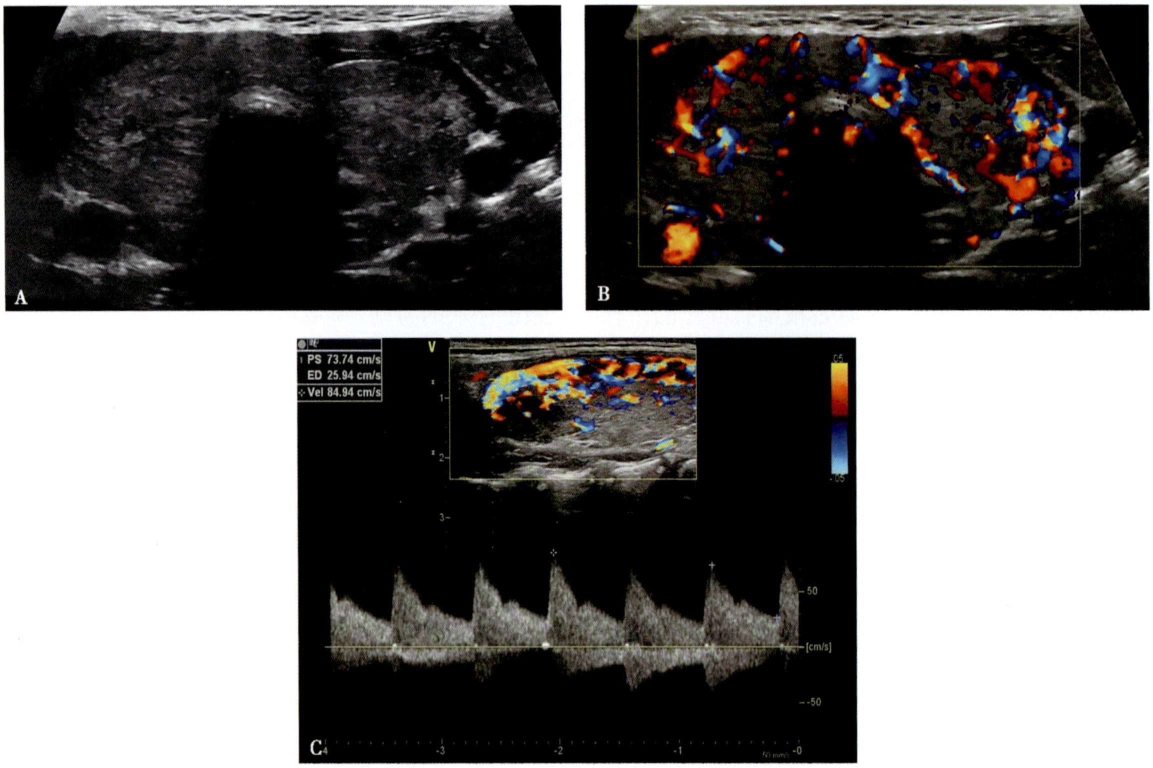

图4-7-1 甲状腺功能亢进症

A. 二维声像图显示甲状腺弥漫性增大；B. CDFI显示甲状腺实质血流信号极丰富；C. 频谱多普勒显示甲状腺上动脉血流速度增快

局部边界模糊、形态不规则的回声减低区，与正常甲状腺组织相互融合。

【诊断价值】

甲状腺功能亢进症超声图像具有特征性表现，结合临床症状和生化改变能较准确地为临床提供诊断和鉴别诊断依据，亦能协助指导治疗及随访疗效。

二、急性细菌性甲状腺炎

【概述】

急性细菌性甲状腺炎(acute bacterial thyroiditis，ABT)是甲状腺急性化脓性感染，常见的病原菌是金黄色葡萄球菌、溶血性链球菌、肺炎球菌、大肠杆菌。合并第三咽囊残留造成的梨状隐窝瘘是本病的最主要诱因，左侧多见。起病急，临床表现为发热及颈部包块且触痛明显，但全身中毒症状不明显，实验室检查有白细胞计数和 CRP 增高。

【病理】

细菌经瘘管、血液循环、淋巴管或邻近化脓性病灶蔓延至甲状腺组织或甲状腺侧叶周边间隙，造成甲状腺急性炎症改变。

【超声表现和诊断要点】

1. 超声表现　患侧甲状腺肿大，形态失常，甲状腺实质内回声不均匀，形成脓肿时表现为不规则、边界不清的混合性回声团块，内为片状无回声区混杂密集点状回声，彩色多普勒显示团块周围组织血流信号丰富，无回声区内无明显血流信号(图 4-7-2)。

2. 诊断要点

(1) 患侧甲状腺肿大，形态失常，回声不均匀，形成脓肿时探及无回声区。

(2) 患者起病急，颈部包块触痛明显，全身中毒症状不明显，白细胞计数和 CRP 增高。

【鉴别诊断】

急性细菌性甲状腺炎需与亚急性甲状腺炎鉴别，前者临床症状较后者更明显，如发热、局部按压触痛，且局部炎症更重，易形成脓液。亚急性甲状腺炎超声图像显示患侧甲状腺肿大，腺体内有边界模糊的散在性或融合性片状低回声区，彩色多普勒显示病变内原有甲状腺血管穿行，无周边环绕血管。

【诊断价值】

甲状腺位置较浅表，高频超声对甲状腺炎性病变内部回声及与周边结构关系均能够清晰显示，可为临床诊断本病提供可靠的图像依据。

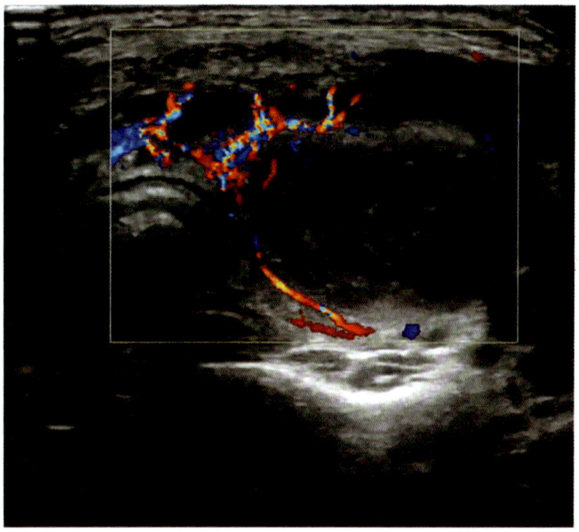

图 4-7-2　急性细菌性甲状腺炎

甲状腺左侧叶切面形态失常，其内不规则低回声团块，回声不均，液性暗区回声，内显示密集点、絮状低回声，CDFI 示低回声团块周边及增大淋巴结血流信号丰富

三、桥本甲状腺炎

【概述】

桥本甲状腺炎(Hashimoto thyroiditis，HT)又称慢性淋巴细胞性甲状腺炎，是免疫介导的自身免疫性疾病，患儿体内存在多种自身抗体，以抗甲状腺球蛋白抗体(TGA)和抗微粒体抗体(MCA)最常见。由于小儿自身免疫系统发育不完善、机体免疫应答反应差、抗体滴度低、循环免疫复合物形成差等，可使特异性抗体检查结果出现假阴性。临床通常表现为偶然发现甲状腺肿大，质硬，表面欠光滑，局限性病变可单侧增大，少数患儿有局部不适或疼痛。

【病理】

桥本甲状腺炎病程早期病理期改变为甲状腺组织内淋巴细胞、浆细胞浸润，纤维组织增生，淋巴滤泡形成，故表现为甲状腺功能亢进。晚期甲状腺萎缩，滤泡破坏、萎缩，数目减少，损伤到达一定程度可导致甲状腺功能减退，患儿出现黏液性水肿或生长发育迟缓。

【超声表现和诊断要点】

1. 超声表现　超声表现与疾病所处时期有关。本病处于甲亢期时，超声表现为甲状腺弥漫性肿大，尤以峡部改变最为明显，实质回声不均匀增粗或减低，因腺体间质纤维组织弥漫性增生，可显示散在条状分隔样强回声，部分呈细纹样改变，彩色多普勒显示丰富的血流信号，脉冲多普勒显示甲状腺上动脉流速增快，但流速增幅明显低于 Graves 病；本病处于甲低期时，由于甲状腺滤泡的进行性破坏，甲状腺实质纤维化改变，声像表现为双侧腺体边缘参差不整，可呈分叶状，腺体回声弥漫性减低、粗糙且不均，内有许多条状强回声混杂散在分布细小低回声，而呈网状改变，彩色多普勒显示血流信号仅轻度增加或无明显增加（图 4-7-3）。

2. 诊断要点

（1）甲状腺弥漫性肿大，以峡部明显，病变后期腺体可萎缩。

（2）腺体回声普遍降低，可出现网格样及条索样强回声等特征性表现，病变早期血流信号增加明显。

（3）患儿起病隐匿，腺体肿大且质韧，TGA 和 MCA 滴度明显。

【鉴别诊断】

桥本甲状腺炎甲亢期需与甲亢鉴别，前者峡部增大更为明显、质硬、多普勒超声显示甲状腺上动脉流速增幅比后者小，同时结合临床病史及血清 T_3、T_4 浓度改变可进行鉴别。

【诊断价值】

本病超声图像表现与疾病所处时期有关，复杂多变，需结合患者症状、体征和实验室自身抗体检测，方能协助临床做出明确诊断。

四、亚急性甲状腺炎

【概述】

亚急性甲状腺炎（subacute thyroiditis，SAT）又称肉芽肿甲状腺炎、巨细胞甲状腺炎、亚急性疼痛性甲状腺炎和 De Quervain 甲状腺炎，是疼痛性甲状腺疾病的最常见原因，为一种自限性疾病，以短暂的甲状腺组织破坏性损伤伴全身炎症反应为特征，因不同于病程短的急性化脓性甲状腺炎和病程长的慢性淋巴细胞性甲状腺炎，所以称之为亚急性甲状腺炎。常有明确的上呼吸道感染病史，甲状腺部位疼痛，可放射至耳后，重者疼痛拒按，疼痛大多首先出现于一侧甲状腺，一侧疼痛消失，转移至另一侧甲状腺，同时伴有体温升高、乏力、食欲缺乏、肌肉酸痛、汗出、心动过速等症状，数周后可缓解。

【病理】

亚急性甲状腺炎镜下病灶出现部位肉芽组织伴大量炎症细胞浸润、组织细胞及多性细胞，甲状腺内部组织主要被纤维组织或肉芽组织代替。

【超声表现和诊断要点】

1. 超声表现 甲状腺对称性肿大（图 4-7-4），甲状腺与颈前肌之间的间隙可模糊或消失，双侧或单侧腺体内可见数处回声减低区，形态不规则，边界模糊，病程初期低回声区常有压痛；恢复期病变回声逐渐增强，不均质，部分病灶可见钙化。彩色多普勒显示病灶内部血流信号轻度或无明显增加，周边无明显环绕血管，病灶内部可显示正常甲状腺血管穿行，病灶外腺体血供基本正常。

2. 诊断要点

（1）甲状腺对称性肿大，单侧或双侧腺体内散在或融合性低回声带呈“冲洗过征”，此为本病的特征性声像图表现。

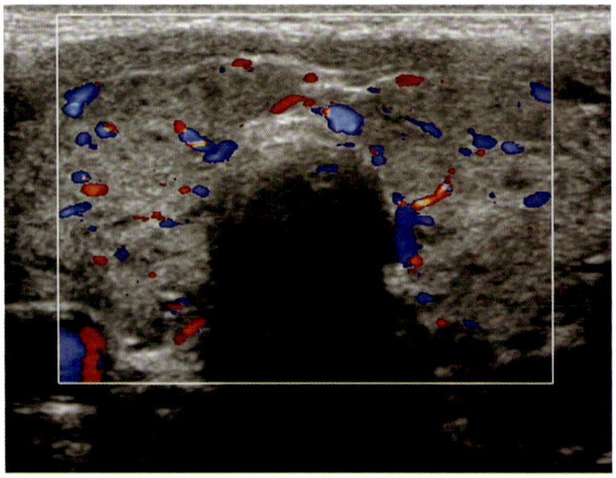

图 4-7-3 桥本甲状腺炎

二维声像图显示甲状腺弥漫性增大，峡部增厚，包膜回声欠光滑，实质回声增强、欠均；彩色多普勒显示甲状腺血流信号丰富

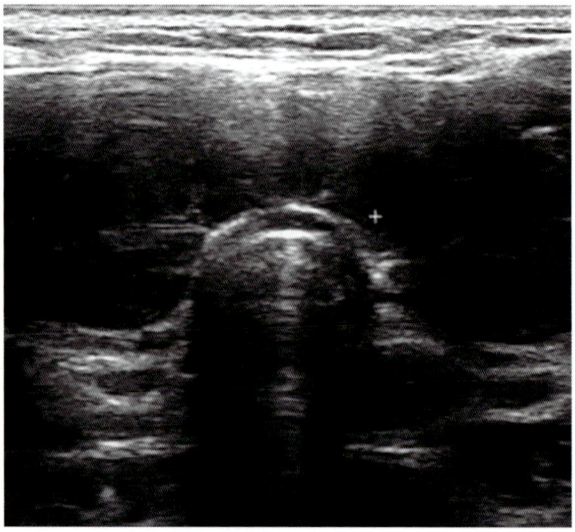

图 4-7-4 亚急性甲状腺炎

二维声像图超声显示甲状腺对称性肿大，实质回声不均匀减低

（2）发病初期常有上呼吸道感染病史，甲状腺局部疼痛及全身症状可自行缓解消失。

【鉴别诊断】

亚急性甲状腺炎需与结节性甲状腺肿相鉴别，典型的结节性甲状腺肿超声表现为甲状腺实质内弥漫分布大小不等的结节，结节可发生囊性变，结节间甲状腺实质回声粗糙，结节回声低，边界清楚，彩色多普勒显示结节周边血流多于结节内部，且一般无明显按压痛，但亚急性甲状腺炎低回声区边界模糊，病灶区域内血流信号多于周边甲状腺实质，且低回声区可有压痛。

【诊断价值】

本病具有特征性超声图像改变，超声结合临床症状及体征可协助准确诊断本病及选择合适的治疗方法，是随访的良好方法。

五、甲状腺功能减退

【概述】

甲状腺功能减退（hypothyroidism）是由于各种因素使甲状腺激素合成、分泌或生物效应不足而导致甲状腺素水平减低，可导致患儿生长迟缓、智力障碍。先天性无甲状腺性甲低的症状出现较早，在新生儿期就有明显表现。异位甲状腺和甲状腺肿性甲状腺功能减退发生较晚。临床主要表现为生理性黄疸消失延迟，进食困难，心率慢，贫血，皮肤干燥。从婴儿期开始逐渐表现发育迟缓，身材矮小，头颅大，前囟大，眼睑水肿等。血清 T_3 和 T_4 呈低值或临界值。X 线骨龄落后。

【病理】

甲状腺功能减退多见于两种病理类型。①甲状腺发育不全（thyroid dysgensis）是先天性甲低最常见的原因，无甲状腺或部分性甲状腺缺如、异位甲状腺等均可伴有发育不全，导致甲状腺功能障碍。②甲状腺肿性甲低即甲状腺肿性克汀病，有甲状腺肿大，多为散发性，为甲状腺激素合成障碍所致。临床上继发性甲状腺功能减退可见于甲状腺手术后、放射线暴露及下丘脑 - 垂体病变所致促甲状腺激素分泌不足。

【超声表现和诊断要点】

1. 超声表现　甲状腺发育不全时体积明显缩小，边缘不光滑，回声增强，或伴有不同程度的囊性变。彩色多普勒血流信号减少。甲状腺肿性甲状腺功能减退患儿甲状腺呈肿大、增生样改变，腺体回声减低且不均匀，彩色多普勒局部血流信号丰富（图 4-7-5）。

2. 诊断要点

（1）甲状腺位置可异常，形态失常，体积缩小，回声不均质。

（2）患儿生长迟缓，智力障碍。

【鉴别诊断】

甲状腺肿性甲状腺功能减退需与其他原因导致的甲状腺肿大鉴别，二维超声均显示甲状腺弥漫性肿大，前者为甲状腺激素合成障碍所致，血清 T_3 及 T_4 浓度呈低值或临界。

【诊断价值】

儿童甲状腺功能减退，若延误诊断及治疗可造成患儿智力障碍及生长发育迟缓等不可逆的损害，超声检查能明确甲状腺有无缺如或异位等发育不全、腺体实质回声及血供异常，协助临床及时发现病因，做出准确诊断，是本病的重要影像检查手段。

第八节　甲状腺癌

【概述】

儿童甲状腺癌（thyroid cancer in children）少见，常表现出极具侵袭进展性的临床特征，但经正规治疗预后良好、死亡率低。发生甲状腺癌的危险因素很多，如遗传易感性、有甲状腺疾病病史、碘缺乏与

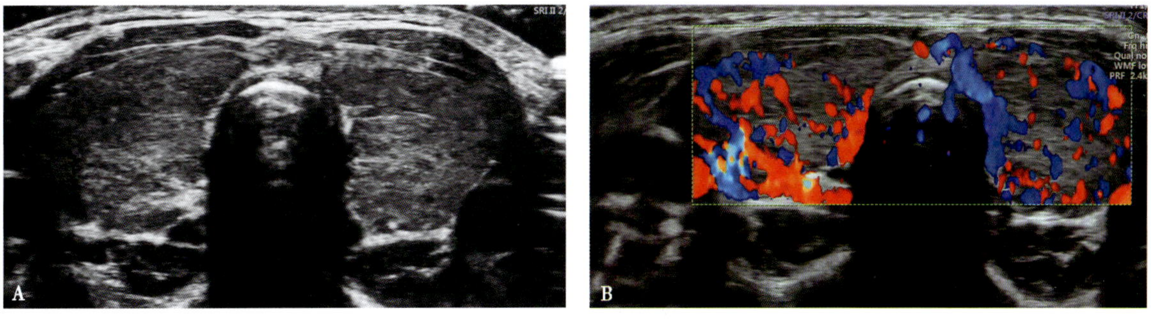

图 4-7-5　甲状腺功能减退

A. 二维声像图显示甲状腺弥漫性肿大，实质回声不均匀减低；B. 彩色多普勒显示甲状腺实质血流信号丰富

过剩、各种激素及环境因素等，但最重要且危险的因素是放射线暴露。儿童甲状腺癌转移发生早，尤以淋巴转移最为多见，远处转移多为肺，骨转移罕见。及时发现儿童甲状腺癌淋巴结转移灶有助于超声准确诊断本病，对癌肿分期及治疗亦有辅助诊断价值。通常甲状腺癌对患儿生活及生长发育影响较小，患儿常无明显不适症状，以偶然发现颈部肿物就诊，与成人不同，患儿很少出现声嘶，饮水呛咳等症状。甲状腺癌治疗方法主要通过手术切除和适当的碘 131 治疗，同时均应进行 TSH 抑制治疗。

【病理】

儿童甲状腺癌按病理分型分为：乳头状癌、滤泡状癌、髓样癌及间变癌。儿童以乳头状癌为主，一般无包膜，部分可有不完整包膜。镜下显示肿瘤呈乳头状生长，乳头分支多，间质有较多纤维和血管，肿瘤间质内常可见钙化砂粒体。髓样癌起源于甲状腺分泌降钙素的滤泡旁 C 细胞，免疫组化显示降钙素为强阳性。

【超声表现和诊断要点】

1. 甲状腺癌的超声表现　甲状腺癌超声显示患侧甲状腺弥漫性不规则增大，质地僵硬，肿块可单发或多发，多发者可见弥漫累及甲状腺腺叶的结节或肿块，呈分叶状或不规则形，边界不清，内部回声不均匀，呈高回声或强弱不等回声伴液性暗区，肿块内显示砂粒样的强回声钙化灶，特异性较高。彩色多普勒显示病灶内丰富血流信号，脉冲多普勒多显示为高速高阻的动脉流速曲线，部分表现为舒张期正向血流信号缺失或反向（图 4-8-1）。

2. 淋巴结转移的超声表现　淋巴结转移的超声表现为淋巴结正常皮髓质结构消失，其内多存在与肿瘤内回声相似的砂粒样钙化（图 4-8-2），边缘可残存少量正常淋巴结实质，彩色多普勒显示除淋巴结门及髓质显示枝状彩色血流信号外，部分彩色血流信号呈环状包绕淋巴结。

3. 超声引导下细针穿刺活检　部分患儿甲状腺内病灶很小且位置较深，图像缺乏特征性，与甲状腺腺瘤表现相似，超声鉴别困难；或甲状腺癌手术切除后发现可疑复发病灶及颈部可疑淋巴结转移灶，此时均可应用超声引导下细针穿刺细胞学活检（fine-needle aspiration，FNA）来协助诊断。行细针穿刺后应注意超声随访有无血肿形成，为穿刺时损伤甲状腺表面及实质内部血管所致，多出现于带状肌和甲状腺之间，亦可在甲状腺实质内出现。

4. 诊断要点

（1）患侧甲状腺肿大，内探及单发或多发肿块，形态不规则，回声不均匀，血供丰富。

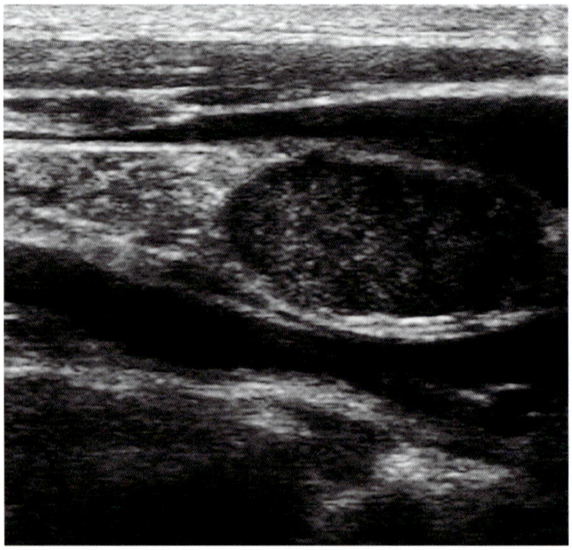

图 4-8-2　甲状腺癌淋巴结转移灶

二维声像图显示甲状腺癌淋巴结转移病灶内可见弥漫分布的砂砾样钙化

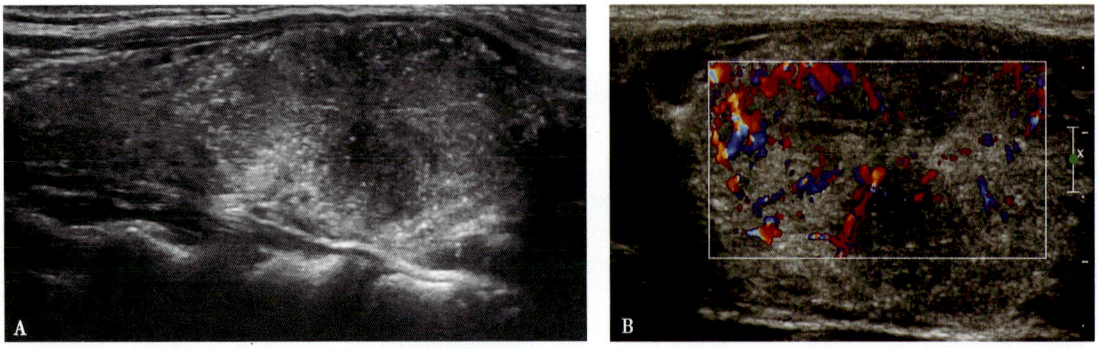

图 4-8-1　甲状腺癌

A. 二维声像图显示甲状腺内不规则低回声团，回声不均，边界不清，可见砂砾样钙化；B. 彩色多普勒显示低回声团内血流信号丰富

（2）病变内显示砂粒样的强回声钙化灶，特异性较高。

（3）可伴有淋巴结转移，淋巴结内多存在与肿瘤内回声相似的砂砾样钙化。

【鉴别诊断】

1. 甲状腺腺瘤（thyroid adenoma） 多见于女性患儿，包括滤泡状腺瘤、乳头状腺瘤。甲状腺腺瘤形成大小不一的腺泡，腔内含有多少不等的胶质。超声表现为甲状腺内单发的实性或囊实相间结节或包块，圆形或椭圆形，边界清，有包膜，可见晕征（图 4-8-3），内部回声均匀，伴出血或液化时显示片状液性无回声区，彩色多普勒显示包绕病灶的环形彩色血流号。

2. 结节性甲状腺肿（nodular goiter） 儿童可表现为甲状腺内散在分布的孤立或少量无包膜结节，周边甲状腺实质回声较均匀，有时单凭超声所见与肿瘤鉴别有一定困难。

3. 青春期甲状腺 青春期甲状腺可轻度肿大，超声显示腺叶回声略粗糙，实质内尤其是靠近腺体边缘常可出现因甲状腺滤泡积存胶质扩张、融合形成的大小不等的囊肿。当囊肿聚集分布时，可酷似结节而易被误诊为囊腺瘤或结节性甲状腺肿；囊肿过于细小时，囊腔可不显示，仅表现为后壁回声增强，声像图表现为孤立、稀疏的星点样强回声。青春期甲状腺超声改变随患儿生长发育可自行消失。

4. 胸腺（thymus） 部分儿童胸腺尚未退化完全，位于胸骨上窝的正常胸腺可随呼吸于体表观察到异常隆起，而胸腺纤维结缔组织包膜伸入富含细胞的实质形成的小叶间隔，声像图特点可表现为多发颗粒样或短线状强回声，由于不规则的强回声而误诊异位甲状腺癌。正常胸腺具有固定的解剖位置，质地松软，随呼吸甚至可被邻近的大血管压迫而出现压缩性改变，超声特异性征象结合解剖、生理基础，可避免误诊。

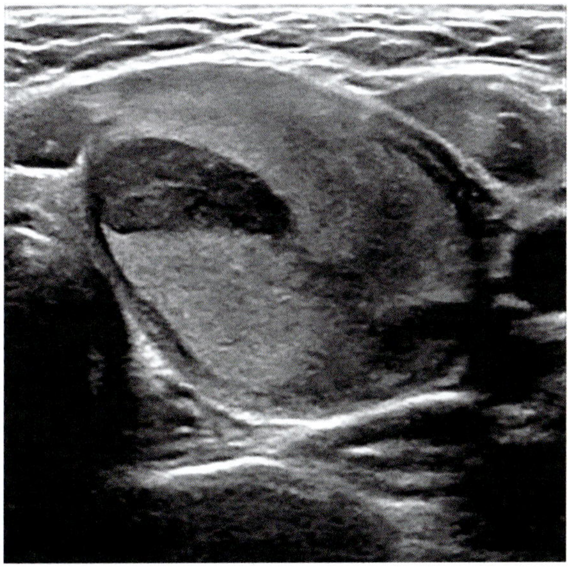

图 4-8-3 甲状腺腺瘤

二维声像图显示甲状腺内低回声团，其内可见液化的无回声区，病灶周围的带状低回声即晕征

【诊断价值】

超声是甲状腺癌较为可靠的首选影像学检查方法，诊断较为困难的病例应与核素显像或 CT 等结合分析，必要时可进行超声引导下细针抽吸活检。

第九节 颈部淋巴结病变

淋巴结是接受抗原刺激产生免疫应答的场所，具有过滤、增殖及免疫作用。小儿颈部浅表淋巴结肿大常见，其原因有淋巴结炎、转移性淋巴结病变和淋巴瘤。

一、淋巴结炎

【概述】

小儿头颈部淋巴结炎（pediatric head and neck lymphadenitis），可见于各种感染和非感染因素引起的淋巴结反应性增生。非特异性淋巴结炎为儿童颈部淋巴结肿大的常见原因，多见于上呼吸道、口腔、牙和扁桃体等感染，部分病例没有明显的感染灶而主要表现为淋巴结肿大，通过抗炎、对症等治疗，肿大淋巴结会逐渐缩小消失。特异性感染性淋巴结炎的病原体有结核、非结核分枝杆菌、真菌、梅毒及 EB 病毒等，小儿以结核及非结核性分枝杆菌为主要致病菌，常见于卡介苗接种后，多数在 6 个月内发病，无身体其他部位结核病变，无全身中毒症状，病变淋巴结多位于疫苗接种同侧腋下及锁骨上、下，颈部偶尔可见。

【病理】

淋巴结炎性增生时，增大的淋巴结常形成淋巴结周围炎，病理改变为液化坏死、增生和钙化并存，单个或多个受累，部分融合成串，缓慢增大，边界清，后期可与皮肤粘连。伴有脓肿形成时，局部皮肤无红肿表现，脓肿破溃可穿透皮肤形成窦道。

【超声表现和诊断要点】

1. 非特异性淋巴结炎超声表现 非特异性淋巴结炎超声表现为淋巴结体积明显增大，形态呈圆形或椭圆形，长径与短径之比 >2.0。包膜清楚，表面光滑，边界清晰，常单个，融合少见，髓质增厚明显、回声增强，呈肾形结构，皮髓质分界清。彩色多普勒可见血流信号增多由淋巴门汇入，呈枝条状分布，形态及走行较规则，脉冲多普勒显示频谱为高速低阻型。

2. 特异性感染淋巴结炎超声表现 特异性感染淋巴结炎超声表现为多个淋巴结肿大，呈蜂窝状、团块状，多群集成堆或部分融合成串珠状，边界欠规整，皮髓质分界不清，内部呈欠均匀低回声，髓质及淋巴结门结构由于皮质肿胀受压推移而偏心、变形（图 4-9-1）或显示不清，部分可见散在点状、斑点状甚至弧形强回声伴后方声影，脓肿形成表现为不规则液性区（图 4-9-2）。彩色多普勒显示急性期血流信号增多，分布杂乱，液化坏死区无血流信号。

3. 卡介苗接种后淋巴结反应超声表现 卡介苗（Bacillus Calmette Guerin vaccine，BCG vaccine）接种后淋巴结反应超声表现可分为单纯型、脓肿型与窦道型。单纯型：圆形或椭圆形低回声团，边界清晰，内部回声不均匀，可有斑点状强回声不伴后方声影，彩色多普勒显示淋巴结及其周围软组织血流信号丰富。脓肿型：增大的淋巴结形态失常，呈圆形或哑铃形不规则低回声团，其内显示液性无回声区混杂细密点状低回声及斑块状强回声伴后方声影；淋巴结包膜破溃形成周围炎时周围软组织增厚、回声增强，彩色多普勒显示淋巴结周边点、条状血流信号。窦道型：为脓肿型破溃后形成窦道，可见窦道向浅表延伸，开口于皮肤（图 4-9-3）。

4. 诊断要点

（1）淋巴结体积增大，长径与短径之比 > 2.0，皮髓质分界基本清晰。

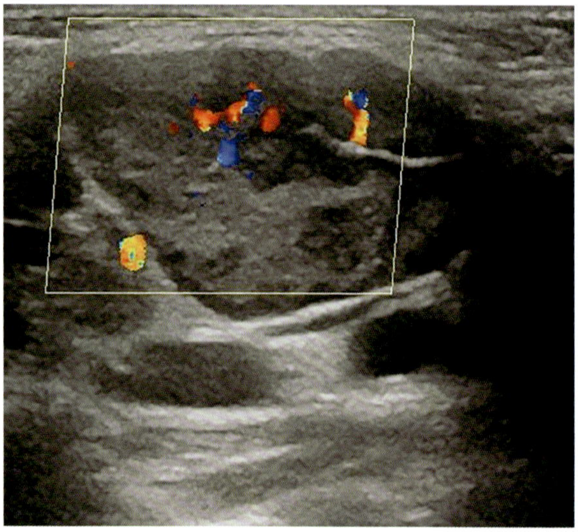

图 4-9-1 传染性单核细胞增生症

病变淋巴结的淋巴门结构由于皮质肿胀受压推移而偏心

（2）淋巴结内血流信号增多由淋巴门汇入，呈枝条状分布，形态及走行较规则。

（3）患儿可有上呼吸道、口腔、牙和扁桃体等感染或接种卡介苗病史。

【鉴别诊断】

淋巴结炎需与淋巴瘤相鉴别，前者髓质及淋巴结门结构被推挤偏心但一般显示清楚，后者皮髓质分界不清；淋巴瘤多个淋巴结可互相融合，淋巴结炎少融合；淋巴瘤回声明显减低，较淋巴结炎明显。卡介苗接种后淋巴结反应，结合病史、临床症状及实验室检查可与淋巴结结核、转移性淋巴结相鉴别。

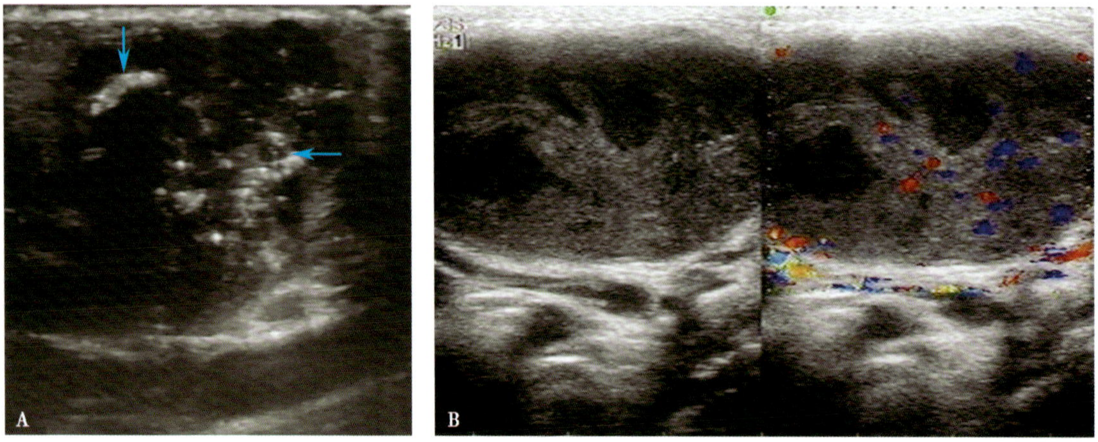

图 4-9-2 淋巴结结核

A. 二维声像图显示病变淋巴结内钙化灶呈斑片状及团状强回声伴后方声影（箭头）；B. 彩色多普勒超声图显示淋巴结病变内形成脓肿，表现为不规则无回声区

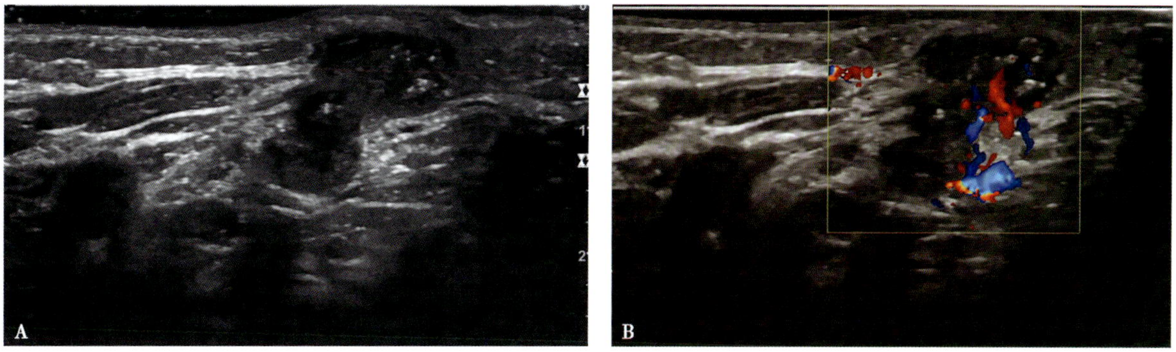

图 4-9-3 左锁骨上窝卡介苗接种后淋巴结反应

A. 左锁骨上窝不规则低回声团，内显示片状液性无回声区及斑片状强回声，伴部分后方声影；B. 彩色多普勒超声图显示病变淋巴结周边血流信号稍丰富，液性暗区内未显示血流信号

【诊断价值】

高频彩超的分辨率较高，能够较为准确地诊断颈部淋巴结肿大，且能为颈部淋巴结炎性病变的诊断和鉴别诊断提供可靠的图像依据，是首选的影像学检查方法。

二、转移性淋巴结增大

【概述】

颈部转移性淋巴结（metastatic cervical lymph nodes），是由其他部位的肿瘤性病变经过转移播散至颈部淋巴结所致，大多数原发灶位于头颈部，咽、喉及甲状腺癌转移至颈内静脉周围，口腔内肿瘤转移至颌下及上颈部，鼻咽癌常转移至颈后三角。临床表现：初期常为单发，无痛，可被推动，以后很快出现多个淋巴结，并侵及周围组织，此时，淋巴结病变呈结节状，固定，有局部或放射性疼痛，晚期可发生坏死，以致溃破，感染，出血，外观可呈菜花样，分泌物带有恶臭。

【病理】

颈部转移性淋巴结趋于圆形，可能与癌细胞的浸润开始于淋巴结皮质，导致淋巴结结构的改变有关。淋巴结内的癌细胞生长迅速，浸润取代了淋巴门，其血供不足常会出现坏死，甚至使淋巴门结构消失或部分消失。转移途径最常见的是经淋巴管，也可循血行转移至淋巴结的被膜及小梁的血管中，还可直接侵犯附近的淋巴结。

【超声表现和诊断要点】

1. 超声表现 颈部转移性淋巴结增大多呈圆形，由于癌细胞的浸润使得淋巴结内细胞的成分增多，脂肪的成分减少，导致受累淋巴结与周围组织的声抗阻差增大，使转移性淋巴结的边界清晰而又锐利；当晚期浸润至淋巴结外时，与周围组织分界不清。增大的淋巴结呈低回声，正常淋巴门结构消失，皮、髓质分界不清，伴有液化坏死时可见片状液性无回声区。甲状腺乳头状癌及甲状腺髓样癌转移性淋巴结内可出现点状微钙化灶，此也成为诊断本病转移性淋巴结病灶的特异性图像特征。化疗后淋巴结病灶可发生纤维化，回声增强；放疗后由于凝固性坏死可显示大片状钙化。癌细胞浸润取代淋巴门，彩色多普勒显示淋巴门血流信号消失，其外周显示环状包绕性血流信号，走行扭曲、分布紊乱。脉冲多普勒显示血流阻力指数常大于0.7（图 4-9-4）。

2. 诊断要点

（1）淋巴结肿大，多呈圆形，边界清晰，淋巴结内可出现特征性点状微钙化。

（2）正常淋巴门结构消失，皮髓质分界不清，外周环绕走行扭曲的血流信号。

（3）患者体内探及原发肿瘤病灶。

【鉴别诊断】

颈部转移性淋巴结需与淋巴瘤相鉴别。转移性淋巴结彩色多普勒超声多显示淋巴结边缘型血供或混合性血供（同时有中央和边缘血管），而淋巴瘤可显示典型淋巴结门血管，血供较转移性淋巴结炎更丰富；甲状腺癌转移性淋巴结内可见特征性的钙化灶可作为重要鉴别点。

【诊断价值】

高频超声是颈部淋巴结转移性病变首选影像检查方法，可准确地观察淋巴结病变的位置、形态、大小、边界、内部回声、淋巴结内彩色多普勒血流信号分布特征及测量血流参数，可协助寻找原发肿瘤病灶，为临床诊断及鉴别诊断颈部淋巴结病变提供丰富的信息。

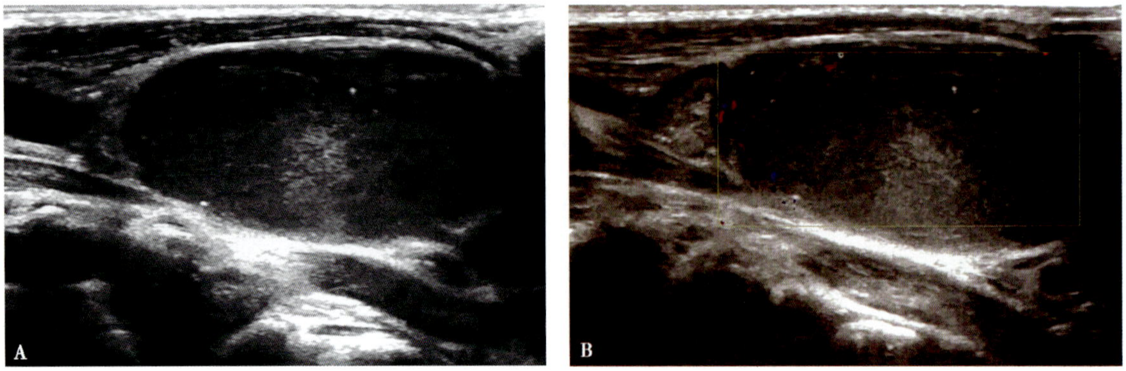

图 4-9-4　颈部转移性淋巴结

A. 二维声像图显示颈部淋巴结呈椭圆形，回声减低，正常淋巴结门结构消失，内显示点状强回声；B. 彩色多普勒超声图显示病变淋巴结内点状血流信号

三、淋巴瘤

【概述】

淋巴瘤（lymphoma），也称恶性淋巴瘤，该病可原发于淋巴结、结外淋巴组织，也可原发于非淋巴组织，根据其组织类型可分为霍奇金淋巴瘤及非霍奇金淋巴瘤，两者可同时发生于一个患者。霍奇金淋巴瘤的病变往往从一个或一组淋巴结开始，逐渐由近及远地向附近的淋巴结或淋巴结外器官扩散，多发生于颈部和锁骨上淋巴结，首发症状是局部淋巴结的无痛性、进行性肿大。非霍奇金淋巴瘤原发部位广泛，几乎可以原发于人体任何部位和器官，临床表现多样，组织学分类复杂，肿瘤呈不连续性的扩散。

【病理】

淋巴瘤镜下表现为淋巴结的正常结构被肿瘤细胞所取代，中央坏死可导致淋巴结门回声消失，肿瘤细胞可浸润淋巴结被膜和淋巴结外软组织。

【超声表现和诊断要点】

1. 超声表现　超声表现为淋巴结多区、多个肿大，其横径增加明显，呈圆形或类圆形，多个淋巴结可互相融合，呈分叶状或不规则，内部回声显著减低，甚至呈无回声，皮髓质分界不清（图 4-9-5）。淋巴瘤淋巴结极少显示液化暗区及钙化强回声。彩色多普勒显示血流信号丰富，淋巴门血管粗大，而后呈分支状分布整个淋巴结。脉冲多普勒显示血流阻力指数较正常增高，但多小于 0.7。

2. 诊断要点

（1）颈部多处淋巴结肿大，淋巴结长短径之比 <2，呈圆形或类圆形，可互相融合，内部回声明显减低。

（2）皮髓质分界不清，淋巴门血流丰富，血管粗大。

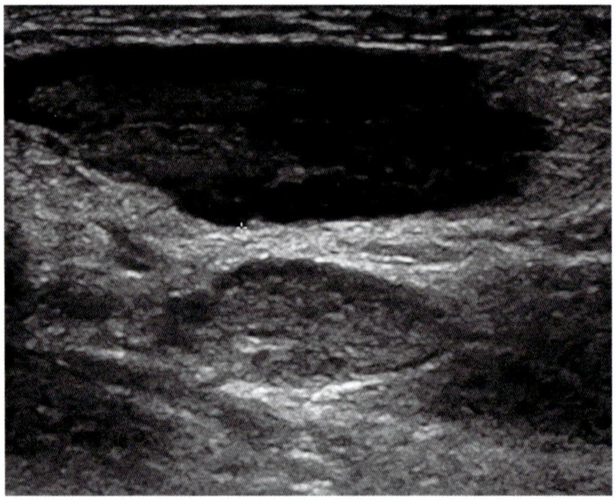

图 4-9-5　非霍奇金淋巴瘤

二维声像图显示淋巴结病变形态不规则，内部回声减低，皮髓质分界不清

【鉴别诊断】

淋巴瘤要注意与淋巴结结核、转移性淋巴结病变相鉴别。淋巴瘤回声明显减低，彩色多普勒显示血供丰富，结节内不易发生坏死、钙化，结合有无原发肿瘤病灶可与转移性淋巴结鉴别；淋巴结结核多有液化坏死无回声区，结合病史及其他影像学、实验室检查可鉴别。

【诊断价值】

超声为颈部淋巴瘤的首选影像检查方法，淋巴结病变性质难以确定时，可行超声引导下穿刺活检术以明确病理诊断。分析超声检查结果时需注意淋巴结长短径之比 <2 常提示为恶性，但婴幼儿炎性淋巴结也可为类圆形；恶性淋巴结病变淋巴门结构消失，但直径 <5mm 的正常淋巴结的淋巴门结构也可因超声分辨率受限不能显示。

（王　荞）

第五章　颈部血管超声检查

第一节　超声检查技术

【检查内容】

颈部血管超声检查主要针对颈部及胸骨上窝血管及其主要分支，包括颈总动脉、颈内动脉、颈外动脉、椎动脉和基底动脉，以及颈内静脉、颈外静脉、颈前静脉和椎静脉等。二维超声观察血管位置走行、形态及内部回声，多普勒超声观察血流动力学变化。

【检查方法】

1. 患儿准备　安静状态下进行检查，不能配合者需镇静。

2. 体位　患儿采取仰卧位，肩下垫枕，头偏向对侧，充分暴露检查侧颈部。

3. 仪器　一般采用线阵探头，探头频率 5～12MHz。病变位置较深或肥胖患儿可选用凸阵探头。

【注意事项】

颈部静脉表浅，检查时勿用力过大压迫血管。彩色多普勒检查要调节增益至适当。获取流速曲线时适当倾斜探头，使声束与血流夹角小于 60 度。

第二节　颅外颈动脉瘤

【概述】

颅外颈动脉瘤（extracranial carotid artery aneurysm，ECAA）是指各种原因导致颅外颈动脉壁损害变薄，在血流压力作用下逐渐膨大扩张，形成动脉瘤。儿童颈动脉瘤的发生率远较成人低，多见于先天性肌纤维发育不良、先天性缺陷（大动脉炎、马凡综合征），以及血管插管手术损伤等。临床主要表现为颈部无痛性肿块，有搏动及杂音；并发脑血栓者可有相应神经症状。颈动脉瘤破裂或引起压迫症状者较少见。

【病理】

颅外颈动脉瘤多累及颈总动脉和颈内动脉，右侧多见。根据好发部位可分为五型（图 5-2-1）。Ⅰ型：瘤体位于颈内动脉的远段；Ⅱ型：瘤体位于颈内动脉近段；Ⅲ型：瘤体位于颈动脉分叉处；Ⅳ型：瘤体位于颈内动脉和颈总动脉；Ⅴ型：瘤体位于颈总动脉，以Ⅲ型较为常见。

【超声表现和诊断要点】

1. 超声表现　二维超声显示颅外段颈动脉局部呈囊状或梭形扩张，多见于颈总动脉分叉处，累及颈内动脉和颈外动脉的起始段。动脉瘤管壁与其近端或远端血管壁相延续，血管内膜连续完整，局部无血栓形成。彩色多普勒或能量多普勒显示血流信号充盈整个瘤腔，并与颈内动脉或颈外动脉相通（图 5-2-2）。

2. 诊断要点

（1）颈部囊性团块，囊壁与颈动脉管壁相延续。

（2）彩色多普勒显示团块内血流信号填充，流速曲线显示为动脉。

【鉴别诊断】

需与颈部其他囊性团块鉴别，团块壁与颈动脉管壁延续，彩色多普勒显示血流信号填充可以鉴别。

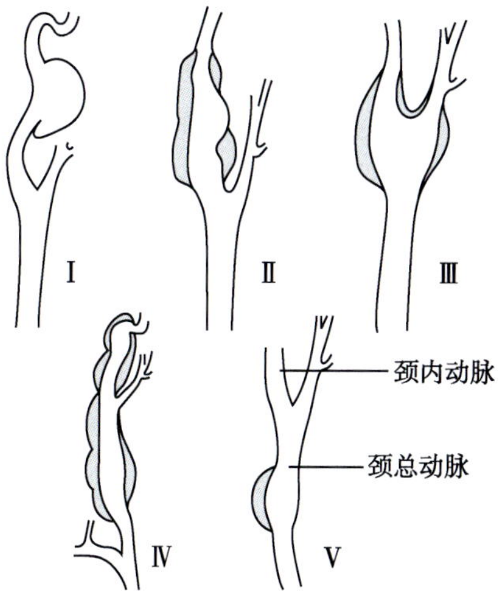

图 5-2-1　颈动脉瘤分型示意图

Ⅰ型. 瘤体位于颈内动脉的远段；Ⅱ型. 瘤体位于颈内动脉近段；Ⅲ型. 瘤体位于颈动脉分叉处；Ⅳ型. 瘤体位于颈内动脉和颈总动脉；Ⅴ型. 瘤体位于颈总动脉

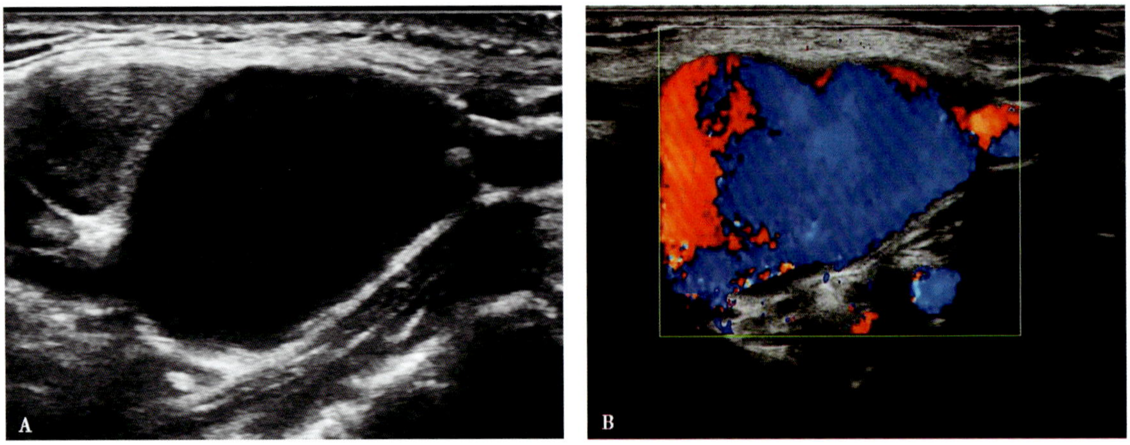

图 5-2-2 颈动脉瘤（V型）

A. 颈总动脉局部扩张呈囊状，与颈动脉管壁相延续；B. 彩色多普勒显示管腔内充满血流信号

【超声诊断价值】

二维及彩色多普勒超声可以显示颈动脉瘤的大小、位置、血流情况及其内有无血栓形成等；数字减影血管造影（DSA）对本病具有确诊意义，但为有创性检查，可能会出现穿刺部位感染及血肿等并发症；CT 检查需进行碘对比增强，且有 X 线辐射损伤。

第三节 椎动脉畸形

椎 - 基底动脉是脑的重要供血动脉。椎动脉左右各一支，穿行于颈椎两侧的横突孔，经枕骨大孔入颅，在脑桥下缘汇合为基底动脉。从椎动脉和基底动脉发出多支粗细不等的小血管，供应枕叶、小脑、脑干、丘脑及内耳等部位。椎动脉和基底动脉及其分支统称为椎 - 基底动脉系统，当各种病因使该系统血流量下降到一定程度，就可以出现相应的脑缺血症状。症状反复发作但不超过 24 小时，称为椎 - 基底动脉系统短暂缺血发作；如症状 24 小时内不缓解，称为椎 - 基底动脉系统供血不足。

先天性椎动脉畸形主要包括椎动脉起源异常、走行异常和椎动脉发育不全等。临床上小儿先天性椎动脉畸形少见，可能是因未导致脑部供血不足无明显临床症状而未被识别，本病常因心血管或颈部疾病行超声检查时发现。

一、椎动脉起源异常

【概述】

正常椎动脉起自同侧锁骨下动脉。椎动脉起源异常包括起自主动脉弓、起自颈总动脉、椎动脉与锁骨下动脉共干和呈不完全性双起源。椎动脉起源异常的检出，有助于减少颈部手术、血管插管等误损伤的风险。

【病理】

左侧椎动脉异常起源于主动脉弓多见，起自颈总动脉和双起源罕见，常伴有椎动脉走行异常，椎动脉经第 4 或第 5 颈椎等水平入椎骨的侧孔。椎动脉异常起源于主动脉弓，受压力的影响，导致椎动脉夹层或破裂的概率增加。椎动脉走行异常时容易受运动及受力不均刺激或损伤，导致严重的脑循环损伤。

【超声表现和诊断要点】

1. **超声表现** 小儿椎动脉起源异常多因先天性心血管畸形经胸骨上窝超声检查时发现，表现为主动脉弓分支数目异常（图 5-3-1），显示为 2 个或 4 个分支，进一步检查颈动脉时显示椎动脉起源于主动脉弓或颈总动脉；或表现为锁骨下动脉与椎动脉呈较短的共干起自主动脉。

2. **诊断要点**

（1）椎动脉未起源于同侧锁骨下动脉。

（2）沿椎动脉追溯其起始部位为主动脉弓、颈总动脉等。

二、椎动脉发育不全

【概述】

椎动脉发育不全（hypoplastic vertebral artery，HVA）是一种先天性血管异常，指两侧椎动脉内径不对称，一侧椎动脉全程内径细小。正常人双侧椎动脉管径可不完全对称，约 50% 以左侧椎动脉为优势，左侧内径略大于对侧；右侧椎动脉优势约 25%；两侧完全对称者仅占约 25%。该病既往被认

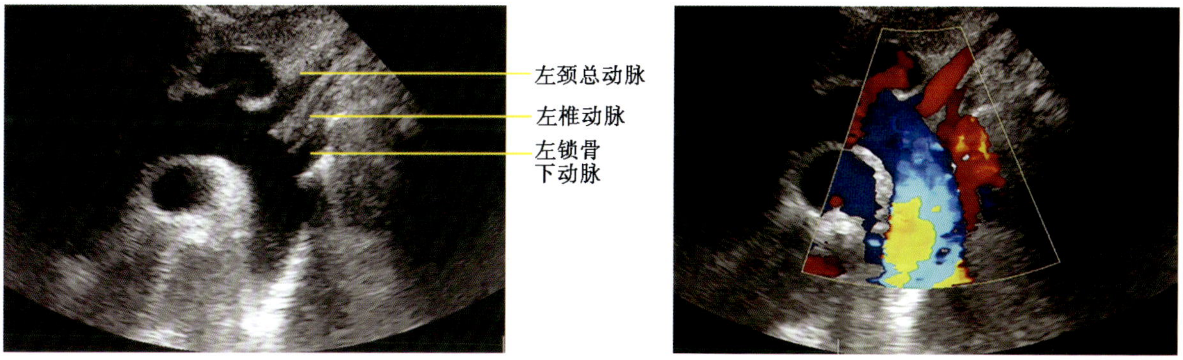

图 5-3-1 椎动脉起源异常

左侧椎动脉起源于主动脉弓

为是正常变异，近年研究显示其可能是后循环脑梗死的潜在危险因素。椎动脉发育不全可导致局部血流低灌注和复杂的神经血管调节异常，与偏头痛存在一定的联系。目前国内外尚无统一的诊断标准，成年患者椎动脉内径小于 2mm，或双侧椎动脉内径比值大于 1.2 者，可考虑诊断椎动脉发育不全；CT 血管成像则以两侧椎动脉内径比值大于 1.67 为该病的诊断依据。

【病理】

发育不全的椎动脉常伴有起源异常，因椎 - 基底动脉供血不足，可出现头晕、一过性双眼黑矇、晕厥等不典型临床症状。因一侧椎动脉细小，对侧椎动脉代偿性增粗，血流速度增快，这种不对称性变化随年龄的增长更为显著。血流动力学的异常增加了动脉粥样硬化、动脉夹层和血栓形成的风险。

【超声表现和诊断要点】

1. 超声表现 正常儿童两侧椎动脉内径和血流速度基本对称。椎动脉发育不全者二维超声显示患侧椎动脉内径较健侧明显减小，累及全程（图 5-3-2）；彩色多普勒血流信号充盈尚可，血流束细窄，但连续整齐；脉冲多普勒检测显示患侧流速较健侧减低，血流阻力指数增高（图 5-3-3）。

2. 诊断要点

（1）患侧椎动脉全程细小。

（2）患侧椎动脉血流速度较健侧减低。

【鉴别诊断】

椎动脉发育不全需与椎动脉弥漫性狭窄鉴别，两者均为椎动脉内径明显细小。椎动脉狭窄超声表现为：①椎动脉管腔不均匀性狭窄，管壁毛糙不清；②彩色多普勒血流信号充盈差，呈不连续的细条状；③脉冲多普勒显示流速曲线形态失常，频带增宽，频谱与基线之间的窗减小或消失，加速时间延长，阻力指数增高。

【超声诊断价值】

二维超声检查可清晰显示椎动脉的管壁、管腔，可测量管径。彩色多普勒及脉冲多普勒有利于观察椎动脉的血流充盈情况并量化分析其血流动力学改变。

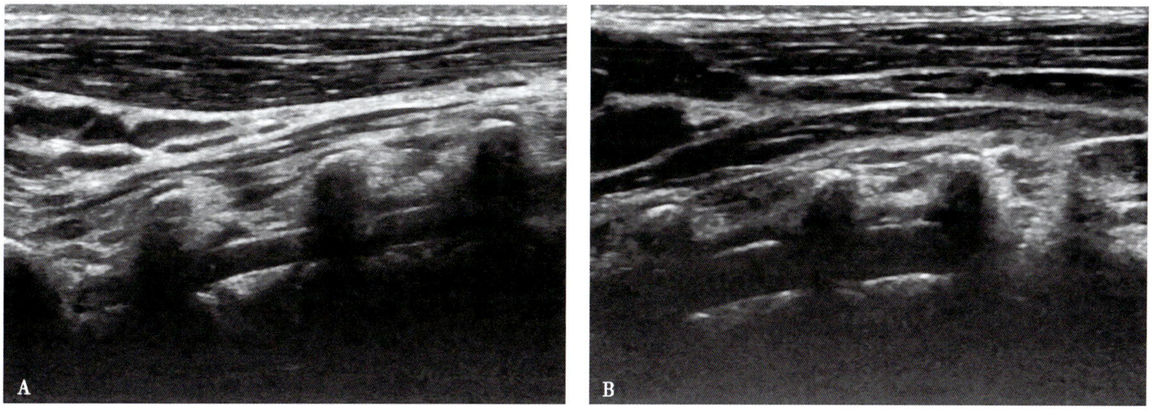

图 5-3-2 椎动脉发育不全

A. 左侧椎动脉全程内径细小；B. 右侧椎动脉内径正常

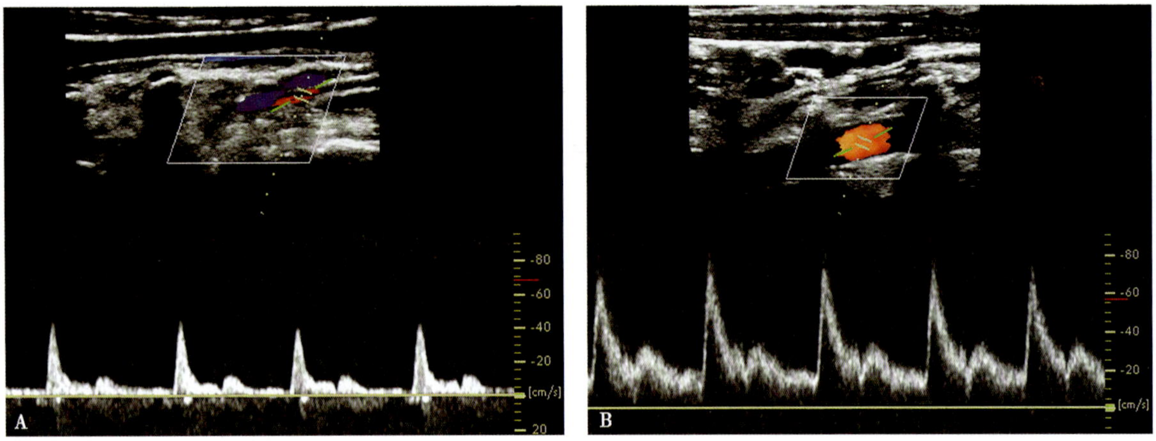

图 5-3-3 椎动脉发育不全

A. 患侧血流速度减低，阻力指数增高，峰值流速 40cm/s，阻力指数 0.81；B. 正常侧椎动脉峰值流速 80cm/s，阻力指数 0.55

第四节 颈内静脉扩张症

【概述】

颈内静脉扩张症（internal jugular phlebectasia）是由先天发育异常、感染或创伤等原因导致的局部静脉扩张。有学者认为，颈静脉淋巴囊的残留、颈内静脉侧支的形成、前斜角肌功能亢进、肺尖部与锁骨之间颈静脉的压迫、无名静脉的压迫、外伤或先天性静脉壁肌层的缺损等均为颈内静脉扩张的致病因素。部分颈内静脉扩张无明确的病因，因而也被认为可能是一种自发性疾病。临床表现为患儿哭闹或咳嗽时，颈部下 1/3 处隆起无痛性包块，平静状态下变小或消失，有时可闻及静脉性杂音，但无搏动及疼痛。

【病理】

组织病理学检查显示大多颈内静脉扩张为局限性的静脉壁全层扩张，而静脉结构正常。颈内静脉扩张主要发生在颈内静脉的下 1/3 段，颈外静脉、颈前静脉、面后静脉也可发生类似扩张。颈内静脉扩张时，因颈静脉瓣功能不全，失去阻止血液反流的功能，局部血管壁变薄，平滑肌减少且排列稀疏甚至断裂，管壁弹性下降，屏气时静脉腔内压力上升，形成局部梭形扩张，不同于扭曲状的静脉曲张。近期有组织病理学研究显示，儿童患者中扩张的颈内静脉壁肌层变薄，而成人患者中则多为肌层缺如。

【超声表现和诊断要点】

1. 超声表现 二维声像图显示胸锁乳突肌旁颈内静脉局部囊状扩张，呈梭形或椭圆形，后方回声增强，部分可显示腔内静脉瓣膜样回声。颈内静脉管径大于对侧。Valsalva 动作或患儿大声叫喊时，扩张的颈内静脉更加明显，横截面积比安静状态下明显增大（图 5-4-1），其比值≥4∶1。彩色多普勒显示管腔内血流信号充盈。近来有文献报道以颈内静脉前后径大于 1.5cm 作为颈内静脉扩张症的诊断标准。

颈内静脉扩张症偶见伴有局部血栓形成，超声显示扩张的静脉腔内附壁的异常回声。急性血栓表现为低回声团，陈旧性血栓表现为不均性回声增强；血栓完全填充管腔时，病变处血管加压后无明显变形塌陷，彩色多普勒显示局部血流信号充盈缺损；血栓部分填充管腔时，病变处因局部管腔狭窄而血流速度增快。儿童的颈静脉血栓多见于颈静脉插管、安装心脏起搏器后或长期静脉压迫者，合并血栓形成时，Valsalva 动作时显示静脉管径可无改变或变化减小。

2. 诊断要点

（1）颈内静脉局限性扩张，Valsalva 动作时横截面积明显增大，比值≥4∶1。

（2）扩张颈内静脉局部有无血栓形成。

（3）有无引起颈内静脉扩张的其他病变。

【鉴别诊断】

需与颈动脉瘤及其他颈部囊性团块鉴别。颈内静脉扩张局部与颈内静脉管壁延续，彩色多普勒显示血流信号充盈，脉冲多普勒显示为静脉流速曲线。颈内静脉内径的变化也受动静脉畸形的影响。颅内或颈部的动静脉瘘，形成动脉向静脉的直接分流，静脉血流量增加，分流量较大时，可引起颈静脉全程扩张。

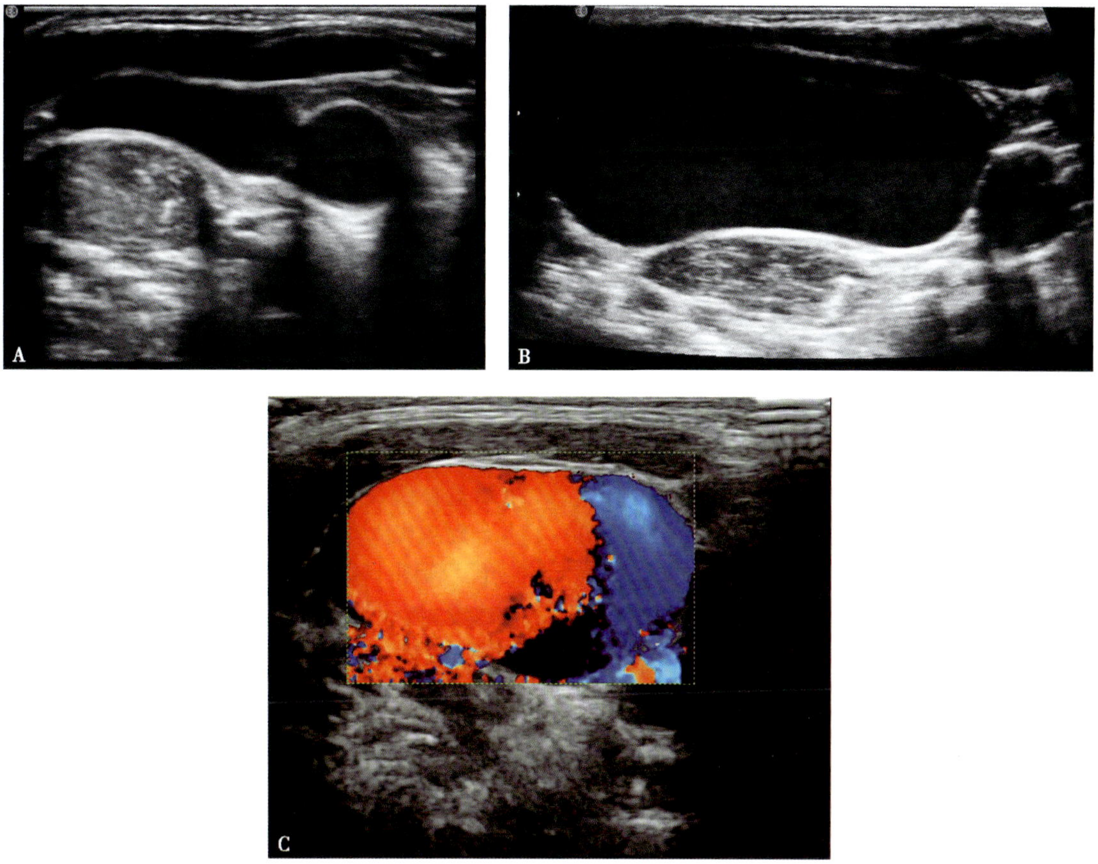

图 5-4-1　颈内静脉扩张超声表现

A. 安静状态下颈内静脉内径正常或轻度扩张；B. 大声喊叫时颈内静脉明显扩张；C. 彩色多普勒显示管腔内充满血流信号

【超声诊断价值】

超声检查便捷、价廉、无创伤，应用二维及彩色多普勒检查可显示颈内静脉局部扩张、病变区域与周围结构的关系及有无合并血栓等并发症，并可在 Valsalva 动作时动态观察颈内静脉的变化程度。增强 CT 扫描对该病也有一定的诊断价值，但有辐射。磁共振不适用于小婴儿及幽闭恐惧症患儿。

（于红奎　夏　焙）

第六章　乳腺超声检查

第一节　超声检查技术

【检查内容】

1. 双侧乳房的超声检查内容

（1）自浅表至深部对双侧乳房皮肤、皮下脂肪层、乳腺、乳房后间隙进行逐层观察，着重观察双侧乳腺腺体组织和乳管系统。

（2）观察有无乳腺腺体、腺体组织结构及有无异常回声病灶。观察记录乳腺病灶的位置、形态、边界、内部回声、后方回声、内部及周边血流以及病灶与周边组织的关系等情况；测量乳腺病灶大小、获取病灶内血流频谱并测量其流速和阻力指数。

2. 双侧腋窝的检查内容　观察双侧腋窝部位各层结构，着重观察有无正常或异常乳腺腺体组织，有无异常肿大的淋巴结。

3. 其他检查内容　对于疑似乳腺恶性肿瘤者，需进一步观察双侧颈部、锁骨上区及锁骨下区是否有异常肿大的淋巴结。对于疑似乳腺转移性肿瘤患儿，需结合临床对其可能的原发脏器进行观察，有助于明确诊断。

【检查方法】

1. 患儿准备　乳腺检查前一般无须特殊准备，但患儿在检查时需保持安静，因此，对于新生儿或小婴儿可于哺乳后或睡眠中进行检查；对于 2 岁以上幼儿可在家长安抚下进行检查；对于部分无法配合检查的婴幼儿，则需镇静后检查。

2. 体位　患儿取平卧位，双上肢外展约 45°，自然放在头的两侧，充分暴露双侧乳房及双侧腋窝区。

3. 检查仪器及调节

（1）仪器与探头的选择：乳腺超声检查选用彩色多普勒超声诊断仪，通常使用频率大于 7.5MHz 的线阵探头，仪器预设模式选择乳腺模式，深度调节到能看到乳腺深部的胸大肌与肋骨的回声为宜。对于较大（大于 4cm）或弥漫性乳腺病灶，可先用频率较低的凸阵探头进行扫查，以显示整个病灶，然后采用高频线阵探头观察病灶内部回声和结构等情况。

（2）仪器调节：清晰的声像图是乳腺超声诊断的基础，因而在行乳腺超声检查时，除设置于乳腺检查条件外，视个体情况仍需对仪器的总增益、深度增益补偿（DGC）或时间增益补偿（TGC）、聚焦点个数及其位置行进一步微调，达到最清晰的乳腺二维声像图。在多普勒超声检查时，则应注意调节壁滤波、流速量程和彩色增益，使所观察的病灶达到最丰富的血流、同时不出现噪声为适宜。在行组织血流测定时，应注意将声速与血流方向的夹角控制在小于 60°。

4. 扫查方法

（1）乳腺扫查方法：包括旋转扫查法、放射状 / 逆放射状扫查法、纵切法和横切法等。其中纵切法和横切法多用于乳腺病灶的检查，而其他二种通常用于全乳腺扫查。不论使用哪种扫查方法，扫查范围均应涵盖双侧乳腺区域及其周边组织。在做全乳腺扫查时扫查速度不宜过快，以免遗漏病灶。

（2）腋窝扫查方法：探头沿腋动、静脉走行进行血管长轴和短轴扫查；扫查范围上至锁骨下区，下至肩胛骨水平，内侧达腋前线，外侧达腋后线。

（3）乳腺病灶及腋窝淋巴结标记：位于乳腺的病灶按时钟方位及距乳头的距离给予定位。对于多发病灶可给出关键病灶的具体位置，其余可按乳腺内上、内下、外上、外下及乳晕进行方位定位。腋窝淋巴结可结合腋窝淋巴结分区给予定位。

【注意事项】

1. 由于儿童乳腺疾病以发育性异常为主，所以在行超声检查时应注意阅读或询问病史，细致的乳腺局部视诊和触诊也有助于超声诊断。此外，在超声诊断时还应特别注重被检查者的年龄，以避免诊断不当所致的过度治疗。

2. 与成人相比，儿童胸壁薄，且几乎无皮下脂肪，加之乳腺处于刚发育阶段，其腺体组织结构不如育龄女性清晰，所以在检查时尽量应用中心频率超过 10MHz 的探头，且将聚焦点位置前移。儿童乳腺以腺体和结缔组织为主，所以大多呈低回声。

3. 儿童乳腺经历逐渐成熟阶段，所以当超声发现立体感和球体感不明显的局部“团块样”回声并不一定是肿瘤或其他病变，需除外乳腺腺体不均匀成熟情况，所以随访复查是儿童乳腺超声诊断常用的方法。

第二节 乳腺发育异常

乳腺发育异常是乳腺发育过程中伴发的一系列疾病的统称，其涵盖了大部分儿童乳腺疾病，包括较常见的乳腺早发育、男性青春期乳腺发育症、副乳腺，少见的乳腺发育延迟、乳腺腺体缺如，超声检查对这些疾病的诊断均具有重要的价值。

一、乳腺早发育

【概述】

乳腺早发育是指女童 8 岁之前出现乳腺发育，患儿常因乳头周围出现“团块”伴胀痛就诊。依据有无伴随其他性征发育，如阴毛生长、阴唇发育甚至月经来潮等，乳腺早发育分为单纯性和性早熟所致乳腺早发育。临床上以单纯性乳腺早发育为多见，其发病率为 16/1 000，大多可自然消退，需坚持定期随访。

性早熟所致乳腺早发育根据是否存在下丘脑—垂体—性腺轴（HPGA）功能提前启动又分为中枢性性早熟和外周性性早熟两大类。中枢性性早熟的发病率约为 1/10 000～1/5 000，女孩约为男孩的 5～10 倍，首先为病因治疗，必要时需使用促性腺激素释放激素类似物；外周性性早熟病因复杂多样，可为先天遗传性或获得性疾病所引起，不同病因其治疗方法及预后均不同。

【病理】

单纯性乳腺早发育的发生主要与遗传、营养状况和生活环境有关，其中遗传因素在单纯性乳腺早发育中起着内在的决定性作用，而营养和生活环境则是重要的外在因素。性早熟引起的乳腺早发育主要是由于体内性激素过早升高至青春期水平所致的乳腺发育提早，因而除乳腺早发育外，还同时伴有其他性征出现，如月经来潮、腋毛及阴毛生长、骨骼成熟快等。乳腺早发育除乳腺发育时间提早、进程较正常快外，乳腺腺体发育成熟变化过程同正常乳腺发育。

【超声表现和诊断要点】

1. 超声表现 乳腺早发育与正常青春期乳腺发育相比，只是乳腺发育的时间较早、进程较快，因此，超声表现与正常青春期乳腺发育相同。不论是单纯性乳腺早发育还是性早熟所致乳腺早发育，其超声表现均为胸部可见乳腺腺体组织增厚，具体的声像图表现取决于乳腺发育的程度。

2. 诊断要点

(1) 女童年龄小于 8 岁，胸部可见乳腺腺体组织增厚，即可诊断乳腺早发育。

(2) 盆腔（子宫、卵巢）及肾上腺区域超声检查可进一步对乳腺早发育进行病因诊断。

【鉴别诊断】

1. 乳腺早发育与假性乳腺发育鉴别诊断 肥胖女童临床表现亦可有乳房增大，但增大的乳房内仅为脂肪组织，而非乳腺组织发育，形成假性乳腺发育，如超声检查未见乳腺腺体回声，仅见增厚的皮下脂肪组织回声，可行鉴别诊断。

2. 乳腺早发育与新生儿乳腺增大鉴别诊断 新生儿乳腺增大是由于受胎儿期母体雌激素刺激所致，故女婴或男婴均可见，声像图表现与乳腺早发育相同，胸部可见增厚的乳腺腺体组织回声，两者鉴别诊断的要点首先是年龄仅限于新生儿，随着体内雌激素水平下降可自行消失，超声随访发现乳腺组织逐渐消退可鉴别。

【诊断价值】

乳腺超声检查可以观察患儿乳房处是否出现乳腺腺体组织，以及腺体组织的范围、厚度、内部回声等来判断乳腺是否发育及发育程度，为临床建立乳腺早发育诊断提供直接依据。另外，如结合子宫、卵巢、肾上腺区域的超声检查以及实验室检查，还有助于乳腺早发育的病因学诊断，为完善治疗方法提供依据。

二、男性青春期乳腺发育

【概述】

男性青春期乳腺发育多发生在 10～16 岁，发病率为 50%～75%，临床表现为胸部出现单侧增大或双侧不对称性增大，常可扪及“包块”，部分伴有触痛。绝大多数患儿病程呈自限性，可自行消退，仅需定期随访；部分患儿仍需药物干预或外科手术治疗。

【病理】

男性青春期乳腺发育是由于男性乳腺组织良性增生所致，病因尚未完全清楚，其可能的发病机制是在男童睾酮水平尚未达到成人水平时，其血浆雌二醇已经达到较高水平，导致雌激素 / 雄激素比值升高所致。也有学者认为是男童青春期阶段乳腺组织内的芳香化酶活性增强，雌激素形成增多致乳腺发育。此外，患儿因服用类固醇、洋地黄、异烟肼、三环类抗抑郁药及大麻等药物、或伴随如Klinefelter综合征、无睾丸畸形或继发性睾丸功能障碍和雄激素受体缺乏等疾病亦可致其乳腺发育。

【超声表现和诊断要点】

1. 超声表现　男童青春期乳腺发育症的超声表现与正常女童青春期乳腺发育相似，通常在乳头周围出现乳腺腺体组织回声（图6-2-1）。

2. 诊断要点

（1）青春期男童，胸部扪及“包块”，部分伴疼痛。

（2）超声检查胸部“包块”处为乳腺腺体组织。

【鉴别诊断】

1. 男童青春期乳腺发育症与肥胖男童假性乳腺发育鉴别　肥胖男童外观似有乳腺增大表现，但经超声检查为增厚的皮下脂肪组织回声，而无乳腺腺体回声，超声检查可作明确的鉴别诊断。

2. 男童青春期乳腺发育症与胸部软组织团块鉴别　常见的儿童胸部软组织肿块有血管瘤、淋巴管瘤、脂肪瘤、纤维瘤等，其中脂肪瘤和纤维瘤由于肿块大小和色泽与男性青春期乳腺发育症的“团块”相近而容易混淆。但脂肪瘤和纤维瘤超声检查可见有明确边界及立体感的中等或等回声。而男童青春期乳腺发育症患儿在胸部“包块”处扫查，仅显示乳腺腺体回声，而无肿块回声。

【诊断价值】

乳腺超声检查确定青春期男童胸部“包块”是否为发育的乳腺组织，并可测量腺体组织的范围、厚度等，从而诊断是否为男童青春期乳腺发育症，并评估其乳腺发育的程度。对自限性或经药物治疗的患儿通常行超声随访复查，以观察腺体组织消退情况。

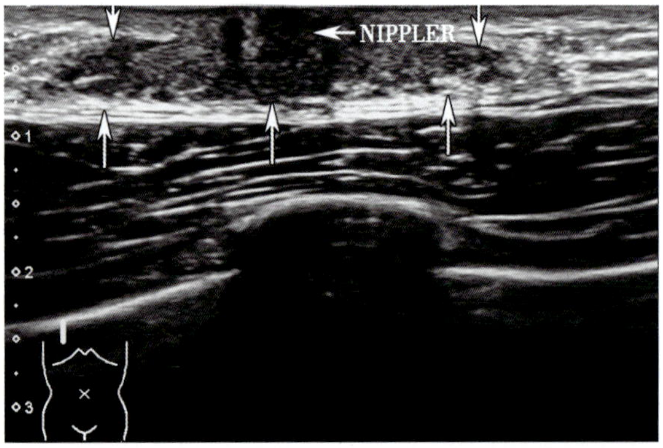

图6-2-1　男性青春期乳腺发育症

14岁男性患儿，右侧乳头周围可见乳腺腺体组织（箭头）

三、副乳腺

【概述】

多乳头（polythelia）、多乳腺畸形（polymastia）的发生率为1%～5%，一般具有遗传倾向。该畸形常见于女性，男女比例为1∶5。多乳腺畸形通常称为副乳腺。腋窝区域是副乳腺最常见的部位，其他部位如胸壁、腹壁、腹股沟、股外侧和外阴等非常少见。非正常位置同时出现乳腺腺体和乳头组织则称其为完全性副乳腺。

副乳腺在青春期前处于相对静止状态，一般无临床症状。随着青春期第二性征的发育副乳腺也随之会增大，在相应部位出现“包块”；因受性激素影响“包块”呈周期性增大、肿胀或疼痛。副乳腺的乳头乳晕大多发育不良，形态呈粟粒样凸起。

【病理】

副乳腺的形成是胸部以外的始基乳腺发育所致。与正常乳腺组织相同，副乳腺组织亦由乳腺导管及腺泡构成的乳腺小叶和叶间纤维组织构成的间质所组成，因而副乳腺也可出现乳腺导管增生、扩张、乳腺炎、纤维腺瘤形成、甚至乳腺癌的发生。

【超声表现和诊断要点】

1. 超声表现　正常副乳腺具有与正常乳腺相同的结构，只是腺体所处的位置不同。副乳腺一般多位于单侧或双侧腋窝区的浅脂肪层内，其他部位如腹壁、腹股沟等少见。与正常位置的腺体组织相比，副乳腺的回声强度略低，但结构相同（图6-2-2）。

2. 诊断要点

（1）处于青春期的女性，在正常乳腺位置以外出现“包块”，且呈周期性增大和肿胀。

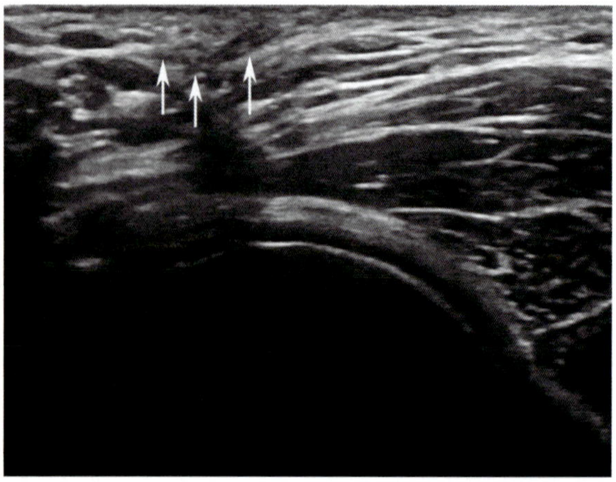

图6-2-2　腋窝副乳腺

15岁女性患儿，腋窝浅脂肪层内见乳腺腺体组织（箭头）

（2）"包块"的声像图表现为正常乳腺回声和乳腺结构。

【鉴别诊断】

1. 腋窝副乳腺与皮下脂肪瘤鉴别 回声类型、回声均匀度和境界清晰度等声像图表现是腋窝副乳腺和腋窝脂肪瘤的鉴别要点，其中腋窝脂肪瘤一般为境界清晰的高回声结节，其内部回声均匀；而腋窝副乳腺则为低回声、内部回声欠均匀、边界欠清晰。

2. 副乳腺与乳腺尾叶过长的正常乳腺鉴别 是否与正常位置乳腺腺体相连是两者鉴别的关键点，副乳腺与正常位置的乳腺腺体回声不连续；而乳腺尾叶过长则与正常乳腺腺体回声连成一片。

【诊断价值】

副乳腺多发生于腋窝皮下脂肪层内，超声对浅表软组织分辨率佳，可按副乳腺分布之处进行扫查，观察有无副乳腺；同时，与正常乳腺组织相同，副乳腺也是性激素的靶器官，亦可发生正常乳腺位置所发生的疾病，如乳腺病、乳腺纤维腺瘤、乳腺癌等，超声可通过相应的声像图特征进行诊断和鉴别诊断。

第三节 乳 腺 炎

乳腺炎主要包括乳头炎、乳腺炎和乳腺脓肿。儿科乳腺炎的发病率新生儿期高于儿童期，且儿童期的乳腺炎主要发生在女童，而新生儿期的乳腺炎在男女间均可发生。

一、新生儿乳腺炎

【概述】

新生儿乳腺炎多发生于出生5周内，高峰发病期为出生3周左右。通常为单侧发病，侧别无差别。新生儿乳腺炎临床表现除患侧乳腺肿胀、压痛、皮肤发红、发热等典型炎症症状外，一般不伴有腋窝淋巴结的肿大，亦不伴有寒战、发热等全身感染症状。新生儿乳腺炎的治疗原则是积极抗感染，预防并发症，尽量保护乳腺组织以不影响未来乳腺的发育。

【病理】

新生儿乳腺炎通常发生在足月儿，由于早产儿乳腺组织发育不全，因此早产儿发生乳腺炎的情况罕见。新生儿乳腺炎发病机制尚不清楚，在目前临床最为常用的假设是认为家长对新生儿乳腺增大认识不足，采用挤压乳腺等不正确的护理方式导致乳头破损、致病菌沿乳腺导管侵入引发感染，其中83%～88%为金黄色葡萄球菌。新生儿乳腺炎如不及时治疗，则会发展为乳腺脓肿，甚至引发蜂窝织炎、筋膜炎、骨髓炎、脑脓肿和脓毒血症等并发症。

【超声表现和诊断要点】

1. 超声表现 新生儿乳腺炎可分为早期的乳腺炎和后期的乳腺脓肿，其超声声像图各有不同。乳腺炎的声像图表现为乳腺腺体组织内见高回声肿块，边界不清，彩色多普勒血流信号丰富，其周围皮下脂肪回声增高，这也是造成炎性团块边界不清的主要原因。随着病程的进展乳腺脓肿形成，此时，在乳腺腺体组织内可出现高回声和无回声相间的混合回声肿块，其中实质部分内部血流信号丰富，而无回声内无血流信号（图6-3-1）。当脓肿液化完全时，则表现为含点状或絮状增强回声的无回声肿块，其内部无血流信号，周围血流丰富。

2. 诊断要点

（1）新生儿乳腺肿胀、压痛，皮肤发红、发热。

（2）乳腺内出现实质性、混合性或囊性回声肿块，动态观察该肿块的物理性状可从实质性向囊实性和囊性转变。

【鉴别诊断】

1. 新生儿乳腺炎与新生儿乳腺增大鉴别 新生儿乳腺炎与新生儿乳腺增大均发生于新生儿期，且均表现为乳房增大，触及"包块"。新生儿乳腺增大者胸部可见增厚的低回声或高回声结节，边界清楚，其中央见星形或线样低回声的导管结构，短期内随访声像图无明显改变。新生儿乳腺炎则为呈边界不清的高回声肿块，血流较新生儿乳腺增大丰富，随访过程中可见肿块由实质性转变为囊实性甚至囊性，且伴有乳腺红肿热痛。

2. 新生儿乳腺炎与乳腺导管囊状扩张鉴别 乳腺脓肿与乳腺导管囊状扩张均是新生儿期可发生的乳腺疾病，两者鉴别诊断的要点是内部回声与血流情况。乳腺导管囊状扩张为无回声，内部透声好、无血流信号。新生儿乳腺炎内部回声复杂多变，实质部分血流信号丰富。新生儿乳腺炎伴有乳房红肿热痛也有助于鉴别诊断。

【诊断价值】

对于怀疑新生儿乳腺炎的患儿，超声是首选的影像学诊断方法，结合症状、体征及超声声像图特征一般能确立诊断，及时给予适当的治疗。由于超声具有无创、可重复的优点，可用于监测疗效，当乳腺脓肿形成时，还可行超声引导下脓肿穿刺引流或超声定位下切开引流。

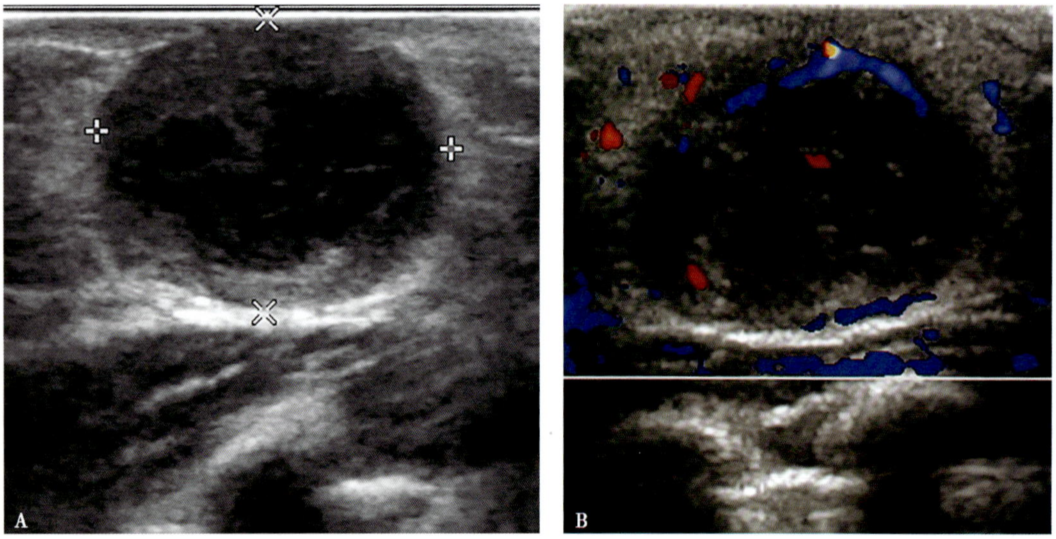

图 6-3-1　新生儿乳腺炎

1 月龄女性患儿，A. 乳腺内混合回声肿块，内部可见不规则的高回声及无回声；B. 周边及内部均可见血流信号

二、儿童乳腺炎

【概述】

与新生儿相比，儿童乳腺炎临床并不常见，可表现为乳腺区胀痛、皮肤发热发红、局部可出现痛性包块或结节，如有脓肿形成则可扪及波动感。与新生儿不同的是儿童乳腺炎除乳腺局部症状外，常伴有同侧腋窝压痛性肿大淋巴结以及寒战发热等全身症状。与新生儿乳腺炎相同，儿童乳腺炎早期积极抗感染治疗后一般均能痊愈，且无明显并发症和后遗症。

【病理】

儿童乳腺炎症性病变主要是由乳房局部感染、异物、外伤、乳头破损和乳晕周围毛囊炎扩散所致，其致病菌以葡萄球菌、β- 溶血链球菌、大肠杆菌和假单胞菌属多见。

【超声表现和诊断要点】

1. 超声表现　儿童乳腺炎的声像图特征因病变的不同时期而异。早期表现为乳腺组织内低回声肿块，边界欠清，内部回声不均匀，彩色多普勒可见肿块内丰富程度不等的血流信号，频谱多普勒超声检查可获取动脉或静脉流速曲线（图 6-3-2）。随着疾病进展，炎性组织液化坏死、小脓腔逐渐形成，此时肿块呈囊实性混合回声，即在不均匀低回声内出现小片状无回声区，并在实质回声处显示血流信号。当完全液化时，超声则表现为囊性团块，壁厚且其内壁厚薄不均，有时囊腔内显示密集细小或絮状等回声，用探头加压或改变体位时可沿重力方向飘动，彩色多普勒仪在壁上显示血流信号（图 6-3-3），多呈静脉流速曲线。此外，各期乳腺炎在同侧腋窝发现呈低回声的肿大淋巴结，如为多个淋巴结，则淋巴结之间无明显融合。

2. 诊断要点

（1）乳腺区域出现痛性硬结，或局部乳腺皮肤出现红、肿、热、痛，伴有发热、寒战等全身症状。

（2）存在乳头破损或乳晕周围毛囊炎等病因。

（3）乳腺不均质肿块中伴有小片状无回声、或厚壁型囊性混浊性肿块的声像图特征。动态观察其乳腺肿块从不均匀实质回声演变为囊实性混合回声至厚壁型囊性回声是典型的乳腺炎声像图表现。

【鉴别诊断】

1. 乳腺炎与乳腺纤维腺瘤鉴别　乳腺炎和乳腺纤维腺瘤均表现为乳腺肿块性病变，但乳腺炎肿块的声像图表现随病程不断改变，从初期边界欠清的不均匀低回声肿块到液化后的囊实性肿块至完全液化后的厚壁型囊性肿块；而乳腺纤维腺瘤声像图在短期内无改变，且内部为均匀等回声，边界清晰，包膜纤细，因此依据两者的声像图特征不难鉴别。此外，乳腺肿块是否伴有触痛、局部皮肤有无红肿热痛症状以及同侧腋窝有无淋巴结肿大等临床信息能明显提高两者鉴别的准确性。

2. 乳腺炎与叶状囊肉瘤鉴别　乳腺炎逐渐液化的过程中可呈不均匀低回声肿块内伴小片状无回声区，此时需与叶状囊肉瘤相鉴别。鉴别要点是乳腺炎病程进展快，短期超声复查可见明显变化，同时伴乳腺红、肿、热、痛；而叶状囊肉瘤病程长，短期超声复查变化不明显，无触痛，另需注意肿块可呈分叶状。

【诊断价值】

超声对乳腺炎尤其是已液化的乳腺炎具有特征性的声像图表现，可帮助临床明确诊断，同时超声是一种无创的检查技术，可作为乳腺炎随访复查的影像方法，为临床提供疗效信息。此外，超声因其具有实时性的优点，可对已液化的乳腺炎进行超声引导下脓液穿刺引流或超声定位下脓肿切开引流术。同时，对部分未液化的患者进行超声引导下穿刺活检，以明确诊断，指导临床治疗。

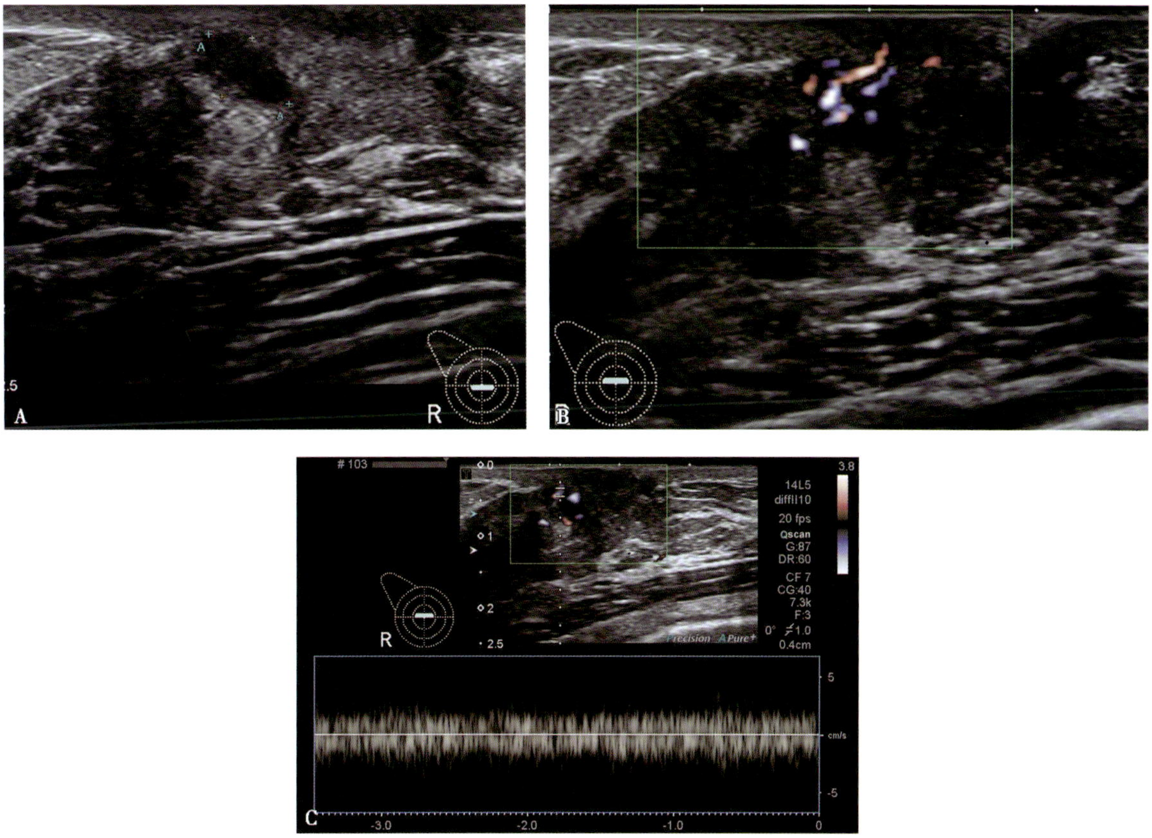

图 6-3-2　乳腺炎

14 岁女性患儿，A. 右侧乳腺乳头后方见低回声肿块，边界欠清，内部回声欠均匀；B. 肿块内血流信号丰富；C. 频谱显示为静脉血流

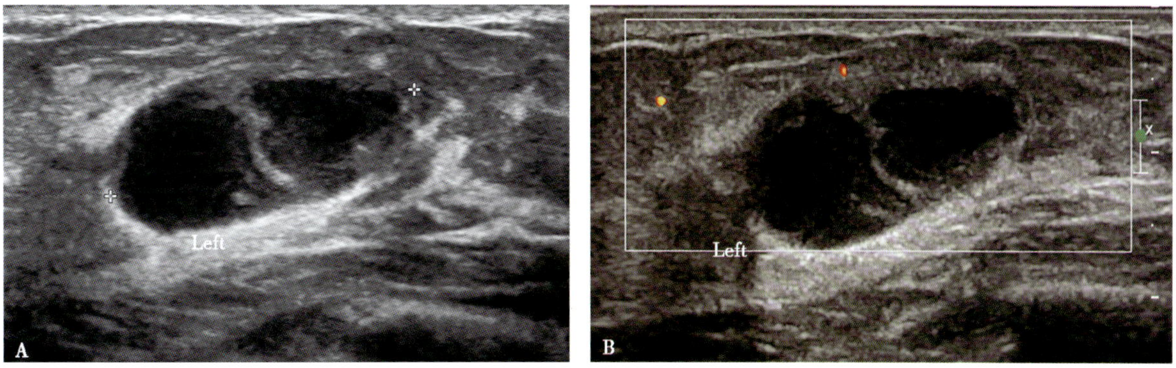

图 6-3-3　乳腺脓肿

11 岁女性患儿，A. 乳腺内无回声肿块，内透声差，可见无数细小回声，肿块壁厚，内壁厚薄不均匀；B. 肿块壁上可见点状血流信号

第四节 乳腺良性病变

乳腺纤维腺瘤是青春期女性最常见的乳腺良性肿瘤，其次为乳腺导管囊状扩张、乳腺纤维囊性病。乳腺血管瘤、淋巴管瘤则很少见。而脂肪瘤、积乳囊肿、血肿等良性病变常见于育龄女性。

一、纤维腺瘤

【概述】

纤维腺瘤（fibroadenoma）是青春期常见的良性疾病，占青春期乳腺病变的 50%～60%。乳腺内出现可活动质韧的包块是纤维腺瘤的主要临床症状。

纤维腺瘤可发生于一侧乳腺，亦可发生于双侧乳腺。在数目上纤维腺瘤可单发性亦可多发性。纤维腺瘤的最大径一般在 2～3cm，如超过 5cm，则称为巨纤维腺瘤。

【病理】

纤维腺瘤的发生与雌激素有关。其发病机制为雌激素过多刺激乳腺腺体或局部腺体对雌激素过度敏感，引起乳腺腺上皮组织和纤维组织过度增生，致结构排列紊乱，最终形成乳腺纤维腺瘤。

纤维腺瘤大体形态呈球形、椭圆形或分叶状，质地硬韧，有完整的纤维性包膜，切面呈灰白色。镜下组织学表现为瘤内的乳腺管及纤维组织增生。

【超声表现和诊断要点】

1. 超声表现 纤维腺瘤超声表现为圆形或椭圆形低回声或中等偏低回声肿块，边界清晰，包膜完整，后方回声增强或无变化，内部回声分布均匀，如伴有钙化则表现为强回声团，后方伴声影。彩色多普勒显示肿块内少许血流信号，部分肿块内部血流信号丰富，但呈有序的树枝状排列。巨纤维腺瘤形态略呈分叶状，内部以均匀性低回声为主，大小在 5cm 以上。彩色多普勒显示肿块内血流信号丰富，呈规则的树枝状排列。

2. 诊断要点

（1）乳腺扪及无触痛、质韧、活动度佳的包块。

（2）乳腺组织内可见低回声或中等偏低回声肿块，形态规则，边界清晰，表面光滑，包膜完整，内部回声分布均匀，后方回声增强或无变化，肿块内可见血流信号（图 6-4-1）。

【鉴别诊断】

1. 乳腺纤维腺瘤与乳腺导管囊状扩张鉴别 肿块内部回声与血流情况是两者鉴别诊断的要点。乳腺导管囊状扩张为囊性的无回声，透声好，内部无血流信号。乳腺纤维腺瘤为实质性的低回声或中等偏低回声，内可见血流信号。

2. 纤维腺瘤与叶状囊肉瘤鉴别 超声声像图上前者表现为形态规则，呈圆形或椭圆形，内部回声分布均匀；而后者呈分叶状，内部以混合回声为主，实质回声中伴有囊状或裂隙状无回声是其较为特征的声像图。部分巨纤维腺瘤声像图表现与叶状囊肉瘤相似而难以鉴别，需行超声引导下穿刺活检进行鉴别。

3. 乳腺纤维腺瘤与转移性乳腺肿瘤鉴别 乳腺肿块声像图特征和病史是两种疾病的主要鉴别点。乳腺转移性肿瘤边界欠清，内部多以不均匀低回声为主，后方回声无增强；而典型的乳腺纤维腺瘤则边界清晰，内部回声分布均匀，后方回声常伴有增强。此外，乳腺转移性肿瘤患者通常有横纹肌肉瘤、白血病、淋巴瘤或神经母细胞瘤等病史。

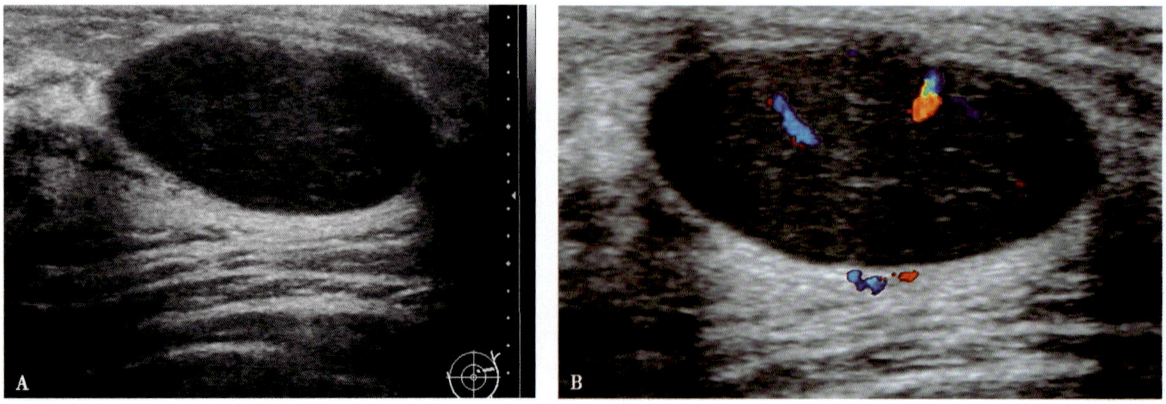

图 6-4-1 纤维腺瘤

15 岁女性患儿，A. 左侧乳腺外上象限见低回声肿块，形态呈椭圆形，边界清晰，内部回声均匀，后方回声增强；B. 肿块内见血流信号

【诊断价值】

超声对乳腺肿块检查率高，加之纤维腺瘤的特征性声像图表现，因而超声不仅能敏感检出乳腺病灶，而且能帮助临床建立纤维腺瘤的诊断。对于少数鉴别困难的肿瘤，如巨纤维腺瘤，超声可作为引导方法对其进行穿刺活检以明确诊断。此外，超声可对纤维腺瘤进行准确定位，有助于临床医生进行手术治疗。对于孤立性且体积较小或多发性纤维腺瘤超声可作为随访复查的最有效方法。

二、乳腺导管囊状扩张

【概述】

乳腺导管囊状扩张（breast duct capsular ectasis）是指在激素作用下，乳腺分泌增加，乳腺导管内积液形成的囊状扩张。可见于新生儿期和青春发育期。临床表现为乳腺包块。青春期可出现周期性乳房疼痛。

【病理】

乳腺是性激素靶器官，乳腺小叶腺泡上皮细胞在激素的作用下周期性空泡状肥大并有分泌，如分泌速度过快或导管因局部堵塞致排泄不畅，会导致乳腺导管扩张或囊状扩张。

【超声表现和诊断要点】

1. 超声表现 单纯性乳腺导管扩张的声像图特征为乳腺腺体组织内出现囊状无回声团块，壁薄，后方回声增强，形态多为梭形，亦可呈圆形（图6-4-2），多位于乳晕深面或乳晕周围。彩色多普勒在无回声内部及周围均无明显血流信号。当乳腺导管扩张伴感染时，在无回声内出现点状等回声或低弱回声。彩色多普勒在扩张导管周围可见少许血流信号。

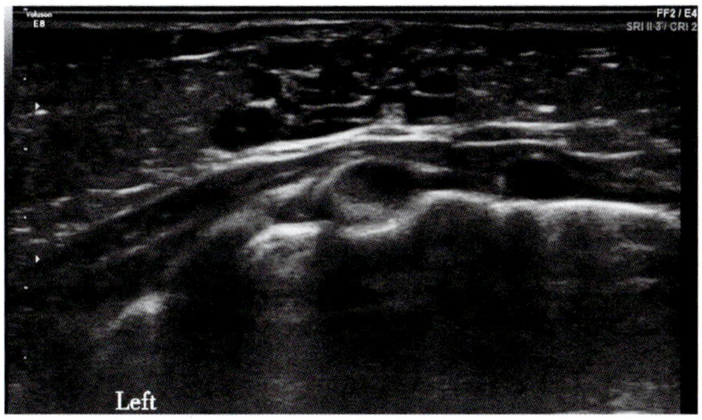

图6-4-2 乳腺导管囊状扩张

1月龄女性患儿，左侧乳腺内显示蜂窝状及管状无回声区，边界尚清晰

2. 诊断要点

（1）新生儿期或青春期乳腺扪及“包块”。

（2）超声检查通常在乳头或乳晕深面可见无回声管状结构，内无血流信号。

【鉴别诊断】

乳腺导管囊状扩张与乳腺纤维腺瘤鉴别：见本节纤维腺瘤鉴别诊断部分。

【诊断价值】

超声能准确诊断和精确定位乳腺囊性病灶，并通过对囊性病灶的随访复查来观察其变化趋势，为临床是否需要治疗及选择治疗方案提供客观依据。此外，对于大的囊性病灶且患者胀痛症状明显，则可在超声引导下行穿刺抽液治疗以缓解患者症状。

第五节 乳腺恶性肿瘤

与成人相比，儿童乳腺恶性肿瘤少见。儿童乳腺恶性肿瘤按其发病原因分为原发性恶性肿瘤和转移性肿瘤，其中以转移性乳腺肿瘤为多见。原发性恶性肿瘤少见，如叶状囊肉瘤、乳腺癌，乳腺癌在儿童极为罕见，发病率约0.03/100 000。

一、叶状囊肉瘤

【概述】

叶状囊肉瘤在小儿乳腺肿块中约占1%，好发于青春期女童，以无痛性乳房肿块为主要症状，其病程一般较长，故有时临床误认为良性肿瘤。叶状囊肉瘤出现骨转移时可致局部疼痛，转移至软组织时可在相应部位扪及肿块。

【病理】

叶状囊肉瘤具有恶性肿瘤的病理特点，如间质细胞密集、异型性明显、核分裂相多等，但该肿瘤边界清楚，因而肿瘤能完整切除并获得良好预后。

叶状囊肉瘤的大体标本切面观呈分叶及小囊状结构，肿瘤境界清晰，一般有包膜；肿瘤镜下结构主要由上皮细胞和纤维组织构成。叶状囊肉瘤的转移途径主要是血行转移，淋巴转移途径较为少见，常见的转移部位为肺、骨及其他软组织。

【超声表现和诊断要点】

1. 超声表现 乳腺内可见实质性不均匀性低回声或等回声肿块，内部可见呈囊状或裂隙状的无回声区，肿块后方回声常增强。肿块形态呈分叶状或椭圆形，边界清晰。彩色多普勒检查在肿瘤实质部分内可见血流信号。

2. 诊断要点

（1）肿瘤形态呈分叶状。

（2）肿瘤内部回声不均匀，可见呈囊状或裂隙状的无回声区。

（3）部分患儿出现肺、骨、软组织等转移性病灶。

【鉴别诊断】

1. 叶状囊肉瘤与乳腺炎鉴别　见本章第三节鉴别诊断部分。

2. 叶状囊肉瘤与纤维腺瘤鉴别　见本章第四节鉴别诊断部分。

【诊断价值】

超声易发现乳腺肿瘤，并依据肿瘤的声像图特征进行诊断和鉴别诊断。对于确实难以鉴别的患者，则可利用超声引导进行肿瘤穿刺活检。此外，超声通过腋窝等部位扫查可发现有无异常肿大的淋巴结，并根据淋巴结形态结构可初步鉴别是否为转移性淋巴结肿大，亦可在超声引导下对淋巴结穿刺活检获取病理诊断，为恶性肿瘤的分期提供依据。

二、乳腺转移性肿瘤

【概述】

儿童转移性乳腺肿瘤中以横纹肌肉瘤、淋巴瘤、白血病和神经母细胞瘤为常见。乳房部位出现肿块是转移性乳腺肿瘤最常见的临床症状，其余症状与原发肿瘤相关。

【病理】

转移性乳腺肿瘤的病理特点与其原发肿瘤病灶基本一致，其组织学和生物学行为在很大程度上取决于原发肿瘤病灶。

【超声表现和诊断要点】

1. 超声表现　乳腺转移性肿瘤的声像图特征与原发病灶回声类似，故其超声表现因原发灶不同而异，但总体来讲以低回声为主，边界欠清，内部回声不均匀，后方回声无增强。肿瘤内部可见少许彩色血流信号（图 6-5-1）。

2. 诊断要点

（1）乳腺可扪及硬块。

（2）超声检查发现乳腺组织内境界欠清并以不均匀低回声为主的实质肿块。

（3）伴有横纹肌肉瘤、白血病、淋巴瘤或神经母细胞瘤等恶性肿瘤病史。

【鉴别诊断】

1. 乳腺转移性肿瘤与乳腺纤维腺瘤鉴别　见本章第四节鉴别诊断部分。

2. 乳腺转移性肿瘤与原发性乳腺恶性肿瘤鉴别　患者是否有横纹肌肉瘤、白血病、淋巴瘤及神经母细胞瘤等恶性肿瘤的病史是两者鉴别的关键。此外，不同的声像图表现也有助于两者的鉴别，乳腺转移性肿瘤的超声声像图以边界欠清的不均匀低回声为主，肿块后方回声无明显增强；而叶状囊性肉瘤超声表现为肿块边界清晰，内部可出现囊状或裂隙状的无回声，后方回声增强。

【诊断价值】

超声除了发现乳腺肿块及判断其物理性状和回声特点外，还可通过乳腺外组织如腹腔、后腹膜和盆腔等部位的扫查判断有无相关的原发病灶存在。

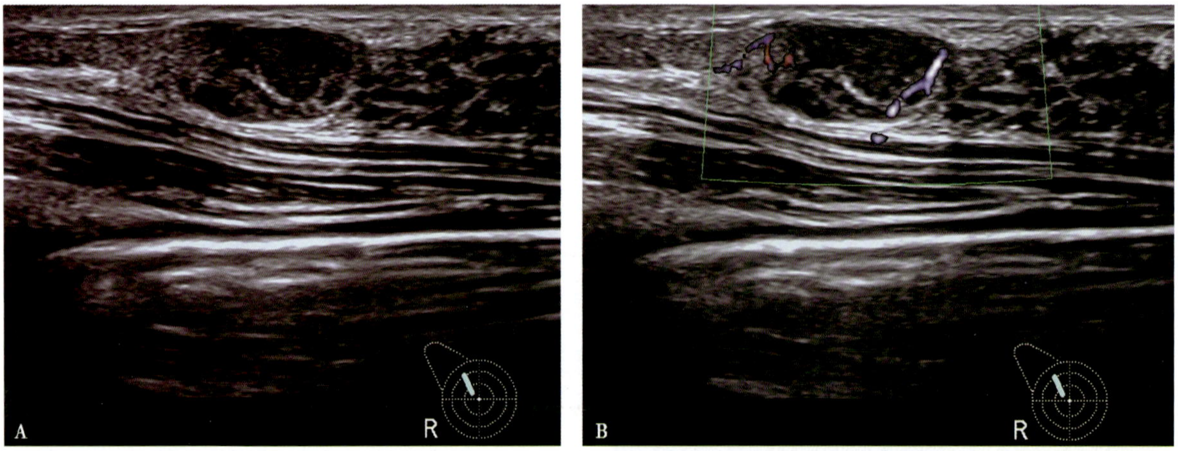

图 6-5-1　乳腺转移性肿瘤

11 岁女性患儿，颈部横纹肌肉瘤累及乳腺，A. 右侧乳腺见低回声肿块，边界尚清，内部回声不均匀；B. 肿块内可见血流信号

（陈亚青）

第七章　气道、肺部超声检查

第一节　超声检查技术

【检查内容】

1. **气道检查**　气道由鼻、咽、喉与气管组成。行纵切及横切检查，主要显示咽部及喉部结构，包括舌根部及相关肌群、喉部（声带、假声带、杓状软骨）、甲状软骨、环形软骨及气管软骨等。

2. **肺部检查**　需对整个胸部进行扫描，包括双肺及胸膜腔。

【检查方法】

1. **患儿准备**　患儿一般无需特殊准备，对于不能配合检查的婴儿需镇静。

2. **体位**　常规采用坐位与平卧位检查，不能坐位检查者也可以平卧或半卧位。

3. **仪器**　采用彩色多普勒超声诊断仪或三维彩超仪。根据患儿年龄及病变位置可以选择不同的探头。在满足穿透力的条件下，尽量选择高频探头。探头频率凸阵3～5MHz、线阵7.5～12MHz、扇扫3.5～7.5MHz。新生儿肺部超声可以使用线阵或凸阵探头，但以线阵探头为好。通常需要较高的探头频率，线阵探头为7.5～10.0MHz，凸阵探头为5.0～7.5MHz。因肺含气体，设置仪器的输出功率时要考虑到声波的机械效应对肺组织的损伤，调低输出功率，MI < 0.6。可加大总增益，调节TCG曲线；应用谐波、复合成像及宽景成像等显示病变全貌。

【注意事项】

1. **气道检查**　患儿仰卧位需肩后垫枕以充分暴露颈部；动作轻柔，不能将探头重压在颈部；小婴儿颈部较短，较宜选择横切检查。

2. **肺部检查**　需要按一定的顺序对双肺进行全面扫描，避免因为骨骼的遮挡漏诊病变。检查中注意动态扫查，探头置于肋间隙上下摆动，仔细观察深部病变，肺底及上肺部的病变可分别经剑突下、胸骨上窝检查。

第二节　声带麻痹

【概述】

声带麻痹（vocal cord paralysis）是指喉肌运动神经损伤或环杓关节错位、炎症、机械损伤等引起的声带运动障碍。小儿声带麻痹根据病因分为先天性与后天性两大类，儿童声带麻痹的发生率占儿童呼吸道先天异常疾病的第二位。

【病理】

先天性声带麻痹与中枢神经系统、心血管系统、咽喉、食管及气管等先天发育畸形有关；后天性声带麻痹多继发于手术损伤、产伤、感染如脑膜炎、脊髓灰质炎等，特发性声带麻痹常发生于病毒感染之后。声带麻痹可分为声带外展、内收或肌张力松弛三种类型的麻痹。

根据神经受损的部位不同，可导致发音、吞咽或呼吸功能障碍。单侧不完全麻痹主要为声带外展障碍，多无明显症状。单侧完全性麻痹者患侧声带外展及内收功能均消失，新生儿可表现为喉喘鸣、喂食困难或哭声弱等，较大儿童表现为发音障碍伴或不伴误吸。双侧不完全性麻痹多因甲状腺手术或喉外伤所致，两侧声带均不能外展而相互近于中线，声门呈小裂隙状，患儿平静时可无症状，但体力活动时常感呼吸困难。双侧完全性麻痹者两侧声带居旁中位，既不能闭合，也不能外展，发音嘶哑无力，一般呼吸正常，但食物、唾液易误吸入下呼吸道，引起呛咳。双侧声带内收性麻痹，表现为功能性失音，发音时声带不能内收。

【超声表现和诊断要点】

1. 超声表现

（1）患侧声带固定于声门中间或一侧，形态松弛、变形；发声时内收运动及振动减低或无运动，声门裂不能闭紧，显示气体强回声，伴或不伴患侧杓状软骨前移（图7-2-1）。

（2）患侧梨状隐窝扩大，其内显示较多气体反射回声；患侧环杓后肌变薄、回声增强。

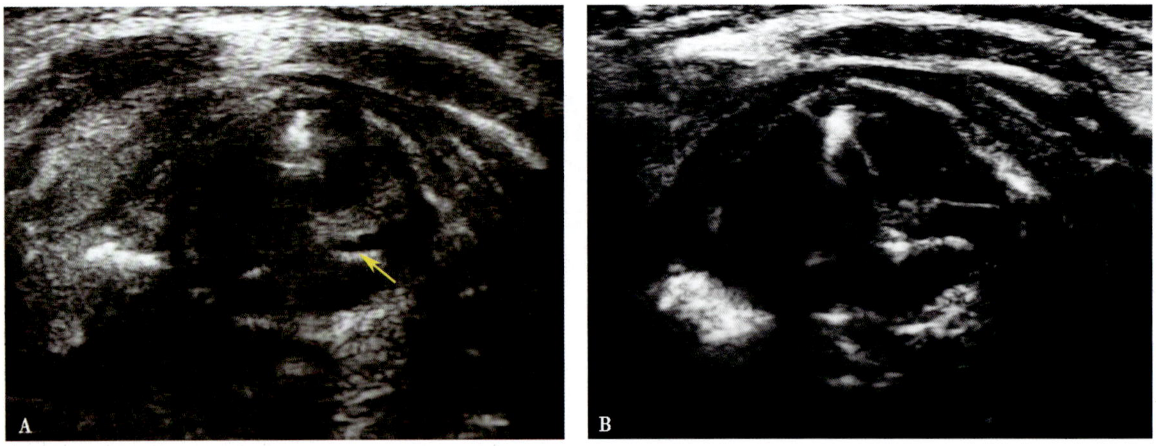

图 7-2-1 声带麻痹

A. 经甲状软骨上方横切扫查，左侧声带松弛、变形，杓状软骨前移，声带关闭不紧，箭头示杓状软骨；B. 声带开放时双侧不对称

(3) 最大声门角(maximum glottic angle，MGA)指声带最大外展时前联合至双侧杓状软骨的内侧缘连线形成的夹角(图 7-2-2)。声带 - 杓状软骨角(vocal fold-arytenoid angle，VAA)是指杓状软骨内侧缘至前联合连线与杓状软骨内侧缘至外侧缘连线形成的夹角(图 7-2-2)。正常 MGA 角度为 (61.47 ± 9.00) 度。声带麻痹时 MGA 减小，患侧 VAA 在声带最大外展时较健侧减小，最大外展与最大内收 VAA 差值减小。脉冲多普勒于发声时可以检测声带振动形成的频谱，根据其运动速度判断有无声带麻痹，有研究认为甲状腺术后声带麻痹患者其速度小于 30cm/s。

2. 诊断要点

(1) 声带位置改变，形态松弛、变形。

(2) 患侧梨状隐窝扩大，环杓肌回声增强。

(3) 发声时声带运动障碍，最大声门角减小。

【超声诊断价值】

超声检查可清晰显示声带的结构及其与周围组织结构的关系，可动态观察发声时声带的运动，评估声带病变程度。CT 和磁共振也是喉部疾病常用影像学诊断方法，但是在小儿较难实施。

第三节 声带息肉

【概述】

声带息肉(polyp of vocal cord)儿童常见，是发生于一侧声带边缘的息肉样组织，单发或多发，多位于声带前、中 1/3 交界处，有蒂或广基，呈灰白色半透明样或红色突起，有蒂者可随呼吸上下移动。临床表现为声音嘶哑，息肉垂于声门下腔者常伴有

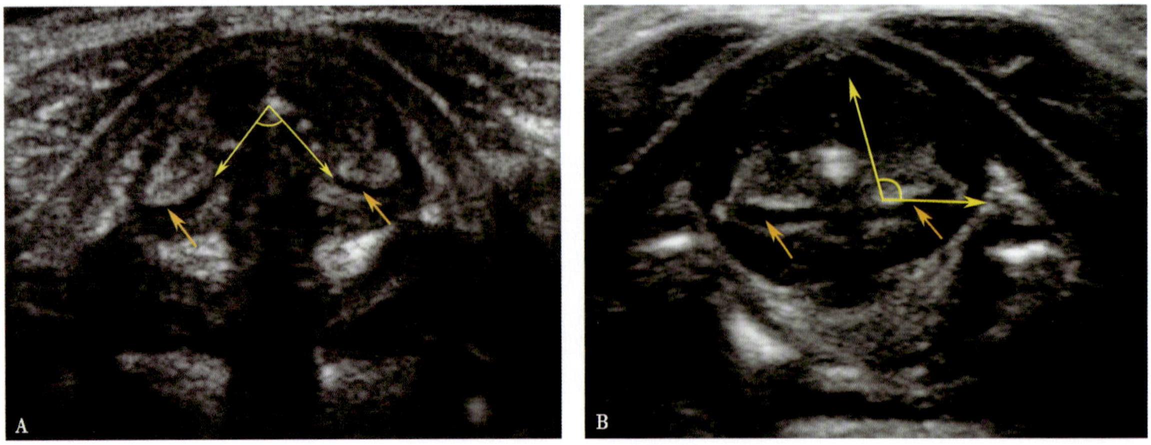

图 7-2-2 最大声门角与声带杓状软骨角测量示意图

A. 长箭头所示最大声门角，短箭头示杓状软骨；B. 长箭头所示声带杓状软骨角，短箭头示杓状软骨

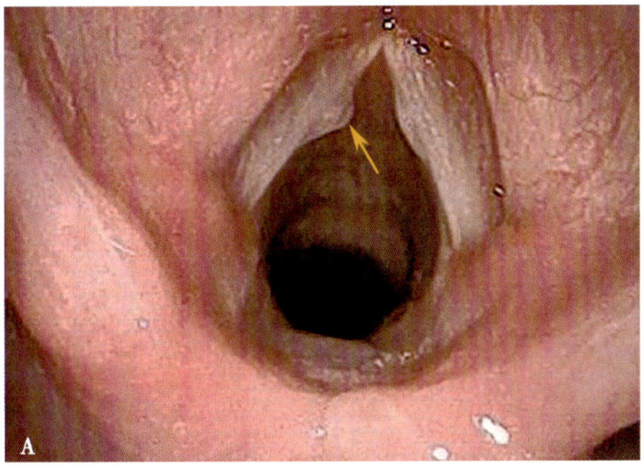
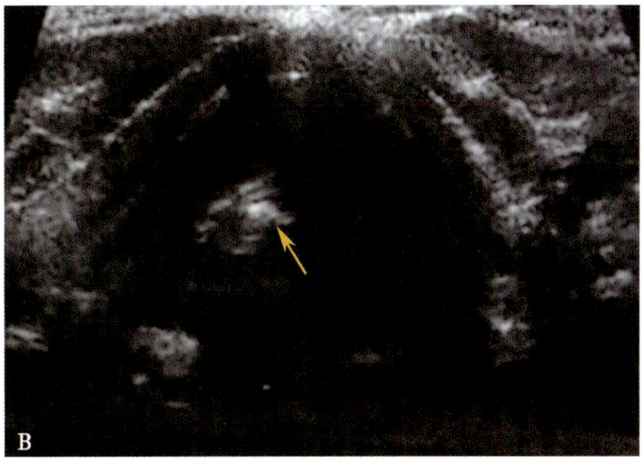

图 7-3-1 声带息肉

A. 喉镜显示右侧声带息肉(箭头); B. 二维超声显示右侧声带高回声结节(箭头)

咳嗽,较大息肉可阻塞声门,完全失声,甚至导致呼吸困难。

【病理】

病理变化主要为黏膜上皮下层水肿、出血、毛细血管增生、黏液样变及纤维化等,还可伴有炎细胞浸润,偶见钙化。病因尚不清楚,可能与长期发声不当、不良刺激、慢性炎症或变态反应有关。

【超声表现和诊断要点】

声带息肉表现为声门区声带前、中 1/3 交界处类圆形高回声结节(图 7-3-1),发声时声带关闭不紧。

【鉴别诊断】

声带小结又称结节性声带炎或歌唱者小结,是因长期用声过度或用声不当导致的特殊类型的慢性炎症。临床主要表现为声音嘶哑。声带小结其病理改变主要为声带黏膜上皮层炎性水肿。超声表现与声带息肉类似,为声带高回声结节。与息肉不同,典型的声带结节表现为双侧声带前中 1/3 交界处对称性结节。

【超声诊断价值】

声带肿物的临床主要检查方法为喉镜,但是检查过程痛苦,在小儿较难实施。CT 和 MRI 检查容易受呼吸及吞咽运动的影响。超声检查无创、操作方便,可用于疾病的诊断及动态随访。

第四节 喉 囊 肿

【概述】

喉囊肿(laryngeal cyst)是指发生于喉腔的囊性病变,会厌部多见。喉囊肿根据病变部位可分为喉内型与喉外型,喉内型阻塞气道,常引起新生儿、婴幼儿呼吸困难或声音嘶哑;喉外型通过甲状舌骨膜向外膨出,在颈部形成肿块,可继发感染。治疗方法为手术切除。

【病理】

喉囊肿可分为喉小囊囊肿与喉气囊肿。喉小囊亦称喉室小囊,是胚胎期喉腔发育过程中向外凸起形成的盲囊,含有黏液腺,位于喉室顶部前 1/3 处,介于室带与声带之间。喉小囊囊肿是喉小囊膨胀扩大并充满黏液所致,它不与喉腔相通。喉气囊肿为喉小囊异常病理性囊性扩张所致,与喉腔相通,咳嗽、哭喊等致喉内压升高时,囊内充气囊腔可扩大。

【超声表现和诊断要点】

1. 超声表现 二维超声显示舌根部或喉腔囊性团块,边界清楚,呈类圆形,囊腔内为均匀无回声,彩色多普勒显示囊性团块内无明显血流信号(图 7-4-1)。喉外型囊肿位于喉旁,可压迫声带或室带,伴有感染时,囊壁增厚,内部回声不均匀,可显示密集点状或分隔样回声。

2. 诊断要点

(1)喉囊肿的位置、毗邻关系。

(2)囊肿内部回声情况,内部回声不均匀提示伴有感染可能。

【鉴别诊断】

喉外型囊肿需与鳃裂囊肿、甲状舌管囊肿相鉴别(参见第四章)。

【超声诊断价值】

超声可以显示喉囊肿的大小、位置及其与周围组织结构的关系。喉镜只能观察囊肿的外观,不能显示深部结构及大小。CT 与 MRI 可以对本病做出诊断,但是在小儿较难实施。

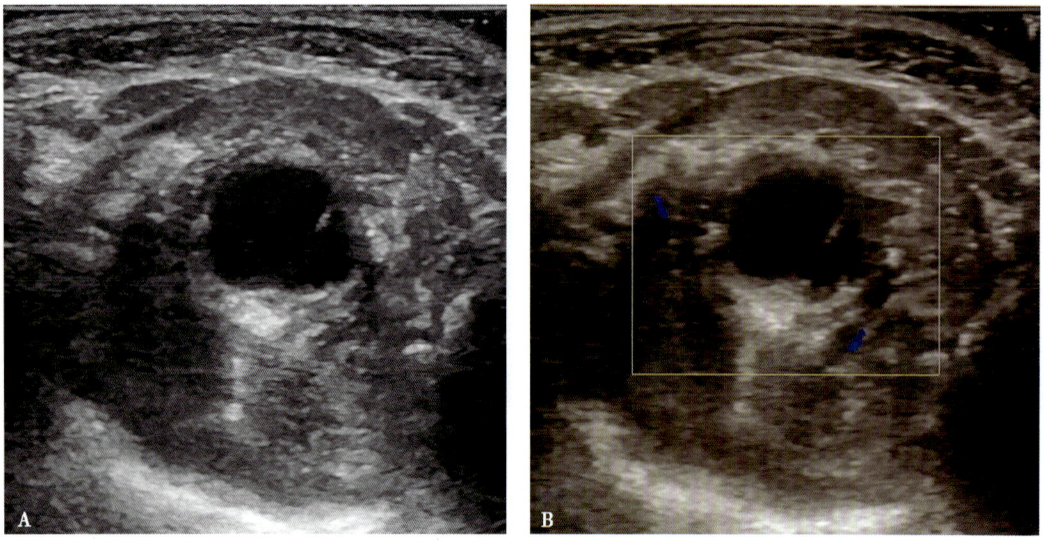

图 7-4-1　喉囊肿超声表现

A. 舌根部显示囊性团块，形态规则，壁厚，欠光滑；B. CDFI 表现为囊性团块内无明显血流信号

第五节　声门下血管瘤

【概述】

声门下血管瘤（subglottic hemangioma）是一种发生于声门下区域的少见先天性良性血管肿瘤。临床表现主要为呼吸困难、发作性发绀及喂养困难。症状可以发生在出生时或出生后几周到数月，哭闹和上呼吸道感染时症状加重。

【病理】

病理特征表现为血管内皮细胞增生，出生后不久即出现，6～12 个月迅速增生，12～18 个月后出现自发退化，但多数退化不全。这类血管瘤按生物学特性可归类为婴儿型血管瘤，在增长高速期引起呼吸困难者，需药物干预，减少并发症。约 50% 的声门下血管瘤患儿合并皮肤血管瘤，尤其是面部血管瘤。

【超声表现和诊断要点】

1. 超声表现　声门下血管瘤表现为喉室内低回声团，边界清楚，内部回声均匀，无明显钙化，较大时堵塞气道，彩色多普勒显示团块局部血流信号丰富（图 7-5-1）。

2. 诊断要点

（1）团块的位置、大小。

（2）彩色多普勒显示团块内血流信号丰富。

（3）注意团块有无堵塞气道。

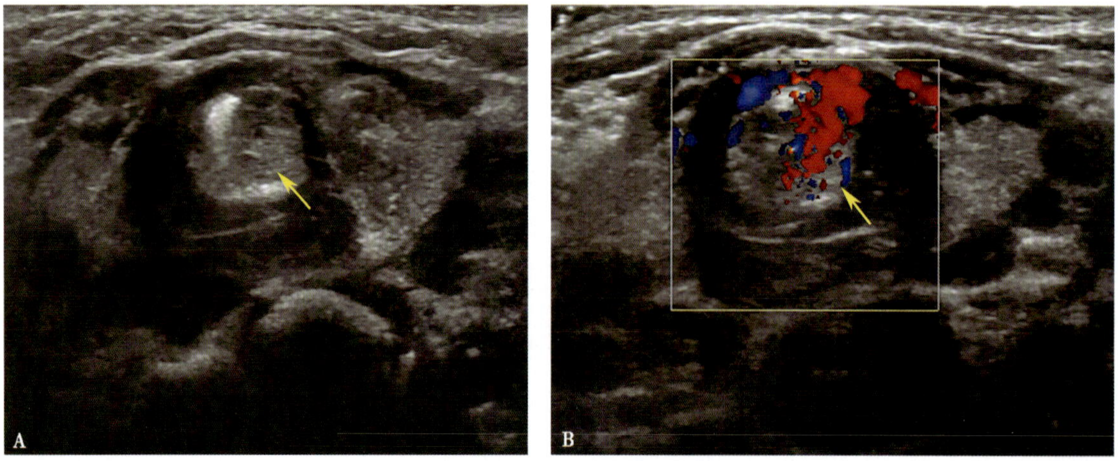

图 7-5-1　声门下血管瘤

A. 喉部气道内甲状腺水平显示低回声团，内部回声均匀（箭头）；B. 彩色多普勒显示团块内血流信号丰富

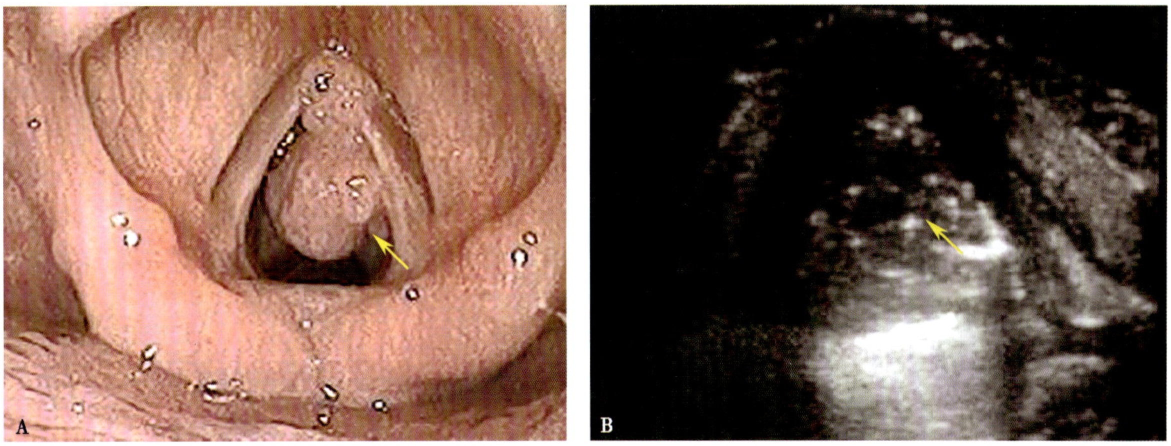

图 7-5-2　喉乳头状瘤

A. 喉镜显示声门裂处喉乳头状瘤（箭头）；B. 二维超声显示喉部低回声团，内显示散在点状高回声（箭头）

【鉴别诊断】

喉乳头状瘤（laryngeal papillomatosis）：儿童喉部最常见的良性肿瘤，可发生于任何年龄段小儿，4 岁以下多见。发病原因不明，多数是感染人乳头状瘤病毒所致，并与慢性炎症刺激及内分泌代谢紊乱有关。常见发病部位为声带前端、假声带、会厌部、喉室上下缘、声带下面等。病理具有特征性的肉色菜花状外观，显微镜下为良性鳞状上皮乳突状增生。该病有恶变倾向，容易复发。临床表现为进行性声嘶、哭声低弱、喉喘鸣及呼吸困难。超声表现为喉腔内显示低回声团，边界不清，内部回声不均匀（图 7-5-2），彩色多普勒一般无明显血流信号。

【超声诊断价值】

超声可以显示喉部肿物的位置、大小及其与周围组织的关系，彩色多普勒显示团块血流信号丰富可提示声门下血管瘤的诊断。对体表有明显较大血管瘤婴儿，有必要进行喉部超声检查，检出血管瘤。喉部良性肿瘤的 CT 与 MRI 多无特征性表现，仅能显示团块的位置与轮廓范围。

第六节　急性会厌炎

【概述】

急性会厌炎（acute epiglottitis）是声门上区会厌及其周围软组织受累为主的急性上呼吸道病变，又称声门上喉炎或会厌前咽峡炎。好发于 2～6 岁儿童。临床表现为急性起病，出现咽痛、声嘶、气急，吞咽及呼吸困难。急性会厌炎病情进展迅速，多数患者经及时治疗可获得痊愈，少数病情凶险，可能在数小时内窒息死亡。

【病理】

病理表现主要为会厌高度水肿。常见致病原因：①感染为此病最常见的病因，最常见的致病病原体是乙型流感嗜血杆菌，病毒也可以导致该病，在免疫力低下的患儿中，还可有念珠菌、曲霉菌等真菌的感染。②外伤，热损伤（高温饮品、吸入蒸气等）、机械损伤（异物外伤、医源性器械损伤等）、化学损伤（刺激性有害气体、刺激性食物等）、放射线损伤等都可引起会厌黏膜的炎性病变。③变态反应，由于饮食、药物或虫咬等，对某种变应原发生反应。④邻近器官的急性炎症，如急性扁桃体炎、咽炎、口底炎、鼻炎等周围器官的急性炎症可以蔓延侵及会厌黏膜，引起水肿。

【超声表现和诊断要点】

1. 超声表现　正常会厌为菲薄、弧形的软骨，与舌根通过会厌谷的空气即会厌前间隙隔开。急性会厌炎时，会厌软骨前后径增厚，以两侧增厚为著，周围软组织回声增强（图 7-6-1），会厌前间隙变小或消失。正常成人会厌软骨前后径为（2.74±0.46）mm。小儿会厌软骨前后径小于成人，因年龄大小而异，目前尚无正常参考值范围。

超声可以显示局部并发症如会厌或颈部蜂窝织炎，表现为低回声团块，边界不清，内回声不均，可显示液性暗区。

2. 诊断要点

（1）会厌软骨增厚、回声增强。

（2）注意有无并发症。

【超声诊断价值】

急性会厌炎的 X 线或 MRI 检查表现为“会厌谷征”消失或“拇指征”，敏感性低，对于急性发病呼

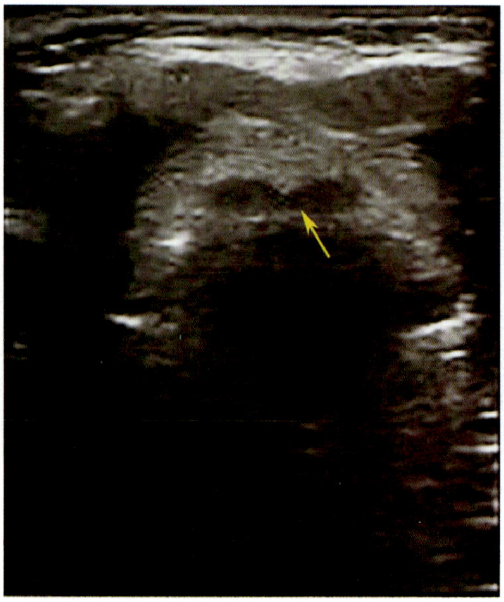

图 7-6-1　急性会厌炎

二维超声显示会厌软骨增厚，周围软组织回声增强（箭头）

吸困难患者检查受限。间接喉镜优于 X 线，但是为有创性检查，检查过程比较痛苦。超声检查方便快捷、无创，是诊断急性会厌炎的新技术。

第七节　先天性肺发育畸形

一、先天性肺气道畸形

【概述】

先天性肺气道畸形（congenital pulmonary airway malformation，CPAM）旧称肺囊性腺瘤样畸形，是一组先天性肺错构性发育畸形。发病率 1∶25 000～1∶30 000。CPAM 病因不明，大部分学者认为是胎儿肺芽发育过程中受未知因素影响而过度生长所形成的一种错构瘤样病变，以不成熟细小气管分支形成为特征，终末细支气管的过度增殖抑制肺泡生长，形成一团杂乱无章的肺组织，可发生于双肺各叶，一般累及单侧肺，常局限于一叶，尤以上叶多见。婴幼儿期可无症状，随着年龄的增长可合并感染，表现为周期性反复出现的局限于一肺叶的感染。少数病变范围较大者新生儿期即出现呼吸窘迫。

【病理】

根据囊腔的大小，本病既往被分为大囊型、中囊型、小囊型 3 种病理类型。基于胚胎起源和组织学特征，2002 年 Stocker 提出新的分型标准，共分为 0～Ⅳ型 5 型，胚胎起源分别为气管、支气管、细支气管、终末细支气管、细支气管与肺泡及远端肺泡。各病理类型特征：

1. 0 型　最少见，为腺泡未发育，肺小，质硬，颗粒样表面。镜下表现为支气管样结构，细支气管及肺泡罕见。

2. Ⅰ型　此型最常见，占 50%～70%，肺组织内可见单个或多个相通的大囊，直径 2～10cm，壁厚。镜下见囊内衬假复层纤毛柱状上皮，有乳头状突起，囊壁周围有平滑肌和弹力组织。

3. Ⅱ型　占 20%～25%，大体所见肺组织切面呈蜂窝状，或实性，囊腔直径 0.5～2cm，均匀分布，囊的分布较Ⅰ型平均。镜下见囊腔内衬单层纤毛柱状上皮或立方上皮，囊壁含薄层平滑肌和少量弹性纤维，囊壁内无软骨及黏液腺体。周边偶有正常细支气管。

4. Ⅲ型　较罕见，肺组织大部分呈海绵状或囊实性混合，囊腔直径小于 0.5cm。镜下见由衬覆立方上皮的肺泡样结构和不规则的细支气管样结构组成，部分含有纤毛。囊壁无黏液及软骨、平滑肌。

5. Ⅳ型　极少见，大体见巨大囊肿位于肺周边，囊的直径为 7～10cm。镜下见囊内衬有扁平或低柱状肺泡上皮。

CPAM 的发生率约占胎儿先天性肺部畸形的 25%，超声是胎儿期诊断首选的检查方式。产前超声能够明确 CPAM 类型、病变范围及并发症，可以综合评估胎儿总体情况，对预测妊娠结局具有重要意义。

【超声表现和诊断要点】

1. 超声表现　先天性肺气道畸形在胎儿期孕 18 周后即可显示明显的声像图改变，表现为肺内囊性或实性回声团块，一般累及一侧肺叶（图 7-7-1）。出生后声像图表现与之相似，Ⅰ型显示为单房性囊肿或多个大小不等囊性团块，壁薄光滑，内显示纤细分隔；Ⅱ型显示为多分隔囊性团块，呈蜂窝状；Ⅲ型由于囊腔细小，显示为均匀一致的高回声团。Ⅳ型显示为胸腔内肺周显示巨大囊性团块，壁薄、光滑。彩色多普勒囊性团块局部无明显血流信号（图 7-7-2）。

2. 诊断要点

（1）肺内囊性或实质性团块。

（2）根据囊腔的大小确定分型。

（3）彩色多普勒显示团块有无血流，血供的来源。

【鉴别诊断】

Ⅰ型与Ⅱ型 CPAM 超声检查时需与支气管囊肿鉴别，支气管囊肿多为单发性，体积相对较小，常与气管、支气管相连。Ⅳ型 CPAM 需与胸腔积液鉴别，后者在患者坐位时呈上窄下宽的无回声区，无固定形态。Ⅲ型 CPAM 需与肺隔离症鉴别（参见本章第七节）。

【超声诊断价值】

超声在胎儿期即可观察到 CPAM，并可对其进行动态随访，密切观察病变随孕周的变化，判断预

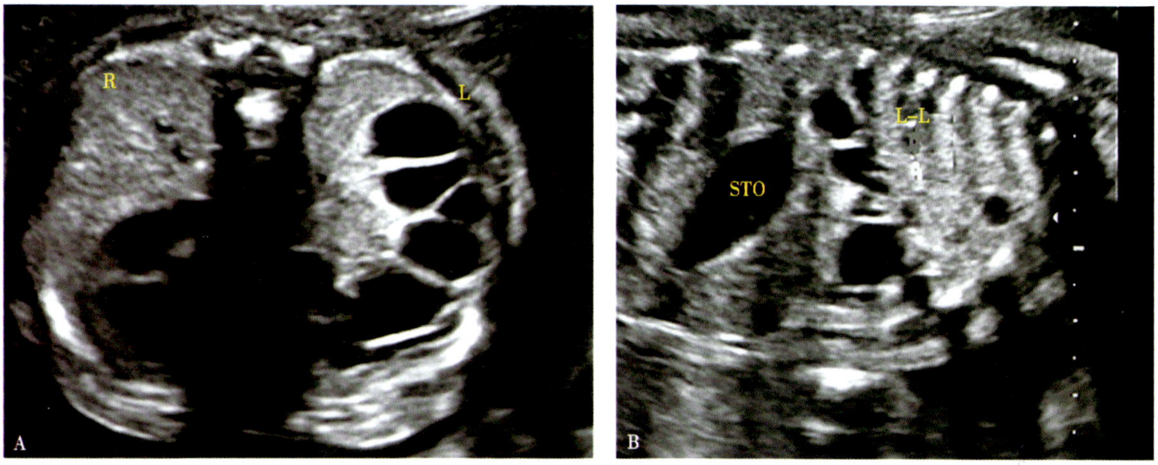

图 7-7-1 胎儿先天性肺气道畸形

左肺内显示多分隔囊性团块；A. 横切图；B. 纵切图；R：右侧，L：左侧，L-L：左肺，STO：胃

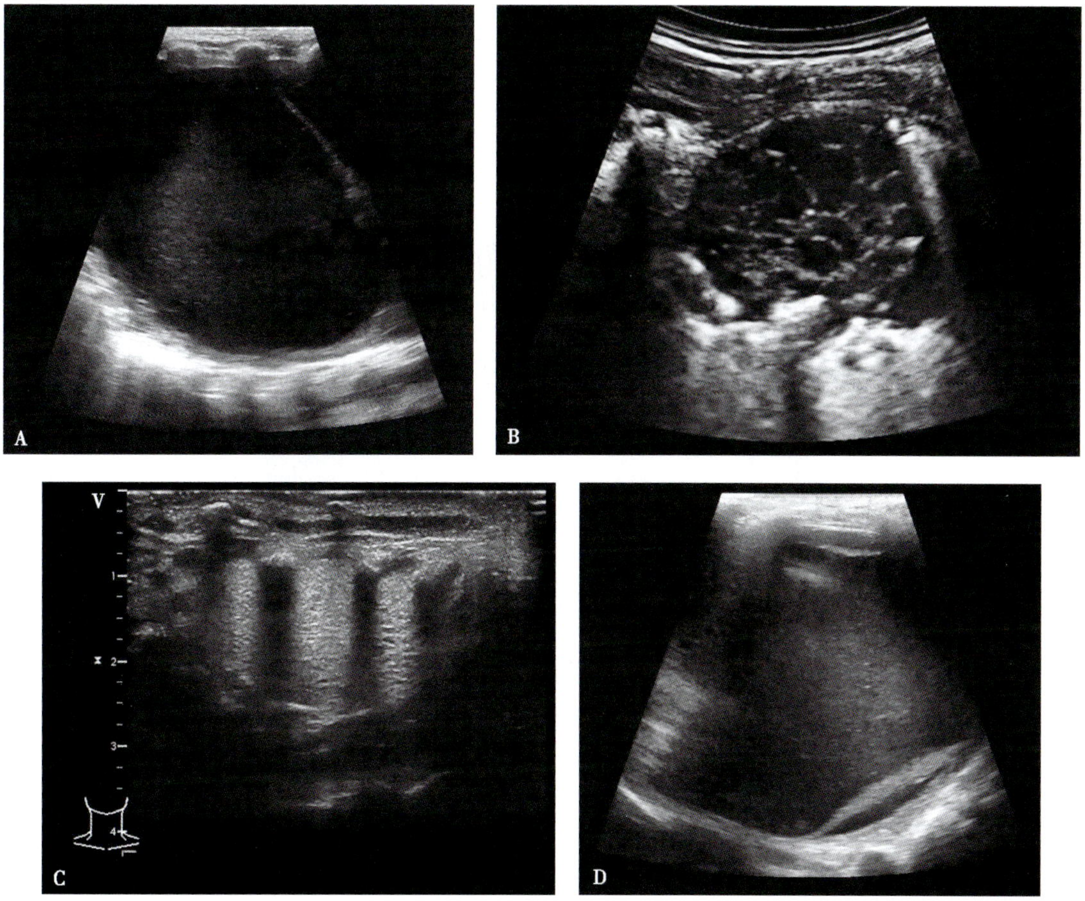

图 7-7-2 新生儿先天性肺气道畸形

A. Ⅰ型显示为单房囊肿，壁薄、光滑；B. Ⅱ型显示为多分隔囊性团块，呈蜂窝状；C. Ⅲ型显示为均匀一致的高回声；D. Ⅳ型为胸腔内肺周显示巨大囊性团块，壁薄、光滑

后，指导临床宫内或出生后治疗。产前诊断 CPAM 者，出生后可应用超声动态随访，减少对 X 线检查的依赖，降低电离辐射的损害。

二、肺隔离症

【概述】

肺隔离症（pulmonary sequestration）是胚胎期肺发育过程中部分肺芽组织异位与支气管树分离而发育成的无功能肺组织。隔离的肺与支气管不相通，其内可含有大小不等多个囊肿，囊腔内含有黏液。动脉供应源自胸主动脉或腹主动脉。新生儿期及婴儿期多无症状，一般于继发感染后才有症状，表现为反复性或持续进行性肺部感染，尤以叶内型为著，临床表现为寒战、发热、咳嗽咳痰等，叶外型感染较少见，多无症状，只是在 X 线检查时发现胸腔内肿物。部分肺隔离症于胎儿期超声即可检出。

【病理】

分为叶内型与叶外型。叶内型多见，位于肺叶内，与正常肺有共同的脏层胸膜，60% 位于左下叶，多为含气囊肿；叶外型少见，位于脏层胸膜外，也称副叶肺，90% 位于左肺下叶与横膈之间。

【超声表现和诊断要点】

1. 超声表现 胎儿期肺隔离症超声表现为胸腔内中等偏高回声团块，回声均匀，少数显示囊状无回声区，彩色多普勒显示团块内血流信号源自腹主动脉（图 7-7-3）。出生后肺隔离症显示为胸腔内边界清楚中等回声团，呈梭形或三角形，其内可显示支气管充液征，彩色多普勒显示团块内血流信号，血流速度快，呈高速高阻型血流频谱（图 7-7-4），提示血流源自体循环。

2. 诊断要点

（1）胸腔内近肺表面实质性回声团，边界清楚。

（2）彩色多普勒团块内显示条状血流信号。

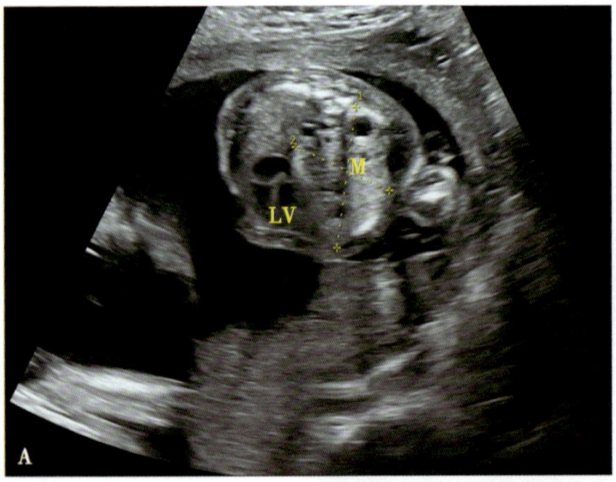

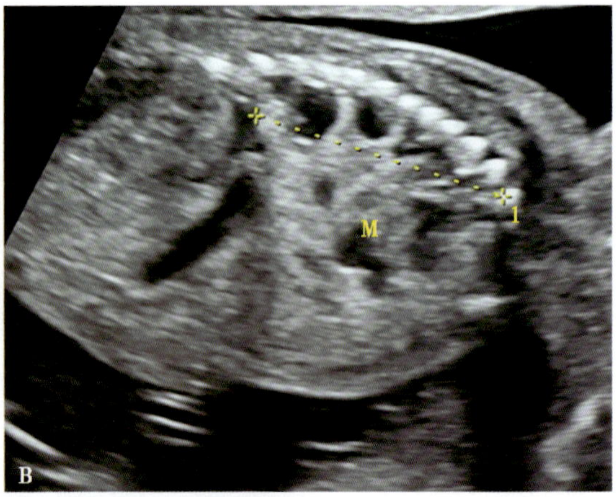

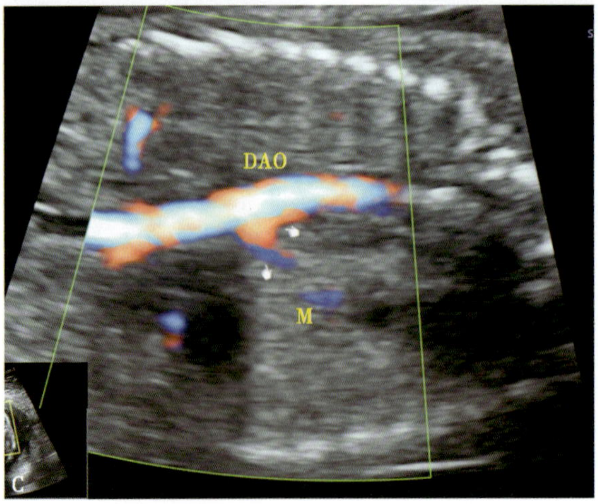

图 7-7-3 胎儿肺隔离症

A、B. 左肺内显示实质性回声团块（A 为横切图、B 为纵切图）；C. 彩色多普勒显示团块血供源于主动脉；LV：左室；M：病变

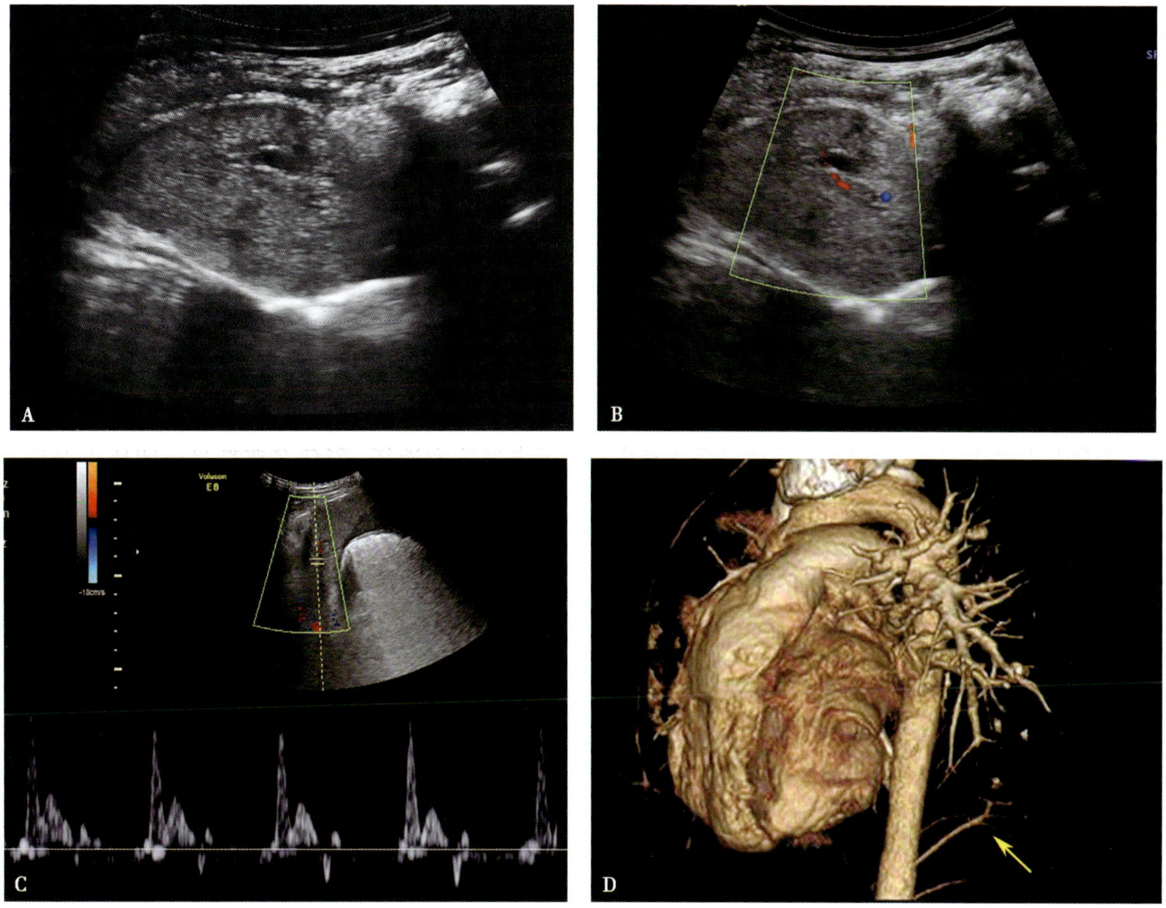

图 7-7-4 肺隔离症

A. 胸腔内显示中等回声团块，边界清楚，内部回声欠均匀，显示管形囊状无回声；B. 彩色多普勒团块内显示稀疏条状血流信号；C. 脉冲多普勒显示血流频谱为高速高阻血流信号；D. CT 三维血管重建显示血供源于主动脉（箭头）

（3）血流速度曲线呈高速高阻型可提示血流源自体循环。

【鉴别诊断】

胎儿期主要与先天性肺气道畸形鉴别，彩色多普勒检查时肺隔离症血流信号较丰富，血供源于降主动脉及其分支。小儿肺隔离症需与肺不张、肺实变鉴别，两者均表现为肺内实质性低回声团，后者一般由炎症、胸腔积液等因素所导致，边缘不光滑，后方可显示密集 B 线回声；肺隔离症则一般无明显临床表现，而对于固定肺叶反复感染者也要注意排除肺隔离症引起的继发性感染。

【超声诊断价值】

X 线检查是肺隔离症的重要影像学检查方法，只能显示异常阴影，有时难以与先天性肺气道畸形、肺脓肿等其他肺部疾患鉴别。超声检查方便快捷、无辐射、检查范围大、可反复动态观察，但因受肺内气体干扰，常难以直接显示供应动脉的来源，应用 CT 增强检查可显示病变血供源自腹主动脉。

第八节 肺感染性疾病

一、肺炎

【概述】

肺炎（pneumonia）是由不同病原体或其他因素导致的终末气道，肺泡和肺间质的炎症。肺炎是小儿常见病，尤多见于婴幼儿，也是婴儿时期主要死亡原因。婴幼儿容易发生肺炎是由于呼吸系统发育未成熟，肺组织血管丰富，肺泡数少，而且免疫力差，肺炎容易扩散。肺炎可由细菌、病毒、真菌、寄生虫等致病微生物，以及射线、吸入性异物等理化因素引起，其中由肺炎球菌引起的肺炎最为多见。临床表现有寒战发热、呼吸困难、咳嗽、咳痰、胸痛，少数有恶心、呕吐、腹胀或腹泻等胃肠道症状。严重感染者可出现神志模糊、烦躁、嗜睡、昏迷等。幼儿肺炎症状常不明显，可能有轻微咳嗽、咳痰或完全没有咳嗽。

【病理】

病理变化以肺组织充血、水肿、炎性浸润为主。典型的病理变化分为4期：早期主要为水肿液和浆液析出；中期为红细胞渗出；后期有大量白细胞和吞噬细胞聚集，肺泡内充满渗出物，使支气管管腔狭窄，甚至阻塞，最终形成肺实变；最后为肺炎吸收消散期。

【超声表现和诊断要点】

1. 正常肺部超声表现 肺组织是充满气体的器官，超声不能透过气体。正常肺部声像实际上是肺表面全反射形成的伪像。因胸膜下气体的全反射，在探头与胸膜脏层之间形成多次反射，即混响伪像，表现为多条平行于胸膜的高回声横线，横线的间距相等，即多重反射。此高回声横线随着深度增加逐渐变短，回声减弱，又称为A线（图7-8-1）。静置探头实时超声检查，显示脏层胸膜及肺表面随呼吸运动上下移动，称为肺滑动征（lung sliding），提示气体位于肺内；双侧肺上段受心脏及大血管搏动的影响，可显示肺气随心跳搏动，称为肺搏动征。

起自胸膜脏层、垂直于胸壁的条带状高回声，称之为B线（图7-8-2）。B线可遮盖A线，随呼吸而运动，并垂直于A线。B线是由肺表面局部液性区域在周围气体包围下，声波在局部反复振荡形成的振铃伪像融合而成。正常肺部偶尔可显示彗星尾征，是由于零星存在的局部肺泡内或近脏层胸膜的肺间质内水分增多，形成的局灶性单个小的振铃伪像。B线弥漫性增多，密集呈“瀑布状”则为异常，提示广泛的胸膜下间质或肺泡水分增多性病变，即肺湿变。B线反映了肺间质与肺泡内水分的增多及其程度的差异。正常肺部回声与病变肺组织异常回声交界点称为肺点（lung point），用以界定肺病变的范围及大小，多为A线与B线的交界点（图7-8-2）。

2. 肺炎超声表现 肺炎声像图表现因肺炎的类型、病变的程度、大小范围和并发症而异。轻型或早期肺炎表现为B线增多，是由于病变部位肺组织水肿即湿变所致，因湿变程度不同而呈间断分布B线或密集融合B线呈“瀑布征”（图7-8-3）。随着病情的进展，肺泡内渗出物增多，小支气管被分泌物阻塞，局部肺泡内气体吸收后，被炎症渗出代替，最终形成肺实变，超声表现为整个肺叶或部分肺叶呈实质性低回声（图7-8-4），低回声内显示支气管充气强回声，或支气管充液的无回声，实变肺组织旁B线增多。彩色多普勒实变部位血流信号丰富，并与肺门相连续，此表现可与脓胸进行鉴别。约6%肺炎合并局限性胸腔积液，60%合并有肺底积液。英国胸科学会推荐超声影像为肺炎的常用检查方法。

3. 诊断要点

（1）B线增多、A线被覆盖，B线增多的程度及分布范围。

（2）有无肺实变及其累及范围。

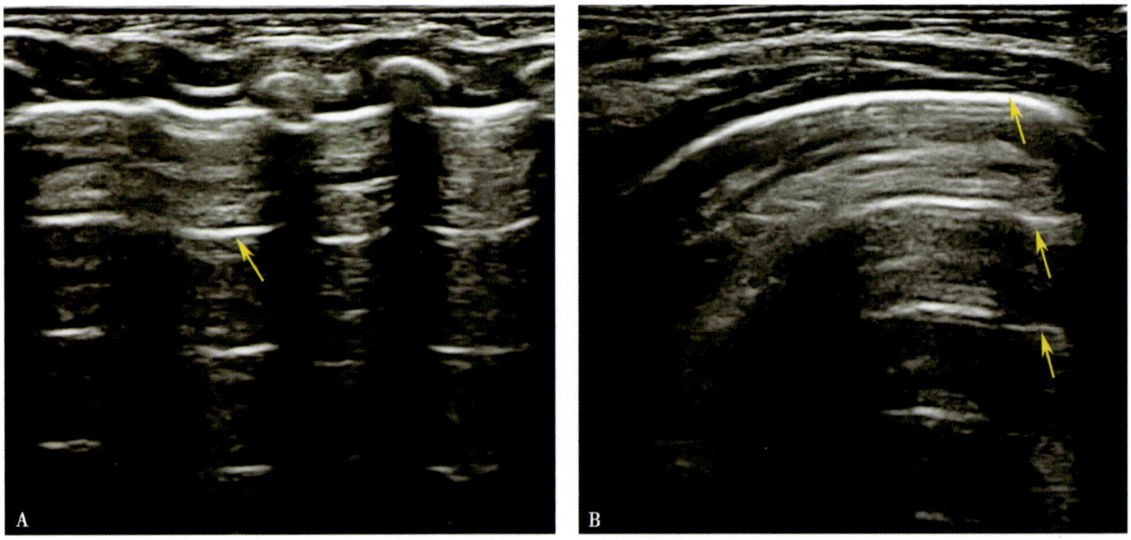

图7-8-1 正常肺超声表现

A. 二维超声显示为A线（箭头）垂直于肋骨纵切；B. 沿肋间隙横切图，箭头示A线

（3）有无合并胸腔积液和肺脓肿。

【鉴别诊断】

肺水肿是由于各种原因引起的肺内组织液的生成和回流平衡失调，使大量组织液从肺毛细血管内外渗，积聚在肺间质、肺泡和细小支气管内，从而造成肺通气与换气功能严重障碍。分为心源性和非心源性肺水肿。心源性肺水肿超声表现为双肺对称性弥漫分布的B线，呈瀑布征，超声心动

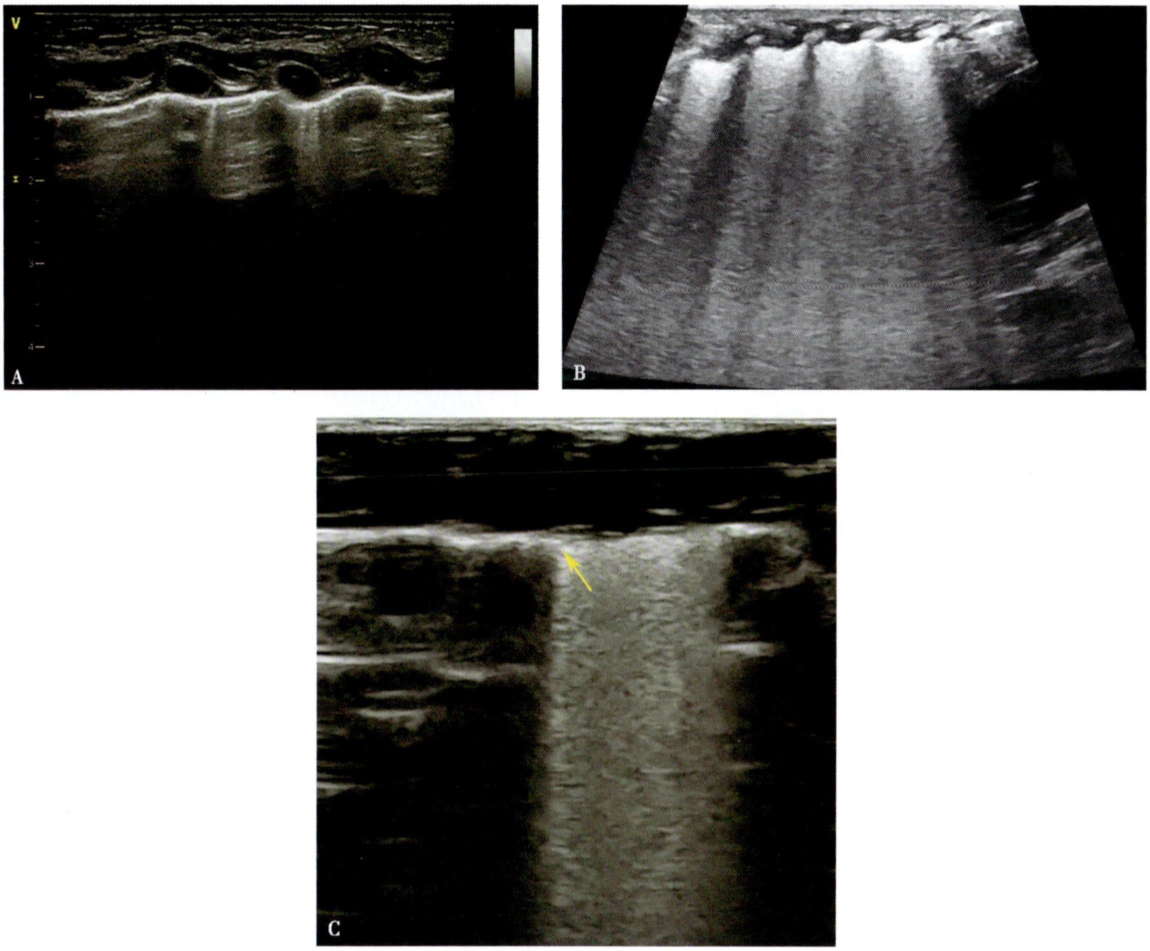

图 7-8-2　肺部不同程度B线

A．正常肺显示零星B线；B．肺部疾病时显示密集B线呈“瀑布征”；C．箭头所示为肺点

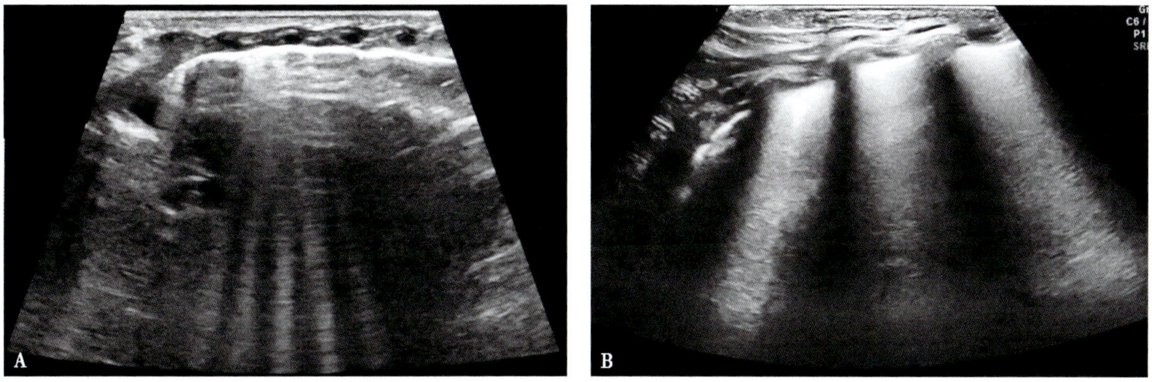

图 7-8-3　肺湿变的超声表现

A．轻度湿变，间断分布B线增多；B．重度湿变，密集融合分布B线，呈“瀑布征”

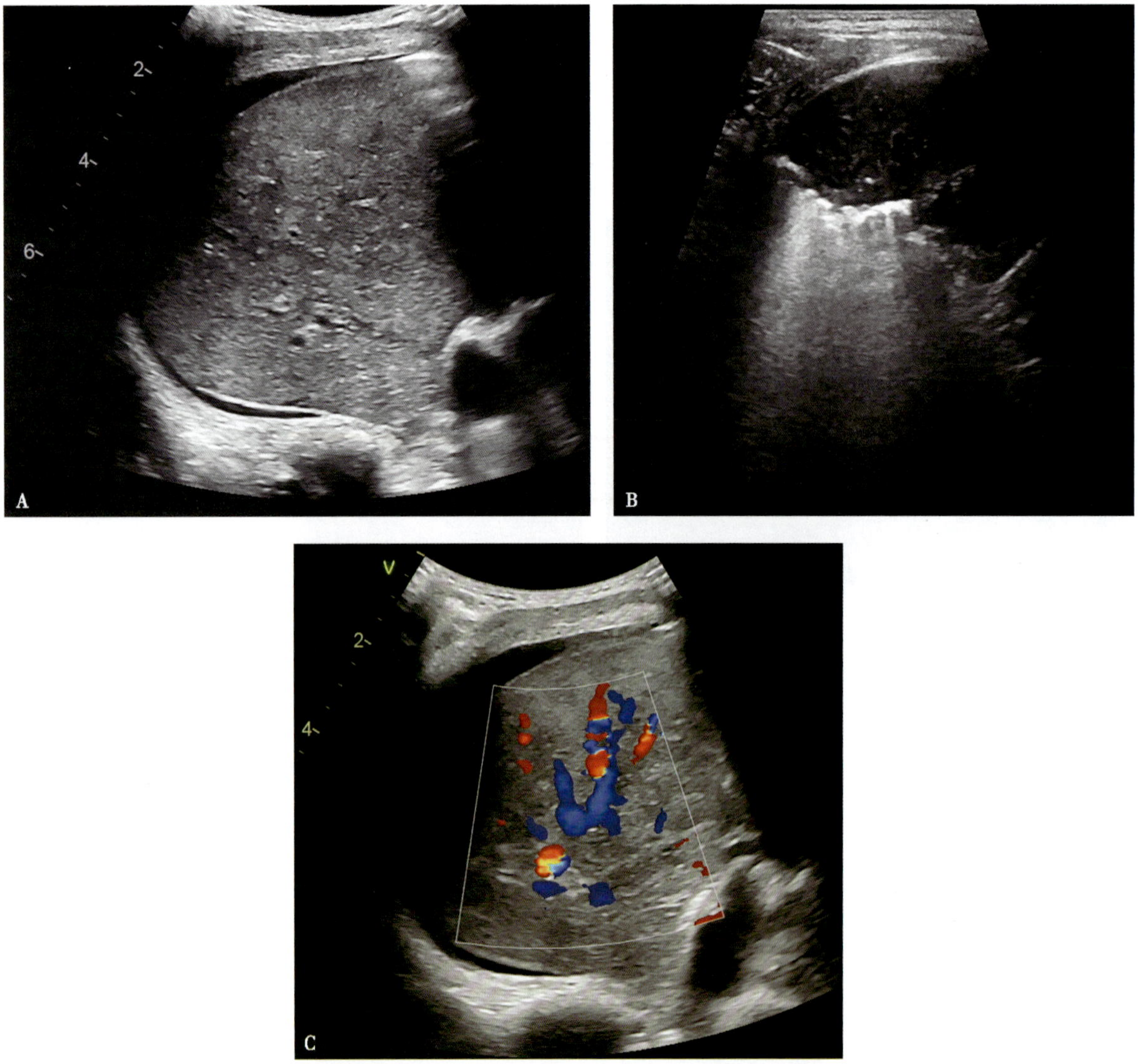

图 7-8-4 肺炎肺实变

A. 大叶性肺炎整个肺叶实变呈实质性低回声；B. 节段肺实变，实变旁 B 线增多；C. 实变肺组织内血流信号丰富

图左室收缩功能减退、左房压力升高、下腔静脉扩张。非心源性肺水肿表现为局灶性、不对称性 B 线，并可伴有肺实变、胸腔积液，超声心动图除外心源性因素。

二、肺脓肿

【概述】

肺脓肿（pulmonary abscess）是多种病原菌感染引起的肺组织化脓性炎症，导致组织坏死、破坏、液化形成脓肿。婴幼儿肺脓肿多继发于肺炎，其次并发于败血症。常见病原体包括金黄色葡萄球菌、化脓性链球菌、肺炎克雷伯杆菌和铜绿假单胞菌等。临床表现为高热、咳嗽、咳大量脓臭痰。临床进展凶险，部分出现重度呼吸困难及呼吸衰竭。

【病理】

病理变化早期为肺组织炎症和细支气管阻塞，继之有血管栓塞，肺组织广泛出血、坏死，形成脓肿，最终破溃到支气管内，致脓痰和坏死组织排出。胸膜下的脓肿破裂可形成脓胸或脓气胸。继发于肺隔离症、先天性肺囊肿或肺膨出者少见。

【超声表现和诊断要点】

1. 超声表现

（1）早期因肺组织炎症和细支气管阻塞，超声检查肺实质内显示实质性低回声改变，边界不清，形状不规则（图 7-8-5A）。

（2）后期因血管栓塞，病灶坏死液化形成脓腔，显示为圆形或类圆形液性暗区，边界清楚，壁厚、不规则，内部回声不均匀，显示点、片状低回声

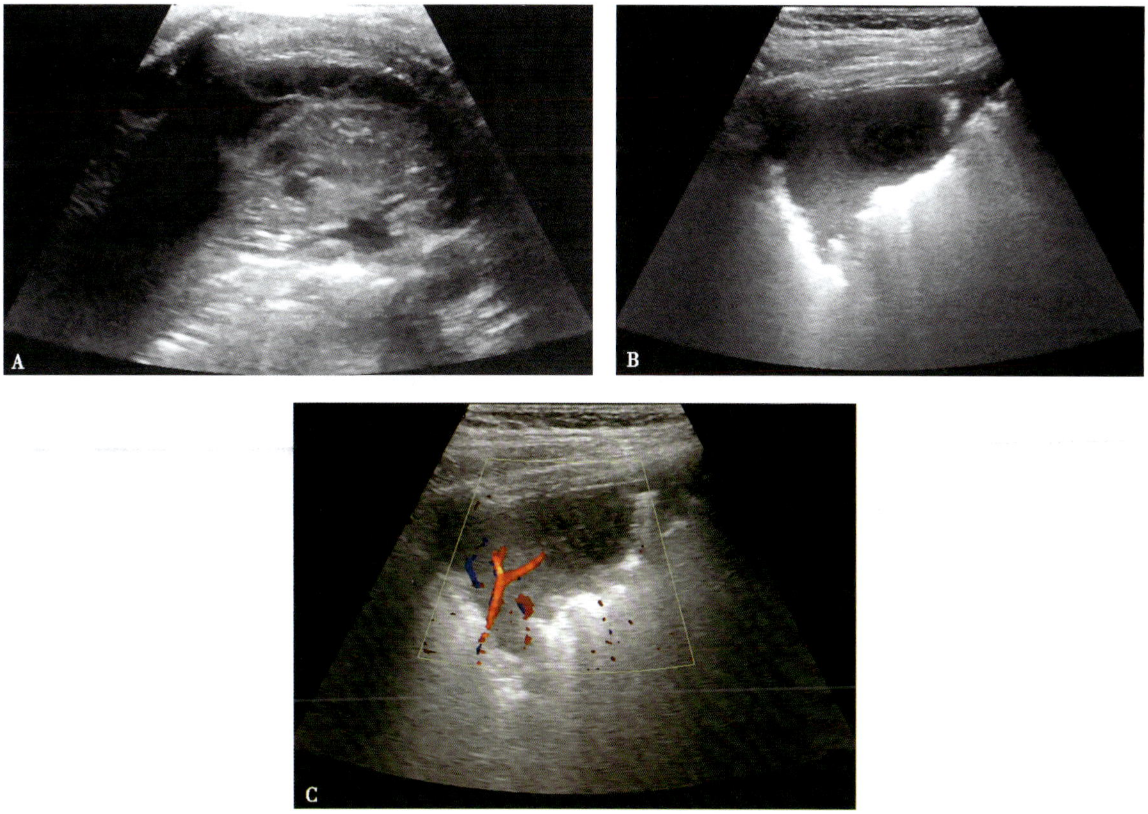

图 7-8-5 肺脓肿超声表现

A. 早期肺实质内显示低回声区；B. 液化后显示不规则片状无回声区，内显示密集点状回声；C. 彩色多普勒液性暗区内无明显血流信号

(图 7-8-5B)。彩色多普勒脓肿周边血流信号丰富，液性暗区内无血流信号(图 7-8-5C)。

(3) 病变完全液化时，内部可显示为囊状无回声；若与支气管相通，空气进入脓腔内，或有产气病菌感染，可见气体高回声，其后方伴声影，半卧位检查或转动体位时容易产生液 - 气平面现象。

2. 诊断要点

(1) 肺内实质性低回声团块。

(2) 低回声团内回声不均匀，可显示液性暗区。

(3) 肺脓肿彩色多普勒显示局部实变肺组织内无血流信号。

(4) 临床有炎症感染表现。

【鉴别诊断】

需与肺内各种囊肿鉴别，囊肿壁薄，光滑，内回声均匀，囊内可有或无分隔样回声，周围组织回声正常，无炎症反应。

【超声诊断价值】

超声检查可以显示肺部炎症时的肺湿变与肺实变的大小范围、位置分布，有无合并胸腔积液、先天性肺部疾病、占位性病变等，并可用于疾病的疗效观察、动态随访，较 CT 与 X 线的优势是无辐射损害，对于重症患儿可在床旁多次复查。

第九节 肺 不 张

【概述】

肺不张(atelectasis)是指一个或多个肺段或肺叶的容量及含气量减少，失去通气功能。分为压迫性肺不张(compressive atelectasis，CA)与阻塞性肺不张(obstructive atelectasis，OA)。临床表现由于病因及病变范围而不同，急性起病、大面积肺不张可出现急性呼吸困难，而缓慢生成者可无临床症状。

【病理】

压迫性肺不张由肺外压迫引起，如大量胸腔积液、积气，肿瘤；阻塞性肺不张由支气管内在的梗阻使肺组织萎缩或无充气，失去呼吸作用，如异物、肿瘤或支气管痉挛等。不同的致病原因可引起单侧、双侧或大叶性肺不张。小儿肺不张最常见于两肺下叶及右肺中叶；下呼吸道感染时肺不张多见于左下肺叶及右中叶。“中叶综合征”(middle lobe syndrome）指由于炎症、结核或肿瘤等引起的中叶不张，长期不消失、反复感染，最后可发展为支气管扩张。

【超声表现和诊断要点】

1. 超声表现

（1）压迫性肺不张表现为与肺门相连的实质性团块，形状不规则。团块随呼吸运动在胸腔积液内浮动。吸气时可有部分通气，表现为中央气体回声（图 7-9-1）。

（2）阻塞性肺不张表现为肺呈楔形的中等实质性回声（图 7-9-2），内部回声均匀或不均匀，分泌物填充可显示支气管充水征，表现为管状无回声；局部肺组织呈固定穹顶状，不随呼吸运动而浮动。阻塞性肺不张时实变肺组织内气体一般不随呼吸运动变化。

（3）压迫性肺不张与阻塞性肺不张常合并胸腔积液。

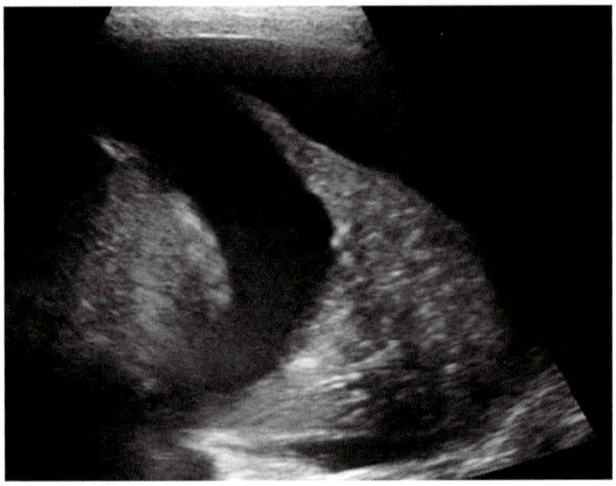

图 7-9-1 压迫性肺不张

肺组织体积减小，呈实质性低回声，胸腔显示大量积液

（4）重症肺炎时，大量胸腔积液导致的压迫性肺不张与炎性浸润导致的细支气管阻塞性肺不张并存。

（5）彩色多普勒于局部肺组织内显示枝条状血流信号。

2. 诊断要点

（1）压迫性肺不张表现为与肺门相连的实质性团块。

（2）阻塞性肺不张表现为楔形的中等回声。

（3）压迫性肺不张可与阻塞性肺不张并存。

（4）彩色多普勒于不张的肺组织内显示条状血流信号。

【鉴别诊断】

需与肺隔离症相鉴别（参见本章第七节）。

【超声诊断价值】

超声检查可以显示肺不张的位置及大小，确定诊断，并可鉴别压迫性肺不张与阻塞性肺不张。超声可以显示 X 线不能显示的被胸腔积液遮挡的肺不张。

第十节 肺动脉栓塞与肺梗死

【概述】

肺动脉栓塞（pulmonary artery embolism）是指各种原因引起的栓子阻塞肺动脉及其分支引起肺循环障碍的临床综合征的总称。小儿肺动脉栓塞的临床表现与成人相似，症状和体征缺乏特异性。多发性小的肺梗死常无临床症状；大块或广泛肺栓塞时，可有突发性胸痛、呼吸困难、气促、咯血痰等。肺栓塞在小儿较少见，经外周中心静脉置管等导管相关的手术操作、体静脉血栓形成时，肺动脉栓塞的概率增加。

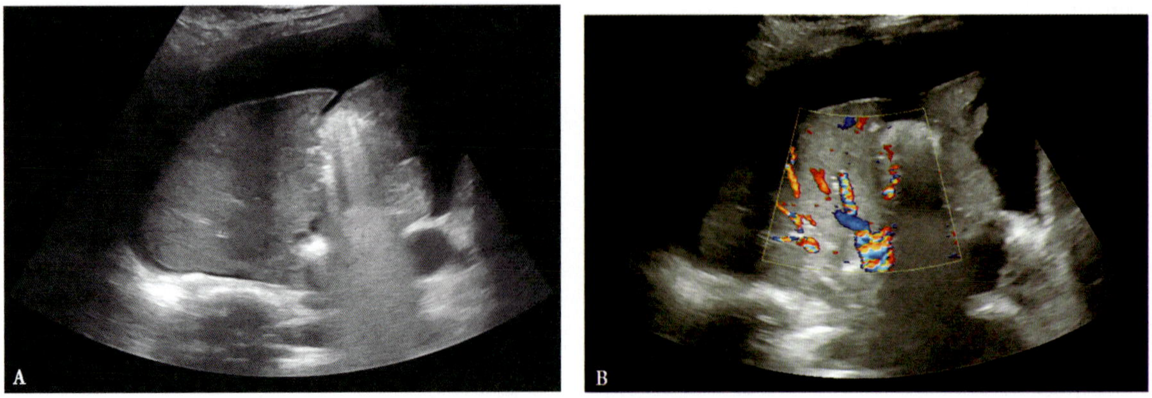

图 7-9-2 阻塞性肺不张

A. 肺组织呈楔形中等回声，内部回声均匀；B. CDFI 肺实质内显示条状血流信号

【病理】

肺动脉栓塞最常见的类型为肺动脉血栓栓塞，还包括脂肪栓塞、羊水栓塞、空气栓塞、异物栓塞和肿瘤栓塞。肺梗死（pulmonary infarction）是指肺栓塞导致的肺缺血坏死性病变。既往观点认为儿童肺动脉栓塞少见，但国内外大量资料及尸检证实本病并非罕见。儿童肺动脉栓塞的栓子来源与成人不同，下肢深静脉血栓和盆腔血栓少见，可见于先心病合并感染性心内膜炎、肾病综合征合并高凝状态等。

【超声表现和诊断要点】

1. 超声表现

（1）小范围肺栓塞未导致肺缺血坏死，超声较难显示肺部病变。

（2）周围型肺梗死常显示为肺内三角形或楔形实质性低回声区，边界清楚，尖朝肺门、底朝胸膜，累及范围大于 3.0cm 时常可显示含气支气管高回声区（图 7-10-1）。常伴有胸腔积液。彩色多普勒显示肺梗死局部无血流信号。

（3）肺栓塞导致肺动脉及右心室压力升高，其典型超声心动图表现参见第十八章。

（4）血栓是血栓性肺栓塞最典型的特征，位于右房或右室中的血栓可形态各异，而位于肺动脉内时则常表现为大块血栓，从主干延续至一侧或双侧肺动脉分支。右肺动脉主干血栓易于显示，左肺动脉因显示较短，血栓不易显示。

2. 诊断要点

（1）周围型肺梗死表现为肺内实质性低回声区，尖朝肺门、底朝胸膜。彩色多普勒显示局部无血流信号。

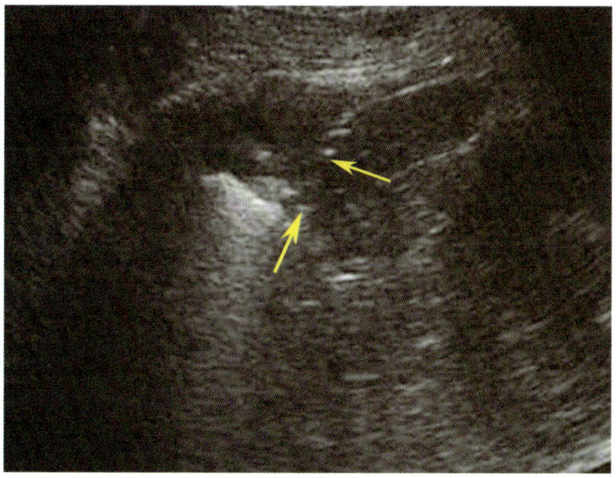

图 7-10-1　肺梗死

肺实质内显示三角形低回声区（粗箭头），其内显示气体高回声（细箭头）

（2）有肺栓塞的致病因素及临床表现。

（3）肺动脉及右心室压力升高的超声心动图表现。

【鉴别诊断】

需与其他原因导致的肺实变及肺隔离症鉴别（参见本章第七节）。

【超声诊断价值】

CT 肺血管造影成像是肺栓塞的重要影像学检查方法，但费用昂贵，放射剂量大。超声检查方便快捷，无创无辐射，可显示周围性肺梗死，并可行静脉超声检查，确定有无血栓形成。超声心动图可观察肺动脉及右心室压力升高的表现。

第十一节　新生儿呼吸窘迫综合征

【概述】

急性呼吸窘迫综合征（acute respiratory distress syndrome，ARDS）是严重感染、创伤、休克等各种肺内外疾病导致的肺毛细血管弥漫性损伤、通透性增强、肺含水量增加，以致肺顺应性减低、肺泡萎陷，肺泡的通气血流比例失调。以进行性呼吸窘迫和难治性低氧血症为临床特征。本病又被称为急性肺损伤、弥漫性肺泡损伤、成人呼吸窘迫综合征等。成人呼吸窘迫综合征的提出是为了与婴儿呼吸窘迫综合征相区分，后来注意到本征亦发生于儿童，故以急性（acute）代替成人（adult），称为急性呼吸窘迫综合征，缩写仍是 ARDS。该病起病急骤，发展迅猛，预后极差，死亡率高达 50% 以上。病理表现主要是肺毛细血管损伤、内皮细胞通透性增加，最终造成肺间质和肺泡水肿，肺换气功能减退以及难以纠正的低氧血症。临床表现为在原发病基础上，出现突发性、进行性呼吸窘迫，气促、发绀、常伴有烦躁、焦虑、出汗等。其呼吸窘迫不能用通常的氧疗法改善，也不能用其他原发心肺疾病解释。

新生儿呼吸窘迫综合征（neonatal respiratory distress syndrome，NRDS）系特指新生儿出生后 4～12 小时即出现进行性呼吸困难、青紫、呼气性呻吟、吸气性三凹征和呼吸衰竭等症状。NRDS 是由肺表面活性物质缺乏所致，主要见于早产儿，发病率与胎龄有关，胎龄越小，发病率越高。NRDS 是重症监护室最常见的呼吸系统疾病之一，病情危重，是一种致死性疾病，占早产儿死亡原因的 50%～70%。母亲患有糖尿病、宫内窘迫或围产期严重窒息等是发病的重要影响因素。

【病理】

NRDS 病理机制：由于早产儿缺乏肺表面活性物质（pulmonary surfactant，PS），因肺泡和空气的交界面具有表面张力，若缺乏表面活性物质，肺泡则被压缩，逐渐形成肺不张。血流通过肺不张区域，未经气体交换又回流至心脏，形成肺内短路，血 PaO_2 下降，氧合作用降低，体内代谢只能在缺氧情况下进行而产生酸中毒。酸中毒时肺血管痉挛，肺血流阻力增大，使右心压力增高，有时甚至可使动脉导管再度开放，形成右向左分流，严重时致婴儿青紫明显。因进入肺的血流量减少后，肺的灌注量不足，血管壁因缺氧渗透性增加，血浆内容物外渗，包括蛋白质，其中纤维蛋白的沉着，使渗液形成肺透明膜。NRDS 临床表现为出生后 6～12 小时内出现呼吸困难，逐渐加重。呼吸不规则，严重者呼吸暂停。面色因缺氧变得灰白或青灰，发生右向左分流后青紫明显。体征有鼻翼扇动，三凹征，肺呼吸音减低，吸气时可听到细湿啰音。目前 NRDS 的临床诊断标准为：①急性起病，出生后 6 小时内出现呼吸窘迫；②呼吸窘迫呈进行性加重；③胸部 X 线表现为双肺普遍性的透过度降低，呈毛玻璃样的细颗粒状、网状的弥漫性阴影，支气管充气征，重症呈“白肺”；④动脉血气分析提示：低氧血症、酸中毒；⑤除外引起呼吸窘迫的其他疾病。近年来国内外研究显示超声在 NRDS 中具有重要的应用价值。

【超声表现和诊断要点】

1. 超声表现　二维声像图表现为由双肺广泛分布的 B 线融合，形成瀑布征，A 线消失，实时检查时肺滑动征减弱或消失，肺搏动增强；双肺胸膜下散在小片状肺实变低回声，胸膜线增厚、不光滑；部分伴有大片状肺实变，呈实质性低回声，其内可伴有支气管充气征（图 7-11-1）。常有胸膜增厚和少量胸腔积液。

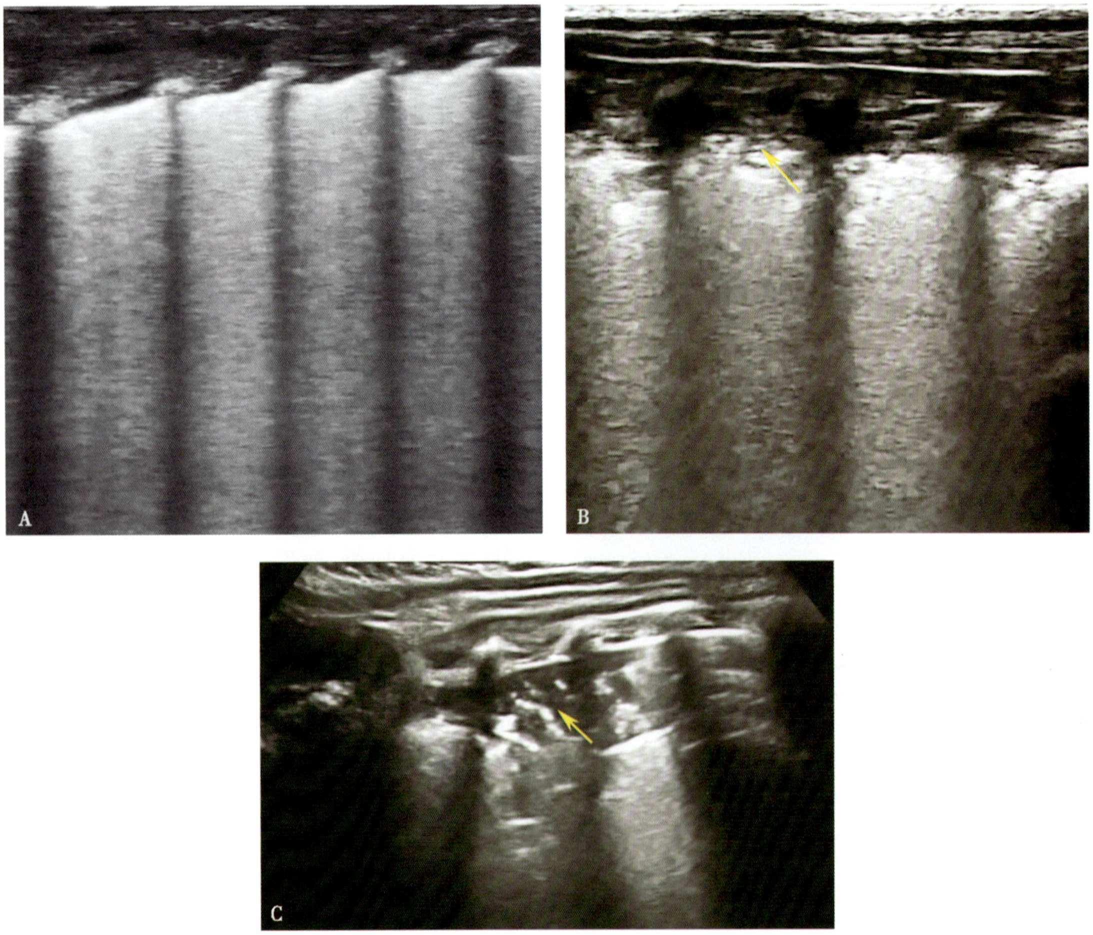

图 7-11-1　新生儿呼吸窘迫综合征

A. 二维超声显示双肺弥漫性 B 线增多，呈“瀑布征”；B. 双肺胸膜下显示散在点、片状实质性低回声（箭头）；C. 大片状肺实变呈实质性低回声，内显示条状气体强回声（箭头）

2. 诊断要点

（1）双肺弥漫分布密集B线，呈瀑布征。

（2）双肺胸膜下散在小片状肺实变。

（3）胸膜线增厚、不光滑。

（4）实时检查肺滑动征减弱。

【鉴别诊断】

新生儿湿肺：又称暂时性呼吸困难（transient tachypnea of newborn，TTN），是肺内液体积聚所致，是一种自限性疾病。多见于足月儿。发病机制为从胎儿向新生儿适应变化过程中，肺内液体吸收清除延迟。临床表现为呼吸困难，在出生后6小时内即出现呼吸加速，病程较新生儿呼吸窘迫综合征短，5～6小时或1天内可恢复正常。超声表现为双肺广泛分布的B线，A线消失。实时检查时肺滑动征减弱或消失，肺搏动增强。与NRDS不同，受重力影响，平卧位时B线更多分布于背侧，坐位时下肺部较明显。

【超声诊断价值】

既往X线是NRDS首选影像学检查方法，目前超声在肺部疾病的应用日益受到重视，最新研究显示双肺弥漫性B线分布与胸膜下弥漫性小片状肺实变的出现，诊断NRDS的特异性与敏感性均可达到100%。超声不仅可用于NRDS的诊断，也可用于肺复张的监测、指导呼吸机参数的调节以及治疗后动态随访。超声检查可以减少X线辐射，降低患儿远期罹患癌症的风险。

第十二节 肺母细胞瘤

【概述】

原发性肺肿瘤（pulmonary neoplasms）在小儿少见，最常见的是肺母细胞瘤又称肺胚层瘤，是一种罕见肿瘤，也可见于成人。

【病理】

肺母细胞瘤组织学表现包括始基组织及肉瘤，特征性表现由不成熟间叶成分和上皮细胞组成。

【超声表现和诊断要点】

1. 超声表现　超声可显示位于胸膜下的肿瘤性病变，呈圆形或椭圆形低回声团，边界欠清，内部回声均匀或不均匀（图7-12-1A）。如有坏死，可显示液性暗区，一般无支气管充气征。如果浸润至胸壁，则团块不随呼吸运动而位移。胸膜受累表现为局部胸膜增厚，延续性中断，显示低回声结节。彩色多普勒瘤体内可显示血流信号（图7-12-1B）。

2. 诊断要点

（1）肺内实质性团块。

（2）具有肿瘤浸润生长的表现。

【鉴别诊断】

胸膜肺母细胞瘤：肺母细胞瘤属于肺恶性上皮性肿瘤范畴，而胸膜肺母细胞瘤则累及胸膜与肺。超声表现为胸腔以及邻近胸膜、膈肌实质性团块，形态不规则，边界不清，内部回声不均匀，常合并有胸腔积液（图7-12-2）。

【超声诊断价值】

超声可以显示肺母细胞瘤病变的位置、大小，有无胸膜及邻近组织受累、肿大淋巴结，有无合并胸腔积液等，并可行超声引导下肿瘤组织穿刺活检。超声表现无特异性，穿刺活检可确诊。超声造影与弹性成像的应用有助于肺部肿瘤疾病的诊断与鉴别诊断。

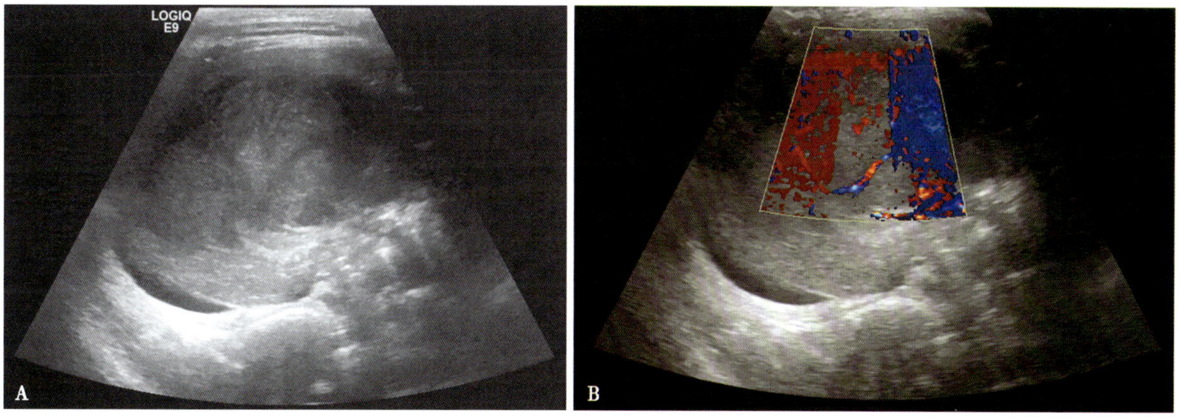

图7-12-1 肺母细胞瘤

A. 肺实质内显示巨大实质性低回声团块；B. 彩色多普勒团块内显示条状血流信号

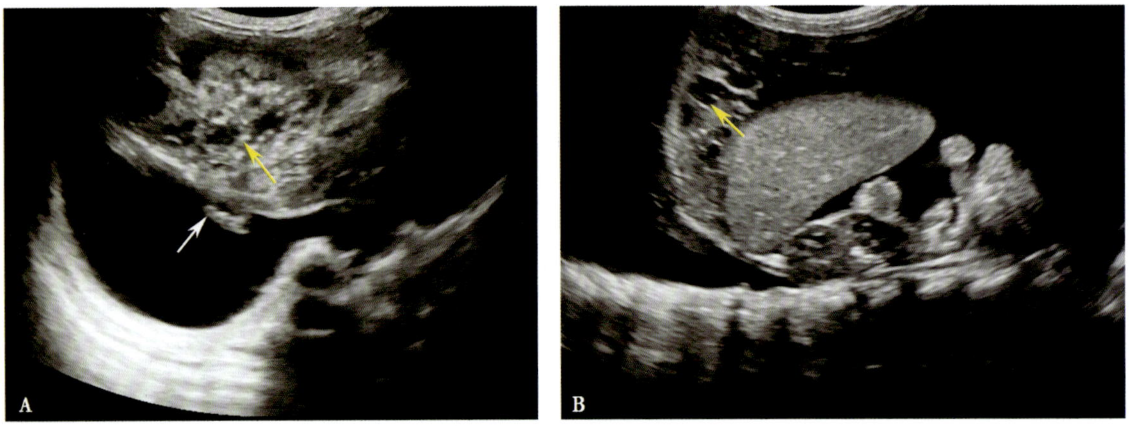

图 7-12-2 胸膜肺母细胞瘤

A. 胸腔横切图，多发低回声团，形态不规则，边界不清，内部回声欠均匀，位于肺内（黄色箭头）及胸膜表面（白色箭头），B. 胸腔纵切图：黄色箭头示肿瘤

（于红奎 夏 焙）

第八章　胸膜腔、纵隔与横膈及膈下超声检查

第一节　超声检查技术

【检查内容】

需对整个胸部进行扫描，包括胸腔、纵隔、横膈和膈下的器官及邻近结构。

【检查方法】

1. 患儿准备　患儿一般无需特殊准备，对于不能配合检查的婴儿需镇静。

2. 体位　常规采用坐位与平卧位检查，不能坐位检查者也可以平卧或半卧位。

3. 仪器　根据患儿年龄及病变位置选择探头。在满足穿透力的条件下，尽量选择高频探头，探头频率凸阵 3～5MHz、线阵 7.5～12MHz、扇扫 3.5～7.5MHz。新生儿胸部超声以线阵探头为宜，通常线阵探头频率为 7.5～10.0MHz，凸阵探头频率为 5.0～7.5MHz。

【注意事项】

胸腔内结构受气体与骨骼的遮挡，超声检查时需多角度、多声窗全面细致扫查以避免漏误诊。对重症监护室患儿进行床旁超声检查时，操作者应注意探头的清洁消毒和洗手，预防院内感染。

第二节　胸膜腔积液

【概述】

胸膜腔积液（pleural effusion，PE）是指胸膜脏层和壁层之间液体积聚过多，简称胸腔积液。胸膜腔是肺与胸壁之间的潜在腔隙，胸膜为一层薄而光滑的浆膜，脏层（内层）覆盖于肺的表面，壁层（外层）衬于胸廓内面，脏层与壁层胸膜在肺门处相互移行，两层之间形成密闭的胸膜腔。左、右两侧胸膜腔互不相通。正常情况下，胸膜腔处于负压状态，只有少量起润滑作用的浆液。胸膜转折处所形成的间隙，深吸气时不为肺缘填充，称为肋膈窦，坐位时其位置最低，少量积液时，多蓄积于此。胸腔积液量较少时症状多不明显，积液量较多者气管、纵隔甚至心脏向健侧移位。

【病理】

正常胸膜腔内液体经毛细血管的静脉端再吸收，其余的液体由淋巴系统回收至血液，滤过与吸收处于动态平衡。若因全身或局部病变破坏此种动态平衡，出现以下任何一种情况：毛细血管内静水压升高（充血心衰、缩窄心包炎）、毛细血管通透性增加（胸膜炎、胸膜肿瘤）、毛细血管内胶体渗透压降低（低蛋白血症、肾病综合征）或壁层胸膜淋巴引流障碍（淋巴管阻塞），致使胸膜腔内液体形成过快或吸收过缓，液体量超出正常范围，即形成胸腔积液。

胸腔积液按性质可以分为渗出性和漏出性两类。渗出性积液多与感染有关，单侧多见，又分稀薄浆液性和稠厚脓性。稀薄浆液性胸膜腔积液临床称之为浆液性胸膜炎；稠厚化脓性胸腔积液又称脓胸，因病菌在积液中大量繁殖和纤维蛋白沉积增多，积液稠厚粘连形成多分隔。漏出液常见于心功能不全、肾脏疾病、低蛋白血症等，多累及双侧胸腔；肝脓肿及膈下脓肿也可引起反应性胸腔积液；外伤可引起血性胸腔积液；淋巴管或乳糜管阻塞或破裂，使乳糜流入胸腔可引起乳糜胸。

【超声表现和诊断要点】

1. 超声表现　漏出性胸腔积液或炎性渗出性胸腔积液早期显示为无回声区。炎性渗出性胸腔积液后期表现为无回声区内显示点状、絮状或分隔状回声（图 8-2-1A、B）。化脓性胸腔积液内显示条带状低回声漂浮，若脓液稠厚，由于坏死组织、脓细胞等有形成分下沉于胸腔底部，可在胸腔积液内出现分层现象，上部呈无回声区，下部呈密集不均匀的低、中等回声。乳糜胸表现为无回声区内显示密集点、片状回声漂浮（图 8-2-1C）。

游离性胸腔积液随呼吸运动及患者体位改变而移动，坐位时积聚于胸腔底部；少量积液显示为膈肌与肺底间长条形无回声区；中至大量胸腔积液，纵切面显示上窄下宽的三角形无回声区，肺组织受压形成肺不张，表现为无回声区内与肺门相

连，切面呈楔形的实质性肺脏（图 8-2-1D），回声略高于肝脏，彩色多普勒于实变肺组织内可显示血流信号。

包裹性胸腔积液则液体流动性消失，不随体位而改变，可局限于肺叶间、肺底、纵隔等处，呈圆形或椭圆形囊性团块，壁厚，内部为无回声区混杂点状或条索状分隔（图 8-2-1E）。肺底积液时还要仔细检查腹腔，确定是否为腹部疾患引起的反应性胸腔积液。

2. 诊断要点

（1）确定积液的位置、范围，是否为包裹性积液。

（2）根据积液回声推测积液性质。

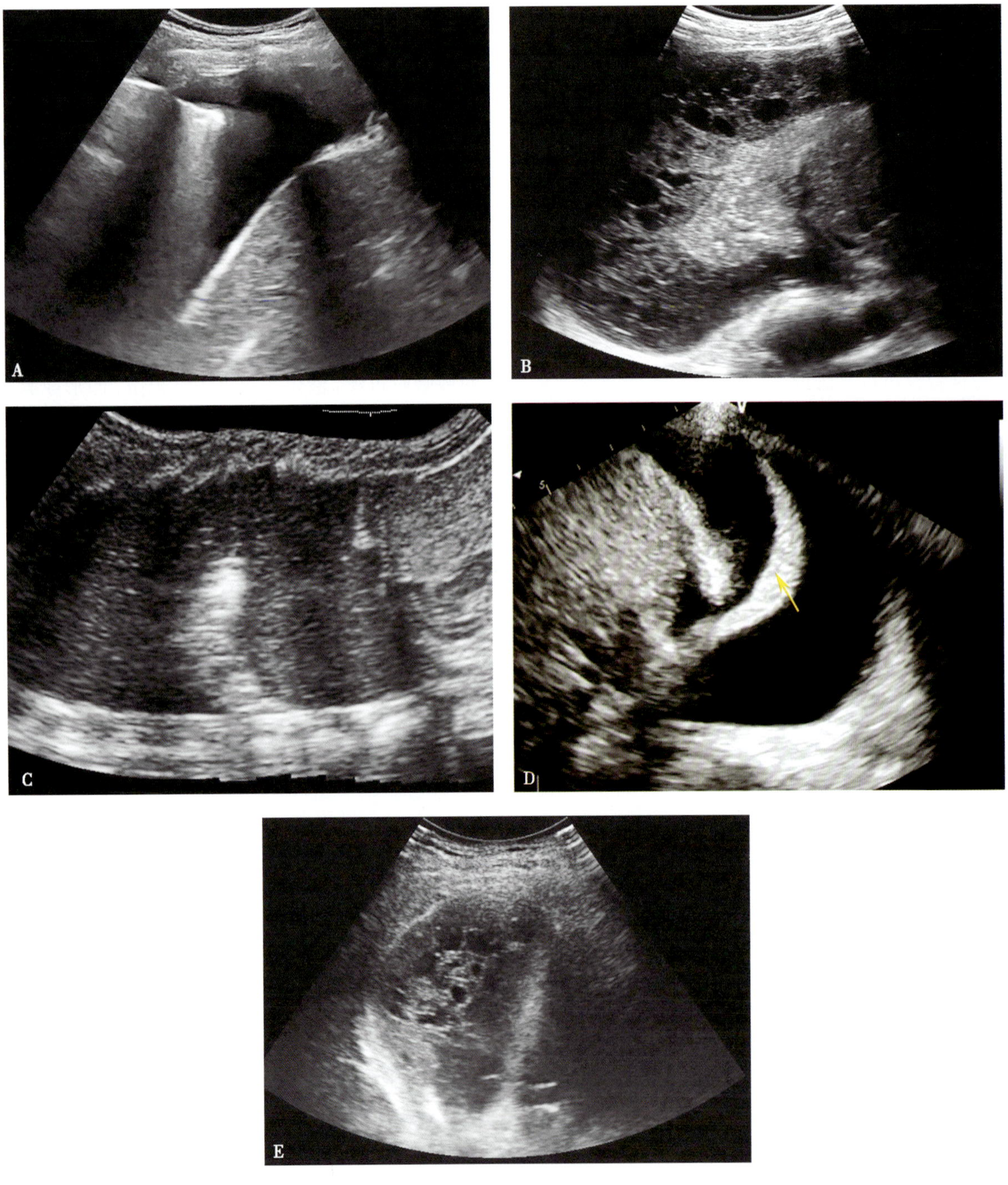

图 8-2-1　胸腔积液

A. 游离漏出性积液，呈无回声液性暗区；B. 炎性渗出性胸腔积液，积液内显示絮状及分隔样回声；C. 乳糜胸，于积液内显示密集点状回声漂浮；D. 大量胸腔积液，合并肺不张（箭头）；E. 包裹性胸腔积液呈厚壁囊性团块，内显示絮状或条索状分隔

（3）观察积液内有无其他实质占位性病变。

（4）观察有无合并肺不张或其他引起胸腔积液的疾病。

【超声诊断价值】

超声是检查胸腔积液的首选影像方法，尤其在少量积液、包裹性积液及胸膜增厚时，其诊断准确性优于 X 线，显示积液内的分隔比 CT 更清楚。超声在胸腔积液的诊断中较 X 线有以下优势：①根据胸腔积液的透声性来推测积液的性质，清晰的无回声区可能为漏出液，透声性稍差则考虑为浆液性渗出液，浑浊积液回声提示可能为血性或化脓性；②超声可鉴别积液与其他占位性病变，显示积液中的实质性病变回声；③超声引导下胸腔积液穿刺，可以根据积液的量及位置选定最佳穿刺点，避开邻近内脏，测量积液最大深度及进针深度，描述进针方向，减少盲目性，避免损伤邻近脏器。

第三节 胸膜局灶性病变

【概述】

胸膜局灶性病变（focal pleural lesions）包括胸膜外病变、胸膜病变与肺周围性病变。常见胸膜局灶性病变包括胸膜增厚与肿瘤。

【病理】

胸膜外病变压迫脏层及壁层胸膜使其向内移位，导致病变局部与胸壁之间形成钝角，可累及邻近的肋骨或肌肉。胸膜病变来自于脏层或壁层胸膜，一般局限于胸膜腔内，呈卵圆形或形状不规则的多结节状、息肉状。肺周围性病变邻近胸膜，病变局部与胸壁间可形成锐角。较大胸膜外病变可累及胸膜腔及肺实质；带蒂的胸膜病变有可能陷入邻近肺实质内；而较大的肺部肿瘤广泛侵犯胸膜，也可以显示为与胸壁之间的钝角。

【超声表现和诊断要点】

1. 超声表现

（1）胸膜增厚：多见于结核性或化脓性胸膜炎。胸腔积液伴纤维素性渗出物沉着，且有肉芽组织增生可引起胸膜增厚、回声增强，彩色多普勒局部可显示血流信号（图 8-3-1）；结核性胸膜炎、化脓性胸膜炎等常在胸膜上形成干酪样或化脓性病变，使胸膜呈乳头状或锥状隆起，晚期病灶处坏死组织内钙盐沉积而钙化，形成强回声伴声影。

（2）胸膜肿瘤：良性病变少见，包括纤维瘤及脂肪瘤等。超声表现为高回声团，边界清楚，与胸壁形成钝角。儿童胸膜恶性肿瘤多为胸膜间皮瘤、胸膜转移瘤（图 8-3-2）及淋巴瘤（图 8-3-3），常合并胸腔积液或出血。间皮瘤表现为胸膜弥漫性增厚或呈低回声或等回声团，形状不规则或分叶状。

（3）超声检查胸膜病变时应注意观察病变有无浸润转移。位于胸膜下的肺周围性病变，如果能够显示随肺的滑动而上下活动，基本可以除外病变浸润至壁层胸膜；如不随呼吸运动活动，并有胸膜回声中断，提示病变已浸润至壁层胸膜。如果胸膜外病变浸润至脏层胸膜，则表现为胸膜不规则增厚，局部显示固定的彗星尾征。

2. 诊断要点

（1）胸膜增厚的位置、大小范围及彩色多普勒血流信号情况。

（2）胸膜肿瘤的位置、大小、有无局部及远处转移。

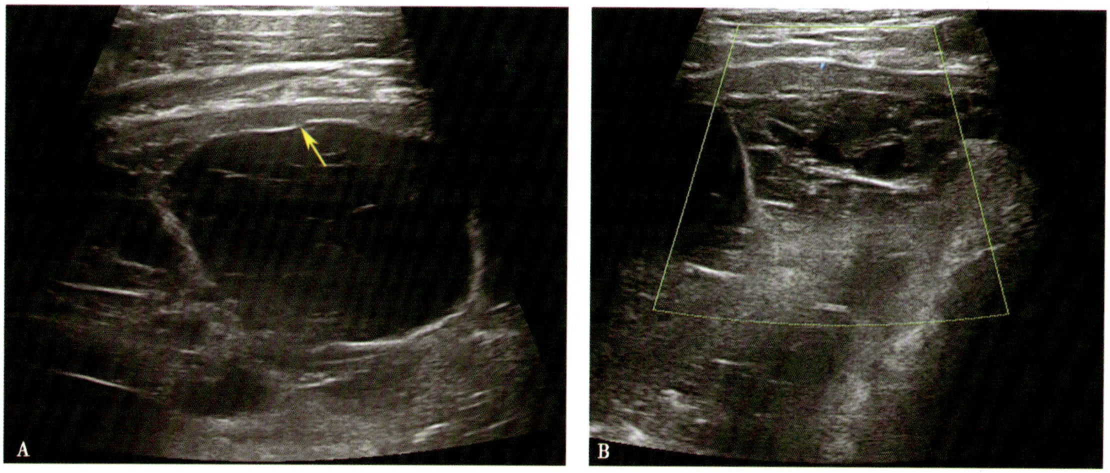

图 8-3-1 胸膜增厚

A. 二维超声显示胸膜增厚、回声尚均匀；B. 彩色多普勒增厚的胸膜显示点状血流信号

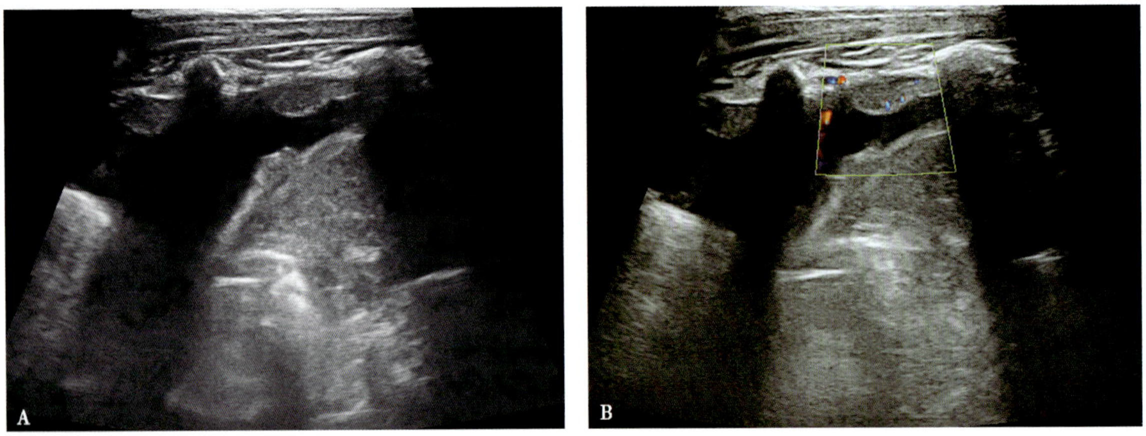

图 8-3-2　胸膜转移瘤

A. 胸膜显示低回声团，边界欠清，形态不规则，内部回声均匀；B. 彩色多普勒团块内显示点条状血流信号

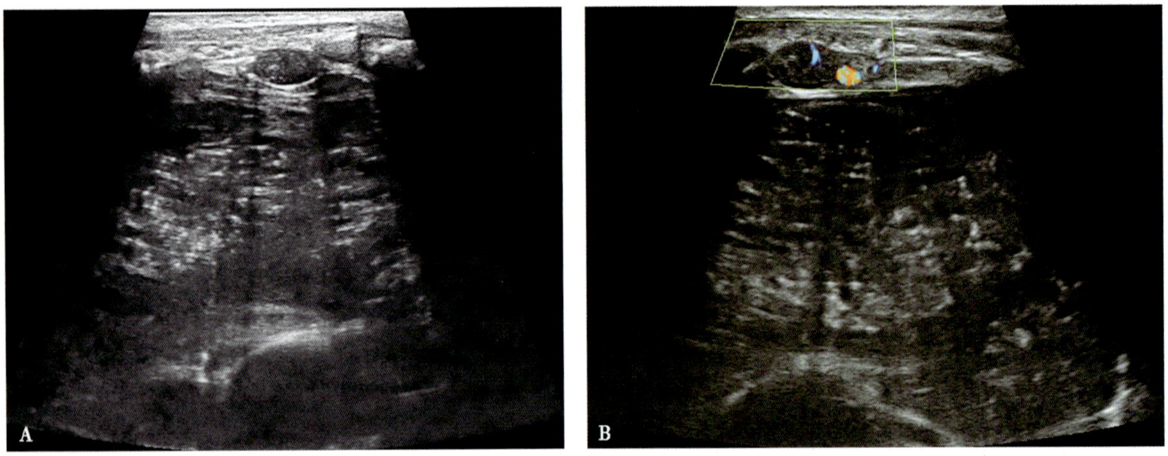

图 8-3-3　胸膜 T 淋巴瘤

A. 胸膜显示类圆形低回声团，边界尚清，内部回声均匀；B. 彩色多普勒团块内显示点条状血流信号

【鉴别诊断】

需与胸壁局灶性病变鉴别，胸壁病变位于胸壁软组织内，不随呼吸运动上下活动。

【超声诊断价值】

超声检查操作方便、检查范围大，可以清晰显示胸膜病变的大小、位置，具有重要临床应用价值。胸壁范围较大，检查时要全面、细致，避免漏误诊。确诊依靠活体组织病理检查。超声引导下穿刺或经胸腔镜取组织活检有助于确诊。

第四节　气　　胸

【概述】

气胸（pneumothorax）是指气体进入胸膜腔，造成积气状态。小儿气胸常见于自发性气胸、创伤性气胸和人工气胸。气胸的临床表现与起病急缓、气体多少及是否为张力性而异，急性起病者多有突发干咳、呼吸困难、烦躁不安，缓慢起病者及局限性少量气胸可无任何症状。

【病理】

自发性气胸是由于肺部疾病使肺组织和脏层胸膜破裂，或由于靠近肺表面的微小泡和肺大疱破裂，肺和支气管内气体进入胸膜腔；创伤性气胸是因胸部外伤或医疗诊断和治疗操作过程中引起的气胸；人工气胸是为诊治胸内疾病，人为将气体注入胸膜腔。

【超声表现和诊断要点】

1. 超声表现　胸膜腔充气时，受胸膜腔气体影响，实时超声不能显示局部脏层胸膜随呼吸运动而产生的“肺滑动征”。而胸膜腔内的气体也产生混

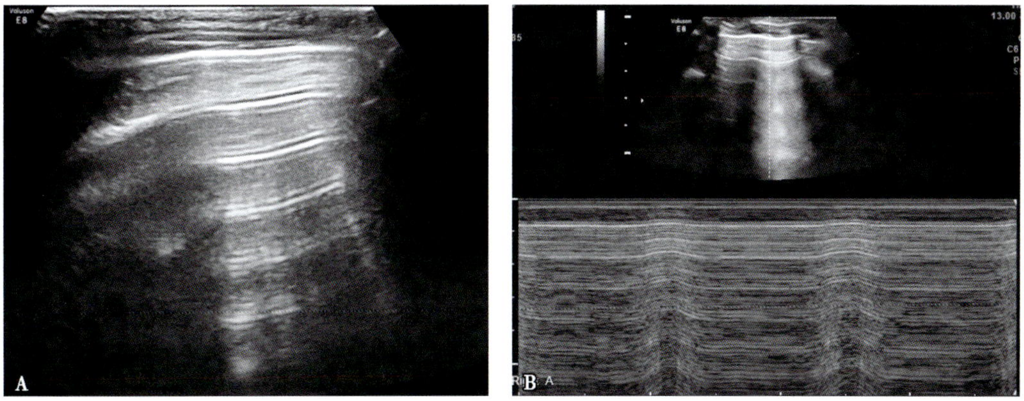

图 8-4-1　气胸

A. 二维超声显示为 A 线；B. M 型超声呈"冰冻征"

响伪像，即 A 线，但比较固定，不随呼吸运动而移动，M 型超声显示为"冰冻回声"，与正常肺的"毛玻璃样"声像不同（图 8-4-1）。

2. 诊断要点

（1）A 线；

（2）肺滑动征消失。

【超声诊断价值】

X 线仍是检查气胸的首选影像学检查方法，相比于 X 线，超声能够显示非常少量的气胸，尤其在重症及外伤患儿不能站立的情况下，超声可于床旁检查。患者变化体位时，在胸腔最高处前壁显示少量气胸，并估算气胸的程度。创伤性气胸常合并有血胸，卧位时也可经剑突下、背侧显示胸腔少量积液回声。

第五节　纵 隔 肿 瘤

纵隔是两侧纵隔胸膜与其间脏器的总称。纵隔位于双侧胸腔之间，胸骨之后，脊柱侧面，上为颈部入口，下达膈肌。纵隔内器官包括心脏、大血管、气管及其分支、胸腺和纵隔淋巴组织。正常小儿胸腺呈分叶状或 V 形，少数呈三叶、单叶或 X 形，左叶比右叶宽厚。婴幼儿胸腺位置较高，向上突出至颈部。胸腺体积在 4～6 个月时最大，6 个月后逐渐减小。部分小儿胸腺异位于颈部。纵隔可分为上纵隔、前纵隔、中纵隔和后纵隔四个部分。纵隔组织器官众多，可发生多种多样的肿瘤，小儿纵隔肿瘤的好发部位如（图 8-5-1）所示。前纵隔内好发胸腺瘤、淋巴瘤、畸胎瘤及淋巴管瘤等；中纵隔内好发肠源性囊肿；后纵隔内以神经源性肿瘤常见。动静脉瘘等血管畸形及大动脉畸形是少见的纵隔病变。

儿童纵隔肿瘤的发病率较成人低，但恶性肿瘤多。约有 2/3 的患儿早期有咳嗽、低热、呼吸困难等症状，这和儿童胸腔容量小有关。多数良性纵隔肿瘤常无明显症状，部分患儿在胸部 X 线检查时偶然发现；恶性肿瘤则伴有贫血和消瘦等，可引起循环、呼吸、消化和神经等多系统的功能障碍。胸闷、胸痛一般发生于胸骨后或患侧胸部；咳嗽、呼吸困难常为气管或肺组织受压所致，咯血较少见；食管受压可出现下咽困难等症状。肿瘤压迫或侵蚀神经产生各种症状：如侵及膈神经可引起呃逆及膈肌运动麻痹；侵犯喉返神经，可引起声音嘶哑；如交感神经受累，可产生霍纳综合征。

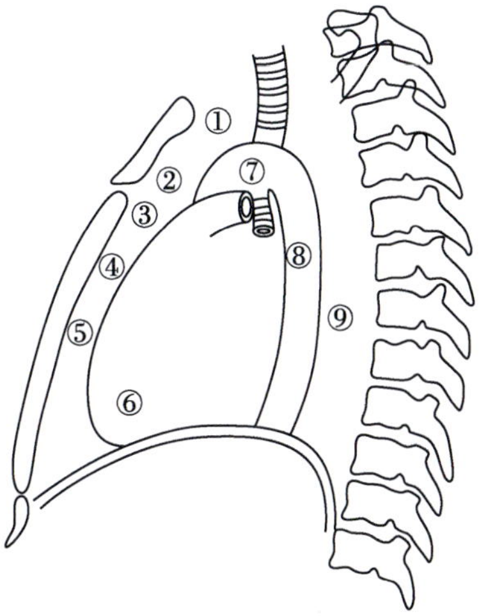

图 8-5-1　纵隔肿瘤好发部位

①胸骨后甲状腺肿；②胸腺瘤；③胸腺囊肿；④淋巴管瘤；⑤畸胎瘤；⑥心包囊肿；⑦淋巴瘤；⑧支气管囊肿；⑨神经源性肿瘤

一、畸胎瘤

【概述】

畸胎瘤（teratoma）是源自胚芽细胞的肿瘤，由内胚层、中胚层和外胚层异常分化组织构成，包括皮脂、毛发、平滑肌、软骨和骨骼等成分。畸胎瘤来源于脱离了原始形成体影响的全能性胚胎细胞，细胞分布于卵黄囊沿后肠向生殖嵴游走迁移至原始生殖腺时所经过的部位，好发于中线和旁中线的区域。因而畸胎瘤常发生于纵隔、腹膜后、骶尾部及性腺等部位。儿童纵隔畸胎瘤好发于前纵隔，偶见于后纵隔，罕见发生于心脏。纵隔畸胎瘤 85% 为良性。良性畸胎瘤未引起周围组织压迫时，无自觉症状；压迫气道时，导致咳嗽、呼吸困难等。恶性畸胎瘤可出现胸痛、体重下降及发热等症状。

【病理】

纵隔畸胎瘤可为实质性、囊性或混合性。组织学可分为成熟型或不成熟型（潜在恶性），大部分小儿畸胎瘤为成熟型。未成熟型畸胎瘤表现为瘤体巨大，有较多实质性组织，原位复发率和恶变率增高。未成熟型畸胎瘤内可有类似于神经上皮和神经胶质的组织，或包含内胚窦组织（源自胚胎期卵黄囊），极少见有绒毛膜癌（源于胚外的类营养细胞组织），后两类容易原位复发和转移。

【超声表现和诊断要点】

1. 超声表现

（1）囊性畸胎瘤显示为圆形或类圆形囊状无回声团块，边界清楚、壁光滑，内部回声不均匀，可显示条索状分隔（图 8-5-2）；或显示团块状回声附着于囊壁并凸向囊腔；或显示稀薄液体与油脂样皮脂的分层，后者沉积于下方显示为强回声，身体转动时有漂浮感，即脂液分层征（fat-fluid level sign）。

（2）实质性畸胎瘤显示瘤体内大部分呈实质性回声，边界清楚，其内显示大小不等团块状、斑片状较高回声，无后方声影（图 8-5-3）；含有骨或牙齿时，显示强回声团伴后方声影。如肿瘤呈分叶状，内部呈不均匀弱回声，边缘不规则，合并胸腔及心包积液，提示可能为恶性畸胎瘤。

（3）混合性畸胎瘤显示为不均匀较强回声团块，边界清楚，内部可显示为囊状无回声区，实质回声区内可显示强回声团伴后方声影。

2. 诊断要点

（1）肿物的位置、大小、内部回声。

（2）肿物与周围组织的位置结构关系。

（3）有无压迫周围脏器及其他合并症。

【鉴别诊断】

1. 心包囊肿 为发生于心包的先天性囊肿，最常见部位为右侧心膈角处，一般认为其形成原因是胚胎期心包发生时胚胎间质中出现一些间隙，如

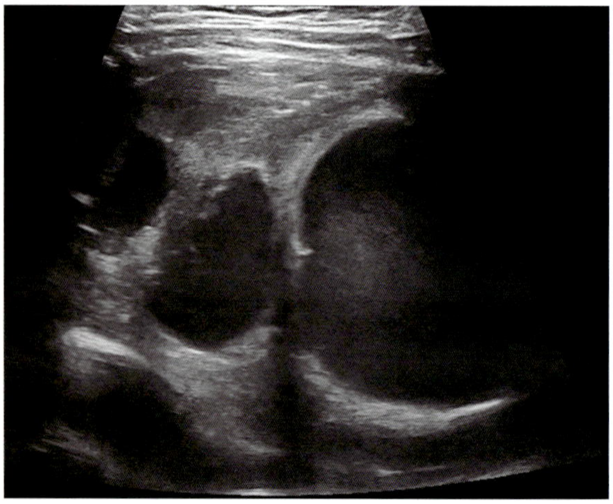

图 8-5-2 纵隔囊性畸胎瘤

二维超声显示为囊性团块，内见条状分隔回声

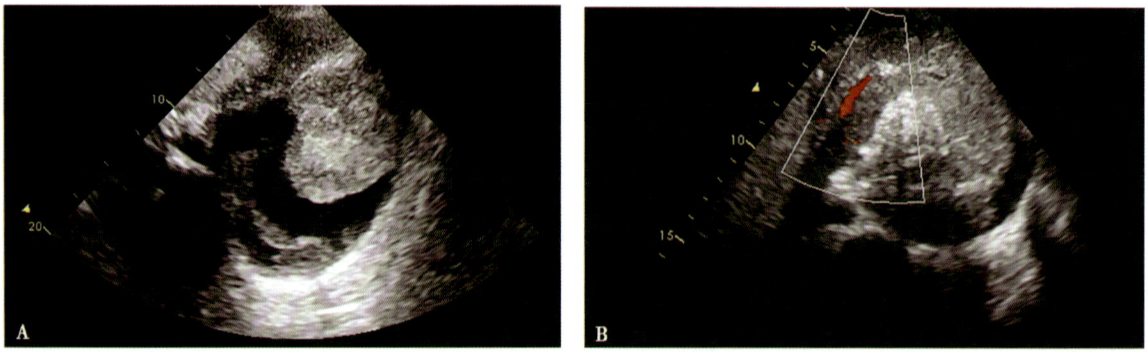

图 8-5-3 纵隔实质性畸胎瘤

A. 二维超声表现为实质性低回声团块，内部回声欠均匀；B. 彩色多普勒显示团内条状血流信号

一个间隙不能与其他间隙融合又不与心包腔相通则发育成心包囊肿。大多数患者无自觉症状，为其他各种原因的查体偶然发现。超声表现为类椭圆形单房囊性团块，壁薄，位于右心膈角区，紧邻心包。

2. 支气管囊肿　指先天性的呼吸系统发育异常所引起的一种囊性肿物，胚胎发育期间，呼吸道上皮与气管支气管树分离，从支气管发育部位移行到其他部位，并逐渐增大，其内部黏液不能排出，形成以支气管组织为囊壁、内含黏液的囊肿，可与支气管相通。支气管囊肿较小时，可无任何临床表现；当囊肿较大或合并感染时，可对周围组织产生压迫症状或出现感染症状。支气管囊肿位于中纵隔中上部，超声表现为单房或多房性囊肿，与支气管相通者，囊肿大小可随呼吸变化。

3. 实质性畸胎瘤　需与淋巴瘤、神经源性肿瘤鉴别（参见本节）。

二、淋巴管畸形

【概述】

淋巴管畸形（lymphatic malformation）旧称淋巴管瘤（lymphangioma），是一组以淋巴系统发育畸形为特征的疾病。临床常无明显症状，较大者可压迫食管与气管，导致进食及呼吸困难。

【病理】

由内皮增殖和扩张的淋巴管形成囊性团块，内含乳白色淋巴液或淡黄液体。淋巴管畸形的确切病因尚未明确，目前研究表明其与淋巴管生长发育过程中某些基因的变异有关。按淋巴管的扩张程度可分为微囊型、大囊型和混合型，大囊型又称囊状水瘤。纵隔淋巴管畸形多来自颈后部，向下延伸至纵隔，或源自腹膜后，向上延伸入纵隔，仅少数原发于纵隔。

【超声表现和诊断要点】

1. 超声表现

（1）微囊型由于囊腔小，反射界面多，呈高回声，边界不清楚，形状不规则，可包绕心底大血管。

（2）大囊型呈较大的单房或多分隔囊状无回声区，壁薄、光滑，内部透声好，可显示多个纤细分隔。彩色多普勒于分隔上可显示血流信号（图 8-5-4）。

（3）混合型呈大小不等多分隔囊状无回声区与部分实质性回声区混合存在。彩色多普勒于分隔上可显示血流信号。

（4）淋巴管畸形合并出血或感染时突然增大，囊壁厚、不光滑，囊状无回声区内显示细点状回声沉积，可显示液 - 液平面。

2. 诊断要点

（1）囊肿的位置、大小及内部回声。

（2）有无合并出血。

（3）有无压迫其他脏器等并发症。

【鉴别诊断】

淋巴管畸形应与动静脉瘘、大血管畸形等鉴别。例如，心上型完全性肺静脉异位引流，于主动脉弓上方显示扩张的无名静脉呈无回声区，仔细显示其上下连接关系，并应用彩色多普勒血流成像可鉴别。胸腺囊肿来源于胸腺咽管的残迹或是胸腺创伤、肿瘤的退化变性，超声常表现为单房囊状无回声区，其内可显示纤细分隔。

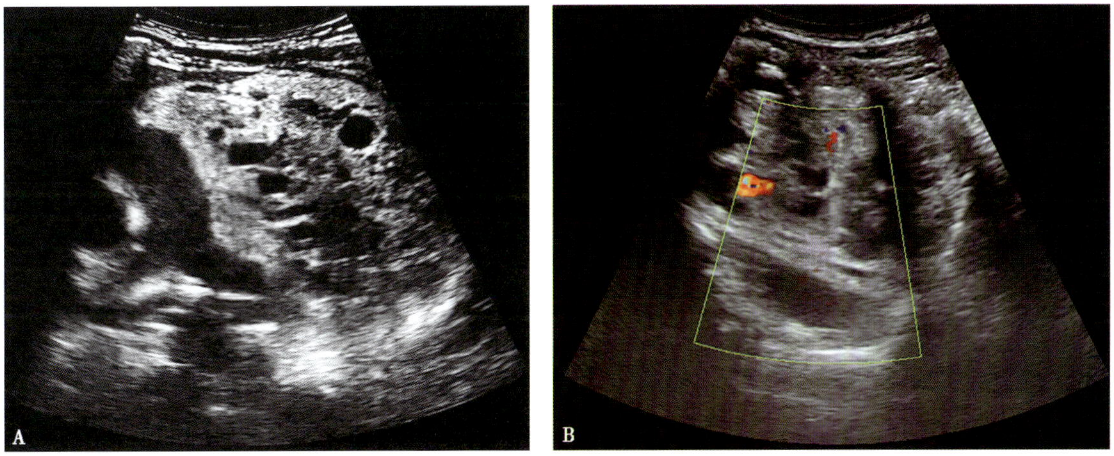

图 8-5-4　纵隔淋巴管畸形

A. 二维超声表现为多分隔囊性团块；B. 彩色多普勒显示团块内分隔上条状血流信号

三、淋巴瘤

【概述】

淋巴瘤(lymphoma)是起源于淋巴造血系统的恶性肿瘤，主要表现为无痛性淋巴结肿大，肝脾肿大，全身各组织器官均可受累，可伴发热、盗汗、消瘦、瘙痒等全身症状。纵隔淋巴瘤压迫气管可引起呼吸困难。

【病理】

淋巴瘤是小儿纵隔肿瘤中最常见的占位性病变，占 50%～56%。年龄小于 5 岁者以非霍奇金淋巴瘤(non-Hodgkin's lymphoma，NHL)为主，霍奇金淋巴瘤(Hodgkin's lymphoma，HL)罕见；较大儿童多为 HL。纵隔或是淋巴瘤原发部位，或是淋巴瘤全身性病变的一部分，好发部位为前纵隔和上纵隔。

【超声表现和诊断要点】

1. 超声表现 纵隔内单发或多发，圆形、椭圆形或互相融合成分叶状不规则的团块，边界清楚，内部回声均匀，呈极低回声或近似无回声(图 8-5-5)。有时内部回声不均匀，低回声与高回声并存，可有坏死液性暗区和钙化强回声斑。彩色多普勒显示团块内呈较丰富的血流信号。可显示全身浅表淋巴结呈类圆形肿大，横径增大，达 10mm 或以上。

2. 诊断要点

(1) 肿物的位置、大小、内部回声。

(2) 彩色多普勒血流情况。

(3) 有无压迫其他脏器及全身淋巴结情况。

【鉴别诊断】

淋巴瘤需与其他纵隔实质性团块如胸腺瘤、实质性畸胎瘤、炎性团块等鉴别。胸腺瘤位于胸腺内，周围被胸腺组织包绕。实质性畸胎瘤内部回声不均匀，常伴有钙化或骨质强回声；炎性团块边界不清，周围软组织增厚、回声增强，临床可有发热、胸痛等表现。

四、神经源性肿瘤

【概述】

神经源性肿瘤是儿童常见的后纵隔肿瘤，包括神经节细胞瘤(gangliocytoma)和神经母细胞瘤(neuroblastoma)等，以神经节细胞瘤多见。

【病理】

神经节细胞瘤是起源于交感神经节的良性实体肿瘤，可伴有囊性变及瘤内出血；神经母细胞瘤是源于原始神经嵴细胞和交感神经组织的恶性肿瘤，据成神经细胞分化的程度分为未分化型、低分化型和分化型，肿瘤可穿破包膜，经淋巴管和血液广泛性全身转移。

【超声表现和诊断要点】

1. 超声表现 神经节细胞瘤声像图表现无特异性，多呈圆形或椭圆形的低回声团，边界清楚，内部回声均匀或不均匀，少数发生囊性变者低回声区内可显示无回声区，彩色多普勒可显示肿瘤内稀疏条状血流信号(图 8-5-6)。神经母细胞瘤表现为实质性或混合性不均匀团块，边界尚清，回声呈多样性，可为均匀一致的低回声，也可因出血、坏死或囊性变而呈无回声，散在点状钙化为神经母细胞瘤特征性表现，显示为伴有声影的强回声团(图 8-5-7)。

2. 诊断要点

(1) 肿瘤位置、大小、内部回声。

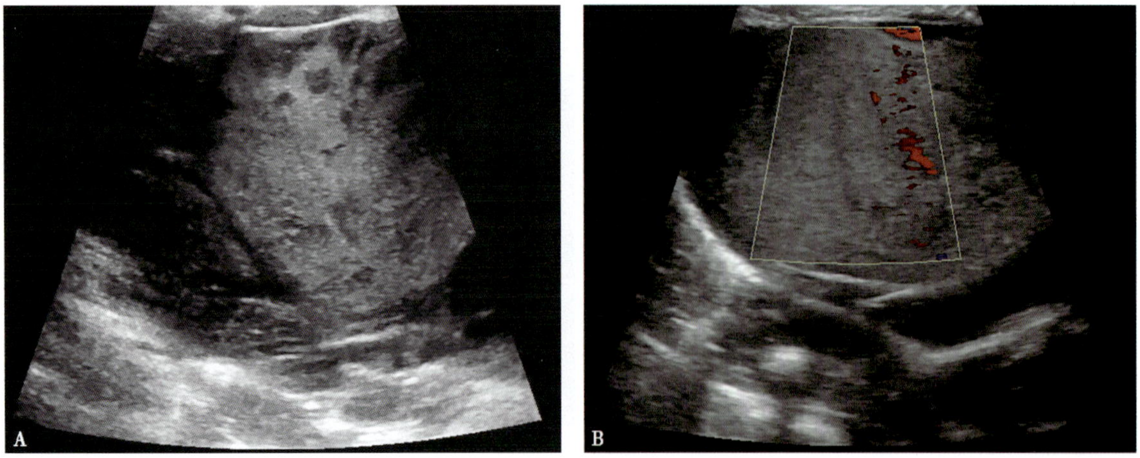

图 8-5-5 纵隔淋巴瘤

A. 二维超声表现为实质性低回声团块，内部回声欠均匀；B. CDFI 显示团块内条状血流信号

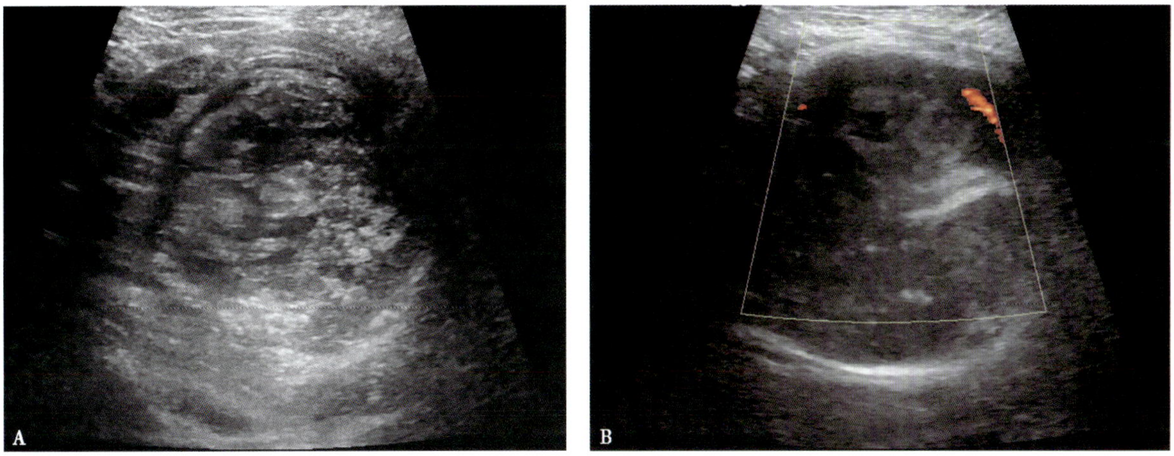

图 8-5-6　纵隔神经节细胞瘤

A. 二维超声表现为实质性低回声团块，内部回声欠均匀；B. 彩色多普勒显示团块内条状血流信号

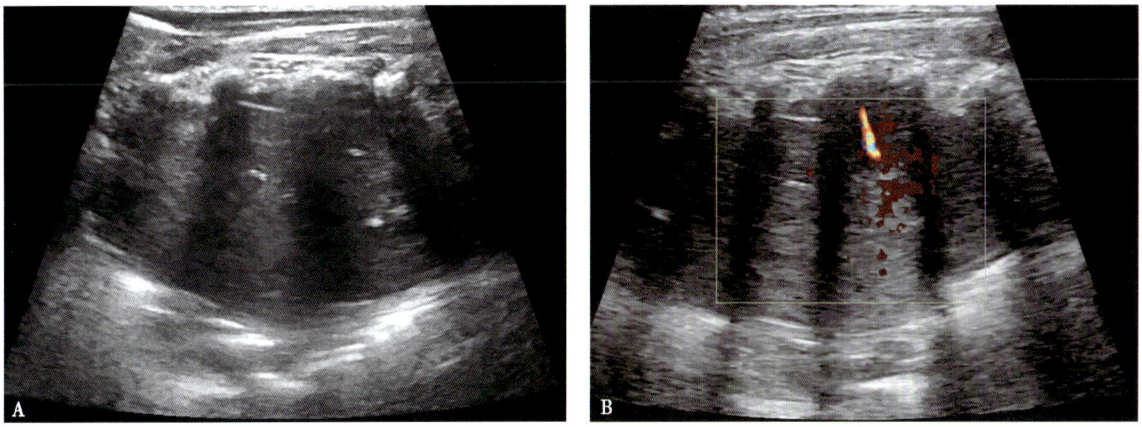

图 8-5-7　纵隔神经母细胞瘤

A. 二维超声表现为实质性低回声团块，内部回声欠均匀，显示散在点状钙化强回声；B. 彩色多普勒显示团块内条状血流信号

（2）彩色多普勒血流情况。

（3）与周围组织结构位置关系，有无压迫、远处转移及其他并发症。

【鉴别诊断】

需与纵隔淋巴瘤、实质性畸胎瘤鉴别（参见本节）。

五、胸腺瘤

【概述】

小儿胸腺瘤（thymoma）罕见，仅占纵隔肿瘤的1%，它起源于胸腺上皮，绝大多数胸腺瘤位于前纵隔，附着于心包，与纵隔内大血管关系密切，少数发生在纵隔以外部位。30%～60% 的胸腺瘤患儿可无症状，仅在偶然胸片检查时发现。有症状的患者主要为局部压迫症状、全身症状如发热、体重下降、疲劳等。

【病理】

胸腺瘤生长缓慢，多为良性，包膜完整，但临床上有潜在的侵袭性，易浸润周围组织和器官。胸腺瘤与自身免疫紊乱密切相关，常伴有重症肌无力、各类粒细胞减少症、红细胞发育不良、低丙种球蛋白血症等。恶性胸腺瘤多呈分叶状，有包膜，可发生囊性变、出血、坏死及钙化。

【超声表现和诊断要点】

1. 超声表现　胸腺瘤显示为胸腺内圆形、椭圆形实质性团块，边界清楚，部分呈分叶状，内部回声均匀（图 8-5-8），有囊性变时可显示无回声区，伴有钙化时显示为斑点状强回声。恶性胸腺瘤包膜回声

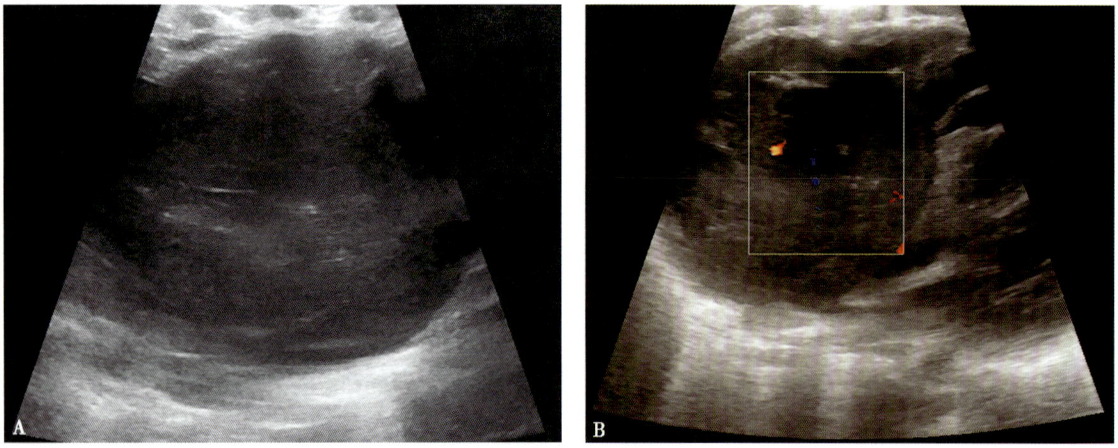

图 8-5-8 胸腺瘤

A. 胸腺内显示实质性低回声团块，内部回声欠均匀，未显示钙化强回声；B. 彩色多普勒显示团块内条状血流信号

不连续或无包膜，边缘不规则，内部回声不均匀。

2. 诊断要点

(1) 肿瘤的位置、大小、内部回声。

(2) 彩色多普勒血流情况。

(3) 包膜是否完整，有无局部或远处浸润。

【鉴别诊断】

需与胸腺肥大、胸腺转移瘤鉴别。胸腺增生性肥大时，超声声像图仅显示胸腺增大，切面形态尚正常，边界清楚，回声均匀。胸腺增大伴有微钙化和小囊状无回声也见于组织细胞增生性疾病。胸腺转移瘤常见于白血病、淋巴瘤等。超声表现为胸腺内回声不均匀区，与恶性胸腺瘤声像图类似，经发现原发病灶加以鉴别。

【超声诊断价值】

纵隔肿瘤类型较多，不同种类肿瘤超声表现无特异性，可根据常见发病部位分析病理类型。有穿刺入径者，可经超声引导下穿刺活检协助确定诊断或药物注射治疗。超声检查方便快捷，可以反复动态观察，定期随访观察。CT 可以清晰显示病灶的部位、钙化、出血及坏死，尤其对于钙化的显示较敏感。MRI 不用对比剂可显示血管，有利于显示病灶与血管关系并可准确显示肿瘤范围。对肿瘤复发或者小的转移灶，可考虑超声引导下射频消融。

第六节 先天性膈疝

【概述】

先天性膈疝（congenital diaphragmatic hernia, CDH）是因胎儿期横膈的三个部分发育延迟，或中肠过早发育引起的畸形。膈疝的临床表现因疝入胸腔内脏器的内容、脏器功能障碍程度和胸膜腔内压力增加引起心肺受压的程度不同而异。胃肠道部分梗阻可产生恶心、呕吐和腹胀，完全性梗阻或绞窄性梗阻时出现呕血、便血、腹痛和腹胀，甚至脏器坏死、穿孔或休克。腹腔脏器疝入胸内，患侧肺受压和心脏被推向对侧，轻者感胸闷、气急；重者出现呼吸困难、心率加快和发绀。

【病理】

先天性膈疝发病机制尚不明确，是新生儿重症监护患儿常见病因之一，常合并有肺发育不良及持续性肺动脉高压。25%～50% 的患儿合并有先心病、肢体畸形、染色体畸形、肾脏畸形、神经管畸形等。极少数有家族遗传性。发病率为新生儿的 1/2 000～1/3 000。有疝囊者为真膈疝，无疝囊者为假膈疝。部分膈疝在胎儿期经超声诊断，可于胎儿期手术治疗。

【病理分型】

先天性膈疝按其解剖部位分为后外侧膈疝、前侧膈疝和食管裂孔疝。后外侧膈疝的疝孔相当于胚胎期的 Bochdalek 孔，又称之为 Bochdalek 疝或胸腹裂孔疝，是因为在膈肌形成过程中，后外侧胸腹膜未能融合，导致膈肌腰部与肋部结合不全，此型最常见，左侧占 90%，多数无疝囊，胃、肠、脾、肾等器官可进入胸腔。前侧膈疝又称 Morgagni 疝、胸骨旁疝及胸骨后疝，膈的胸骨与肋骨部分未融合，剑突两侧的间隙即摩氏孔（Morgagni）存在，右侧多见，多有疝囊，网膜组织、横结肠、肝均可疝入，此型少见。前侧膈疝可为 Cantrell's 五联征的表现之一，Cantrell's 五联征包括脐膨出、前胸骨裂、严重心脏缺陷（异位心脏或胸、腹缺陷）、膈疝和心包缺陷。食管裂孔疝为食管后方右膈角的肌纤维向两侧分离，形成局部缺损，贲门、胃及部分肠管可由此进入胸腔，多发生于左侧。分为三种类型，滑动性食管裂孔疝，食管于食管裂孔处自由进出胸腔；食管旁疝，胃食管连接部位置正常，胃的一部分经食管裂孔突入；先天性短食管，胃的位置固定于胸腔。

【超声表现和诊断要点】

1. 胎儿期 CDH 超声表现　胎儿期膈疝的超声检出率 30%～70% 不等，约 1/3 患儿因膈缺损较小而未在产前诊断，在合并有其他畸形时检出率增加。胎儿期 CDH 的超声表现包括腹腔脏器移位至胸腔内、左侧膈下未显示胃泡影、心脏位于右侧胸腔、羊水过多等。若存在肝脏结构异常、染色体核型异常、颈项透明层增厚等表现可辅助诊断。妊娠晚期可显示位于胸腔内的胃或肠的蠕动。因肝脏回声与肺的回声相似，右侧膈疝的识别比左侧困难，可根据胆囊等结构和其他间接征象加以甄别。

腹部脏器通过膈肌缺损进入胸腔后可导致胎儿肺发育不良，因此测量胎儿肺头比（lung-to-head ratio，LHR）可评价胎儿肺发育不良的严重程度，以及评估胎儿出生后发生呼吸障碍的危险程度。LHR（mm）=（右肺长径 × 右肺短径）/ 头围。在妊娠 24～26 周时，LHR > 1.4 表示预后良好，< 1.0 表示预后较差。部分 CDH 可伴有中枢神经系统异常或心脏畸形。

2. 出生后超声表现

（1）直接征象：声像图表现为，经肋缘下扫查显示膈肌回声连续性中断或显示不清（图 8-6-1）。禁食后饮水实时超声显像能更清楚显示胃及贲门的形态及位置。

（2）间接征象：声像图表现为局部胸腔内可显示腹部脏器声像（图 8-6-2）。后外侧膈疝疝内容物可为胃肠道、脾、肾等。前侧膈疝少见，右侧多发，肝前间隙显示增宽，疝内容物可为肠管、大网膜或肝脏。食管裂孔疝时，胃底可疝入胸腔。

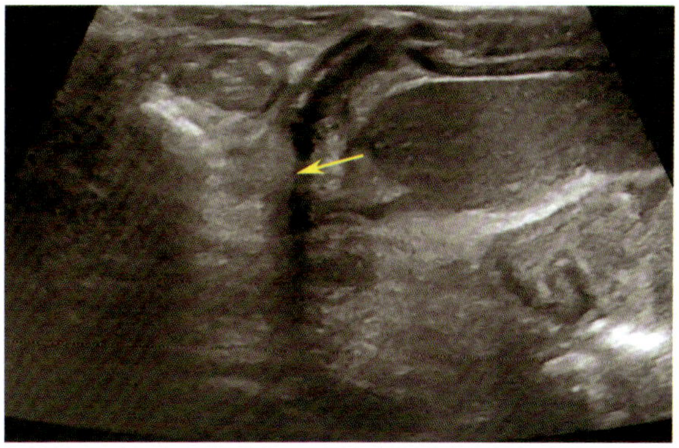

图 8-6-1　左侧膈疝

肠管经膈肌裂孔进入胸腔，脾脏位置上移，图中箭头所示为膈肌连续性中断

（3）食管裂孔疝二维超声显示含气泡的胃液反流入食管，食管 - 胃角（His 角）变钝，正常此角约 45° 左右。腹腔段食管比正常短，管壁增厚，直径增大。经剑突下扫查正常食管的腹段位于肝左叶后方，腹主动脉之前，外层低回声环为食管壁，中央高回声代表塌陷的内腔及黏膜；探头略指向腹段食管左侧，获得类似冠状面声像图，显示其上端似鸟嘴样指向上方，下端呈倒置的漏斗样结构，腹段食管为漏斗柄，贲门为漏斗颈。在此切面测量腹段食管的长度，饮水时测量食管壁的厚度，并可观察胃、食管连接处的功能。食管裂孔疝时，无法显示该漏斗状形态，胃经食管裂孔进入胸腔，于胸腔内可显示扩张的胃腔回声（图 8-6-3），动态扫查可显示胃内容物经食管裂孔上下滑动。

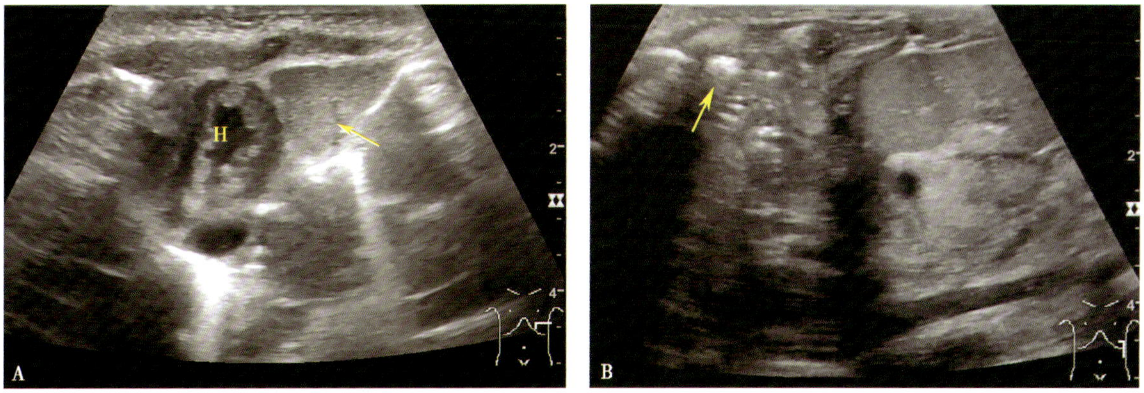

图 8-6-2　左侧膈疝

A. 脾脏（箭头）进入左侧胸腔；B. 肠管（箭头）进入左侧胸腔；H：心脏

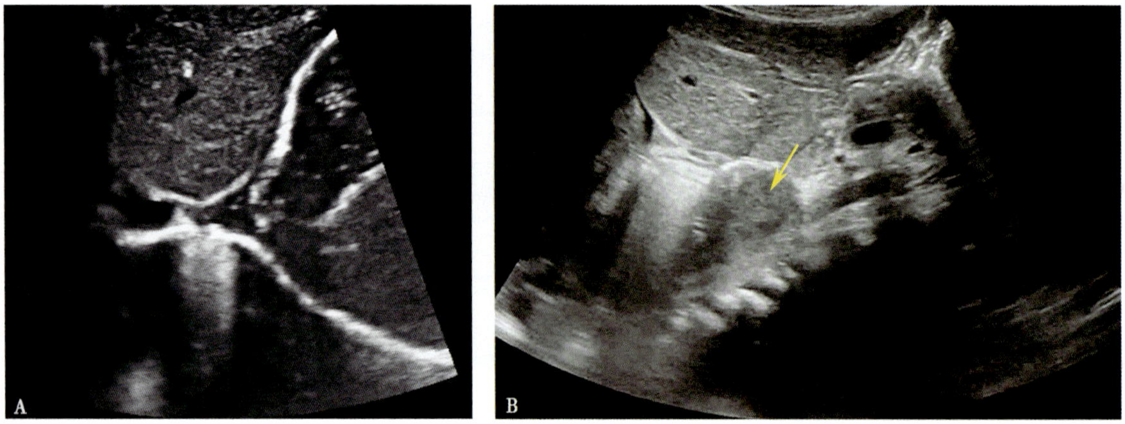

图 8-6-3　食管裂孔疝

A. 正常腹段食管与贲门部；B. 食管裂孔疝时胸腔内可显示扩张的胃腔（箭头）

（4）部分患儿可合并肠梗阻或肠扭转，显示相应的超声表现。

3. 诊断要点

（1）直接征象可以显示膈肌回声中断。

（2）胸腔内显示腹腔脏器器官。

（3）动态观察可以显示腹腔脏器经疝孔移动。

（4）注意有无合并肠梗阻或肠扭转。

【鉴别诊断】

创伤性膈疝（traumatic diaphragmatic hernia）是胸部与腹部外伤导致膈肌破裂，腹腔内脏器经膈肌裂口突入胸腔形成的疝，多伴有其他部位或脏器的多发性、复合性损伤，伤情复杂，临床症状和体征因膈肌裂口的大小、疝入胸腔脏器的种类或多少、胃肠道是否梗阻、胸膜腔内压力上升的情况以及是否合并胸腔脏器损伤而轻重不一，主要有胸痛、呼吸困难、腹膜刺激征、肠梗阻、休克等。超声图像可显示膈肌的连续性中断，并能显示疝入胸腔的脏器。

膈膨升为先天性膈肌发育不良或膈神经麻痹所致。腹腔脏器在同一水平同步向上移位，膈肌无局限性缺损，回声正常（图 8-6-4）。实时检查显示膈肌随呼吸运动的幅度，膈肌运动幅度减低或双侧运动幅度差别大于 50%，提示有膈麻痹。

先天性膈疝还要与支气管肺前肠畸形、肺隔离症、囊性腺瘤样畸形和肺发育不良鉴别，这类疾病常与先天性膈疝并存，可在妊娠期经超声检出。

【超声诊断价值】

超声可于妊娠期检查出先天性膈疝，胎儿肺头比可作为评估 CDH 预后的重要标准，为临床干预提供更多诊断依据。对于婴幼儿，由于肺气遮挡，X 线有时难以显示膈肌裂口和疝入胸腔内的脏器。

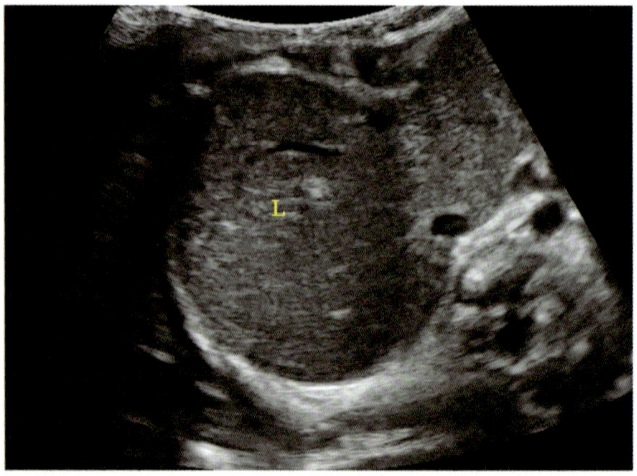

图 8-6-4　膈膨升

右侧膈膨升，肝脏膨突入胸腔，膈肌未显示明显回声中断；L：肝脏

CT 虽然显示清晰，但是放射线剂量较大。超声检查是一种无创性技术，安全性高，可动态观察，能够直接显示膈肌回声中断，或通过间接征象如腹腔脏器进入胸腔来诊断先天性膈疝，而且可以显示肠梗阻或肠扭转等合并症，可作为小儿膈疝的首选影像学检查。

第七节　膈　麻　痹

【概述】

小儿膈麻痹（diaphragmatic paralysis，DP）最常见于产伤、心脏或胸壁手术后，其他少见原因为病毒感染、莱姆病或纵隔肿瘤所导致的膈肌功能异常。

【病理】

小儿肋间肌发育不成熟，纵隔移动性大，膈麻痹的后果比成人更严重，常导致肺炎、肺不张及肺

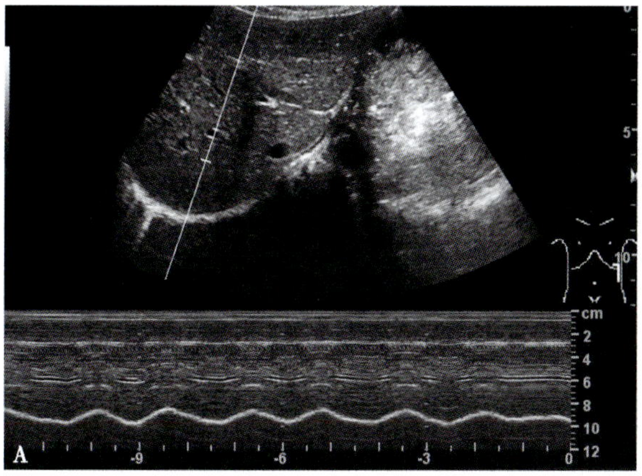

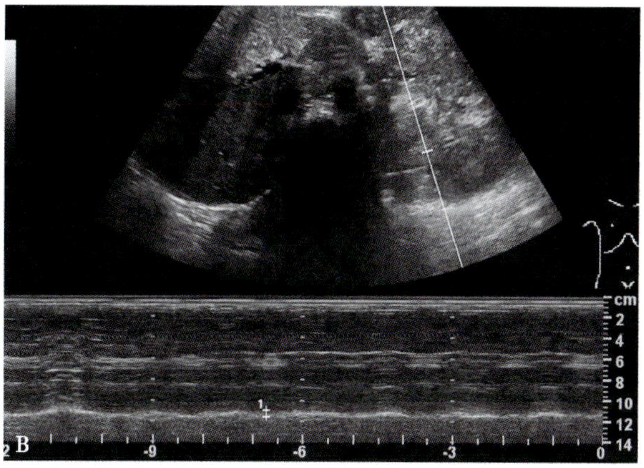

图 8-7-1 M 型超声测量膈肌运动幅度

A. 正常膈肌运动曲线；B. 膈麻痹患儿，膈肌运动幅度减低

通气障碍，致使难以撤除机械通气。故有呼吸窘迫、复发性肺炎、肺萎缩及呼吸急促者均应除外膈麻痹。

【超声表现和诊断要点】

1. 超声表现 超声可以在床旁检测膈肌运动，可以替代 X 线透视。检查过程中患儿须自然平静呼吸，双侧对比检查，机械通气者暂时撤机。应用 M 型超声测得小儿膈肌随呼吸运动位移 < 4mm，双侧相差大于 50%，或有矛盾运动，提示膈麻痹（图 8-7-1）。

2. 诊断要点

（1）膈肌运动幅度。

（2）注意双侧对比。

【超声诊断价值】

腹部平片显示一侧膈升高可以提示膈麻痹，但没有特异性。传统上应用 X 线透视评价膈肌运动，可以提示膈肌运动消失、减弱、矛盾运动吸气时纵隔移位，但不适用于小儿。超声检查无创，无辐射，可动态观察，在膈麻痹的诊断中具有重要临床意义。

第八节 膈下脓肿

【概述】

膈下脓肿（subphrenic abscess）为位于膈肌以下、横结肠及其系膜以上区域中的局限性积脓的统称。多继发于腹腔脏器的炎症、腹腔手术或腹部外伤后、急性阑尾炎、胆囊感染、肝脓疡或肝破裂等。临床表现无特异性，以发热、胸部或上腹不适为主，或以原发病为主诉。

【病理】

患者平卧时膈下部位最低，急性腹膜炎时腹腔内的脓液易积聚此处。细菌亦可由门静脉和淋巴系统到达膈下。脓肿的位置与原发病有关。十二指肠溃疡穿孔、胆管化脓性疾病、阑尾炎穿孔，脓液常聚集在右膈下；胃穿孔、脾切除术后感染，脓肿常发生在左膈下。小的膈下脓肿可被吸收；较大的脓肿，如患者的身体抵抗力低下可并发脓毒症，因长期感染使身体消耗以至衰竭，甚至死亡。膈下感染可引起反应性胸腔积液，或经淋巴途径蔓延到胸腔引起胸膜炎、脓胸。也有因脓肿腐蚀消化道管壁而引起消化道反复出血、肠瘘或胃瘘者。

【超声表现和诊断要点】

1. 超声表现 超声检查显示右膈下脓肿更多见。肋下斜切图显示膈肌带状回声与肝包膜回声之间出现弧形或片状低到无回声区，范围较大者可使肝表面凹陷。脓肿的回声因脓液的稠度、有形成分的多少而不同，可以为低回声或无回声（图 8-8-1）。右上后间隙脓肿于腋后线肋间斜切图显示肝脏与膈肌之间片状低回声区。左膈下脓肿以饮水后的胃为声窗，于剑突下及左肋缘斜切图显示胃体部后上方、膈肌下方低回声或无回声区。

2. 诊断要点

（1）膈肌下方显示低回声或无回声区。

（2）脓肿的大小、范围、边界。

（3）注意有无引起膈下脓肿的合并症，如阑尾炎等。

【鉴别诊断】

需与肝脓肿、肺底积液及膈肌占位性病变鉴别。肝脓肿的病灶位于肝脏实质内，肝包膜凸向膈面（图 8-8-2），多方位对脓肿进行扫查，根据与肝内血管走行的关系，可确定脓肿与肝脏的位置关系。膈上肺底积液为包裹性胸腔积液，超声显示为肺底

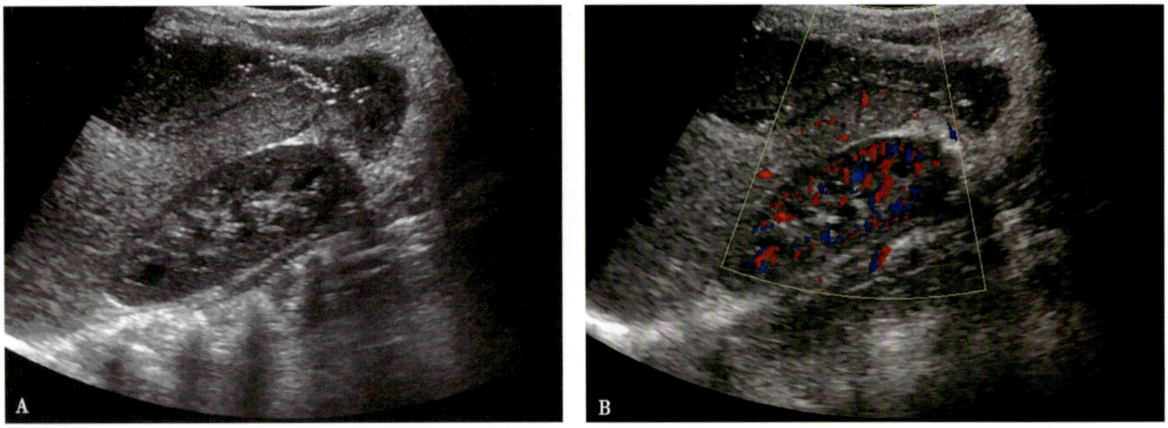

图 8-8-1 右侧膈下脓肿

A. 右侧膈肌下方与肝脏之间显示低回声团，内有液性暗区回声；B. 彩色多普勒显示低回声团内无血流信号，周边血流信号稍丰富

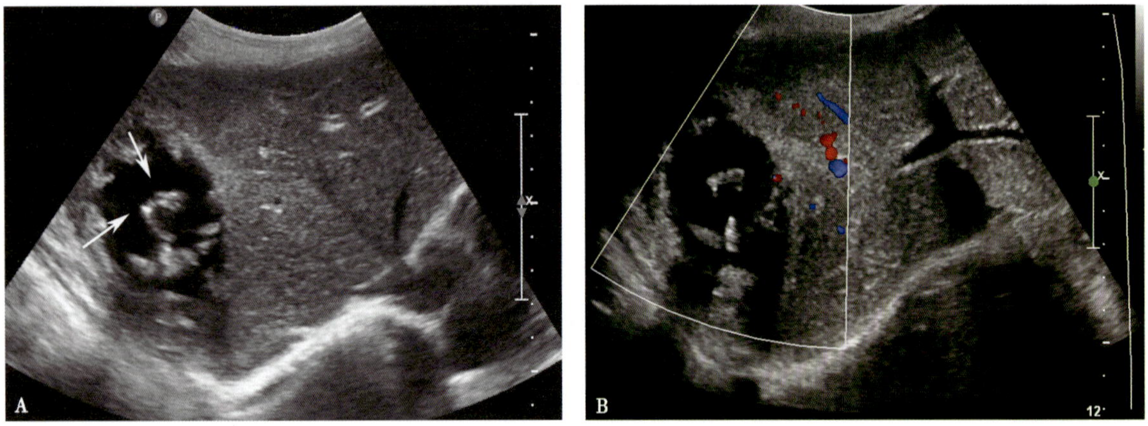

图 8-8-2 肝右后叶肝脓肿（外伤后）

A. 肝实质内显示混合性回声团块，内显示液性暗区（箭头）；B. 彩色多普勒显示团块内无明显血流信号

液性暗区，因液性暗区的分隔，可分辨出膈肌及肝包膜为两条回声带，液性暗区上方可见肺气的强回声。小儿膈肌占位性病变罕见，良性肿瘤有纤维平滑肌瘤、神经纤维瘤等，恶性肿瘤最常见为横纹肌肉瘤。

【超声诊断价值】

X 线检查可以显示膈下占位阴影，不能确定病灶性质。CT 检查对膈下脓肿的诊断及鉴别诊断帮助较大，但是放射损伤较大，不适于小婴儿。超声检查可以显示膈下脓肿的位置及范围，可动态观察随访病变的变化，并可在超声引导下进行脓肿穿刺引流。

（于红奎 夏 焙）

第九章　超声心动图总论

第一节　心脏的胚胎发育

【心脏外形的演变】

胚胎形成第2周末，位于其腹面咽喉下部两侧的心脏原基形成了左、右两个纵形的管状结构，其内层为心内膜始基，外层为心外肌膜始基。至胚胎22天，两个内皮管逐渐向正中移动，融合为一纵直的管道，是为原始心管，出现心管搏动。原始心管逐渐由外表的收缩环将其分成个三部分，呈串珠样局部膨出，由尾端向头端分别为原始心房、原始心室和心球。之后，原始心房尾端出现静脉窦；心球近端形成圆锥部，远端则形成动脉干，该部位也称为圆锥动脉干。

随后，心管经历了成袢(looping)过程，心球和心室部分生长较快，心管向右向前环转形成右袢(D-Loop)，使心球位于原始心室的右前部。心球的尾端与原始心室的头端共同发育形成右心室，位于右侧；原始心室的尾端则发育成为左心室，位于左侧。左、右心室的表面有一纵沟作为分界的标志，称为室间沟。同时，心房转位于心球背侧，向背侧头端生长，并向两侧膨大，形成左、右心房；而动脉干则向前移动位于心脏的前端。四组瓣膜的环架也连在一起，组成纤维支架。至胚胎发育第4周，原始心管从最初位于咽部，逐渐下降至胸部，并基本完成心脏外形发育。

【心脏内部的分隔】

1. 心内膜垫的形成　在胚胎发育第3～4周，在心腔内房室交界的组织增殖形成六个内膜垫：即腹侧左、右内膜垫，背侧左、右内膜垫，左侧内膜垫和右侧内膜垫。胚胎第6周时，背侧内膜垫与腹侧内膜垫在中线相互融合，出现房室分隔，同时将房室管分为左右两半，形成左侧与右侧房室孔。左侧的三个内膜垫发育形成二尖瓣，而右侧的三个内膜垫，以及部分圆锥隔发育形成三尖瓣。此外，心内膜垫还参与发育形成了室间隔上部、房间隔下部。因此，心内膜垫发育异常可导致房室隔缺损；当腹侧和背侧的左、右内膜垫相互融合时，将形成共同房室瓣；当左侧的腹、背内膜垫融合不全时则可出现二尖瓣裂缺。

2. 房间隔的形成　胚胎发育第3周末，在原始心房腔的后上部长出一镰状隔，称为第一房间隔，后者向心内膜垫方向生长与之融合，在融合之前，第一房间隔的下缘与心内膜垫之间存在原发孔，在原发孔关闭之前，第一房间隔的上部破裂吸收形成继发孔，这样使房间隔不致过早地将左、右心房完全隔开，因胚胎的肺无呼吸作用，肺血很少，左心的血流主要来自右心房，故原发孔和继发孔的存在保证了胚胎的右心房血液可进入左心房。

胚胎发育第5、6周时，原始心房后壁于第一房间隔的右侧又长出另一个隔膜，称为第二房间隔，呈新月形向下延伸遮盖继发孔，其下边呈镰状缘，在镰状缘下方形成卵圆孔，卵圆孔与继发孔上下交错，之间形成斜行孔道，此时第一房间隔作为帘膜，起了活瓣作用。胚胎时期右心房的压力超过左心房，该帘膜被推开，由脐静脉回流的氧化程度较高的血大多通过卵圆孔流入左心房。出生之后，左心房压力增高，该帘膜紧贴卵圆孔将其覆盖封闭，不使左心房血流流向右心房。卵圆孔于出生后4～12个月内解剖闭合，形成卵圆窝，但有20%～30%的人卵圆孔持续存在，即卵圆孔未闭。

当第二房间隔未能将继发孔覆盖，则形成继发孔型房间隔缺损。如果胚胎期原发孔未封闭，则形成原发孔型房间隔缺损，可以是第一房间隔发育不全或心内膜垫发育畸形。由心内膜垫发育异常引起者，常伴有二尖瓣裂缺。如果覆盖卵圆孔的第一房间隔组织松弛，可向右房膨出形成假性房隔瘤，呈囊袋状。

3. 室间隔的形成　胚胎发育第3周，由原始心室底壁与室间沟相对应的部位生长出一个新月形的肌性隔膜，向心内膜垫方向延伸，形成室间隔肌部，其上缘与心内膜垫之间留有室间孔。胚胎第4周末，心球圆锥部的背侧及腹侧同时发出肌性隆起，逐渐相互融合成圆锥隔，将圆锥部分隔成主动脉圆锥和肺动脉圆锥，构成左、右心室流出道，以后肺动脉圆锥延伸、前移，使肺动脉与右心室相连；而主动脉圆锥吸收、后移，使主动脉与左心室相连。圆锥隔的顶端为动脉干起始部，相当于半月瓣水平。圆锥隔发育最终形成了室间隔流出道部。约在胚胎发育第7～8周，来自肌部室间隔、圆锥隔和心内膜垫发出的膜样组织，将室间孔封闭，形成了室间隔膜部，标志着室间隔完全形成。

室间隔发育障碍，可形成各种类型的室间隔缺损。最常见的是膜部和膜周部缺损，是由于背、腹侧心内膜垫合并后其右侧缘组织未向下延伸，从而不能和圆锥隔及肌部室间隔汇合所致。肌部室间隔发育障碍可导致肌部室间隔缺损，可以是单一缺损，也可见多发性缺损。圆锥隔发育不全可形成流出道部室间隔缺损；圆锥隔近端发育不良和肌部室间隔生长偏位，导致两者无法连接，则造成对位不良型室间隔缺损，常见于法洛四联症、右室双出口。膜部室间隔有极小一块位于左心室和右心房之间，此处发育障碍，则形成左室右房通道。

【大血管的发育】

1. 动脉干分隔 在胚胎发育5～7周时，在动脉干远端左、右两侧内膜各发生一条纵嵴，在内面相对地呈螺旋形向心室方向生长，分别与圆锥部的腹侧、背侧心球嵴相连，形成主、肺动脉隔，将总干分为主动脉和肺动脉。两条纵嵴扭转225°，形成主动脉向左、向后旋转与左心室连接，而肺动脉向前、向右旋转与右心室连接。同时，在动脉干表面出现两条相应的纵沟，把动脉干纵向一分为二，使肺动脉及主动脉完全分离。动脉干近心端内膜垫逐渐分化为半月瓣。

动脉干纵和向扭转不全或分隔发生偏差，可导致动脉单干、大动脉转位、主动脉骑跨、半月瓣畸形等。

2. 动脉弓的演变 胚胎早期背主动脉与腹主动脉之间有六对动脉弓，发育过程中第一、二、五对动脉弓退化吸收；第三对动脉弓演变为颈总动脉、颈内和颈外动脉；第四对动脉弓，右侧演变为无名动脉及锁骨下动脉，左侧发育成为主动脉弓；第六对动脉弓，右侧近端发育成肺动脉，远端退化吸收，左侧则发育为动脉导管。

动脉弓发育障碍，可导致主动脉缩窄、主动脉弓离断、肺动脉闭锁、动脉导管未闭等。

3. 静脉窦的演变 胚胎早期静脉窦分为左、右两个，相互对称，左、右静脉窦一端分别与原始心房相连，另一端则分别与总主静脉、脐静脉和卵黄静脉等三对左右对称的静脉相连。以后左、右脐静脉及左卵黄静脉退化。胚胎发育第2个月末，左、右静脉窦均被吸收为右心房的一部分；右总主静脉发育成上腔静脉，右卵黄静脉发育成下腔静脉；左总主静脉和原左静脉窦一起发育形成冠状静脉和冠状静脉窦。

4. 肺静脉的发育 胚胎第6周，静脉窦和原始心房腔的背侧出现2个突起，之后发育形成原始肺总静脉。原始肺总静脉主干发出左、右各2个分支，各自与总主静脉和卵黄静脉相连接，随后原始肺总静脉主干被吸收为左心房的一部分，使左、右肺静脉直接汇入左心房，故左心房内4支肺静脉中间部分属静脉性起源，称为Keir前庭。总主静脉和卵黄静脉在发育过程中与肺静脉分离开来。

（黄国英）

第二节 心血管系统的解剖、生理特点

【心脏的位置和毗邻结构】

心脏位于胸腔的中纵隔内，相当于胸骨体和第2～6肋软骨后方或第5～8胸椎前方的范围。心脏约2/3位于正中线的左侧，1/3居正中线的右侧，并略向左扭转，心脏长轴与身体正中线约成45°角，心尖指向左前下方，心底位于右后上方。心脏前方大部分被肺和胸膜遮盖，下部有心包裸区，该区域借心包与胸骨体下部左半及左侧第4～6肋软骨相邻；青春期以前心脏的前上方有未退化的胸腺。心脏后方与支气管、食管、迷走神经和胸主动脉等相毗邻。心脏的两侧与纵隔胸膜、胸膜腔和肺相邻；上方与大动脉相连；下方紧贴膈肌中心腱（图9-2-1）。

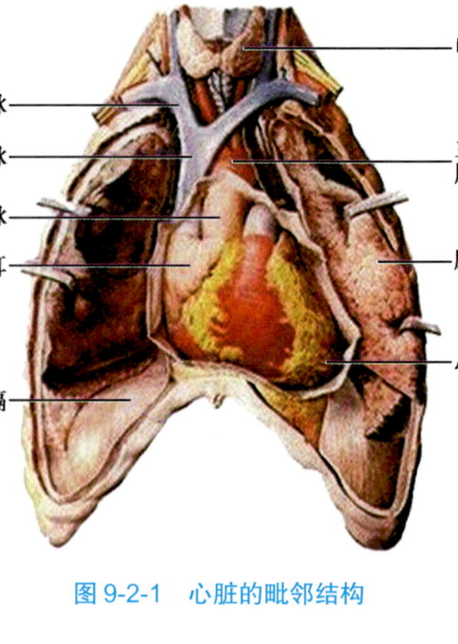

图9-2-1 心脏的毗邻结构

【心脏的内部结构】

1. 右心房 位于左心房的右前方，右心室的右后上方，壁薄腔大，形成心脏轮廓的右缘。右心房前部由原始心房发育而来，向前上部突出的部分为右心耳，呈钝三角形，位于主动脉根部右侧。左前下方为右房室口，在冠状窦前方。右心房后部由静脉窦发育而来，上部有上腔静脉入口，下部有下腔静脉入口，下腔静脉前缘有胚胎期残留下来的薄半月形瓣膜，即欧式瓣（Eustachian valve）。冠状静脉窦入口位于下腔静脉口与右房室口之间，冠状静脉血由此汇入右心房，其下方有一小而薄的冠状窦瓣。右心房后内侧壁前上部有主动脉隆凸，后部是房间隔，房间隔下部有卵圆窝，卵圆窝与冠状窦口之间的部位称静脉窦隔，内有 Todaro 腱，为一纵行隆起，连接下腔静脉瓣和冠状窦瓣（图 9-2-2）。

2. 右心室 右心室位于左心室的右前方，几何形状复杂，分为体部、流入道部和流出道部。体部是右心室的主要部分，室壁内面有许多纵横交错的肌小梁，围成许多小间隙。心尖部的肌小梁粗乱。乳头肌是为肉柱特别发达而形成，有腱索起自顶端，连接三尖瓣游离缘。前乳头肌位于右心室的前外侧壁，其腱索和内侧乳头肌的腱索与三尖瓣前瓣连接；内侧乳头肌的部分腱索与三尖瓣隔瓣相连；后乳头肌较小，一个或几个，其腱索与三尖瓣后瓣和隔瓣相连。流入道部呈环形支撑三尖瓣瓣叶及腱索，向下延续为体部。流出道部位于流入道部左上方，是体部向左前上方延伸的部分，逐渐变细，形状似倒置的漏斗形，亦称圆锥部，壁平滑无肉柱，其下界为室上嵴，向左上通至肺动脉口。室上嵴是一弓形肌性隆起，将三尖瓣与肺动脉瓣隔开（图 9-2-3）。

3. 左心房 左心房由原始肺静脉根部发育而成，呈立方形，解剖结构与右房相同，但比右心房小，而壁较厚。位于右心房左后方，左心室的后上方，前方有升主动脉和肺动脉，后方有食管和胸主动脉（图 9-2-4）。左前方为基底部较窄的指状突出，成为左心耳，位于主动脉和肺动脉的背侧，是原始心房遗留部分，其内部梳状肌不发达，血流流速缓慢，容易形成血栓。

4. 左心室 左心室构成心脏的左后部，位于右心室之后，前后位心脏轮廓仅见其最左缘。左心室腔为长圆锥形，其横断面略呈卵圆形，锥尖向着心尖，锥底有二个口，二尖瓣口和主动脉瓣口，前者

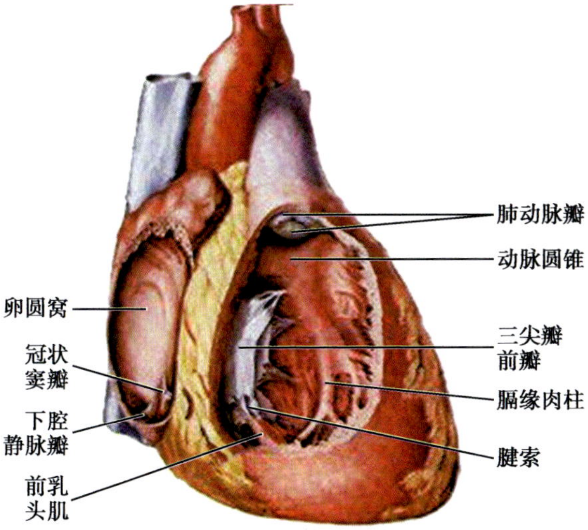

图 9-2-2 右心房的内部结构

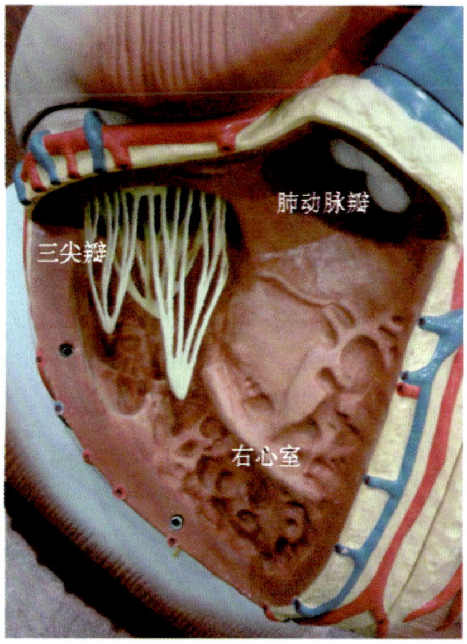

图 9-2-3 右心室的内部结构

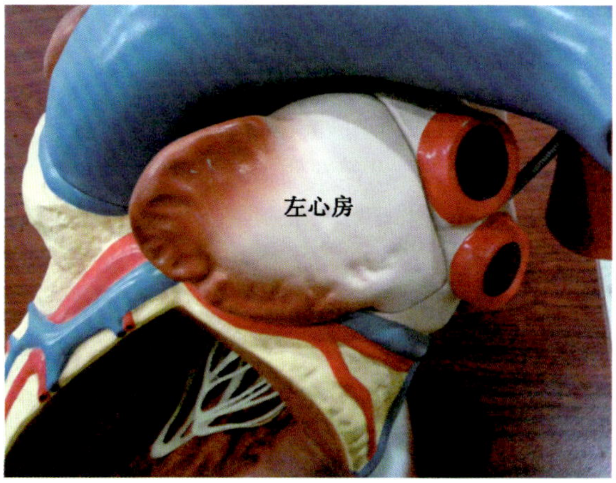

图 9-2-4 左心房的外观和毗邻结构

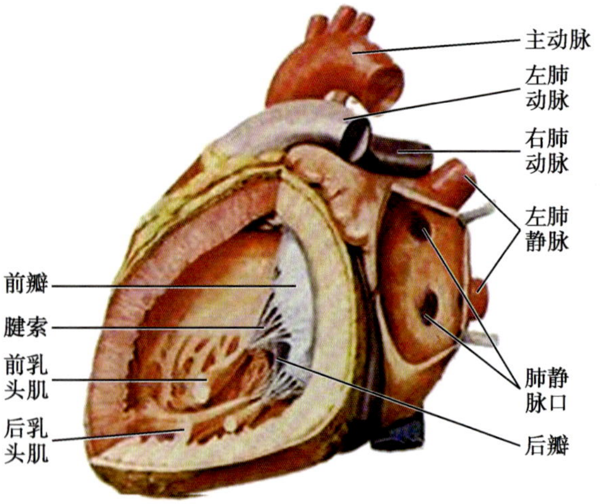

图 9-2-5 左心室的内部结构

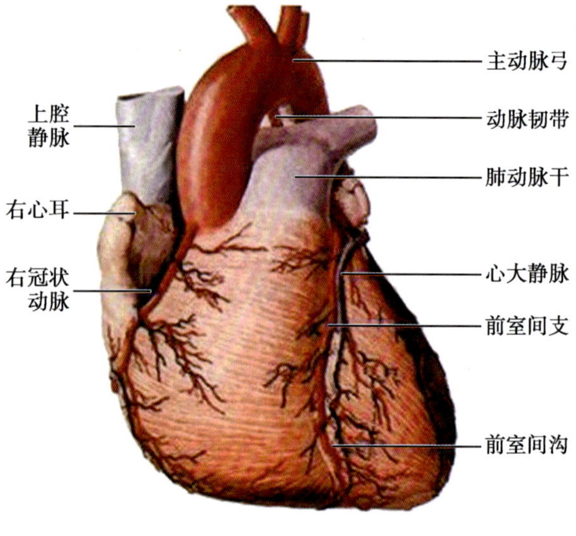

图 9-2-6 肺动脉的毗邻结构

居左后，位置较低。左心室壁光滑，没有类似右心室隔缘束的结构，心尖部肌小梁纤细，二尖瓣与主动脉瓣瓣叶间有纤维连续。左心室壁厚，成年后可达右心室壁的 3 倍。二尖瓣前瓣将左心室分为窦部和主动脉前庭（图 9-2-5）。

【大血管及其毗邻】

1. 主动脉 升主动脉起自左心室，向右前上方斜行延续为主动脉弓，其左侧为肺动脉主干，右侧为上腔静脉。根部三个瓦氏窦支撑主动脉瓣的三个瓣叶，其中左、右窦发出左、右冠状动脉。主动脉弓位于胸骨柄的后方，作弓状弯向左后方，移行为降主动脉，其右后方有气管、食管和脊柱，前方有肺脏，下方有左支气管、右肺动脉、动脉导管韧带，上方有左无名静脉。弓部依次发出无名动脉、左颈总动脉、左锁骨下动脉等，无名动脉向右上方斜行，到右胸锁关节后方分为右颈总动脉和右锁骨下动脉。降主动脉沿胸椎左前方下降，称为胸主动脉，穿过横膈主动脉裂孔进入腹腔后称为腹主动脉，沿腰椎左前方下降，到第 4 腰椎体处分为左、右髂总动脉。

2. 肺动脉 肺动脉起于右心室，在升主动脉之前向左后方斜行，根部左侧为左心耳，在主动脉弓下方分为左、右肺动脉。右肺动脉较长而粗，几乎成直角自主肺动脉分出，在升主动脉和上腔静脉后方向右横行，至右肺门处分为三支进入右肺上、中、下叶。左肺动脉较短，与主肺动脉成角较大，在左支气管前方横行，分两支进入左肺上、下叶。在肺动脉干分叉处偏左侧有一动脉韧带连于主动脉弓降部下缘，喉返神经由韧带左侧绕过（图 9-2-6）。

3. 上腔静脉 上腔静脉位于上纵隔右前部，由左、右头臂静脉在右第 1 胸肋结合处后方汇合而成，沿第 1～2 肋间隙前端后面下行，穿心包至第 3 胸肋关节高度注入右心房，长约 7cm。其左侧为升主动脉。奇静脉在上腔静脉的后面注入。上腔静脉入口处无瓣膜。上腔静脉收集头颈、上肢、胸壁及部分胸腔脏器回流的膈以上上半身的静脉血，回流入右心房。

4. 下腔静脉 下腔静脉是人体最大的静脉，收集下肢、盆部和腹部的静脉血，由左、右髂总静脉在第 4～5 腰椎水平汇合而成，沿脊柱右前方上行，经肝的腔静脉沟、穿过横膈的腔静脉孔，开口于右心房，进入心房处有下腔静脉瓣（欧氏瓣），该瓣在婴儿较大，在成人很小。下腔静脉在胸腔段较短，约 2cm，其前侧为膈肌，后侧有奇静脉。

【心脏的组织结构】

1. 心壁 心壁由心内膜、心肌和心外膜三层构成。心内膜是一层光滑的薄膜，紧贴于心房和心室壁内表面，由内皮、内皮下层和内膜下层构成，内膜下层为疏松结缔组织，含血管、淋巴管、神经和传导组织等。心瓣膜乃是由心内膜折叠成的双层内皮中间夹有一层致密的结缔组织所形成，结缔组织与瓣环及腱索相延续。心肌是心壁的主要组成部分，由心肌和心肌间质构成。心房肌和心室肌彼此不连续，由结缔组织构成的支架分隔开。心房肌层薄，浅层沿横径走行，为左、右心房共有；深层则为左、右心房固有，其纵行肌两端附于纤维环，环行肌绕心耳、腔静脉、肺静脉及冠状静脉窦开口部。心室肌层厚，分为内纵、中环、外斜式排列的三层心肌纤维，相互交错，呈螺旋样走行。心外膜被覆于心肌表面，是为浆膜心包的脏层，其深层含有血管、淋巴管和神经。

2. 心脏间隔

（1）房间隔：位于左、右心房之间，与身体正中矢状面约呈45°交角，厚度1～4mm，由两层心内膜包绕少量心肌和结缔组织构成，卵圆窝处最薄。前缘与主动脉无冠窦中点相邻；下缘在左侧与二尖瓣环相连，而在右侧与三尖瓣环之间为膜部室间隔的房室部。

（2）室间隔：位于左、右心室及小部分右心房之间，与身体正中矢状面亦呈45°交角，其前、后缘相当于心脏表面前、后室间沟。室间隔分为膜部和肌部，膜部呈卵圆形，约1cm^2，其上界为主动脉右瓣和后瓣下缘，前界和下界为室间隔肌部，后界为右心房壁。膜部以三尖瓣隔瓣附着缘为界分为房室部和室间部。

室间隔与房间隔交界处包含了房室瓣起始部分、房室传导束和冠状动脉主要分支等。

3. 心脏纤维支架　由致密的结缔组织构成，包括四组瓣膜纤维环、连接瓣环的左、右纤维三角、连接主动脉瓣环与肺动脉瓣环之间的圆锥韧带以及主动脉瓣环左后缘与二尖瓣前瓣相移行的瓣膜间隔组成。右纤维三角又称中心纤维体，位于二尖瓣环、三尖瓣环、主动脉瓣环后部之间，其前下方延续为室间隔膜部；左纤维三角较小，位于主动脉瓣环左外侧与二尖瓣环连接处。

【心包】

心包可分为浆膜性心包和纤维性心包，外层为纤维心包，为坚韧的纤维结缔组织囊，与大血管外膜相移行，向下与膈肌中心腱紧密相连，起到固定作用；内层为浆膜性心包，又分壁层和脏层，壁层附在纤维性心包内面，厚而坚韧；脏层即心外膜，被覆心脏表面，并在大血管根部反折移行于壁层，包在心脏的外面。壁层与脏层之间的腔隙称为心包腔，内含有少量浆液，约20ml，在心脏跳动过程中起着润滑作用。

心包腔在升主动脉、肺动脉后方及上腔静脉、左心房前壁前方由心包脏层向后反折覆盖于右肺动脉前面形成心包横窦。心包腔在左心房后壁、左、右肺静脉、下腔静脉与心包后壁之间，由心包脏层在肺上静脉水平向下转折，覆盖于食管及降主动脉前面形成心包斜窦。心包腔前下部（心包胸肋部）与底部（膈部）转折处的间隙，称为前下窦，心包积液多积聚于此。行心包前下窦穿刺抽取心包积液时，可在剑突与左第七肋软骨的夹角处，斜向后上刺入。心包前壁大部分被纵隔和两肺前缘遮盖，只有下部左侧第4～6肋软骨之间直接与胸部前壁紧贴，因此也可在左侧第5肋间隙靠胸骨左缘处进针进行心包穿刺或心内注射，可免伤及肺和胸膜。

【心脏的冠状循环】

1. 冠状动脉　左、右冠状动脉从主动脉瓣环上约7mm，相当于主动脉瓣游离缘水平发出。左冠状动脉起自左冠窦，长0.5～2cm，经肺动脉起始部和左心耳之间，沿冠状沟向左前方行3～5mm后分为前降支和回旋支。前降支沿前室间沟下行，分布于左、右心室前壁的一部分和室间隔的前2/3部及希氏束、右室前乳头肌，绕过心尖切迹达后室间沟下部1/3，常与右冠状动脉的后室间支相吻合。回旋支沿冠状沟左行，绕过心钝缘时发出粗大的左缘支分布于左室外侧缘；至心脏后面时发出较小的分支分布至左房与左室。

右冠状动脉起自右冠窦，经肺动脉根部及右心耳之间，沿右冠状沟行走，绕过心右缘，向右前下方走行，绕过心脏右缘至膈面，继续沿冠状沟向左行，至房室交点形成倒“U”形弯曲分为两支，即后室间支和左室后支。后室间支常与左冠状动脉的前室间支相互吻合，发出分支分布于膈面的左、右心室后壁和室间隔的后1/3部。左室后支左行分布于左心室膈面心壁。临床上膈面心肌梗死，大多由于右冠状动脉阻塞所致。

右心房、右心室由右冠状动脉供血。右室漏斗部的血供多数来自左冠状动脉前降支和右冠状动脉圆锥支，有时这两者互相吻合成环，称为Vieussen环，常给右室流出道疏通术或右室切口带来困难。

左心室血供50%来自于左前降支，主要供应左室前壁和室间隔，30%来自回旋支，主要供应左室侧壁和后壁，20%来自右冠状动脉（右优势型），供应范围包括左室下壁（膈面）、后壁和室间隔。但左优势型时这些部位由左旋支供血，均衡型时左右冠脉同时供血。

室间隔：前上2/3由前降支供血，后下1/3由后降支供血。

2. 冠状静脉　心壁的静脉绝大部分汇入冠状窦回流入右心房，主要属支有心大静脉、心中静脉、心小静脉、左室后静脉及左房斜静脉等。心大静脉起自心尖部，在前室间沟内上行至冠状沟，再沿左冠状沟绕过心左缘至膈面转向右行，续为冠状静脉窦，接收左心房，左、右心室前壁及左室侧缘的血液回流。心中静脉起源于心尖部，沿后室间沟行走至冠状沟内与心小静脉汇合入冠状静脉窦的末端，接收左、右心室膈面，室间隔后部和心尖部的血液。心小静脉走行于后面的冠状沟内，接受来自右心房及右心室后壁的血液。左室后静脉走行于左室膈面，常汇入冠状静脉窦，也可汇入心中静脉或心大静脉的。左房斜静脉沿左房后壁斜行下降汇入冠状静脉窦的左端。此外，有一些小静脉，直接注入冠状窦或者注入右心房心壁内的一些小静脉，直接开口于心的各腔。心肌内的窦状隙部分与心腔直接连通，在某些情况下，有对心肌细胞供血或引流静脉血的作用。

【不同年龄阶段的心脏解剖生理特点】

1. 解剖特点

（1）心脏位置和形状变化：2 岁以下幼儿心脏多呈横位，2 岁以后随着小儿的起立行走、肺及胸部的发育和横膈的下降等，心脏由横位逐渐转为斜位，12 岁后接近成年人。心脏的形状在婴幼儿期为球形、圆锥形或椭圆形，6 岁后跟成人心脏的形状相接近，为长椭圆形。

（2）心脏重量：新生儿心脏重量为 20～25g，占体重的 0.8%，1～2 岁达 60g，相当于新生儿的 2 倍，5 岁时为 4 倍，9 岁时为 6 倍，青春后期增至 12～14 倍，达到成人水平，约占体重 0.5%。除青春早期外，各年龄男孩的心脏均比女孩重。

（3）心腔容积：初生时心腔容积为 20～22ml，7 岁时为初生时的 5 倍，为 100～120ml，青春期为 140ml，18～20 岁达 240～250ml，为初生时的 12 倍。

（4）房、室增长速度：生后第 1 年心房增长速度比心室快，第 2 年两者增长速度相接近，10 岁之后心室生长超过心房。左、右心室增长也不平衡。胎儿期右室负荷大，左室负荷小，右心占优势。新生儿期左、右心室壁厚度为 1∶1，约为 0.5cm。随着年龄的增长，左心室壁厚度较右侧增长为快。6 岁时，左心室壁厚达 1cm，右室则为 0.6cm。15 岁时左心室壁厚度增长到初生时 2.5 倍，但右心室仅增长原来厚度的 1/3。

（5）血管：新生儿的动、静脉内径之比为 1∶1，而成人为 1∶2。10～12 岁前肺动脉比主动脉粗，之后则相反。婴儿期冠状动脉以及肺、肾、肠及皮肤的微血管口径较成人相对粗大，故对以上器官的血液供给比成人佳。

2. 生理特点

（1）心率：儿童时期新陈代谢旺盛，身体组织需要更多的血液供给，但心脏每次搏出量有限，只有增加搏动次数来补偿不足，故年龄越小，心率越快。由于婴幼儿迷走神经未发育完善，心率的正常值随年龄而异，而且次数不稳定，因此，应在安静时测定心率才为准确。

（2）动脉血压：年龄越小，动脉压力越低。新生儿收缩压在 53～71mmHg 之间，平均为 65mmHg。不同年龄的血压不同，为便于推算，小儿上肢血压正常值可按下列公式计算：1 岁以上收缩压 = 80 +（2 × 年龄）mmHg，舒张压为收缩压的 2/3。高于此标准 20mmHg 以上考虑为高血压，低于此标准 20mmHg 以上可考虑为低血压。正常下肢比上肢血压约高 20～40mmHg。脉压为收缩与舒张压之差，正常为 30～40mmHg。儿童血压受诸多外界因素的影响。如哭叫，体位变动，情绪紧张皆可使血压暂时升高。故应在绝对安静时测量血压。

（3）静脉压：静脉压一般为 50～120mmH_2O。正常坐位或立位时看不到饱满的颈静脉，如看到则提示静脉压高，见于右心衰竭、心包积液、缩窄性心包炎等。

（4）循环时间：常用的循环时间测定方法为 5% 荧光素静脉注射法。正常婴儿循环时间平均为 7 秒，儿童为 11 秒。在充血性心力衰竭则时间延长，先心病有右向左分流时手臂至口唇的循环时间则缩短。

（5）心搏出量：足月新生儿血容量为体重的 10%，儿童血容量为体重的 8%，而成人血容量为体重的 7.5%。新生儿心脏搏出量约 150ml/（kg•min），学龄期儿童为 100ml/（kg•min），10 岁以上的儿童为 90ml/（kg•min），接近成人。

（黄国英）

第三节 超声心动图检查方法

超声心动图（echocardiography）是利用雷达扫描技术和超声回波原理，在荧光屏上显示超声波通过心脏、大血管各层结构时发生的反射，借以观察心血管形态结构、搏动情况和血流状态，为临床提供重要诊断依据。由于其准确性高、重复性强、无创伤性，目前已成为诊断心血管疾病的重要方法，同时也广泛应用于心血管疾病的研究。

【M 型超声心动图】

M 型超声心动图（M-mode echocardiography）是利用单晶体探头发出一条声束，通过心脏各层组织反射回波构成的距离与时间曲线图，其图像纵坐标代表扫描深度，横坐标为光点扫描时间，在屏幕上呈现出随心脏搏动而上下摆动的一系列亮点，当扫描线随着水平方向的慢扫描从左到右匀速移动时，上下摆动的亮点便横向展开，呈现出心动周期中心脏各层组织结构的活动曲线，因此，M型超声心动图所描记的是声束所经心脏各层组织结构的运动轨迹，可反映瓣膜的形态、厚度、反射强弱、活动速度等改变，对二尖瓣活动、心腔大小、血管内径、心肌厚度及心包积液等可提供重要的参考资料。在一些标准区域作测量可测量心脏大血管的径线、搏动幅度等数值，然后根据不同的公式计算出各种心功能指标。

由于M型超声心动图是单晶片发射，只能获得一条回波信息，难于全面展现心内结构及空间毗邻关系，因此，目前很少单独应用于诊断心血管疾病，但仍然广泛应用于心功能评估，尤其是M型曲线与心电图、心内压力曲线、多普勒等同步记录时，可进行波形分析、血流动力学研究。

传统上M型超声心动图的标准检查区是将探头置于胸骨旁3～4肋间进行扫查可获得下列5种标准曲线，但目前大多在二维超声心动图胸骨旁左心室长轴图的引导下，直接将取样线置于需要观察的区域，启动M型超声检查即可以获得所需要的曲线图。

1. 心尖波群（1区） 此区可观察右心室前壁、右心室腔、室间隔、左心室腔、后乳头肌及左心室后壁。传统上M型超声探头声束指向左下，近心尖部。通常不作为特殊测量的部位。

2. 心室波群或腱索水平波群（2a区） 传统上探头声束偏向内上方，可探及右心室前壁、右心室腔、室间隔、左心室腔与左心室后壁。该区系测量左心室内径、室间隔与左心室后壁厚度和搏动幅度的标准区。

3. 二尖瓣前、后叶波群（2b区） 传统上声束由2a区向心底方向略加移动，可探及右心室前壁、右心室腔、室间隔、左心室腔与左心室后壁及左心室腔内的二尖瓣前叶和后叶曲线，前叶呈M样，后叶则似W样，与前叶呈镜向运动（图9-3-1）。此区用于测量右心室内径及观察二尖瓣前、后叶的运动关系，也有学者将此区作为测量左心室内径的标准区。

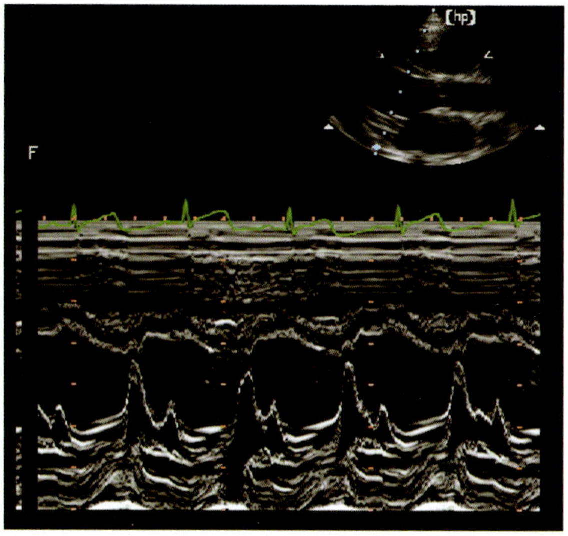

图9-3-1　M型超声心动图（2b区）
显示二尖瓣前、后叶波群

4. 二尖瓣前叶波群（3区） 声束几乎与胸壁垂直，可探及右心室前壁、右心室腔、室间隔、左心室流出道、二尖瓣前叶与左心房后壁。于此区主要测量二尖瓣搏动幅度及左心室流出道宽度，二尖瓣收缩期呈略向前斜的关闭线称CD段；舒张期呈双峰状M样活动曲线，第一峰称E峰，代表舒张早期二尖瓣前叶开放的最低点，此时最靠近室间隔左心室面，代表快速充盈高峰期。随后舒张中期充盈减慢、二尖瓣前叶略向左心房靠拢，形成向后运动，出现E峰的EF下降支。第二峰为A峰，此时左心室舒张晚期，心房收缩使充盈再次增多。正常情况下A峰低于E峰。心房颤动时由于心房失去整体收缩，致使A峰消失。

5. 心底波群（4区） 声束指向右上，由前至后可探及右心室流出道前壁、右心室流出道、主动脉前壁、主动脉瓣、主动脉后壁、左心房前壁、左心房腔及左心房后壁。主动脉前后壁呈二条平行曲线，收缩期向前，舒张期向后，于舒张中期可见再次向前的重搏波，代表大动脉的弹性。在主动脉根部管腔内可见主动脉瓣开放与关闭的纤细回声，于收缩期瓣叶开放呈六边形长方盒状，舒张期关闭成线状，位于管腔中心与前后壁几乎平行（图9-3-2）。此区用于测量右心室流出道、主动脉、左心房的内径（正常比例约为1∶1∶1）；测量主动脉根部内径，通常取舒张末期。

除了上述标准扫查区外，还可于胸骨旁向内下探测三尖瓣波群，向左上可探测肺动脉瓣波群。

【二维超声心动图】

二维超声应用脉冲回声反射原理的灰度调制，以白、黑光点反映回声变化，在屏幕上显示9～64个等级灰度，强回声光点亮白，弱回声光点黑暗。根据成像方法不同，可分为静态成像和动态实时成像两种。前者声像图范围较广，影像较清晰，但检查时间长，故临床应用少；后者可在短时间内获得多帧图像（20～40帧/s），可实时观察活动器官的动态变化。

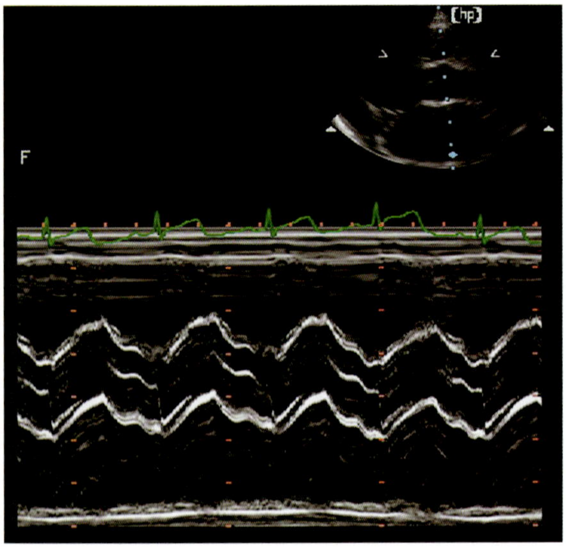

图 9-3-2 M 型超声心动图（4 区）
显示心底波群

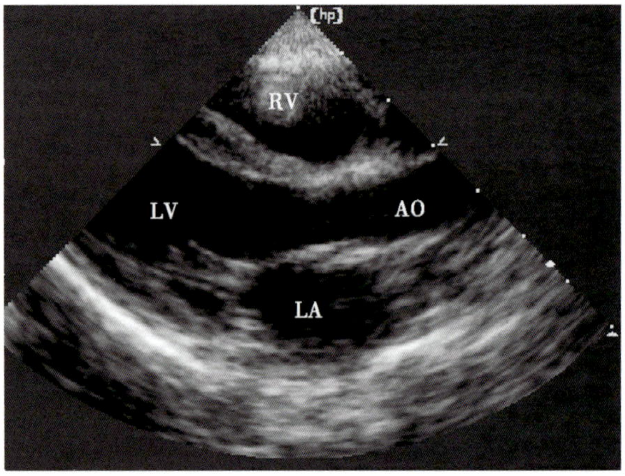

图 9-3-3 左心室长轴图
AO 主动脉；LA 左心房；LV 左心室；RV 右心室

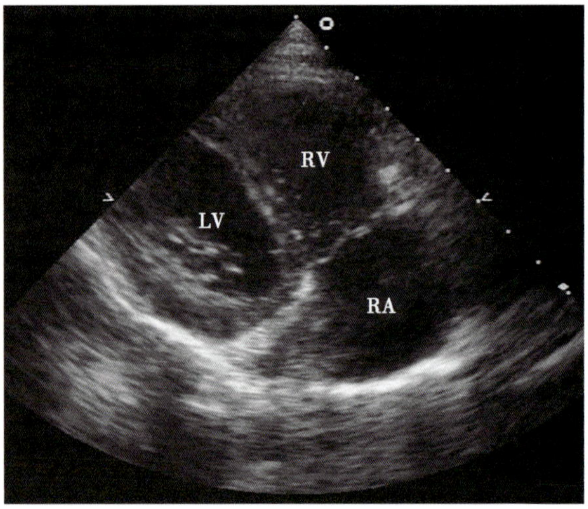

图 9-3-4 右心室流入道图
LV 左心室；RA 右心房；RV 右心室

二维超声心动图（two-dimensional echocardiography，2DE）通过显示心脏、大血管的多幅空间断层图像，可分析心血管结构断面形态、大小、空间关系及其动态变化信息，与心电图、心音图等结合，可准确地获得心脏收缩期、舒张期各种静止图像，可测定心功能；与多普勒超声结合，可显示血流信息。该技术目前是其他类型超声心动图检查的图像基础。但是，二维超声系平面显像，对复杂性心血管畸形需进行详尽的多种图像检查，受检查者对复杂畸形的认识程度和诊断经验影响较大，有时还受到透声窗的限制，而影响其诊断准确性和可靠程度。

二维超声心动图的检查部位（透声窗，acoustic window）根据检查途径不同而不同。目前常用的有经胸、经食管和心腔内等方法，本节重点介绍经胸超声心动图检查。

1. 胸骨旁视图

（1）左心室长轴图（图 9-3-3）：探头置于胸骨左缘（或右缘）第 3、4 肋间区域，使声束散开，与右肩 - 左腹的连线平行，以平面形式显示右心室前壁、右心室腔、室间隔前部、左心室流出道、左心室、二尖瓣前后叶及其部分腱索与乳头肌和左心室后壁。心底部为右心室流出道、主动脉根部、主动脉瓣和左心房。正常情况下，室间隔膜部与主动脉前壁相延续，而二尖瓣前叶与主动脉后壁通过纤维组织相延续。该标准图像通常不能包括心尖在内。

（2）右心室流入道图（图 9-3-4）：在左心室长轴图基础上将探头声束向右下倾斜并稍作逆时针旋转避开心底部大血管，显示右心房、右心室、三尖瓣前瓣和后瓣以及冠状静脉窦等。

（3）右心室流出道图（图 9-3-5）：在左心室长轴图基础上将探头声束稍向左上倾斜并稍作顺时针旋转避开主动脉后得到，主要显示右心室流出道至主肺动脉全程和肺动脉瓣等。

（4）胸骨旁大动脉短轴图：在左心室长轴图基础上将探头顺时针旋转 90°，使声束指向左肩、声束平面大致与左肩 - 右腹的连线平行，并稍向上倾斜获得该图像，显示呈圆形的主动脉根部横断面观位于中央，内有主动脉瓣回声，舒张期主动脉瓣关闭时呈 Y 形。以主动脉断面为圆周，12∶00 处为室上嵴，是室间隔流出道部和流入道部的分界点。三尖瓣隔瓣位于 10∶00 处，肺动脉瓣位于 2∶00 处，三尖瓣与肺动脉瓣之间上方为右心室及其流出道，下方为左、右心房和主肺动脉等（图 9-3-6）。将探头稍作旋转扫查，可获得左、右冠状动脉及其开口的图像。将声束向头端倾斜或向第 2 肋间移动并稍作顺时针旋转可得到主肺动脉、肺动脉分叉、左右肺动脉分支和降主动脉短轴等。

（5）胸骨旁左心室短轴图：在胸骨旁大动脉短轴图基础上，将探头向下移行、声束向下倾斜可得一系列心室短轴图，代表性的有以下两个。

1）二尖瓣口水平图：左心室内显示二尖瓣菲薄纤细，前后叶镜向运动，舒张期呈鱼口样张开，有足够的开放面积，收缩期则关闭成一直线状。左心室壁、左心室腔及室间隔呈圆形，于收缩期呈向心性收缩。右心室腔及右心室壁呈新月状位于左心室上方。

2）乳头肌水平图（图 9-3-7）：显示左心室横断面约在时钟 3∶00 和 8∶00 位置上两个突向心腔的前外侧乳头肌与后内侧乳头肌，于收缩期随心壁增厚而增厚。

2. 经心尖视图

（1）心尖四腔图：将探头置于心尖搏动处周围区域并斜对着被检查者对侧肩胛骨，声束指向心底部作冠状面扫查，显示各房室大小、形态、比例以及心房、心室间隔与二、三尖瓣形成的心内十字交叉结构（图 9-3-8）。左心室呈椭圆形，内壁回声细

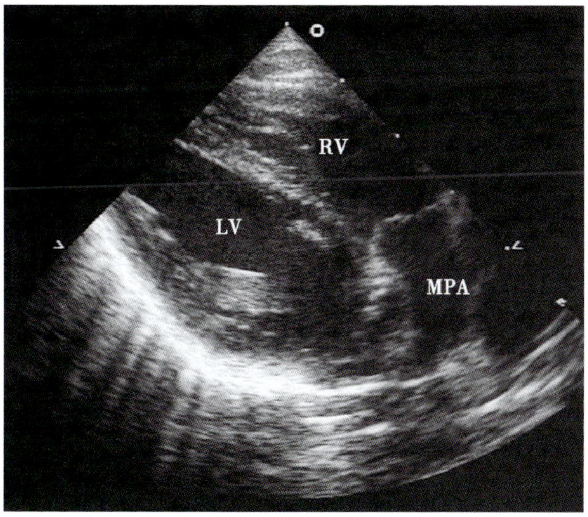

图 9-3-5　右心室流出道长轴图

MPA 主肺动脉；LV 左心室；RV 右心室

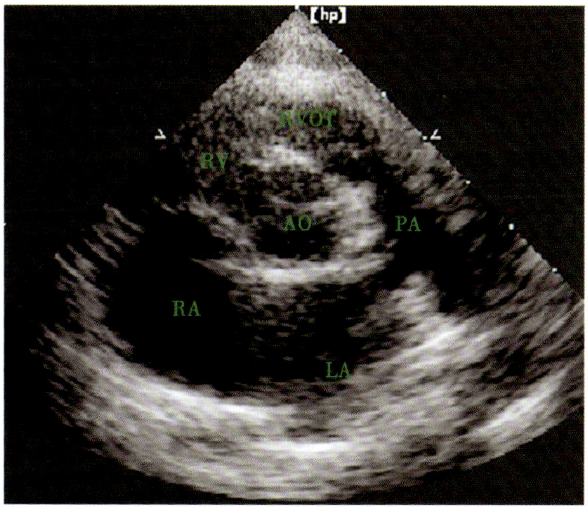

图 9-3-6　胸骨旁大动脉短轴图

AO 主动脉；LA 左心房；RA 右心房；RV 右心室；RVOT 右室流出道；PA 肺动脉

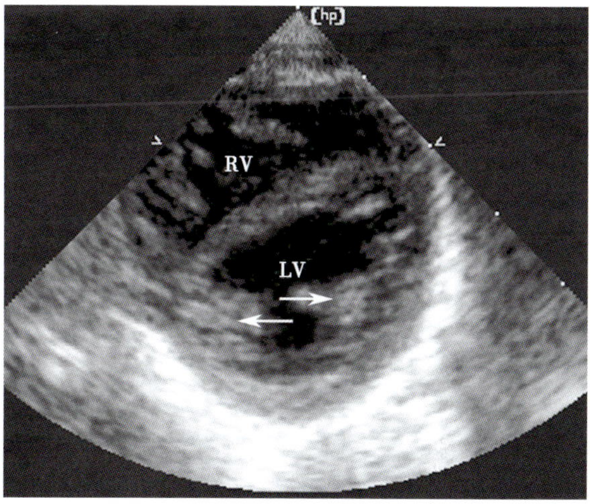

图 9-3-7　胸骨旁左心室短轴乳头肌水平图

白色箭头示前外侧乳头肌和后内侧乳头肌；LV 左心室；RV 右心室

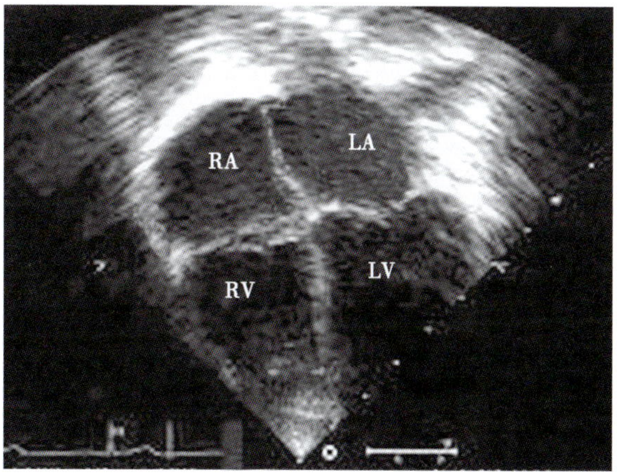

图 9-3-8　心尖四腔图

LA 左心房；LV 左心室；RA 右心房；RV 右心室

腻，右心室呈三角形，内壁回声较粗糙，在靠近心尖部有调节束之回声。三尖瓣隔瓣附着点较二尖瓣前瓣附着点略低。在左心房外侧有两条呈“八”形排列的肺静脉与左心房连接。将探头向下倾斜可显示冠状静脉窦长轴。将探头向前上倾斜，可使声束平面接近主动脉水平，此时在心房、室间隔交界处可显示左心室流出道与主动脉根部回声，也称五腔图。

（2）心尖左心长轴图：在心尖四腔图基础上将探头旋转 90°，声束指向心底得到与胸骨旁左心室长轴图相似的结构，但左心房、左心室及主动脉的显示较完整，便于观察左心室心肌活动情况。

（3）心尖左心两腔图：在心尖左心室长轴图基础上，将探头稍作顺时针旋转可得到该图像，显示左心室前壁和下壁，常用于观察左心室前壁及下壁的舒缩功能和测量、估测左心室容积及心功能。

3. 经剑突下视图

（1）剑突下血管短轴图：探头置于剑突下，声速呈左右散开与腹壁垂直，显示下腔静脉及降主动脉短轴，正常时下腔静脉位于第十胸椎右前方，降主动脉则位于左前方。在此基础上，探头旋转 90° 向脊柱右侧偏斜可显示下腔静脉长轴、肝静脉汇入下腔静脉及下腔静脉汇入右心房等；向脊柱左侧偏斜则可显示降主动脉长轴。

（2）剑突下两房图：将探头置于剑突下方，声速作横向冠状扫切并向左侧倾斜，可获得该图像（图 9-3-9）。此时房间隔与声束接近垂直，不易产生回声失落。

（3）剑突下腔静脉图：将探头置于剑突下方，声束呈矢状扫查，可得到双心房图，探头方向略作调整，可显示上、下腔静脉汇入右心房情况（图 9-3-10）。

4. 经胸骨上窝视图

（1）主动脉弓长轴图：将被检查者背部垫高或让其坐起，头向后仰，将探头置于胸骨上切迹，声束自左后向右前方扫查，显示主动脉弓长轴及其与升主动脉和降主动脉的延续关系，主动脉弓上方自右至左分别发出无名动脉、左颈总动脉和左锁骨下动脉（图 9-3-11）。右肺动脉短轴位于图像正中央、主动脉弓下方。

（2）主动脉弓短轴图：由主动脉弓长轴图作顺时针旋转 90°，显示主动脉弓短轴、左右无名静脉汇入右侧的上腔静脉、主动脉弓下方之右肺动脉及

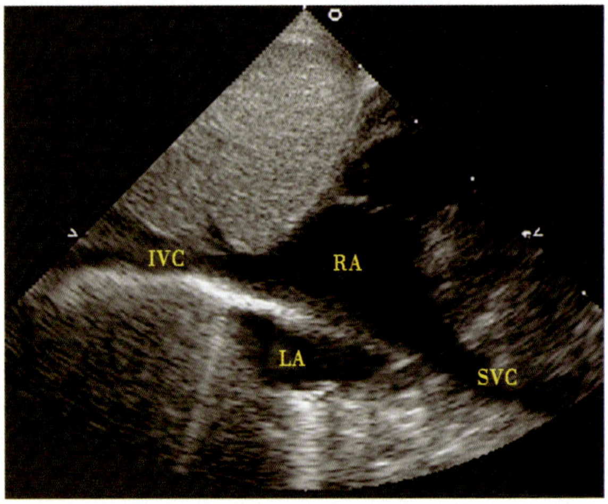

图 9-3-10 剑突下腔静脉图

IVC 下腔静脉；LA 左心房；RA 右心房；SVC 上腔静脉

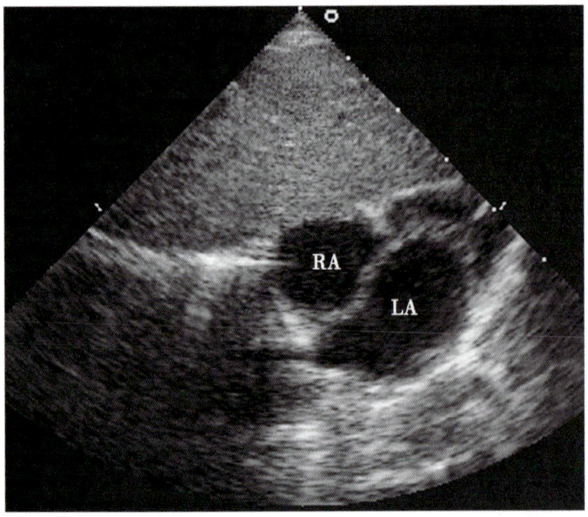

图 9-3-9 剑突下两房图

LA 左心房；RA 左心室

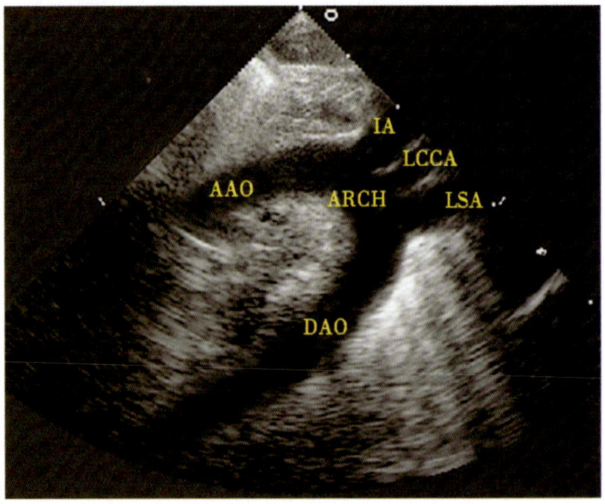

图 9-3-11 主动脉弓长轴图

AAO 升主动脉；ARCH 主动脉弓；DAO 降主动脉；IA 头臂干；LCCA 左颈总动脉；LSA 左锁骨下动脉

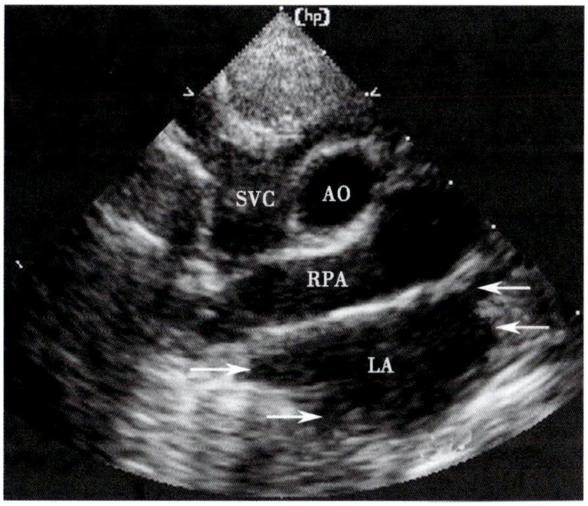

图 9-3-12　主动脉弓短轴图

白色箭头示 4 支肺静脉；AO 主动脉；LA 左心房；RPA 右肺动脉；SVC 上腔静脉

其分支情况（图 9-3-12）。探头稍向左后或左前，可显示主肺动脉及其分叉处，并可见未闭动脉导管的血流从降主动脉进入肺动脉。右肺动脉下方为左心房，婴幼儿可见 4 条肺静脉入口。探头再向左倾斜可显示左上腔静脉或肺静脉异位引流的垂直静脉等。

【多普勒超声心动图】

多普勒超声心动图包括脉冲式、连续波式和彩色多普勒三种，可用来观察血流性质、方向、异常血流束形态、途径及时相，可测量血流速度、血流束面积、长度、宽度及估计压力阶差、瓣口血流量及反流量和心内分流程度等，对于心脏间隔缺损、瓣膜狭窄与关闭不全等具有定性和定量诊断价值。

1. 脉冲式多普勒超声心动图（pulsed-wave Doppler echocardiography） 选择适当的二维超声心动图图像，将取样容积置于心腔、大血管内或瓣口，可以获得该处血流频谱。

（1）二尖瓣口：正向舒张期血流，流速 1.0m/s（0.80～1.30m/s），呈双峰或单峰，双峰时第一峰较高称 E 峰，为舒张期左心室快速充盈所致，第二峰较低称 A 峰，为舒张晚期左心房收缩所致（图 9-3-13）。

（2）三尖瓣口：正向舒张期血流，流速 0.60m/s（0.50～0.80m/s），呈双峰或单峰，类似二尖瓣血流频谱，但幅度较二尖瓣低，且随呼吸周期改变，吸气时峰值较高，呼气时峰值较低。

（3）主动脉瓣口：负向收缩期血流，呈单峰，流速 1.5m/s（1.2～1.8m/s），上升支速率略大于下降支速率（图 9-3-14）。

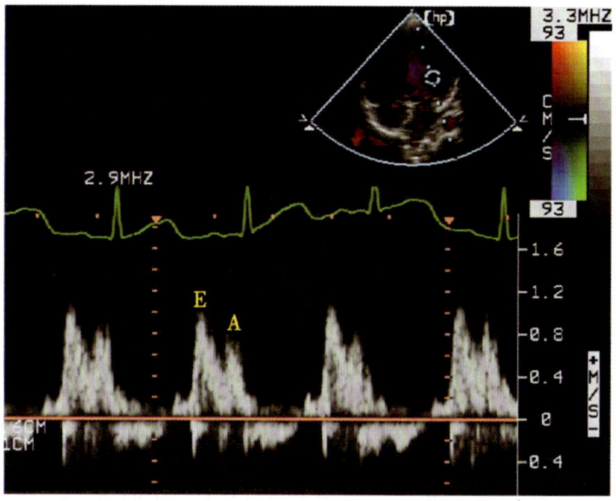

图 9-3-13　二尖瓣口舒张期血流频谱

E 峰为舒张期早期左心室快速充盈所致，A 峰为舒张晚期左心房收缩所致

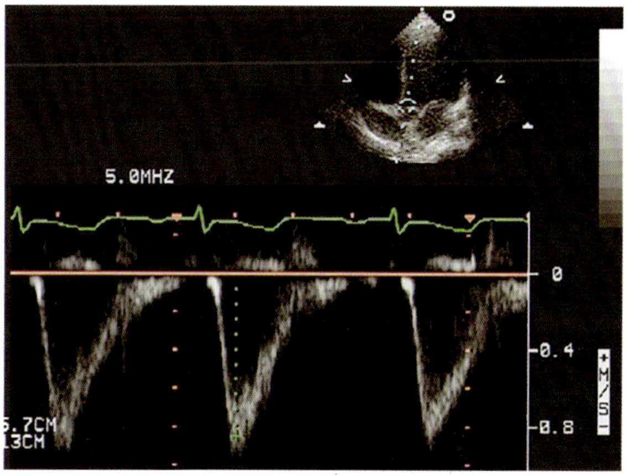

图 9-3-14　主动脉瓣口收缩期血流频谱

（4）肺动脉瓣口：负向收缩期血流，呈单峰，类似主动脉瓣口血流频谱，流速 0.9m/s（0.7～1.1m/s）。

（5）腔静脉：上、下腔静脉血流频谱相似，呈双峰，第一峰为收缩期 S 峰，第二峰为舒张期 D 峰，频谱幅度随呼吸变化。

（6）肺静脉：血流频谱呈三相波，第一峰为收缩期 S 波，第二峰为舒张期 D 波，正常时 S>D，S、D 波均为正向波，基底较宽，第三波称为 a 波，在心电图 P 波之后，为一负向低振幅波形，是舒张晚期左心房收缩、少量血流反流入肺静脉引起。肺静脉血流频谱不受呼吸影响。

2. 连续波式多普勒超声心动图（continuous-wave Doppler echocardiography） 当心脏或大血管内出现高速血流，超过了脉冲多普勒显示极限时，就需使用连续多普勒，操作时应选择合适的二维图像位置放置取样线，尽量使声束平行于血流方向，由于其反映的是取样线上所有同向血流的总和，故应避免多处高速血流的重叠，以免造成误差。

3. 彩色多普勒超声心动图(color Doppler echocardiography) 正常血流讯号为红蓝两种颜色构成，朝向探头为红色血流讯号，背离探头的为蓝色血流讯号。异常血流可分为分流、反流、射流三种。检查时需要先选择清晰的二维超声心动图图像，然后将取样框置于合适位置启动彩色多普勒血流显像。

【三维超声心动图】

1982 年以来，三维超声心动图经历了脱机静态、动态三维重建、实时三维显示等发展过程，在一定程度上有助于更为全面、准确地评估心脏结构、心内血流、心脏功能以及心脏运动的同步性等。实时三维超声心动图(real-time three-dimensional echocardiography)于 1998 年研制成功并逐渐应用于临床，该技术采用矩阵探头，可实现实时心脏三维成像(图 9-3-15)。近年来，该技术日趋完善，可快速实现心脏结构的实时三维动态显像，无需心电、呼吸门控，在不脱机情况下可即刻进行三维超声检查，克服了三维超声操作、重建耗时的缺陷，已经越来越多地应用于临床。

【经食管超声心动图】

详见第九章第四节“经食管超声心动图”检查方法。

【经血管腔内超声】

血管腔内超声(intravascular ultrasound，IVUS)是以心导管为基础的介入性超声技术，自 20 世纪 80 年代出现并渐趋成熟。IVUS 通过将微形高频超声换能器嵌于导管顶端，再随导管经动脉或静脉插到血管的某一部位进行腔内探测，可显示 360° 血管断面的形态和管壁结构，分辨力高，可同时显示管壁和管腔的病变，不仅对冠状动脉病变、肺动脉高压肺动脉壁结构改变等有重要诊断价值，而且有助于临床指导介入治疗如选择适当型号的支架与球囊、引导支架置入、旋磨、激光烧灼、溶栓等以及评估手术的即刻疗效与远期疗效等。

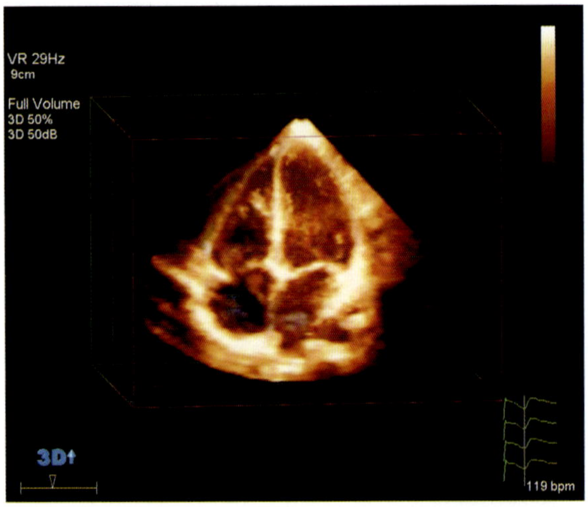

图 9-3-15 实时三维超声心动图显像

【经心腔内超声心动图】

近年来兴起的心腔内超声(intracardiac echocardiography，ICE)也是以心导管为基础的介入性超声技术，与 IVUS 的区别在于 ICE 主要用于显示心内结构，一般采用 5mHz 左右的低频换能器，通常放在右心房进行检查，能够实时显示卵圆窝、左心房和肺静脉及左、右心室等心内解剖结构，目前在临床上广泛应用于对房间隔穿刺、间隔缺损封堵等的引导和监测。

【造影超声心动图】

造影超声心动图(contrast echocardiography)是借助于声学造影剂(靛氰蓝绿、1%～3% 过氧化氢溶液、二氧化碳、碳酸氢钠 + 维生素 C)经静脉注入后在心血管腔产生悬浮的微气泡形成超声云雾，产生心腔内造影效果，用于观察心脏大小、室壁厚度、瓣膜反流及心内分流等情况。近年来，随着可使微气泡经过冠脉微循环的特制超声造影剂的研发成功(如 Albunex 和 Optison 等)，心肌声学造影(myocardial contrast)发展迅速，该技术通过增强心肌回声显示或者评估心肌血流灌注情况，其对微血管的显示优于冠状动脉造影，可显示小至 10μm 的微血管，临床应用于检测心内分流情况，测定循环时间及了解心肌灌注情况等。

【负荷超声心动图】

负荷超声心动图(stress echocardiography)可检测在运动、起搏、握力、药物等负荷状态下最大程度激发心肌需氧增加，而诱发心肌缺血，即时记录室壁运动及血流动力学改变，从而对心脏病变程度及代偿功能进行定量评价，可观察心功能、室壁运动指标，发现潜在的心功能不全或心肌缺血，与斑点追踪显像、速度向量显像、实时三维超声、心肌声学造影等超声新技术结合，对于评价受损心肌的部位、范围及严重程度有重要意义。儿科常用的是应用多巴酚丁胺等增加心脏负荷，5 岁以上儿童也可采用踏车或平板试验。

【心功能评估技术】

详见第十章“超声心动图定量分析与心功能评价”。

(黄国英)

第四节 经食管超声心动图检查方法

【概述】

经食管超声心动图(transesophageal echocardiography,TEE)是将超声探头置于食管或胃的内部,从心脏的后方和下方对心脏和大血管进行扫查的超声心动图诊断方法。TEE不仅可以避开胸骨和含气肺组织的遮挡,为经胸超声心动图(transthoracic echocardiography,TTE)显像不佳的病例提供不同的扫查途径,还能在手术室和导管室中应用,在先天性心脏病的术前诊断、术中监测和术后评价中发挥重要作用。目前,小型化多平面TEE探头的出现,使TEE可以在儿科病例中更为广泛地应用;特殊的微型TEE(micro-TEE)探头,甚至可以用于新生儿先天性心脏病的围术期诊断和监测。目前,TEE已成为儿科心血管领域中具有重要价值的影像学诊断工具。

【发展历史】

TEE经历了40余年的发展历程。1971年,Side和Gosling将直径5mm的压电晶片作为换能器,镶嵌于胃镜的顶端,插入食管,以连续波多普勒技术观察胸主动脉内的血流,这是TEE的雏形。1974—1975年,Duck和Daigle分别报道了用经食管脉冲波多普勒超声进行心脏检查。1976年,Frazin用经食管M型超声记录左室的活动曲线,由其内径变化来评价心功能状况。1977年,Hisanaga报道了早期的经食管实时二维单平面(monoplane)显像。1982年,Schluter公司推出了可弯曲操纵的电子相控阵TEE探头,同年,Souquet和Hanrath报道了用这种水平和垂直相互正交的双平面(biplane)探头扫查心脏,这是TEE技术上的重大飞跃,推动了TEE的临床应用。1992年,HP公司推出多平面(multiplane)相控阵TEE探头,换能器可作180°旋转,除能获得标准的纵轴切面和横轴切面之外,并可从多个方向进行扫查,从而可获得一系列斜切的心脏和大血管图像,进一步提高了TEE对心脏疾病的诊断能力。

由于技术上的限制,小型化的TEE探头较晚问世,因此,儿科TEE的临床应用晚于成人。1989年,Kyo首先报道了单平面TEE在儿科心脏手术中的应用。早期,图像局限于横轴切面。随后,纵轴切面单平面探头的出现克服了单一横轴图像的局限性。1991年,Ritter报道了直径仅为6.8mm的儿科专用彩色多普勒双平面TEE探头用于儿童的可行性。目前,小型化多平面TEE探头(甚至micro-TEE探头)的出现,使TEE在小年龄儿童和婴幼儿、新生儿中的应用更为广泛。

近年来出现了实时三维(real-time three-dimensional,RT-3D)TEE,可以瞬间采集整个心脏和大血管的全容积图像,并通过任意平面的剖切和任意角度的观察,获得感兴趣区的超声心动图图像。尽管目前RT-3D TEE探头直径较大、无法用于儿童,但是,我们相信RT-3D TEE探头的小型化将使TEE在儿科心血管领域中具有更为广阔的临床应用前景。

【基本图像】

根据2013年美国超声心动图协会(American Society of Echocardiography,ASE)的推荐,全面的TEE检查应包括:3个基本的扫查位置,即食管中段(midesophageal,ME)、胃部(transgastric,TG)、食管上段(upper esophageal,UE);28个基本图像,见表9-4-1。值得指出的是,当扫查某些特殊的结构或在某些特殊的情况下,全面的TEE扫查并不局限于以上28个基本图像。

【临床应用】

儿科患者的TTE透声条件较好,在大多数情况下,TTE可以对心脏疾病进行准确诊断;但是,在某些情况下,TEE可提供一些额外的重要信息。TEE的临床应用主要包括:

1. **TEE对心脏病介入治疗的实时监测** 在房间隔缺损或室间隔缺损的封堵术、Fontan手术后外管道与心房交通的封堵术、房间隔造口术、主动脉瓣狭窄和肺动脉瓣狭窄的球囊扩张术、体静脉或肺静脉狭窄的球囊扩张术以及心律失常的射频消融术等介入治疗中,TEE可以清晰地实时显示导引钢丝、鞘管、封堵器、球囊与射频导丝等介入材料在心脏和大血管内的走行和放置,并评价介入治疗的效果。

2. **TEE对心脏外科手术的围术期监测** 外科手术中,超声心动图检查对于临床制订心脏病的治疗决策,具有重要的参考价值。在儿科领域中,小儿专用的TEE探头出现之前,心外膜超声心动图已开始在心脏手术中应用。心外膜超声心动图是在心脏开胸手术中,将探头裹以消毒塑料薄膜,直接置于心外膜上进行扫查的方法。然而,由于探头直接压迫心脏,增加了心律失常、血流紊乱和感染等的发生率,且具有干扰手术野、影响手术操作及增加手术时间等不足。由于上述原因,小型化的TEE探头出现后,TEE取代心外膜超声心动图应用于围术期心脏病患儿的监测。手术前进行TEE检查是对TTE检查的补充,对于制订正确合理的

表 9-4-1 ASE 推荐的 TEE 基本图像

图像	探头角度	探头位置	显示的结构
ME 五腔图	0°～10°	ME	主动脉瓣、左心室流出道、左心房、右心房、左心室、右心室、室间隔、二尖瓣、三尖瓣
ME 四腔图	0°～10°	ME	左心房、右心房、房间隔、左心室、右心室、室间隔、二尖瓣、三尖瓣
ME 二尖瓣交界图	50°～70°	ME	左心房、冠状静脉窦、左心室、二尖瓣的瓣膜 / 乳头肌 / 腱索
ME 两腔图	80°～100°	ME	左心房、冠状静脉窦、左心耳、左心室、二尖瓣
ME 长轴图	120°～140°	ME	左心房、左心室、左心室流出道、右心室流出道、二尖瓣、主动脉瓣、升主动脉近端
ME 主动脉瓣长轴图	120°～140°	ME	左心房、左心室流出道、右心室流出道、二尖瓣、主动脉瓣、升主动脉近端
ME 升主动脉长轴图	90°～110°	UE	升主动脉中段、右肺动脉
ME 升主动脉短轴图	0°～30°	UE	升主动脉中段、肺动脉主干、肺动脉分叉、上腔静脉
ME 右肺静脉图	0°～30°	UE	升主动脉中段、上腔静脉、右肺静脉
ME 主动脉瓣短轴图	25°～45°	ME	主动脉瓣、右心房、左心房、房间隔上部、右心室流出道、肺动脉瓣
ME 右心室流入流出道图	50°～70°	ME	主动脉瓣、右心房、左心房、房间隔上部、三尖瓣、右心室流出道、肺动脉瓣
ME 调整的腔静脉三尖瓣图	50°～70°	ME	右心房、左心房、房间隔中部、三尖瓣、上腔静脉、下腔静脉、冠状静脉窦
ME 腔静脉图	90°～110°	ME	左心房、右心房、右心耳、房间隔、三尖瓣、上腔静脉、下腔静脉
UE 肺静脉图	90°～110°	UE	上肺静脉、下肺静脉、肺动脉
ME 左心耳图	90°～110°	ME	左心耳、左上肺静脉
TG 心底短轴图	0°～20°	TG	左心室（心底）、右心室（心底）、二尖瓣（短轴）、三尖瓣（短轴）
TG 中部乳头肌短轴图	0°～20°	TG	左心室（中部）、乳头肌、右心室（中部）
TG 心尖短轴图	0°～20°	TG	左心室（心尖）、右心室（心尖）
TG 右心室基底图	0°～20°	TG	左心室（中部）、右心室（中部）、右心室流出道、三尖瓣（短轴）、肺动脉瓣
TG 右心室流入流出道图	0°～20°	TG	右心房、右心室、右心室流出道、肺动脉瓣、三尖瓣
深的 TG 五腔图	0°～20°	TG	左心室、左心室流出道、右心室、主动脉瓣、主动脉根部、二尖瓣
TG 两腔图	90°～110°	TG	左心室、左心房、左心耳、二尖瓣
TG 右心室流入道图	90°～110°	TG	右心室、右心房、三尖瓣
TG 长轴图	120°～140°	TG	左心室、左心室流出道、右心室、主动脉瓣、主动脉根部、二尖瓣
降主动脉短轴图	0°～10°	TG-ME	降主动脉、左侧胸腔、半奇静脉、奇静脉、肋间动脉
降主动脉长轴图	90°～100°	TG-ME	降主动脉、左侧胸腔
UE 主动脉弓长轴图	0°～10°	UE	主动脉弓、无名静脉、中纵隔组织
UE 主动脉弓短轴图	70°～90°	TG-ME	主动脉弓、无名静脉、肺动脉、肺动脉瓣、中纵隔组织

ME：食管中段；TG：胃部；UE：食管上段［改编自 *Hahn RT, et al. Guidelines for performing a comprehensive transesophageal echocardiographic examination: recommendations from the American Society of Echocardiography and the Society of Cardiovascular Anesthesiologists. J Am Soc Echocardiogr, 2013, 26(9): 921-964.*］

手术方案具有重要指导价值；手术后即刻进行 TEE 检查能够及时发现残余问题或并发症，有助于外科医生在第一时间及时处理这些问题，从而提高心脏手术的成功率，降低后遗症和并发症的发生率。

3. TEE 在儿科重症监护室中的应用 TEE 在儿科重症监护室中主要用于先天性心脏病手术后患儿。先天性心脏病手术后，由于手术创口、胸腔引流和机械通气等原因，TTE 检查的透声窗通常受限。另外，有些患儿由于某些原因未关胸或接受体外膜式氧合支持，而使 TTE 检查无法实施，此时，TEE 可避开上述透声条件的限制进行超声心动图诊断。

具体的心血管结构和功能的评价所选用的 TEE 图像见表 9-4-2。

【适应证】

小儿先天性心脏病 TEE 的主要适应证见表 9-4-3。

【禁忌证】

TEE 的绝对禁忌证包括：未修复的食管 - 气管瘘，食管梗阻、狭窄，胃肠道穿孔，通气不良，严重的呼吸抑制，不合作或未镇静的患儿。

TEE 的相对禁忌证包括：既往食管手术史，食管静脉曲张、憩室，食管胃出血，血管环、主动脉弓畸形（伴或不伴有气道受压），咽喉部病变，严重的凝血功能障碍，颈椎损伤或畸形。

表 9-4-2 具体的心血管结构和功能的评价所选用的 TEE 图像

部位	TEE 图像
左心室	ME 四腔图、ME 两腔图、ME 长轴图、ME 五腔图、ME 二尖瓣交界图、TG 心底短轴图、TG 中部乳头肌短轴图、TG 心尖短轴图、TG 右心室基底图、深的 TG 五腔图、TG 两腔图、TG 长轴图
右心室	ME 四腔图、ME 五腔图、ME 右心室流入流出道图、ME 长轴图、ME 主动脉瓣短轴图、ME 主动脉瓣长轴图、TG 心底短轴图、TG 中部乳头肌短轴图、TG 心尖短轴图、TG 右心室基底图、TG 右心室流入流出道图、深的 TG 五腔图、TG 右心室流入道图、TG 长轴图
左心房 / 左心耳	ME 四腔图、ME 两腔图、ME 左心耳图、ME 五腔图、ME 二尖瓣交界图、ME 长轴图、ME 主动脉瓣长轴图、ME 主动脉瓣短轴图、ME 右心室流入流出道图、ME 调整的腔静脉三尖瓣图、ME 腔静脉图、TG 两腔图
右心房 / 右心耳	ME 四腔图、ME 五腔图、ME 主动脉瓣短轴图、ME 右心室流入流出道图、ME 调整的腔静脉三尖瓣图、ME 腔静脉图、TG 右心室流入流出道图、TG 右心室流入道图
二尖瓣	ME 四腔图、ME 二尖瓣交界图、ME 两腔图、ME 长轴图、ME 五腔图、ME 主动脉瓣长轴图、TG 心底短轴图、TG 中部乳头肌短轴图、深的 TG 五腔图、TG 两腔图、TG 长轴图
三尖瓣	ME 四腔图、ME 五腔图、ME 右心室流入流出道图、ME 调整的腔静脉三尖瓣图、ME 腔静脉图、TG 心底短轴图、TG 右心室基底图、TG 右心室流入流出道图、TG 右心室流入道图
主动脉瓣	ME 主动脉瓣短轴图、ME 主动脉瓣长轴图、ME 五腔图、ME 长轴图、ME 右心室流入流出道图、深的 TG 五腔图、TG 长轴图
肺动脉瓣	ME 主动脉瓣短轴图、ME 右心室流入流出道图、TG 右心室基底图、TG 右心室流入流出道图、UE 主动脉弓短轴图
房间隔	ME 腔静脉图、ME 四腔图、ME 主动脉瓣短轴图、ME 右心室流入流出道图、ME 调整的腔静脉三尖瓣图
室间隔	ME 四腔图、ME 五腔图、ME 主动脉瓣短轴图、ME 右心室流入流出道图、TG 心底短轴图、TG 中部乳头肌短轴图、TG 心尖短轴图、TG 右心室基底图、深的 TG 五腔图、TG 长轴图
主动脉	ME 长轴图、ME 主动脉瓣长轴图、ME 升主动脉长轴图、ME 升主动脉短轴图、ME 右肺静脉图、深的 TG 五腔图、TG 长轴图、降主动脉短轴图、降主动脉长轴图、UE 主动脉弓长轴图、UE 主动脉弓短轴图
肺动脉	ME 升主动脉长轴图、ME 升主动脉短轴图、UE 肺静脉图、UE 主动脉弓短轴图
肺静脉	UE 肺静脉图、ME 左心耳图、ME 右肺静脉图、ME 四腔图、ME 调整的腔静脉三尖瓣图
上腔静脉 / 下腔静脉	ME 腔静脉图、ME 调整的腔静脉三尖瓣图、ME 右肺静脉图、ME 升主动脉短轴图
冠状静脉窦	ME 二尖瓣交界图、ME 两腔图、ME 调整的腔静脉三尖瓣图

ME：食管中段；TG：胃部；UE：食管上段

表 9-4-3 小儿先天性心脏病经食管超声心动图适应证

诊断适应证
怀疑先心病经 TTE 未能确诊者
PFO 的存在与否、分流方向(成为脑卒中病因可能性)
生理盐水对比声学造影评估 PFO 右右向左分流的可能性
经静脉心脏起搏器置入的位置
评价 Fontan 术、Senning 术或 Mustard 术后心内与心外通道
主动脉夹层(马凡综合征)
评价心内赘生物、脓肿
监测开胸者或声窗受限者的术后心包积液或评价心脏功能
心房扑动 / 颤动复律后,评价心腔内血栓
评价人工瓣膜装置
围手术期适应证
术前:立即评价心脏结构、功能
术后:手术效果、心脏功能
TEE 引导介入治疗
指导房间隔缺损或室间隔缺损封堵器的放置
指导房间隔切口或球囊造口术
经导管行瓣膜穿孔和瓣膜扩张时导管尖端的位置
引导射频消融术
评价微创手术切口或视频辅助心脏手术

PFO:卵圆孔未闭

【安全性】

TEE 是一种半侵入性的检查方法,操作 TEE 时必须考虑其安全性。TEE 相关的并发症包括:胃肠道系统相关的并发症(食管穿孔、食管出血、吞咽困难、热损伤、一过性菌血症、齿唇外伤等)和邻近结构受压相关的并发症(气管受压、声带麻痹、心律失常、血压过高或过低、脾损伤等)。合理选择病例、谨慎操作可以避免上述并发症。

小儿 TEE 相关损伤主要为探头插入食管导致的机械性损伤,包括:①口咽部充血、水肿、血肿、裂伤、咽喉部穿孔、意外插入气管,牙损伤;②食管黏膜擦伤、撕裂、穿孔、出血、食管 - 胃交界部穿孔;③胃黏膜撕裂、穿孔、出血;④喉痉挛、支气管痉挛、气道阻塞、纵隔压迫和低氧血症;⑤探头刺激下,迷走张力增加而心动过缓、心律失常;⑥罕见有探头温度过高形成烫伤、脾裂伤、严重或致命性并发症。近 10 年来,随着微小食管探头的应用,并发症明显减少。危重症患儿及心脏外术后者,应注意与术后应激反应、凝血功能异常等引起消化道出血相鉴别。

小儿心脏外科术中 TEE 的并发症包括气管插管压迫、气道阻塞、气管插管的位移或脱落,导致气道阻力增加,形成低氧血症;或探头压迫纵隔血管,引起心脏功能不全。手术期抗凝药物的使用、呼吸支持和血流动力学不稳定时,TEE 并发症的概率增加,操作时应尽量选用小型探头,缩短操作时间。

在手术中由麻醉医师经喉镜直视下插入食管探头,可减小对咽喉部黏膜的损伤;或将患儿头转向一侧,更容易插入食管探头。对肺动脉高压、肺发育不全的患儿,应防止气管插管脱落和气管压迫,避免通气不足和低氧血症,提高 TEE 的安全性,操作前充分了解适应证、并发症等安全指征,选择适当的操作方法,可有效地降低不良反应的发生。

(马晓静)

第五节 超声心动图心脏顺序节段分析法

顺序节段分析法(sequential segmental analysis)是心脏病理学教授 Van Praagh 于 1972 年提出的,应用于先天性心脏病病理解剖学诊断的方法,并不断得到完善。该方法通过全面地分析三个节段和两个连接,对心脏大血管的解剖形态进行系统的评估。三个节段包括:静脉 - 心房、心室和大动脉;两个连接是指心房 - 心室连接、心室 - 大动脉连接。这一方法被广泛应用于各种心脏影像学诊断,也是超声心动图诊断先天性心脏病时,必须遵循的原则。顺序节段分析法由以下内容组成。

【胸腹器官位置的确定】

1. 内脏正位(situs solitus) 心脏位置为正常左位心,也可以呈右位心(孤立性)。前者超声检查时剑突下大血管短轴图显示腹主动脉与下腔静脉排列关系正常;剑突下四腔观显示心尖指向左侧。肝脏同位于腹腔右侧,而脾和胃泡同位于腹腔左侧。

2. 内脏反位(situs inversus) 心脏可以呈右位心,也可以呈左位心。前者超声检查时在剑突下大血管短轴图显示腹主动脉位于脊柱右侧,而下腔静脉位于脊柱左侧;剑突下四腔观显示心尖指向右侧,心脏呈右位心。肝脏同位于腹腔左侧,而脾和胃泡位于腹腔右侧。

3. 内脏不定位(situs ambiguous) 包括无脾综合征(右心房异构)和多脾综合征(左心房异构)。

(1)无脾综合征:表现为双侧胸、腹腔器官右侧结构对称化，脾脏缺如，双侧肺均为三叶，双侧支气管均为形态学右支气管，双侧心耳均为右心耳。超声检查时在剑突下大血管短轴图显示腹主动脉与下腔静脉同在脊柱一侧（左侧或右侧），下腔静脉在腹主动脉的左侧（图 9-5-1）。

（2）多脾综合征：表现为双侧胸、腹腔器官左侧结构对称化，脾脏分叶分块，双侧肺均为二叶，双侧支气管均为形态学左支气管，双侧心耳均为左心耳。超声检查时在剑突下大血管短轴图显示腹主动脉在脊柱左侧，下腔静脉肝段缺如（图 9-5-2），借道奇静脉或半奇静脉回流，肝静脉直接汇入右心房连接。

【心房位置的确定】

左、右心房主要从心耳的形态、心内膜形态、房间隔结构和静脉回流等四个方面进行鉴别，其中超声心动图诊断时以心耳的形态最为重要。

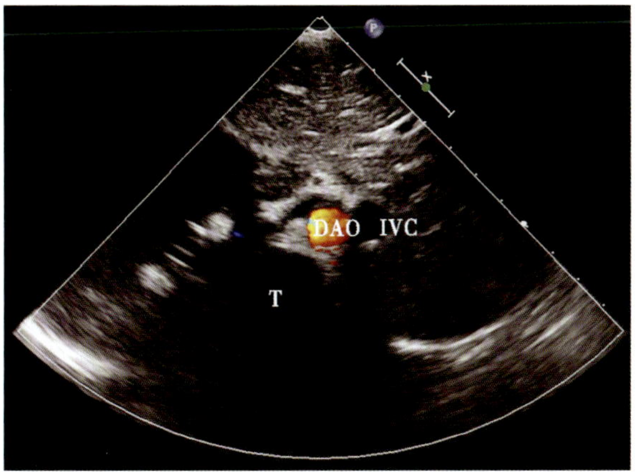

图 9-5-1　剑突下大血管短轴图

显示腹主动脉与下腔静脉同在脊柱一侧（左侧或右侧），下腔静脉在腹主动脉的左侧

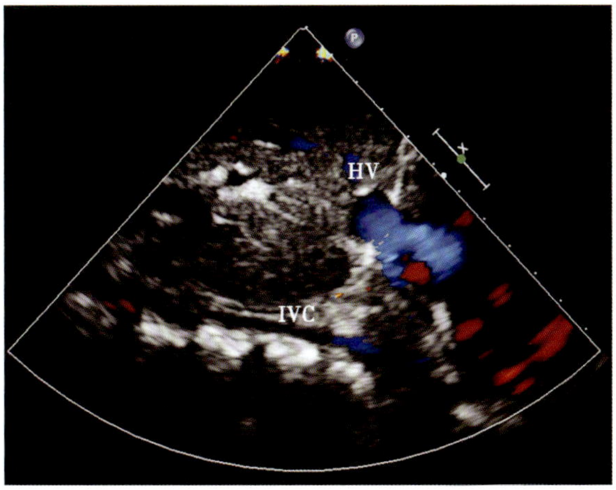

图 9-5-2　剑突下大血管短轴图

显示下腔静脉肝段缺如，肝静脉直接回流入右心房

1. 心耳的形态　左心耳呈手指状，与心房体部的连接处窄（图 9-5-3）；右心耳呈三角形，与心房体部的连接处宽（图 9-5-4）。

2. 心房的心内膜面　左心房内膜面光滑，而右心房心内膜面较粗糙，有较粗大的梳状肌。

3. 房间隔结构　右心房面为第二房间隔成分，有卵圆窝；左心房面为第一房间隔，有卵圆孔瓣。

4. 静脉回流　一般情况下，左心房与 4 支肺静脉相连，而右心房接收上腔静脉、下腔静脉及冠状静脉回流。但是，临床上肺静脉或腔静脉与心房异常连接的情况并不少见，因此不能单凭静脉回流作为判断左、右心房的依据。

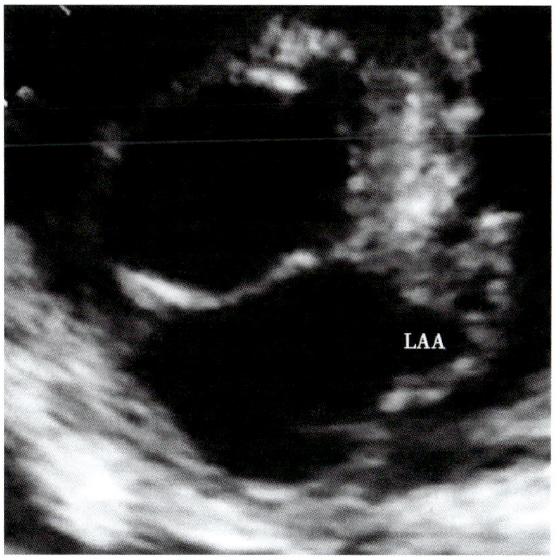

图 9-5-3　超声显示左心耳形态

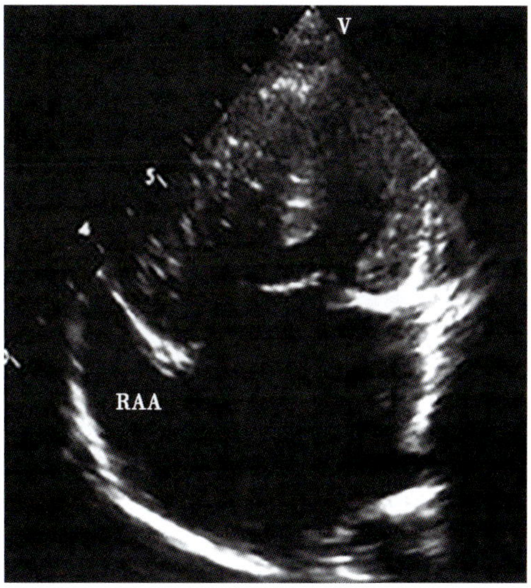

图 9-5-4　超声显示右心耳形态

【心室位置和心室袢的确定】

左、右心室主要从房室瓣、乳头肌、肌小梁、室间隔和心室腔内部回声等方面进行识别。

1. 房室瓣 在区分形态学左、右心室时起重要作用。二尖瓣与形态学左心室连接，由前瓣和后瓣组成，分别由腱索与两组乳头肌相连，关闭呈“一”字形，开放呈“鱼口”状，室间隔面一般无腱索附着。三尖瓣与形态学右心室连接，由前瓣、后瓣和隔瓣组成，分别与三组乳头肌相连，关闭呈“Y”形，开放呈不规则状，隔瓣与室间隔的附着点低于二尖瓣，而且隔瓣由腱索附着于肌部室间隔。

2. 乳头肌 形态学左心室两组乳头肌大小相近，分别位于左心室游离壁。形态学右心室三组乳头肌大小不一，有一组位于室间隔面(图 9-5-5)。

3. 肌小梁 形态学左心室内肌小梁结构细小，形态学右心室内肌小梁结构粗大。

4. 室间隔 形态学左心室面室间隔光滑；形态学右心室室间隔肌小梁化，有乳头肌及腱索附着。

5. 心室内部异常回声 形态学左心室内可有假腱索回声，形态学右心室近心尖处可见节制束回声。

当左、右心室位置确定后，就不难确定心室袢了。一般情况下，可以采用以下办法确定心室袢，将右手拇指指向房室瓣口，此时其他手指指向心室流出道口，而手背与心室游离壁一致，则为心室右袢(D-Loop)。如果将左手拇指指向房室瓣口，此时其他手指指向心室流出道口，而手背与心室游离壁一致，则为心室左袢(L-Loop)。心室袢与冠状动脉走向、传导束分布和心肌结构有关。

【主动脉和肺动脉的确定】

主动脉和肺动脉主要通过显示动脉主干和分支以及是否有乏氏窦、冠状动脉开口等来进行鉴别。

1. 动脉主干和分支 主动脉主干较长、向上延伸为主动脉弓，发出 3 支头臂动脉分支后延续为降主动脉。肺动脉主干较短、向后走行，然后分叉为左、右肺动脉。

2. 乏氏窦 主动脉根部存在宽的乏氏窦，肺动脉则无乏氏窦。

3. 冠状动脉开口 左、右冠状动脉通常分别开口于主动脉根部左、右乏氏窦内，但少数冠状动脉可异常起源于肺动脉。

【房 - 室连接关系】

在心房和心室形态、位置确定之后，房室连接关系也随之可得以确定，但由于心房、心室以及房室瓣的解剖异常的类型繁多，因而房室连接关系也十分复杂，通常分为下列几种类型：

1. 双心房 - 双心室的连接

(1) 房室连接一致：形态学右心房与形态学右心室相连，形态学左心房与形态学左心室相连。

(2) 房室连接不一致：形态学右心房与形态学左心室相连，形态学左心房与形态学右心室相连。

(3) 房室连接不定位：是指存在心房异构的双心房与双心室连接关系。

(4) 共同房室瓣连接：双心房与双心室通过一组房室瓣连接。

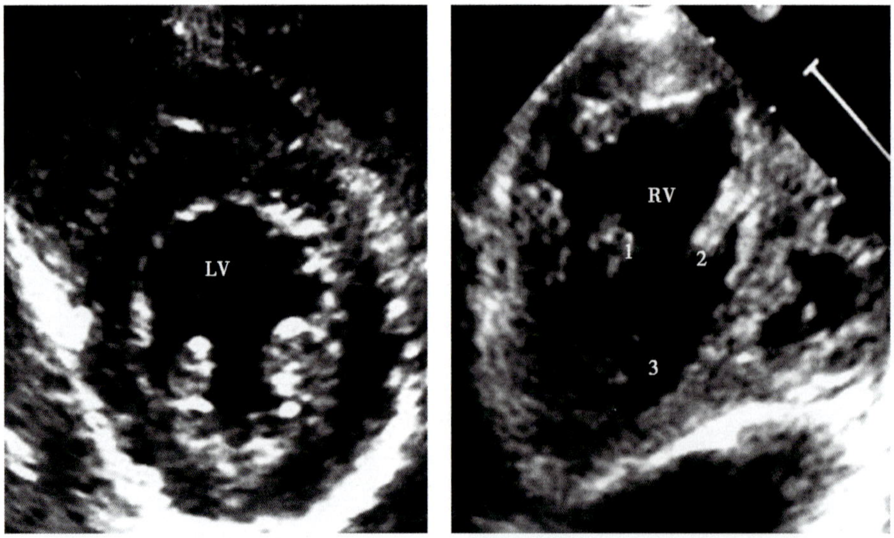

图 9-5-5 乳头肌超声表现

超声显示形态学左心室有两组乳头肌，分别位于左心室游离壁，形态学右心室有三组乳头肌，其中一组位于室间隔面

2. 单侧房-室连接 左侧或右侧房室连接缺如，如二尖瓣闭锁或三尖瓣闭锁。

3. 双心房-单心室连接 左、右心房通过两组房室瓣或共同房室瓣与单心室连接。

4. 单心房与双心室连接 单心房与双心室之间为一组共同房室瓣连接。

（1）房室瓣骑跨：是指房室瓣瓣环跨越室间隔，但瓣膜及腱索附着正常。

（2）房室瓣跨坐：是指房室瓣瓣环跨越室间隔且部分瓣膜的腱索附着于对侧心室乳头肌。

【心室-大动脉连接关系】

1. 心室-大动脉连接一致 形态学左心室与主动脉连接，形态学右心室与肺动脉连接。此时可见肺动脉瓣下圆锥，而主动脉瓣与二尖瓣之间存在纤维延续。

2. 心室-大动脉连接不一致 形态学左心室与肺动脉连接，形态学右心室与主动脉连接。可见于完全性大动脉换位或纠正型大动脉换位。

3. 心室双出口 是指两大动脉的大部分均出自单一心室。右心室双出口时可见双动脉瓣下圆锥，两组半月瓣与房室瓣之间均无纤维延续。左心室双出口时动脉圆锥缺失。

4. 心室单出口 是指肺动脉瓣闭锁、主动脉瓣闭锁或共同动脉干等畸形。

【相关的心血管畸形】

当完成了3个节段和2个连接的系统分析之后，从静脉到动脉之间的各个节段和连接的每个部位的畸形也得到明确，通常可以包含下列几种类型。

1. 分流性病变 间隔缺损、动脉导管未闭、主肺动脉窗、体-肺侧支等。

2. 梗阻性病变 流入道、流出道狭窄或闭锁。

3. 反流性病变 半月瓣、房室瓣反流。

4. 肺动脉分支异常 肺动脉吊带、一侧肺动脉起源于升主动脉等。

5. 静脉回流异常 肺静脉异位引流、腔静脉连接异常等

6. 主动脉弓及头臂分支异常 主动脉弓离断、主动脉缩窄、迷走锁骨下动脉等。

7. 冠状动脉起源及走行异常 冠状动脉异常起源于肺动脉、冠状动脉单支畸形等。

（黄国英）

第十章　超声心动图定量分析与心功能评价

第一节　超声心动图定量分析标准化

儿科超声心动图的对象年龄跨度大，从早产的新生儿，到与成人身高相仿的18岁的青少年。相同年龄的受检者，受遗传、种族、生活环境、疾病和营养状态等影响，身高、体重存有较大差异，影响了对超声心动图定量结果的判断。同时，儿科超声心动图的正常参考值因年龄的变化而数据量庞大，不便随时查阅。患儿随着年龄增长，实测值无法进行纵向比较。因此，对小儿超声心动图定量结果，建议采用经年龄、身高、体表面积（body surface area，BSA）等标准化转换的 Z 值（Z score）表达，有助于治疗前后，以及年龄增长后的比较。新生儿采用体重，婴儿等儿童首选BSA，对检测结果进行校正，以消除个体因素对心血管定量结果判断的影响。

【标准化的概念及方法】

1. 正态分布　正态分布（normal distribution）是常用的连续概率分布，正态分布的期望值等于位置参数，决定了分布的位置；其标准差为尺度参数，决定了数据分布的离散度。正态分布的概率密度函数曲线呈钟形，即正态钟形曲线（normal bell-shaped curve）（图10-1-1）。正态分布中密度函数以均数为对称。应用正态钟形曲线可对比显示正态分布的百分数、标准差、累积百分率、百分位数与 Z 值的关系。在钟形曲线下，约68.3%数值分布在距离均数±1SD的范围内，约95.4%数值分布在距离均数±2SD范围之内，约99.7%数值分布在距离平均值±3SD之内。

2. 95%可信限　在医学上，正常参考值（normal reference value）为经大样本健康者所获得的数值结果，为正态分布或渐近正态分布。取正态分布均数水平的上下2个标准差，即包含样本的95%的可信限范围，建立正常参考值。当个体超过了95%可信限时，临床上常定义为“异常”。应用百分位数为尺度参数时，第50、75、90、95、99百分位数对应的标准差分别为0、0.67、1.28、1.64和2.33。儿童的心率、血压、身高、体重等指标常采用百分位数划分临界值。

3. 标准化　标准化（standardizing or normalizing）是将随机变量X应用理论（总体）均数和标准差进行简约的过程，其结果为即 Z 值（Z score）。Z 值也称为标准值（standard score or normal score）、Z 评分（Z values）、标准评分（standard value）。获得 Z 值的过程就是标准化的过程。Z 值遵循标准正态分布。标准正态分布是指位置参数与尺度参数均为正态。正常参考值的 Z 值是连续的概率分布

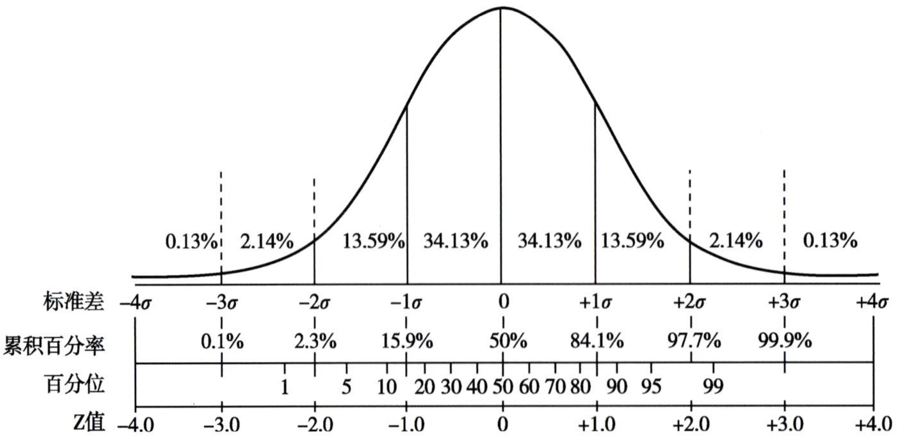

图10-1-1　正态钟形曲线

（又称为 Z 分布），包含两个参数：总体平均值 μ 和总体标准差 σ。Z 值与平均值和标准差的关系见公式 10-1-1。其中 $\sigma\neq0$；X 是需要被标准化的随机变量（实测值）。Z 值的量表示个体原始值以标准差为单位，偏离总体平均值的距离。当个体原始值低于平均值时（小于平均值），Z 则为负数；反之 Z 值为正数（大于平均值）；Z 值等于 0，即个体的原始数据位于（等于）总体平均值水平。Z 值是标准化的结果，本身没有具体变量含义，其意义在于表示个体（或原始值）在正态分布（正常参考值）中的位置等级。

理论上，计算 Z 值的关键是需要“总体”的平均值和标准差。但要获得整体真实的标准差往往是不切实际的，因此医学上常常随机抽取大样本的健康个体进行测量，代替健康“总体”，即获得正常参考值。因此，Z 值的计算方法见公式 10-1-2。其中，M 为个体实测值（measured value），$\bar{x}$ 为样本平均数（sample mean），SD 为样本标准差（standard deviation，SD），这个样本就是正常参考值。

$$Z\text{值}=(X-\mu)/\sigma \qquad \text{（公式 10-1-1）}$$

$$Z\text{值}=(M-\bar{x})/Sd \qquad \text{（公式 10-1-2）}$$

【正常参考值的表达】

在心血管畸形、心脏功能定量分析时，尤其涉及手术方式、药物治疗效果时，对超声心动图的结果是否正常需要查阅正常参考值而判定。超声心动图正常参考值的表达方式包括数据表、趋势图和 Z 值等高图等。其中，自变量参数在新生儿采用体重、其他婴儿和儿童为体表面积。

小儿体表面积的计算方法较多，在参考应用数据库时，应采用与建立正常参考值相同的 BSA 计算方法。公式为 10-1-3 为美国超声心动图协会推荐的用于计算冠脉 Z 值的体表面积计算方法；公式 10-1-4 则为我国儿童保健医疗中常用的体表面积计算公式。

$$BSA[m^2]=0.024\,265\times H[cm]^{0.3964}\times W[kg]^{0.5378} \qquad \text{（公式 10-1-3）}$$

$$BSA[m^2]=0.0061\times H[cm]+0.0128\times Wt[kg]-0.1529 \qquad \text{（公式 10-1-4）}$$

1. 数据表　数据表是以体表面积、身高或年龄进行分组，每组数据符合正态分布，以均数 ± 标准差表示。其优点是每组的数据详细，缺点是从 0 岁到 18 岁的儿童，数据量庞大，临床应用时不方便携带和查找（儿童正常参考值数据表为表 10-1-1～表 10-1-7，新生儿正常参考值数据表为表 10-1-8～表 10-1-12）。

2. 趋势图及预测回归模型　趋势图是以测量的超声心动图定量指标为因变量（Y），对应自变量（X），形成二维分布的趋势图（图 10-1-2）。该图可直观地显示心脏增长的变化趋势，并标注在平均数上下的每个标准差位置。应用趋势图的原始数据，建立相关回归模型，可用于快速计算出预测平均值，然后根据预测的标准差判断个体偏离正常值的幅度。该方法也为植入彩超仪、手机 APP 或使用 Excel 快速计算 Z 值提供了数学模型。具体参见《小儿超声诊断学》第 2 版（夏焙主编，ISBN9787117168052）、《小儿超声心动图学》第 1 版（黄国英主编，ISBN9787547824849）。

3. Z 值图　Z 值图是将上述自变量、因变量及其 Z 值等三维数据，用二维图形的方式表达出来，直观地显示体表面积、实测值与 Z 值的关系，便于临床实际操作，快速查阅（图 10-1-3）。在经超声心动图测得一个数值后，查出实测值在图上 BSA 对应的 Z 值，即得出了 Z 值结果。

【正常参考值预测模型】

生物包括人类，具有异速生长的特性。异速生长又称为相对生长，表示生物的个体大小（例如器官的大小、生理属性等）与其他属性之间（通常为体重、身高、体表面积等）不成比例的、非线性的生长关系，即生物体的某一特征的生长速率不等于第二种特征的生长速率。生物的异速生长关系通常用幂函数形式表示（公式 10-1-5），其中，y 是需要研究的变量（例如心脏结构或功能），x 是生物的个体大小（体表面积、体质指数等），a 和 b 是常数。个体大小不仅决定了生物个体的几乎所有的结构和生理过程，甚至还影响着人群、器官的生理功能和人种进化的整个过程。异速生长受遗传、种族、生活习惯、环境和疾病等多种因素影响，导致同龄儿童身高、体重的差异，从而影响心血管的结构和功能的发育，也影响了超声心动图结果的判断和比较。异速生长可分为“简单”的异速生长与“复杂”的异速生长，前者符合数学形式如公式 10-1-5；当 $a=1$ 时，这种异速生长即表现为等轴生长。复杂的异速生长遵从更复杂的数学模式，例如公式 10-1-6 所示。

$$y=ax^b \qquad \text{（公式 10-1-5）}$$

$$y=a+bx+cx^2 \qquad \text{（公式 10-1-6）}$$

基于生物的异速生长属性，儿童的心血管结构的异速生长关系已得到证实。在 1 岁至 18 岁的健康儿童，身体大小、年龄和性别与各心血管结构呈异速生长的复杂数学关系，包括超声心动图瓣膜、

表 10-1-1　儿童 M 型超声心动图正常参考值（$\bar{x} \pm SD$）

BSA/m² (n=1138)	0.25～0.30 (n=84)	0.31～0.40 (n=251)	0.41～0.50 (n=140)	0.51～0.60 (n=87)	0.61～0.70 (n=87)	0.71～0.80 (n=99)	0.81～0.90 (n=85)	0.91～1.00 (n=64)	1.01～1.10 (n=75)	1.11～1.20 (n=62)	1.21～1.30 (n=53)	1.31～1.40 (n=51)
RV/mm	8.33±1.34	8.44±0.98	9.10±1.03	10.78±1.82	11.32±1.76	12.22±1.94	12.87±2.06	13.17±1.60	13.93±1.85	14.15±2.12	14.92±1.98	15.30±1.68
LVEDD/mm	21.71±1.85	24.15±1.96	26.44±1.96	29.73±2.15	31.64±2.18	34.04±2.16	35.84±2.04	36.79±2.39	38.59±2.53	39.52±2.85	40.29±3.00	40.71±2.78
LVESD/mm	13.91±1.50	15.23±1.82	16.80±1.87	19.51±1.88	20.97±1.85	22.20±2.06	23.68±2.01	24.01±2.07	25.35±2.21	26.19±2.34	26.41±2.49	27.06±2.43
IVSd/mm	3.98±0.55	4.28±0.56	4.75±0.70	4.87±0.62	5.20±0.79	5.40±0.78	5.71±0.74	5.99±0.91	6.19±0.83	6.58±0.92	7.01±0.97	7.20±0.71
IVSs/mm	4.43±0.65	5.06±0.77	5.55±0.72	5.74±0.74	6.14±1.12	6.24±1.19	6.61±0.97	7.08±1.15	7.37±1.07	7.90±1.09	8.24±0.99	8.57±1.12
LVPWd/mm	3.67±0.69	4.15±0.64	4.57±0.67	4.65±0.63	4.95±0.67	5.26±0.75	5.58±0.67	5.85±0.83	6.12±0.66	6.36±0.91	6.80±0.90	6.81±0.71
LAD/mm	12.41±1.57	13.69±1.61	15.13±1.78	16.48±1.54	17.98±1.72	18.49±1.74	19.47±1.87	20.11±1.82	21.10±2.46	21.99±2.37	22.88±2.55	23.16±1.96
EF/%	65.15±5.55	64.50±4.70	65.33±4.56	64.84±3.55	65.03±3.91	65.03±3.90	63.96±4.23	64.42±3.69	64.54±3.72	63.88±3.91	62.86±3.99	63.51±5.33

BSA：体表面积；RV：右室内径；LVEDD：左室舒张末期内径；LVESD：左室收缩末期内径，IVSd：舒张期室间隔厚径；IVSs：收缩期室间隔厚径；LVPWd：左室后壁后径；LAD：左房径；EF：射血分数

表 10-1-2 儿童超声心动图二维法左心检测正常参考值($\bar{x}\pm SD$)

BSA/m² (n=1 004)	0.25～0.30 (n=76)	0.31～0.40 (n=216)	0.41～0.50 (n=113)	0.51～0.60 (n=69)	0.61～0.70 (n=75)	0.71～0.80 (n=84)	0.81～0.90 (n=74)	0.91～1.00 (n=61)	1.01～1.10 (n=71)	1.11～1.20 (n=59)	1.21～1.30 (n=51)	1.31～1.40 (n=55)
MV-D1/mm	11.00±1.18	13.20±1.84	14.29±1.63	15.41±1.83	17.59±2.63	18.44±3.03	20.40±3.33	21.19±3.49	21.29±3.14	22.06±2.64	22.11±2.77	22.80±2.51
MV-D2/mm	10.69±1.13	13.09±1.66	14.47±1.63	14.94±1.97	17.50±2.63	17.98±3.26	20.24±3.42	21.38±3.25	22.02±3.08	22.79±2.78	23.27±2.92	23.32±2.46
MV-D3/mm	11.00±1.13	13.18±1.74	14.39±1.59	15.16±1.70	17.18±2.66	17.84±2.87	19.53±3.46	20.74±3.11	20.80±3.44	21.51±2.64	21.86±3.22	22.09±2.71
BSA/m² (n=1 139)	0.25～0.30 (n=79)	0.31～0.40 (n=252)	0.41～0.50 (n=145)	0.51～0.60 (n=87)	0.61～0.70 (n=85)	0.71～0.80 (n=103)	0.81～0.90 (n=86)	0.91～1.00 (n=64)	1.01～1.10 (n=78)	1.11～1.20 (n=55)	1.21～1.30 (n=51)	1.31～1.40 (n=54)
LAV/ml	3.46±0.98	4.84±0.97	5.77±1.19	6.90±1.62	8.66±1.96	9.78±2.07	12.24±2.74	12.66±3.01	14.73±3.38	15.74±3.31	17.71±2.57	18.27±3.50
LAVI/(ml/m²)	12.55±3.39	13.47±2.64	13.05±2.76	12.44±2.87	13.34±3.01	13.17±2.67	14.29±3.16	13.42±3.32	14.01±3.27	13.64±2.79	14.10±1.99	13.52±2.60
LVEDV/ml	7.75±2.14	11.35±2.39	15.16±3.38	19.67±3.07	27.69±4.56	30.54±4.34	37.72±5.16	41.23±5.94	46.81±6.78	54.75±8.52	57.99±9.02	59.86±8.61
LVEDVI/(ml/m²)	28.11±7.16	31.57±6.24	34.25±7.38	35.53±5.30	42.66±6.64	41.15±5.56	43.97±5.89	43.56±5.87	44.66±6.72	47.49±7.45	46.22±7.12	44.26±6.18
EF/%	68.35±4.54	65.32±4.80	64.89±4.62	65.68±4.68	64.54±4.54	64.20±4.31	63.86±4.51	63.43±4.68	64.41±4.61	63.87±3.88	63.60±4.21	62.87±4.82
SV/ml	5.26±1.49	7.39±1.84	9.80±2.43	12.94±2.35	17.89±3.27	19.64±3.27	24.77±3.75	26.53±4.34	30.33±5.13	34.92±6.46	35.95±5.91	37.97±5.77
CO/(L/min)	0.70±0.18	0.92±0.22	1.16±0.26	1.39±0.30	1.78±0.36	1.97±0.37	2.30±0.38	2.37±0.37	2.64±0.59	3.07±0.61	3.10±0.65	3.33±0.79
CI/(L•min⁻¹•m⁻²)	2.55±0.63	2.56±0.58	2.62±0.57	2.52±0.53	2.75±0.55	2.66±0.49	2.68±0.44	2.50±0.38	2.52±0.58	2.66±0.53	2.42±0.63	2.40±0.69
LVmass/LVEDV/(g/ml)	1.79±0.53	1.72±1.02	1.65±0.46	1.40±0.39	1.20±0.22	1.25±0.22	1.22±0.27	1.24±0.24	1.28±0.24	1.21±0.23	1.27±0.21	1.32±0.21
BSA/m² (n=1 272)	0.25～0.30 (n=92)	0.31～0.40 (n=267)	0.41～0.50 (n=165)	0.51～0.60 (n=96)	0.61～0.70 (n=98)	0.71～0.80 (n=113)	0.81～0.90 (n=91)	0.91～1.00 (n=75)	1.01～1.10 (n=86)	1.11～1.20 (n=71)	1.21～1.30 (n=61)	1.31～1.40 (n=570)
LVmass/g	13.24±2.75	18.43±3.41	23.84±4.29	27.48±6.49	33.39±6.92	38.30±7.73	45.51±8.77	50.16±8.46	59.21±10.85	65.36±9.92	72.11±11.58	77.61±13.97
LVmass/BSA/(g/m²)	48.12±9.28	51.21±8.59	53.91±9.42	49.53±11.23	51.37±10.32	51.65±10.30	53.02±9.75	53.03±8.96	56.38±10.13	56.62±8.27	57.46±9.22	57.44±10.14
LVmass/H^2.7/(g/cm^2.7)	56.91±12.62	52.60±10.43	49.16±9.73	37.00±8.69	33.22±7.01	30.60±6.71	28.24±6.20	26.09±4.77	26.69±6.03	25.76±5.57	25.27±4.27	24.64±5.24
ARD/mm	7.88±1.02	9.19±0.94	10.25±0.97	11.10±0.95	12.11±1.06	12.73±1.26	13.98±1.18	14.37±1.32	15.28±1.40	16.07±1.44	16.33±1.58	16.98±1.47
ASD/mm	10.83±1.24	12.52±1.17	13.89±1.17	15.07±1.24	16.37±1.50	17.09±1.49	18.86±1.72	19.53±2.20	20.41±2.07	21.70±2.02	21.64±2.09	22.70±2.11
BSA/m² (n=890)	0.25～0.30 (n=82)	0.31～0.40 (n=171)	0.41～0.50 (n=175)	0.51～0.60 (n=126)	0.61～0.70 (n=111)	0.71～0.80 (n=79)	0.81～0.90 (n=48)	0.91～1.00 (n=30)	1.01～1.10 (n=25)	1.11～1.20 (n=13)	1.21～1.30 (n=16)	1.31～1.40 (n=14)
AAO/mm	8.50±0.85	9.71±1.23	10.86±1.06	11.87±1.10	13.09±1.28	14.10±1.46	14.92±0.99	15.13±1.04	16.44±1.42	17.62±1.39	17.69±1.30	19.07±2.46
TA/mm	7.65±0.84	8.82±1.23	9.94±1.05	10.89±1.09	12.08±1.28	13.01±1.38	13.90±1.02	14.10±0.96	15.24±1.42	16.54±1.39	16.56±1.21	17.71±2.33
AI/mm	6.83±0.75	8.03±1.33	9.21±1.14	10.10±1.13	11.27±1.22	12.13±1.34	13.02±1.12	13.27±0.94	14.32±1.25	15.69±1.65	15.75±1.57	16.43±2.10

BSA：体表面积；MV-D1：二尖瓣环（四腔图）；MV-D2：二尖瓣环（二腔图）；MV-D3：二尖瓣环（长轴图）；LAV：左房容积；LAVI：左房容积指数；LVEDV：左室舒张末期容积；LVEDVI：舒张末期容积指数；EF：射血分数；SV：每搏量；CO：心输出量；CI：心脏指数；LVmass/LVEDV：左室质量容积比；LVmass：左室质量；LVmass/BSA：心肌质量指数；LVmass/$H^{2.7}$：心肌质量指数；ARD：主动脉瓣环；ASD：主动脉窦；AAO：升主动脉；TA：主动脉弓；AI：主动脉峡部

表 10-1-3 儿童超声心动图二维法右心检测正常参考值($\bar{x}\pm SD$)

BSA/m² (n=1 138)	0.25～0.30 (n=76)	0.31～0.40 (n=216)	0.41～0.50 (n=113)	0.51～0.60 (n=69)	0.61～0.70 (n=75)	0.71～0.80 (n=84)	0.81～0.90 (n=74)	0.91～1.00 (n=61)	1.01～1.10 (n=71)	1.11～1.20 (n=59)	1.21～1.30 (n=51)	1.31～1.40 (n=55)
TV-D1/mm	10.67±1.26	12.88±1.73	13.89±1.50	14.89±1.70	17.10±2.44	17.93±2.72	19.33±3.22	20.78±2.99	20.54±3.22	20.79±3.18	21.20±2.52	21.70±3.42
TV-D2/mm	11.26±1.29	13.35±1.81	14.45±1.39	15.17±1.84	17.51±2.04	18.35±2.53	19.85±2.83	21.20±3.00	21.60±3.50	21.78±3.94	22.34±3.44	22.81±3.93
RVD/mm	14.33±2.01	17.10±2.13	18.52±2.32	18.61±2.69	21.50±3.41	22.68±3.46	24.19±3.22	25.99±3.28	26.14±3.87	27.97±3.41	28.83±3.82	29.35±3.82
RV-L/mm	24.37±3.16	28.70±2.69	31.11±2.85	32.72±3.90	35.58±3.82	36.40±3.61	40.20±4.19	41.80±3.97	43.45±3.97	46.70±5.29	48.24±3.83	49.94±6.22
RVOT/mm	13.27±2.33	15.15±2.01	16.11±2.05	16.58±1.94	17.98±3.08	19.04±2.48	20.29±2.71	21.02±2.47	21.32±2.69	22.93±2.88	23.64±2.2	23.96±2.90
PV/mm	10.04±1.37	12.06±1.61	12.91±1.42	13.46±1.32	15.12±1.74	16.41±2.11	17.72±2.51	18.70±2.22	18.87±2.66	19.72±2.19	20.28±2.50	20.41±2.60
MPA/mm	9.88±1.21	11.38±1.14	12.45±1.11	13.39±1.39	14.20±1.32	14.89±1.51	16.30±1.65	17.38±1.77	18.00±1.90	19.40±2.00	19.15±1.87	19.82±2.46
LPA/mm	4.98±0.69	5.72±0.60	6.25±0.60	6.51±0.80	6.84±0.87	7.42±0.92	8.06±0.97	8.61±1.14	8.98±1.05	9.55±0.99	9.79±1.27	9.96±1.45
RPA/mm	4.83±0.71	5.64±0.61	6.16±0.54	6.32±0.99	6.80±0.93	7.30±1.05	7.92±1.05	8.54±1.10	8.85±1.18	9.38±1.03	9.70±1.25	9.91±1.36

BSA：体表面积；TV-D1：三尖瓣环（四腔图）；TV-D2：右室流入道图；RVD：右室横径；RV-L：右室长径；RVOT：右室流出道；PV：漏斗部与肺动脉交界；MPA：主肺动脉；LPA：左肺动脉；RPA：右肺动脉

表 10-1-4 儿童超声心动图三平面法左室检测正常参考值($\bar{x}\pm SD$)

BSA/m² (n=1 027)	0.25～0.30 (n=84)	0.31～0.40 (n=253)	0.41～0.50 (n=153)	0.51～0.60 (n=89)	0.61～0.70 (n=94)	0.71～0.80 (n=109)	0.81～0.90 (n=91)	0.91～1.00 (n=73)	1.01～1.10 (n=81)	1.11～1.20 (n=64)	1.21～1.30 (n=58)	1.31～1.40 (n=58)
LVEDV/ml	8.59±1.83	12.42±2.40	16.00±3.38	20.89±3.51	27.86±4.97	31.03±4.83	38.88±5.54	43.04±7.06	47.35±7.96	55.06±10.53	60.38±10.94	64.35±10.33
LVEDVI/(ml/m²)	31.17±6.11	34.60±6.28	36.27±7.22	37.73±6.04	42.83±7.08	41.82±6.33	45.41±6.50	45.53±7.48	45.11±7.74	46.32±12.36	47.28±10.64	47.59±7.91
EF/%	66.00±4.75	65.09±4.92	64.32±4.46	65.79±4.73	65.31±4.25	64.03±4.28	63.29±4.25	63.02±4.71	64.55±3.99	63.03±4.50	63.88±4.61	63.90±4.26
SV/ml	5.71±1.38	8.10±1.68	10.28±2.30	13.83±2.57	18.07±3.58	19.88±3.68	24.72±4.10	27.42±5.50	30.32±5.72	34.82±7.00	38.36±7.10	41.15±7.23
CO/(L/min)	0.76±0.18	1.00±0.22	1.20±0.28	1.44±0.29	1.82±0.40	1.95±0.38	2.23±0.41	2.36±0.50	2.58±0.58	2.98±0.64	3.18±0.72	3.46±0.84
CI/($L\cdot min^{-1}\cdot m^{-2}$)	2.75±0.64	2.78±0.59	2.72±0.61	2.60±0.51	2.79±0.59	2.63±0.50	2.61±0.49	2.49±0.54	2.46±0.56	2.58±0.56	2.53±0.57	2.55±0.62

BSA：体表面积；LVEDV：左室舒张末期容积；LVEDVI：左室容积指数；EF：射血分数；SV：每搏量；CO：心输出量；CI：心脏指数

表 10-1-5　儿童超声心动图多普勒血流检测正常参考值（$\bar{x}\pm SD$）

BSA/m² (n=1 033)	0.25～0.30 (n=78)	0.31～0.40 (n=218)	0.41～0.50 (n=114)	0.51～0.60 (n=68)	0.61～0.70 (n=92)	0.71～0.80 (n=71)	0.81～0.90 (n=75)	0.91～1.00 (n=72)	1.01～1.10 (n=65)	1.11～1.20 (n=65)	1.21～1.30 (n=58)	1.31～1.40 (n=57)
MV-E/(m/s)	1.03±0.15	1.09±0.13	1.13±0.15	1.17±0.14	1.14±0.15	1.16±0.17	1.12±0.15	1.05±0.15	1.03±0.20	1.02±0.14	1.06±0.19	1.10±0.21
MV-A/(m/s)	0.84±0.18	0.79±0.14	0.79±0.15	0.74±0.16	0.74±0.13	0.73±0.14	0.73±0.16	0.65±0.15	0.68±0.14	0.66±0.18	0.64±0.15	0.71±0.16
MV-E/A	1.26±0.30	1.42±0.25	1.47±0.26	1.63±0.33	1.57±0.27	1.62±0.36	1.59±0.33	1.69±0.39	1.56±0.33	1.62±0.38	1.71±0.35	1.61±0.39
TV-E/(m/s)	0.78±0.17	0.73±0.12	0.74±0.14	0.72±0.13	0.73±0.11	0.74±0.14	0.70±0.11	0.69±0.11	0.71±0.16	0.71±0.16	0.70±0.12	0.76±0.09
TV-A/(m/s)	0.64±0.17	0.53±0.15	0.53±0.13	0.56±0.16	0.51±0.13	0.54±0.15	0.49±0.10	0.45±0.08	0.46±0.10	0.48±0.14	0.45±0.11	0.50±0.10
TV-E/A	1.29±0.45	1.29±0.45	1.45±0.38	1.43±0.32	1.36±0.36	1.43±0.30	1.47±0.32	1.55±0.27	1.57±0.29	1.56±0.40	1.58±0.25	1.55±0.25
AV-Vmax/(m/s)	1.16±0.18	1.11±0.16	1.09±0.16	1.19±0.16	1.25±0.16	1.28±0.20	1.24±0.18	1.2±0.15	1.22±0.16	1.18±0.19	1.23±0.20	1.24±0.23
AV-VTI/cm	18.80±3.42	19.03±2.81	19.26±2.79	20.83±3.05	21.66±2.99	22.34±3.80	22.98±3.30	21.88±2.87	22.94±3.20	22.86±3.37	23.59±3.38	24.74±5.01
PV-Vmax/(m/s)	1.16±0.21	1.08±0.16	1.11±0.19	0.99±0.16	0.99±0.14	0.99±0.19	0.95±0.12	0.91±0.15	0.93±0.17	0.93±0.18	0.95±0.18	1.04±0.24
PV-VTI/cm	18.48±3.49	17.98±2.46	17.90±2.42	18.50±2.76	19.10±2.55	19.42±3.13	19.18±2.32	18.78±2.36	20.23±2.90	20.52±3.28	21.58±3.10	22.66±4.51

MV：二尖瓣口；TV：三尖瓣口；AV：主动脉瓣口；PV：肺动脉瓣口；E：舒张早期峰值流速；A：心房收缩期峰值流速；Vmax：峰值流速；VTI：血流速度时间积分

表 10-1-6　儿童超声心动图组织多普勒正常参考值（$\bar{x}\pm SD$）

BSA/m² (n=1 033)	0.25～0.30 (n=78)	0.31～0.40 (n=218)	0.41～0.50 (n=114)	0.51～0.60 (n=68)	0.61～0.70 (n=92)	0.71～0.80 (n=71)	0.81～0.90 (n=75)	0.91～1.00 (n=72)	1.01～1.10 (n=65)	1.11～1.20 (n=65)	1.21～1.30 (n=58)	1.31～1.40 (n=57)
MV-e′/(cm/s)	10.66±2.03	11.70±1.92	12.38±2.16	15.30±2.42	16.37±3.00	16.27±3.33	16.65±3.53	16.00±3.40	16.05±3.60	17.17±3.67	17.62±3.52	17.39±2.90
MV-a′/(cm/s)	8.04±2.87	7.48±1.88	7.54±2.25	7.51±2.12	7.61±2.74	7.79±2.52	7.47±1.50	7.18±1.45	7.26±1.50	7.59±1.68	7.66±2.17	8.04±2.34
MV-e′/a′	1.48±0.59	1.65±0.45	1.73±0.43	2.16±0.60	2.34±0.75	2.25±0.67	2.29±0.54	2.32±0.66	2.29±0.68	2.38±0.86	2.42±0.65	2.26±0.51
TV-e′/(cm/s)	13.83±3.52	15.31±3.09	15.75±3.12	16.44±3.17	16.58±2.96	16.59±3.05	15.54±2.56	15.82±2.88	16.64±2.99	16.69±3.16	16.31±2.90	16.89±3.35
TV-a′/(cm/s)	11.27±4.22	10.82±2.76	10.91±3.56	11.56±3.60	10.15±3.83	11.04±4.31	9.53±2.88	9.19±2.39	9.20±2.56	9.76±2.32	9.62±3.56	10.15±3.52
TV-e′/a′	1.41±0.71	1.47±0.35	1.55±0.47	1.52±0.42	1.81±0.58	1.69±0.57	1.76±0.58	1.83±0.57	1.92±0.55	1.81±0.58	1.83±0.53	1.80±0.51
IVS-e′/(cm/s)	9.32±2.19	11.00±1.71	11.42±1.80	12.90±1.74	13.89±2.18	13.62±2.09	13.69±1.80	13.59±2.00	13.92±2.71	13.98±2.51	14.79±2.57	14.97±2.37
IVS-a′/(cm/s)	7.42±1.94	7.31±1.63	6.98±1.48	6.83±1.48	6.63±1.69	7.13±1.78	6.72±1.26	6.33±1.15	6.82±1.79	7.08±1.84	6.92±1.54	7.26±1.85
IVS-e′/a′/(cm/s)	1.33±0.44	1.57±0.39	1.70±0.39	1.95±0.41	2.19±0.53	2.00±0.49	2.10±0.46	2.21±0.48	2.15±0.61	2.05±0.46	2.19±0.42	2.13±0.42
E/e′	11.64±3.36	10.12±1.83	10.10±1.83	9.25±2.05	8.40±1.66	8.62±1.56	8.33±1.71	7.93±1.74	7.63±1.94	7.51±1.61	7.31±1.67	7.58±2.11
MV-s′/(cm/s)	6.64±1.49	7.05±0.97	7.09±1.02	8.08±1.31	8.76±2.18	9.19±1.95	9.70±1.99	9.96±2.09	10.41±2.93	10.13±2.38	10.36±2.64	10.20±3.51
IVS-s′/(cm/s)	5.83±1.17	6.38±0.86	6.60±0.94	7.00±0.98	7.52±1.12	7.79±1.35	8.14±1.32	8.49±1.45	8.35±1.83	8.36±1.84	8.44±2.23	7.97±2.35
TV-s′/(cm/s)	10.33±1.74	10.52±1.34	10.97±1.41	12.24±2.05	12.22±1.84	12.60±2.18	12.24±2.21	12.23±1.79	12.05±2.72	12.06±2.23	12.23±2.77	12.22±3.49

MV：二尖瓣环侧壁；TV：三尖瓣环侧壁；IVS：房室环室间隔处；e′：舒张早期速度；a′：心房收缩期速度；s′：收缩期峰值速度；E/e′：二尖瓣舒张早期峰值流速 / 室间隔 e′

表 10-1-7 儿童超声心动图冠状动脉内径及左前降支血流速度正常参考值($\bar{x}\pm SD$)

BSA/m²	0.25～0.30	0.31～0.40	0.41～0.50	0.51～0.60	0.61～0.70	0.71～0.80	0.81～0.90	0.91～1.00	1.01～1.10	1.11～1.20	1.21～1.30	1.31～1.40
LCA/mm	1.70±0.24	1.90±0.23	2.08±0.23	2.31±0.38	2.51±0.40	2.56±0.33	2.67±0.36	2.75±0.39	2.87±0.37	2.96±0.36	2.76±0.46	2.80±0.30
(n=675)	(n=32)	(n=150)	(n=81)	(n=44)	(n=63)	(n=51)	(n=64)	(n=52)	(n=39)	(n=38)	(n=33)	(n=28)
LAD/mm	1.43±0.20	1.55±0.19	1.69±0.21	1.89±0.34	2.07±0.36	2.10±0.28	2.20±0.31	2.26±0.33	2.36±0.33	2.40±0.35	2.24±0.37	2.28±0.26
(n=660)	(n=27)	(n=140)	(n=79)	(n=44)	(n=64)	(n=51)	(n=64)	(n=52)	(n=39)	(n=39)	(n=33)	(n=28)
RCA/mm	1.54±0.23	1.60±0.28	1.73±0.27	1.93±0.36	2.19±0.38	2.18±0.31	2.28±0.35	2.26±0.35	2.33±0.42	2.30±0.37	2.17±0.39	2.25±0.30
(n=680)	(n=29)	(n=149)	(n=88)	(n=43)	(n=64)	(n=53)	(n=58)	(n=54)	(n=41)	(n=38)	(n=34)	(n=29)
LAD-Vmax/(cm/sec)	25.06±3.36	24.64±3.32	25.86±3.90	25.44±3.67	25.27±4.82	26.78±3.98	25.66±3.55	26.00±4.30	25.21±4.01	25.43±4.64	27.33±4.12	24.44±3.63
(n=988)	(n=78)	(n=259)	(n=181)	(n=68)	(n=71)	(n=67)	(n=47)	(n=63)	(n=46)	(n=44)	(n=30)	(n=34)

BSA：体表面积；LCA：左冠状动脉；LAD：左冠脉前降支；RCA：右冠脉近段；LAD-Vmax：前降支峰值流速

表 10-1-8 新生儿 M 型超声心动图正常参考值($\bar{x}\pm SD$)

体重 /kg (n=282)	1.5～2.0 (n=18)	2.1～2.5 (n=29)	2.6～3.0 (n=62)	3.1～3.5 (n=72)	3.6～4.0 (n=56)	4.1～4.5 (n=31)	4.6～5.0 (n=14)
RV/mm	6.20±0.91	7.15±0.98	7.05±0.87	7.34±1.21	7.60±0.98	7.70±1.08	7.93±1.16
LVEDD/mm	16.22±2.27	17.14±1.62	17.54±1.55	18.19±1.91	19.33±1.88	19.90±1.84	20.80±2.51
LVESD/mm	11.18±1.29	11.74±1.17	11.88±1.20	12.13±1.55	13.16±1.63	13.31±1.87	14.14±2.01
IVSd/mm	3.06±0.40	3.42±0.75	3.35±0.64	3.66±0.65	3.61±0.65	3.45±0.50	3.92±0.61
IVSs/mm	3.38±0.84	3.77±0.79	3.67±0.68	3.84±0.72	3.90±0.62	4.11±0.73	4.11±0.54
LVPWd/mm	2.94±0.53	3.14±0.48	3.15±0.50	3.29±0.46	3.40±0.58	3.34±0.50	3.84±0.48
LAD/mm	9.37±1.73	9.95±1.24	9.77±1.44	10.56±1.36	11.06±1.21	11.38±1.54	11.07±1.08
EF/%	63.53±5.46	65.00±4.43	64.57±4.76	65.63±5.29	62.54±5.25	64.50±6.07	64.92±4.87

RV：右室内径；LVEDD：左室舒张末期内径；LVESD：左室收缩末期内径；IVSd：舒张期室间隔厚径；IVSs：收缩期室间隔厚径；LVPWd：左室后壁厚径；LAD：左房内径；EF：射血分数

表 10-1-9 新生儿二维超声心动图左心正常参考值($\bar{x}\pm SD$)

体重/kg (n=256)	1.5～2.0 (n=13)	2.1～2.5 (n=26)	2.6～3.0 (n=57)	3.1～3.5 (n=68)	3.6～4.0 (n=51)	4.1～4.5 (n=27)	4.6～5.0 (n=14)
LAV/ml	1.06±0.33	1.65±0.67	1.66±0.56	1.90±0.67	2.39±0.87	2.64±0.80	2.76±0.64
LAVI/(ml/m^2)	8.01±2.34	9.97±3.89	9.16±3.10	9.64±3.60	10.93±3.72	11.49±3.47	11.34±2.94
MV-D1/mm	9.96±1.66	10.37±1.32	10.63±1.31	10.46±1.31	11.29±1.34	11.57±1.40	11.71±1.38
MV-D2/mm	9.94±1.54	10.30±1.22	10.53±1.24	10.54±1.10	11.26±1.11	11.11±1.37	11.53±0.92
MV-D3/mm	9.13±1.53	9.96±1.37	9.89±1.52	10.23±1.20	10.61±1.09	10.68±1.16	10.97±1.14
LVEDV/ml	3.59±1.50	3.87±1.07	4.08±1.04	4.37±1.00	5.54±1.54	5.65±1.44	6.54±1.74
LVEDVI/(ml/m^2)	26.80±11.10	23.44±7.44	22.40±5.82	22.08±5.08	25.33±6.55	24.79±6.40	26.81±7.70
EF/%	65.84±5.47	66.29±4.88	63.69±5.78	64.28±5.94	63.57±5.15	66.13±5.74	65.21±4.08
SV/ml	2.05±0.77	2.40±0.75	2.58±0.66	2.88±0.64	3.53±1.04	3.52±1.10	4.48±1.21
CO/(L/min)	0.29±0.12	0.31±0.09	0.36±0.10	0.38±0.11	0.48±0.15	0.50±0.17	0.60±0.18
CI/($L\cdot min^{-1}\cdot m^{-2}$)	2.20±0.86	1.88±0.62	1.95±0.57	1.92±0.55	2.20±0.63	2.16±0.74	2.46±0.69
LVmass/g	4.85±0.99	6.47±1.19	7.16±1.37	8.35±1.57	9.39±1.71	10.04±1.63	10.98±0.99
LVmass/BSA/(g/m^2)	37.03±7.06	38.79±7.30	39.45±8.18	42.30±8.43	43.11±7.58	43.88±7.54	44.92±4.71
LVmass/$H^{2.7}$/(g/$cm^{2.7}$)	47.45±0.86	48.41±0.62	49.29±0.57	52.25±0.55	53.01±0.63	54.33±0.74	55.12±0.69
LVmass/LVEDV/(g/ml)	1.63±0.69	1.80±0.47	1.84±0.47	1.98±0.43	1.80±0.52	1.87±0.50	1.80±0.54
ARD/mm	6.07±0.77	6.46±0.60	6.65±0.63	6.81±0.67	7.18±0.60	7.09±0.78	7.44±0.68
ASD/mm	8.32±0.95	9.02±0.79	9.19±0.89	9.36±0.91	10.03±0.80	9.92±1.03	10.32±1.08
AAO/mm	6.99±0.76	7.31±0.67	7.40±0.63	7.52±0.64	7.71±0.70	7.98±0.84	8.21±0.45
TA/mm	6.18±0.72	6.51±0.74	6.76±0.59	6.87±0.67	6.95±0.74	7.18±0.89	7.53±0.47
AI/mm	5.71±0.73	5.87±0.61	6.10±0.52	6.26±0.58	6.25±0.69	6.32±0.75	6.58±0.39
AO-Dia/mm	5.08±0.48	5.47±0.53	5.72±0.54	5.81±0.57	5.88±0.59	6.06±0.59	5.93±0.39

LAV：左房容积；LAVI：左房容积指数；MV-D1：二尖瓣环（四腔图）；MV-D2：二尖瓣环（二腔图）；MV-D3：二尖瓣环（长轴图）；LVEDV：左室舒张末期容积；LVEDVI：舒张末期容积指数；EF：射血分数；SV：每搏量；CO：心输出量；CI：心脏指数；LVmass：左室心肌质量；LVmass/BSA：心肌质量指数；LVmass/$H^{2.7}$：心肌质量指数；LVmass/LVEDV：左室质量容积比；ARD：主动脉瓣环；ASD：主动脉窦；AAO：升主动脉；TA：主动脉弓；AI：主动脉峡部；AO-Dia：主动脉膈段

表 10-1-10　新生儿二维超声心动图右心正常参考值（$\bar{x}\pm SD$）

体重 /kg（n=283）	1.5～2.0（n=19）	2.1～2.5（n=28）	2.6～3.0（n=63）	3.1～3.5（n=72）	3.6～4.0（n=56）	4.1～4.5（n=31）	4.6～5.0（n=14）
TV-D1/mm	9.56±1.63	9.98±1.57	10.04±1.40	10.22±1.43	10.63±1.48	10.66±1.25	10.87±1.28
TV-D2/mm	9.12±1.42	9.77±1.42	10.04±1.18	10.57±1.42	10.75±1.33	10.77±1.11	11.17±0.94
RVD/mm	11.25±1.45	11.62±1.42	12.09±1.70	12.65±1.47	12.74±1.85	13.04±1.85	12.72±1.98
RV-L/mm	19.33±3.44	20.76±3.05	20.73±2.99	21.66±2.47	22.44±3.14	23.54±3.45	23.47±3.23
RVOT/mm	9.58±1.74	10.54±1.67	10.55±1.30	11.46±1.64	11.64±1.80	11.53±1.32	11.86±1.70
PVD/mm	7.69±1.19	8.12±1.13	8.24±1.07	8.68±0.89	9.18±1.11	9.13±0.90	9.85±0.98
PA/mm	7.35±1.09	7.88±0.91	8.06±1.08	8.47±0.84	8.79±1.10	8.76±1.06	9.50±0.92
LPA/mm	3.53±0.59	3.90±0.60	4.01±0.57	4.17±0.57	4.30±0.55	4.33±0.43	4.73±0.72
RPA/mm	3.49±0.63	3.82±0.53	3.87±0.58	4.04±0.46	4.09±0.59	4.22±0.43	4.59±0.44

TV-D1：三尖瓣环（四腔图）；TV-D2：右室流入道图；RVD：右室横径；RV-L：右室长径；RVOT：右室流出道；PVD：漏斗部与肺动脉交界；PA：主肺动脉；LPA：左肺动脉；RPA：右肺动脉

表 10-1-11　新生儿超声心动图多普勒血流正常参考值（$\bar{x}\pm SD$）

体重 /kg（n=280）	1.5～2.0（n=19）	2.1～2.5（n=28）	2.6～3.0（n=61）	3.1～3.5（n=72）	3.6～4.0（n=55）	4.1～4.5（n=31）	4.6～5.0（n=14）
MV-E/（m/s）	0.61±0.15	0.68±0.17	0.70±0.15	0.77±0.16	0.85±0.19	0.83±0.14	0.91±0.18
MV-A/（m/s）	0.55±0.14	0.61±0.17	0.60±0.13	0.67±0.18	0.76±0.17	0.73±0.16	0.80±0.17
E/A（MV）	1.14±0.22	1.15±0.27	1.20±0.27	1.18±0.26	1.15±0.24	1.18±0.19	1.18±0.26
TV-E/（m/s）	0.53±0.13	0.59±0.17	0.56±0.15	0.61±0.18	0.67±0.17	0.73±0.19	0.70±0.18
TV-A/（m/s）	0.55±0.15	0.63±0.14	0.60±0.14	0.63±0.17	0.68±0.17	0.71±0.13	0.76±0.20
E/A（TV）	0.97±0.23	0.93±0.22	0.98±0.31	1.02±0.34	1.02±0.29	1.03±0.27	0.97±0.32
Vmax（AV）/（m/s）	0.81±0.14	0.87±0.19	0.88±0.17	1.01±0.18	1.07±0.19	1.06±0.18	1.16±0.18
TVI（AV）/cm	11.53±2.98	12.13±2.93	12.12±2.62	14.04±2.64	14.96±2.85	14.49±1.97	15.86±2.52
Vmax（PV）/（m/s）	0.74±0.11	0.85±0.18	0.86±0.21	0.92±0.21	0.96±0.20	0.99±0.17	1.02±0.19
TVI（PV）/cm	12.05±2.29	12.89±3.24	13.26±3.18	14.16±3.09	13.82±2.58	15.00±3.26	14.62±2.39

MV：二尖瓣；TV：三尖瓣；AV：主动脉瓣；PV：肺动脉瓣；E：舒张早期峰值流速；A：心房收缩期峰值流速；Vmax：收缩峰值流速；TVI：时间速度积分

表 10-1-12　新生儿超声心动图组织多普勒正常参考值（$\bar{x}\pm SD$）

体重 /kg（n=277）	1.5～2.0（n=19）	2.1～2.5（n=26）	2.6～3.0（n=62）	3.1～3.5（n=72）	3.6～4.0（n=56）	4.1～4.5（n=28）	4.6～5.0（n=14）
MV-e′/（cm/s）	5.84±2.32	7.04±1.91	6.95±2.35	7.60±2.17	8.05±2.62	9.18±2.54	9.36±1.55
MV-a′/（cm/s）	5.37±2.09	6.96±2.57	6.76±2.61	7.20±2.51	8.45±3.07	9.93±3.98	8.50±2.93
e′/a′（MV）	1.15±0.45	1.14±0.38	1.12±0.46	1.15±0.46	1.00±0.35	1.02±0.30	1.12±0.34
TV-e′/（cm/s）	6.95±2.63	7.77±2.87	7.98±3.20	9.74±3.87	11.21±4.62	11.47±4.63	10.86±3.16
TV-a′/（cm/s）	8.89±2.31	9.16±2.91	9.15±2.95	10.77±4.18	11.91±4.37	12.07±4.49	11.64±4.94
e′/a′（TV）	0.82±0.35	0.87±0.29	0.89±0.30	0.95±0.37	0.96±0.36	0.98±0.34	0.94±0.40
IVS-e′/（cm/s）	5.00±1.41	5.62±1.50	5.90±1.91	6.72±2.24	6.70±2.12	7.17±2.32	7.07±1.14
IVS-a′/（cm/s）	5.00±1.56	6.28±1.67	6.11±1.55	6.70±2.13	7.44±2.23	7.67±2.45	8.00±2.39
e′/a′（IVS）	1.10±0.43	0.92±0.35	1.01±0.39	1.11±0.44	0.97±0.44	1.00±0.37	0.96±0.39
E/e′	13.18±2.67	12.74±3.23	12.42±4.17	12.11±3.89	13.32±3.78	12.00±2.65	13.58±2.51
MV-s′/（cm/s）	4.74±1.65	4.89±1.16	5.28±1.14	5.79±1.38	6.33±1.39	6.41±1.39	6.64±1.57
IVS-s′/（cm/s）	4.24±1.03	4.66±0.83	4.77±1.05	5.21±1.14	5.26±1.03	5.34±1.17	5.65±0.76
TV-s′/（cm/s）	6.28±1.47	6.77±1.46	7.00±1.51	7.95±1.86	8.75±1.84	8.76±1.85	9.06±1.69

MV：二尖瓣环侧壁；TV：三尖瓣环侧壁；IVS：房室瓣室间隔处；e′：舒张早期速度；a′：心房收缩期速度；s′：收缩峰值速度；E/e′：二尖瓣舒张早期峰值流速 / 室间隔 e′

肺动脉，主动脉、主动脉分支、肺静脉和左心室容积等测量指标。与年龄、身高、体重相比，体表面积是心血管结构大小变化更为重要的决定因素；因此，各结构的大小与体表面积可能存在多种非线性

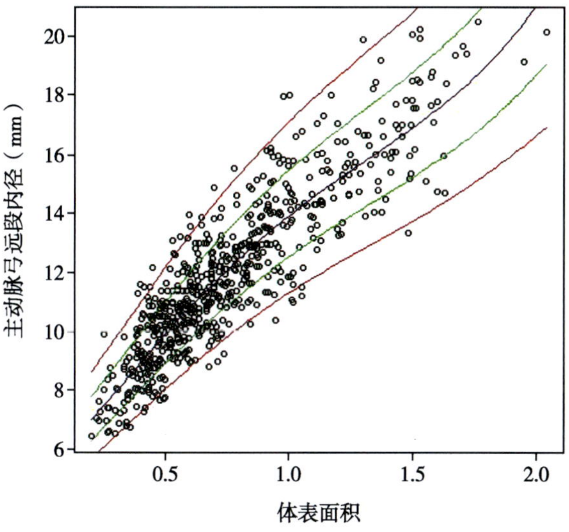

图 10-1-2 正常参考值散点趋势图

在体表面积下的远段主动脉弓内径趋势图，红线示 2 个标准差范围，绿线示 1 个标准差范围

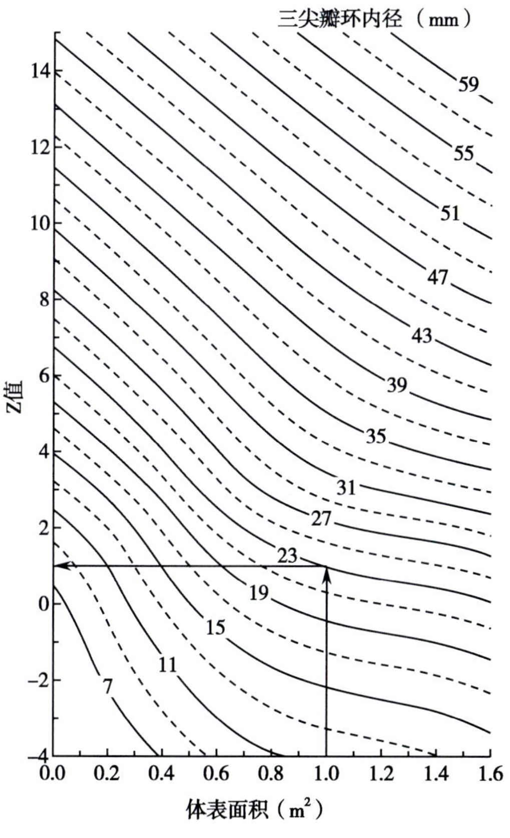

图 10-1-3 三尖瓣环内径的 *Z* 值图

例如BSA为$1.0m^3$，TVD为23mm，查图可得*Z*值约为1.0

相关，在建立预测回归方程时需要对自变量与因变量的关系进行数学处理，例如对数、指数、幂、平方根等方法，使经回归方程获得的预测值与真实测值的偏差尽可能减少。合理的、大样本的心脏血管的直径与数学模型的预测值呈高度相关，与 BSA 呈高度相关。左室容积与身体大小伴随年龄增长和心率下降也呈复杂非线性数学关系。总之，心脏输出量与身体大小之间的关系是人体心血管异速生长的重要决定因素。这是各国医疗中心在建立超声心动图儿童正常参考值预测数学模型时，常采用不同的非线性方法，并对残差进行标准正态分布的检验的原因。

我国儿童体表面积的计算公式常用为公式 10-1-4；应用该 BSA 公式和儿童超声心动图正常参考值计算 Z 值的相关公式见表 10-1-13。应用新生儿超声心动图正常参考值计算 Z 值的相关公式见表 10-1-14。

美国超声心动图协会推荐儿童体表面积的计算公式常用为公式 10-1-3；应用该 BSA 公式和儿童超声心动图正常参考值计算冠状动脉 Z 值的相关公式见表 10-1-15。

【Z 值的计算示例】

例 1 不典型临床表现川崎病

男，3 岁 10 个月；身高 100cm，体重 15kg。于病程第 15 天首次超声心动图检查。超声心动图心房、心室、大血管结构及血流未见异常；心脏收缩及舒张功能正常；心包少量积液。左、右冠状动脉呈瘤样扩张，左冠脉最大内径：LCA 12.6mm（*Z* 值 0.51），LAD 8.0mm（Z 值 8.00），LCS 2.9mm；右冠脉最大内径：近段 4.5mm（*Z* 值 7.36），中段 8.8mm（*Z* 值 20.31），远段 4.4mm（*Z* 值 7.06）。其中，冠脉的 Z 值计算方法如下：

$$Z\text{-LAD}=[M-(-0.368+4.898\times\sqrt{BSA[m^2]}-1.761\times BAS[m^2])]/0.324$$

$$Z\text{-LCA}=[M-(-0.383+4.226\times\sqrt{BSA[m^2]}-1.571\times BSA[m^2])]/0.289$$

$$Z\text{-RCA}=[M-(-0.577+5.032\times\sqrt{BSA[m^2]}-2.189\times BSA[m^2])]/0.332$$

将身高、体重代入公式 10-1-3 中，获得 BSA；将实测值 M 和 BSA 代入上述公式，即可算出 *Z* 值。其中，实测值 M 分别是 LAD、LCA 和 RCA 的超声心动图测量结果。

表 10-1-13 儿童超声心动图正常参考值回归方程式及其 Z 值计算公式

	观察指标	RMSE	回归方程	Z 值公式
M型	RV/mm	0.134	lny=2.596+0.434 lnx	{ln(y)−[2.596+0.434 ln(x)]}/0.134
	LVEDD/mm	0.071	lny=3.622+0.421 lnx	{ln(y)−[3.622+0.421ln(x)]}/0.071
	LVESD/mm	0.100	lny=3.204+0.456 lnx	{ln(y)−[3.204+0.456ln(x)]}/0.1
	IVSd/mm	0.141	lny=1.812+0.356 lnx	{ln(y)−[1.812+0.356ln(x)]}/0.141
	IVSs/mm	0.152	lny=1.977+0.373 lnx	{ln(y)−[1.977+0.373ln(x)]}/0.152
	LVPWd/mm	0.141	lny=1.783+0.373 lnx	{ln(y)−[1.783+0.373ln(x)]}/0.141
	LAD/mm	0.105	lny=3.029+0.400 lnx	{ln(y)−[3.029+0.4ln(x)]}/0.105
	EF/%	0.071	lny=4.160−0.011 lnx	{ln(y)−[4.16−0.011ln(x)]}/0.071
二维法左心	MV-D1/mm	0.138	lny=3.027+0.457 lnx	{ln(y)−[3.027+0.457ln(x)]}/0.138
	MV-D2/mm	0.138	lny=3.043+0.487 lnx	{ln(y)−[3.043+0.487ln(x)]}/0.138
	MV-D3/mm	0.138	lny=3.001+0.434 lnx	{ln(y)−[3.001+0.434ln(x)]}/0.138
	LAV/ml	0.224	lny=2.590+1.042 lnx	{ln(y)−[2.59+1.042ln(x)]}/0.224
	LVEDV/ml	0.179	lny=3.784+1.332 lnx	{ln(y)−[3.784+1.332ln(x)]}/0.179
	EF/%	0.071	lny=4.153−0.003 lnx	{ln(y)−[4.153−0.003ln(x)]}/0.071
	SV/ml	0.202	lny=3.351+1.331 lnx	{ln(y)−[3.351+1.331ln(x)]}/0.202
	CO/(L/min)	0.212	lny=0.930+1.003 lnx	{ln(y)−[0.93+1.003ln(x)]}/0.212
	CI/(L•min^{-1}•m^{-2})	0.212	lny=0.930+0.003 lnx	{ln(y)−[0.93+0.003ln(x)]}/0.212
	LVmass/BSA/(g/m^{2})	0.192	lny=3.986+0.080 lnx	{ln(y)−[3.986+0.08ln(x)]}/0.192
	LVmass/LVEDV/(g/ml)	0.239	lny=0.200−0.252 lnx	{ln(y)−[0.2−0.252ln(x)]}/0.239
	LVmass/g	0.192	lny=3.986+1.080 lnx	{ln(y)−[3.986+1.08ln(x)]}/0.192
	LVmass/H$^{2.7}$/(g/cm$^{2.7}$)	0.217	lny=3.279−0.620 lnx	{ln(y)−[3.279−0.62ln(x)]}/0.217
	ARD/mm	0.095	lny=2.693+0.473 lnx	{ln(y)−[2.693+0.473ln(x)]}/0.094 9
	ASD/mm	0.095	lny=2.988+0.457 lnx	{ln(y)−[2.988+0.457ln(x)]}/0.095
	AAO/mm	0.095	lny=2.773+0.494 lnx	{ln(y)−[2.773+0.494ln(x)]}/0.095
	TA/mm	0.100	lny=2.702+0.520 lnx	{ln(y)−[2.702+0.52ln(x)]}/0.100
	AI/mm	0.114	lny=2.643+0.554 lnx	{ln(y)−[2.643+0.554ln(x)]}/0.114
二维法右心	TV-D1/mm	0.138	lny=2.987+0.443 lnx	{ln(y)−[2.987+0.443ln(x)]}/0.138
	TV-D2/mm	0.138	lny=3.022+0.442 lnx	{ln(y)−[3.022+0.442ln(x)]}/0.138
	RVD/mm	0.138	lny=3.245+0.429 lnx	{ln(y)−[3.245+0.429ln(x)]}/0.138
	RV-L/mm	0.105	lny=3.758+0.417 lnx	{ln(y)−[3.758+0.417ln(x)]}/0.105
	RVOT/mm	0.134	lny=3.055+0.357 lnx	{ln(y)−[3.055+0.357ln(x)]}/0.134
	PV/mm	0.126	lny=2.909+0.439 lnx	{ln(y)−[2.909+0.439ln(x)]}/0.126
	MPA/mm	0.105	lny=2.858+0.431 lnx	{ln(y)−[2.858+0.431ln(x)]}/0.105
	LPA/mm	0.126	lny=2.155+0.423 lnx	{ln(y)−[2.155+0.423ln(x)]}/0.126
	RPA/mm	0.134	lny=2.142+0.430 lnx	{ln(y)−[2.142+0.43ln(x)]}/0.134
三平面左心	LVEDV/ml	0.179	lny=3.806+1.275 lnx	{ln(y)−[3.806+1.275ln(x)]}/0.179
	EF/%	0.071	lny=4.154−0.021 lnx	{ln(y)−[4.154−0.021ln(x)]}/0.071
	SV/ml	0.202	lny=3.349+1.251 lnx	{ln(y)−[3.349+1.251ln(x)]}/0.202
	CO/(L/min)	0.210	lny=0.920+0.932 lnx	{ln(y)−[0.92+0.932ln(x)]}/0.210
	CI/(L•min^{-1}•m^{-2})	0.207	lny=0.920−0.069 lnx	{ln(y)−[0.92−0.069ln(x)]}/0.207

续表

观察指标		RMSE	回归方程	Z 值公式
多普勒血流	MV-E/(m/s)	0.152	lny=0.070−0.019 lnx	{ln(y)−[0.07−0.019ln(x)]}/0.152
	MV-A/(m/s)	0.210	lny=−0.399−0.154 lnx	{ln(y)−[−0.399−0.154ln(x)]}/0.210
	MV-E/A	0.200	lny=0.469+0.134 lnx	{ln(y)−[0.469+0.134ln(x)]}/0.2
	TV-E/(m/s)	0.179	lny=−0.349−0.033 lnx	{ln(y)−[−0.349−0.033ln(x)]}/0.179
	TV-A/(m/s)	0.251	lny=−0.756−0.139 lnx	{ln(y)−[−0.756−0.139ln(x)]}/0.251
	TV-E/A	0.237	lny=0.406+0.107 lnx	{ln(y)−[0.406+0.107ln(x)]}/0.237
	AV-Vmax/(m/s)	0.152	lny=0.190+0.073 lnx	{ln(y)−[0.19+0.073ln(x)]}/0.152
	AV-VTI/cm	0.152	lny=3.120+0.174 lnx	{ln(y)−[3.12+0.174ln(x)]}/0.152
	PV-Vmax/(m/s)	0.170	lny=−0.058−0.128 lnx	{ln(y)−[−0.058−0.128ln(x)]}/0.170
	PV-VTI/cm	0.152	lny=2.992+0.112 lnx	{ln(y)−[2.992+0.112ln(x)]}/0.152
组织多普勒	MV-e′/(cm/s)	0.200	lny=2.800+0.323 lnx	{ln(y)−[2.8+0.323ln(x)]}/0.2
	MV-a′/(cm/s)	0.261	lny=1.990+0.001 lnx	{ln(y)−[1.99+0.001ln(x)]}/0.261
	MV-e′/a′	0.298	lny=0.810+0.322 lnx	{ln(y)−[0.81+0.322ln(x)]}/0.298
	TV-e′/(cm/s)	0.200	lny=2.786+0.086 lnx	{ln(y)−[2.786+0.086ln(x)]}/0.2
	TV-a′/(cm/s)	0.297	lny=2.242−0.109 lnx	{ln(y)−[2.242−0.109ln(x)]}/0.297
	TV-e′/a′	0.322	lny=0.544+0.195 lnx	{ln(y)−[0.544+0.195ln(x)]}/0.322
	IVS-e′/(cm/s)	0.170	lny=2.638+0.257 lnx	{ln(y)−[2.638+0.257ln(x)]}/0.170
	IVS-a′/(cm/s)	0.226	lny=1.897−0.046 lnx	{ln(y)−[1.897−0.046ln(x)]}/0.226
	IVS-e′/a′/(cm/s)	0.249	lny=0.741+0.304 lnx	{ln(y)−[0.741+0.304ln(x)]}/0.249
	E/e′	0.210	lny=2.036−0.277 lnx	{ln(y)−[2.036−0.277ln(x)]}/0.210
	MV-s′/(cm/s)	0.195	lny=2.282+0.337 lnx	{ln(y)−[2.282+0.337ln(x)]}/0.195
	IVS-s′/(cm/s)	0.161	lny=2.100+0.256 lnx	{ln(y)−[2.1+0.256ln(x)]}/0.161
	TV-s′/(cm/s)	0.152	lny=2.514+0.143 lnx	{ln(y)−[2.514+0.143ln(x)]}/0.152

X：体表面积；Y：对应的观察指标

表 10-1-14 不同体重新生儿正常参考值的回归方程式及其 Z 值计算公式

观察指标		RMSE	回归方程式	Z 值计算公式
M型	RV/mm	0.134	$\ln y=1.313+0.478x-0.119x^2+0.011x^3$	$[\ln y-(1.313+0.478x-0.119x^2+0.011x^3)]/0.134$
	LVEDD/mm	0.105	$\ln y=3.062-0.313x+0.117x^2-0.011x^3$	$[\ln y-(3.062-0.313x+0.117x^2-0.011x^3)]/0.105$
二维左心	MV-D1/mm	0.126	$\ln y=2.221+0.044x-0.002x^2+0.001x^3$	$[\ln y-(2.221+0.044x-0.002x^2+0.001x^3)]/0.126$
	MV-D2/mm	0.114	$\ln y=2.261+0.008x+0.012x^2-0.001x^3$	$[\ln y-(2.261+0.008x+0.012x^2-0.001x^3)]/0.114$
	MV-D3/mm	0.126	$\ln y=2.082+0.099x-0.010x^2+0.001x^3$	$[\ln y-(2.082+0.099x-0.010x^2+0.001x^3)]/0.126$
	LAV/ml	0.346	$\ln y=-2.085+2.019x-0.547x^2+0.055x^3$	$[\ln y-(-2.085+2.019x-0.547x^2+0.055x^3)]/0.346$
	LVEDV/ml	0.272	$\ln y=-0.953+2.022x-0.595x^2+0.062x^3$	$[\ln y-(-0.953+2.022x-0.595x^2+0.062x^3)]/0.272$
	SV/ml	0.279	$\ln y=-0.713+1.300x-0.357x^2+0.037x^3$	$[\ln y-(-0.713+1.300x-0.357x^2+0.037x^3)]/0.279$
	CO/(L/min)	0.311	$\ln y=-2.314+0.873x-0.228x^2+0.026x^3$	$[\ln y-(-2.314+0.873x-0.228x^2+0.026x^3)]/0.311$
	LVmass/g	0.176	$\ln y=0.908+0.443x-0.016x^2-0.003x^3$	$[\ln y-(0.908+0.443x-0.016x^2-0.003x^3)]/0.176$
	ARD/mm	0.100	$\ln y=1.946-0.211x+0.097x^2-0.011x^3$	$[\ln y-(1.946-0.211x+0.097x^2-0.011x^3)]/0.100$
	ASD/mm	0.095	$\ln y=2.365-0.296x+0.121x^2-0.013x^3$	$[\ln y-(2.365-0.296x+0.121x^2-0.013x^3)]/0.095$
	AAO/mm	0.089	$\ln y=1.667+0.243x-0.062x^2+0.006x^3$	$[\ln y-(1.667+0.243x-0.062x^2+0.006x^3)]/0.089$
	TA/mm	0.100	$\ln y=1.286+0.528x-0.152x^2+0.015x^3$	$[\ln y-(1.286+0.528x-0.152x^2+0.015x^3)]/0.100$
	AI/mm	0.100	$\ln y=1.431+0.258x-0.057x^2+0.005x^3$	$[\ln y-(1.431+0.258x-0.057x^2+0.005x^3)]/0.100$
	AO-Dia/mm)	0.095	$\ln y=1.226+0.339x-0.071x^2+0.005x^3$	$[\ln y-(1.226+0.339x-0.071x^2+0.005x^3)]/0.095$

续表

	观察指标	RMSE	回归方程式	Z值计算公式
二维右心	TV-D1/mm	0.145	$lny=2.160+0.068x-0.009x^2+0.001x^3$	$[lny-(2.160+0.068x-0.009x^2+0.001x^3)]/0.145$
	TV-D2/mm	0.130	$lny=1.975+0.180x-0.025x^2+0.001x^3$	$[lny-(1.975+0.180x-0.025x^2+0.001x^3)]/0.130$
	RVOT/mm	0.145	$lny=1.609+0.571x-0.138x^2+0.012x^3$	$[lny-(1.609+0.571x-0.138x^2+0.012x^3)]/0.145$
	PVD/mm	0.118	$lny=2.434-0.438x+0.159x^2-0.016x^3$	$[lny-(2.434-0.438x+0.159x^2-0.016x^3)]/0.118$
	PA/mm	0.118	$lny=1.881+0.069x+0.004x^2-0.001x^3$	$[lny-(1.881+0.069x+0.004x^2-0.001x^3)]/0.118$
多普勒血流	MV-E/(m/s)	0.217	$lny=-0.481-0.142x+0.090x^2-0.009x^3$	$[lny-(-0.481-0.142x+0.090x^2-0.009x^3)]/0.217$
	MV-A/(m/s)	0.237	$lny=-0.020-0.721x+0.270x^2-0.027x^3$	$[lny-(-0.020-0.721x+0.270x^2-0.027x^3)]/0.237$
	MV-E/A	0.224	$lny=-0.461+0.579x-0.180x^2+0.018x^3$	$[lny-(-0.461+0.579x-0.18x^2+0.018x^3)]/0.224$
	TV-E/(m/s)	0.266	$lny=0.004-0.761x+0.267x^2-0.026x^3$	$[lny-(0.004-0.761x+0.267x^2-0.026x^3)]/0.266$
	TV-A/(m/s)	0.245	$lny=-0.719+0.112x-0.035x^2+0.006x^3$	$[lny-(-0.719+0.112x-0.035x^2+0.006x^3)]/0.245$
	TV-E/A	0.295	$lny=0.713-0.874x+0.302x^2-0.032x^3$	$[lny-(0.713-0.874x+0.302x^2-0.032x^3)]/0.295$
	AV-Vmax/(m/s)	0.190	$lny=0.070-0.413x+0.175x^2-0.018x^3$	$[lny-(0.070-0.413x+0.175x^2-0.018x^3)]/0.190$
	AV-TVI/cm	0.207	$lny=2.918-0.664x+0.263x^2-0.028x^3$	$[lny-(2.918-0.664x+0.263x^2-0.028x^3)]/0.207$
	PV-Vmax/(m/s)	0.210	$lny=-0.611+0.238x-0.036x^2+0.003x^3$	$[lny-(-0.611+0.238x-0.036x^2+0.003x^3)]/0.210$
	PV-TVI/cm	0.219	$lny=2.091+0.321x-0.073x^2+0.007x^3$	$[lny-(2.091+0.321x-0.073x^2+0.007x^3)]/0.219$
组织多普勒	MV-e'/(cm/s)	0.316	$lny=1.340+0.257x-0.029x^2+0.003x^3$	$[lny-(1.340+0.257x-0.029x^2+0.003x^3)]/0.316$
	MV-a'/(cm/s)	0.371	$lny=1.857-0.393x+0.202x^2-0.022x^3$	$[lny-(1.857-0.393x+0.202x^2-0.022x^3)]/0.371$
	MV-e'/a'	0.361	$lny=-0.517+0.650x-0.231x^2+0.025x^3$	$[lny-(-0.517+0.650x-0.231x^2+0.025x^3)]/0.361$
	TV-e'/(cm/s)	0.420	$lny=2.584-1.005x+0.416x^2-0.045x^3$	$[lny-(2.584-1.005x+0.416x^2-0.045x^3)]/0.420$
	TV-a'/(cm/s)	0.348	$lny=3.441-1.544x+0.553x^2-0.058x^3$	$[lny-(3.441-1.544x+0.553x^2-0.058x^3)]/0.348$
	TV-e'/a'	0.348	$lny=-1.098+0.808x-0.227x^2+0.021x^3$	$[lny-(-1.098+0.808x-0.227x^2+0.021x^3)]/0.348$
	IVS-e'/(cm/s)	0.300	$lny=1.630-0.170x+0.112x^2-0.013x^3$	$[lny-(1.630-0.17x+0.112x^2-0.013x^3)]/0.300$
	IVS-a'/(cm/s)	0.305	$lny=0.817+0.686x-0.163x^2+0.015x^3$	$[lny-(0.817+0.686x-0.163x^2+0.015x^3)]/0.305$
	IVS-e'/a'/(cm/s)	0.374	$lny=0.813-0.857x+0.275x^2-0.029x^3$	$[lny-(0.813-0.857x+0.275x^2-0.029x^3)]/0.374$
	E/e'	0.288	$lny=2.652-0.053x-0.017x^2+0.005x^3$	$[lny-(2.652-0.053x-0.017x^2+0.005x^3)]/0.288$
	MV-s'/(cm/s)	0.241	$lny=1.473-0.004x+0.029x^2-0.003x^3$	$[lny-(1.473-0.004x+0.029x^2-0.003x^3)]/0.241$
	IVS-s'/(cm/s)	0.202	$lny=1.307+0.132x-0.019x^2+0.001x^3$	$[lny-(1.307+0.132x-0.019x^2+0.001x^3)]/0.202$
	TV-s'/(cm/s)	0.226	$lny=1.843-0.065x+0.046x^2-0.004x^3$	$[lny-(1.843-0.065x+0.046x^2-0.004x^3)]/0.226$

X：体重；Y：相对应的观察指标

表 10-1-15 儿童超声心动图冠脉正常参考值回归方程式及其 Z 值计算公式

	观察指标	RMSE	回归方程	Z值公式
冠脉	LCA（mm）	0.324	$y=-0.368+4.898\sqrt{x}-1.761x$	$[y-(-0.368+4.898\sqrt{x}-1.761x)]/0.324$
	LAD（mm）	0.288	$y=-0.383+4.226\sqrt{x}-1.571x$	$[y-(-0.383+4.226\sqrt{x}-1.571x)]/0.289$
	RCA（mm）	0.332	$y=-0.577+5.032\sqrt{x}-2.189x$	$[y-(-0.577+5.032\sqrt{x}-2.189x)]/0.332$

X：体表面积，Y：对应的观察指标

例 2 心肌病

男，5 个月。身高 61.5cm，体重 5.9kg。扩张型心肌病，心肌致密化不全，二尖瓣及三尖瓣中量反流，左室收缩功能减退。超声心动图显示全心增大，在左心为著。二尖瓣环及三尖瓣环内径分别为 18.1mm（*Z* 值 3.04）、18.5mm（*Z* 值 3.36）。左室中段及心尖段心内膜及心肌呈窦隙状，室间隔及左室后壁厚径（含窦隙层）分别为 7.8mm（*Z* 值 4.81）、6.7mm（*Z* 值 4.02）。左室壁收缩运动弥漫性减弱。二尖瓣及三尖瓣口均显示中量反流信号。三平面法测得 LVEDV 28.03ml（Z 值 6.02），SV 11.47ml（Z 值 3.00），EF 41%。其中，心脏的 Z 值计算方法如下：

$$Z(\text{二尖瓣环})=[\ln M-(3.027+0.457\times \ln BSA[m^2])]/0.138$$

$$Z(\text{三尖瓣环})=[\ln M-(2.987+0.443\times \ln BSA[m^2])]/0.138$$

$$Z(\text{室间隔})=[\ln M-(1.812+0.356\times \ln BSA[m^2])]/0.141$$

$$Z(\text{左室后壁})=[\ln M-(1.783+0.373\times \ln BSA[m^2])]/0.141$$

$$Z\text{-LVEDV}=[\ln M-(3.806+1.275\times \ln BSA[m^2])]/0.179$$

$$Z\text{-SV}=[\ln M-(3.349+1.251\times \ln BSA[m^2])]/0.202$$

将身高、体重代入公式 10-1-4 中，获得 BSA；将实测值 M 和 BSA 代入上述公式，即可算出 Z 值。其中，实测值 M 分别是超声心动图二尖瓣环、三尖瓣环、室间隔、左室后壁、LVEDV 和 SV 等的测量结果。

例 3　法洛四联症

女，10 个月。身高 60cm，体重 4.3kg。先天性心脏病，法洛四联症，右室流出道及肺动脉狭窄。超声心动图显示心房正位，心室右袢，大血管与心室连接正常。室间隔缺损 8mm；右心室增大，二尖瓣及三尖瓣内径分别 6mm（Z 值 −4.56）、15mm（Z 值 2.19）；主动脉增宽、骑跨 60%；右室流出道狭窄，内径 6mm（Z 值 −5.88）。肺动脉环、主肺动脉、左右肺动脉内径分别为 5.4mm（Z 值 −5.16）、9mm（Z 值 −0.89）、5mm（Z 值 0.09）、5mm（Z 值 0.25）。

行法洛四联症矫治术（跨瓣补片及人工单瓣）后 1 个月，身高 64cm，体重 5.5kg；超声心动图显示二尖瓣及三尖瓣内径分别 13.5mm（Z 值 1.82）、14.8mm（Z 值 1.65）；右室流出道内径 15.1mm（Z 值 0.59）；肺动脉环 11mm（Z 值 0.05）、主肺动脉 8.5（Z 值 −2）、左右肺动脉内径分别为 5.6mm（Z 值 0.52）、5mm（Z 值 0.19）。其中，心脏的 Z 值计算方法如下：

$$Z(\text{右室流出道})=[\ln M-(3.055+0.357\times \ln BSA[m^2])]/0.134$$

$$Z(\text{肺动脉环})=[\ln M-(2.909+0.439\times \ln BSA[m^2])]/0.126$$

$$Z(\text{主肺动脉})=[\ln M-(2.858+0.431\times \ln BSA[m^2])]/0.105$$

$$Z(\text{左肺动脉})=[\ln M-(2.155+0.423\times \ln BSA[m^2])]/0.126$$

$$Z(\text{右肺动脉})=[\ln M-(2.142+0.43\times \ln BSA[m^2])]/0.134$$

将身高、体重代入公式 10-1-4 中，获得 BSA；将实测值 M 和 BSA 代入上述公式，即可算出 Z 值。其中，实测值 M 分别是超声心动图右室流出道、肺动脉瓣环、主肺动脉、左肺动脉和右肺动脉的测量结果。

【临床应用价值】

1. 川崎病冠状动脉病变　川崎病（Kawasaki disease，KD）即皮肤黏膜淋巴结综合征（mucocutaneous lymph node syndrome），是原因不明的急性自限性发热性疾病，好发于 5 岁以下儿童。KD 在急性发热期的病理特征是累及全身中等大小的动脉和多个器官组织的全身性炎症，并且特异性累及冠状动脉（以下简称冠脉），形成儿童特有的 KD 冠状动脉病变（coronary artery abnormalities）。KD 的外周的动脉包括腋动脉、髂动脉、肾动脉和腘动脉也有受累，但不常见。冠状动脉病变是评估 KD 患儿预后的主要指征，已是发达国家儿童获得性心脏病的主要原因。超声心动图在 KD 的应用贯穿急性期的诊断、治疗及远期管理的随访，成为诊断儿童冠脉病变的主要方法。超声心动图应由经验丰富的儿科超声医生，使用高分辨率探头操作采集。即使对于年龄较大的儿童，也应尽量使用高频率的探头进行冠脉检查，并存储动态图像，以便日后审查和后续比较研究。除了经胸骨旁、心尖、剑突下和胸骨上窝的扫查以外，对于怀疑 KD 的患儿，超声心动图应重点显示左冠状动脉主干（LMCA）、左前降支（LAD）、左回旋支（LCX）和右冠状动脉（RCA）（含近段，中段和远段），以及后降支冠脉图像，应尽最大努力使所有冠脉节段显示出来（可视化）。

2017 年美国 AHA 发布最新指南建议，冠脉病变内径的变化，应用经体表面积标准化的 Z 值定量：①冠脉无扩张者始终内径 $Z<2.0$；②仅是扩张时，Z 值 2～2.5，或者首次 Z 值 <2.0，但随访复查时 Z 值缩小超过 1；③小冠状动脉瘤 2.5<Z 值<5；④中等冠状动脉瘤 5≤Z 值<10，且内径绝对值<8mm；⑤大或巨大冠状动脉瘤 Z 值≥10，或内径绝对值>8mm。目前我国专家也在积极研究适用于中国儿童的冠脉的 Z 值评价标准，包括上海复旦大学儿科医院、上海交通大学儿童医学中心、深圳市儿童医院、北京儿童医院等建立了各自的正常参考值。以上本章节中采用的是深圳市儿童医院的我国大样本儿童超声心动图冠状动脉正常参考值，经多种校正方法建立的回归方程式，计算的标准化Z值方法。KD超声心动图Z值可更加客观地反映冠脉的损害程度，有利于纵向比较和治疗后的动态随访，为定量评价冠脉损害程度提供了诊断依据。急性期临床表现不完全KD者，超声心动图冠脉Z值定量有助于KD的确诊，指导临床医生治疗和随访。

2009年美国华盛顿国家儿童医学中心的Olivieri对美国东部432例健康儿童进行超声心动图测量，获得0岁到20岁冠脉正常参考值，并采用指数法建立了预测回归方程式，$\ln y = \beta_1 + \beta_2 \times \ln BSA$，其中，体表面积下RCA、LMCA和LAD的决定系数分别达到0.638、0.702和0.708，均MSE<0.040 2。2011年加拿大学者Dallaire等对1 033例体重0.8～135kg、身高23～191cm的健康儿童，冠脉内径进行测量，发表了冠脉正常参考值。作者分别采用多种数学转换的回归模型进行了比较，采用身高、体重、体表面积、主动脉瓣环直径进行校正，对计算所得的Z值进行了正态分布检验，发现在各段冠脉中，BSA的平方根法相关性最好，Z值呈均方差性正态分布；而BSA<$0.3m^2$者，仅有BSA的指数法相关性最好，Z值正态分布于−2～2之间。提出了应选用体表面积的平方根的回归模型。2012年Karagol等总结了200例健康新生儿出生时、1个月和6个月大的日本儿童，LCA和RCA的冠脉内径正常参考值，以及Z值计算方程式。

2. 心肌病 儿童心肌病的诊断中，心脏大小的变化是重要诊断指标。美国心脏病协会关于儿童心肌病的诊断标准强调，心腔扩张是心脏容积或左室舒张末期直径（left ventricular end diastolic diameter，LVEDD）超过正常均值的2个标准差（Z值>2），心肌肥厚是室壁厚度超过正常均值的2个标准差（Z值>2），左室射血分数（ejection fraction，EF）或左室短轴缩短分数（fractional shortening，FS）低于正常参考值范围2个标准差（Z值<−2）为减低，并且用体表面积校正。扩张型心肌病（dilated cardiomyopathy，DCM）患儿是死亡率和心脏移植的高风险人群，Z值有助于预测慢性DCM患儿的风险进展。左室扩张的Z值是考虑安装植入式心律转复除颤器的重要指标，也是扩张型心肌病远期结局的预后指标。肥厚型心肌病（hypertrophic cardiomyopathy，HCM）在低龄患儿中，FS的Z值变化是死亡率的独立预测指标，可能需要对这类患儿采用积极的治疗方法包括准备心脏移植。应用Z值还可以评价儿童阿霉素持续输注方式对心脏损伤的影响，诊断阿霉素心肌病（adriamycin cardiomyopathy），有助于探讨白血病化疗患儿的心脏保护策略。

Z值的应用使统计分析更科学有效。在小儿心肌病的药物临床试验中，年龄和体表面积随着试验周期的延长而变化。例如，以左室舒张末期容积（LVEDV）为扩张型心肌病治疗评价的终点指标，对照组的年龄、性别、体表面积完全与受试组相匹配。在基线时，两组左室舒张末期容积及其Z值，差异无统计学意义；在受试2年后，LVEDV在两组间的差异仍然无统计学意义，但LVEDV经体表面积标准化的Z值（Z-LVEDV）在试验组与对照组之间的差异有统计学意义。这种经体表面积标准化的Z-LVEDV消除了身体增长的影响，显示出药物治疗的有效性，避免了对药物有效性判断的偏倚。Z值消除了身高体重增长的影响，反映的是个体在同等级体型正常人群中的位置，而不是个体的绝对值。统计方法有效性的设计旨在提高药物试验的"信噪比"（signal-to-noise ratio）。这里的"信"是指试验中LVEDV变化（ΔLVEDV），即药物治疗的有效性；"噪"是指对LVEDV变化的影响因素。

3. 先天性心脏病

（1）法洛四联症（tetralogy of Fallot，TOF）：右室流出道（right ventricular outflow tract，RVOT）和肺动脉狭窄（pulmonary stenosis，PS）是TOF病理生理改变的根本原因，也是手术治疗中最为棘手的问题，需要进行瓣膜修补成形或跨瓣补片手术。现代围手术技术的进步，使一期矫治手术治疗的患儿年龄越来越低。对肺动脉发育良好，左心室长径至少是主动脉瓣到心尖的80%、二尖瓣环Z值不低于−2～−2.5，左心室就能够提供术后心排血量者，也可以行一期矫治手术。随着外科手术技术的进步，严重肺动脉瓣发育不良者的手术效果有了明显的提升。如果以不行跨瓣补片、无远期流出道梗阻和严重肺动脉瓣反流为指征，对于肺动脉环的Z值高于−4的患儿，手术成功率达到98%，远远高于肺动脉Z值低于−4者。肺动脉瓣环的Z值反映了肺动脉的发育，对改良手术方式起着重要作用。

胎儿期肺动脉瓣Z值减低者与出生后前列腺素的使用相关，这类胎儿出生后缺氧发作概率增加，需要用前列腺素治疗；而胎儿肺动脉瓣Z值较高、或肺动脉瓣与主动脉瓣比值较大，则仅仅与瓣膜修补术相关，出生后手术时仅采用瓣膜修补术即可。胎龄29～32周时，肺动脉瓣、主动脉瓣和右肺动脉的Z值大小，与出生后的Z值呈正相关，因此胎儿期心脏Z值可用于估计出生后TOF的手术类型。

（2）肺动脉闭锁（pulmonary atresia，PA）：肺动脉闭锁伴室间隔完整（pulmonary atresia with intact ventricular septum，PA-IVS）是一种复杂的先天性心脏畸形，有多种手术方法。右心室形态呈不规则形，超声心动图定量容积有一定困难。三尖瓣环的大小与右室大小高度一致，可以测量三尖瓣环的内径反映右室的发育情况。PA-IVS 患儿存在不同程度的右心发育不良。当三尖瓣环 Z 值为 −2～0 时，提示右室轻度发育不良，可行外科肺动脉瓣切开术，Ⅰ期建立右室 - 肺动脉通道；当三尖瓣环 Z 值分别为 −4～−2 与 −6～−4 时，分别提示右室呈中度与重度发育不良，需要根据并发畸形选择手术方式，包括双室循环重建、单心室修复术以及分期分流术等。对胎儿期 PA-IVS 超声心动图研究发现，妊娠≥23 周三尖瓣环 Z 值低于 −4，或妊娠≥30 周三尖瓣环直径≤5mm 者，出生后预后较差。对胎儿三尖瓣环 Z 值、右室与左室内径之比和三尖瓣反流的评估，有助于产前咨询，促进出生后的优化治疗方案。对妊娠中期和晚期胎儿进行超声心动图三尖瓣环 Z 值定量，也用于评价 PA-IVS 胎儿在出生后心脏结构的变化，以及出生后行双室修补术的可能性。研究发现，PA-IVS 胎儿三尖瓣环 Z 值 < −3 者，出生后极少数进行了双室修补术、大部分呈右心室压力依赖性冠脉循环。而 Z 值 > −3 者中，出生后大部分能够成功进行双室修补术，极少呈右心室依赖性冠脉循。妊娠中晚期三尖瓣环 Z 值增长较慢的胎儿，新生儿期行双室修补术的可能性降低。

（3）主动脉缩窄（coarctation of the aorta，CoA）：主动脉缩窄的自然预后不良，常合并有其他心脏畸形。手术治疗的目的是切除狭窄段，重建主动脉正常血流通道，使血压和循环功能恢复正常，并尽可能减少并发症和缩窄周围的压力阶差。主动脉弓的发育、狭窄的长度范围是选择手术方式的主要依据，同时要考虑如何预防术后的再狭窄和远期高血压的并发症等。主动脉的 Z 值可用于术前超声心动图的诊断和术后疗效的评估。

CoA 患儿主动脉弓及峡部内径显著缩小，Z 值减低，平均 Z 值 < −2，严重主动脉弓发育不良的患儿，Z 值可达到 −8。新生儿和婴儿 CoA 者主动脉弓发育不良发生率高达 70%，Z 值有助于在新生儿期选择手术方式。应用胎儿主动脉 Z 值有助于预测新生儿 CoA 的手术切口方式（包括左侧开胸和胸骨正中切开）的可能性。在 CoA 的高风险胎儿中，经超声心动图三血管图测量主动脉峡部内径，当 Z≤−2.5 时，预测新生儿期进行胸骨正中切开主动脉矫治术的敏感性和特异性分别为 78% 和 82%，假阳性率为 9%（出生后证实）；而经左侧开胸行主动脉矫治术者，主动脉峡部 Z 值相对较高（Z > −2.5）。产前主动脉峡部的 Z 值可用于预测出生后 CoA 的手术方式，有利于做好产前咨询，为出生后手术做好准备。

胎儿期诊断 CoA 的准确性较差，假阴性率较高，一直是产前诊断的难点。有研究认为主动脉峡部 Z 值 > −2 时，胎儿期疑似病例出生后为正常；而峡部 Z 值 < −2 时，则需要监视或手术治疗。峡部 Z 值、峡部与导管内径的比值是诊断胎儿 CoA 的敏感指征。对于快速生长的胎儿，主动脉梗阻的形成是一个动态的过程，采用常规的导管弓图像进行超声筛查和一次性 Z 值评估时，仍然不能降低假阳性的诊断。对于怀疑为 CoA 的胎儿，建议出生后早期监测，直到动脉导管闭合。超声心动图 Z 值可用于胎儿至新生儿生长发育过程中，主动脉内径变化的纵向比较，有助于早期识别 CoA。

【Z 值的影响因素及其局限性】

小儿超声心动图 Z 值的应用对于心脏结构的评价具有其优点，但 Z 值仍然是一个近似值，计算 Z 值关键要素为平均值和标准差，而这两个变量对于每个机体而言仍然是一个估算值，因此在不同研究者的结果之间可能存在差异。在超声心动图扫查过程中，测量方法错误或者不准确是可能存在的，在实测值只有很少的变化时，Z 值则可以放大，尤其是 Z 值呈负增大。影响正常参考值回归方程式建立的因素主要为体表面积的计算方法、回归方程的模型建立和 Z 值的标准正态检验等。

1. 体表面积计算方法 小儿体表面积有多种计算公式，通常选用与心血管结构相关性较好的计算公式。我国儿童保健医疗常用的计算 BSA 的方法见公式 10-1-4；美国超声心动图协会推荐采用 Haycock 等的方法，见公式 10-1-3；其他用于计算小儿的体表面积方法见公式 10-1-7～公式 10-1-12；针对新生儿则建议采用公式 10-1-13。新生儿也可能直接采用体重进行校正。

$$BSA[m^2]=0.023\,50\times H^{0.422\,46}\times W^{0.514\,56} \quad (公式 10-1-7)$$

$$BSA[m^2]=[(H\times W)/3\,600]^{0.5} \quad (公式 10-1-8)$$

$$BSA[m^2]=H^{0.725}\times W^{0.425}\times 0.007\,184 \quad (公式 10-1-9)$$

$$BSA[m^2]=W^{0.6666}\times 0.1$$ （公式 10-1-10）

$$BSA[m^2]=0.0003207\times(1000\times W)^{[0.7285-0.0188\times\log(1000\times W)]}\times H^{0.3}$$ （公式 10-1-11）

$$BSA[m^2]=6.4954\times(1000\times W)^{0.562}\times H^{0.320}$$ （公式 10-1-12）

$$BSA[m^2]=6.4954\times W^{0.562}\times H^{0.320}$$ （公式 10-1-13）

在上述 BSA 计算方法中，哪种与小儿心血管结构变化的相关性最好，不同人种之间的差异是否存具有统计学意义，还有待进一步论证。Cantinotti 等曾对 445 例出生 0～36 个月健康白种人儿童进行超声心动图检测，分别用 6 个计算 BSA 公式与 Haycock 公式比较研究，获得的关系如图 10-1-4 所示。发现 DuBois 的方法在 BSA 小于 0.7m^2 者，低估了 BSA；Mosteller 和 Meban 公式也低估了 BSA；

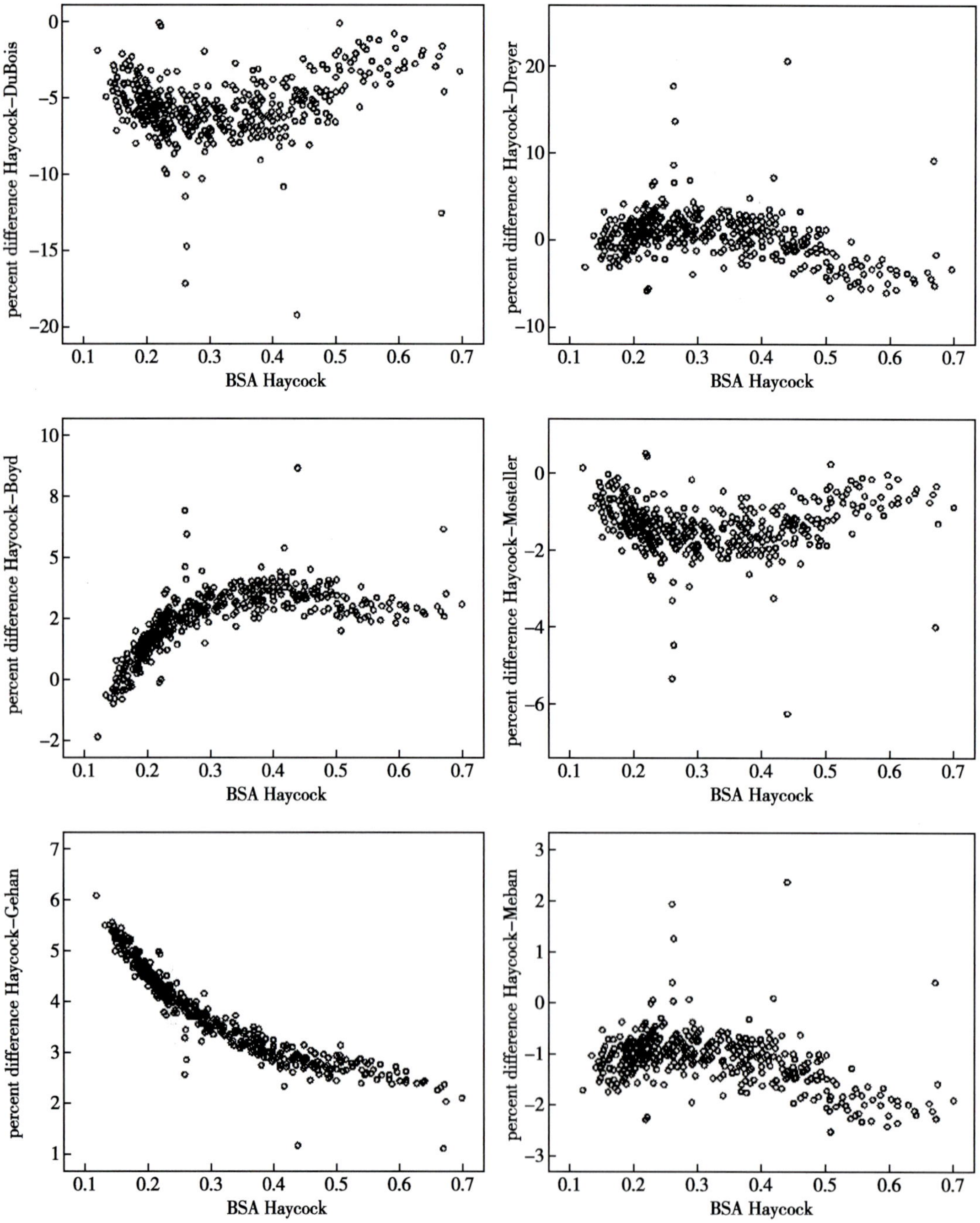

图 10-1-4 用 Haycock 的公式计算体表面积与用其他 6 个公式计算体表面积的比较

Dreyer 法在 BSA > $0.5m^2$ 者低估了 BSA；Gehan 和 Boyd 的方法则高估了 BSA，其中前者仅在 BSA > $0.18m^2$ 者高估，而后者全部不同的 BSA 者均高估（特别是低 BSA 者更显著）。因此，在选用体表面积计算公式时，应尽量考虑到不同方法之间的误差，采用与儿童保健、心血管疾病治疗等一致的 BSA 计算方法。

2. 异方差的校正　异方差性（heteroscedasticity）是相对于均方差（homoscedasticity）而言的。所谓均方差（或同方差）是为了保证回归参数估计量具有良好的统计性质，是对经典线性回归模型的一个重要假定，即总体回归函数中的随机误差项满足同方差特性，具有相同的方差。如果这一假定不满足，则随机误差项具有不同的方差，表示线性回归方程（模型）存在异方差性。由于人体结构的异速生长关系，医学和生物学统计中，大部分参考值呈异方差分布的连续变量，即随着体表面积增大，因变量的标准差也发生相应的变化。例如体表面积为 $0.5m^2$ 时，二尖瓣环横径为（14.29±1.63）mm，而体表面积为 $1.1m^2$ 时，横径为（21.29±3.14）mm，标准差增大（图 10-1-5），说明体表面积较大者二尖瓣环横径变化幅度较大。异方差性变量分布破坏了线性模型的基本假定，如果我们直接应用最小二乘法估计回归线性模型，将得不到准确、有效的结果。同方差与异方差的比较图见图 10-1-6。异方差一般可分为 3 种类型：①单调递增型：随自变量 x 的增大而因变量 y 的方差也增大，即在 x 与 y 的散点图中，表现为随着 x 值的增大 y 值的波动越来越大；②单调递减型：方差随 x 的增大而减小，即在 x 与 y 的散点图中，表现为随着 x 值的增大 y 值的波动越来越小；③复杂型：与 x 的变化呈复杂形式，即在 x 与 y 的散点图中，表现为随着 x 值的增大 y 值的波动复杂多变。

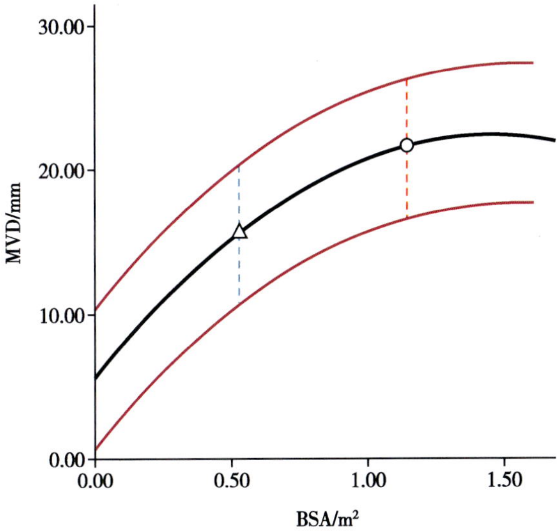

图 10-1-5　二尖瓣环横径的回归曲线

黑色曲线代表拟合的均值，紫色曲线代表正负 1 个标准差，△为 BSA = $0.5m^2$ 时，二尖瓣环横径为（14.29±1.63）mm，○为 BSA = $1.1m^2$ 时，横径为（21.29±3.14）mm

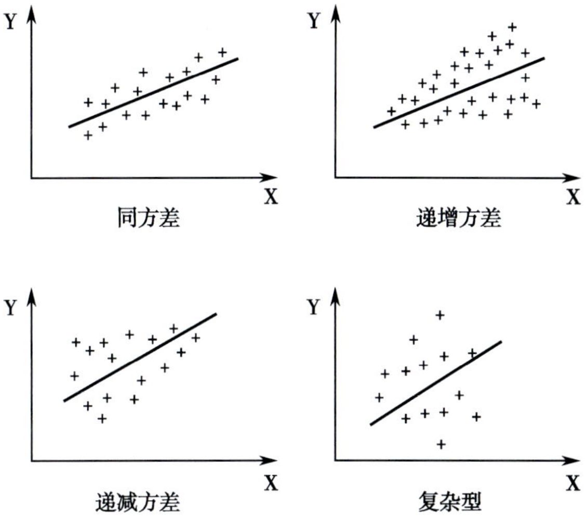

图 10-1-6　同方差与异方差的比较示意图

异方差性检验的方法包括图示检验法、Goldfeld-Quandt 检验法、White 检验法、Park 检验法和 Gleiser 检验法。图示检验法包括相关图分析或残差图分析。相关图分析是以方差为随机变量 y 与自变量 x 的相关图，观察的离散程度和解释变量之间的相关关系。若随 x 的增加，y 的离散程度呈具有逐渐增加或减少的趋势，则表明数学模型存在着递增或者递减的异方差性。残差图分析是通过对模型残差分布的观察，判断离散趋势，如果残差分布的离散程度有明显扩大的趋势，则表明存在异方差性。图示检验法只能较简单粗略判断模型是否存在着异方差性。Goldfeld-Quandt 检验法是将解释变量进行排序，分成不同体表面积的两个部分，分别将两部分建立回归模型，并求出各自残差平方和，若误差项的离散程度相同，则和的值大致相同，$P > 0.05$，表明为同方差；若两者之间差异存在显著性（$P < 0.05$），则表明异方差性存在。White 检验法是通过建立辅助回归模型的方法来判断异方差性。Park 检验法和 Gleiser 检验法等方法，是通过建立残差序列对解释变量的辅助回归模型，判断随机项的误差和解释变量之间是否有较强的相关关系，以此来判断模型是否存在异方差性，如果存在相关性（$P < 0.05$）则该模型存在异方差性，反之则不存在异方差性（$P > 0.05$）。

回归方程的残差存在将导致对因变量的预测值无效，异方差模型中的方差不再具有最小方差性；因无法正确估计变量的标准差而 t 检验失去作用；同时由于与真实的正常值发生较大偏离，使回归方程失去其预测作用。

3. 回归方程的选择 由于小儿心血管测量结果大多呈异方差分布，在建立回归方程时需要进行校正，达到消除或减小方差变化目的。因此，需要对预测回归方程中的自变量或因变量进行数学处理，例如对数、指数、幂、平方根等方法，使经回归方程获得的预测值与真实测值的偏差尽可能减少。小儿超声心动图正常参考值回归公式中，除了线性法（$y=a+bx$）以外，常用对数法（$y=a+b\ln[x]$，$\ln[y]=a+bx$）、指数法（$\ln[y]=a+b\ln[x]$）、幂法（$y=a+b_1x+b_2x^2$，$y=a+b_1x+b_2x^2+b_3x^3$）、平方根法（$y=a+bx^{0.5}$，$y^{0.5}=a+bx^{0.5}$，$y^{0.5}=a+bx$）等方法，校正异方差，并且各项回归方程的决定系数（coefficient of determination，R^2）最大（接近 1），标准误差最小（standard error，SE），使拟合公式的优度最高。

4. *Z* 值的标准正态检验 除了需要对回归模型（公式）进行异方差检验外，所获得的 *Z* 值最终还必须进行标准正态检验（standard normal test），即全部体表面积下的 *Z* 值的平均值均必须为 0；*Z* 变量要对称性分布在零的附近，分散在整个 BSA 范围内，保持恒定；*Z* 值呈完全独立的变量、不随体表面积而变化，并且 95% 分布在 −2 与 +2 之间。例如，图 10-1-7 示健康儿童主动脉窦内径及其 *Z* 值的散点趋势图。图中 A、B 分别是采用简单的线性模型与伽玛函数模型拟合的预测平均值和 2SD 范围。C 图为线性模型的 *Z* 值散点图，其 *Z* 值的平均值偏离了 0，随自变量 BSA 的变化而升高或下降，并呈非线性异方差趋势，不符合标准正态分布；这样拟合的方程未消除异方差，其残差检验不符合要求，回归模型不可采用。而 D 图为伽玛函数模型的 *Z* 值散点图，不同 BSA 下 *Z* 值的平均数为 0，*Z* 值呈

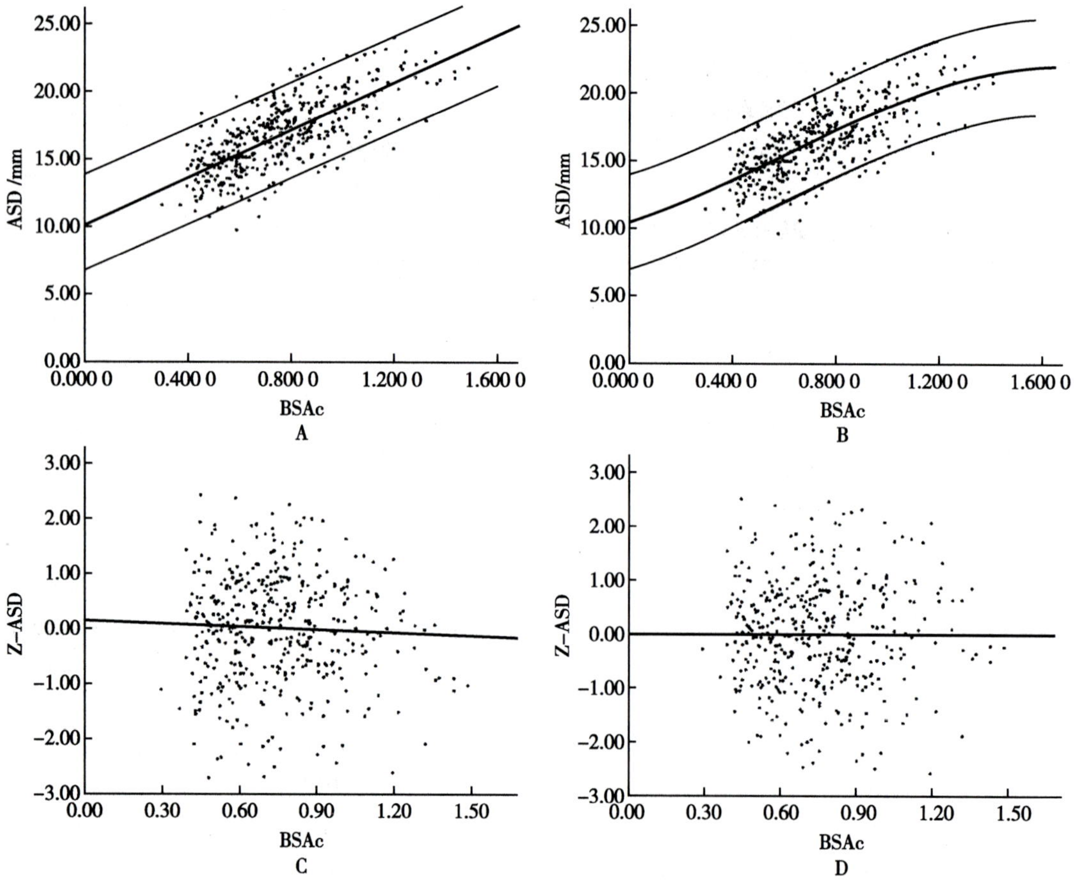

图 10-1-7 健康儿童主动脉窦内径及其 *Z* 值的散点趋势图

A、B. 采用简单的线性模型与伽玛函数模型拟合的预测平均值和 2SD 范围；C. 线性模型的 *Z* 值散点图；D. 伽玛函数模型的 *Z* 值散点图

独立变量分布在平均数 0 的附近，不随 BSA 而变化，呈标准正态分布，回归方程的残差检验符合统计学要求，预测值有效。

Z 值的计算时还需要采用规范一致的超声心动图的操作与测量方法；在应用回归方程计算 *Z* 值时，应注意因变量的计算方法（M 型、二维、多普勒等）和自变量（体表面积、体重和身高等）所适用的年龄范围；要采用与正常参考值建立时相同的 BSA 计算方法，尽量选用符合中国人的超声心动图正常参考值，避免因方法学错误导致的 *Z* 值误差。

（夏 焙 黄国英）

第二节 超声心动图评估左心功能

超声心动图定量左心室的收缩与舒张功能，是小儿最常用的无创性心血管功能评价方法，适用于新生儿、婴儿及儿童青少年等。不同于成年人，在评估心脏功能变化时，除考虑性别因素外，还需消除生长因素的影响，因此可采用经体表面积校正的正常参考值，对比分析心脏功能的变化，或计算标准化的 *Z* 值达超声心动图心脏功能结果。采用正常参考值及 *Z* 值的计算的具体的操作过程中，测量的方法需要与建立正常参考值的方法一致，以避免人为误差。

【左心室的收缩功能】

左室收缩功能是心脏负荷下心肌收缩作用的结果，包括心脏的前负荷、后负荷和心率变化。心脏的收缩力是心肌纤维的缩短；前负荷是心室舒张末容积与心肌收缩的关系；后负荷是心肌纤维在收缩缩短时的阻力；心率对收缩功能的影响在于使心室舒张期充盈时间发生变化。

1. 左室射血分数 射血分数（ejection fraction，EF）反映心脏收缩时左室容量的变化，见公式 10-2-1，LVEDV 左室舒张末期容积，LVESV 左室收缩末期容积。应用 M 型左室内径计算左室容积的方法见公式 10-2-2。

$$EF(\%)=[(LVEDV-LVESV)/LVEDV]\times 100$$

（公式 10-2-1）

$$LVEDV=\frac{7.0}{(2.4+LVd)}\times LVd^3$$

（公式 10-2-2）

小儿左室射血分数不受年龄大小的影响，正常值 66%（范围 56%～78%），是评价心室收缩功能的重要指标，但在先心病和心肌病患儿，存在明显左室节段性运动异常和左室腔形态异常时，M 型法计算心室容积的准确性差，常采用二维双平面法或三平面法测量 EF。

二维双平面法是经心尖四腔图和二腔图，采用 Simpson 双平面法计算左室容积，小儿正常值范围 56%～78%，EF＜55% 为减低。计算方法见公式 10-2-1。

三平面几何法是应用三维容积探头，在相同心动周期内，同时获得经心尖四腔图、左心长轴图和两腔图，对左室心内膜进行包络描记，计算舒张末期容积和收缩末期容积，经公式 10-2-1 计算 EF。

2. 短轴缩短分数 短轴缩短分数（fractional shortening，FS）是反映左室收缩功能最常用的指标（公式 10-2-3）。LVEDD 左室舒张末期内径，LVESD 左室收缩末期内径。

$$FS(\%)=[(LVEDD-LVESD)/LVEDD]\times 100$$

（公式 10-2-3）

小儿 FS 正常参考值范围 28%～44%，FS＜25% 为减低。FS 与心脏的前负荷、后负荷和心率均有关，依赖于室间隔的正常运动。FS 减低见于容量负荷增大（例如室间隔缺损、动脉导管未闭、主动脉瓣反流、二尖瓣反流）和压力负荷增加者（例如主动脉狭窄、肥厚型梗阻性心肌病），也见于原发性心肌病、化疗后心肌损伤等收缩功能减退者。

3. 心搏量 左室每搏输出量（left ventricular stroke volume，SV）见公式 10-2-4。用上述 M 型法或二维 Simpson 双平面法，测算左室收缩末期和舒张末期容积。当存在心室水平分流或二尖瓣反流时，应采用脉冲多普勒测量主动脉瓣口的速度时间积分法。左室流出道（主动脉瓣环）内径计算面积后，应用连续多普勒获得左室流出道的血流速度时间积分，计算每搏量和心输出量，见公式 10-2-5。CSA 为左室流出道面积，LVOT 为左室流出道直径，VTI 为流出道血流速度时间积分（velocity time integral）。

$$SV(ml)=LVEDV-LVESV$$

（公式 10-2-4）

$$SV(ml)=CSA\times VTI\times 100\ (CSA=LVOT^2\times 0.785)$$

（公式 10-2-5）

SV 的正常参考值范围因年龄而异，对不同年龄患儿，采用体表面积标准化获得 *Z* 值，用于治疗前后和长期随访的比较。

4. 心输出量 心输出量（cardiac output，CO）为 SV 与心率之积，见公式 10-2-6。应用体表面积标准化获得 CO 的 *Z* 值。CO 用于治疗前后和长期随访的比较。

$$CO(L/min)=(SV\times HR)/1\,000$$

（公式 10-2-6）

5. 左室心肌质量 左室心肌质量（left ventricular mass，LVmass）是评价心室后负荷的重要指标，最常用测量方法为面积 - 长度（AL）法（公式 10-2-7，图 10-2-1）。其中 A_1 为左室短轴的外壁总面积，A_2 为左室短轴的腔面积，两者之差 A_m 为心肌面积，b 为左室短轴外径（由短轴面积逆算得出），a 为从左室最宽的短轴水平至心尖内缘的直径，d 为从左室最宽的短轴水平至二尖瓣环连线的直径，t 为平均室壁厚径。也可经三平面几何法，应用心内膜包络容积与心外膜包络容积之差，算出心肌的容积（V），再根据心肌的比重（1.05g/ml），计算左室心肌质量（LVmass = 1.05 × V）。

$$LVmass(AL)=1.05\left\{\left[\frac{5}{6}A_1(a+d+t)\right]-\left[\frac{5}{6}A_2(a+d)\right]\right\}$$

（公式 10-2-7）

$$b=\sqrt{\frac{A_2}{\pi}}\quad t=\sqrt{\frac{A_1}{\pi}}-b$$

$$A_m=A_1-A_2$$

正常小儿心肌质量随体表面积和心室容积同步增长，心肌质量指数（经体表面积校正）和心肌质量容积比（心肌质量与左室容积比值）也随年龄增加，但在婴幼儿期相对恒定，是用于评价先天性心脏病患儿左心室发育的重要指标。青春期以后，LVmass 男性大于女性。小儿左室发育落后或发育不全者，心肌质量 Z 值负增大；左室流出道梗阻、高血压、肥厚型心肌病等，心肌质量 Z 值增大。考虑心肌质量的变化与人的瘦体质量和身高有关，与肥胖和体内脂肪的多少无关，也可采用标准化的 LV mass/$H^{2.7}$ 方法定量心肌质量指数。在小于 9 岁的年龄范围内，年龄越小 LV mass/$H^{2.7}$ 越大，9 岁时降至最低；9 岁之后平缓升高到成年人水平；大于 9 岁的儿童和成年人，男性 LV mass/$H^{2.7}$ 的中位数介于 27～32 之间；男性 LV mass/$H^{2.7}>45$、女性 LV mass/$H^{2.7}>40$ 时则为异常。

6. 左室心肌应变与应变率 心肌在收缩与舒张运动中产生形状大小的变化，包括伸长和缩短，同时伴随着心尖的逆时针扭转（相对于左室基底段）运动。应变（strain，S）是心肌形状变化后与原长度的变化大小，见公式 10-2-8。ΔL 表示心肌长度变化，L_0 表示心肌初始长度，初始长度常设定为心室舒张末心肌长度。应变率（strain rate，SR）是心肌长度变化的速率，表示单位时间的心肌应变，等同于单位时间的心肌速度变化，见公式 10-2-9。即应变和应变率常用于定量心肌形变的大小与速度。

$$S=\Delta L/L_0=(L-L_0)/L_0$$

（公式 10-2-8）

$$SR=S/\Delta t=\Delta L/L_0\cdot\Delta t^{-1}=\Delta L/\Delta t\cdot L_0^{-1}=\Delta V/L_0$$

（公式 10-2-9）

应变与应变率分析可用两种超声心动图方法进行，包括组织多普勒法（TDI）和斑点追踪法（speckle-tracking echocardiography，STE）。TDI 经检测心肌速度，获得心肌节段组织速度的差异，根据速度梯度定量局部心肌的形变，其时间分辨率较高，缺点是有角度依赖性和需要后处理。STE 是根据追踪图像中的灰度斑点，在连续的心动周期中，逐帧追踪并计算的斑点的位移，根据位移的大小和速度，测算心肌的应变与应变率。心肌的应变和应变率定量心肌的变形运动，较少受到心脏旋转和摆动造

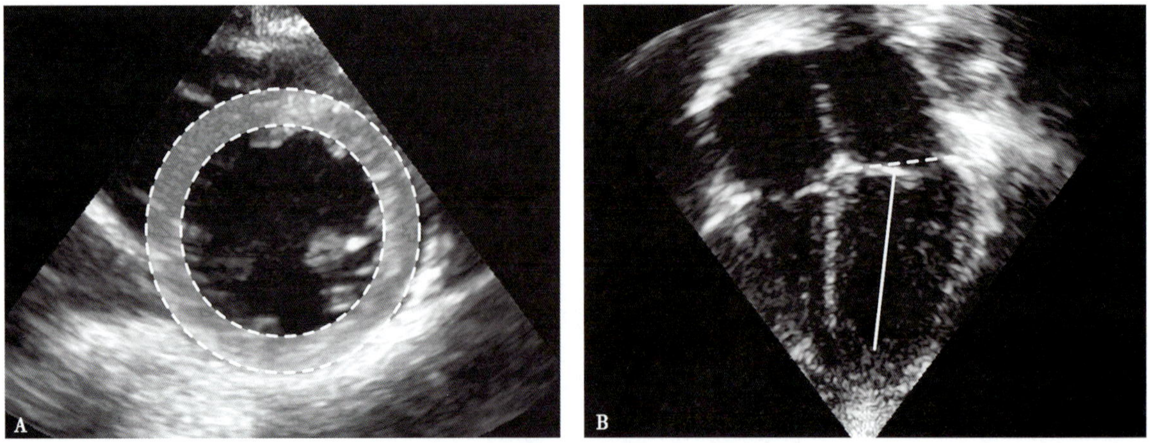

图 10-2-1 心肌质量的面积长度法测量图

A. 乳头肌水平左室短轴图，包络室壁的内膜与外膜；B. 测量二尖瓣环的中点到心尖心内膜的长度

成的位移，以及邻近组织牵拉效应的影响，可以更好地反映局部心肌功能。

左室心肌的定量分析可分为整体定量分析（图 10-2-2）与节段定量分析（图 10-2-3）。整体应变（global strain，GS）测算分别在心尖四腔图、心尖二腔图和心尖左心长轴图进行。在左室的心尖和基底段的短轴图上，分别测量径向、环向应变，以及旋转的角度（图 10-2-4）并计算左室的扭转。

组织多普勒定量左室射血分数正常的肥厚型心肌病患儿，可检出存在的心肌局部应变异常，尤其在肥厚显著的局部，收缩期峰值应变显著降低。X 连锁隐性遗传性肌营养不良症的年轻患者，心脏呈肥厚性增大，尽管左室 EF 正常范围，但 LV 的径向、纵向收缩期峰值应变和应变率已有显著减低。小儿白血病蒽环类药物治疗后，患儿左室的 EF 和短轴缩短率正常，但存在局部应变和应变率减低。

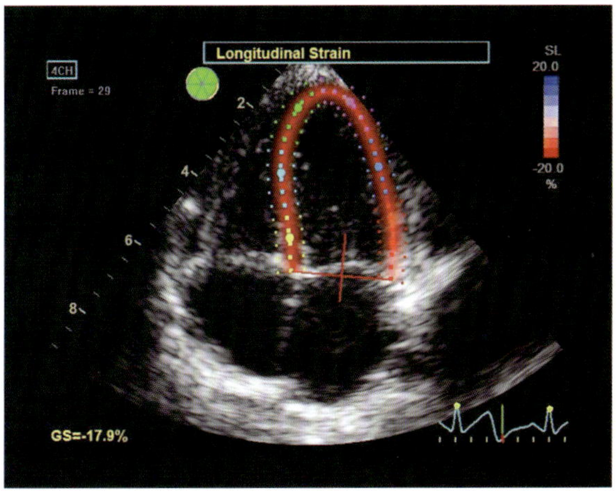

图 10-2-2 左室心尖四腔图上心肌的整体纵向应变

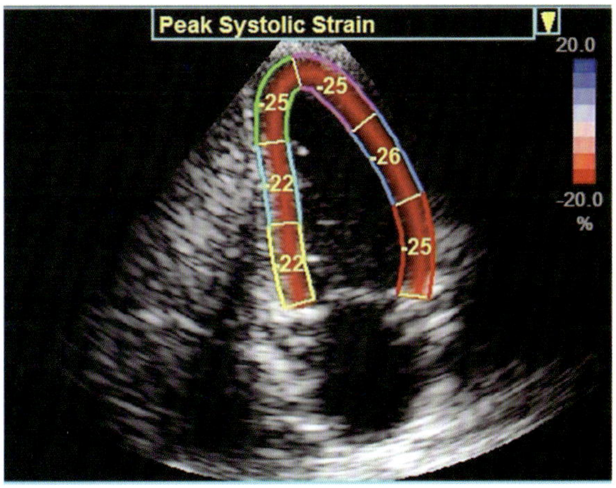

图 10-2-3 左室心尖两腔图心肌各节段的纵向峰值收缩应变

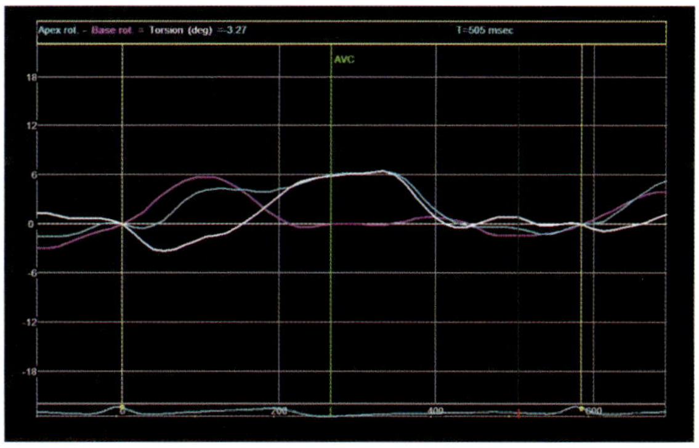

图 10-2-4 左室各时相的扭转

Apex rot 心尖段旋转角度（蓝色曲线），Base rot 基底段旋转角度（紫色曲线），Torsion 扭转角度（白色曲线）

法洛四联症术后患儿，右心室游离壁和室间隔节段性收缩期峰值应变和应变率下降，与肺动脉瓣反流程度相关。在肥胖患儿，受动脉血压升高、心肌质量增大和体重指数的影响，长轴和环向的应变、应变率均减低。

斑点追踪应变成像检测心肌的应变与应变率，可选用二维法与三维法。由于新生儿、婴幼儿的心率比成年人快，将三维斑点追踪技术应用于儿科临床，尚有待于三维成像中的空间分辨率和时间分辨率的提高。

【左心室的舒张功能】

小儿先心病和获得性心脏病的舒张性心衰的流行病学尚不清楚，可能与单纯收缩性或舒张性心衰诊断较为困难有关，也与患儿的血流动力学变化复杂有关。

舒张功能与心脏沿长轴方向上的伸展及扭转有关。Torrent-Guasp 等研究认为心室的心肌构成可解释为由一条单一的肌带盘曲而成的双螺旋结构。这条肌带起于肺动脉瓣下的右室侧，向左室延伸呈双螺旋结构盘曲，止于主动脉瓣下，心肌的收缩与舒张形成心室收缩期扭转和舒张期解扭转运动。左室的心内膜下心肌纤维方向呈右手螺旋，心外膜下心肌呈左手螺旋方向；靠近心内膜下和心外膜下的心肌大多呈纵向分布，而中间层多呈横向（环向）分布；舒张期心肌细胞电复极过程开始于心尖的心内膜，向基底段传递，而后传向心外膜心肌；整个透壁的电兴奋过程是由基底传递向心尖的。心内膜下心肌与心外膜心肌的松弛起始时间是渐进式的，心内膜下心肌开始在主动脉瓣关闭之前，而心外膜心肌松弛起始于主动脉瓣关闭之后。由于心肌带的构型和心电传递的特点，使两层心肌舒张期的机械运动方向相反，心内膜心肌由心尖至基底方向顺次松弛、心外膜心肌由基底至心尖顺次松弛，合应力则形成由心尖向心底、内膜向外膜的心肌松弛阶梯，产生舒张期心室的解扭转和抽吸作用。

在整个心动周期中，收缩期与舒张期是不能完全分开的两个阶段，在时间和功能上相互协调、紧密结合。心脏的收缩期二尖瓣环向心尖运动，左室呈逆时针扭转（由心尖视向心底）。舒张早期心室开始解扭转，而后二尖瓣环向心底运动，心室充盈。左室扭转是收缩期能量储备的机械运动过程，能量释放引起舒张早期心室回旋，二尖瓣向心底运动回位，使心室抽吸血液。继舒张早期的抽吸后，左室舒张晚期充盈是由心房收缩与多种因素相互作用的结果。在舒张晚期，心房的收缩必须克服心室的僵硬度。心肌的应力（心肌细胞、细胞外基质、心肌张力及室壁厚度）和心包限制作用，决定了心室的顺应性，僵硬度增加则反之心室舒张的顺应性下降。心室的舒张功能与心肌的松弛性和心室的僵硬度有关，在舒张早期与心房收缩期之间为相对静止期，此期心室压力与心房压力近于相等。心脏舒张功能不全者常同时存在心肌的收缩与舒张异常，尤其是左室收缩扭转对舒张早期功能的影响；收缩扭转异常使左室解扭转延迟，心室的舒张早期抽吸作用减弱，舒张早期充盈受损；伴随着心室的僵硬度增加，舒张晚期充盈受限，左室舒张末期压力和左房压升高。

儿童心脏舒张功能异常见于各类先天性心脏病、心肌病和心肌炎等。先天性心脏病左室流出道狭窄继发性左室肥厚、左室扭转减低时，左室的解扭转和松弛延迟，左室舒张早期充盈减低，舒张晚期的充盈则依赖于心房的收缩。先天性瓣膜畸形、单心室等长期心室的压力负荷和容量负荷过重，可同时引起左室肥厚、心肌缺血和纤维化，左室僵硬度增加。肥厚型心肌病者心肌质量增加，伴有左室流出道梗阻时，左室的松弛性能与僵硬度均呈不同的改变。限制型心肌病患儿，无论是遗传性或是散发性，心室的僵硬度增加明显，左室充盈压显著增加。扩张型心肌病的左室扭转与变形减低，解扭转延迟，心室在舒张早期的抽吸作用减弱，由于舒张早期充盈异常，伴随左室的僵硬度增加，左室的舒张末期充盈压也升高，表现为心室的收缩与舒张功能均减低。

儿童心脏舒张功能的超声心动图评价，可综合采用多项测量参数，包括房室瓣口血流速度、组织多普勒房室瓣环运动速度与位移和左心房容积等。在新生儿和婴儿，应用房室瓣口和肺静脉血流速度评价左室舒张功能时，应注意房水平分流和动脉导管分流对检测结果的影响。

1. 二尖瓣口血流速度　经脉冲多普勒二尖瓣口测量舒张期血流速度，反映了左室舒张期充盈的特征。主要测量参数包括舒张早期峰值流速（E）、舒张晚期峰值流速（A）、E/A 比值、E 峰减速时间（deceleration time，DT）、等容舒张时间（IVRT）、早期充盈时间速度积分（early filling phase velocity time integral，E-VTI）、晚期充盈时间速度积分（atrial filling phase velocity time integral，A-VTI）等。

正常胎儿、新生儿和小婴儿，二尖瓣口血流 E 峰较低，而 A 峰相对优势，E/A 比值最低，是由心房收缩代偿心肌顺应性的不足所致。随着心肌发育成熟，E 峰增加，E 峰减速时间延长。出生 3～6 个月时 E 峰逐渐增高，在 5 岁时左室舒张功能逐渐完善，E/A 比值达到成年人水平。舒张晚期二尖瓣口 A 峰和心房充盈分数从新生儿期到学龄期儿童呈下降的过程，而心房收缩期的速度时间积分呈恒定值不随年龄变化，仅与心率的变化相关。新生儿和小婴儿、窦性心动过速、Ⅰ度房室传导阻滞者，E 峰与 A 峰融合为单峰。二尖瓣口 E、A 峰受年龄、心率等影响。应用房室瓣口多普勒血流速度评价小儿左室舒张功能时，应考虑其生理性变化因素。

小儿左室舒张功能异常时，二尖瓣口 E/A 比值变化，表现为 E/A 减低（松弛受损型）、E/A 假正常和 E/A 增加（充盈限制型）（图 10-2-5）。二尖瓣口 E 峰主要反映舒张早期左房 - 左室压力阶差，同时受前负荷及左室松弛（抽吸作用）功能的影响。二尖瓣口 A 峰反映舒张晚期左房 - 左室压力阶差，受左室的顺应性及左房收缩功能的影响。E 峰减速时间受左室松弛、二尖瓣开放早期左室舒张压及左室僵硬度的影响。左室收缩末期容积、扭转后弹性回缩的抽吸作用和左室舒张压均直接影响二尖瓣口的 E 峰大小、E 峰减速时间和 IVRT。心肌肥厚、节段性收缩不同步和后负荷增加，使舒张早期左房向左室的排空速度减慢，晚期心房代偿性收缩增加表现为松弛型舒张功能异常。

多普勒检测显示为 E 峰减低、E 峰减速时间延长（Z 值大于 2）和等容舒张时间延长，是小儿最常见的舒张功能减退的表现，见于肥胖、阻塞型睡眠呼吸暂停低通气综合征（obstructive sleep apnea）、蒽环类药物的心脏毒性反应、年幼性类风湿关节炎、慢性肾病、重症川崎病急性期等。多普勒流速

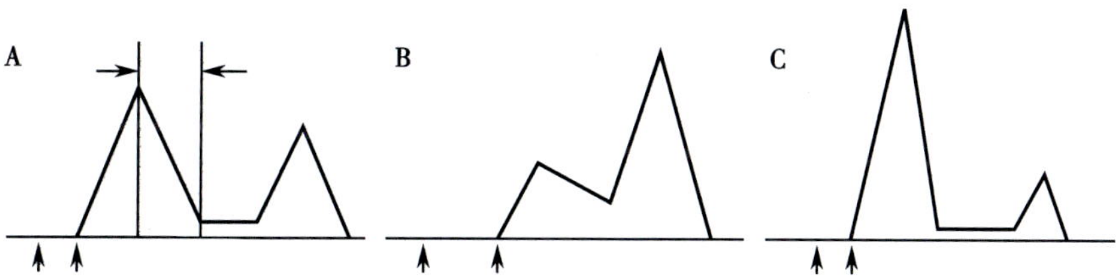

图 10-2-5 二尖瓣口多普勒流速曲线

A. 正常；B. 松弛受损型；C. 充盈限制型

曲线结合组织多普勒检测房室环舒张期运动速度，以及定量左房容积变化，有助于识别小儿各类潜在的左室舒张功能异常。E 和 A 的变化采用标准化的 *Z* 值，用于治疗前后评价和随访的比较。

2. 组织多普勒二尖瓣环运动速度 多普勒组织成像（Doppler tissue imaging，DTI）简称组织多普勒，是应用脉冲多普勒经心尖声窗扫查，检测房室环舒张期运动速度，包括舒张早期 Ve 和舒张晚期 Va，计算 Ve/Va 和 E/Ve 比值。测量的位置分别为二尖瓣环侧壁、室间隔和三尖瓣环侧壁。室间隔和二尖瓣侧壁的 Ve 和 Va 反映左室舒张功能，或者取室间隔与二尖瓣侧壁的平均值。正常时 Ve＞Va。Ve 受前负荷、左室松弛性、左室收缩末期压力的影响。当左室心肌的松弛性能异常时，Ve 减低，Ve 时间延迟，不论左室压力如何变化，Ve 起始于左房 - 左室压力曲线的交叉点上。组织多普勒经心尖四腔图，测量房室环的室间隔和二尖瓣侧壁的 Ve 和 Va。正常时 Ve＞Va；当 Ve 减低和（或）Ve＜Va 时，提示左室舒张功能受损。Ve/Va 可用于甄别舒张期二尖瓣口血流 E/A 的假正常和充盈限制性异常。

正常儿童的房室环舒张期 Ve 峰随年龄增长而增大，Va 也略有增大。体表面积＜$1m^2$ 者，三尖瓣 Ve 大于二尖瓣 Ve，而体表面积＞$1m^2$ 者则相反；三尖瓣 Va 在各年龄组均大于二尖瓣 Va。Ve/Va 比值在二尖瓣侧壁和室间隔处均随年龄而增大，而三尖瓣环的 Ve/Va 比值变化不明显。E/Ve 比值在新生儿及小婴儿期最高，而后随年龄增长而降低。组织多普勒房室瓣环舒张期速度增长的不一致，提示小儿左右心室功能发育差异。在成年人，二尖瓣 E 与室间隔 Ve 之间的 E/Ve 比值＜8 提示 LV 充盈压正常，而 E/Ve 比值＞15 提示 LV 充盈压增高。而正常小儿 E/Ve 比值的大小与体表面积、前负荷相关，应用 E/Ve 比值界定左室舒张功能时，应考虑年龄因素、畸形的分流、房室瓣的反流等影响。小儿 E/Ve 比值的变化也应采用标准化的 Z 值。

移植心脏的排斥反应一直依赖于组织活检病理诊断，有为数不多的移植心脏经超声心动图检测发现，心脏排斥反应时，二尖瓣环 Ve/Va 比值小于 1.1，提示 Ve/Va 比值预测心脏排斥反应的潜在应用价值。二尖瓣环 Ve 峰减低和等容舒张时间延长也见于小儿 I 型糖尿病、肥胖、单心室等舒张功能不全者。

与正常儿童相比，扩张型心肌病患儿，二尖瓣 Ve 峰值下降（＜8.5cm/s）是比左室 EF 更好的、预测心脏移植和死亡的风险指标，患儿往往需要住院、应用强心药物治疗。心肌致密化不全扩张型心肌病的患儿，二尖瓣侧壁 Ve 值减低，是预测不良结局最敏感和特异的指标。E/Ve 也可用于评价肥厚型心肌病患儿的不良临床结局的风险，包括室性心动过速、运动耐受力降低、心脏骤停和死亡。

3. 心房容积及心房容积指数 左房容积（LA volume）是反映左房负荷的重要指标，左房重构与左室舒张功能相关。经心尖四腔图和心尖二腔图，采用双平面法测算 LAV。左房具有收纳肺静脉回流血的作用，同时在舒张末期主动排空，维持主动脉瓣开放与心房收缩期间的通道作用。前负荷增大，例如室间隔缺损、动脉导管未闭时左房增大；左室流出道梗阻、室壁肥厚、左室舒张末期压力升高时，左房增大，反映了一段时间内左室的充盈压对心房累积的作用，左室舒张功能减退者左房增大。小儿全身性疾病引起心脏高输出量状态时，左房容积的 Z 值＞2，提示左室舒张功能障碍。

左房容积指数（left atrial volume index，LAVI）相对恒定，是单位体表面积的左房容积大小，与年龄和体表面积增加不相关，用于评价左房的前负荷与后负荷的变化。在成年人，左房容积指数≥$34ml/m^2$ 是死亡、心力衰竭、房颤、及缺血性脑卒中的独立预测因子。左房容积指数对小儿心脏的影响尚有待研究。

【左心室的整体功能】

心肌做功指数（myocardial performance index，

MPI）即 Tei 指数，是同时定量收缩和舒张功能的一个简单方法。MPI 计算方法见公式 10-2-10。其中 IRT（isovolumic relaxation time）为等容舒张时间，ICT（isovolumic contraction time）为等容收缩时间，ET（ejection time）为射血时间。

$$MPI=(ICT+IRT)/ET \quad （公式 10-2-10）$$

MPI 检测方法包括 M 型（MPI-M）、多普勒血流图（MPI-PW）和组织多普勒（MPI-DTI）（图 10-2-6）3 种方法，MPI 与年龄、体表面积和心率变化不相关。如果将上限值定为 2 个标准差，即 Z 值≤2，则小儿左室 MPI-DTI 的正常上限值分别为 <0.50（DTI）、<0.50（PW）、<0.45（M 型）（图 10-2-7），健康新生儿 MPI-PW）的正常值范围 0.25～0.38。

在新生儿期应用多普勒血流检测显示左室 MPI 与左室 EF 呈负相关，与左室心输出量呈负相关，而右室 MPI 与右室心排量呈负相关。MPI 已被用于评价围产期窒息引起心脏功能损伤，但新生儿心率较快，血流动力学不稳定，其重复性尚有待进一步论证。经 DTI 获得的 MPI 与多普勒流速曲线和 M 型获得的 MPI 显著相关；3 种方法测量结果大小略有差异，按相同部位测值结果，由大到小依次为组织多普勒（DTI）、多普勒血流图（PW）与 M 型。MPI-PW 显著增高也见于川崎病急性期患儿。

MPI 的优点是心室与血流的综合指标，不依赖于心室的几何形态。MPI 的局限性是对收缩功能或舒张功能不具有特异性，并且受心脏的前负荷和后负荷的影响。因为右室无法应用多普勒同时取得流入道与流出道的血流速度，右室 MPI 分析更适合采用 DTI 法；而左室的 MPI 可经 M 型、血流速度曲线和组织多普勒等 3 种方法获得。MPI 增大提示心脏功能不全，可用于预测心衰患儿的预后。

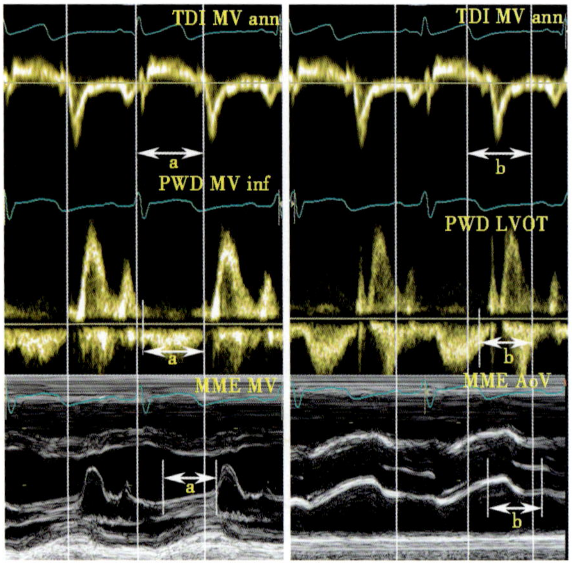

图 10-2-6　MPI 检查方法示意图

M 型（MPI-M）、多普勒血流图（MPI-PW）和组织多普勒（MPI-DTI）；TDI MV ann：组织多普勒二尖瓣环；PWD MV inf：脉冲多普勒二尖瓣下方；MME MV：M 型超声二尖瓣；MME AoV：M 型超声主动脉瓣

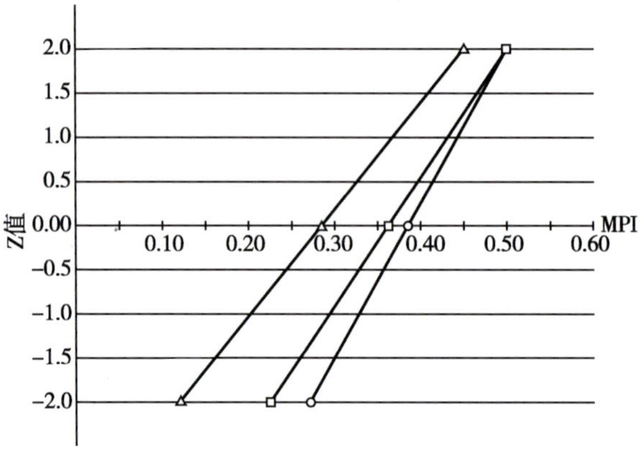

图 10-2-7　小儿左室 MPI 三种方法检测的正常参考值 Z 值分布图

△ MPI-M 型；○ MPI- 多普勒法；□ MPI- 组织多普勒法

【左心室局部功能】

心室壁节段根据冠状动脉的供血区域可划分为心尖段、中段和基底段，其中心尖段分为前壁、侧壁、下壁和室间隔段 4 段；中段和基底段又分为前壁、侧壁、后壁、下壁、室间隔和前间隔等 12 节段，共 16 节段。心室节段的划分可用于评价室壁的局部运动功能和发育。节段性或区域性室壁运动异常见于心肌炎、川崎病冠脉病变和心肌病等；节段性发育异常见于心肌致密化不全。

1. 室壁运动指数（WMSI）　美国超声心动图学会建议的室壁运动记分法，是采用目测的方法，目前常用于成年人和青少年评价局部室壁运动。室壁在收缩期局部室壁向外膨出、或舒张期向腔内扭动为矛盾运动；或为运动增强。将局部室壁运动正常计 1 分，运动减弱计 2 分、运动消失计 3 分、矛盾运动计 4 分。全部上述各节段的运动得分之和除以节段总数，即为室壁运动记分指数（WMSI）。WMSI 正常等于 1，大于 1 表示不正常。此指数反映了左心室异常心肌占整个左室心肌的比例，反映了左室壁运动异常的受累范围。此方法简单易行，但需要观察者具有一定经验，初学者需要较长的学习和训练过程，否则结果判断的重复性差。WMSI 用于年龄较大儿童患者治疗前后的比较和长期随访。

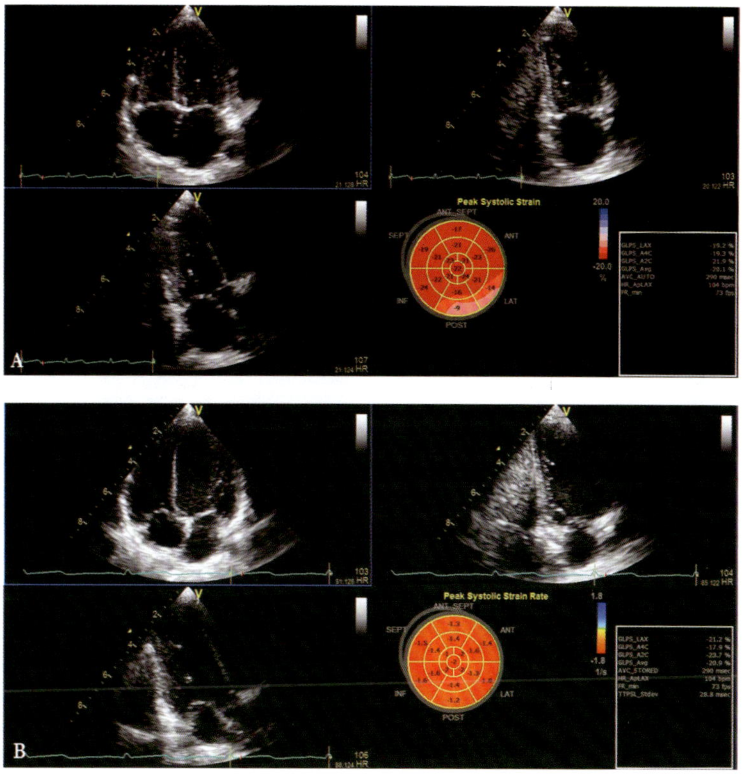

图 10-2-8　川崎病患儿心肌斑点追踪图

A. 心肌各节段纵向收缩期峰值应变；B. 心肌各节段纵向收缩期峰值应变率

2. 应变与应变率　应用斑点追踪法也可能定量心肌各节段的应变与应变率，用于化疗患儿心脏功能的监测和川崎病患儿亚临床心脏功能不全（图 10-2-8）。

（夏　焙）

第三节　超声心动图评估右心功能

右心室因其独特的形态结构，增加了超声心动图评价功能的难度，业界尚缺少统一的标准。在评估右心室功能时，需要进行多声窗角度的全方位扫查，综合评价右心室的收缩与舒张功能。图 10-3-1 为显示右心室各节段的完整超声心动图。美国超声心动图学会建议的成年人右心功能的标准方法指南可供儿科参考，并且在应用时可采用经体表面积校正的正常参考值，计算标准化的 *Z* 值进行定量，用于对右心功能的纵向比较。超声心动图右心的血流动力学和功能评价，对肺部并发症的发生率和死亡率有重要意义，也是筛查小儿肺动脉高压的最佳方法。对肺动脉高压的评价方法参见第十八章。

【右心室的收缩功能】

1. 右心室面积变化分数　右心室面积变化分数（right ventricle fractional area change，RVFAC）是评价右室收缩功能的简捷指标。于心尖四腔图沿右心室心内膜描记，分别获得右心室舒张末期面积（RVAd）与收缩末期面积（RVAs）（图 10-3-2），右心室面积变化分数（%）的计算方法见公式 10-3-1。RVFAC 的图像应选择右心室面积最大的心尖四腔图（图 10-3-3）。RVFAC 用于治疗前后的比较和随访。

$$RVFAC=[(RVAd-RVAs)/RVAd]\times 100 \quad \text{（公式 10-3-1）}$$

2. 右心室射血分数　右心室射血分数（RVEF）二维法测量的原理与左心室的原理相似，因受右心室几何形态的影响，准确性较差，不常规在临床使用。此项指标已经逐渐被实时三维超声心动图容积定量方法所取代（图 10-3-4）。实时三维法测量右心室的容积目前可用于青少年患者。因受心率较快、心脏位置较浅，需大扇角高容积频率扫查，受现有探头技术的局限，在年龄较小的儿童应用还有一定局限性。

3. 右心室心搏量　除上述三维法测量右心室容积以外，对于无房水平及导管水平的分流存在时，无右室流出道狭窄者，可经肺动脉瓣口面积 - 血流速度积分法计算右心室的心搏量，见公式 10-3-2。

CSA 为右室流出道面积，RVOT 为右室流出道直径，VTI 为流出道血流速度时间积分（velocity time integral）。

$$SV(ml)=CSA\times VTI\times 100\ (CSA=RVOT^2\times 0.785)$$

（公式 10-3-2）

右心室心输出量反映了肺循环血流量（Qp）。新生儿非限制性动脉导管未闭者，动脉导管水平分流量较大，经肺动脉瓣口测算的血流量反映的却是体循环的流量（Qs），而经主动脉瓣口测算的血流量则反映的是肺循环血流量（Qp），应用这个循环血量的变化，可计算出体循环与肺循环血的血流量比例，评价分流对循环的影响。

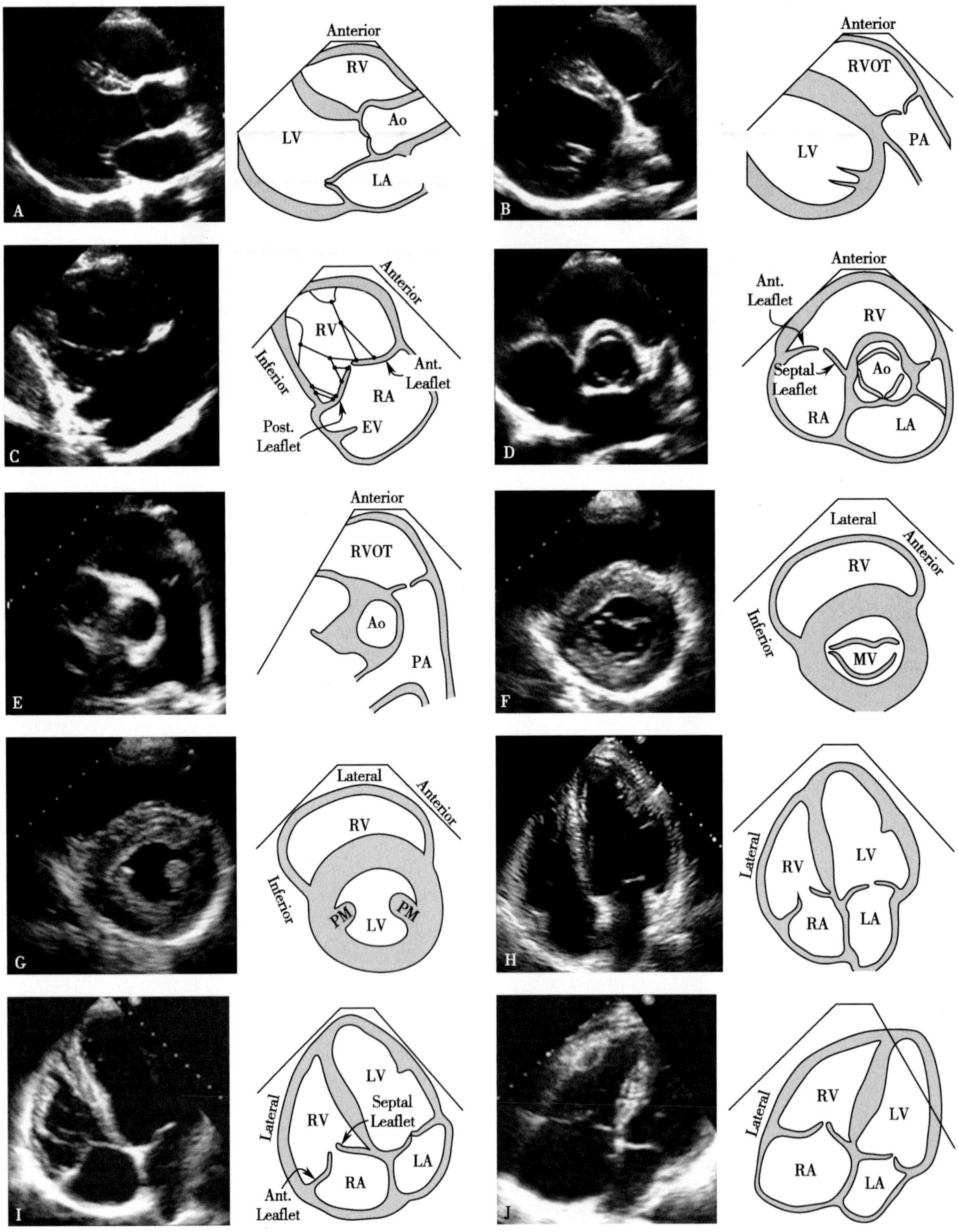

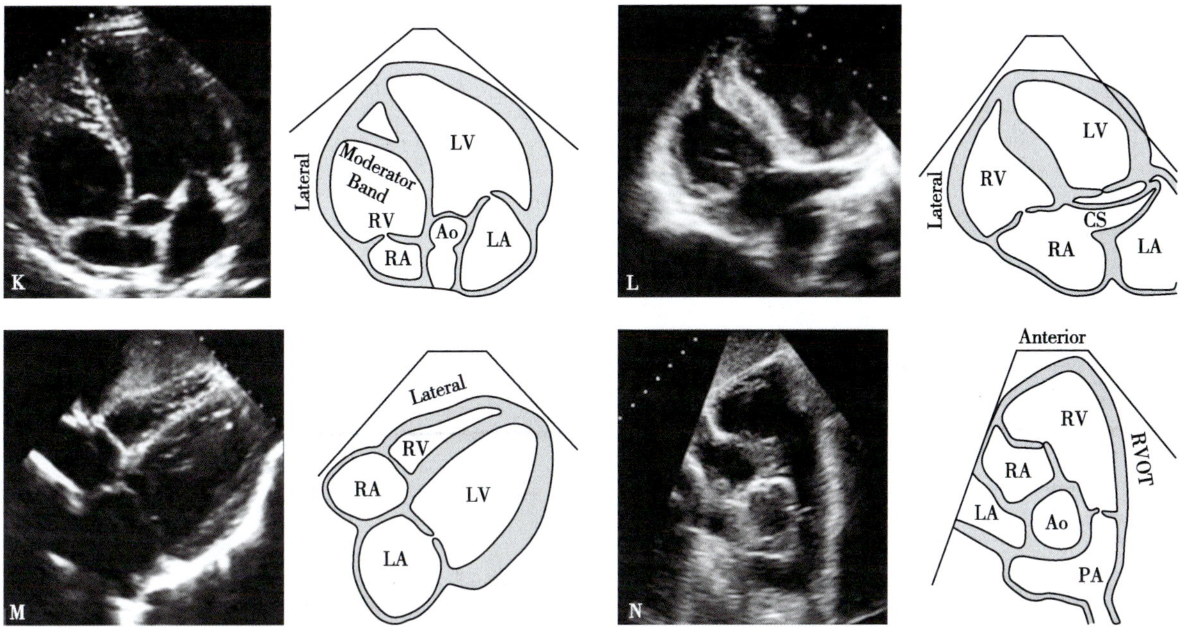

图 10-3-1 右心室超声心动图扫查声窗及主要测量内容

A. 胸骨旁右室前壁长轴图；B. 胸骨旁右室流出道和肺动脉长轴图；C. 胸骨旁右室流入道长轴图；D. 胸骨旁右室基底部短轴图；E. 胸骨旁肺动脉分叉短轴图；F. 胸骨旁二尖瓣水平右室短轴图；G. 胸骨旁乳突肌水平右室短轴图；H. 心尖四腔图；I. 右室侧心尖四腔图；J. 改良右室心尖四腔图；K. 右室心尖五腔图；L. 心尖冠状静脉窦图；M. 右室剑突下四腔图；N. 剑突下右室基底部短轴图；Ao：主动脉；CS：冠状静脉窦；EV：欧氏瓣；LA：左心房；LV：左心室；MV：二尖瓣；PA：肺动脉；PM：乳头肌；RA：右心房；RV：右心室；RVOT：右室流出道

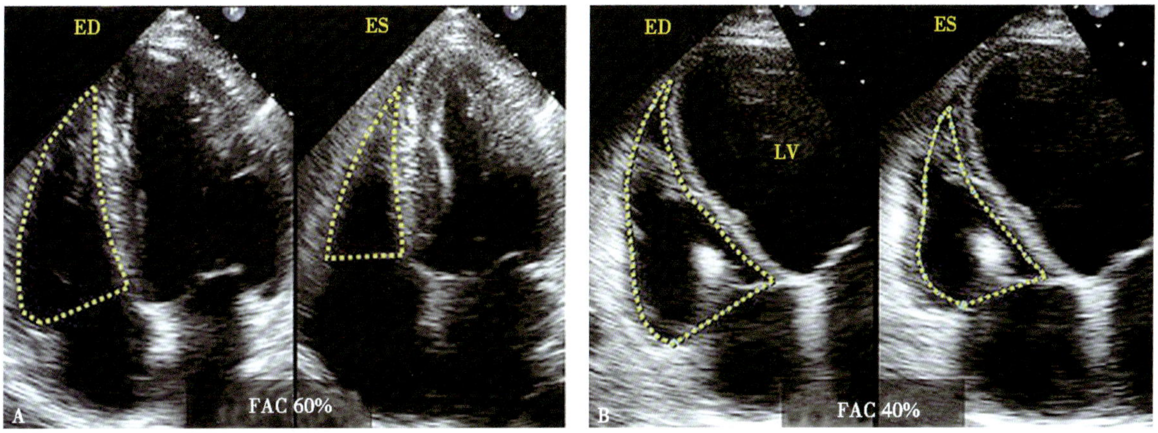

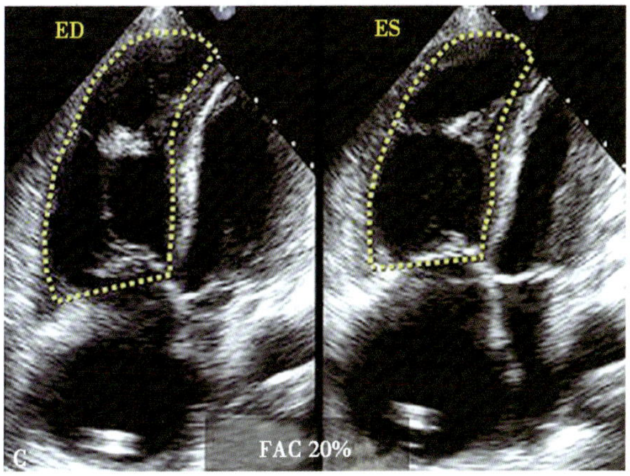

图 10-3-2 右心室面积变化分数测量

经心尖四腔图沿游离壁的心内膜边界到心尖，然后返回到环水平，将肌小梁、三尖瓣和腱索包络在心腔内。A. 正常右心室 RVFAC，60%；B. 右心室中度扩张，RVFAC 40%；C. 右心室重度扩张，RVFAC 20%；ED：舒张末期，ES：收缩末期

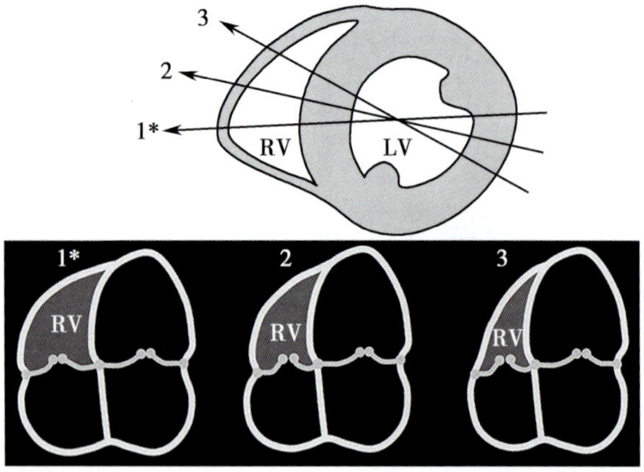

图 10-3-3　心尖四腔图测量右心室面积

经心尖四腔图测量右室面积应选择右心室最大面积，即图 1，而非图 2 和图 3；RV：右心室，LV：左心室

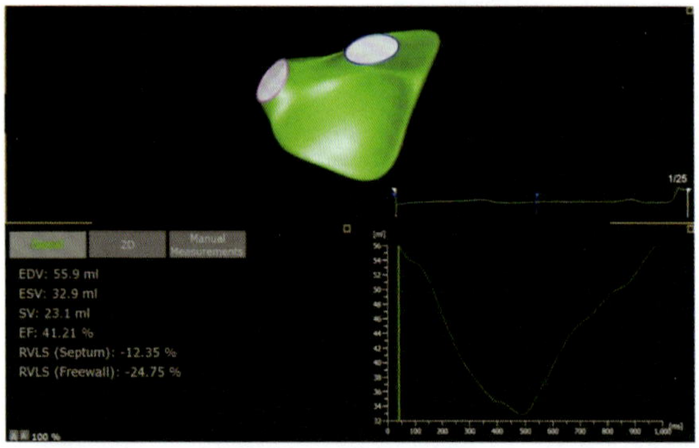

图 10-3-4　三维法测量右心室射血分数

图中正中示右心室三维形态，右下曲线示右心室容积变化

4. 右心室心肌做功指数　右室的 MPI 可分别采用组织多普勒法（MPI-DTI）、多普勒血流速度法（MPI-PW）测得（图 10-3-5）。经心尖四腔图用组织多普勒在三尖瓣环右侧壁，测量心室的运动周期，测算右心室的 MPI。经三尖瓣口测量血流速度等容舒张期时间，经肺动脉瓣口测量血流速度等容收缩期及射血期时间，计算右心室的 MPI。右室 MPI 的正常参考值为（0.37±0.05）（组织多普勒法）、（0.34±0.06）（多普勒血流法）。MPI 增加提示相对射血时间的等容时间延长，提示右心室的收缩和舒张功能减退，可用于预测心衰患儿的预后。

MPI 的优点是心室血流的综合指标，不依赖于心室的几何形态。MPI 的局限性是对收缩功能或舒张功能不具有特异性，并且受心脏的前负荷和后负荷的影响。因为右心室无法应用多普勒同时取得流入道与流出道的血流速度，右心室 MPI 分析更适合采用 DTI 法。

对法洛四联症术后患儿 MPI 结果显示，MPI-PW

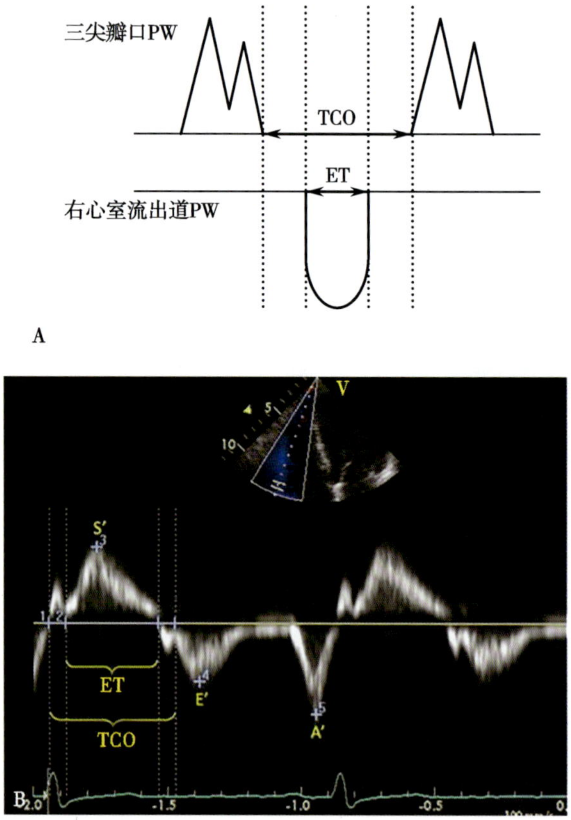

图 10-3-5　右心室心肌做功指数

A. PW 法；B. 组织多普勒法；MPI=（TCO－ET）/ET；ET：射血时间；TCO：总输出时间；E′：舒张早期；A′：舒张晚期

与正常儿童无差异，但右室 MPI-DTI 与正常儿童的差异有统计学意义。MPI-DTI 变化与肺动脉压相关，可用于评价右心室收缩和舒张功能，特别是先心病伴有肺动脉高压者。

【右心室的局部功能】

右心室的冠状动脉供应节段参见图 10-3-6。右心室的节段性室壁运动异常见于川崎病冠状动脉病变、心肌病、心肌炎等，儿童患儿导致右心室壁节段性运动异常的研究报道为数不多。

1. 三尖瓣环收缩峰值位移及三尖瓣环收缩峰值速度　三尖瓣环收缩峰值位移（tricuspid annular plane systolic excursion，TAPSE）和三尖瓣环收缩期峰值速度（tricuspid annular peak systolic velocity，TAPSV）也是儿童右室收缩功能评价的常用参数，可经心尖四腔图，分别选用 M 型（图 10-3-7）、组织多普勒（图 10-3-8 和图 10-3-9）测得。该指标反映了右心室纵向和径向的收缩功能，但忽略了右心室流出道，也常因右心室粗大的肌束，或声窗不良而影响心内膜的显示。必要时可采用右心室声学造影，增强心腔与室壁的对比度，以弥补这一不足。儿童右心室对后负荷的敏感性高于左心室，肺动脉高压对心脏功能的损伤明显强于体动脉高压对左心功能的影响。受声窗的影响，以及右室几何形态的复杂性（矢状面呈三角形、冠状面呈月牙形），超声心动图扫查时难以将右心室流入道与流出道在同一视图完整显示出来，定量右心室功能有一定难度。临床上常应用房室环的纵向运动性能评价右室功能。

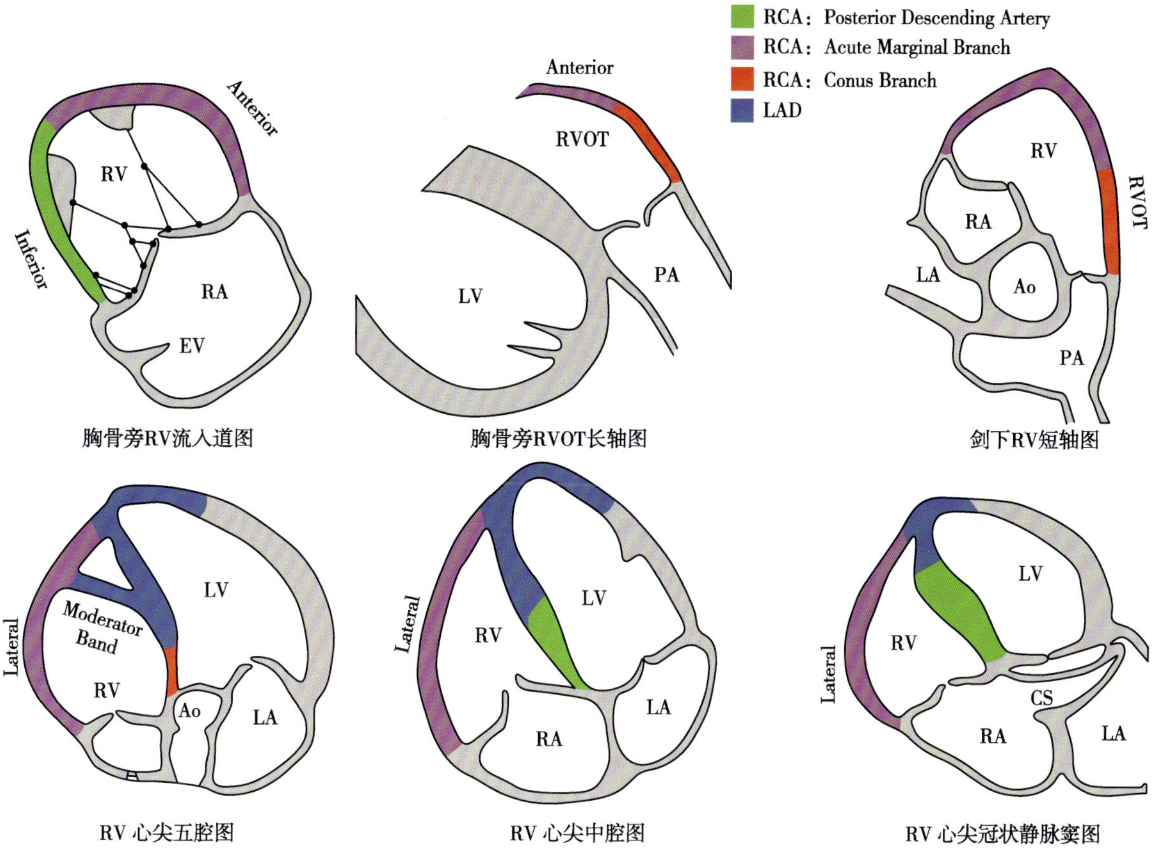

图 10-3-6 右心室冠状动脉供血节段示意图

Ao：主动脉；CS：冠状静脉窦；LA：左心房；LAD：左冠状动脉前降支；LV：左心室；PA：肺动脉；RA：右心房；RCA：右冠状动脉；RV：右心室；RVOT：右室流出道

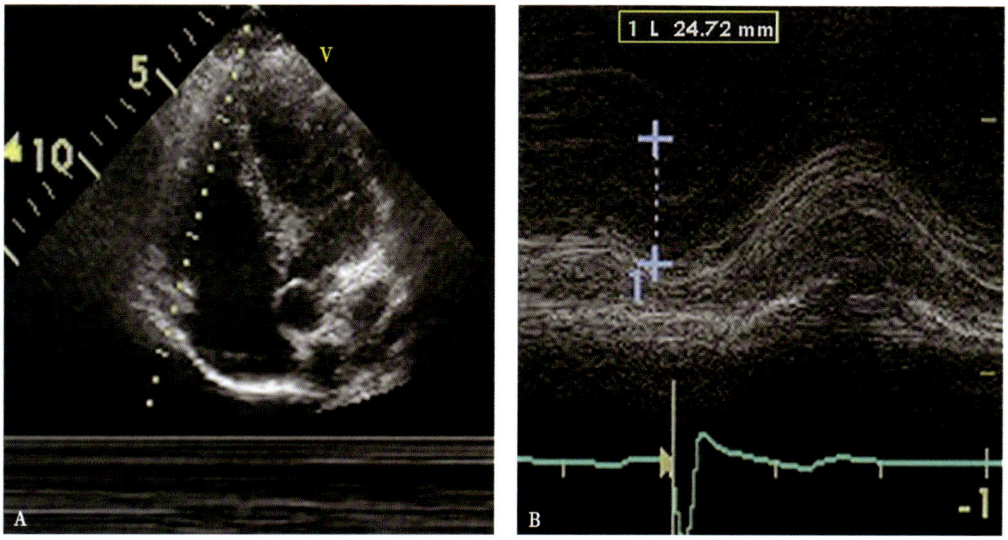

图 10-3-7 M 型法测量三尖瓣环收缩运动

A. 三尖瓣环收缩峰值位移，虚线示 M 型取样线；B. 三尖瓣环收缩峰值速度为位移幅度（虚线）与时间之比

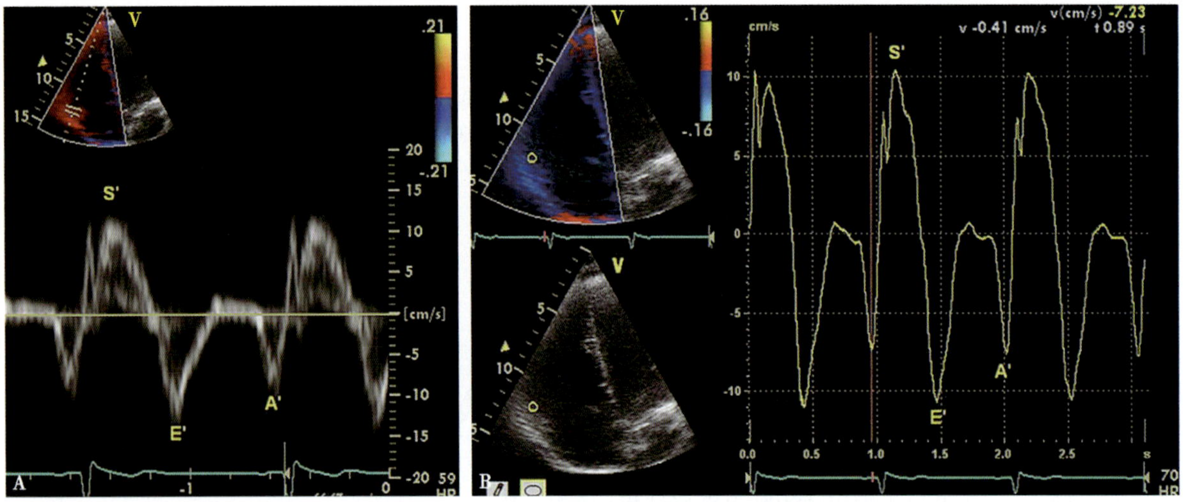

图 10-3-8　DTI 法测量三尖瓣收缩峰值速度

A. 三尖瓣环侧壁运动速度；B. 相对应的位移

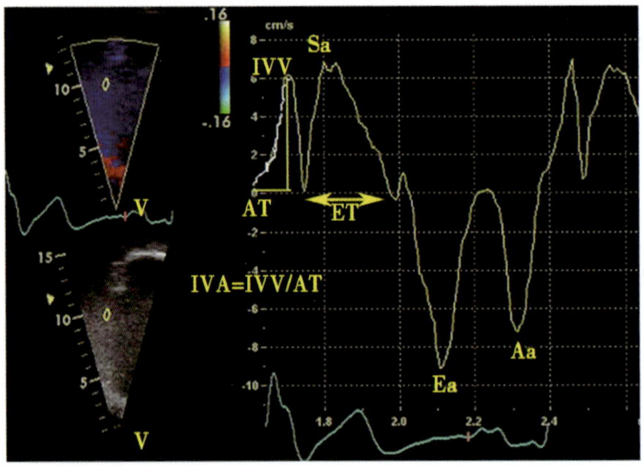

图 10-3-9　组织多普勒测量三尖瓣收缩峰值位移

Sa：收缩位移；AT：加速时间；ET：射血时间

在成年人，三尖瓣环收缩位移与肺动脉高压的不良预后相关，TAPSE 下降提示右心功能不全。TAPSE < 2cm，提示 RVEF < 40%；TAPSE < 1.5cm 时，提示特发性 PAH 高风险增加。TAPSE 下降也见于小儿右室前负荷及后负荷增加，导致的右心功能不全，以及部分右室射血分数正常的患儿。法洛四联症术后患儿，手术修补右室流出道后，持续存在的肺动脉反流，使右室扩张；在术后远期，患儿出现进行性 TAPSE 下降，Z 值低于 −2 则为右室收缩功能不全；小儿房间隔缺损时，TAPSV 增加，在封堵术后 24 小时内可恢复正常水平。先天性心脏病右室的收缩和舒张功能减退者，DTI 房室环长轴方向的收缩和舒张运动位移均有减低，并且早于右室容积分数的变化。

先心病是儿童肺动脉高压的主要原因，占儿童肺动脉高压者约 50%。先心病术后的患儿，受血流动力学影响，可进行性发生肺动脉高压。与磁共振心脏成像比较，先心病肺动脉高压患儿 TAPSE 与 MRI 的 RVEF 呈显著正相关，而与右室舒张末期容积呈负相关。长期肺动脉高压使右室压力升高，心腔扩大，右室几何形态和收缩性能发生变化，导致右室 EF 下降。TAPSE、TAPSV 用于评价右室长轴功能，适用于治疗前后的比较和长期随访，以及先心病相关肺动脉高压者的预后评价。

2. 右心室应变　超声心动图右心室斑点追踪二维应变主要用于右室游离壁的节段定量评价，也可取平均应变值。该方法优点是无声束的角度依赖性，可用于先心病法洛四联症、肺动脉高压、心肌病等右心室功能的检测，见图 10-3-10。

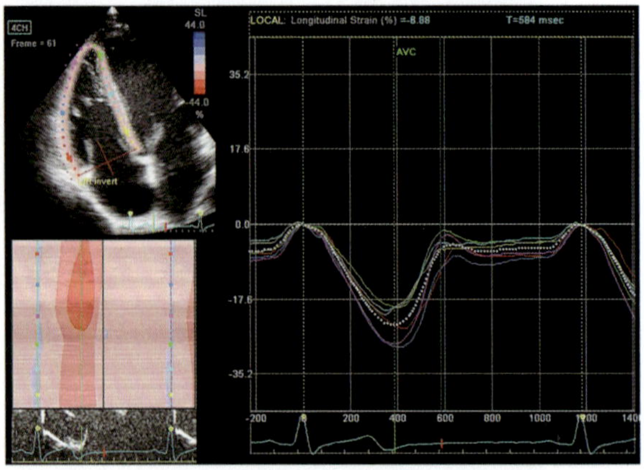

图 10-3-10　右心室斑点追踪定量分析

在常规心尖四腔图上用二维斑点追踪技术计算右心室峰值 GLS（左上图），局部应变值显示为应变时间曲线（右图）

【右心室的舒张功能】

1. 多普勒三尖瓣舒张期血流速度 脉冲多普勒经三尖瓣口测量舒张早期峰值流速(E)、舒张晚期峰值流速(A)。正常时 E>A。E/A 比值的变化，反映右室舒张性能。右心室松弛功能减退时，三尖瓣开放后右心室压力高于正常，右室充盈压差减低，E 值减小。右心室松弛减低或右室舒张末压升高时，右心房代偿性收缩增强，A 值增高。右心室舒张功能正常时，经三尖瓣口血流在舒张早期充盈量大于心房收缩期，E>A；当右室松弛性能减低时，E<A；当右心室松弛性减低，舒张晚期压力升高、右心房收缩减弱时，相比舒张早期右心室充盈压增大，相对于舒张晚张为正常，则出现假性正常化的 E>A，但 E 峰减速时间(deceleration time，DT)缩短。儿童扩张型心肌病者，E 值减低，常常为左室及右室舒张功能均受累；严重肥厚型心肌病者可有明显的右室 E/A 减低。

2. 组织多普勒舒张期三尖瓣环的运动速度 经心尖四腔图，在房室环三尖瓣侧壁，应用组织多普勒测量舒张期运动速度 Ve 和 Va。正常时 Ve>Va，Ve 减低和 / 或 Ve<Va 提示左室舒张功能受损。Ve/Va 可用于甄别舒张期三尖瓣口血流 E/A 的假正常和充盈限制性异常。

法洛四联症术后远期患儿，组织多普勒检测显示三尖瓣环 Ve 和 Va 减低，伴有等容收缩时间和等容舒张时间延长、收缩峰值速度减低，提示患儿除了右心室的收缩功能不全外，伴有右室舒张功能减退。这种舒张功能减退在手术年龄较大的患儿(例如大于 6 岁)比手术年龄较小者更为突出，可能与年长儿右室肥厚加重、长期心肌缺氧有关。法洛四联症患儿三尖瓣环侧壁 Ve/Va 比值小于 1、QRS 间期延长、QRS 宽大、QT 延长、JT 离散等，均提示心功能衰竭和猝死的风险增加。

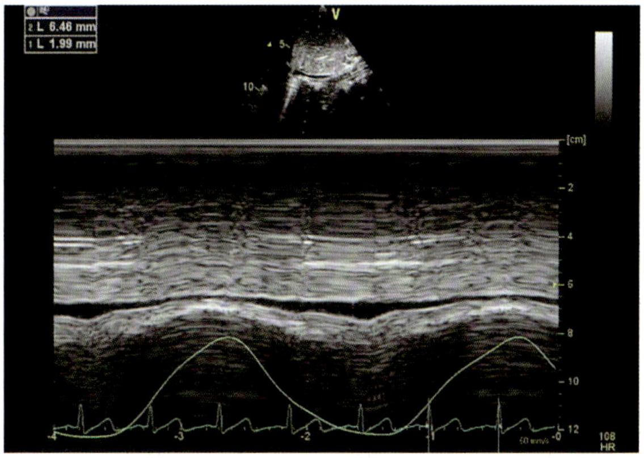

图 10-3-11 剑突下的下腔静脉长轴 M 型图
此图用于测量呼气末内径和吸气末内径

3. 右心房压力的评估 呼吸时下腔静脉内径大小的变化是评估平均右心房压力(mean right atrial pressure，MRAP)的最常用方法，常用于先心病、心脏重症和体外循环膜肺时右房压力的评估。经剑突下的下腔静脉长轴图(图 10-3-11)，于距下腔静脉心房开口约 1cm 的近段，取垂直于下腔静脉的 M 型，测量呼气末内径(ED)和吸气末内径(ID)，计算下腔静脉塌陷指数(inferior vena cava collapse index，IVCCI)(公式 10-3-3)。年龄较大的青少年，右心房压的估算可参照成年人的标准。正常右房压 0～5mmHg。IVCCI>40%，估测 MRAP 正常；IVCCI<40% 时，伴有右房增大，估测右心房压力升高，MRAP 可达 15mmHg。由于尚缺乏年龄较小的儿童的正常参考值，应用 IVCCI 估算 MRAP 有待进一步研究。机械通气患儿不适于此方法。

$$IVCCI(\%)=(ED-ID)/ED\times 100 \quad (公式 10-3-3)$$

(夏 焙)

第十一章　先天性心脏病超声心动图

第一节　房间隔缺损

【概述】

房间隔缺损（atrial septal defect，ASD）是指胚胎时期房间隔的发育出现异常，致左、右心房之间的间隔出现缺损，ASD 是最常见的先天性心脏病之一，新生儿发病率约 56/100 000。ASD 多为散发病例，有家族聚集现象，也可见于某些先天性畸形综合征，如 Holt-Oram 综合征、Noonan 综合征、Down 综合征等。

【病理】

房间隔是由左侧的原发隔和右侧的继发隔共同构成。胚胎期卵圆孔瓣使血液自右至左单向流动，出生后卵圆孔闭合。胚胎发育时原发隔上的继发孔吸收过多或继发隔生长发育不足，则形成继发孔型房间隔缺损。如果原发隔的下缘与心内膜垫未能融合，则形成原发孔型房间隔缺损。临床上房间隔缺损可分为 4 种类型。

1. 继发孔型房间隔缺损（ostium secundum defect）　最为常见，约占 ASD 的 75%，缺损位于卵圆窝或房间隔中部，又称中央型，大小不等，多数呈椭圆形，通常为单发，少数呈多发或筛孔状缺损，或伴发房间隔膨出瘤（atrial septal aneurysm）。

2. 原发孔型房间隔缺损（ostium primum defect）　位于房间隔下后侧与室间隔相连处，是由于胚胎时期心内膜垫形成异常所致，也是具有两组房室瓣的部分型房室隔缺损的一种类型，占 ASD 的 15%～20%，将在本章第四节单独讨论。

3. 静脉窦型房间隔缺损（sinus artial septal defect）　少见，约占 ASD 的 10%，缺损发生于房间隔后上部近上腔静脉口处或后下部近下腔静脉开口处，常合并肺静脉异位引流。

4. 冠状静脉窦型房间隔缺损（coronary sinus artial septal defect）　是指冠状静脉窦顶部与相对应左心房后壁之间的间隔部分缺损或完全缺如，形成左心房和冠状静脉窦之间的异常交通，左心房血液经冠状静脉窦分流到右心房，以冠脉静脉窦终末处多见，也称为无顶冠状静脉窦。此型罕见，少于 1%，常合并永存左上腔静脉。

卵圆孔位于房间隔中部，一般在生后第 1 年内闭合。但在部分婴幼儿和 25% 的成人中，卵圆孔部位的房间隔未形成解剖学的闭合，而残留一斜行的裂隙，由左心房面活瓣样组织覆盖，即为卵圆孔未闭（patent foramen ovale，PFO），直径 1～10mm，平均 5mm。在某些先天性心脏病以及出现矛盾栓塞或脑卒中患者中，PFO 具有重要的临床意义。

房间隔膨出瘤发生率为 0.2%～1.1%，为房间隔呈瘤样突向心房的任何一侧，其形成与房间隔的心内膜结缔组织先天性缺陷和 / 或左、右心房存在明显压差有关。

【病理生理】

对于单纯 ASD 患者，血流动力学改变主要取决于缺损大小、两侧心房的压力差及两侧心室的顺应性等。ASD 时，左右心房间出现分流，其分流方向主要取决于左右心房之间的压力差。对于出生几个月的婴儿，多数右侧心腔压力高于左侧，常出现短期、少量右向左分流。生理状态下，左心房压力虽高于右心房，由于右心房易扩张，加之右心室壁薄、顺应性好，故右侧心腔压力较低，心房水平为左向右分流。由于长期心房水平左向右分流，右心容量负荷增加，导致右心扩大。

由于肺循环阻力低、容量大，因此 ASD 的患者早期即使有肺循环血流量的明显增加，有的甚至高达体循环血流量的 2～5 倍，肺动脉压力仍可维持正常，但长期肺循环血流量增加，肺血管将出现一系列病理变化，最终导致肺动脉高压，初期可能为动力性肺高压，随着肺血管的器质性改变，将形成阻力性肺动脉高压。

在容量负荷增加的基础上，随着肺动脉压的升高，右心增大、右心室肥厚，右心压力逐渐升高，左、右心房间的压力逐渐接近，心房水平左向右分流逐渐减少。当右心房压力达到甚至超过左心房压力时，则出现以右向左为主的双向分流，患者出现发绀，此时称为“艾森曼格综合征”。

通常情况下，左心房压力高于右心房，卵圆孔呈功能性闭合，没有心房水平分流或少量左向右分流。但当右心房压力高于左心房时，PFO 则出现右向左分流或双向分流，可能引起不明原因的脑缺血，其病理机制为“反常栓塞”，即静脉系统的栓子通过动静脉系统之间的异常通道进入动脉系统，造成动脉系统栓塞。

单纯房间隔膨出瘤没有明显的血流动力学改变，但常合并其他心血管畸形，如房间隔缺损、室间隔缺损、动脉导管未闭等。

【临床特点】

患儿症状依 ASD 大小、部位、年龄和并发症等情况而定。大部分儿童能耐受心房间交通所致的肺血流增多而长期无明显临床症状，多因心脏杂音，或偶然行胸片、心电图等发现异常征象而被诊断。ASD 患者由于左向右分流致肺血流量过多，故患者易患肺部感染，活动后易出现心悸、气短等。对于缺损较大且有明显分流的患儿，随着年龄的增长发生肺动脉高压的概率将随之增加，5%～10% 的患儿将在成年时发现肺血管阻力明显增加，随之出现心力衰竭的相关临床症状，如发绀、腹胀、下肢水肿等，还可能出现运动耐量下降、房性心律失常以及矛盾栓塞等。部分患儿早期出现发绀表现，可能与 ASD 的位置相关，如静脉窦型 ASD，由于部分体静脉血液可能汇入左心房而出现发绀。

体格检查：少数缺损较大患者，因右心室增大、肥厚可致胸廓畸形。病情较重者，可于活动后出现发绀，随着病情发展多数可能出现持续发绀，可有杵状指、趾。心界一般无明显扩大，当出现右心衰竭时，可出现心界扩大、肝大和下肢水肿。胸骨左缘第 2、3 肋间通常有收缩期杂音，较柔和、局限，一般不伴震颤，有时肺动脉瓣区可闻及收缩期喷射样杂音伴震颤，多与流经肺动脉瓣口的血流量增多有关。第二心音固定分裂是 ASD 的特征性体征，一般不受呼吸影响。心动过缓、心力衰竭或合并轻度肺动脉瓣狭窄、完全性右束支传导阻滞时，第二心音分裂更为明显。出现明显肺动脉高压者，可出现肺动脉瓣区第二心音亢进。

【超声心动图检查要点和表现】

诊断 ASD 需要在两个以上声窗显示房间隔回声连续性中断，心房水平左向右分流，并需要结合血流动力学改变和心脏杂音进行诊断。

1. 检查要点

(1) ASD 位置、类型、大小、形态、数目；

(2) 心房水平分流的位置、方向；

(3) 评估三尖瓣反流程度及估算肺动脉压力；

(4) 右心室大小及功能；

(5) 并发心血管畸形，尤其需排除部分性肺静脉异位引流。

2. 超声心动图表现 应用二维超声心动图及彩色多普勒血流显像和脉冲多普勒技术，可从剑突下四腔图、剑突下双心房图、胸骨旁大动脉短轴图、胸骨旁四腔图以及高位右胸骨旁图综合评估 ASD。三维超声心动图可直观地显示 ASD 的全貌。经食管超声心动图（transesophageal echocardiography，TEE）常用于经胸图像质量不佳的患者，或用于经导管或外科 ASD 矫治术前评估。对比超声心动图（contrast echocardiography）也是一项适用的技术，有助于诊断某些特殊类型的 ASD，如与左上腔静脉相关的冠状静脉窦型 ASD。

(1) 房间隔缺损大小：应用二维及彩色多普勒血流显像评估 ASD 的大小、位置、形态、数目；多角度及声窗测量缺损的大小；在剑突下四腔图、腔静脉长轴双房图及剑突下大动脉短轴图上，分别测量房间隔缺损的上下径、长径和前后径，于胸骨旁四腔图测量缺损分别距心房顶部、二尖瓣前叶根部以及房间隔的总长度。

(2) 心房水平分流：多声窗多角度观察 ASD 处分流血流方向，应用脉冲多普勒技术评估缺损处分流速度，如果速度较快，则应测量心房水平的分流压差。

(3) 评估三尖瓣反流程度及估测肺动脉压力：观察三尖瓣反流束在右心房内的分布，判断反流程度；根据三尖瓣反流压差、收缩期室间隔形态、下腔静脉内径和塌陷率估测肺动脉压力。

(4) 右心室大小及功能：胸骨旁左心室长轴及短轴图、四腔图可评估容量负荷过多状态下的右心室大小及功能。右心室容量负荷增加可出现室间隔运动异常，表现为收缩早期的快速前向运动或整个收缩期运动平缓。

(5) 排除肺静脉异位引流：显示各支肺静脉的回流，包括高位胸骨旁短轴及长轴图排除额外的肺静脉回流入上腔静脉；尽可能排除部分性肺静脉异位引流入体静脉。

继发孔型 ASD：剑突下声窗是检测继发孔型 ASD 最理想的声窗，房间隔与超声声束近似垂直。剑突下长轴图，继发孔型 ASD 位于卵圆窝处，与右心房后壁或肺静脉无延续；剑突下短轴图，卵圆窝的上缘带将继发孔型 ASD 与上腔静脉和右上肺静

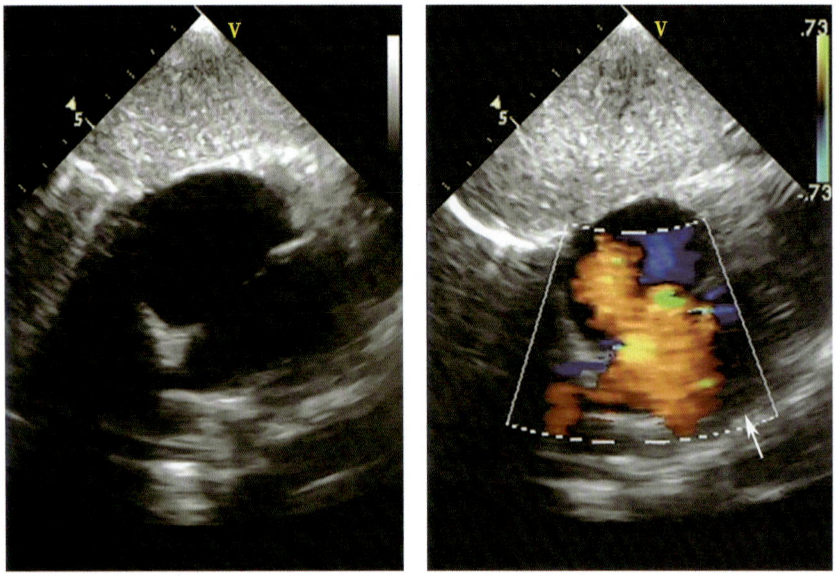

图 11-1-1　继发孔型 ASD

剑突下双心房图显示缺损位于卵圆窝处，心房水平左向右分流

脉分隔开（图 11-1-1）。

心尖四腔及胸骨旁短轴图可显示 ASD 及其前、后残端，与剑突下切面观互为补充以获得更多 ASD 信息（图 11-1-2～图 11-1-4）。多孔 ASD，应测量房间隔的总长度以及多孔彼此间隔的距离，以选择合适的介入封堵策略（图 11-1-5）。

心尖四腔图不是 ASD 的理想声窗，但可用于测量三尖瓣反流压差以评估右心室收缩压。右心声学造影时，心尖四腔图常用于观察有无心房水平分流，如果左心房出现微泡（Bubble）代表右向左分流或右心房内见负向显影代表左向右分流。

三维超声心动图可实现从右心房或左心房方向正面观察 ASD（图 11-1-6），有助于直观了解缺损的位置、大小以及与毗邻结构的关系，同时还能动态观察整个心动周期缺损大小的变化。

静脉窦型 ASD：剑突下双房图和右侧胸骨旁高位短轴图是观察上腔静脉型 ASD 的最佳声窗，上腔静脉型 ASD 是右上肺静脉正常位置的左心房右上角与上腔静脉 - 右心房交界处之间的交通（图 11-1-7A）。二维超声表现为椭圆形状的右上肺静脉位于上腔静脉后方，横跨于缺损之上，血流从左心房流向右心房（图 11-1-7B）。左侧或右侧胸骨旁的上腔静脉入口横断面有利于显示静脉窦无顶，可见分隔右上肺静脉与上腔静脉之间的间隔缺失，该声窗同时也可显示左心房与上腔静脉之间的交通以及右上肺静脉于左心房的开口。

剑突下下腔静脉长轴与胸骨旁大动脉短轴图是显示下腔静脉型 ASD 的最佳声窗，缺损位于房间隔后下份，后份无残端（图 11-1-8）。该类型缺损可能合并右下、右中肺静脉异位引流。

冠状静脉窦型 ASD：当患者有 ASD 的病理生理且冠状静脉窦扩张时，应当首先排除冠状静脉窦型 ASD（图 11-1-9）。此型 ASD 若未见完整的冠状静脉窦，提示心房 - 窦壁组织（分隔冠状静脉窦与心房的间隔组织）完全缺失，称为完全型冠状静脉窦无顶。部分型冠状静脉窦无顶患者可见部分的心房 - 窦壁组织，且冠状静脉窦可辨识。若合并左上腔静脉，则左上腔静脉的左心房末端位于左上肺

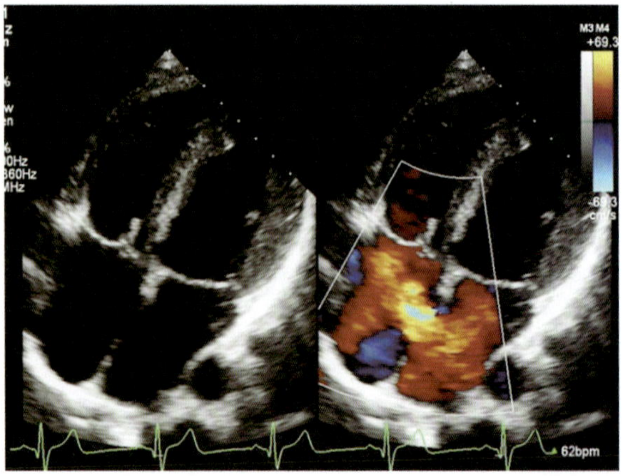

图 11-1-2　继发孔型 ASD

心尖四腔图显示缺损及其上、下残端，心房水平左向右分流

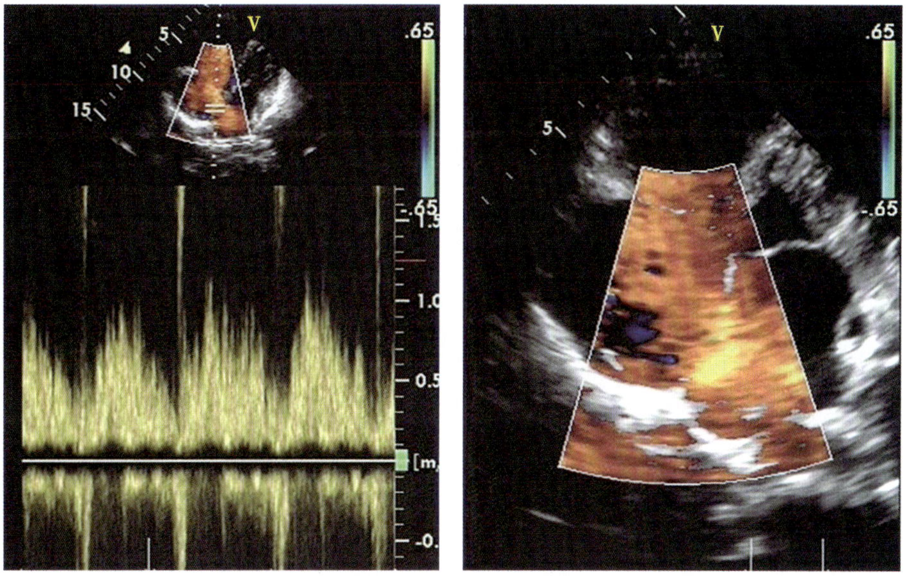

图 11-1-3 继发孔型 ASD

彩色多普勒血流显像及脉冲多普勒频谱显示心房水平左向右分流

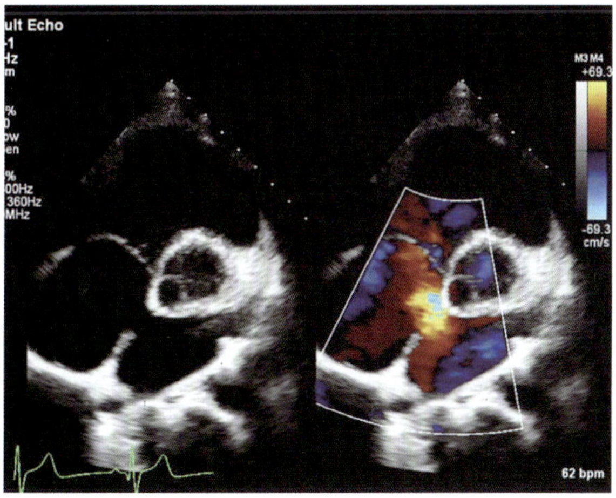

图 11-1-4 继发孔型 ASD

胸骨旁大动脉短轴图显示缺损及其前、后残端，心房水平左向右分流

静脉前方、左心耳后方。冠状静脉窦间隔的残缘，可见于左上腔静脉 - 左心房入口处。经左上肢静脉行右心声学造影，于心尖四腔图，可见左心房左侧首先出现造影剂，而右心房随后出现造影剂。

卵圆孔未闭：剑突下双心房图及胸骨旁大动脉短轴图显示房间隔卵圆窝处斜行分离（图 11-1-10A）；彩色多普勒血流显像示心房水平细束左向右分流（图 11-1-10B）。

房间隔膨出瘤：房间隔菲薄松弛时，左心房压高于右心房使房间隔向右心房内呈瘤样凸出（图 11-1-11）。

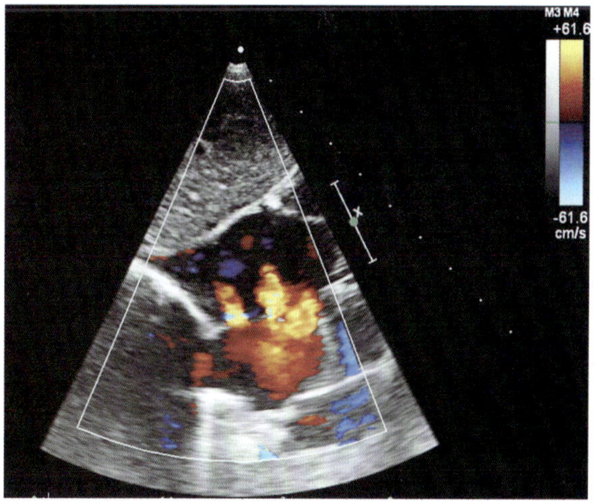

图 11-1-5 继发孔型 ASD

剑突下双心房图显示多孔缺损，心房水平多束左向右分流

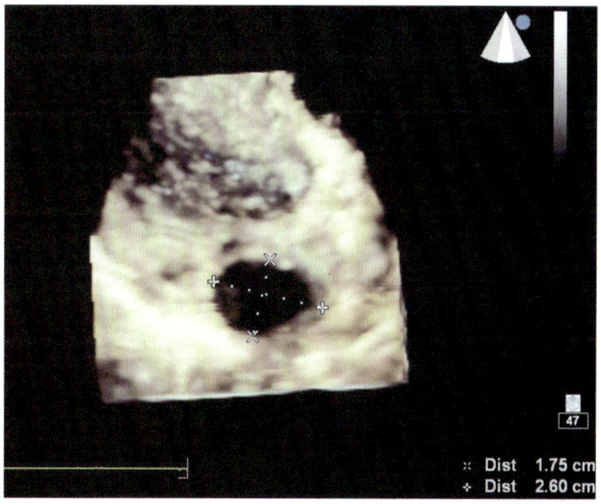

图 11-1-6 继发孔型 ASD

经胸三维超声心动图显示缺损形态

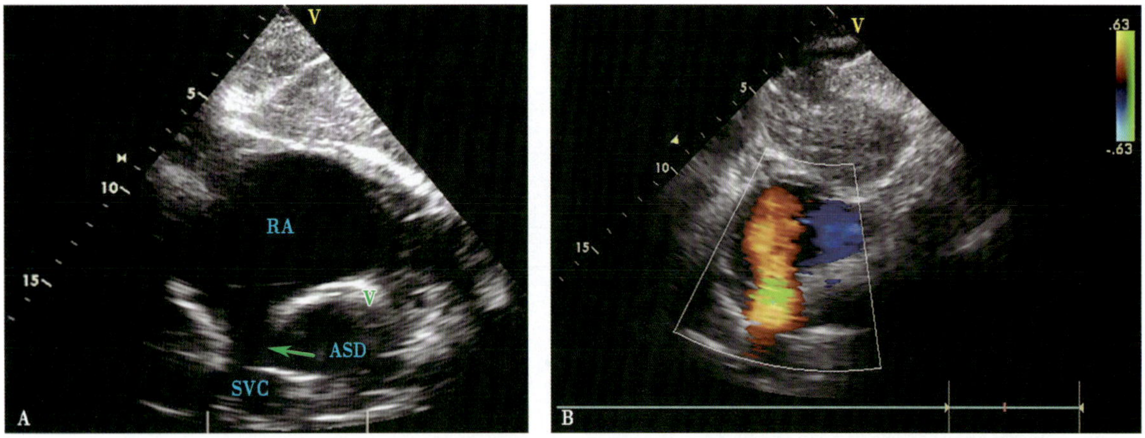

图 11-1-7 上腔静脉型 ASD

A. 剑突下双心房切面观显示缺损；B. CDFI 显示心房水平左向右分流

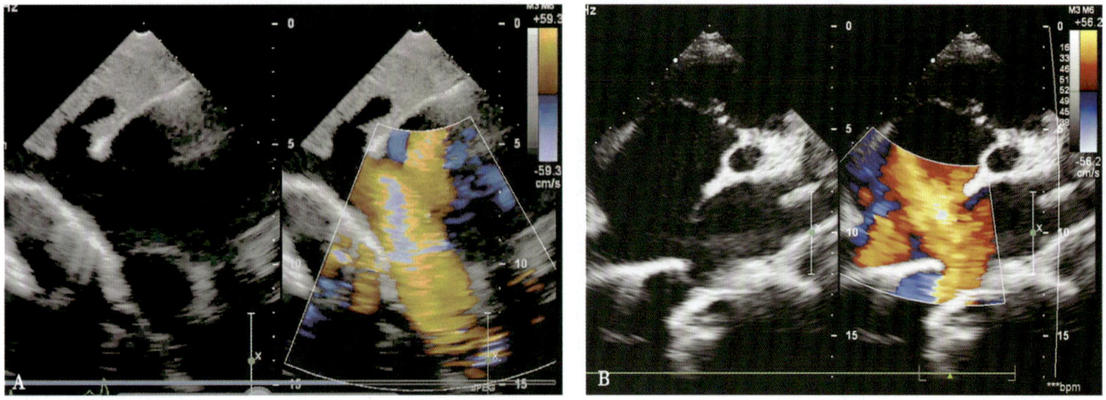

图 11-1-8 下腔静脉型 ASD

A. 剑突下长轴图显示下腔静脉右心房开口，同时显示房间隔后下缘无残端，CDFI 显示心房水平左向右分流；B. 同一患儿，胸骨旁大动脉短轴图显示下腔静脉右心房开口，同时显示房间隔后下缘无残端，CDFI 显示心房水平左向右分流

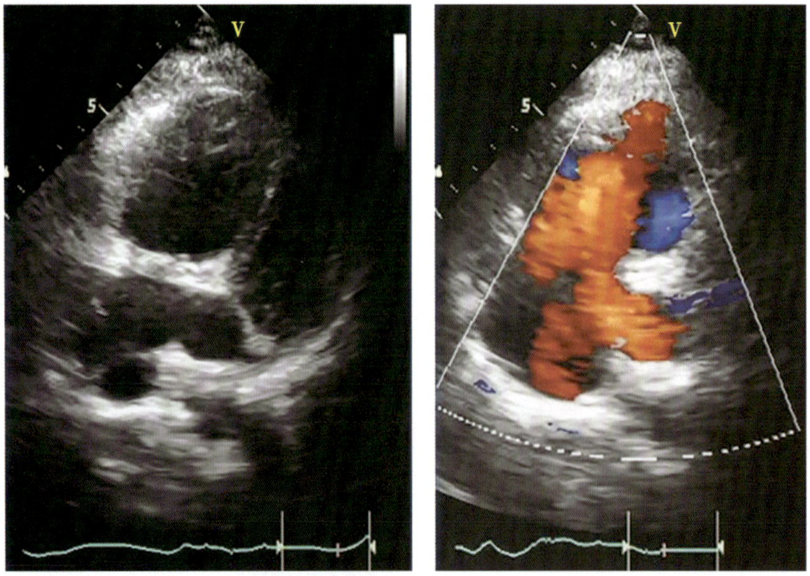

图 11-1-9 冠状静脉窦型 ASD

于心尖四腔图超声束向后下倾斜可显示，CDFI 显示心房水平左向右分流

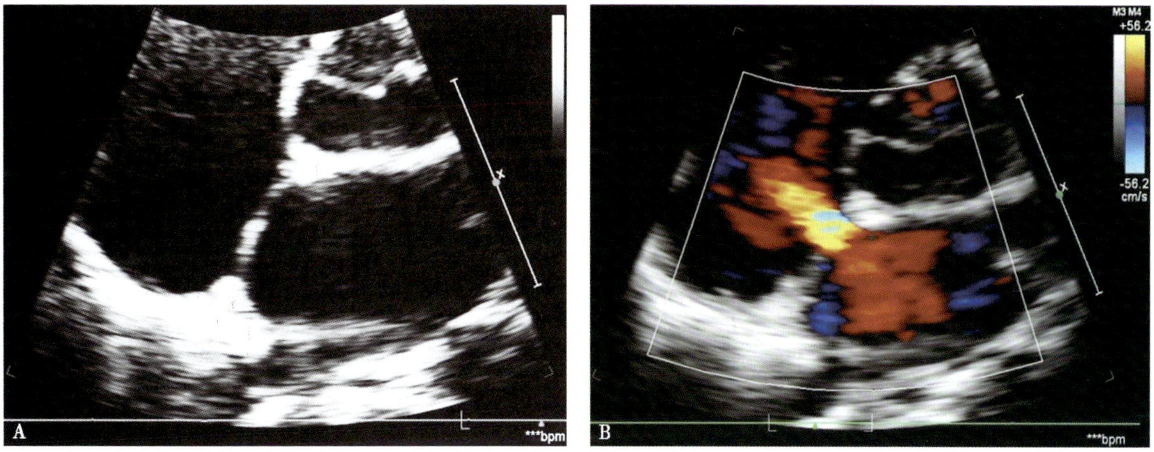

图 11-1-10　卵圆孔未闭

A. 胸骨旁大动脉短轴图显示房间隔卵圆窝处斜行分离；B. CDFI 显示心房水平细束左向右分流

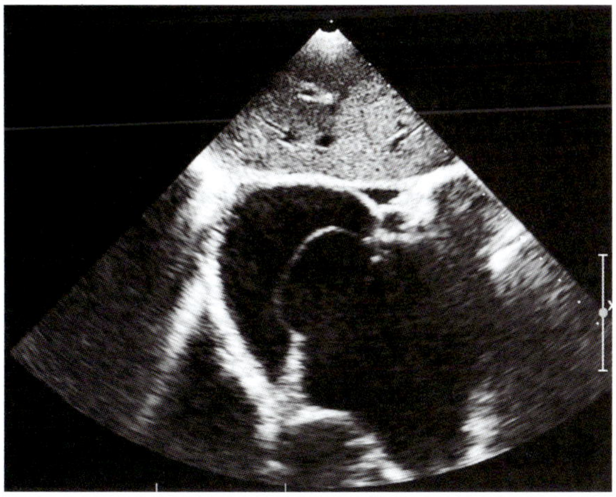

图 11-1-11　房间隔膨出瘤

剑突下双心房图显示房间隔向右心房内呈瘤样凸出

【鉴别诊断】

1. 单心房　巨大 ASD 易误诊为单心房，需多声窗、多角度观察有无房间隔残端。

2. 肺动脉瓣狭窄　ASD 分流量较大时可引起相对性肺动脉瓣口狭窄，但通常不存在瓣上狭窄后扩张征象，仔细观察肺动脉瓣膜形态和活动情况可资鉴别。

【超声心动图诊断价值】

超声心动图是诊断 ASD 最简单、快速、有效的影像学方法。一般情况下，超声心动图可清晰显示 ASD 的大小、数目、形态、残端及其位置毗邻关系。冠状静脉窦型 ASD 患者，扩张的冠状静脉窦口位于下腔静脉 - 右心房交界处的前上方，容易与原发孔型 ASD 相混淆，应注意两者的鉴别。上腔静脉汇入右心房的血流有时可能被误认为心房水平分流，应仔细辨认彩色血流束的起源。超声心动图检查有时可漏诊合并的其他心脏畸形，尤其是部分性肺静脉异位引流；有些因素可以影响房间隔的显示，导致假阴性和假阳性；房间隔中部卵圆窝组织菲薄，常有回声失落假象。对于怀疑合并部分性肺静脉异位引流的患儿，心脏 CMR/CT 可以帮助了解肺静脉连接情况。

（唐　红）

第二节　室间隔缺损

【概述】

室间隔缺损（ventricular septal defect，VSD）是指左、右心室之间的异常交通。VSD 是最常见的先天性心脏病之一，可单独发生，也可属于法洛四联症、心室双出口、永存动脉干、完全型大动脉转位、肺动脉闭锁、主动脉缩窄等复杂先天性心脏病的合并症之一。本节仅讨论单纯 VSD。

VSD 发病率占全部先天性心脏病患者的 20%～30%，无明显的性别差异。先天性心脏病患者中 26% 以上可以合并 VSD。VSD 的自然闭合率为 30%～50%，其与缺损大小、部位及患者的年龄相关。自然闭合的 VSD 中，绝大多数是较小的膜周部和肌部缺损。出生时仅有 VSD 的患者，3 岁以内自然闭合率约 40%，随后闭合率减低。

VSD 的病因学是多因素所致，常常与基因异常综合征尤其是 13- 三体、18- 三体、21- 三体及其他相对少见的先天性综合征相关。

【病理】

心脏胚胎发育的第 8 周，圆锥动脉干圆锥段间隔、心内膜垫与肌部室间隔对接融合，中央由膜状纤维闭合，使心室间隔孔关闭，发育成完整的室间隔。因此，室间隔由两部分组成，包括纤维组织构成的膜部和心肌组织构成的肌部。VSD 可出现于室间隔的任何部位，其空间位置差异较大，目前国际上常用的 VSD 分类方法将其分为三类：膜周部、肌部及双动脉下 VSD，而肌部 VSD 又可分为流入道部、流出道部及小梁部。膜周型 VSD 是指右心室面三尖瓣隔瓣 / 前瓣交界处至主动脉右冠瓣 / 无冠瓣下交界处之间的膜部室间隔及其周围发生的缺损。主动脉瓣下狭窄、二叶式主动脉瓣畸形、主动脉瓣以及主动脉弓发育不良的患儿常常合并后间隔对位不良型 VSD。除外同时累及流出道及流入道的巨大 VSD，双动脉下 VSD 往往远离三尖瓣。多发性肌部小的 VSD 呈"瑞士奶酪（Swiss cheese）"样改变。

VSD 的大小差异较大，可小至针尖，也可大到几乎累及整个室间隔，多数呈圆形或椭圆形。缺损一般为单个，亦可为多个，分别出现于相同或不同的部位。根据 VSD 大小相对于主动脉瓣环径的宽度，将其分为小、中、大三种类型：若缺损 < 1/3 主动脉瓣环径，则为小室间隔隔缺；若缺损大小介于 1/3～1/2 主动脉瓣环径，则为中型 VSD；若缺损 > 1/2 主动脉瓣环径，则为大 VSD。

【病理生理】

VSD 可因左向右分流导致血流动力学状态及肺血管阻力的改变。

1. 左向右分流　心室水平左向右分流导致肺血流量及左心室容量增加，分流量的大小取决于 VSD 的大小和肺血管床阻力。小缺损为压力限制，可阻止体循环压力传递至右心室，以保持右心室内压力正常，但由于肺血管阻力在出生几周后将显著下降，故即便是小的限制性 VSD 亦可能发生明显的左向右分流。中等大小缺损通常能限制一定压力，但限制血流作用较小，故此类缺损导致右心室内压力升高和明显的左向右分流。大缺损抗压力和限制血流作用都较小，右心室压几乎等于体循环压，左向右分流反而减少。

2. 肺血管阻力改变　血流动力学改变显著的 VSD 患儿，随着出生后肺阻力的减低，左向右分流将增加，从而导致肺循环容量负荷加重，若未及时干预，肺小动脉血管内膜及中层逐渐增生、肥厚，管壁硬化，管腔逐渐变细，上述不可逆变化使肺血管床阻力增加，限制左向右分流。随着肺血管阻力进一步升高，超过体循环压，心室水平出现右向左分流，发绀明显，即为艾森曼格综合征。

3. 合并心内畸形　近 50% 的 VSD 患者常常合并其他的心脏畸形，例如房间隔缺损、肺动脉狭窄、永存左上腔静脉、动脉导管未闭、双腔右心室和主动脉瓣下狭窄等。此外，法洛四联症、心室双出口和永存动脉干等复杂心血管畸形必定存在 VSD。

4. 主动脉瓣反流　部分主动脉瓣下或双动脉下 VSD 的患者，因缺损位于主动脉右冠瓣下，右冠瓣极容易部分脱垂入缺损内，导致舒张期关闭错位，从而引起反流。其次，圆锥间隔的缺如，导致主动脉瓣支撑装置的残缺，从而引起反流。部分双动脉下 VSD 患者，圆锥间隔并未完全缺失，但主动脉瓣脱垂亦有可能发生在此种类型。

【临床特点】

VSD 患者根据缺损的大小、数目、类型等不同，临床表现差异较大。小缺损患者一般无明显临床表现，较大缺损患者往往发育较差，易患感冒或肺部感染，活动后心悸、气短、疲乏等，部分患儿早期有心力衰竭、出现呼吸急促、吸奶困难等。后期还可出现发绀、咯血、心前区疼痛、周围水肿和腹胀等。

体格检查：绝大多数 VSD 患者在胸骨左缘 3、4 肋间可闻及粗糙响亮的全收缩期杂音，向心前区传导伴震颤。伴肺动脉高压者，肺动脉瓣区第二心音亢进，常同时伴有舒张期吹风样杂音。较大 VSD 患者，心界向左下扩大，心尖搏动增强呈抬举感。大型 VSD 患者可有活动后发绀以及杵状指、趾。

【超声心动图检查要点和表现】

二维超声心动图多声窗扫查结合彩色多普勒血流显像及连续多普勒技术可对 VSD 患者进行完整的解剖及血流动力学诊断和评估。三维超声心动图可直观显示 VSD 全貌。

1. 检查要点

（1）解剖评估

1）明确 VSD 类型、位置、大小、数目；

2）明确 VSD 与周围结构的毗邻关系，例如三尖瓣、主动脉瓣及肺动脉瓣等；

3）测量 VSD 的边缘，以评估患者是否可行经导管 VSD 介入封堵治疗。

（2）血流动力学评估

1）评估心室水平分流方向并应用连续多普勒测量分流速度及压差；

2）评估 VSD 限制性程度并根据心室水平分流方向及压差，评估右心室收缩压；

3）根据左心房、左心室大小及左心室收缩、舒张功能，评估左心室容量超负荷程度，并排除其他合并的心血管畸形。

2. 超声心动图表现

（1）室间隔的显示

1）剑突下心尖四腔图探头声束向上扫查可见房室交界处室间隔及膜周部室间隔，继续向上、向前扫查可见肌部室间隔；剑突下大动脉短轴图可观察膜周部及肌部室间隔。

2）心尖四腔图从后向前扫查，即从后方的冠状静脉窦水平至房室瓣水平，可观察后间隔；继续向前扫查，可观察膜周部室间隔及前室间隔。

3）胸骨旁左心室长轴图可观察室间隔中部及心尖肌部室间隔。将探头于右室流入道水平由后下向前上扫查至肺动脉瓣水平，可从后间隔扫查至前间隔，同时也能从后向前观察膜周部室间隔。

4）胸骨旁心底短轴图可见膜周部室间隔位于三尖瓣隔瓣附着处（约 9 点钟位）至 11 点钟位，圆锥间隔位于 11 点钟位至 2 点钟位（参照美国小儿超声心动图，临床主要以缺损上缘所处位置为分型依据）。由心底短轴图扫查至心尖，可排查肌部或低位心尖部 VSD。

（2）膜周型室间隔缺损：应用二维及彩色多普勒血流显像于剑突下心尖四腔图向前上方扫查，观察膜周部缺损的大小及分流血流方向；也可应用心尖四腔图向前方扫查，观察三尖瓣与主动脉瓣之间的膜周部缺损；于胸骨旁心底部短轴图可显示膜周部缺损（图 11-2-1）。

因三尖瓣隔瓣及其瓣下腱索组织常常部分遮挡膜周部 VSD，限制缺损处的分流，故可能低估缺损的实际大小。

膜周型 VSD 若合并主动脉右冠瓣部分脱入缺损内可限制心室水平分流，亦可能低估缺损的实际大小，可应用胸骨旁左室流出道长轴图及心底部大动脉短轴图检查。

当膜周型 VSD 合并双腔右心室时，剑突下右室流出道长轴图有助于明确诊断。

膜周型 VSD 常伴发假性膜部瘤形成，是由于缺损处分流血流的长期冲击，三尖瓣隔瓣及其瓣下腱索与缺损发生粘连，缺损上方隔瓣形成瘤壁，隔瓣腱索与部分纤维组织围成膜部瘤破口（外口，可多个），真正的缺损则是位于左心室侧的内口（图 11-2-2）。

（3）膜周部对位不良型室间隔缺损：应用剑突下长轴切面观向前扫查，对位不良型 VSD 可出现于右室流出道长轴图。胸骨旁心底部短轴图可见膜周部室间隔向前方移位，与主动脉不在一条线上，可导致右室流出道狭窄。心尖五腔图可见主动脉骑跨于室间隔之上（图 11-2-3～图 11-2-4）。

尽管胸骨旁心底部短轴图可见缺损，但膜周部对位不良型 VSD 只有当扫查至左室流出道水平，才能明确诊断。

（4）肌部室间隔缺损：肌部 VSD 的大小及数目不定，较大的肌部缺损二维超声易于辨识。由于肌部的缺损被心肌组织遮挡，随着心肌收缩，缺损可能变小，故仅靠二维超声心动图往往难以做出诊断。彩色多普勒血流显像有助于确定室间隔肌部缺损的位置、大小及数目，检查时需明确分流是否从一侧心室分流至另一侧心室。后室间隔肌部小缺损的分流有时呈蓝色为主花彩血流，可能被误认为是三尖瓣反流，并高估肺动脉收缩压。

剑突下扫查，可明确是否存在肌部 VSD；心尖由后向前扫查，可明确肌部缺损位于后间隔、室间

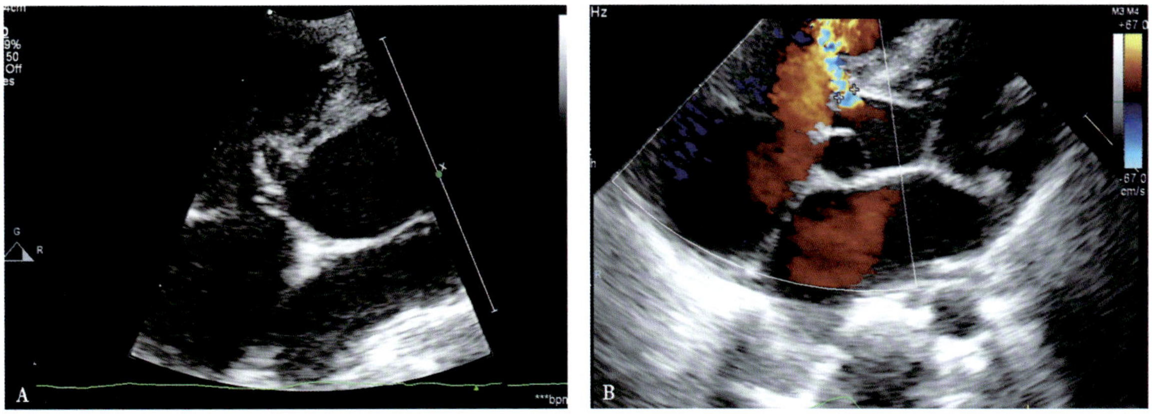

图 11-2-1 膜周型小室间隔缺损

A. 非标准大动脉短轴图显示缺损；B. 同一患儿，CDFI 显示心室水平左向右分流

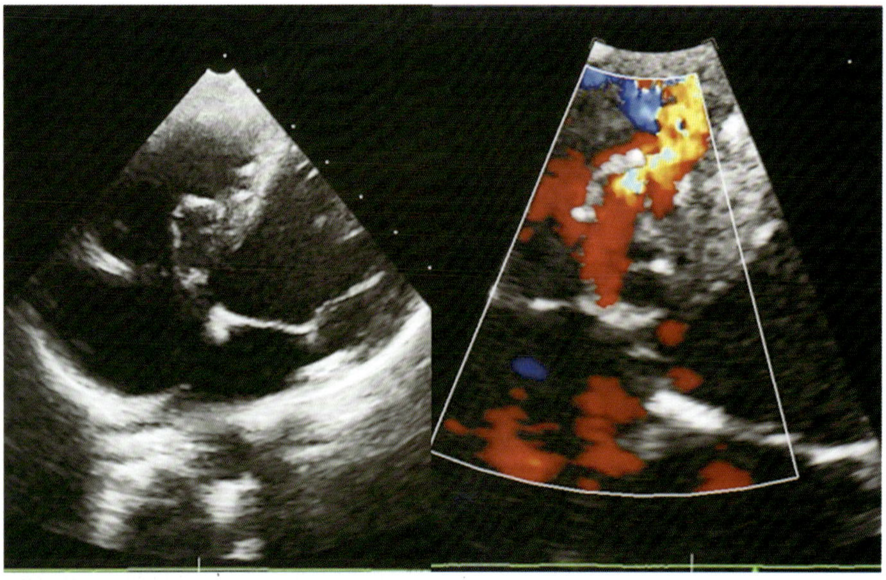

图 11-2-2 膜周型室间隔缺损

心尖四腔图显示室间隔缺损伴假性膜部瘤，心室水平左向右分流

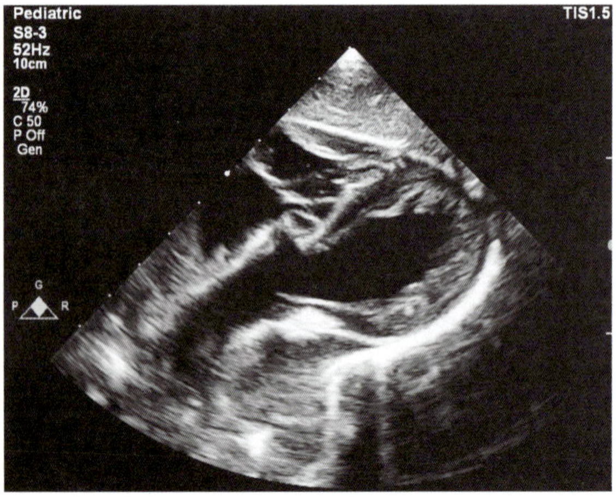

图 11-2-3 对位不良型室间隔缺损

剑突下五腔图显示室间隔上段回声脱失，向前方移位

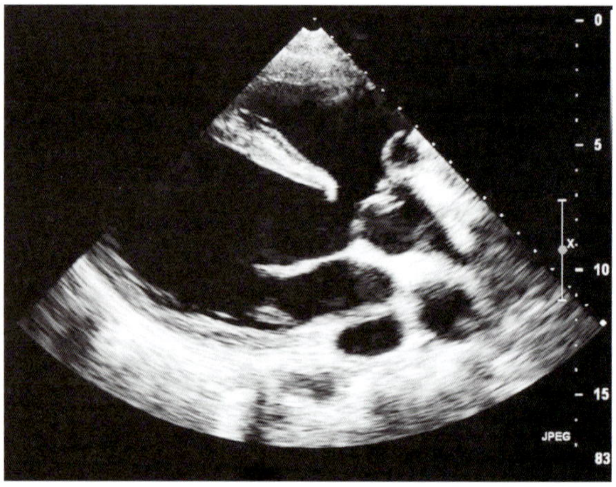

图 11-2-4 对位不良型室间隔缺损

胸骨旁左心室长轴图显示室间隔上段回声脱失，向前方移位

隔中部或前间隔；胸骨旁短轴图由心底扫查至心尖，后室间隔肌部 VSD 常常位于 7～10 点钟，中部肌部 VSD 常位于 10～12 点位置，前间隔肌部 VSD 位于 12～2 点位置（图 11-2-5）。多发性肌部 VSD 患者合并有大缺损时，对多个缺损的检出将变得比较困难，由于跨心室水平分流压差小，分流往往不明显，故小缺损易漏诊。

（5）双动脉下室间隔缺损（干下型室间隔缺损）：胸骨旁心底部大动脉短轴图以及胸骨旁 / 剑突下右室流出道长轴图是显示双动脉下 VSD 的最佳声窗（图 11-2-6～图 11-2-7）；彩色多普勒血流显像示分流血流直接从左心室经肺动脉瓣口流入肺动脉，连续多普勒显示缺损处高速左向右分流（图 11-2-8）。双动脉下 VSD 可能合并主动脉右冠瓣脱垂入 VSD，从而限制心室水平分流，同时也可导致主动脉瓣反流（图 11-2-9）。

（6）流入道型室间隔缺损：流入道型 VSD 位于后室间隔的三尖瓣隔瓣后方，且缺损与三尖瓣之间无肌性组织相隔，借此与发生在后间隔的肌部 VSD 相鉴别。剑突下扫查，可见缺损位于房室瓣下方，但

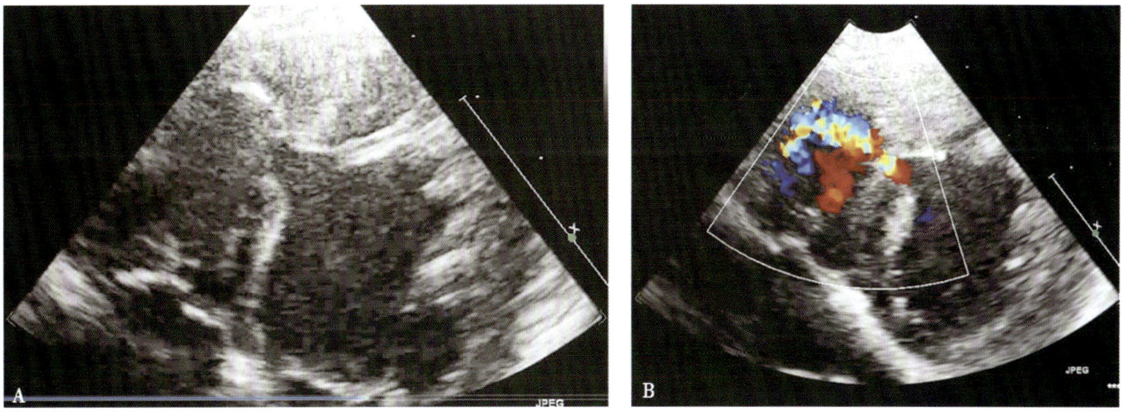

图 11-2-5　肌部室间隔缺损

A. 心尖四腔图显示缺损位于室间隔肌部；B. 同一患儿，CDFI 成像显示心室水平左向右分流

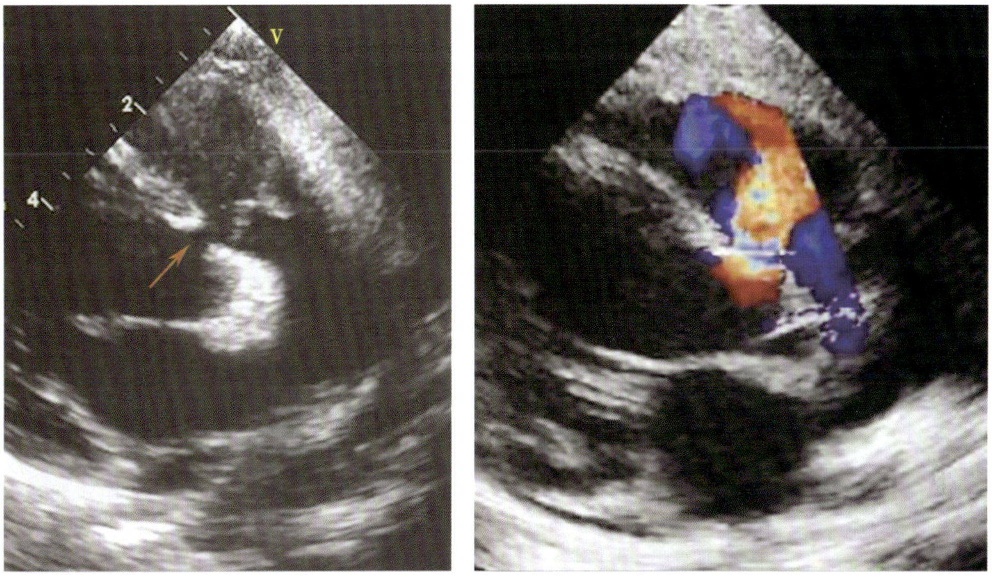

图 11-2-6　双动脉下室间隔缺损

胸骨旁右室流出道长轴图显示室间隔缺损位于双动脉下，心室水平左向右分流

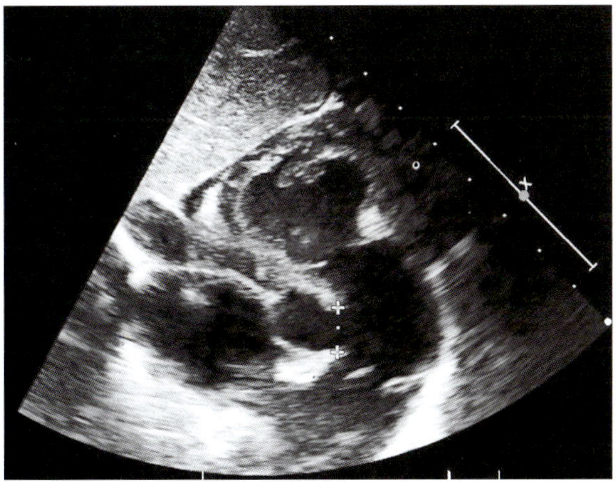

图 11-2-7　双动脉下室间隔缺损

剑突下右室流出道长轴图显示室间隔缺损

可能无法完全显示缺损的全貌。胸骨旁四腔图可见房室瓣后下方室间隔回声失落（图 11-2-10）。胸骨旁短轴图由心底至心尖部扫查，流入道型 VSD 位于后室间隔房室瓣水平的 7～9 点位置。

注意事项：在测量跨心室水平分流峰值压差时，取样线应与分流方向平行，以获取较为准确的峰值压差。因心室水平分流压差同时取决于体循环压及右心室压，所以需要综合应用三尖瓣反流压差、收缩末期室间隔形态与右心室大小、肥厚程度评估右心室收缩压。

【鉴别诊断】

1. 冠状动脉瘘　部分患者的室间隔内冠状动脉血流信号丰富，容易与小型肌部 VSD 混淆。VSD

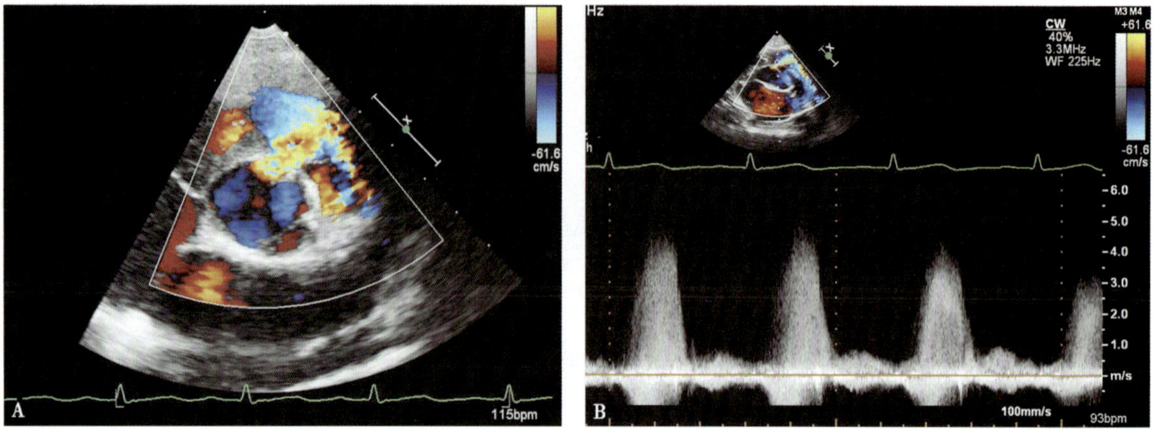

图 11-2-8 双动脉下室间隔缺损

A. CDFI 显示分流血流直接从左心室经肺动脉瓣口流入肺动脉；B. 同一患儿，连续多普勒频谱显示室间隔缺损高速左向右分流

一般为心室水平收缩期高速分流，冠状动脉瘘分流多为连续性分流频谱。

2. 主动脉窦瘤破入右心室 容易与膜周型或双动脉下 VSD 混淆，前者为连续性分流频谱，后者为高速收缩期分流。

【超声心动图诊断价值】

超声心动图诊断 VSD 是一种简单、便捷、有效的检查手段，不仅可以明确 VSD 的诊断，还可以准确地描述心室水平分流方向、限制性程度、是否合并主动脉瓣脱垂、定位 VSD 与毗邻结构的位置关系等。合并其他心血管畸形的 VSD 患者，必要时可行 CMR/CT 或心导管检查作为补充诊断手段。

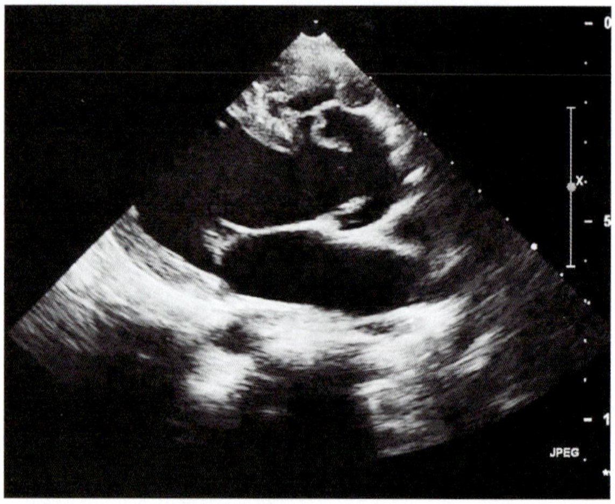

图 11-2-9 双动脉下室间隔缺损

胸骨旁左心室长轴图显示室间隔缺损合并主动脉右冠瓣脱垂

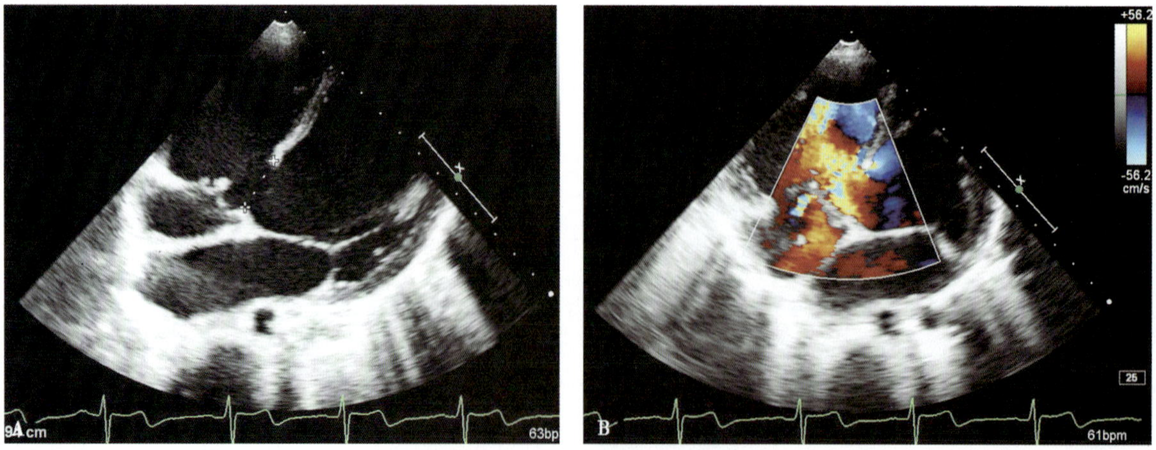

图 11-2-10 流入道型室间隔缺损

A. 胸骨旁四腔图显示流入道部室间隔缺损；B. 同一患者，CDFI 显示心室水平左向右分流

（唐 红）

第三节　动脉导管未闭

【概述】

动脉导管未闭（patent ductus arteriosus，PDA）是常见的先天性心血管病之一，占全部先天性心脏病的 5%～10%，其男女比例约为 1∶3。绝大部分足月儿的动脉导管会在 2～6 周内功能性关闭继而形成动脉韧带，若出生后 3 个月仍未闭合称为动脉导管未闭（PDA），导致主动脉与肺动脉之间出现异常血流交通。

早产儿动脉导管常不能自行闭合，胎龄越小，体重越低，则动脉导管未闭发生率越高，且常与呼吸窘迫综合征同时存在。如其动脉导管持续开放且管径较大，则异常的血流动力学改变会诱发和促进充血性心力衰竭、肺水肿及肺出血、慢性肺部疾病、颅内出血和坏死性小肠结肠炎等多种并发症，增加死亡率，因此早产儿和极低体重儿的 PDA 常需要进行早期药物干预或手术治疗。

【病理】

动脉导管是胎儿时期由第 6 对弓动脉演变生成的肌性动脉结构，上端连接于主动脉弓远端或峡部，下端多连接于左肺动脉，或左右肺动脉的分叉处，是胎儿时期重要的生理性分流通道。当出生后动脉导管未正常闭合时，在主动脉与左肺动脉之间可仍遗留有该通道。右位主动脉弓时，动脉导管亦可由右肺动脉连于右侧主动脉弓，或左肺动脉连于左锁骨下动脉。

未闭的动脉导管口径与长度可从数毫米到数厘米不等，细者可仅 0.2cm，最粗者可和附近主动脉管径相仿。根据其形态可分五种类型：①管型：导管连接主动脉与肺动脉的两端口径一致，导管较长，管壁厚度也介于主动脉与肺动脉之间，此型最常见，占所有病例的 80% 以上。②漏斗型：动脉导管的主动脉端口径大于肺动脉端口径，犹如漏斗状。③窗型：导管极短，口径极粗，外观似主动脉、肺动脉窗样结构，管壁往往极薄。手术操作困难，危险性大。④动脉瘤样：导管连接主动脉与肺动脉的两端细而中间呈瘤样扩张，管壁薄而脆，内可有血栓形成，有的肺动脉端可闭锁成盲管。手术危险性极大。⑤哑铃型：中部细，两端粗，此型较少见。

【病理生理】

胎儿时期，由于肺部无气体交换，肺部血管床仅接受肺动脉供血的 5%～8%，其余血流均经由未闭的动脉导管进入降主动脉，因而动脉导管是胎儿期重要的生理性分流通道。出生后，肺部膨胀，肺循环阻力降低，经动脉导管分流入降主动脉的血流量明显减少，因此生理上不再依赖动脉导管。由于新生儿血氧分压升高，可促发氧诱导的动脉导管收缩，加上胎盘来源的前列腺素减少导致由前列腺素介导的动脉导管舒张作用减弱，两者共同促使动脉导管发生功能性关闭。随后动脉导管血管内膜溶解，纤维组织增生，充满管腔，动脉导管发生重塑从而实现解剖关闭。

如动脉导管持续存在，其管腔未关闭，则将在主动脉与肺动脉间出现异常分流。病变早期，无论收缩期还是舒张期，主动脉压力均高于肺动脉（收缩期 20mmHg/ 舒张期 6mmHg），因而主动脉血液经未闭的导管持续性流入肺动脉。如导管较小，分流量不大，对心功能的影响较小，可不出现任何症状。如导管的管径较大时，左向右分流量也较大，肺循环血流量明显增多，回流至左心房左心室的血流量也增多，从而出现左心容量负荷过重。而为了弥补主动脉至肺动脉的分流对体循环造成的损失，左心室代偿性地增加心排血量。这两种因素均可造成左心房与左心室肥厚、扩大，最终导致左心衰竭。

由于肺循环血流量增加，肺血管扩张充血，肺动脉出现反射性痉挛，产生动力性肺动脉高压，导致右心压力负荷增加。如肺血管床长期扩张充血，则肺小血管将发生炎性病变，引起肺小动脉硬化，管壁增厚，导致肺循环阻力增加。当肺动脉压力超过主动脉舒张压时，血液可只在收缩期分流入肺动脉。此时如及时手术，阻断分流，肺小动脉的病理变化能获改善，肺动脉压可逐步降低。如进一步发展，肺小动脉内膜增生，血栓形成，管腔硬化变窄，阻力增高，将成为不可逆性的永久病理改变，形成梗阻性肺动脉高压。当肺动脉压接近或超过主动脉压时，可出现双向或右向左分流，即艾森曼格（Eisenmenger）综合征，临床上可出现发绀。由于其分流部位在左锁骨下动脉远端的降主动脉，发绀仅见于下半身或下肢末端，因而称为差异性发绀。

极低体重早产儿由于常伴发呼吸窘迫综合征以及机械通气的应用，肺动脉压力和阻力较高，故通过动脉导管的分流量较少；之后，随着呼吸窘迫综合征的好转，机械通气停止，肺动脉压力和阻力下降，约有 30% 的患儿出现通过动脉导管的左向右分流量明显增大，从而引起左心室容量负荷过重，严重者出现心力衰竭和肺水肿。

【临床特点】

动脉导管未闭的临床表现受到导管大小、分流方向、分流量大小、肺血管阻力、心脏代偿能力和其他器官状况等诸多影响。直径 1.5mm 以下的小型导管分流量较小，可由心脏完全代偿，临床常无明显表现，多为体检偶然发现。体格检查时可于胸骨左缘第二肋间及左锁骨下方闻及连续性机械样杂音，伴有震颤，脉压可轻度增大。分流量大的动脉导管未闭，后期常伴有继发性严重肺动脉高压，可导致双向分流或右向左分流。此时上述典型杂音的舒张期成分逐渐减轻或消失，甚至收缩期杂音亦可消失而仅可闻及因肺动脉瓣关闭不全的舒张期杂音。此时患者可出现差异性发绀且临床症状较严重，可有乏力、劳累后心悸、气喘、胸闷、咳嗽、咯血等心力衰竭表现。在极低体重早产儿由于大量左向右分流导致肺充血和体循环盗血，早期即可出现一系列表现，如脉压增大，水冲脉，心前区搏动增强，心脏杂音，心脏增大，充血性心力衰竭，呼吸衰竭等，甚至可出现支气管肺发育不良、脑室内出血和新生儿坏死性小肠结肠炎等多种并发症。

【超声心动图检查要点和表现】

1. 检查要点

（1）动脉导管大小及形态的评估；

（2）动脉导管分流方向及速度的评估；

（3）肺动脉压力的评估。

2. 超声心动图表现

（1）动脉导管大小及形态的评估：观察动脉导管最常用的为胸骨旁心底短轴图及胸骨上窝长轴图，上述声像图中左肺动脉的起始部与降主动脉之间可见异常通道相交通（图 11-3-1）。该管道通常位于左肺动脉左侧，测量时应分别测量其肺动脉端及主动脉端的宽度以及管道的总长度。由于彩色多普勒容易产生溢出效应，因此通常不推荐采用彩色多普勒进行测量。当动脉导管存在大量分流导致肺循环与体循环血流量比值（Qp/Qs）明显变大时，临床可有明显症状，此时 M 型测量左心房与主动脉根部内径比值（LA/AO）多数≥1.5。

不同类型的动脉导管在超声声像图上形态各有不同：管型动脉导管一般较长，直径常在 2mm 以上，两端开口直径均一；窗型动脉导管未闭者，降主动脉紧贴左、右肺动脉的分叉处，降主动脉前壁与分叉处稍左的肺动脉壁融合，其间可见较大的回声中断；漏斗型可见降主动脉端的导管开口较大，管体逐渐变细，并开口于左肺动脉起始部，其肺动脉端的开口朝向常有变化；动脉瘤型两端开口均小，中间膨大呈瘤样；哑铃型可见导管的中间部狭窄，而两端开口较大。

（2）动脉导管分流方向及速度的评估：当动脉导管内血流为左向右分流时，彩色多普勒可于胸骨旁心底短轴图显示肺动脉主干内红色为主的花色血流信号，其分流束起源于降主动脉并经动脉导管进入肺动脉主干，并沿肺动脉主干外侧壁走行（图 11-3-2）；胸骨上窝长轴图可见分流束起源于左锁骨下动脉开口远端的降主动脉前壁，进入未闭的动脉导管，再流向主肺动脉分叉处（图 11-3-3）。应用连续多普勒超声，可显示经动脉导管的双期连续性血流频谱，流速多大于 4m/s（图 11-3-4）。

如果早产儿呼吸窘迫尚未解除，肺动脉压力和阻力较高时，则往往仅显示少量舒张期湍流信号。当肺动脉压明显升高，超过主动脉压时，则可出现

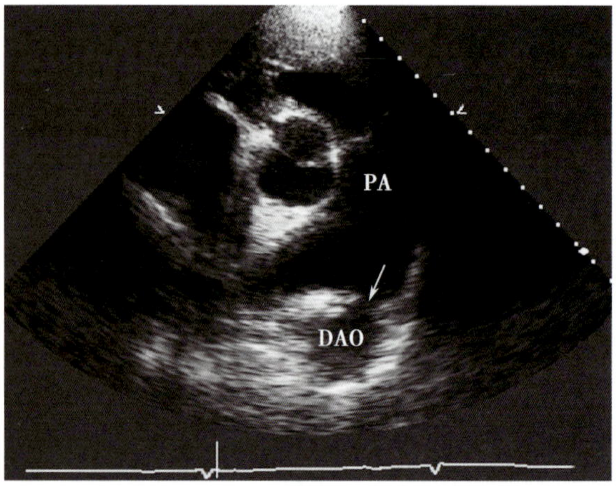

图 11-3-1　动脉导管未闭二维超声表现

胸骨旁心底短轴图，左肺动脉与降主动脉间可见异常管道相通；←：未闭的动脉导管；PA：肺动脉；DAO：降主动脉

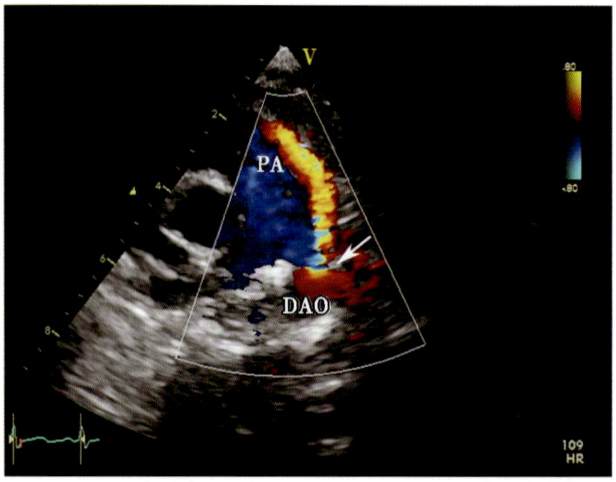

图 11-3-2　动脉导管未闭彩色多普勒超声表现

胸骨旁心底短轴图，肺动脉主干内可见起自降主动脉的彩色血流信号，并沿肺动脉外侧壁走行；←：未闭的动脉导管；PA：肺动脉；DAO：降主动脉

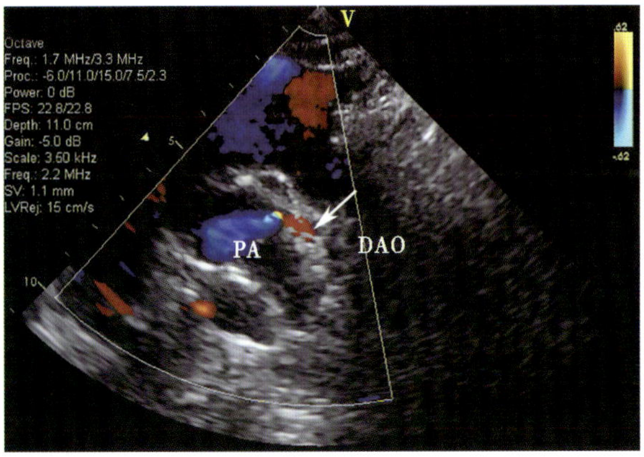

图 11-3-3　动脉导管未闭彩色多普勒超声表现

胸骨上窝图，可见彩色分流束起源于降主动脉前壁，并进入未闭的动脉导管，再流向主肺动脉分叉处；←：未闭的动脉导管；PA：肺动脉；DAO：降主动脉

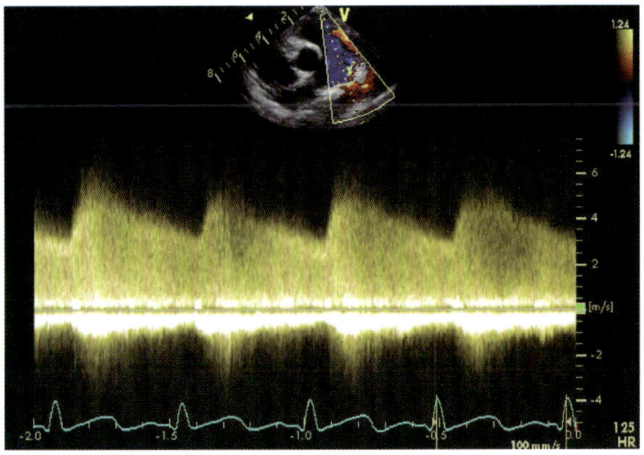

图 11-3-4　动脉导管未闭流速曲线

连续多普勒超声显示，动脉导管处探及双期连续、搏动性的左向右高速血流流速曲线，流速大于 4m/s

经动脉导管流入降主动脉的右向左分流信号。脉冲或连续多普勒也仅舒张期可见左向右分流信号，而收缩期为右向左分流信号，且流速多较低，不超过 1m/s（图 11-3-5）。

（3）其他超声表现

1）肺动脉收缩压的估测：根据导管分流的速度、方向及由肱动脉血压估测的主动脉压力可对肺动脉收缩压进行估测。左向右分流时，$SPAP = SBP - 4V^2$；右向左分流时，$SPAP = SBP + 4V^2$（SPAP：肺动脉收缩压；SBP：肱动脉收缩压；V：收缩期动脉导管最大分流速度）。

2）房室大小及肺动脉内径：由于容量负荷增加，左心房及左心室可增大；受分流束冲击及肺动脉高压影响，肺动脉主干可增宽；室间隔活动可出现增强。

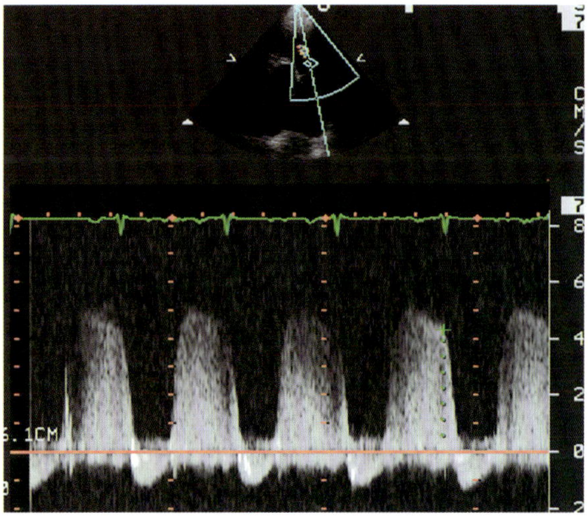

图 11-3-5　动脉导管未闭脉冲多普勒超声表现

连续多普勒超声显示，动脉导管处仅舒张期可见左向右分流频谱，而收缩期为右向左分流频谱，且流速较低

【鉴别诊断】

1. 主 - 肺动脉间隔缺损　本病又称主肺动脉窗、部分性主动脉干等。为一种少见的先天性心脏病，它是由于胚胎发育过程中，动脉干间隔发育不全，升主动脉与肺动脉主干的分隔遗留口径不等的缺损。病变位置主要在主动脉瓣上方的升主动脉部位，为升主动脉的左壁与毗邻的肺动脉主干的右壁、右肺动脉开口近端处的交通。其特征表现为心底短轴图在肺动脉瓣远侧可见主动脉的断面环有一缺口和肺动脉干相通，主动脉和肺动脉均有增宽。脉冲多普勒和彩色多普勒可在肺动脉近端瓣上显示双期连续性异常血流信号。与动脉导管未闭的主要鉴别点是分流的部位不同。动脉导管未闭是左肺动脉的近端与降主动脉间的分流，双期连续性异常血流出现在肺动脉的远端。而主 - 肺动脉间隔缺损分流位于肺动脉主干的右壁、右肺动脉开口近端处。

2. 冠状动脉畸形　包括冠状动脉 - 肺动脉瘘及冠状动脉异常起源于肺动脉。冠状动脉 - 肺动脉瘘指正常起源的左、右冠状动脉的主支或分支与肺动脉主干之间相交通，冠状动脉血流通过瘘口分流入肺动脉内；冠状动脉异常起源于肺动脉指左冠状动脉或右冠状动脉异常开口于肺动脉主干，血流从开口于主动脉的正常冠状动脉经心肌内冠状动脉循环流向异常开口于肺动脉的冠状动脉并分流入肺动脉内。上述两种冠状动脉畸形可于彩色多普勒显示肺动脉主干近端显示一束或多束分流信号流入肺动脉主干内，频谱多普勒于瘘口或异常开口处可显示舒张期为主血流信号。瘘口较大、分流量较多时相应的冠状动脉可增粗、扭曲，患者心脏可有不同程度的增大，其心脏腔室的大小与冠状动脉瘘所致的血流动力学改变密切相关。与动脉导管未闭鉴别点在于分流的部位。冠状动脉畸形分流至肺动脉的开口多位于肺动脉近端，且伴有冠状动脉内径和走行的异常；而动脉导管未闭异常分流位于肺动脉远端分叉处。

3. 重度肺动脉瓣反流 重度肺动脉瓣反流时，由于舒张期大量血流逆向反流入右心室内，此时彩色多普勒及频谱多普勒可在肺动脉主干内检出逆向血流。与动脉导管未闭的逆向血流鉴别点主要是血流汇聚点位置及血流时相不同。重度肺动脉瓣反流的反流信号起源于肺动脉瓣口，且在右心室流出道内可检出明显的反流信号，反流信号仅出现于舒张期。动脉导管未闭的分流信号起源于肺动脉分叉动脉导管开口处，且分流信号多为全心动周期的连续性频谱。

4. Valsalva 窦瘤破裂破入右心室流出道 主动脉窦又称 Valsalva 窦（Sinus of Valsalva）或冠状动脉窦。部分患者由于存在先天发育缺陷，主动脉窦可在血流长期冲刷下呈囊袋状扩张而形成主动脉窦（Valsalva）瘤。当窦瘤囊壁发生破裂时，主动脉内的血液大量涌入与破裂口相通的心室腔，临床上则出现症状和体征，此即 Valsalva 窦瘤破裂。本病的临床表现与体征常易与动脉导管未闭混淆，但其超声心动图表现具有特异性。二维超声可于主动脉窦处显示窦部呈囊样扩张，突入邻近心腔，并可见窦壁破口。彩色多普勒破口处可见全心动周期分流信号，频谱多普勒可显示连续性高速湍流频谱。

【超声心动图诊断价值】

目前超声心动图已能使多数单纯动脉导管未闭患者在术前获得正确的诊断而直接手术，不必行创伤性的心导管检查。由于超声心动图检查简便、准确、无创伤性和可在床旁进行等优点，故对诊断早产儿呼吸窘迫综合征是否合并动脉导管未闭，以指导临床治疗具有重要价值。二维超声心动图可直接显示未闭动脉导管，了解导管长度、宽度以及形态；彩色多普勒可直观、敏感显示异常分流束，脉冲多普勒可对分流的性质进行区分，对本病的诊断有显著的提高。少数小儿因导管太细二维超声不易显示，此时彩色多普勒更有确诊价值。

（谢谨捷）

第四节 房室隔缺损

【概述】

房室隔缺损（atrioventricular septal defect，AVSD），既往称为心内膜垫缺损、房室通道或共同房室通道等，包括以房室瓣异常和房室瓣周围的间隔组织缺损为特征的先天性心脏畸形，是由于胚胎期心内膜垫参与形成房室瓣及房室隔时发育缺陷所致。占所有先天性心脏病的 3%～5%。AVSD 可单独发生，常伴有单心室、法洛四联症、右室双出口、大动脉转位、右位心等复杂心脏畸形，也可见于多个先天性综合征，如 Down 综合征、DiGeorge 综合征、内脏异位综合征（心脾综合征）、Ellis Van Greveld 综合征等。

【病理】

胎儿期心脏的心内膜垫组织参与形成的结构较多，由于心内膜垫发育异常，导致不同程度的房室瓣、室间隔或房间隔联合畸形，故 AVSD 的病理特征是存在房室瓣发育异常及房室瓣周围的间隔缺损，以及由上述畸形所致的左心室流出道延长，可产生上述各结构不同组合的畸形，从单纯的原发孔型房间隔缺损，到完全型 AVSD 等一系列病变。

根据 AVSD 的范围及房室瓣畸形特点，将其分为以下 3 种类型：

1. 部分型房室隔缺损 ①单纯原发孔型房间隔缺损（primum atrial septal defects）；②原发孔房间隔缺损伴不同程度的二尖瓣和 / 或三尖瓣裂，房室瓣关闭不全；③左室 - 右房通道，罕见，缺损部位于室间隔膜部，为室间隔缺损的特殊类型，可伴有三尖瓣裂；④流入道室间隔缺损伴房室瓣畸形，有腱索异常连接到室间隔缺损边缘。⑤单心房，少见，房间隔缺如或仅存少量房间隔边缘，几乎均合并二尖瓣裂和 / 或三尖瓣裂。

2. 过渡型（或中间型）房室隔缺损 包括大小不一的原发孔型 ASD 及较小的限制性流入道部室间隔缺损，但两组房室瓣仍保持各自独立。

3. 完全型房室隔缺损 完全型 AVSD 由原发孔型房间隔缺损，流入道型室间隔缺损和二尖瓣前叶裂和三尖瓣隔叶裂，并形成共同房室瓣等病变组成，病理变化比较复杂。共同房室瓣由跨越室间隔的前桥瓣、后桥瓣的 2 个桥瓣以及附着于心室游离壁的左、右侧瓣与右前外侧瓣的 3 个侧瓣组成，共 5 个瓣叶。前、后桥瓣均骑跨于室间隔之上，相互不连接而形成共同房室通道。Rasteli 根据前桥瓣与室间隔解剖关系，将完全型 AVSD 分为 A、B、C 三个亚型。

A 型，最为常见，约占 75%。前桥瓣的左右部分在中间融合，融合部位的腱索大多数直接附着于室间隔残端，或附着于正对其下的隔乳头肌，左、右侧部的腱索分别附着于左、右心室，隔乳头肌位置正常。

B 型，最少见，前桥瓣较 A 型大，右前外侧壁较小，前桥瓣左右融合部位偏向右侧，融合部位的腱索及部分左侧腱索越过室间隔缺损，附着于右心室的乳头肌。隔乳头肌位置异常，下移至隔束甚至调节束部位，近右心室前乳头肌。

C 型，约占 25%。前桥瓣的左右融合部位极度偏右，腱索呈悬浮状态，未附着于室间隔。此型多合并复杂心脏畸形，如内脏异位综合征等。

近年来，随着认识的不断深入，许多学者认为 Rasteli 分型的临床意义较为有限，临床更倾向于描述完全型 AVSD 的房、室发育是否均衡，左、右前外侧瓣的大小，瓣膜反流的位置及程度等。

根据心室的大小及房室瓣环与心腔的相对位置关系，将完全型房室隔缺损分为均衡型和非均衡型。若房室瓣环相对于房间隔的位置相对平均，则称为心房水平均衡型；若房室瓣环相对于房间隔的位置偏左或偏右，则称为心房水平不均衡型。若房室瓣环相对于室间隔位置相对平均，则称为心室水平均衡型；若房室瓣环相对于室间隔的位置偏左或偏右，则称为非均衡型 AVSD。有学者用 AVVI 描述房室瓣环相对于室间隔分布的均衡程度：AVVI = 左侧房室瓣面积 / 总房室瓣面积，若 AVVI 介于 0.4～0.6，则为心室水平均衡型。若 AVVI > 0.6，或 < 0.4，则为心室水平非均衡型 AVSD（右心室优势型或左心室优势型，其中以右心室优势型最为常见）。

【病理生理】

AVSD 的血流动力学改变，主要为心内分流和房室瓣反流。心内分流的大小，取决于缺损的大小、房室瓣与间隔组织的关系，以及体 - 肺循环的压力和阻力；房室瓣反流程度与共同房室瓣膜的畸形程度有关。AVSD 的心内分流，除了心房、心室水平分流，还包括心房与心室间的交叉分流，如收缩期左心室血液向右心房分流。AVSD 的心内分流，通常为左向右分流，当合并右室流出道梗阻或肺动脉压升高时可出现右向左分流。

二尖瓣反流程度较轻的部分型房室隔缺损，其血流动力学改变与继发孔型房间隔缺损相似。心房水平的左向右分流导致右心房、右心室增大和肺动脉增宽，左侧房室瓣显著反流则表现为左心增大。

完全型房室隔缺损，同时存在心房、心室水平分流及不同程度的房室瓣反流，两侧心室容量负荷均增大，故表现为全心增大、肺血流量增加、肺动脉压力升高。此型患儿常常早期即出现充血性心力衰竭和肺动脉高压，尤其 Down 综合征患儿更容易发生严重的肺动脉高压。

【临床特点】

AVSD 患者，根据不同分型、心内分流量大小及房室瓣反流程度，临床表现具有较大差异。部分型 AVSD 若房室瓣反流程度较轻，在婴儿期可能无症状而未被诊断；如伴有明显二尖瓣反流，可在早期出现症状，表现为消瘦、乏力、易疲劳、呼吸急促和反复发生呼吸道感染，并可早期出现充血性心力衰竭、肺动脉压升高等相关症状。完全型 AVSD 的患儿，喂养困难，往往发育较差，易患呼吸道感染、营养不良等，常于出生后 1 年内出现严重的心功能衰竭。

体格检查：部分型 AVSD 患儿，在儿童时期可因体检发现心脏杂音而被确诊，其心脏体征与继发孔型房间隔缺损相似，于胸骨左缘第 2 肋间可闻及收缩期杂音伴肺动脉第二心音固定分裂。大多数完全型 AVSD 的患儿，胸廓隆起，心脏显著扩大，胸骨左缘 3～4 肋间可闻及 3/6 级收缩期杂音，伴或不伴有震颤，肺动脉瓣区第二心音亢进及固定分裂，心尖区可闻及全收缩期杂音。若出现肺动脉高压，则可出现发绀；当心内存在交叉分流时，如右心房内血液流入左心室时，患儿也会出现发绀。

几乎所有的 AVSD 患者均需要手术矫治。部分型 AVSD 患者，一般可在 2～5 岁完成手术矫治，而完全型及过渡型 AVSD 患者，手术时机往往取决于心室水平分流的大小及瓣膜反流的程度，尤其是完全型 AVSD 患者，因其发生肺动脉高压及肺血管病变较早，故一般需在出生 2～6 个月时完成手术矫治。均衡型完全型 AVSD 患者能完成一期矫治手术，部分患者由于心力衰竭发生较早，可能需先行肺动脉环缩，待患者病情稳定，再行矫治手术。

【超声心动图检查要点和表现】

1. 检查要点

（1）明确房间隔缺损的大小和位置；

（2）明确室间隔缺损的大小和位置；

（3）描述房室瓣环、瓣膜及乳头肌附着位置的解剖特点：

1）Rastelli 分型；

2）评估房室瓣瓣叶的解剖和大小；

3）评估左侧房室瓣是否降落伞畸形，右侧房室瓣是否合并 Ebstein's 畸形；

4）评估左心室乳头肌的数目以及乳头肌之间的距离。

（4）评估心房水平及心室水平的不均衡性：

1）观察房间隔与心室流入道及室间隔之间的关系；

2）描述房室瓣于心室之上的骑跨程度（剑突下切面观）；

3）彩色多普勒血流显像评估不均衡型 AVSD 房室瓣环及其流入道部血流引流入心室的状态；

4）评估有无心室发育不良及严重程度。

（5）观察左、右心室流出道是否通畅；

（6）血流动力学评估：

1）心房、心室水平分流的方向；

2）连续多普勒评估心室水平分流的峰值压差，从而估计右心室压力；

3）彩色多普勒血流显像评估房室瓣反流的程度；

4）左心室或右心室负荷增加的血流动力学证据；

5）在 AVSD 合并限制性室间隔缺损或无室间隔缺损时，根据右侧房室瓣反流的压差，评估右心室收缩压；

6）当合并流出道梗阻时，评估左心室 / 右心室流出道梗阻的严重程度。

（7）测量左、右心室的收缩功能；

（8）检出其他合并的心内畸形，如动脉导管未闭、主动脉缩窄、继发孔型房间隔缺损、法洛四联症、肺动脉闭锁、右心室双出口等。

2. 超声心动图表现 心尖四腔和剑突下四腔图是显示缺损范围、房室瓣和心室的均衡关系、前桥瓣腱索附着部位、心内分流方向以及房室瓣反流程度的最佳声窗。

（1）房室瓣位于同一水平，“房室隔”缺失：房室隔是三尖瓣隔瓣与二尖瓣前瓣附着点之间的间隔组织，分隔左心室和右心房。正常情况下三尖瓣附着点位置略低于二尖瓣，而 AVSD 患者房室瓣则位于同一水平。“房室隔”缺失是 AVSD 最可靠的心内解剖特征之一（图 11-4-1～图 11-4-2）。

（2）主动脉瓣迁移，致左心室流出道延长：正常心脏的主动脉瓣嵌在二尖瓣和三尖瓣之间，左心室心尖至二尖瓣瓣环和主动脉瓣环的距离大致相当。但在 AVSD 患者，主动脉瓣位于房室瓣的前方，并未嵌入房室瓣之间，从而导致左室流出道延长甚至狭窄，这种征象被称为“鹅颈征”，左心室心尖到主动脉瓣环的距离，较至左侧房室瓣环的距离长（图 11-4-3）。左心室流出道延长以部分型 AVSD 患者多见，也可发生于 AVSD 矫治术后。

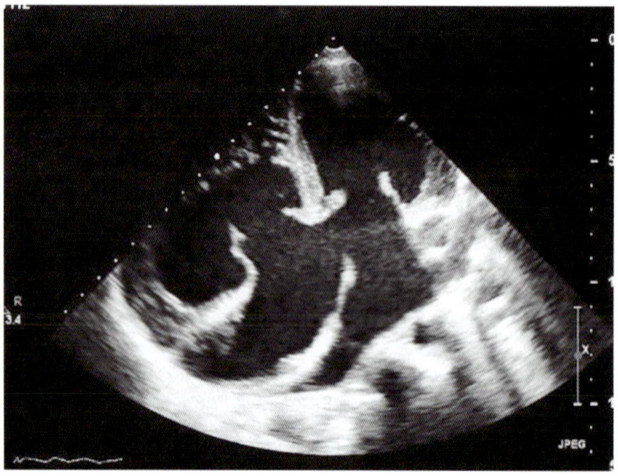

图 11-4-1 部分型房室隔缺损

心尖四腔图显示房间隔下段缺失，可显示两个独立的房室瓣口

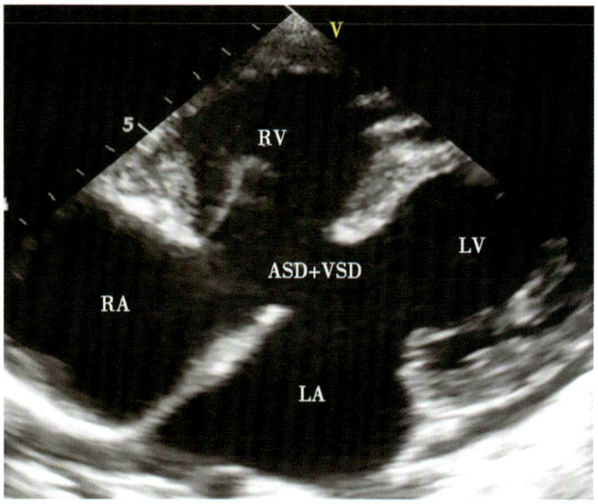

图 11-4-2 完全型房室隔缺损

心尖四腔图显示房间隔下段及室间隔上段缺失，仅显示一组共同房室瓣

（3）左心室乳头肌逆时针转位：胸骨旁左心室短轴图正常左心室的两组乳头肌分别位于“4 点钟”和“8 点钟”的位置，但在 AVSD 的患者，左心室乳头肌逆时针移位至“3 点钟”和“7 点钟”的位置，导致二尖瓣或前桥瓣位置更靠近，可能进一步加重左心室流出道梗阻。

（4）房室瓣畸形：部分型和过渡型 AVSD 患者，左侧房室瓣存在不同程度的裂缺，裂缺方向指向流

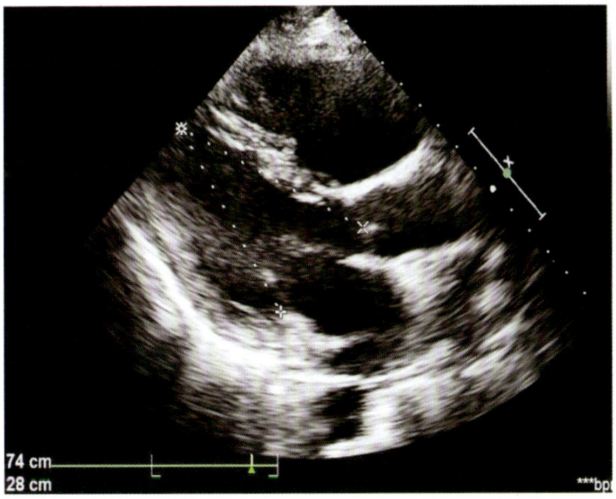

图 11-4-3　左心室流出道延长
胸骨旁左心室长轴图显示左心室流入道延长

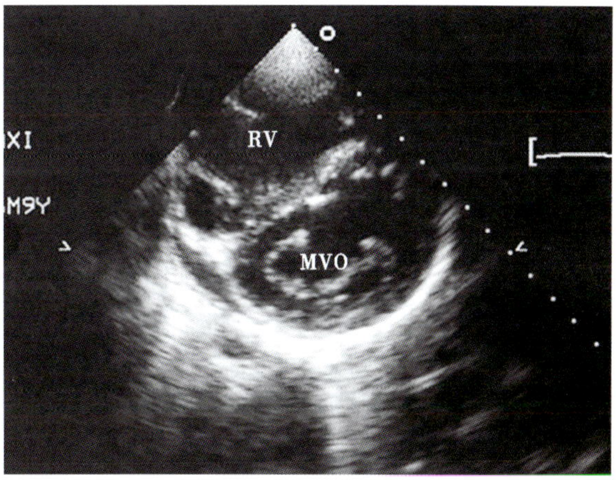

图 11-4-5　部分型房室隔缺损
胸骨旁左心室短轴图显示二尖瓣前叶裂

出道方向。完全型 AVSD 患者则为共同房室瓣和共同房室瓣瓣环。剑突下和胸骨旁短轴图是显示共同房室瓣和二尖瓣前瓣裂缺的最佳声窗。二尖瓣口短轴图正常呈“鱼口状”，在部分型或过渡型 AVSD 患者则呈“三角形”。完全型 AVSD Rasteli A 型共同房室瓣的前桥瓣腱索附着于其正下方的室间隔嵴上；B 型前桥瓣腱索附着于隔乳头肌；C 型前桥瓣腱索附着于右心室游离壁乳头肌，无腱索附着于室间隔或隔乳头肌，“漂浮”于室间隔之上（图 11-4-4～图 11-4-7）。

过渡型与完全型 AVSD 的超声表现相似，但过渡型 AVSD 的前、后桥瓣在中线处相互融合形成两个房室瓣口。而过渡型与部分型 AVSD 的区别在于，前者存在流入道部限制性 VSD。

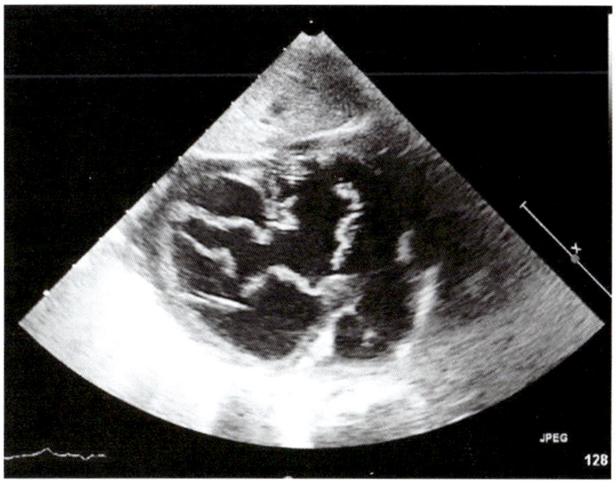

图 11-4-6　完全型房室隔缺损
剑突下双心室短轴图显示共同房室瓣口

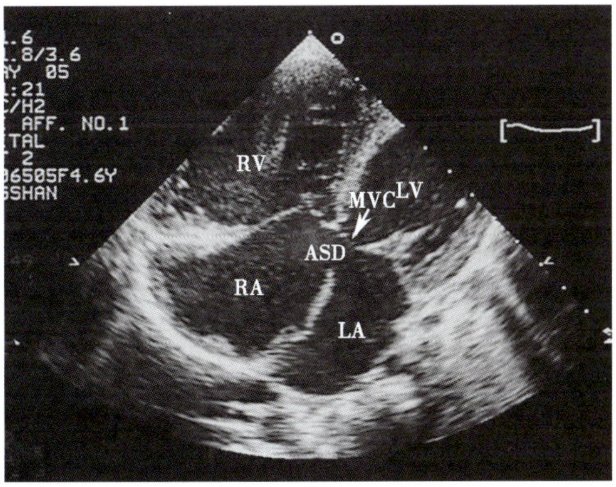

图 11-4-4　部分型房室隔缺损
心尖四腔图显示原发孔型房间隔缺损及二尖瓣前叶裂

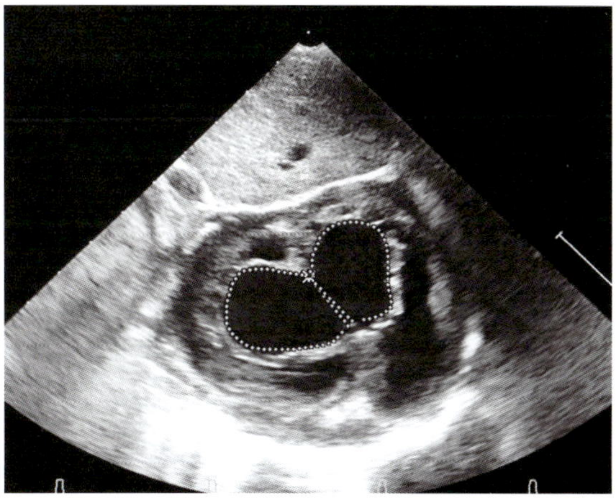

图 11-4-7　完全型房室隔缺损
剑突下双心室短轴图显示共同房室瓣口左右侧基本均衡

AVSD 患者还可能合并其他左侧房室瓣异常，如双孔或降落伞二尖瓣畸形，并多表现为二尖瓣狭窄，以部分型 AVSD 多见。当心房水平存在大量的左向右分流时，需注意可能低估左侧房室瓣狭窄的程度。

（5）心室发育的评估：正常心脏的左、右心室基本位于同一水平。剑突下、心尖四腔图及胸骨旁长、短轴图，多声窗显示心腔大小及发育情况，房室隔缺损时右心房室增大，左侧房室瓣反流较多时，左心房室增大。观察两侧心室是否基本位于同一水平，判断心尖是否形成。

（6）检出其他合并的心脏畸形。

（7）观察心内分流的方向、房室瓣反流的程度、评估右心室收缩压：彩色多普勒血流显像显示低位房间隔的右心房侧有收缩晚期至舒张早期的左向右分流。伴有二尖瓣前叶裂缺的患者，则于左和／或右心房内检测到源于房室瓣口的反流，需评估反流程度和起源（图 11-4-8～图 11-4-10）。

（8）三维超声心动图：三维超声心动图可直接观察房室瓣的鸟瞰图，尤其在部分能行经食管实时三维超声心动图检查的 AVSD 患者，鸟瞰图更清晰（图 11-4-11）。

（9）房室隔缺损外科术后复查超声心动图评估内容包括：房水平和／或室水平残余分流；左房室瓣口严重反流或狭窄；评估肺动脉压。

【鉴别诊断】

1. 冠状静脉窦型房间隔缺损 部分型 AVSD 需注意与冠状静脉窦型房间隔缺损相鉴别。剑突下双心房图，原发孔型房间隔缺损的部位与后者扩张的冠状静脉窦口的部位极为相似，均位于下腔静脉端，两者容易混淆，但冠状静脉窦型 ASD 在其他

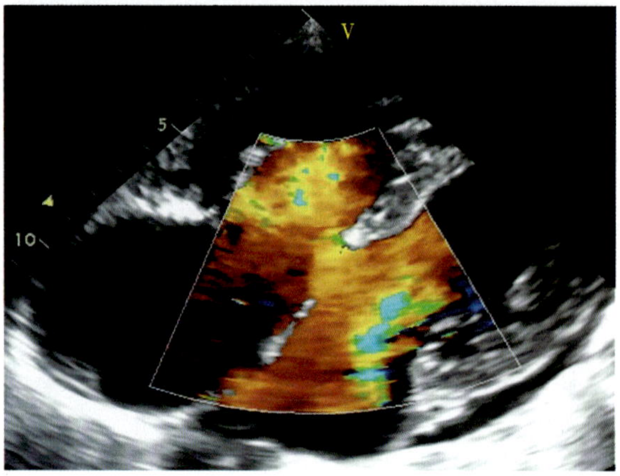

图 11-4-8 部分型房室隔缺损
心尖四腔图显示房间隔下部缺失，心房水平左向右分流

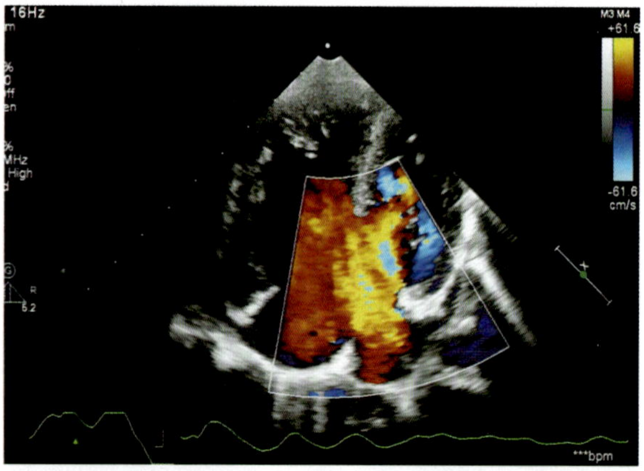

图 11-4-9 完全型房室隔缺损
心尖四腔图显示房间隔下部及室间隔上部缺失，舒张期四个心腔血流相通

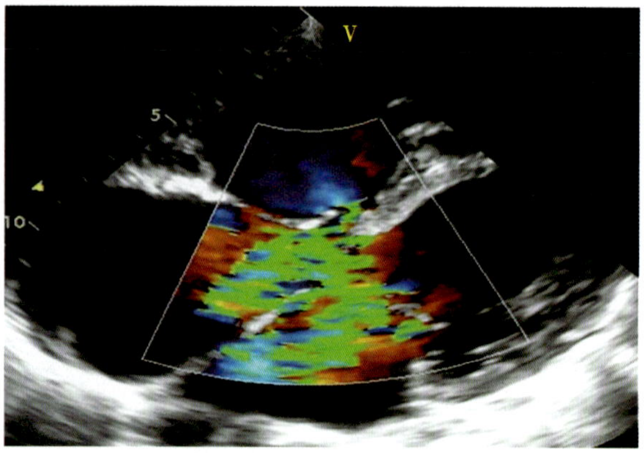

图 11-4-10 完全型房室隔缺损
心尖四腔图显示房间隔下部及室间隔上部缺失，收缩期左、右侧房室瓣大量反流

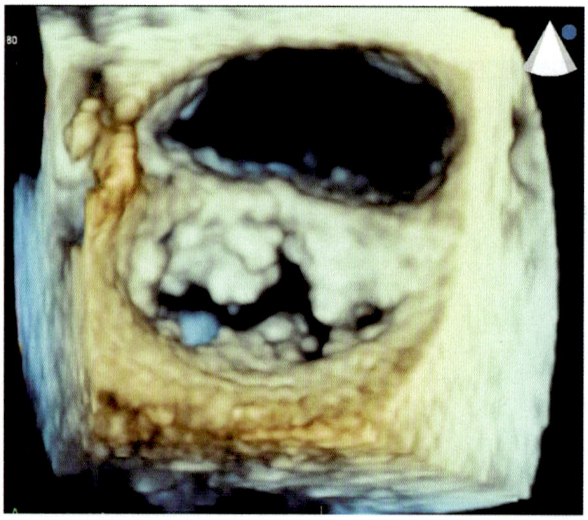

图 11-4-11 部分型房室隔缺损
经食管实时三维超声心动图左心房侧观显示二尖瓣前叶裂

切面均无房间隔回声失落现象，可予鉴别。对于可能引起冠状静脉窦扩张的其他疾病，在心尖四腔切面观可出现类似房间隔下份回声失落的表现，需多切面扫查予以鉴别。

2. 单心室　完全型 AVSD 若室间隔大部缺失，需与单心室相鉴别，两者的鉴别要点是区分心尖部凸入心腔的肌性组织为粗大肌束还是残存的室间隔。

【超声心动图诊断价值】

超声心动图是诊断 AVSD 的首选影像学工具，能为临床手术时机及手术方案的选择，提供有价值的信息。对于部分临界心室发育不良的患者，可选择 CMR 检查，协助判断心室发育不良的程度。对于部分合并其他复杂心内畸形的患者，亦可行心脏 CT 检查，以进一步明确诊断。

（唐　红）

第五节　单　心　室

【概述】

单心室（single ventricle，SV）是一组严重的发绀型先天性心脏病，是指一个心室腔接受经两组房室瓣或共同房室瓣的两侧心房血液；真正单一心室腔少见，通常心室有两个腔，其中一个大的与心房连接的为主心室腔和小的残余心腔。又称为共同心室、三腔两房心、心室双入口等。单心室的定义、分类以及命名存在较大的争议。Van Pragh 等认为用单心室较好，不包括二、三尖瓣闭锁和二、三尖瓣骑跨。Anderson 等则认为应用单室性房室连接（univentricular atrioventricular connection）合适，包括左、右房室连接缺如和二、三尖瓣骑跨 >50% 者。1824 年 Holmes 最早报道单心室，由于单心室病理形态多样，准确的发病率不详；占所有先天性心脏病的 1.0%～2.0%。

【病理】

胚胎发生机制不清，大多为散发病例，但有三尖瓣闭锁家族发病的报道。Van Mierop 等认为单心室的形成与房室孔的偏移及分隔有关。左心室的窦部及小梁部衍化自原始心室，右心室的窦部及小梁部衍化自心球部，两侧心室的流入道起源自心球部，房室的连接与房室管的转移及房室孔的分隔有关。房室孔保持原先的位置，对着左室则形成左室双入口，右侧心室腔形成流出道腔；房室孔过度地向右侧移位，可形成右室双入口，而左侧心室腔形成发育不良的残余心腔；移位程度偏离正常可导致左、右侧房室瓣不同程度的骑跨；房室孔分隔完整的为两侧房室口，未分隔则为共同房室口，异常发生较晚的则形成一侧房室瓣闭锁。

正常心室均具有流入道、小梁部及流出道三部分结构。绝大多数单心室的心室有两个腔，连接心房的主心室腔有流入道，小梁部及流出道结构，但流出道可缺如。另一个心室腔不与心房连接而无流入道，称为残余心腔。分隔主心室与残余心腔的小梁间隔均与房间隔对位不良，右侧或左侧房室瓣口，或共同房室瓣口骑跨于小梁间隔之上，若心室腔连接 <50% 的右侧或左侧房室瓣口，或 <25% 的共同房室瓣口的应称为残余心腔，属于单室型房室连接。残余心腔与一条大动脉或两条大动脉连接的称为流出道腔，不与大动脉连接的则称为小梁腔。主心室腔的解剖性质需根据心尖部小梁结构确定。解剖右心室心尖部小梁结构粗而明显，室隔面上有隔缘小梁；而解剖左心室心尖部小梁结构细，室隔面较光滑。有时小梁结构形态介于两者之间，难以判定者称为不定型心室。

根据主心室腔的解剖性质可将单心室分为左室型、右室型及不定型 3 种。①左室型单心室：最常见，占 61%～80%；主心室腔为左室结构，位于后下方。残余心腔为右室结构，均位于前上方。心房位置正常的占绝大多数。房室瓣呈分隔的两组房室瓣多见，共同房室瓣少见。主心室腔连接两侧房室瓣接受心房血流的也称为左室双入口。心室与大动脉连接关系以不一致为多、其次为心室大动脉连接一致、流出道腔双出口，主心室腔双出口及单流出道均少见。残余心腔位于右侧，心室大动脉连接一致的单心室也称为 Holmes 心脏。②右室型单心室：占 12%～27%；主心室腔为右室结构，残余心腔为左室结构均位于后下方，大多数在主心室腔的左侧，较少在主心室腔的右侧。心房位置正常的占 65%，心房对称位占 35%。房室连接方式呈共同房室瓣的较多，其次为两侧房室瓣。心室大动脉连接关系，以右室双出口多见，其次为心室大动脉连接一致及单流出道。③不定型单心室：占 3%～19%；心室内仅有 1 个腔，心室结构特征不典型。心房位置可呈正常位、对称位及反位。房室连接方式呈共同房室瓣较多，其次为两侧房室瓣。心室大动脉连接大多数为心室双出口，单流出道较少。

Van Praagh 等将单心室分为 4 型。① A 型：主心腔为解剖左心室结构，残余心腔为右室漏斗部，位于左前或右前；② B 型：主心腔为解剖右心室结构，残余盲端小梁腔位于左后或前下部；③ C 型：

肌部室间隔未发育，左、右侧心室分别为左、右心室形态；④ D 型：左、右心室窦部及室间隔均未发育，心室形态不能辨认。

Elliot 将单心室分为 3 种类型：①左心室双入口（double-inlet left ventricle，DILV）：主心腔为左心室结构，残余心腔在右前或左前或正前方；②右心室双入口（double-inlet right ventricle，DIRV）：主心腔为右心室结构，残余心腔在左后、前下或后方；③双入口不定型心室（double-inlet indeterminate ventricle，DIIV）：仅有一单一心室腔，小梁发育不良，分辨不清左或右心室结构。

2000 年欧洲心胸外科协会把二尖瓣闭锁、三尖瓣闭锁、不平衡型房室通道等均列入单心室范畴，称之为功能性单心室心脏（functional univentricular heart，FUH）；根据主心腔形态及房室瓣特征分为：① A 型：左室双入口；② B 型：右室双入口；③ C 型：二尖瓣闭锁；④ D 型：三尖瓣闭锁；⑤ E 型：共同房室瓣；⑥ F 型：内脏异位综合征；⑦ G 型：其他。

主心室腔与残余心腔之间的交通经过室间隔缺损，也称为流出道孔或球室孔。房室孔骑跨（stradling）是指房室瓣环跨过室间隔，导致房间隔与室间隔对合不良；房室孔跨越室间隔超过 50% 属于双流入道心室。当房室瓣部分腱索跨越室间隔附着于室间隔另一侧或心腔时称为房室瓣跨越（overriding）。房室孔跨越可单独存在，也可合并房室瓣骑跨。一侧房室连接缺如，唯一的房室瓣往往与单一心室腔连接，如果存在 2 个心室腔则必然存在房室孔及房室瓣的骑跨。

流出道梗阻可发生在瓣膜下或瓣膜水平，与室间隔缺损大小及心室大动脉连接关系有关。单心室常合并大动脉转位、肺动脉狭窄、房间隔缺损、单心房、主动脉缩窄、主动脉弓中断、共同房室瓣、肺静脉异位引流等多种畸形。

【病理生理】

单心室的血流动力学变化取决于单心室的类型、肺动脉狭窄的程度和大血管是否转位等。腔静脉及肺静脉血液经过两侧房室瓣或共同房室瓣口回流至主心室腔，混合后进入主动脉及肺动脉。青紫严重程度取决于是否合并肺动脉狭窄及心室腔内血液混合程度。合并肺动脉狭窄者，肺血流量减少，缺氧及青紫明显。不合并肺动脉狭窄者，肺血流量增多可引起肺动脉高压，临床症状以心力衰竭为主，青紫可不严重。由于主心腔承受两侧心房回流血流，容量负荷增大，合并房室瓣反流则更增加心室的前负荷。

【临床特点】

临床表现多变，以发绀及心力衰竭为主要特征。肺血增多者，新生儿期即出现气促、呼吸困难、喂养困难、多汗等心力衰竭的表现；体检可见心界扩大，第一心音增强，肺动脉第二音增强，肝脏增大等。肺血减少者出生后可有发绀，哭吵后发绀加重；体检可见杵状指、心底闻及收缩期杂音，肺动脉第二音减弱或呈单一第二心音。心电图可显示右心室占优势、左心室占优势或左右心室均势，所有心前导联均可见深 S 波。X 线表现特异性不明显。

【超声心动图检查要点和表现】

1. 检查要点

（1）明确单心室形态及分型；

（2）房室连接类型及房室瓣功能；

（3）残余心腔位置及其与大血管的连接关系；

（4）球室孔大小、位置判断；

（5）单心室合并畸形的检出；

（6）单心室心功能检测；

（7）胎儿期超声心动图表现。

2. 超声心动图表现

（1）单心室形态确认：剑突下及心尖声窗可显示增大的主心腔，根据主心腔的肌小梁结构判断心室类型；右心室肌小梁粗大，室隔面粗糙；左心室肌小梁细小，室隔面光滑。探头向前、向后动态扫查，可显示残余心腔的位置及心室大动脉的连接。胸骨旁长轴图可显示残余心腔位于前方还是后方，短轴图可显示残余心腔位于主心腔的左侧还是右侧，以及分隔残余心腔与主心腔的小梁间隔。左室型单心室残余心腔位于主心腔的左前或右前（图 11-5-1），探头向下扫查时可见两组房室瓣均位于小梁间隔的后方。右心室型单心室残余心腔位于左后方最为常见，房室瓣位于小梁间隔的前方。当心室腔内多切面扫查均见不到小梁间隔或残余心腔时，即可做出不定型单心室的诊断（图 11-5-2）。一组房室瓣闭锁并发一侧心室发育不良者，通常称之为功能性单心室。

（2）房室连接类型及房室瓣功能：心尖及剑突下四腔图是显示单室型房室连接的最佳切面，可显示房室瓣环骑跨、房室瓣叶跨越。当一侧房室瓣或共同房室瓣环骑跨小梁间隔超过 50% 或 75% 时，绝大部分心房血流回入主心室腔，房室瓣腱索附着于小梁间隔边缘，甚至对侧心室室间隔边缘。在胸骨旁短轴图中也可见到两侧房室瓣均与主心室腔连接。在左室双入口，两侧房室瓣均位于小梁间隔

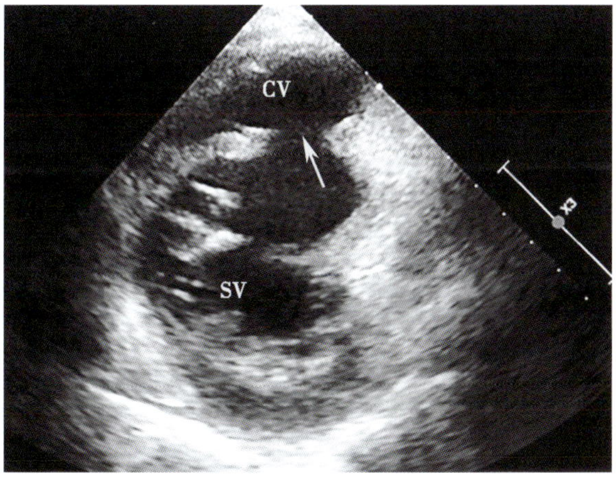

图 11-5-1 左心室型单心室

胸骨旁短轴图显示左心室型单心室，残余心腔位于右前；CV：残余心腔；SV：单心室

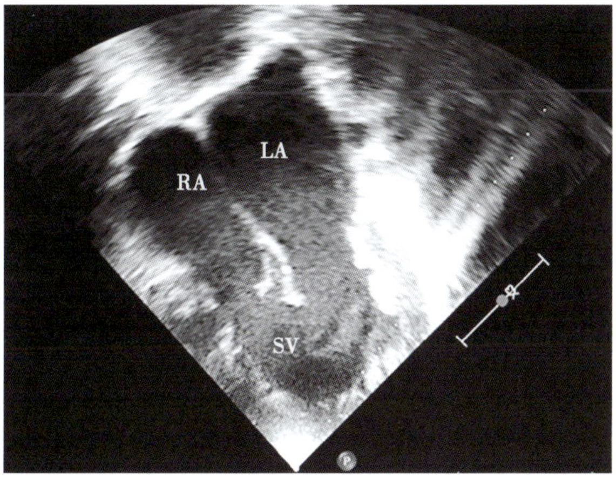

图 11-5-2 不定型单心室

心尖长轴图显示两组房室瓣回流入单一的主心腔；残余心腔不明显，诊断为不定型单心室；LA：左心房；RA：右心房；SV：单心室

的后方。在右室双入口，两侧房室瓣则均在小梁间隔的前方。

中度以上房室瓣反流患者行腔肺分流术时需行房室瓣整形术，彩色多普勒超声有助于判断瓣膜反流程度。血流紧缩法（blood flow constriction）测得的反流束宽度可以比较准确地反映单心室患者的瓣膜反流程度。一般认为反流束宽度小于 0.3cm 为轻度反流，大于 0.6cm 为重度反流，介于 0.3～0.6cm 属于中度反流。

（3）残余心腔与大血管的连接关系：在剑突下、心尖部及胸骨旁长轴图中可以观察残余心腔与主心室腔的空间位置，判断是否有大动脉发出，再根据解剖特点确定是肺动脉还是主动脉，据此可以判断心室与大动脉的连接关系。左室型单心室中心室大动脉连接不一致较多，即主动脉起自残余心腔，肺动脉起自主心室腔，主动脉与肺动脉并行，在胸骨旁长轴图可见此特点，与完全性大动脉转位相似。心室大动脉连接一致者，肺动脉起自残余心腔，而主动脉起自主心室。右室型单心室大多为双流出道，主动脉及肺动脉均起自主心室腔；如果仅见一条大动脉，多数是合并肺动脉闭锁。

根据大血管与残余心腔的关系可以判断单心室类型，若残余心腔发出一条大动脉，一般为左心室型单心室；若两条大动脉均发自单心室主心腔，一般为右心室型单心室（图 11-5-3）；若残余心腔不明显，可为共同心室，也可为不定型单心室。

（4）球室孔大小判断：残余心腔血流通过小梁间隔缺损与主心室腔交通，如果间隔缺损小，分流为限制性，可影响血流动力学，特别是主动脉发自残余心腔时。室间隔缺损是否为限制性应根据球室孔的大小判断，不能单纯根据心室水平的分流方向；一般认为室间隔缺损小于主动脉瓣环直径提示存在限制性缺损。

（5）合并畸形的检出：单心室大多可行腔肺分流术治疗，手术效果取决于肺动脉压、肺血管阻力、心室功能、房室瓣反流以及是否合并腔静脉、肺静脉畸形等。因此，在检查单心室患者时要注意检查肺动脉及分支的大小与形态、单侧还是双侧上腔静脉、有无下腔静脉中断、肺静脉回流有无异常、房室瓣反流程度及心室功能等。

（6）单心室心功能检测：单心室患者心腔的几何形态很不规则，再加上残余心腔的存在，常用的

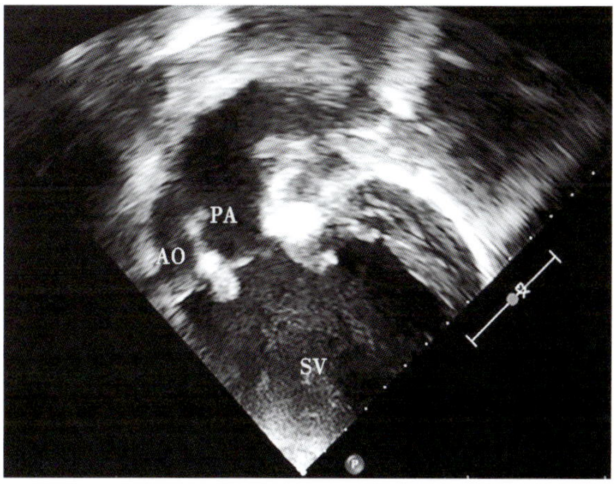

图 11-5-3 右室型单心室

心尖四腔图显示主动脉、肺动脉均发自单心室主心腔，诊断为右室型单心室；AO：主动脉；PA：肺动脉；SV：单心室

容积相关指标测定困难，目前大多根据心腔的运动情况主观判断，准确性较差。三维超声不依赖心腔的几何形态，可以比较准确地估测单心室患者手术前、后的心功能变化。心肌做功指数（MPI）是心肌等容收缩时间与等容舒张时间之和与射血时间的比值，不依赖心室的几何形态，可比较准确地反映单心室患者的整体心功能变化。速度向量成像技术可以定量估测单心室患者节段心功能，并对心肌收缩同步性进行研究，可以为单心室心功能不全患者的心肌收缩再同步化治疗提供客观的依据。

（7）胎儿期超声心动图表现：四腔切面及流出道切面显示全部或者 75% 以上的房室瓣血流回流入一个心腔，可诊断为单心室。应多切面仔细检查，根据分段诊断法判断心脏位置、心房位置、房室连接类型、房室瓣反流情况、腔静脉回流、肺静脉回流、心室大动脉连接关系、大动脉有无狭窄及狭窄程度等合并畸形，但对单心室的分型困难。单心室预后较差，产前应尽量明确诊断并告知预后情况。

【鉴别诊断】

大型室间隔缺损：大型室间隔缺损的左、右心室均发育，有肌部室间隔的存在；而单心室的室间隔处仅见小梁部局限性隆起。大型室间隔缺损于心尖四腔图能分清楚两个心室结构，左心室短轴心尖水平仍为两个心室的断面结构；而单心室在短轴切面则不能区分左、右心室结构。部分单心室患者主心腔内可见巨大的乳头肌易误诊为残留的室间隔组织而诊断为大型室间隔缺损；此时多切面仔细观察，可发现乳头肌顶端有腱索附着，与房室瓣连接，呈条状结构；而残留室间隔组织心尖短轴图可显示室隔与心室后壁构成的圆形断面。

【超声心动图诊断价值】

超声心动图是诊断单心室首选的影像学方法。超声心动图可清晰地显示单心室的形态、房室连接关系、房室瓣功能、心室大动脉连接关系等，明确单心室的诊断及心功能状态。多层螺旋 CT、CMR 和心血管造影检查用于单心室心功能的评估、腔肺血管压力的测定、肺动脉分支大小判断、侧支血管的分布等，补充单心室的超声诊断。

（张玉奇）

第六节 主肺动脉窗

【概述】

主肺动脉窗（aortopulmonary window，APW）又称主肺动脉间隔缺损，约占先心病的 0.2%～0.6%，其左向右分流量较大，早期即可进展为充血性心力衰竭和肺动脉高压，病情发展迅速，若未能得到及时诊断和有效治疗，40%～50% 的患者在 1 岁之内死亡。

【病理】

主肺动脉窗是胚胎时期主动脉和肺动脉分隔出现障碍导致的升主动脉与肺动脉之间的异常交通，两大动脉分别出自左心室和右心室，两组半月瓣完整，室间隔常完整。国际先心病命名数据库将主肺动脉窗分为五型。

Ⅰ型：近端型，乏氏窦上不远处的升主动脉左侧壁和主肺动脉右前壁之间的交通；

Ⅱ型：远端型，升主动脉后壁和右肺动脉起源部之间的交通；

Ⅲ型：完全型，主肺动脉间隔完全缺失；

Ⅳ型：中间型，介于Ⅰ型和Ⅱ型之间的较小缺损；

Ⅴ型：主肺动脉窗合并主动脉弓离断，约占所有主肺动脉窗的 7%。

主肺动脉窗可单独存在，但有 50%～70% 的患者可合并其他心脏畸形，包括房间隔缺损、法洛四联症、右肺动脉起源于升主动脉、室间隔缺损、三尖瓣闭锁、大动脉换位、动脉导管未闭、冠状动脉起源异常等。

【病理生理】

主肺动脉窗的血流动力学改变主要与缺损大小以及肺血管阻力有关，与动脉导管未闭相似，收缩期和舒张期均存在大动脉水平的左向右分流，因缺损通常较大，体循环分流入肺循环的血流量多，早期即可出现充血性心力衰竭、肺动脉高压以及肺血管梗阻性病变。

【临床特点】

婴儿早期即可有心力衰竭症状，表现为喂养困难、生长落后，反复呼吸道感染，当有肺动脉高压时可有轻度发绀，但无差异性发绀。体格检查：心界扩大，胸骨左缘第 2～4 肋间可闻及连续性或收缩期杂音，分流量大时心尖部可闻及舒张中期杂音。心电图表现为左心房、左心室增大。胸片显示肺血增多，左心房、左心室增大。婴儿期接受手术治疗效果良好，经导管封堵术通常适合于中间型患者。

【超声心动图检查要点和表现】

1. 检查要点 确定主肺动脉窗的诊断；判断主肺动脉窗的位置、大小，并进行分型；评价有无肺动脉高压及其程度；检出合并畸形。

2. 超声心动图表现

（1）二维超声心动图：在胸骨旁或剑突下大动

脉短轴切面观、肺动脉长轴切面观可以显示主动脉左侧与肺动脉右侧之间存在缺损（图 11-6-1）。胸骨旁探测时声束与大动脉的血管壁近乎平行，易造成假性回声失落，而剑突下探测声束与大动脉的血管壁成角度，可避免假阳性的诊断。由于左向右分流量较大，胸骨旁大动脉短轴切面观、心尖四腔切面观等显示肺动脉增宽，左心房、左心室增大，后期出现肺动脉高压时，右心室对称性肥厚、增大。

（2）多普勒超声心动图：显示血流信号自升主动脉通过缺损处进入主肺动脉，分流束宽度与缺损内径大小一致。若缺损较大，则血流速度较慢，色彩较为暗淡。若进展至肺动脉高压，则出现双向分流、甚至以右向左分流为主的血流信号。将脉冲型多普勒取样容积置于主肺动脉间隔缺损处，可探及正向、双向、负向的血流频谱。由于缺损两端压差较小，频谱为空心层流状，频移幅度较小。频谱持续于整个心动周期，收缩早期达到高峰，以后逐渐下降。将取样容积置于剑突下腹主动脉内，可显示舒张期负向溢流。连续型多普勒取样线置于主肺动脉间隔缺损处，根据体 - 肺循环之间的分流压差可估测肺动脉压力。若合并三尖瓣反流或肺动脉瓣反流，也可据此测量反流压以估测肺动脉压力。

【鉴别诊断】

1. 永存动脉干　左、右心室与单一动脉连接，由动脉干根部发出左、右冠状动脉，在冠状动脉上方发出单支主肺动脉或分别发出左、右肺动脉。胸骨旁左心室长轴切面观可显示骑跨的动脉干、室间隔缺损；右室流出道切面观则未能显示右心室与肺动脉的连接关系；大动脉根部短轴切面观等多方探测显示由主动脉根部发出肺动脉，而且与所分出的肺动脉之间不存在压差或舒张期分流讯号。

2. 动脉导管未闭　分流部位位于降主动脉与肺动脉远端分叉处，两端分流压差通常较高。胸骨旁大动脉根部短轴切面观未见升主动脉与肺动脉之间存在间隔缺损和分流。

【超声心动图诊断价值】

超声心动图是诊断主肺动脉窗的首选方法，二维切面观确定大动脉管壁的连续性是诊断的关键。由于半数以上的患者合并其他心脏畸形，故十分注意由于检出合并畸形而遗漏了主肺动脉窗的存在，当存在难以解释的早期心功能不全或严重的肺动脉高压时，应高度怀疑主肺动脉窗。此外，由于主肺动脉窗的肺动脉高压往往早期出现，体 - 肺循环之间的压差不大而导致分流讯号不显著，故不应过度强调彩色多普勒在大动脉水平检出分流。

超声心动图怀疑有主肺动脉窗，或超声心动图诊断为主肺动脉窗、但不能明确是否合并主动脉弓畸形和冠状动脉异常等问题时，通常需要进一步进行多排螺旋 CT、磁共振成像或心导管造影等进一步明确诊断，肺动脉压力的准确评估则有赖于心导管检查。

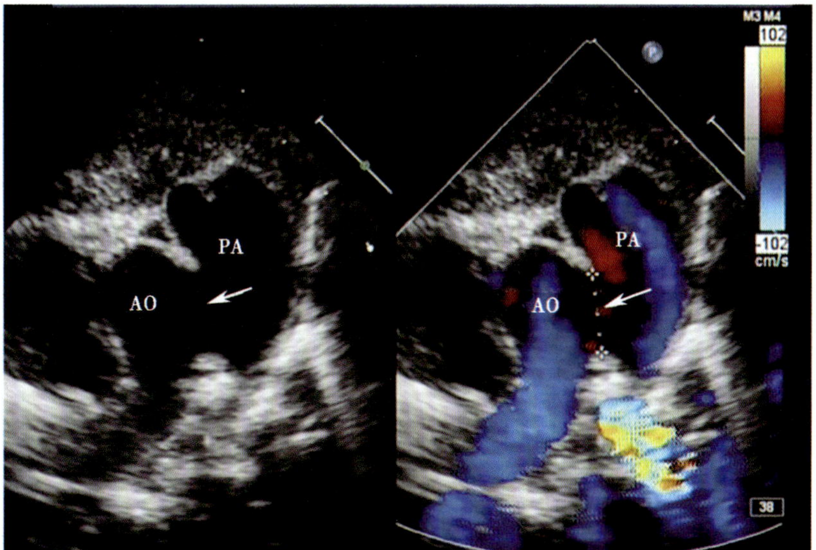

图 11-6-1　主肺动脉窗

显示主动脉与肺动脉之间存在回声失落（白色箭头）

（黄国英）

第七节 法洛四联症

【概述】

法洛四联症（tetralogy of Fallot，TOF）是儿童最常见的发绀型先天性心脏病，主要病理改变包括肺动脉狭窄、主动脉骑跨、室间隔缺损、右心室肥厚。1671 年 Stensen 首次描述 TOF 的解剖特征，1888 年 Fallot 详细描述其病理改变及临床表现，1924 年 Abbott 与 Dawson 将此畸形命名为法洛四联症。约占发绀型先天性心脏病的 50%，约占所有先天性心脏病的 10%，占活产婴儿的 0.018%～0.026%。

【病理】

法洛四联症的心脏血管畸形均与胚胎期圆锥动脉干发育不良有关。肺动脉下圆锥发育不良，导致右室漏斗部狭窄；肺动脉未能正常向上、向前发育，主动脉不能正常旋转，造成主动脉骑跨；圆锥间隔向前移位而未能与正常位置的窦部室隔对拢，形成的间隙称为对位不良型室缺；容量负荷和压力负荷增加导致继发性右心室肥厚。

根据病理解剖特点可将法洛四联症分为：TOF 合并不同程度的肺动脉狭窄、TOF 合并房室间隔缺损、TOF 合并肺动脉瓣缺如三种。

1. 法洛四联症合并肺动脉狭窄 漏斗间隔向前、右移位是法洛四联症的基本病理改变，导致右心室流出道狭窄，程度轻重不一。狭窄可以局限，即在漏斗部口，而漏斗部腔及肺动脉发育尚可；也可广泛狭窄。大部分均合并肺动脉瓣狭窄，二叶瓣及单叶瓣畸形多见。肺动脉总干及分支发育不良，瓣上狭窄及肺动脉分叉处狭窄常见，包括左、右肺动脉分支起始部，尤其是左肺动脉。一侧肺动脉可起自动脉导管或升主动脉，常见的是左肺动脉。

典型法洛四联症的室间隔缺损为大型、非限制性缺损，包括膜周、漏斗肌部及双动脉下三种。膜周室间隔缺损约占 80%，缺损的上缘为主动脉瓣，前上缘为漏斗间隔，主动脉瓣、二尖瓣及三尖瓣呈纤维连接。漏斗部间隔缺如者，缺损延伸至肺动脉下时为双动脉下型缺损，东方人约占 11.4%。多发性室间隔缺损约占 5%，大多位于肌部小梁部，走行迂曲，右室面常被肌小梁遮挡，容易漏诊。

主动脉增宽、右移骑跨于室间隔之上。正常时，主动脉右冠瓣在正前方，左冠瓣及无冠瓣延续于二尖瓣前叶。法洛四联症的主动脉右冠瓣偏前左，无冠瓣偏右，主要是左冠瓣延续于二尖瓣前叶。

2. 法洛四联症合并房室间隔缺损 TOF 合并房室间隔缺损少见，约占所有 TOF 患者的 1.6%，大多合并基因异常及心外其他系统的畸形。合并的房室间隔缺损大多为 Rastelli 分型中的 C 型，A 型少见。

3. 法洛四联症合并肺动脉瓣缺如 TOF 合并肺动脉瓣缺如少见，约占所有 TOF 患者的 3.0%。病理特点为肺动脉瓣环发育小，瓣环处仅见少量残留的纤维条索样瓣叶组织，肺动脉总干短，总干及分支明显扩张。常合并动脉导管缺如，与 TOF 合称肺动脉瓣缺如综合征。

TOF 其他心血管系统合并畸形有冠状动脉畸形、房间隔缺损或卵圆孔未闭、动脉导管未闭、右位主动脉弓、左侧上腔静脉残存、侧支血管形成等。TOF 合并冠状动脉畸形的占 2.5%～9.0%，常见的有左前降支发自右冠状动脉、左冠状动脉发自右冠状动脉、圆锥支发自右冠状动脉。其中左前降支起自右冠状动脉最常见，左前降支横过右室流出道，影响右心室流出道成形术。肺动脉瓣闭锁或严重狭窄时，可合并冠状动脉肺动脉瘘，向肺动脉供血。

【病理生理】

TOF 的血流动力学改变取决于右心室流出道的狭窄程度及室间隔缺损的大小。肺动脉狭窄严重、室间隔缺损较大时，右心室收缩时血液通过室间隔缺损进入骑跨的主动脉，造成持续的低氧血症和发绀。右心室流出道梗阻的程度决定了症状的出现时间及青紫的严重程度。当右室流出道轻到中度狭窄时，心室水平为左向右分流；此时患者可无明显的青紫（非青紫型法洛四联症）。右心室压力负荷及容量负荷增大，导致右心室增大、肥厚；右心房一般增大。肺血流量减少可导致左心室舒张末期容量减低，左心房、左心室正常或减小。

【临床特点】

TOF 患者可出现不同程度的发绀，主要表现在口唇、指（趾）甲、耳垂、口腔黏膜等毛细血管丰富的部位，出生时发绀多不明显，随年龄增长逐渐明显，哭吵及活动后加重。部分患者喂养、哭吵、活动后气促明显，发绀加重，甚至出现昏厥、抽搐症状，称之为缺氧发作。婴幼儿常双膝屈曲体位，儿童活动后喜蹲踞。杵状指（趾）是四联症的典型体征。胸前可闻及收缩期喷射性杂音，少数伴收缩期震颤。心电图表现为电轴右偏，右心室肥厚，右心房增大。X 线平片表现为肺血减少、肺动脉段平直或凹陷，心尖上翘，心影呈靴型。

TOF 患儿的手术治疗包括姑息手术和根治手

术。姑息手术是建立体 - 肺分流，增加肺动脉血流量，促进肺动脉发育。其常用的手术方式有：① Blalock-Taussing（B-T）分流术，将锁骨下动脉直接与同侧肺动脉吻合，适于较大的婴儿。② Gore-Tex 植入分流术，也称为改良的 B-T 分流术，通过植入人造血管将锁骨下动脉与同侧肺动脉相连通，适于小婴儿。③ Waterston 分流，将右肺动脉与升主动脉吻合，由于手术并发症多，已经很少采用。④ Potts 手术，将左肺动脉与降主动脉吻合，该手术也很少采用。根治手术包括修补室间隔缺损，切除漏斗部肥厚的肌束和补片扩大右室流出道，部分患者还可能进行肺动脉瓣的植入。

【超声心动图检查要点和表现】

1. 检查要点

（1）右心室流出道及肺动脉狭窄的检出及评估；

（2）明确室间隔缺损的位置及大小；

（3）确定主动脉骑跨的程度；

（4）右心室肥厚的检出；

（5）其他合并心脏畸形；

（6）胎儿期超声心动图表现；

（7）术后超声心动图表现。

2. 超声心动图表现

（1）右心室流出道及肺动脉狭窄：肺动脉狭窄是 TOF 的最基本病理特征，超声检查应明确狭窄的部位及程度。剑突下右心室流出道图、胸骨旁大动脉根部短轴图、胸骨旁右心室流出道长轴图可显示向左、向前移位的圆锥隔，明确右心室流出道狭窄（图 11-7-1）。胸骨旁及高位胸骨旁肺动脉短轴图可显示肺动脉总干及肺动脉分支，主要显示肺动脉分支近端（图 11-7-2）。胸骨上窝右肺动脉长轴图可以比较清晰地显示右肺动脉及其分支。由于左肺动脉向后走行，常较难显示；胸骨上窝切面显示右肺动脉长轴后，探头略向前、向左倾斜可以显示左肺动脉长轴，也可在剑突下右心室流出道长轴及高位胸骨旁短轴图显示。合并肺动脉瓣狭窄时，瓣膜增厚，瓣膜开放受限，瓣口变小。彩色多普勒超声显示狭窄处血流呈五彩镶嵌状射流，应用连续多普勒超声可以测量肺动脉血流速度，根据简化 Bernoulli 方程可以算得狭窄处压差的大小，判断狭窄的严重程度。

肺动脉发育情况的评估对手术治疗有重要意义。定性判断肺动脉狭窄的方法：①婴儿期肺动脉总干小于 0.7cm、儿童期肺动脉总干小于 1.3cm，一般认为肺动脉重度狭窄；②根据肺动脉总干（MPA）与升主动脉（AAO）内径的比值判断，MPA/AAO > 1/2 属于轻度狭窄，1/3 < MPA/AAO ≤ 1/2 属于中度狭窄，MPA/AAO ≤ 1/3 属于重度狭窄。

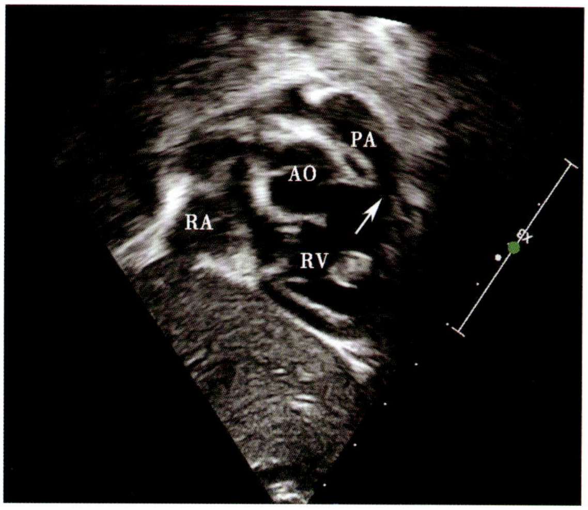

图 11-7-1　法洛四联症

剑突下右室流出道图显示圆锥隔前移，右心室流出道狭窄（箭头）；AO：主动脉；PA：肺动脉；RA：右心房；RV：右心室

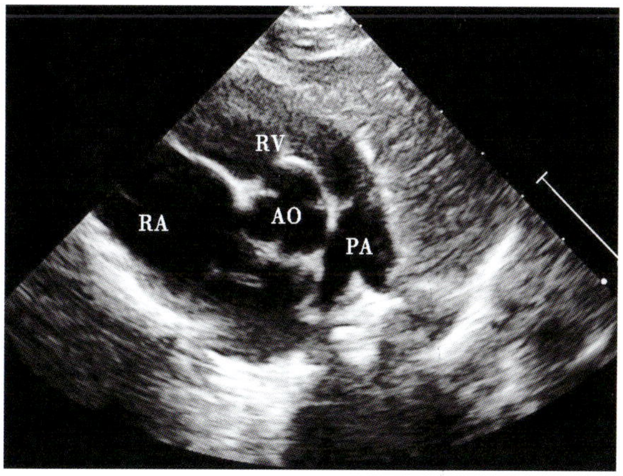

图 11-7-2　法洛四联症

胸骨旁大动脉短轴图显示肺动脉瓣、瓣下狭窄，总干及分支发育差；AO：主动脉；PA：肺动脉；RA：右心房；RV：右心室

定量判断肺动脉狭窄的指标有 McGoon 指数、Nakata 指数等。① McGoon 指数：左、右肺动脉近第一分支处内径之和与横膈水平降主动脉内径的比值，正常值大于 2.0；一般认为大于 1.5 可考虑进行法洛四联症根治手术。② Nakata 指数：左、右肺动脉近第一分支处的截面积相加值（mm^2）除以体表面积，称为肺动脉指数，又名 Nakata 指数；正常值为（330 ± 30）mm^2/m^2；一般认为大于 100mm^2/m^2 才能承受根治手术，小于 150mm^2/m^2 低心排发生率较高。

（2）室间隔缺损：剑突下及心尖五腔图、胸骨旁长轴图可显示对位不良型室间隔缺损，室间隔残端到主动脉前壁根部的距离为室缺的大小，结合胸骨旁大动脉短轴图可以判断室间隔缺损的类型。圆锥隔缺如者为双动脉下室间隔缺损，可在左心室长轴图、胸骨旁大动脉短轴、胸骨旁右心室流出道长轴图显示。

TOF 的室间隔缺损一般为大型对位不良型，双向分流；缺损周围的三尖瓣组织附着，可堵塞室缺的分流口，出现限制性分流，此时应多切面判断造成室缺分流梗阻的原因。多发性室间隔缺损大多为对位不良型室间隔缺损与肌部小梁部缺损的组合，由于右室面肌小梁粗糙，右室面常有多束分流；由于右心室流出道梗阻，左右心室间无明显压力阶差，双向分流彩色不易显示；此时应降低彩色血流标尺，多切面仔细显示，明确诊断。

（3）主动脉骑跨：胸骨旁左室长轴及心尖五腔图可显示增宽的主动脉及主动脉骑跨征象，主动脉瓣与二尖瓣呈纤维连接（图 11-7-3）。主动脉骑跨程度的判断：标准左心室长轴图，骑跨率 =（主动脉前壁内缘至室间隔的距离 / 主动脉根部内径）× 100%；骑跨率 < 25% 为轻度骑跨，25%～50% 为中度骑跨，> 50% 者为重度骑跨。彩色多普勒超声显示来自左心室的红色血流及来自右心室的蓝色血流同时进入升主动脉。

（4）右心室肥厚：TOF 的右心室肥厚是继发性改变，可应用四腔心切面及右室流出道切面综合判断。右心房也可增大，左心房、左心室偏小（图 11-7-4）。

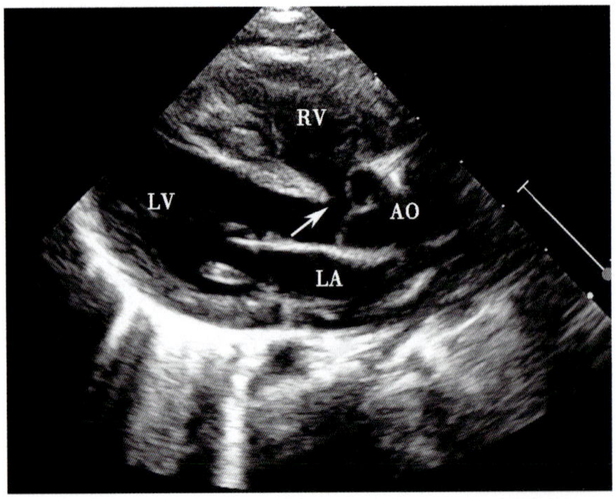

图 11-7-3　法洛四联症

胸骨旁左心室长轴图显示对位不良型室间隔缺损（白色箭头），主动脉增宽，骑跨于室间隔上，主动脉瓣与二尖瓣前瓣呈纤维性连接；AO：主动脉；LA：左心房；LV：左心室；RV：右心室

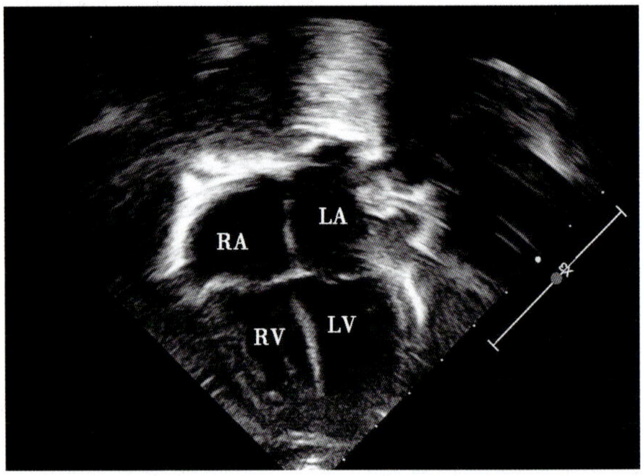

图 11-7-4　法洛四联症

心尖四腔图显示右心房增大，右心室肥厚，心腔小；LA：左心房；LV：左心室；RA：右心房；RV：右心室

（5）冠状动脉及其他合并畸形：应用高频探头于胸骨旁大动脉根部短轴图，仔细检查冠状动脉的起源及走行。出现下列情况需要考虑冠状动脉畸形的可能：冠状动脉开口显示不清；一侧冠状动脉的开口显示不清，对侧冠状动脉增宽者；左右冠状动脉开口明显不等大者；仅见单支冠状动脉者。在胸骨旁左室长轴图探头向左上显示右室流出道及其前壁时可直接观察有无冠状动脉分支横跨右心室流出道。其他合并畸形如动脉导管未闭、房间隔缺损及右位主动脉弓等，可有相应超声心动图表现。

（6）胎儿期超声心动图表现：TOF 预后较差，产前超声检查应明确诊断。胎儿流出道切面可观察到较大的室间隔缺损，心室水平可探及低速右向左分流，主动脉骑跨在室间隔上。右室流出道切面可显示肺动脉狭窄，肺动脉总干小于主动脉，但胎儿期肺动脉内可测不到高速血流。三血管切面上肺动脉、主动脉、上腔静脉的排列位置顺序正常，但肺动脉均小于主动脉内径，正常的 V 形消失，而呈“？”征。四腔心切面右房、右室多无明显增大，仅在孕晚期肺动脉严重狭窄时出现右心室肥厚。

（7）术后超声心动图：TOF 患儿术后需要终生随访，定期复查超声心动图，显示右室流出道及肺动脉有无再发狭窄、肺动脉瓣反流有无进行性加重、右心室大小和室壁厚度、三尖瓣反流等，以及室间隔缺损有无残余分流，心腔内有无赘生物形成，主动脉瓣有无反流，左、右心室功能的评价等。

【鉴别诊断】

右心室双出口：胸骨旁左心室长轴切面可以显示主动脉后壁与二尖瓣的连接关系，结合剑突下切面，判断主动脉瓣下是否存在圆锥结构；若主动脉瓣与二尖瓣间为纤维连接，诊断为法洛四联症；若主动脉瓣与二尖瓣间为肌性连接，诊断为右心室双出口。

【超声心动图诊断价值】

超声心动图是诊断 TOF 的首选的影像学方法。超声心动图可清晰地显示室间隔缺损、主动脉骑跨程度、肺动脉狭窄、右心室大小等。多层螺旋 CT、CMR 和心血管造影检查用于肺动脉分支大小判断、侧支血管形成及冠状动脉畸形的检出等。

（张玉奇）

第八节 肺动脉闭锁伴室间隔完整

【概述】

肺动脉闭锁伴室间隔完整（pulmonary atresia with intact ventricular septum，PA/IVS）是一种比较少见的先天性心脏病，指右心室与肺动脉之间没有直接连通并且室间隔完整。右心室血流不能进入肺动脉，通常合并房间隔缺损、动脉导管或体 - 肺侧支血管以维持生存。1783 年 John Hunter 最早报道，东方人群的发生率较高，占所有先天性心脏病的 0.7%～3.3%；如不治疗，2 周内 50% 死亡，6 个月内 85% 死亡。

【病理】

PA/IVS 的胚胎学发生机制不清，有宫内感染学说、血流动力学变化学说、遗传学说。血流减少导致结构发育不良理论得到较多学者认可。如果卵圆孔或欧氏瓣异常、三尖瓣或者肺动脉瓣异常造成经过右心的血流减少，右心结构逐渐发育不良，最终导致肺动脉瓣口闭锁。PA/IVS 的主要病理改变包括肺动脉瓣膜性闭锁、三尖瓣病变、右心室发育不良及冠状动脉畸形、房间隔缺损、动脉导管未闭或体 - 肺侧支血管形成等。根据右心室发育情况可将 PA/IVS 分为右心室发育不良及右心室扩张两个亚型。

1. PA/IVS 合并右心室发育不良 此型大约占 90% 左右。右心房明显扩张。大多合并卵圆孔未闭或房间隔缺损。右心室发育不良，右心室肥厚，心腔小。由于肌肉肥厚流出道梗阻，右心室的一部分或更多的部分可能闭合。三尖瓣轻度发育不良时伴瓣叶稍增厚，瓣叶交界轻度融合，右心室腔大小接近正常或轻度发育不良。三尖瓣瓣膜增厚呈结节状伴交界融合，常造成瓣膜装置出现限制性改变，限制心室腔充盈，导致右心室腔一部分或几部分闭合。肺动脉瓣叶融合形成隔膜，其上可见两条或三条瓣膜融合的痕迹。多数患儿肺动脉总干及分支内径正常。肺循环大多由动脉导管供血，肺动脉发育不良者少见。

PA/IVS 合并三尖瓣及右心室发育不良时，常合并冠状动脉畸形。Iacobelli 等研究发现三尖瓣环与二尖瓣环比值小于 0.56 且无明显三尖瓣反流者，冠状动脉畸形发生率较高。肺动脉瓣闭锁时，右心室压力升高，导致胚胎早期向心肌供血的窦状间隙不能关闭，因此右心室和冠状动脉间保留弥漫性交通，右心室向冠状动脉供血。行右心室流出道成形术后，右心室压力下降，冠状动脉血流弥漫性瘘入右心室，可出现心力衰竭。右心室高压腔内的血流通过右心室 - 冠状动脉反复持续性损伤可导致冠状动脉近主动脉端管腔狭窄甚至闭塞，如果手术或介入治疗解除右心室流出道梗阻，右心室压力下降，可导致心肌严重缺血，甚至心肌梗死死亡。

2. PA/IVS 合并右心室扩张 大约占 10% 左右。由于常合并明显的三尖瓣反流，所以右心房明显扩张。三尖瓣环和右心室明显扩张，右心室壁薄，收缩幅度小。合并三尖瓣下移畸形时，前叶冗长呈篷帆样改变，隔叶和后叶下移时往往瓣环较大，伴有重度三尖瓣反流和右心室腔扩大。合并冠状动脉肺动脉瘘时，冠状动脉向肺动脉供血。

【病理生理】

由于肺动脉瓣闭锁，右心室压力增高，回流到右心室的静脉血，通过三尖瓣反流回到右心房。右心房压力高，心房水平存在右向左分流，使左心房血液的氧饱和度降低，低氧血经左心室、主动脉到达全身而出现发绀。动脉导管保持开放或侧支血管形成，体循环向肺循环分流，肺血多少取决于导管及侧支血管的大小。如动脉导管关闭，可发生严重的低氧血症，出现代谢性酸中毒。

【临床特点】

患儿出生后可出现全身发绀及呼吸急促，哺乳或哭闹时加重。如果出现心房水平限制性分流或动脉导管闭合，症状可迅速加重，甚至死亡。胸骨左缘可闻及动脉导管的连续性杂音，心尖附近可闻及升主动脉过多血容量引起的“喀喇音”。如发生心衰可有相应症状。心电图示右心房增大，右心室肥厚；心电图显示电轴左偏、左心室肥厚时，往往提示右心室显著发育不良，有可能同时合并三尖瓣闭锁。X 线显示两侧肺野清晰、血管纹理减少，肺动脉段凹陷或平直，右心房、左心室增大，右心室发育不良。

【超声心动图检查要点和表现】

1. 检查要点

（1）右心室与肺动脉连接的形态；

（2）右心室发育情况；

（3）三尖瓣形态及功能；

（4）肺动脉大小及肺血流；

（5）冠状动脉畸形的检出；

（6）合并的其他畸形；

（7）胎儿超声心动图表现。

2. 超声心动图表现

（1）肺动脉闭锁的类型：二维超声心动图胸骨旁右心室流出道长轴、胸骨旁大动脉短轴、剑突下短轴等图像中可以观察右心室流出道部分、肺动脉瓣及肺动脉总干，确定肺动脉闭锁，并可区别是膜性还是肌性闭锁。肌性闭锁显示右室流出道极狭窄，与肺动脉总干连续性中断。膜性闭锁则显示为右心室流出道与肺动脉总干之间呈隔膜状分隔，即肺动脉瓣融合形成的隔膜（图 11-8-1）。有时隔膜可类似于瓣膜运动，彩色多普勒血流显像检查右心室与肺动脉连接处，瓣口无前向血流信号（图 11-8-2）。

（2）右心室及三尖瓣的形态：剑突下大动脉短轴图可显示右心室流入道、小梁部、流出道部分。PA/IVS 患者中，右心室发育不良，流出道和 / 或小梁部可能闭合。右心室的发育情况与三尖瓣发育有关，三尖瓣增厚、发育不良、狭窄者，右心室腔小而肥厚。心尖四腔及剑突下四腔图是评估三尖瓣的最佳切面。三尖瓣环直径的 Z 值对选择治疗方法及估计效果有帮助。彩色多普勒有助于确定三尖瓣的前向血流及流量，结合脉冲多普勒可以测量前向及反流流速，评估压差及反流的程度（图 11-8-3）。如果三尖瓣反流严重，反流流速可能不高。

（3）冠状动脉：右心室发育不良者可合并心肌窦状间隙开放，心尖四腔及胸骨旁短轴图显示肥厚的心腔内粗糙不平，CDFI 显示多束红色或蓝色血流。若冠状动脉近心端与主动脉不连接，冠状动脉全部由右心室通过心肌窦状间隙供血，外科手术建立右心室肺动脉连接可造成右心室压力降低，冠状动脉供血不足，而导致患者死亡。存在右心室冠状动脉交通的，大多数三尖瓣发育不良，三尖瓣环 Z 值低。

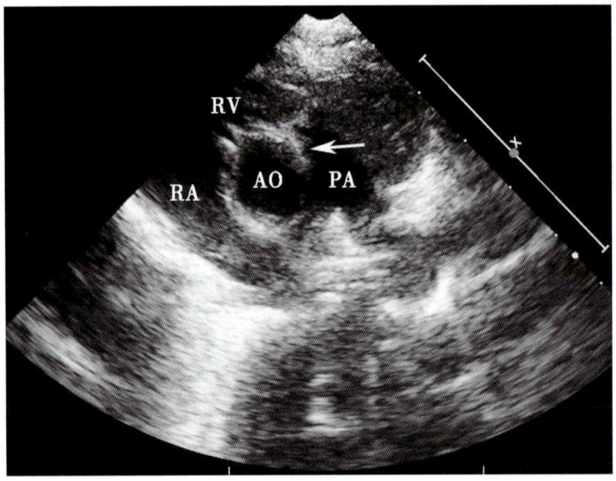

图 11-8-1　肺动脉闭锁伴室间隔完整

胸骨旁大动脉短轴图显示肺动脉瓣膜性闭锁（白色箭头），肺动脉总干及分支发育可；AO：主动脉；PA：肺动脉；RA：右心房；RV：右心室

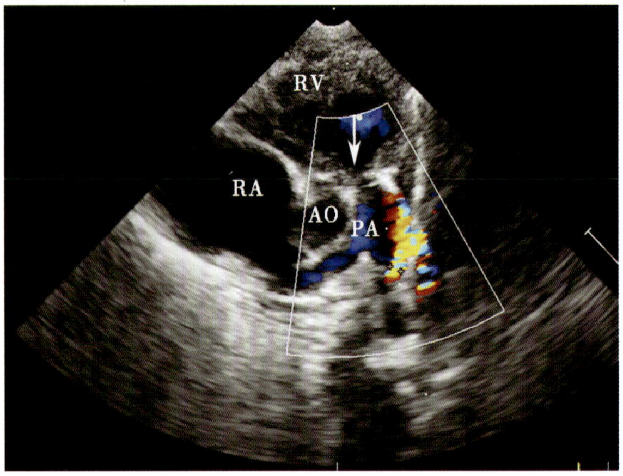

图 11-8-2　肺动脉闭锁伴室间隔完整

胸骨旁大动脉短轴图 CDFI 显示肺动脉瓣膜性闭锁，瓣口无前向血流通过（白色箭头）；动脉导管向肺动脉供血（红色血流），冲向肺动脉瓣口后折返回肺动脉总干，呈蓝色血流信号；AO：主动脉；PA：肺动脉；RA：右心房；RV：右心室

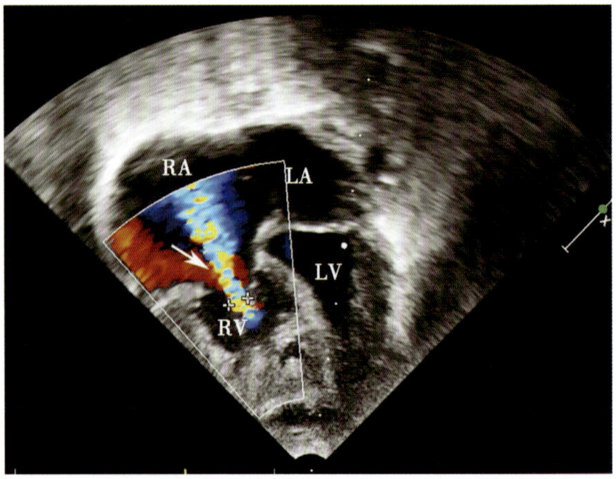

图 11-8-3　肺动脉闭锁伴室间隔完整

心尖四腔图显示右心房增大，右心室肥厚，心腔小；CDFI 显示三尖瓣口中度反流（白色箭头）；LA：左心房；LV：左心室；RA：右心房；RV：右心室

（4）合并畸形的检出：肺动脉的血供多由动脉导管或主肺动脉侧支血管供应。胸骨旁大动脉短轴或胸骨上窝主动脉弓图可以显示钝角型动脉导管，垂直型动脉导管可经胸骨上窝显示，CDFI 显示主动脉内血流经动脉导管向肺动脉内供血。降低彩色多普勒速度增益，在胸骨上窝降主动脉长轴切面可以显示降主动脉发出的侧支血管向肺动脉内供血。动脉导管及侧支血管血流的多少决定了发绀的严重程度。

PA/IVS 大多合并卵圆孔未闭或房间隔缺损，剑突下四腔或双房图可以显示房间隔缺损的部位、数量、大小及分流方向（图 11-8-4）。房间隔缺损较大者应注意肺静脉的回流情况。

（5）胎儿超声心动图表现：PA/IVS 预后较差，产前超声检查应明确诊断。胎儿四腔图显示四腔心不对称，右心房、左心房、左心室明显增大，右心室发育不良，心腔小；三尖瓣发育不良，瓣环小，瓣口可出现大量高速反流信号，频谱多普勒超声可以测量反流速度计算跨三尖瓣口压差。右室流出道图可显示肺动脉瓣膜性闭锁，彩色多普勒显示肺动脉瓣口无前向血流；肺动脉总干及分支一般无明显狭窄，降主动脉血流经动脉导管反向进入主肺动脉供血。三血管切面显示动脉导管内逆向血流。

【鉴别诊断】

1. 重度肺动脉瓣狭窄　瓣膜开放活动幅度小或不明显，通过瓣口的血流少，发绀明显，二维超声鉴别困难，彩色多普勒超声发现通过瓣口的细束射流或通过瓣口的反流、连续多普勒超声检查发现通过瓣口的收缩期高速射流可建立诊断。而肺动脉瓣闭锁者肺动脉内可测及低速双期血流，偶可测及动脉导管分流的高速连续性血流。

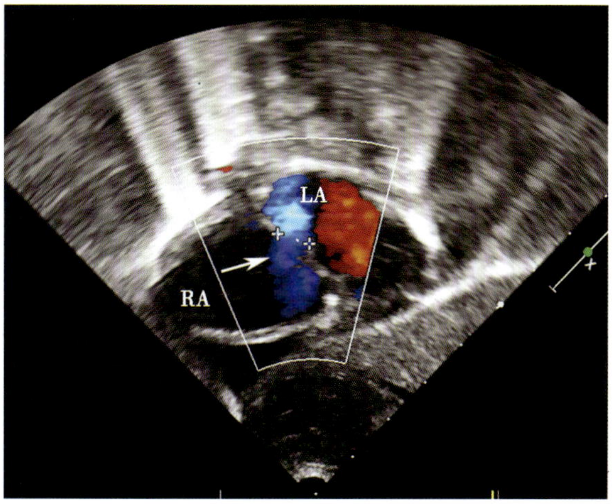

图 11-8-4　肺动脉闭锁伴室间隔完整患者，合并房间隔缺损

剑突下双房图 CDFI 显示房间隔缺损右向左分流（白色箭头）；LA：左心房；RA：右心房

2. 功能性肺动脉瓣闭锁　是指肺动脉瓣叶结构存在，但开放活动不明显，无明显过瓣血流，过动脉导管进入肺动脉总干的血流在闭锁的肺动脉瓣水平折返，易与前向血流相混淆，前向血流应该为高速血流，可资鉴别。

【超声心动图诊断价值】

超声心动图是诊断 PA/IVS 首选的影像学方法。超声心动图可清晰地显示肺动脉瓣活动情况、肺动脉总干及分支大小、右心室大小、三尖瓣形态及反流情况等。多层螺旋 CT、CMR 和心血管造影检查主要用于冠状动脉畸形及侧支血管形成的检测等。

（张玉奇）

第九节　肺动脉闭锁伴室间隔缺损

【概述】

肺动脉闭锁伴室间隔缺损（pulmonary atresia with ventricular septal defect，PA/VSD）是严重的发绀型先天性心脏病，是指心室与肺动脉间不存在管道连接，也无血液流通，两个心室之间存在缺损。过去认为 PA/VSD 是法洛四联症最严重的类型，故称其为法洛四联症伴肺动脉闭锁（TOF/PA）；但因入肺的血管解剖复杂，胚胎发生机制与 TOF 不同，现已少用。发病率为活产婴儿的 4.2/10 万，约占先天性心脏病的 2%。

【病理】

胚胎发育机制不清。肺的发育起源于前肠，它的营养血液供应来自背主动脉；胚胎发育时第六对动脉弓的动脉分支与肺血管丛形成吻合，肺接受双重血液供应。第六对动脉弓的动脉分支逐渐增宽而形成肺动脉。肺动脉总干的根部来自动脉干的分隔；肺动脉总干远端部分，右肺动脉主干及左肺动脉起始部及它们的汇合部由第六对主动脉弓形成；肺内的左、右肺动脉分支由肺血管丛形成。神经嵴细胞的迁移异常与 PA/VSD 的形成有关，在圆锥动脉干分隔以后、室间隔闭合以前肺动脉发育障碍，形成 PA/VSD。

PA/VSD 多数为肺动脉瓣及肺动脉总干的近端部分闭锁，单纯瓣膜闭锁少见。大多可见到呈条索状的闭锁动脉段，若仅在肺动脉分叉的近端闭锁，左、右肺动脉连接通畅者称为汇合的中央肺动脉；

左肺动脉与右肺动脉连续中断称为不汇合的中央肺动脉。

肺部血流的主要途径有动脉导管、主动脉-肺侧支动脉、冠状动脉、支气管动脉等。①动脉导管常为单侧，且多数合并汇合的中央肺动脉；双侧动脉导管不多见，可见于左、右肺动脉不连接时。根据动脉导管与降主动脉间的连接形态分为钝角型及锐角型两种。钝角型的动脉导管沿肺动脉总干长轴向后下方进入降主动脉，与远端降主动脉的夹角为钝角；锐角型的动脉导管自肺动脉向上进入降主动脉，与降主动脉远端的夹角呈锐角，也称为垂直型 PDA，常见于 PA/VSD，偶见于重症 TOF 及右心室发育不良综合征。②根据起源及与肺动脉连接部位将侧支血管分为三种类型，即直接主动脉-肺侧支动脉、间接主动脉-肺侧支动脉、真正的支气管动脉。直接及间接主动脉-肺侧支动脉可为明显的粗大动脉分支，数目较多而称为主要的主动脉-肺侧支动脉（major aortopulmonary collateral arteries，MAPCA），数目多且呈迂回状。③冠状动脉与肺动脉的侧支动脉可见于 10% 的 PA/VSD 病例，可起自左冠状动脉或右冠状动脉。

室间隔缺损为膜周部或漏斗部，呈对位不良，大多为非限制性分流。升主动脉扩大、右移。右室流出道呈盲端，漏斗部的长度正常或明显缩短。右心房扩大、肥厚。左心室腔正常或稍小。

根据主动脉发自左心室还是右心室可将 PA/VSD 分为 4 型。①法洛四联症型：主动脉骑跨于室间隔上；②右室双出口型：主动脉发自右心室；③心脾综合征型：主动脉发自单心室腔；④右心发育不良型：三尖瓣闭锁、肺动脉闭锁、主动脉发自左心室。

根据自身肺动脉和 MAPCA 的存在与否，可将 PA/VSD 分成 3 种类型。A 型：自身肺动脉存在，肺血由未闭的动脉导管供应；B 型：自身肺动脉和 MAPCA 同时存在；C 型：自身肺动脉不存在，肺血由 MAPCA 供应。

常见的合并畸形有房间隔缺损或卵圆孔未闭、右位主动脉弓、左上腔静脉残存、房室间隔缺损、三尖瓣狭窄、三尖瓣闭锁、大动脉转位、心脾综合征等。

【病理生理】

由于肺动脉闭锁，腔静脉回流至右心室，经室间隔缺损或骑跨的主动脉流向体循环；或在右心房经房间隔缺损/卵圆孔未闭流至左心房，导致发绀。肺循环血液则经过动脉导管、主动脉-肺侧支动脉等途径供应，供血量多的发绀较轻，供血量少者发绀严重。出生后动脉导管闭合，发绀加重。动脉导管连接汇合的中央肺动脉供应两侧肺为单源肺血供应，肺叶同时接受动脉导管及侧支动脉供血为双重肺血供应。右心室内血液经室间隔缺损分流没有限制时，左心室及右心室压力平衡。有时三尖瓣组织堵塞室间隔缺损影响血液分流，导致右侧心腔及腔静脉淤血，减少左心室充盈，影响心排出量。

【临床特点】

缺氧和青紫为主要表现，肺循环血流的多少决定了患者发绀及缺氧程度。多数患者左、右心腔压力相等，若室间隔缺损较小，可形成右心及体静脉压力升高，出现肝大、周围水肿等；如室间隔缺损较大或同时存在房间隔缺损，大量右向左分流，左心容量负荷过重，加上缺氧等因素，患者短期可出现左心衰。体检第一心音正常，第二心音单一。胸骨左缘下部可有收缩期杂音，可闻及动脉导管及侧支血管的连续性杂音。本病预后差，未经治疗者多数在 10 岁内死亡。心电图通常表现为右心房增大、右心室肥厚。X 线平片表现心脏轻度到中度增大，心影呈靴型，肺动脉段凹陷，心尖上翘，肺血明显减少并可见肺纹理紊乱等侧支循环征象。

【超声心动图检查要点和表现】

1. 检查要点

（1）肺动脉闭锁的部位及范围、肺动脉形态及大小；

（2）室间隔缺损部位及大小；

（3）肺循环血液供应来源；

（4）合并心脏畸形；

（5）胎儿期超声心动图表现。

2. 超声心动图表现

（1）肺动脉的显示：胸骨旁大动脉短轴、胸骨旁与剑突下右心室流出道图等均能显示右心室与肺动脉连接中断，彩色多普勒显示肺动脉内没有来自右心室的前向血流（图 11-9-1），而在肺动脉分支中显示连续血流。肺动脉闭锁可为肺动脉瓣下、瓣、肺动脉总干及分支的任一部分。如果闭锁位于肺动脉瓣下及瓣，肺动脉总干发育不良但血管腔仍存在时，结合二维及彩色多普勒超声可显示管腔狭窄的程度，并可确定其与心室的连接关系。右室流出道闭塞、肺动脉瓣及肺动脉总干严重发育不良者，超声检查难以显示，可行心脏磁共振检查。

（2）室间隔缺损：胸骨旁左室长轴图可显示室间隔上部的缺损，室间隔与主动脉前壁连续中断。

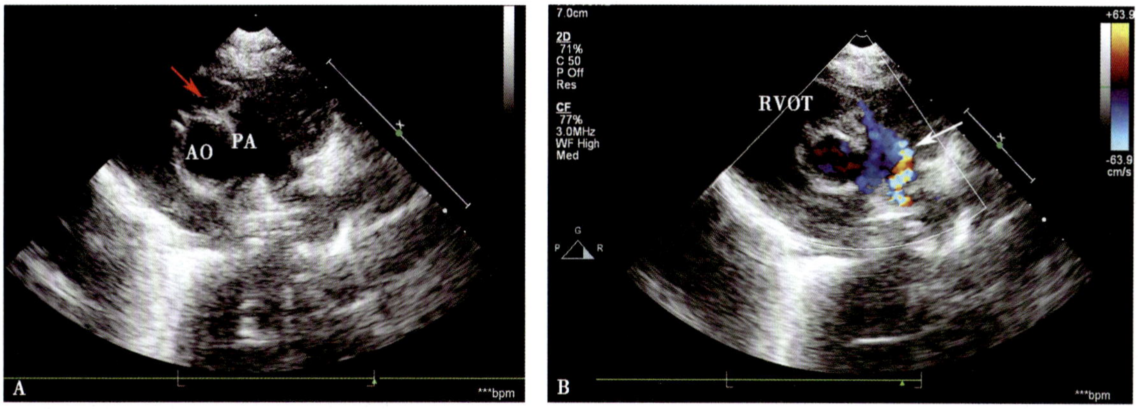

图 11-9-1　肺动脉闭锁伴室间隔缺损患者

A. 胸骨旁大动脉短轴图显示右心室流出道发育不良，肺动脉瓣增厚，闭锁（红色箭头）；B. CDFI 显示肺动脉瓣口无前向血流通过，动脉导管向肺动脉供血（白色箭头），冲向肺动脉瓣口后返回肺动脉总干，呈蓝色血流信号。AO：主动脉；PA：肺动脉；RVOT：右室流出道

主动脉前移、骑跨于室间隔断端之上约 50%。心尖四腔及五腔图可显示室间隔缺损的位置及大小，还可观察左、右心室大小的比例关系。CDFI 可观察到心室水平大量的右向左分流。

（3）肺动脉的血供：大动脉短轴图显示右室流出道内血流不能通过肺动脉瓣进入肺动脉，并可显示降主动脉血流经动脉导管进入肺动脉，胸骨上窝主动脉弓长轴图可以显示垂直型动脉导管（图 11-9-2）。若导管较细小或导管未显示时，肺动脉供血可能来自主动脉的侧支血管；剑突下及胸骨上窝主动脉弓长轴图可显示降主动脉发出的侧支血管，CDFI 显示侧支血管迂曲走行，脉冲多普勒显示低速连续性血流频谱。

（4）合并畸形的检出：PA/VSD 大多合并房间隔缺损或卵圆孔未闭，剑突下四腔心或双房图可观察缺损的大小、分流方向。大约 50% 的病例可伴有右位主动脉弓，可根据主动脉弓的第一个分支（无名动脉）的走行方向判断，一般认为主动脉弓的方位与第一支方向相反，即无名动脉指向左侧时主动脉弓大多为右位主动脉弓；可在胸骨上窝主动脉弓长轴图显示。PA/VSD 还常合并永存左上腔静脉、房室间隔缺损、三尖瓣病变、大动脉转位、内脏异位症等，应根据分段诊断法逐一排除。

（5）胎儿期超声心动图表现：PA/VSD 预后较差，产前超声检查应明确诊断。胎儿四腔心及流出道图可观察到较大的室间隔缺损，心室水平可探及低速右向左分流，可见主动脉骑跨在室间隔上。右室流出道图可显示流出道狭窄，肺动脉瓣膜增厚

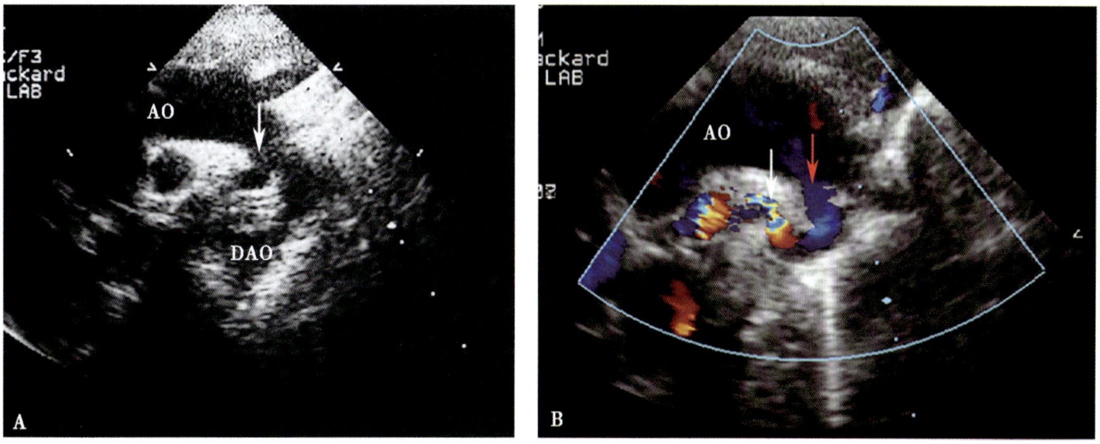

图 11-9-2　肺动脉闭锁伴室间隔缺损患者

A. 胸骨上窝主动脉弓长轴图显示垂直型动脉导管（白色箭头）；B. CDFI 显示动脉导管血流从降主动脉端（红色箭头）向肺动脉供血（白色箭头）。AO：主动脉；DAO：降主动脉

无明显启闭活动。主肺动脉大多狭窄及发育不良。三血管切面 CDFI 显示动脉导管内逆向血流，降主动脉血流经动脉导管反向进入主肺动脉远段并供血左、右肺动脉。右房增大，右室腔可缩小，卵圆孔瓣活动范围增大。

【鉴别诊断】

1. 法洛四联症 存在室间隔缺损、主动脉骑跨、肺动脉狭窄等病变，但肺动脉瓣有启闭运动，可观察到右室流出道血流经肺动脉瓣口进入主肺动脉。重症 TOF 肺动脉内前向血流较少显示困难，经皮心导管及心血管造影检查有助于鉴别。

2. 永存动脉干 两者均从心室直接发出一条大动脉，一组半月瓣，容易混淆。肺动脉主干或左、右肺动脉直接从升主动脉发出属于永存动脉干；动脉导管或侧支血管向肺动脉供血、肺动脉总干及分支与升主动脉无直接联系者为肺动脉闭锁。

【超声心动图诊断价值】

超声心动图是诊断 PA/VSD 的首选的影像学方法。超声心动图可清晰地显示室间隔缺损的位置及大小、左右心室的大小及功能等。多层螺旋 CT、CMR 和心血管造影检查用于肺动脉分支、冠状动脉、动脉导管及侧支血管的显示。

（张玉奇）

第十节 大动脉转位

大动脉转位（transposition of great artery，TGA）是指大动脉与形态学心室连接关系不一致，大动脉相互位置关系异常的一种复杂先天性心脏病。包括完全型大动脉转位和矫正型大动脉转位。

一、完全型大动脉转位

【概述】

完全型大动脉转位（complete transposition of the great arteries）是新生儿期发绀型先天性心脏病中最常见的一种畸形，居发绀类先天性心脏病的第二位，其发病率占先天性心脏病的 7%～10%，男性约为女性的 2 倍。其主要病理改变为大动脉与心室连接关系不一致，而房室连接关系正常。由于其主动脉和肺动脉的位置互相对调，导致体循环和肺循环血流完全分离，如无其他异常通道沟通体循环和肺循环，患儿将无法生存。存活的完全型大动脉转位患儿则通常合并室间隔缺损、房间隔缺损、动脉导管未闭等其他畸形。由于其血流动力学存在严重障碍，常早期即出现心衰，死亡率极高，尤其是室间隔完整的大动脉转位，新生儿期即可出现严重的低氧血症，若不及时治疗，90% 患儿在 1 岁内死亡。即使存活，随着肺血管梗阻性病变的进展以及左心室退行性变，手术治疗效果也受到影响，故需要早期诊断和及时处理。

【病理】

胚胎发育 5～7 周时，动脉干被发育的纵隔分成肺动脉和主动脉。由于圆锥部发育出现异常，位于左侧的肺动脉瓣下圆锥部被消融，而右侧的主动脉瓣下圆锥部继续成长，导致左侧的肺动脉向后连接左心室，右侧的主动脉向前连到右心室。此时，心室与动脉连接不一致，主动脉连接右心室，肺动脉连接左心室，主、肺动脉位置互换，其走行关系也发生异常。大部分情况下，主动脉瓣位于肺动脉瓣的前方或右前方，其瓣下有肌性圆锥组织，与二尖瓣无纤维连接；肺动脉位置较低，多位于左后方，与二尖瓣有纤维连接。两大动脉起始段缺乏交叉绕行形态，呈平行结构向上走行。少数患儿伴有双动脉下肌性圆锥，极少数患者不伴有圆锥或者伴有肺动脉下圆锥。常伴有冠状动脉变异。

根据心房位置和心室袢不同，完全型大动脉转位可分为右转位和左转位：①右转位：主动脉在肺动脉之前，位于正前或者偏右，通常为心房正位、心室右袢（SDD 型）。②左转位：主动脉在肺动脉左前方，通常为心房反位、心室左袢（ILL 型）（图 11-10-1）。

【病理生理】

完全型大动脉转位由于两大动脉连接关系互换而房室关系正常，导致体循环与肺循环完全分离。体循环中，腔静脉回流的低氧血未经肺循环氧合又排到主动脉，而肺静脉内的高氧血回流入左心房后经左心室又排入肺动脉内。只有在两个循环之间存在着其他异常通道，如房间隔缺损、室间隔缺损、动脉导管未闭等伴随畸形使左右心系统的动静脉血得以互相混合患儿方可生存。由于体循环内血氧饱和度甚低，发绀严重，病理生理改变取决于体 - 肺循环间交通大小及是否合并肺动脉狭窄。

【临床特点】

完全型大动脉转位患儿的临床症状及预后与体循环、肺循环间的交通口大小及肺动脉口狭窄程度有关。按是否合并室间隔缺损，分为室间隔完整型（transposition of the great arteries with intact ventricular septum，TGA-IVS）和室间隔缺损型（transposition of the great arteries with ventricular septal defect，TGA-VSD）。室间隔完整型患儿由于体 - 肺

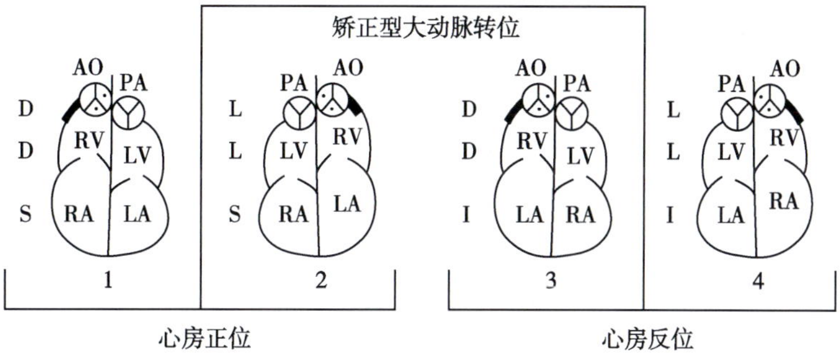

图 11-10-1 大动脉转位模式示意图

1、4 完全型大动脉转位；2、3 矫正型大动脉转位

循环之间缺少足够的交通，患儿表现严重的发绀、呼吸困难、哭闹，不能睡眠，吸氧不能改善症状，其出现临床症状往往比室间隔缺损型要早，通常需要在出生后 2～3 周内行手术治疗。超过 3 周后随着肺循环阻力的下降，导致左心室压力下降，左心室心肌退化变薄，行大动脉调转术后可能难以承受体循环压力，从而增加了治疗难度甚至失去解剖矫治的机会。50% 的病婴在生后一个月之内死亡，90% 于 1 岁内死亡。伴有大的室间隔缺损和无肺动脉狭窄时，患儿早期症状较轻，以后逐渐出现肺动脉高压的临床症状，活动后心慌，易感冒，发绀较轻。胸骨左缘第 3、4 肋间可闻及喷射性杂音。合并室间隔缺损同时伴有肺动脉或右室流出道狭窄时，临床表现颇似法洛四联症，有明显发绀、杵状指(趾)，一般情况及心功能均较差。

【超声心动图检查要点和表现】

1. 检查要点

(1) 依据节段分析法判定心房、心室的位置及相互连接关系；

(2) 主动脉与肺动脉的位置、走行、相互关系的判定及其与心室的连接关系；

(3) 室间隔完整与否及心室水平分流方向和时相；

(4) 心内其他合并畸形。

2. 超声心动图表现 由于大动脉转位时存在房室及大动脉的空间位置和连接异常，其类型繁多，病变复杂，因此，检查时应按照心脏节段分析法来仔细观察两侧心房、心室及大动脉的位置及连接关系，以判断各结构有无转位及转向。

(1) 心房位置关系判断：超声判定心房位置主要依靠内脏位置、下腔静脉与心房连接、下腔静脉与腹主动脉之间的关系来确定，而不能简单凭心房位置的左右来判断。由于下腔静脉与右心房的连接较少发生变异，因此可采用剑突下腔静脉长轴图显示下腔静脉，与之相连接的心房则为右心房，以此判断心房是否转位(图 11-10-2)。如右心房仍位于右侧，则记为“S”；若右心房位于左侧，则为“I”。

(2) 心室位置关系及房室连接判断：心室位置关系判定主要以房室瓣、乳头肌、调节束、心室形态等为依据。心尖四腔图显示十字交叉处瓣叶附着点更高、远离心尖的瓣叶为二尖瓣，其瓣膜为两叶，相连接的心室则为解剖左心室，其内可见两组乳头肌，心室面光滑。瓣叶附着点位置更低、接近心尖的为三尖瓣，瓣膜为三叶，相连接心室为解剖右心室，其内为三组乳头肌，可见较多粗大的调节束，心室面较粗糙(图 11-10-3)。如解剖右心室正常位于右侧，则记为“D”；如解剖右心室位于左侧，则为“L”。完全型大动脉转位时房室连接关系正常，因此可见解剖右心房仍与解剖右心室相连接，解剖左心房仍与解剖左心室相连接。

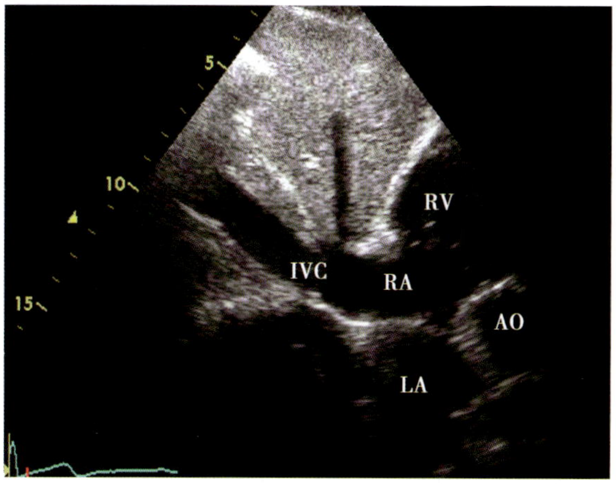

图 11-10-2 完全型大动脉转位剑突下腔静脉长轴图

剑突下腔静脉长轴图，显示下腔静脉汇入的心房为解剖右心房；IVC：下腔静脉；RA：右心房；LA：左心房；RV：右心室；AO：主动脉

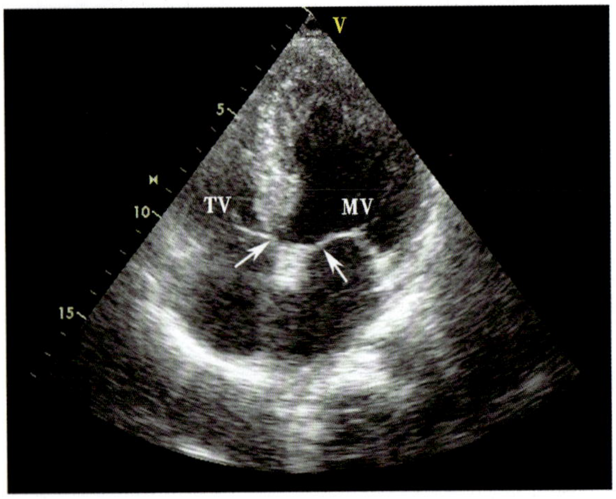

图 11-10-3　完全型大动脉转位心尖四腔图
心尖四腔图，位于左侧的二尖瓣附着点较右侧三尖瓣位置更高，远离心尖；←：瓣叶附着点；MV：二尖瓣；TV：三尖瓣

（3）大动脉位置关系及大动脉心室连接判断：主动脉及肺动脉的判断主要根据分支情况、有无冠状动脉开口等。完全型大动脉转位时，主动脉、肺动脉位置和关系均发生改变。胸骨旁左心室长轴及高位大血管长轴图，可见大动脉根部沿其纵轴在心底呈平行排列，失去正常交叉关系（图 11-10-4）。位于前方从右心室发出的大动脉呈弓形向上后方走行，同时可见三支血管分支自弓部发出，为主动脉；而位于正中与左心室相连接的动脉，则很快即分为两支向左右两侧走行，为肺动脉。胸骨旁大动脉短轴图，正常右室流出道和肺动脉包绕主动脉根部的图像消失，可见主、肺动脉瓣短轴同时显示，主动脉瓣位于肺动脉瓣前方（图 11-10-5）。当主动脉位于右侧前方时记为“D”，如位于左侧前方则记为“L”。大部分大动脉转位仅存在主动脉下肌性动脉圆锥，肺动脉与二尖瓣之间为纤维连接，无肌性组织存在。

（4）室间隔完整与否及心室水平分流：室间隔完整型 TGA 于多切面观察可见室间隔连续完整，彩色多普勒显示心室水平无分流信号。此时应注意观察室间隔位置，排除有无肺动脉狭窄和左室流出道梗阻，并对左心室功能进行评估。当室间隔位置偏向左侧心室时，说明左心室压力明显下降。

室间隔缺损型 TGA 多为膜周型室间隔缺损。二维超声心动图于多个切面均可显示室间隔回声连续中断，彩色多普勒可见心室水平左向右为主的分流。

（5）其他伴发畸形

1）房间隔缺损：室间隔完整的完全型大动脉转位往往存在房间隔水平的交通，50% 可合并卵圆孔未闭，合并继发孔型房间隔缺损者约 5%。剑突下声窗可较清晰显示房间隔中部的回声连续中断，彩色多普勒可见心房水平出现双向分流。

2）动脉导管未闭：约半数完全型大动脉转位新生儿可出现动脉导管未闭，但 1 个月后仅 10%～15% 持续存在。彩色多普勒可显示主动脉经导管向肺动脉的连续性分流信号，通过分流的方向和性质也可有助于区分主动脉和肺动脉。

3）其他如左室流出道狭窄、右心室流出道梗阻、三尖瓣下移畸形、冠状动脉畸形等也常与大动

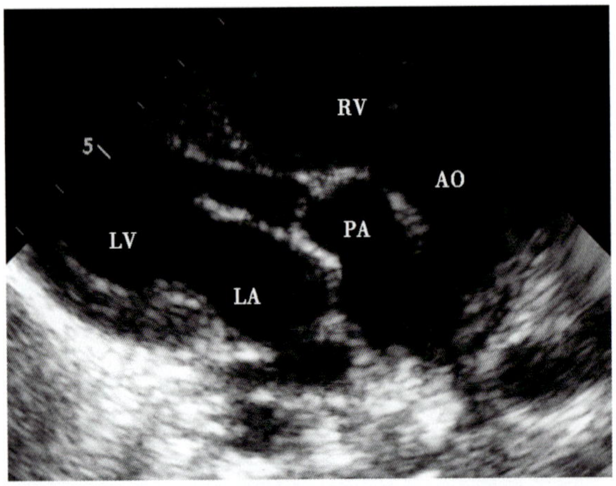

图 11-10-4　完全型大动脉转位胸骨旁左心室长轴图
胸骨旁左心室长轴图，显示两支大动脉起源异常，肺动脉起自左心室，主动脉起自右心室，两者呈平行排列；PA：肺动脉；AO：主动脉；LA：左心房；LV：左心室；RV：右心室

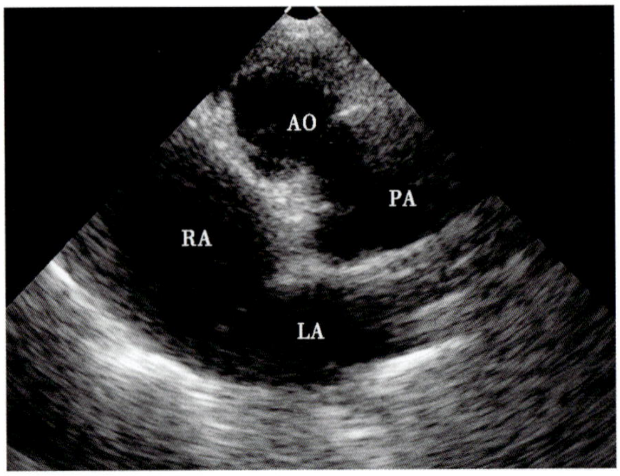

图 11-10-5　完全型大动脉转位高位胸骨旁大动脉短轴图
高位胸骨旁大动脉短轴图，显示主动脉、肺动脉瓣两个圆圈同时显示，主动脉瓣位于肺动脉瓣前方；AO：主动脉；PA：肺动脉；LA：左心房；RA：右心房

脉转位合并存在。由于完全型大动脉转位进行手术时常需要剥离及种植冠状动脉，因此需要在术前对冠状动脉起源及走行进行详细评估。

【鉴别诊断】

1. 矫正型大动脉转位　矫正型大动脉转位指解剖学右心房通过二尖瓣与解剖左心室相连，并连接到肺动脉；而左心房通过三尖瓣与解剖右心室相连，连接到主动脉。与完全型大动脉转位类似，大动脉的方位发生改变，两者失去正常包绕结构而呈平行排列：主动脉自解剖右心室发出，肺动脉自解剖左心室发出。与完全型大动脉转位的鉴别点在于，尽管矫正型大动脉转位的主动脉及肺动脉与心室的连接关系发生互换，但同时其心房与心室是连接也发生互换，因而其血流动力学可得到矫正，此时体循环和肺循环状态可接近正常。详细内容请参看后续“矫正型大动脉转位”内容。

2. 大动脉异位　大动脉异位指仅有大动脉之间的位置关系异常，而心脏房室连接关系及心室-大动脉连接关系均为正常，主动脉起自于解剖学左心室，肺动脉起自于解剖学右心室。此种畸形血流动力学完全正常，可无任何症状和体征。超声心动图检查时，可发现主动脉与肺动脉的走行及位置关系发生改变，主动脉位于肺动脉前方，两者失去交叉包绕形态，呈平行排列，但动脉与心室的连接关系仍属正常。其多存在双动脉圆锥，即主动脉瓣与二尖瓣、肺动脉瓣与三尖瓣之间均无纤维连续，而常有肌性漏斗连接。

由于心脏房室及大动脉位置、连接关系可存在多种类型，种类繁多，在诊断时应注意加以鉴别，宜采用心脏节段分析法逐段进行标记和诊断。

3. 右室双出口(Taussig-Bing 畸形)　右室双出口为一复合的先天性心血管畸形，以往被认为是大动脉转位中的另一种类型，属不完全性大动脉转位，也属于胚胎期圆锥部发育异常所致。其主要的病理解剖特征为两支大动脉即主动脉和肺动脉均起于右心室，同时伴有室间隔缺损，且室间隔缺损为左心室血流的唯一出口。当主动脉完全起源于右心室，肺动脉的大部(>50%)起自右心室时，则称之为 Taussig-Bing 畸形，为右室双出口的一种特殊类型，易与合并室间隔缺损的完全型大动脉转位相混淆，当肺动脉骑跨接近 50% 时，两者较难区分。其超声心动图也表现为主动脉、肺动脉呈并行排列，失去正常环绕交叉结构；与心室连接关系也发生异常，主动脉连接于右心室，肺动脉与左心室相连接。两者主要鉴别点在于右室双出口时肺动脉大部分起自于右心室而小部分连接于左心室，左心室大部分血流经室间隔缺损流入肺动脉内；而完全型大动脉转位时肺动脉大部分起源于左心室，左心室血流大部分不经过室间隔缺损而直接流入肺动脉。

【超声心动图诊断价值】

由于完全型大动脉转位的患儿多较小，病情危重，心导管等其他检查有一定困难，因此超声心动图检查是早期快速诊断的有效手段。由于其超声影像具有特征性改变，经超声确诊后可无需再进行心导管检查。超声心动图检查不但可清楚显示大动脉的起源和位置关系，能对完全型和矫正型大动脉转位进行鉴别，同时还可观察其他合并畸形，迅速区分室间隔完整型和室间隔缺损型的大动脉转位，并能对冠状动脉的起源、数目、走行等进行详细观察，对于大动脉转位调转的术前筛选和术后随访具有重要临床价值。

二、矫正型大动脉转位

【概述】

矫正型大动脉转位(corrected transposition of the great arteries)为一种较少见的先天性心脏病，指解剖学右心房通过二尖瓣与解剖左心室相连，并连接到肺动脉；而左心房通过三尖瓣与解剖右心室相连，连接到主动脉。此时，尽管主动脉及肺动脉与心室的连接关系发生互换，但同时心房与心室连接也发生互换，因而血流动力学得到矫正，体循环和肺循环状态接近正常。因此，如心脏无其他畸形，矫正型大动脉转位可维持正常生理循环而无症状。

【病理】

矫正型大动脉转位的解剖特点是房室序列不一致，心室大动脉序列也不一致。通常心房正位，心室反位，解剖学右心室位于左侧，与左心房连接，发出主动脉；解剖学左心室位于右侧，与右心房相连，发出肺动脉。因胚胎期动脉圆锥的旋转不足，冠状动脉的起源与正常不同，左冠脉起自主动脉右侧窦，右冠脉起自左侧窦。根据心房位置和心室袢不同，可分为左转位和右转位。①左转位：较常见，其心房正位，心室左袢，大动脉左转位，主动脉位于主肺动脉左侧(SLL 型)。②右转位：与左转位呈镜像关系，心房反位，心室右袢，大动脉右转位，主动脉位于主肺动脉右前方(IDD 型)(图 11-10-1)。

【病理生理】

矫正型大动脉转位由于血流动力学功能上得到

矫正，如不合并心脏畸形，体循环及肺循环可接近正常。其血流通路为：腔静脉→右心房→二尖瓣→左心室→肺动脉→肺静脉→左心房→三尖瓣→右心室→主动脉，其血流动力学接近正常。但由于解剖右心室的结构特点决定了其并不适合于承担体循环，因此体循环长期的压力负荷可导致解剖右心室失代偿并出现解剖三尖瓣的功能性反流。当合并其他心内畸形时，其血流动力学状态与其相应畸形对应。

【临床特点】

不伴有其他先天心脏血管畸形的矫正型大动脉转位患者可以无症状与体征。合并心脏畸形者，则可出现相应临床症状。随着年龄增长，合并房室瓣反流严重者，可逐渐出现心力衰竭等表现。

【超声表现和诊断要点】

1. 诊断要点

（1）依据节段分析法判定心房、心室的位置及相互连接关系；

（2）主动脉与肺动脉的位置、走行、相互关系的判定及其与心室的连接关系；

（3）心内其他合并畸形。

2. 超声表现

（1）心房、心室位置及连接关系判断：多数情况下，矫正型大动脉转位时其心房位置可正常。剑突下腔静脉长轴图可显示位于右侧的心房与下腔静脉相连接，为解剖右心房，此时记为“S”。同时，右心房可看到冠状静脉窦开口。当发生心房反位时，解剖右心房位于左侧，下腔静脉与位于左侧的心房相连接，此时则为“I”。

心室位置及房室连接关系判定可采用心尖四腔图进行观察。矫正型大动脉转位时，房室连接不一致。此时解剖右心房可见与解剖左心室相连，而解剖左心房则与解剖右心室相连接。多数情况下，心房正位，心室反位，此时解剖左心室位于右侧，记为“L”，其内可见两组乳头肌，心室面光滑，右侧的房室瓣叶附着点位置更高、远离心尖，其瓣膜为二尖瓣；而左侧房室瓣叶附着点位置更低、接近心尖，其瓣膜为三叶，为三尖瓣（图 11-10-6），其连接的左侧心室为解剖右心室，内可见三组乳头肌，并见较多粗大的调节束，心室面较粗糙。当发生心房反位时，则心室可为正位，解剖右心室位于右侧，此时记为“D”。

（2）大动脉位置关系及与心室连接的判断：矫正型大动脉转位时，大动脉的相互位置关系失去正常形态。胸骨旁左心室长轴及高位大血管长轴图，可见大动脉根部沿其纵轴在心底呈平行排列，失去正常交叉关系。此时，可见主动脉位于前方连接右心室，呈弓形向上后方走行，同时可见三支血管分支自弓部发出；肺动脉位于后方连接位于右侧的左心室，很快即分为两支向左右两侧走行（图 11-10-7）。胸骨旁正常右室流出道和肺动脉包绕主动脉根部的图像消失，可见主、肺动脉瓣短轴图同时显示，主动脉瓣位于肺动脉瓣前方。

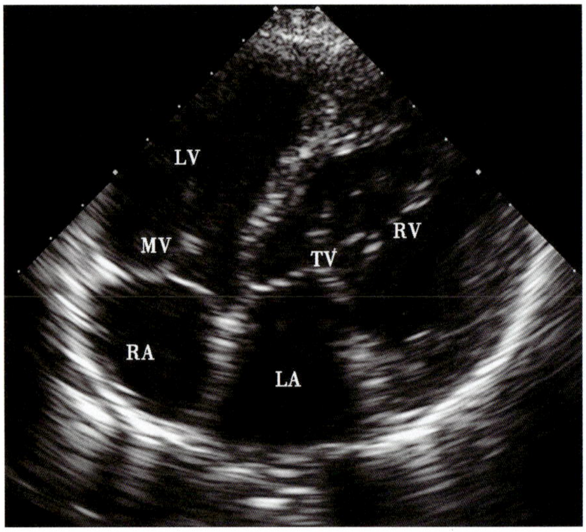

图 11-10-6　矫正型大动脉转位心尖四腔图

心尖四腔图显示右侧房室瓣叶十字交叉处附着点位置较高、远离心尖，该瓣叶为二尖瓣，其心室为解剖左心室，与解剖右心房相连；左侧房室瓣叶十字交叉处附着点位置较低、靠近心尖，为三尖瓣，其心室为解剖右心室，与解剖左心房相连；RA：右心房；MV：二尖瓣；LV：左心室；LA：左心房；TV：三尖瓣；RV：右心室

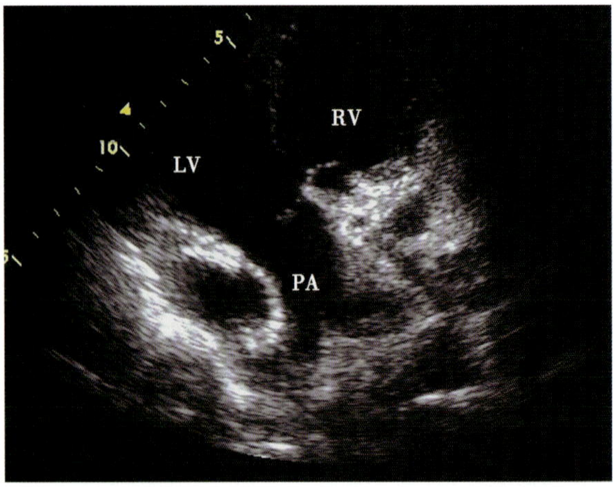

图 11-10-7　矫正型大动脉转位非标准心尖图像

非标准心尖四腔图，显示肺动脉起自位于右侧的解剖左心室，并很快分为左右两支；PA：肺动脉；LV：左心室；RV：右心室

解剖学右心室由于其先天结构决定其不适合承担体循环的高压力负荷，因而矫正型大动脉转位后期解剖右心室可出现室壁增厚、心腔扩大、心功能下降、三尖瓣功能性反流等表现。

矫正型大动脉转位通常可不伴有其他心脏血管畸形。当伴发有其他畸形时，则可有相应超声心动图表现。

【鉴别诊断】

1. 完全型大动脉转位　详细内容请参看上述“完全型大动脉转位”内容。

2. 大动脉异位　详细内容请参看上述“完全型大动脉转位”内容。

3. 右室双出口（Taussig-Bing 畸形）　详细内容请参看上述“完全型大动脉转位”内容。

【超声心动图诊断价值】

由于矫正型大动脉转位血流动力学状态基本正常，因而可无明显临床症状，容易被漏诊。而超声心动图影像具有特征性改变，在进行检查时可发现其大动脉位置关系异常，因而很容易做出诊断。其检查价值优于心导管及 CT 等其他放射性检查。此外超声心动图还可同时观察其他合并畸形，并对解剖三尖瓣关闭不全的程度进行评估，有助于对患儿预后的判断，因而具有重要的临床价值。

（谢谨捷）

第十一节　右心室双出口

【概述】

右心室双出口（double-outlet right ventricle，DORV）是指主动脉和肺动脉全部或绝大部分（50%以上）发自于解剖右心室，发病率占先心病的 1%～2%。如肺动脉起自右心室且伴肺动脉狭窄者，则主动脉骑跨需超过 75%，以区别于法洛四联症。未经治疗多于婴幼儿期死亡。

【病理】

胚胎时期大动脉下圆锥吸收异常，导致主动脉瓣未能与左心室及二尖瓣连接，而造成两大动脉主要从右心室发出。几乎所有右心室双出口均合并室间隔缺损，大动脉排列关系也比较多样，室间隔缺损与动脉瓣的关系有以下几种：①主动脉瓣下（50%～75%，常合并肺动脉狭窄）；②肺动脉瓣下（20%～25%）；③双动脉瓣下（约 3%）；④远离两大动脉开口（7%）。除了肺动脉狭窄外，还有 30% 的患者合并其他畸形，如房间隔缺损、动脉导管未闭、房室隔缺损、二尖瓣畸形、单心室、冠状动脉起源异常、主动脉缩窄、肺静脉异位引流等。

【病理生理】

病理生理改变取决于不同的病理类型，特别是肺动脉狭窄的程度以及室间隔缺损的位置。合并肺动脉狭窄时，其病理生理改变与法洛四联症相似，即主要为低氧血症；如果不合并肺动脉狭窄，且室间隔缺损较大，则类似于大型室间隔缺损，表现为左心容量负荷增加，容易发展为肺动脉高压。如果室间隔缺损位于肺动脉瓣下，则主动脉接受的主要为静脉血，故也会出现明显的低氧血症。

【临床特点】

伴肺动脉狭窄者，临床上较早就出现发绀症状。无肺动脉狭窄者，表现为心功能减退症状，喂养困难、多汗、气促、生长发育迟缓，反复发生呼吸道感染；合并单纯室间隔缺损者，易发生肺动脉高压；若室间隔缺损位于肺动脉瓣下，也常存在明显发绀。治疗方面应及时手术，手术的效果与室间隔缺损的位置、其他合并畸形有很大关系。

【超声心动图检查要点和表现】

1. 检查要点　明确右心室双出口的诊断；心室与大动脉的连接以及大动脉之间的位置关系；室间隔缺损位置与大动脉瓣口之间的关系，特别是与肺动脉瓣及主动脉瓣的距离；是否合并肺动脉狭窄；其他合并畸形。

2. 超声心动图表现

（1）二维超声心动图：多个切面观均显示右心室与两根大动脉的连接关系，可见大动脉瓣下肌性圆锥组织；胸骨旁左室长轴切面观、心尖三腔切面观等未能显示左心室与主动脉的正常连接关系，显示主动脉主要发自右心室（图 11-11-1）。胸骨旁大动脉根部短轴切面观显示主、肺动脉包绕关系可正常或呈前后并列、左右并列等关系（图 11-11-2）。通过多切面、多方位探测可判断室间隔缺损位置与大动脉的关系，显示肺动脉狭窄和其他畸形。

（2）多普勒超声心动图：在左心室长轴切面观，彩色多普勒可显示室间隔缺损处的分流信号，亦可从分流束的流向推断室间隔缺损位置与大动脉的关系。合并肺动脉狭窄者，于肺动脉内可显示收缩期高速湍流讯号，根据其部位可提示狭窄的部位是位于肺动脉瓣下、瓣口或瓣上。结合脉冲或连续多普勒技术，可以测量心室水平分流压力阶差和肺动脉狭窄程度等。

（3）经食管超声心动图：主要应用于围手术期监测，术前主要观察大动脉的起源、排列和走向；室间隔缺损的大小、部位及其与大动脉的关系；肺

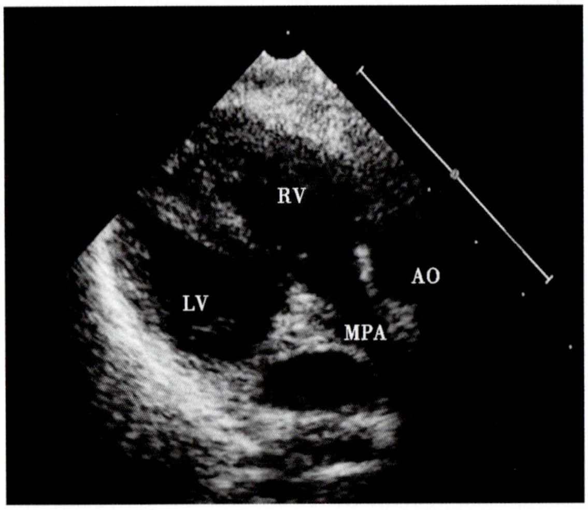

图 11-11-1　右心室双出口
胸骨旁左室长轴切面观显示主动脉发自右心室

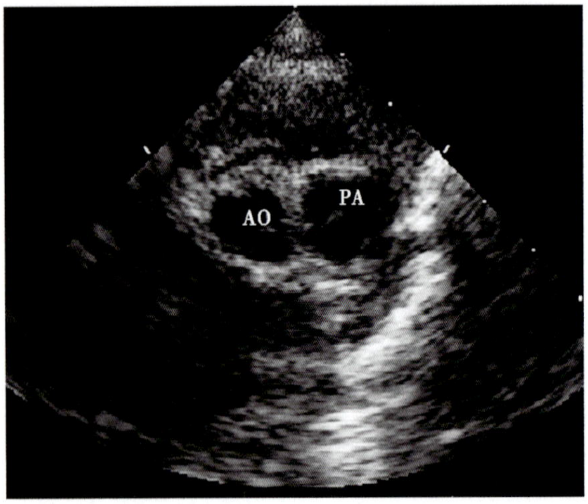

图 11-11-2　右心室双出口
胸骨旁大动脉根部短轴切面观显示主、肺动脉呈左右并列关系

动脉狭窄的部位及其程度等。术后主要观察有无左、右心室流出道残余梗阻、心室内隧道补片残余分流、各瓣膜反流以及左、右心室的功能等。

【鉴别诊断】

1. **法洛四联症**　大动脉排列关系正常，主动脉骑跨在左、右心室之上，但程度小于 75%，主动脉下未见圆锥结构，与二尖瓣前叶的延续关系存在。

2. **完全性大动脉换位**　两根大动脉平行排列，可合并室间隔缺损和肺动脉狭窄，需要排除 Taussig Bing 畸形，多个切面观显示主动脉完全起自右心室，而肺动脉完全起自左心室，可资鉴别。

【超声心动图诊断价值】

超声心动图诊断右心室双出口不难，右心室双出口主动脉和肺动脉下圆锥是重要的解剖学特征，但少部分患者此圆锥结构可不明显，故不应将此作为诊断右室双出口的必备条件。辨别室间隔缺损位置与两大动脉之间的关系对于选择手术途径十分重要，当超声心动图不能确定时，需要借助心导管造影检查加以明确。右室双出口的手术比较复杂，难度较大，故在围术期应用经食管超声心动图评价手术效果也是一个重要方面，检查者应了解手术的方式、术后需要重点观察的内容如流出道残余、内隧道补片残余分流等。

（黄国英）

第十二节　永存动脉干

【概述】

永存动脉干（persistent truncus arteriosus，PTA）是指心脏仅发出单一动脉干，并由此发出主动脉、肺动脉与冠状动脉，仅有一组动脉瓣。1798 年 Wilson 首先报道解剖的病例，1864 年 Buchanan 描述临床及尸检的表现，1942 年 Lev 和 Saphir 首先命名为永存动脉干，又名共同动脉干（truncus arteriosus）、主动脉 - 肺动脉共同干（aortopulmonary artery co-truck）。永存动脉干为少见的先天性心脏病，发病率为活产婴儿的 0.04～0.09/1 000，占所有先天性心脏病的 0.21%～0.34%，无性别差异。本病预后差，如不治疗，死亡的平均年龄为生后 2.5 个月，1 岁之内 80% 以上死亡。

【病理】

胚胎机制不清。在心袢形成早期，圆锥部出现右背侧嵴及左腹侧嵴，互相融合成圆锥间隔后将圆锥部分成前外侧和后内侧圆锥部。当圆锥嵴出现时，主动脉囊与圆锥之间出现两个间叶组织块为动脉干隆起，融合后形成动脉干间隔分隔成两组半月瓣。第 4～6 主动脉弓之间形成的主肺动脉间隔从颅侧向尾侧呈螺旋形分隔形成升主动脉及肺动脉总干，并与动脉干间隔接合。永存动脉干是由于圆锥部分隔不良，动脉干间隔完全缺如，主肺动脉间隔发育不良或缺如而形成；单一的动脉干称为“共干”，单一的半月瓣称为“共干瓣”。如果圆锥被心室吸收过程正常，共干骑跨于室间隔，两侧心室平衡；左室吸收圆锥障碍可导致动脉干主要连接右心室，左心室吸收圆锥过度则导致动脉干主要连接左心室。

永存动脉干是心室大动脉连接的一种类型，房室连接大多一致。由于漏斗间隔缺如，几乎所有永存动脉干均合并大型室间隔缺损，共干瓣为缺损的顶部。共干瓣与二尖瓣前叶大多呈纤维连接。小型或限制性室间隔缺损少见，室间隔完整者罕见。

共干瓣的数目不等，按照发生率依次为三叶、四叶、二叶，五叶及一叶瓣少见。瓣叶大小不同，增厚及黏液样变性，边缘结节性纤维化。约 50% 伴反流，约 18% 伴有瓣叶狭窄，狭窄与反流可以同时存在。

1949 年 Collet 和 Edwards 根据肺动脉起始部位不同将永存动脉干分为 4 型。Ⅰ型：存在短的肺动脉干，自动脉干的左侧分出；肺动脉干分为左、右动脉。Ⅱ型：不存在肺动脉干，左、右肺动脉分别从动脉干后壁发出。Ⅲ型：不存在肺动脉干，左、右肺动脉分别从动脉干的两侧发出。Ⅳ型：没有真正的肺动脉分支，肺血由侧支动脉供给；此型过去又称为假性动脉干，现在认为两者的胚胎发育机制不同，应诊断为肺动脉闭锁伴室间隔缺损。

1965 年 Van Praagh 等按伴或不伴室间隔缺损，首先将永存动脉干分为 A 及 B 型，然后再按肺动脉起始部位分为四型。Ⅰ型：存在短的肺动脉干，并分为左、右肺动脉；Ⅱ型：不存在肺动脉干，左、右动脉分别从动脉干分出；Ⅲ型：不存在肺动脉干，一支肺动脉从动脉干分出，另一支肺动脉起源于动脉导管或缺如；Ⅳ型：动脉干与肺动脉分支延续，伴主动脉弓发育不良或间断。

PTA 患者的一支肺动脉缺如，占 16%，绝大部分在主动脉弓的同侧。冠状动脉起源部位变化很多，通常左冠状动脉起自动脉干瓣环的左前区域，右冠状动脉起自动脉瓣环右前区域。单支冠状动脉发生率为 4%～19%。动脉导管缺如的占 1/2；存在动脉导管者，出生后 2/3 保持开放，其直径与主动脉直径呈反比。右位主动脉弓占 21%～36%。其他合并心脏畸形有：主动脉弓离断、主动脉弓发育不良、房间隔缺损、永存左上腔静脉、三尖瓣狭窄等。

【病理生理】

共干骑跨于室间隔上，左、右心室射血均进入共干，共干内为动、静脉的混合血，可出现低氧血症及发绀。肺血流量受肺动脉压力及肺血管阻力影响。如果无肺动脉狭窄，肺血流量增大，容易发生反复肺部感染；最终可导致肺动脉高压及心力衰竭。如合并肺动脉狭窄，肺血流减少，心衰少见，发绀明显。

【临床特点】

出生后表现为心动过速，可逐渐出现呼吸困难、乏力、拒乳等心功能不全的症状，可出现反复的呼吸道感染。婴儿期可出现发育差，全身发绀，哭闹时加重。听诊第一心音正常，第二心音增强；有共干瓣反流者可闻及心脏舒张期杂音，有共干瓣狭窄者可闻及粗糙的收缩期喷射性杂音；有肺动脉分支狭窄者可闻及连续性杂音。心电图表现为电轴正常，双室肥厚。X 线平片表现为肺血增加，心影增大，以左心室增大为主。

【超声心动图检查要点和表现】

1. 检查要点

（1）明确共干的心室起源及肺动脉分支发出形式，明确永存动脉干的类型；

（2）观察共干瓣的形态、数目、活动情况；共干瓣反流程度判断；

（3）室间隔缺损的数目、位置、大小，心室水平分流方向；

（4）冠状动脉畸形的检出；

（5）合并心脏畸形；

（6）胎儿期超声心动图表现。

2. 超声心动图表现

（1）永存动脉干类型的判断：胸骨旁左心室长轴、心尖及胸骨旁五腔图可以显示共干骑跨于室间隔上，结合胸骨旁大动脉短轴图，仔细观察肺动脉的起始部位，可以明确永存动脉干的类型。Ⅰ型永存动脉干有短的肺动脉干，在胸骨旁左心室长轴图及胸骨旁大动脉短轴图可见肺动脉干从共干发出，然后分出左、右肺动脉分支（图 11-12-1）。Ⅱ型在剑突下右心室流出道、胸骨旁右心室流出道图可见肺动脉分支直接发自共干，在高位胸骨旁大动脉短轴图可见到左、右肺动脉分别起自共干的典型征象（图 11-12-2）。Ⅲ型仅见左肺动脉或右肺动脉发自共干，另一支缺如，或者由动脉导管供血。Ⅳ型可以显示共干与肺动脉分支延续，升主动脉发自共干，升主动脉大多发育不良，常合并主动脉弓离断或严重的主动脉缩窄。应用彩色多普勒检查有助于判断肺动脉狭窄及主动脉缩窄的程度。

（2）共干瓣的形态及功能：胸骨旁大动脉短轴图可显示共干瓣瓣叶的数目，胸骨旁左心室长轴、心尖五腔图判断瓣膜形态及活动状况。CDFI 可显示共干瓣的反流，根据血流紧缩法（blood flow comstriction）判断动脉干共干瓣的反流程度，结合多普勒超声可以评估肺动脉分支或共干瓣狭窄的程度。

（3）室间隔缺损：剑突下左心室流出道及胸骨旁左心室长轴图可以显示共干瓣下的大型室间隔

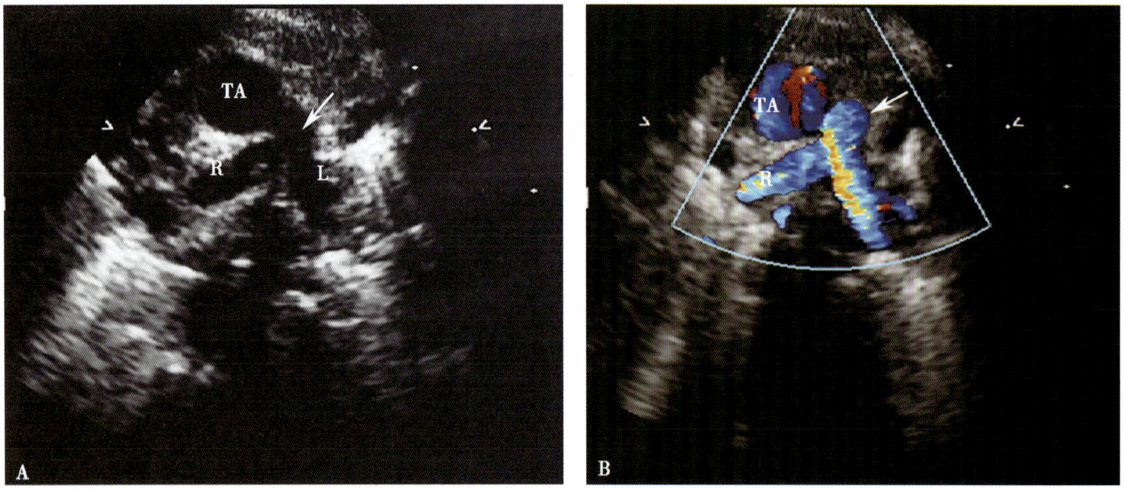

图 11-12-1 永存动脉干Ⅰ型

A. 胸骨旁大动脉短轴图显示肺动脉总干（箭头）发自共同干，然后分为左右肺动脉分支；B. CDFI 显示共同干向肺动脉总干（箭头）及肺动脉分支供血。L：左肺动脉；R：右肺动脉；TA：共同干

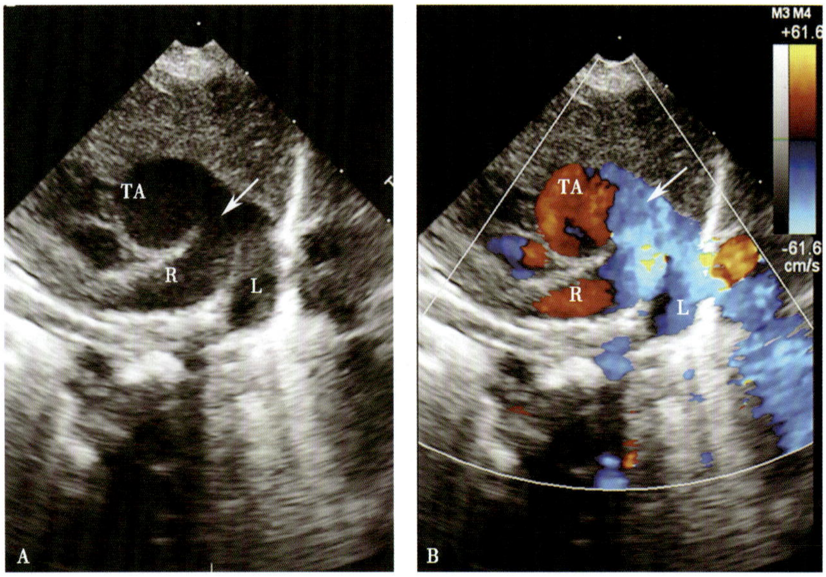

图 11-12-2 永存动脉干Ⅱ型

A. 胸骨旁大动脉短轴图显示肺动脉分支直接发自共同干（箭头）；B. CDFI 显示共同干直接向肺动脉分支供血（箭头）。L：左肺动脉；R：右肺动脉；TA：共同干

缺损，一般为非限制性双向分流。室间隔完整者，共干发自一侧心室，另一侧心室的房室瓣大多伴有重度反流及房间隔缺损，应多切面仔细显示。

（4）冠状动脉畸形：PTA 常合并冠状动脉畸形，其中单支冠状动脉最常见。应用高频探头，高位胸骨旁大动脉短轴图可以显示冠状动脉开口；探头微调可以追踪冠状动脉的走行。一侧冠状动脉开口增宽，另一侧不能显示者，应行心脏 CT 或者磁共振检查，明确冠状动脉畸形的存在。

（5）合并心脏畸形：永存动脉干常合并右位主动脉弓、主动脉缩窄、永存左侧上腔静脉、动脉导管未闭、房间隔缺损等畸形。经胸骨上窝可显示动脉导管未闭及侧支血管的大小、分流等。

（6）胎儿期超声心动图表现：永存动脉干畸形的预后差，产前应明确诊断。四腔心切面多无异常发现，室间隔完整者可出现房室瓣的重度反流；合并室间隔缺损者，缺损一般较大，共干骑跨于室间隔上，心室水平双向分流；流出道切面可以显示肺动脉总干或分支直接发自动脉干。由于胎心结构较小，心率快，肺动脉分支及其与共干的连接关系显示不清，分型困难，此时可行胎儿心脏磁共振检查明确诊断。

【鉴别诊断】

1. 肺动脉闭锁合并室间隔缺损　主动脉骑跨于室间隔上、对位不良型室间隔缺损、一组半月瓣是两者的共同特点。肺动脉总干或左、右肺动脉分支直接从升主动脉发出属于永存动脉干；动脉导管或侧支血管向肺动脉供血、肺动脉及其分支与升主动脉无直接联系者为肺动脉闭锁。

2. 一侧肺动脉异常起源于主动脉　又名半永存动脉干，一侧肺动脉分支异常起源于主动脉，另一侧肺动脉分支仍连接主肺动脉并由其延续而来；存在两组半月瓣是两者的鉴别要点。

【超声心动图诊断价值】

超声心动图是诊断 PTA 首选的影像学方法。超声心动图可清晰地显示室间隔缺损、房间隔缺损、房室瓣功能及反流程度等。多层螺旋 CT、CMR 和心血管造影检查用于肺动脉分支的起源、冠状动脉畸形、侧支血管等的检测。

（张玉奇）

第十三节　左心发育不良综合征

【概述】

左心发育不良综合征（hypoplastic left heart syndrome，HLHS）是一组左心系统结构发育不良的先天性心脏畸形，包括主动脉瓣和/或二尖瓣的闭锁或狭窄，左心室发育不良甚至缺如，以及升主动脉和主动脉弓的发育不良，导致其无法支持体循环，表现为呼吸窘迫、心动过速、发绀等。在活产婴儿中，HLHS 的发病率为 0.16‰～0.36‰，占所有先天性心脏病的 1.4%～3.8%，男女比例约为 1.5∶1。HLHS 是新生儿早期死亡的原因之一，属于危重先天性心脏病，若得不到及时的诊治，约 95% 的患儿在出生后 1 个月内由于循环衰竭、外周灌注不足和肺水肿等而导致死亡。近年来，HLHS 的治疗不断取得进步，接受手术治疗的患儿 5 年生存率可达 65%～70%，但需要终身随访，包括运动耐量下降、神经发育障碍、血栓和栓塞、心功能不全、免疫功能不全等问题。

【病理】

HLHS 包括一组以左心室发育不良为共同特点的病变，包括主动脉瓣、二尖瓣、升主动脉和主动脉弓的发育不良，左心室体积小、无正常功能甚至完全闭塞。可分为以下亚型：①二尖瓣狭窄＋主动脉瓣狭窄；②二尖瓣狭窄＋主动脉瓣闭锁；③二尖瓣闭锁＋主动脉瓣闭锁。

左心室存在不同程度的发育不良，左心室腔小，室壁肥厚，有时呈裂隙状、甚至闭塞。心内膜纤维增生，心肌纤维排列紊乱，可有心肌瘢痕，乳头肌和心内膜下可有缺血、梗死。有时心肌呈海绵状，可有肌小梁窦状隙开放。有时合并冠状动脉畸形，可有左心室窦状隙与冠状动脉相通。二尖瓣闭锁可为无孔或连接缺如；二尖瓣狭窄可累及二尖瓣装置的任何部分，包括瓣环、瓣叶、腱索、乳头肌以及乳头肌所附着的心肌。主动脉瓣闭锁或狭窄，主动脉瓣叶增厚、发育不良。主动脉根部、窦管交界和升主动脉纤细。主动脉弓呈不同程度的发育不良、甚至主动脉离断。左心房可发育不良，左心房壁薄，内膜可有纤维化、并可延伸至肺静脉导致肺静脉增厚、狭窄。

右心系统则代偿性增大，右心室扩大、心肌肥厚，右心房扩大，肺动脉增宽。三尖瓣环扩大，可有三尖瓣二瓣畸形、发育不良或对合不良，从而可伴有不同程度的三尖瓣反流。

【病理生理】

HLHS 的血流动力学特点是：主动脉瓣和/或二尖瓣闭锁、狭窄或发育不良，左心室发育不良甚至完全闭塞，导致左心室功能低下、无法支持体循环；右心室必须同时承担肺循环和体循环的灌注，为功能性单心室。右心室输出量进入体循环和肺循环的相对分布，取决于体循环和肺循环的相对阻力。

有两个因素对于患者的生存起决定性的作用：①开放的动脉导管以保证足够的体循环灌注（从右心室来的血通过动脉导管供应降主动脉、并逆向充盈升主动脉和冠状动脉）。②非限制性的房间隔缺损或卵圆孔未闭以保证足够的氧合血与非氧合血的混合（肺静脉的氧合血回流入左心房后，大部分通过心房间交通进入右心房，在右心房中与体循环的非氧合血混合）。

患儿出生时，存在非限制性的动脉导管开放，且肺动脉阻力相对较高。因此，足够的血流从右心室、肺动脉通过动脉导管进入主动脉。出生后不久，胎儿循环向新生儿循环转化，动脉导管自然闭合和肺血管阻力的下降，导致体循环灌注的减少和肺血流的增多。此时，若心房之间的交通为限制性分流，将导致左心房和肺静脉压力显著升高、肺静脉淤血以及氧合血与非氧合血在心房水平的混合不充分，加重缺氧。

右心室承担全身的血液循环，肺血流量明显增加，同时由于左心系统发育不良而导致的肺静脉淤血，可早期出现肺动脉高压；右心房和右心室可出现明显的肥厚、扩张，心肌耗氧量增加，而冠状动脉的血供则主要来自于逆行灌注，从而造成心肌缺血缺氧，可早期出现进行性心功能不全。

【临床特点】

患者在新生儿时期症状出现的早晚，取决于心房之间交通的大小和动脉导管的粗细。大部分患儿心房之间的交通为非限制性，出生数小时之内存在非限制性的动脉导管、且肺动脉阻力相对较高，这部分患儿有一个典型的、短暂的“蜜月期”，患儿可能无症状或表现为轻微的发绀；出生数小时之后，当动脉导管倾向于自然闭合且肺血管阻力下降时，患儿表现为心动过速、呼吸窘迫、低血压、发绀、酸中毒、肺部啰音、外周脉搏细弱、肢体厥冷等，并快速进展为心力衰竭和心源性休克。少数患儿心房之间的交通为限制性，这部分患儿出生后即表现为严重发绀、呼吸窘迫以及进行性肺静脉淤血，若得不到及时干预，患儿将快速出现心源性休克、持续恶化的低氧血症和酸中毒、甚至死亡。

体格检查：最常见的表现是中央型发绀，无法用吸氧纠正。发绀程度可有差异，取决于体循环和肺循环血流量的相对状态。脉搏血氧饱和度测值一般 <90%。皮肤也可由于低灌注可呈灰蓝色。呼吸急促、气喘、鼻翼扇动和吸凹。心前区隆起，可扪及右心室抬举感。心脏听诊时往往无杂音。由于主动脉瓣成分缺失和肺动脉高压，第二心音单一而响亮。偶尔可以闻及肺动脉瓣区收缩期喀喇音以及三尖瓣反流的收缩期杂音。心力衰竭时可闻及奔马律。外周循环差，四肢厥冷，末梢充盈时间延长，脉搏微弱或触摸不到脉搏。右心功能不全或三尖瓣反流的患者可有肝脏增大。

HLHS 手术治疗方式有阶段性重建术和心脏移植。阶段性重建术包括Ⅰ期 Norwood 手术、Ⅱ期 Glenn 手术和Ⅲ期 Fontan 手术。

【超声心动图检查要点和表现】

1. 检查要点

（1）左心系统（左心室、二尖瓣、主动脉瓣、升主动脉、主动脉弓和降主动脉、左心房）的形态和功能；

（2）心房之间交通的大小、血流方向和压力阶差；

（3）动脉导管未闭的大小和血流特征；

（4）三尖瓣的形态和功能；

（5）右心室的大小和功能；

（6）冠状动脉的内径和血流，是否存在左心室 - 冠状动脉瘘；

（7）合并畸形。

2. 超声心动图表现

（1）左心系统的形态和功能

1）左心室：左心室腔极小、发育不良、可呈裂隙状甚至完全闭塞，左心室壁增厚，心内膜回声增强。左心室无正常的舒张和收缩功能（图 11-13-1）。二维超声心动图心尖四腔和五腔图、胸骨旁左心室长轴和左心室流入流出道图以及剑突下四腔图是评估左心室大小和功能的基本声窗。

2）二尖瓣：二尖瓣闭锁、狭窄或发育不良。二

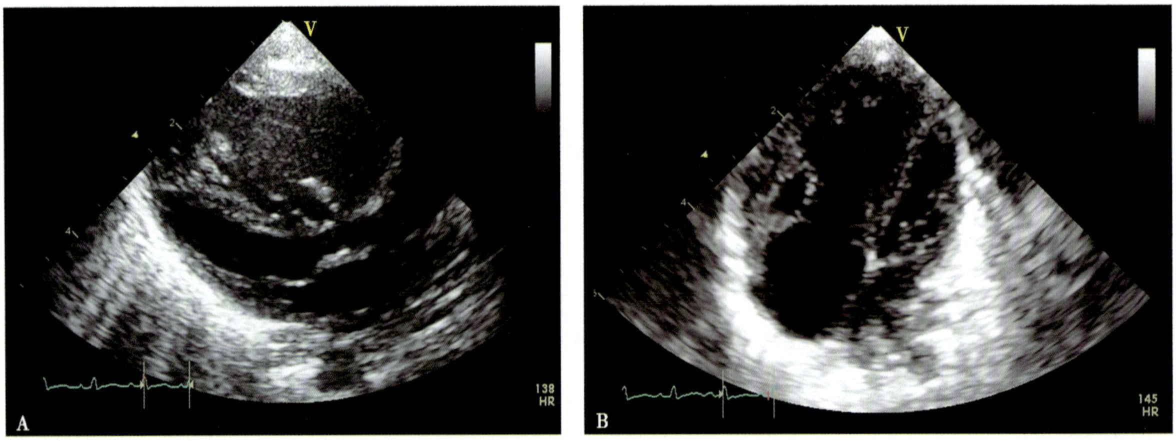

图 11-13-1 主动脉瓣和升主动脉发育不良、左心室发育不良的超声心动图表现

A. 胸骨旁左心长轴图显示主动脉瓣和升主动脉发育不良；B. 左心室腔极小、发育不良

维超声心动图心尖四腔图、胸骨旁左心室长轴、二尖瓣水平心室短轴和左心室流入流出道图是评估二尖瓣形态和功能的基本声窗。二尖瓣闭锁者，随心动周期二尖瓣无启闭活动，彩色多普勒超声心动图显示无血流通过，脉冲多普勒二尖瓣口无流速曲线显示。二尖瓣狭窄或发育不良者，乳头肌发育不良、腱索短小、瓣环窄小、瓣叶增厚回声增强、二尖瓣开放受限，有时表现为降落伞样二尖瓣；彩色多普勒超声心动图显示通过二尖瓣的血流明显减少，血流色彩暗淡；脉冲多普勒显示二尖瓣口的血流速度减小（图 11-13-2）。

3）主动脉瓣：主动脉瓣闭锁、狭窄或发育不良。二维超声心动图胸骨旁左心室长轴和左心室流入流出道、心尖五腔图是评估主动脉瓣形态和功能的基本声窗。主动脉瓣闭锁者，随心动周期主动脉瓣无启闭活动，彩色多普勒超声心动图显示无血流通过，脉冲多普勒超声无流速曲线显示。主动脉瓣狭窄或发育不良者，瓣环较小、瓣叶增厚、瓣膜可呈二瓣或单瓣畸形、主动脉瓣开放时呈针孔状；彩色多普勒超声心动图显示通过主动脉瓣的血流明显减少，血流色彩暗淡；频谱多普勒显示主动脉瓣口的血流速度减小（图 11-13-3）。

4）升主动脉、主动脉弓和降主动脉：升主动脉和主动脉弓发育不良、内径细小，当主动脉瓣闭锁时其内径更小。动脉导管远端的降主动脉发育不良，可有主动脉缩窄或主动脉离断。胸骨上主动脉弓长轴图是评估升主动脉、主动脉弓和降主动脉的基本声窗。彩色多普勒超声心动图显示升主动脉和主动脉弓内前向血流量少，可显示反向血流；若存在主动脉瓣闭锁则无前向血流。若存在主动脉缩窄，则在缩窄处及其远端显示加速湍流信号；但若缩窄程度非常严重或重度发育不良，则仅显示少许低速血流通过。若存在主动脉离断，则在离断处血流中断，离断部位之前的主动脉由左心室供血、离断部位之后的主动脉由肺动脉通过动脉导管供血（图 11-13-4）。

5）左心房：左心房可发育不良，内径小于正常范围；或因房间隔分流受阻而增大。胸骨旁左心室长轴和心尖四腔图是评估左心房大小的基本声窗。

（2）心房之间的交通：房间隔缺损和 / 或卵圆孔未闭必然存在。二维超声心动图剑突下两房心或腔静脉长轴图可清晰显示并测量心房之间交通的内径。彩色多普勒超声心动图显示房间隔水平左向右分流，即左心房血流通过心房之间的交通向右心房分流；房间隔水平若是限制性分流，血流色

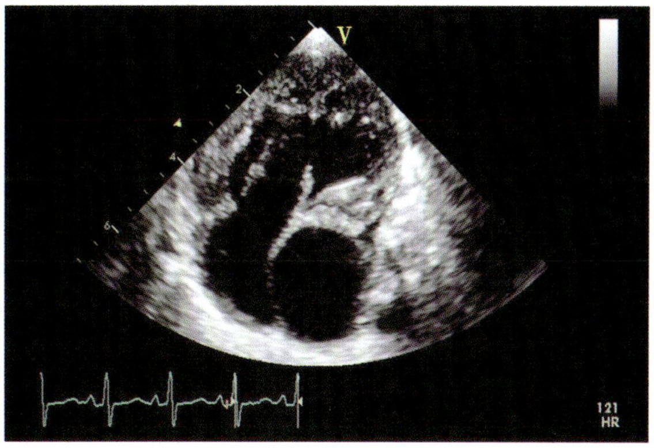

图 11-13-2　二尖瓣发育不良伴狭窄、左心室发育不良的超声心动图表现

心尖四腔图显示二尖瓣发育不良伴狭窄，左心室发育不良

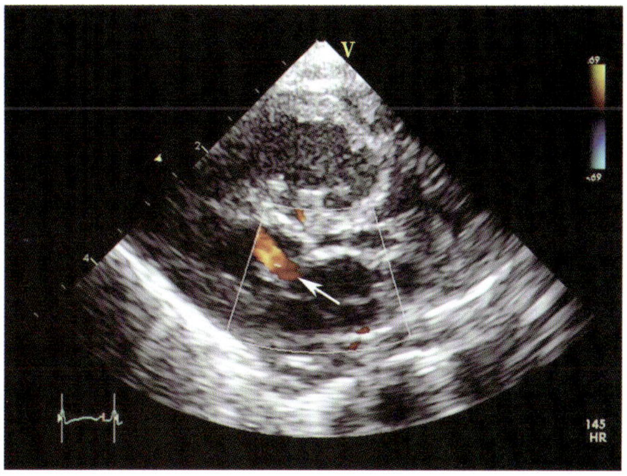

图 11-13-3　主动脉瓣闭锁、左心室发育不良

胸骨旁左室长轴图显示主动脉瓣闭锁，二尖瓣狭窄重度，CDFI 主动脉未显示明显前向血流信号，二尖瓣口显示少量血流信号（箭头）

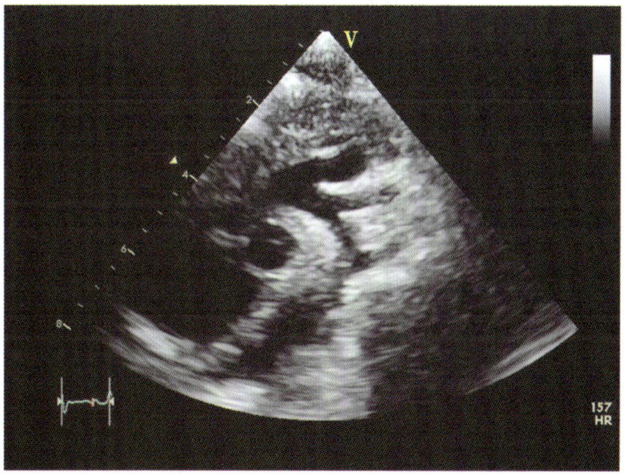

图 11-13-4　主动脉弓发育不良

胸骨上窝主动脉弓长轴图显示主动脉发育不良，内径细小

彩往往明亮。脉冲多普勒可测量该处的流速，估测心房水平的跨隔压差，以评价有无分流受限。

（3）动脉导管未闭：动脉导管未闭必然存在。二维超声心动图胸骨旁肺动脉长轴和胸骨上主动脉弓长轴图可显示并测量动脉导管的内径。彩色多普勒超声心动图显示动脉导管水平右向左分流，即肺动脉血流通过动脉导管向主动脉分流，其中一部分血流供应降主动脉远端，另一部分血流逆向供应主动脉弓部和升主动脉，后者的前向血流减少，需依靠这部分逆流以维持上半身、脑部和心脏等脏器的血供（图 11-13-5）。

（4）三尖瓣：三尖瓣环扩大，可有三尖瓣畸形、发育不良或对合不良。二维超声心动图心尖四腔、胸骨旁右心室流入道和三尖瓣水平心室短轴图可显示三尖瓣。彩色多普勒超声心动图显示三尖瓣口前向血流色彩明亮，可有不同程度的三尖瓣反流。连续多普勒可以估测三尖瓣反流压，并由此估测肺动脉压力。

（5）右心室：右心室、右心房、肺动脉内径均明显增大，右心室壁增厚且搏动增强。二维超声心动图心尖四腔、胸骨旁右心室流入道、大动脉短轴和心室短轴图可显示右心室。彩色多普勒超声心动图显示右心系统的血流量代偿性增多，血流色彩明亮；多普勒流速曲线显示右心系统的流速增快，可以估测肺动脉瓣反流压，并由此估测肺动脉压力。

（6）冠状动脉：由于右冠状动脉供血占优势的右心室，右冠状动脉可较粗；然而，当存在明显的左心室 - 冠状动脉瘘时，左冠状动脉可增粗。胸骨旁大动脉短轴图可显示冠状动脉的起源和走行。在主动脉瓣闭锁的情况下，彩色多普勒显示有血流通过二尖瓣口进入左心室、但无二尖瓣反流时，应警惕是否存在左心室 - 冠状动脉瘘。此时，应降低彩色多普勒的 Nyquist 极限，仔细扫查左心室游离壁、心尖部和室间隔有无异常血流。

（7）合并畸形：根据节段分析法采用多个切面观和多种显像方式进行系统扫查，检出其他的合并畸形，例如室间隔缺损、肺静脉异位引流等。此外，上腔静脉和下腔静脉的显示和内径测量对于手术前评价也是非常重要的。

【鉴别诊断】

1. Shone 综合征　Shone 综合征（Shone syndrome）是一种左心系统的先天性多发性梗阻性病变。经典的 Shone 综合征包括 4 种合并的心血管畸形，即降落伞样二尖瓣、二尖瓣上狭窄环、主动脉瓣下狭窄和主动脉缩窄。若仅存在以上心血管畸形中的 2 种或 3 种，则称为不完全性 Shone 综合征。近年来，Shone 综合征的定义已经扩展到包括左心系统其他部位和形态的梗阻，包括二尖瓣上狭窄、二尖瓣狭窄、主动脉瓣下狭窄、主动脉瓣狭窄、主动脉瓣上狭窄以及主动脉缩窄。与 HLHS 的区

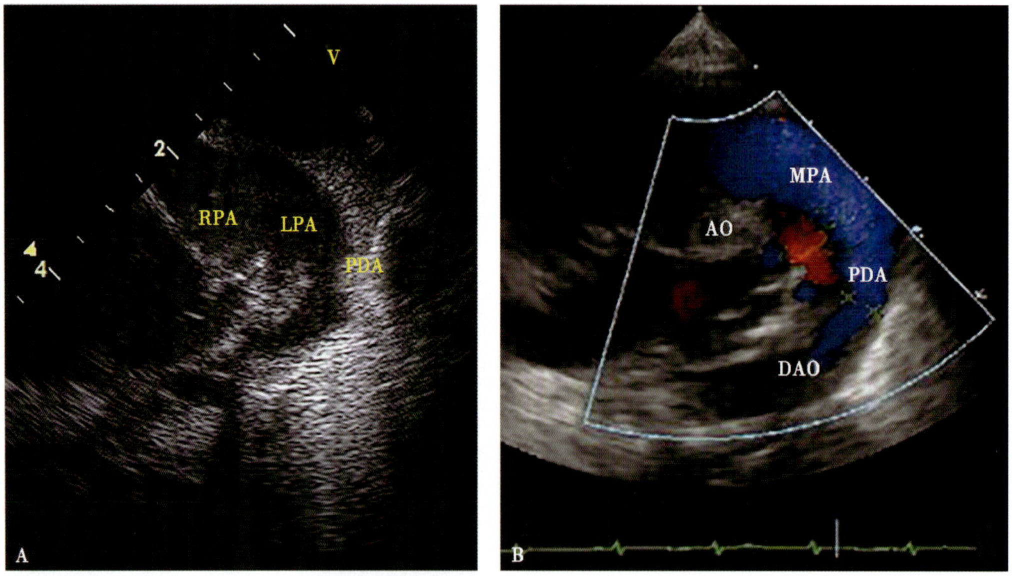

图 11-13-5　HLHS 合并的动脉导管未闭

A. 二维超声心动图胸骨旁肺动脉长轴图显示“三指征”，动脉导管粗大；B. 彩色多普勒显示动脉导管水平右向左分流；PDA，动脉导管未闭；LPA，左肺动脉；RPA，右肺动脉；DAO，降主动脉；MPA，肺动脉主干；AO，主动脉

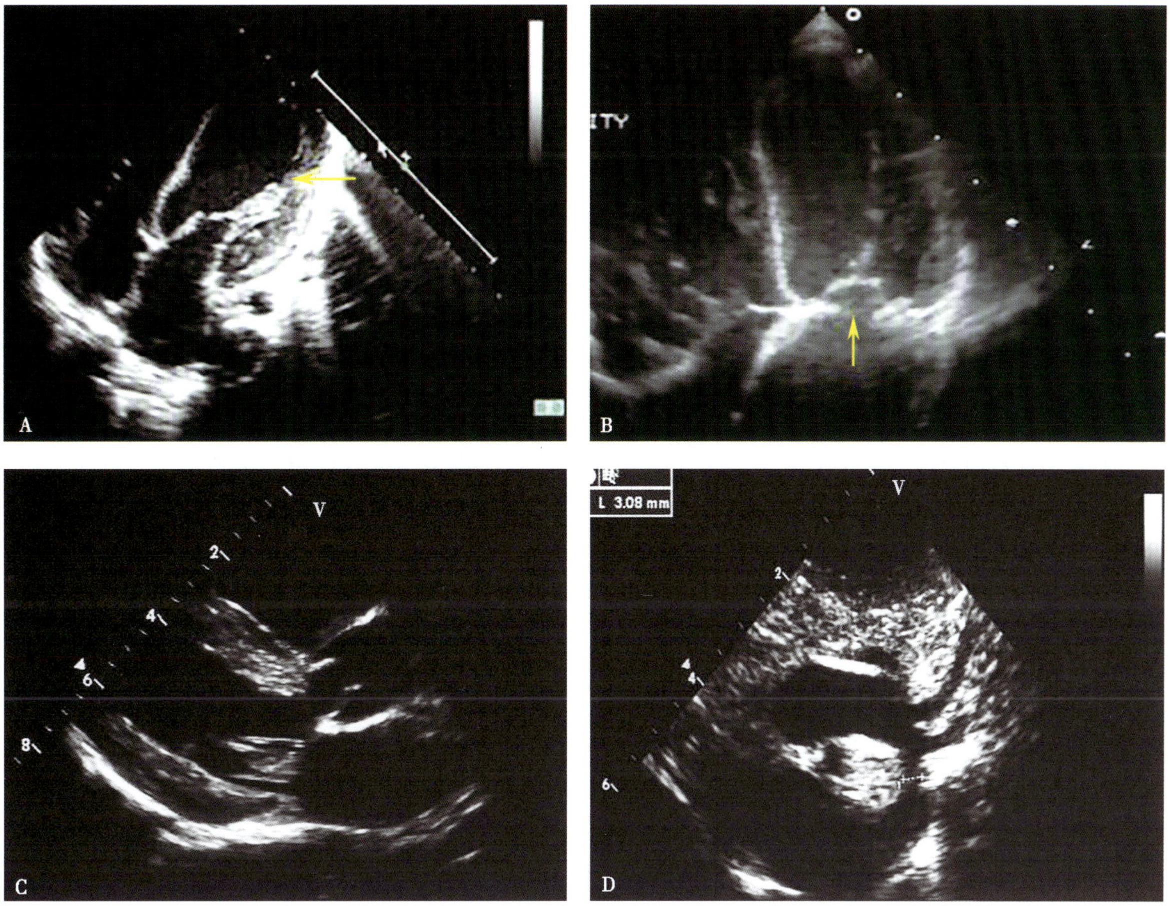

图 11-13-6 Shone 综合征的超声心动图表现

A. 二维超声心动图心尖四腔切面观显示降落伞样二尖瓣，左心室发育良好；B. 心尖四腔切面观显示二尖瓣上狭窄环；C. 左心长轴切面观显示主动脉瓣下狭窄，左心室发育良好；D. 胸骨上主动脉弓长轴切面观显示主动脉缩窄

别在于，Shone 综合征患者无左心室发育不良，而左心室发育不良是 HLHS 的基本表现。Shone 综合征见图 11-13-6。

2. 主动脉瓣闭锁或重度主动脉瓣狭窄 单纯的主动脉瓣闭锁或重度主动脉瓣狭窄可以合并左心室容量减小，但未达到左心室发育不良的程度，因此不属于 HLHS。

【超声心动图诊断价值】

超声心动图是诊断 HLHS 一线的影像学方法。超声心动图可清晰地显示左心系统的形态和功能，并可评价心房之间的交通、动脉导管未闭、三尖瓣、右心室和冠状动脉的情况；不仅能够准确地诊断 HLHS，还可以对疾病的严重程度进行评估。多层螺旋 CT、CMR 和心导管造影检查一般不用于 HLHS 的术前诊断，而是主要用于手术后的随访评估。

（马晓静）

第十四节 三 房 心

【概述】

三房心（cor triatriatum）是胚胎心脏发育时左心房或右心房被纤维肌性膜隔成两个腔的先天性心脏畸形，发生率占先心病的 0.1%～0.4%。男性多于女性，为 1.5∶1。可分别发生于左、右心房。通常所说三房心一般是指左心房三房心（Cor triatriatum sinister），右心房三房心仅占三房心总数的 8%，因此本节内容主要涉及前者。

【病理】

左心房三房心是胚胎发育过程中由于心脏发育障碍导致左心房被纤维肌性隔膜分隔，形成右后上方和左前下方两个心腔。其中与肺静脉相连的称为副房，与二尖瓣口及左心耳相连称为真房（又称固有左心房）。80% 的三房心可合并有其他心内畸形，最常见为肺静脉的连接异常及房间隔缺损。根据肺静脉与副房的连接、副房与真房是否相通、副房是否存在异常分流等，三房心可分为多种类型，不同学者分型方法不一。其中，大多数将三房心分为完全型和部分型。

1. 完全型 四支肺静脉全部汇入副房。根据副房与真房是否相通，又可分为两类。

（1）副房与真房相通：根据是否存在异常分流以及分流方式不同，此类又可分为三型。

A 型：不存在异常分流。此型属于典型的三房心，最为常见，不合并其他畸形。

B 型：副房存在房间隔缺损，副房与右心房间有分流。

C 型：副房存在异常连接，其血流经垂直静脉、左无名静脉至右上腔静脉异位引流入右心房。

（2）副房与真房不相通：此时副房血流必须通过其他途径流入真房。根据不同分流方式，此类又可分为两型。

D 型：副房及真房同时存在房间隔缺损，副房血液经房间隔缺损先流至右心房，再经真房的房间隔缺损回流至真房。

E 型：副房存在异常连接，同时真房存在房间隔缺损。副房血液通过共同肺静脉向下引流入门静脉，经下腔静脉汇入右心房，再经房间隔缺损或未闭卵圆孔流入真房。此型与下腔型完全性肺静脉异位引流类似。

2. 部分型 此型仅部分肺静脉开口副房，其余肺静脉正常回流入真房或异位引流入右心房。此型又可分为三型。

F 型：右肺静脉回流入副房，并经隔膜口进入真房。左肺静脉正常回流入真房。

G 型：右肺静脉回流入副房，并经隔膜口进入真房。左肺静脉经垂直静脉、左无名静脉至右上腔静脉异位引流入右心房。

H 型：右肺静脉回流入副房，副房血经房间隔缺损进入右心房。左肺静脉正常流入真房。

右心房三房心与左心房三房心类似，指右心房内有一个隔膜，将其分为两部分。其隔膜一般是由下腔静脉瓣或冠状静脉窦瓣过度发育而成。与下腔静脉相连接者为副房，与三尖瓣相连者为真房。与左心房三房心类似，隔膜上也可有缺口，副房血流经隔膜流入真房。也可合并房间隔缺损，出现左向右分流。

【病理生理】

左心房三房心的血流动力学改变主要取决于副房与真房间隔膜口的大小、肺静脉与副房连接以及副房是否存在异常连接和分流。

（1）当副房不存在异常分流途径时，其血流全部通过隔膜上开口进入真房，隔膜口较大时血流动力学可接近正常。如隔膜开口较小，则常引起肺静脉回流受阻，血流动力学改变与二尖瓣狭窄相同，可引起肺静脉回流淤滞、肺淤血、肺水肿和肺动脉高压。

（2）当副房存在其他分流途径且隔膜开口较大时，其血流动力学与房间隔缺损类似，表现为左向右分流，引起右心负荷增加，其分流量与隔膜孔径大小及分流口大小有关。

（3）当隔膜口较小甚至完全闭锁时，副房血液流向真房受阻，大部分血流分流至右心房，与右心房内体静脉血混合后再经其他分流途径返回左心房，形成右向左分流，其血流动力学与完全型肺静脉引流类似，临床上可出现发绀。

【临床特点】

左心房三房心患者主要症状为活动后心慌、气急、咳嗽甚至咯血，其症状出现时间和严重程度与左心房血液回流受限程度有密切关系。患者隔膜口较大时，临床上可无症状，或仅在年龄较大时发生。隔膜开口狭小的严重病例，生后不久即可出现重度肺充血和呼吸急促，随之发生严重的肺炎及充血性心力衰竭，可出现肝大、腹水、下肢水肿。合并房间隔缺损或肺静脉异位引流时，则可出现其相应症状。

体格检查时，多数病例在心底部可闻及喷射性收缩期杂音和舒张期杂音，隔膜口梗阻程度严重时，可类似二尖瓣狭窄，闻及连续性杂音，P2 亢进。

【超声心动图检查要点和表现】

1. 检查要点

（1）左心房内隔膜的形态、位置，隔膜口的大小和数目，隔膜口彩色束宽及流速；

（2）房间隔缺损的位置、大小、数目，缺损处分流的方向；

（3）肺静脉的开口位置，是否存在心外异常连接及其血流流向。

2. 超声心动图表现

（1）左心房内隔膜：经胸超声心动图检查时，多个声窗均可于左心房内见一线样隔膜回声，将左心房分为两个腔（图 11-14-1）。下方与二尖瓣相通的为真房，上方与肺静脉相连接的为副房。隔膜的附着位置位于左心耳上方，将左心耳与二尖瓣分隔在一个腔内。大部分隔膜其线样回声上可见一个或数个大小不等的回声连续中断，其开口可位于隔膜中部，也可位于一侧边缘(图 11-14-2)。由于真房为低压腔，副房为高压腔，因此真房内径多小于副房。

当隔膜开口较大时，彩色多普勒可显示明亮的血流通过隔膜口直接流经二尖瓣进入左心室，隔膜口血流可无明显加速(图 11-14-3)。如隔膜开口较小，则在隔膜处可见血流汇聚信号，根据彩色血流束的宽度可对隔膜开口内径进行评估(图 11-14-4)；脉冲多普勒可于隔膜口获得与二尖瓣狭窄类似的舒张期、高速血流频谱，其速度高于二尖瓣口血流

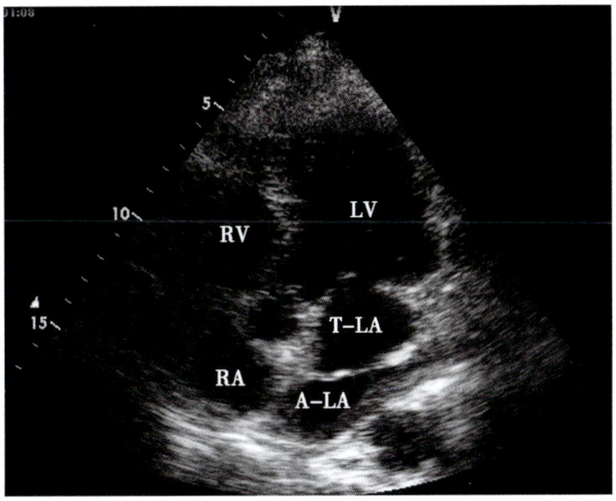

图 11-14-1　左心房三房心

心尖五腔图，左心房内可见隔膜回声将左心房分隔为两个腔；T-LA：真房；A-LA：副房；LV：左心室；RA：右心房；RV：右心室

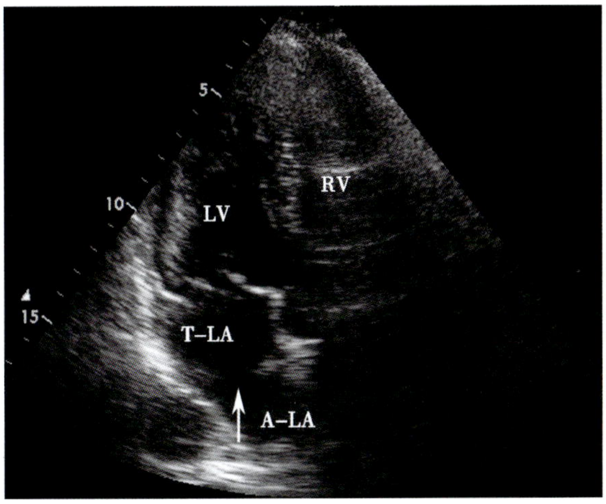

图 11-14-2　左心房三房心

心尖左心室长轴图，左心房内可见隔膜，并可见隔膜上开口(箭头)；T-LA：真房；A-LA：副房；LV：左心室；RV：右心室

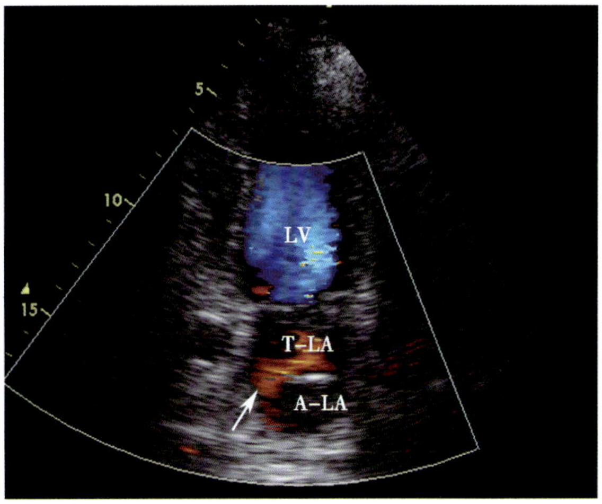

图 11-14-3　左心房三房心彩色多普勒血流图

心尖两腔图，左心房内可见隔膜，并于隔膜开口(箭头)处可见血流穿行；T-LA：真房；A-LA：副房；LV：左心室

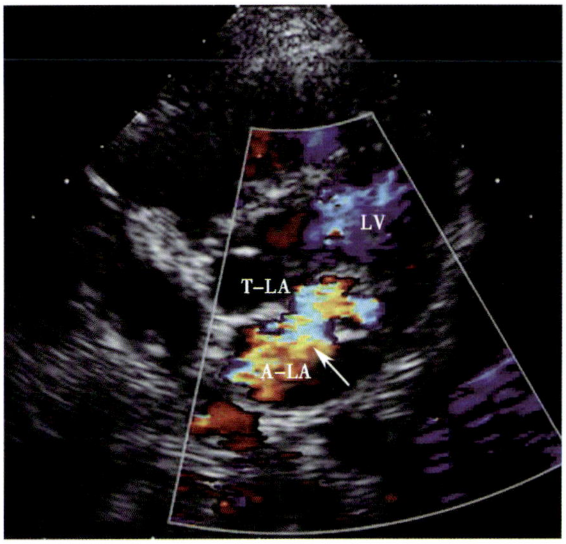

图 11-14-4　左心房三房心彩色多普勒血流图

非标准心尖四腔切面观，左心房内可见隔膜，并于隔膜开口处可见血流汇聚信号；T-LA：真房；A-LA：副房；LV：左心室

流速。当合并有二尖瓣关闭不全时，其偏心性的反流束可不流入副房，在隔膜与心房壁连续处发生偏折，形成沿着左心房壁和异常隔膜走行的血流束，偏折时彩色血流可由蓝色为主变为红色为主的涡流信号。

(2) 房间隔缺损及肺静脉引流：当合并房间隔缺损时，副房或真房的房间隔上可观察到一个或多个回声连续中断(图 11-14-5)。由于副房为高压腔，彩色多普勒可显示副房血液经房间隔缺损流入右心房。如真房存在房间隔缺损，则其分流方向与

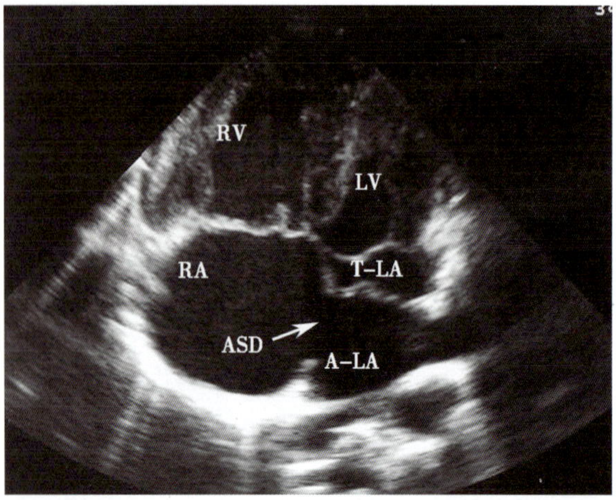

图 11-14-5 左心房三房心合并房间隔缺损（B 型）

心尖四腔图，左心房内可见隔膜回声，将左心房分隔为两部分。副房与右心房之间可见房间隔缺损相通；ASD：房间隔缺损；T-LA：真房；A-LA：副房；LV：左心室；RV：右心室；RA：右心房

隔膜开口大小有关。当隔膜口较大时，真房压力接近正常，可表现为左向右分流；当隔膜口较小时，真房为低压腔，则可表现为右向左分流。

当所有肺静脉均开口于副房时则为完全型三房心，而在副房及真房内均可见到肺静脉开口的为部分型三房心。如存在其他心外异常分流通道时，则相应声像图表现与心上型或心下型的肺静脉异位引流相类似。

【鉴别诊断】

1. 二尖瓣瓣上环 二尖瓣瓣上环属于少见的左心室流入道梗阻的心脏畸形，其主要病理特征为二尖瓣瓣环上方数毫米处出现环状纤维组织，将左心房分为两部分。其隔膜通常为坚韧的纤维组织环，隔膜的根部与二尖瓣瓣环相连，膜上可有 1～2 个开口，其开口的大小决定了左心房与左心室之间血流梗阻的程度。隔膜较大时，其自身有时也可突入二尖瓣口形成狭窄，引起血流障碍。通常情况下，二尖瓣结构可为正常，有时也可合并有二尖瓣瓣叶或瓣下结构的异常。其临床表现与典型三房心所致左心房排空障碍、肺静脉压力升高、充血性心力衰竭相似。与三房心的主要鉴别点在于二尖瓣瓣上环的隔膜位于左心耳与肺静脉下方，左心耳与二尖瓣不在同一个腔内；而三房心的隔膜位于左心耳上方，左心耳与二尖瓣在同一腔内。

2. 完全型肺静脉异位引流 完全型肺静脉异位引流心下型与三房心 E 型相类似，其共同静脉腔血流通过门静脉和下腔静脉引流入右心房。两者主要鉴别点在于完全型肺静脉异位引流时，共同肺静脉腔位于左心房轮廓以外，独立于左心房单独存在，不呈一个整体；而三房心 E 型虽然副房与真房不相通，但两者形态上仍为一个整体，中间被隔膜所分隔。

【超声心动图诊断价值】

由于三房心类型复杂，血流动力学变化多样，其临床症状、体征及其他常规检查均缺乏特异性，因此常给诊断带来困难。虽然心导管和血管造影检查对明确肺静脉引流途径、合并畸形很有价值，但对异常隔膜，特别是膜上开口很难显示，且难以与二尖瓣瓣上环等病变相鉴别。而超声心动图能显示左心房内异常隔膜的线样回声的位置、开口数目和大小，并能了解合并的其他畸形及血流动力学的异常，优于心导管、血管造影等检查，且无创、重复性强，是目前诊断此病的首选方法。

（谢谨捷）

第十五节 二尖瓣畸形

二尖瓣装置由瓣叶、瓣环、腱索、乳头肌等组成，二尖瓣的正常活动依赖于二尖瓣装置的完整性及其与左心房、左心室运动的协调性。二尖瓣环发育小、瓣叶增厚融合、腱索增粗或缩短、乳头肌异常等妨碍左心房血流进入左心室，导致先天性二尖瓣狭窄（congenital mitral stenosis）；孤立性先天性二尖瓣狭窄少见，常是左心发育不良综合征的一个组成部分。二尖瓣装置异常，导致二尖瓣前、后叶收缩期对合不良或关闭时存在裂隙，形成二尖瓣反流，称之为先天性二尖瓣关闭不全（congenital mitral insufficiency）；先天性二尖瓣关闭不全少见，常并发于动脉导管未闭、室间隔缺损、扩张型心肌病等。先天性二尖瓣狭窄和关闭不全常同时存在，本节主要介绍先天性二尖瓣狭窄与先天性二尖瓣关闭不全。

一、先天性二尖瓣狭窄

【概述】

Ruckman 与 Van Praagh 等将二尖瓣狭窄分为四种病理类型：典型二尖瓣狭窄（typical mitral stenosis）、发育不良型二尖瓣狭窄（dysplastic mitral stenosis）、二尖瓣瓣上环（supravalvular mitral ring）及降落伞型二尖瓣（parachute mitral valve）。

【病理】

左、右房室瓣环和瓣叶主要由房室心内膜垫

发育而来。胚胎发育时，上、下心内膜垫开始融合，将共同房室口分隔成左、右房室口，并参与形成左、右房室瓣。房室间隔分隔完成后，形成房室瓣。上心内膜垫形成二尖瓣前叶，左侧心内膜垫产生二尖瓣后叶。上、下心内膜垫融合障碍，二尖瓣前叶产生裂缺。瓣膜组织早期为肌性结构，在胚胎发育过程中，肌肉细胞逐渐向结缔组织细胞分化，最终成为纤维组织结构。心室形成过程中，心室内壁的凹陷及吸收逐渐形成腱索及乳头肌。胚胎发育中心内膜垫及心室内壁凹陷或吸收过程的任何异常均可导致房室瓣装置异常。

二尖瓣瓣叶是一个连续的宽窄不等的膜状组织，分为前叶与后叶。腱索一端附着于瓣叶的边缘和瓣叶的心室面，另一端附着在乳头肌顶部，少数直接连于左室壁的肌肉。乳头肌分前外侧乳头肌和后内侧乳头肌，分别连接二尖瓣前、后瓣叶前半部分和后半部分的腱索。

1. 典型二尖瓣狭窄 是指有两组正常乳头肌的先天性二尖瓣狭窄，多为独立的病变，而非左心发育不良综合征的一部分。病理基础为瓣叶增厚，瓣叶开放受限呈穹顶样，瓣叶边缘常有卷曲，有结节样突起；二尖瓣瓣叶交界粘连。左室腔大小正常或稍减小，左心房稍增大。

2. 发育不良型二尖瓣狭窄 大多为左心发育不良综合征的一部分，几乎均伴有左室流出道的异常如主动脉狭窄、闭锁等。特点是二尖瓣装置的所有部分均小于正常，二尖瓣环明显减小，瓣叶增厚，腱索缩短、增粗，乳头肌明显小于正常。左心室明显减小。

3. 二尖瓣瓣上环 二尖瓣瓣上环为二尖瓣心房面上方结缔组织突起形成的部分或完整的环，纤维环在二尖瓣环上方数毫米，在环中央有着大小不等的孔，血流通过时可造成不同程度的狭窄。二尖瓣瓣上环常与降落伞型二尖瓣、主动脉缩窄、主动脉瓣下狭窄共存，称为Shone综合征。

4. 降落伞型二尖瓣 1961年Schiebler等首先描述降落伞型二尖瓣，指所有的腱索均附着于一组乳头肌，由于前、后瓣腱索附着于同一组乳头肌，腱索位置集中，二尖瓣装置呈漏斗型，血流受阻呈降落伞样得名；常见前外侧乳头肌消失，前后瓣腱索附着于后内侧乳头肌。部分学者将两组乳头肌位置直接靠拢，腱索集中附着类似单组乳头肌的畸形也称为降落伞型二尖瓣。降落伞样非对称型二尖瓣（parachute-like asymmetric mitral valve）是指二尖瓣有两组乳头肌，腱索主要附着于后内侧乳头肌，腱索缩短、融合；而前外侧乳头肌位置偏高，直接或通过极少的腱索与瓣叶相连；瓣口位置偏心，斜对着乳头肌；梗阻程度一般比典型降落伞型要轻。

【病理生理】

二尖瓣狭窄时，左心室血流充盈受阻，左心房压力增加，左房发生代偿性扩大与肥厚；肺静脉压力升高，肺静脉淤血；严重的二尖瓣狭窄可表现为急性肺水肿。

【临床特点】

临床表现取决于二尖瓣狭窄的程度及合并的心血管畸形，特点不明显。婴幼儿可表现为激惹、喂养困难、气促、呼吸困难、体重不增等，常反复发生呼吸道感染。出现左心衰竭时，患者不能平卧，出现阵发性呼吸困难，甚至咳粉红色泡沫痰、咯血等。右心衰竭时出现静脉压增高、肝脏肿大、下肢水肿、腹水、腹胀等。二尖瓣狭窄者心脏大小多在正常范围内，第一心音和第二心音亢进，二尖瓣区听诊出现舒张期低调滚筒样杂音，可伴震颤。心电图表现为左心房增大，合并肺动脉高压时可出现右房、右室肥大。X线平片表现为左心房增大，两肺透亮度下降，肺门影增大，肺纹理增粗、模糊。

【超声心动图检查要点和表现】

1. 检查要点

（1）二尖瓣狭窄的类型；

（2）二尖瓣狭窄程度的判断；

（3）合并畸形的检出。

2. 超声心动图表现

（1）二尖瓣狭窄类型判断：典型二尖瓣狭窄，剑突下及心尖四腔图可见二尖瓣瓣叶增厚，开放受限；严重者瓣叶开放呈穹顶样。胸骨旁切面可显示增粗的腱索；胸骨旁大动脉短轴图向心尖扫查，可显示增厚的前后瓣、瓣交界粘连及狭小的二尖瓣口；而乳头肌的数目、位置、大小正常。

降落伞型二尖瓣的乳头肌为单个，或两组乳头肌位置靠近。在心尖及剑突下四腔图可以显示密集的、附着于前、后瓣尖的腱索；CDFI可显示密集腱索处的高速血流（图11-15-1）。自胸骨旁四腔心切面探头稍向前或后偏扫查，显示前后瓣的腱索只附着于一组乳头肌。胸骨旁短轴切面自心底向心尖扫查，在二尖瓣水平可以显示二尖瓣开口偏于左室的后内或前外侧。

二尖瓣瓣上环常在剑突下或心尖四腔心切面、胸骨旁左心室长轴切面中观察，在左心耳下方、二尖瓣环上方有回声增强的膜状结构，在纤维环与二尖瓣之间可稍有间隙，或膜状结构直接黏附于二尖

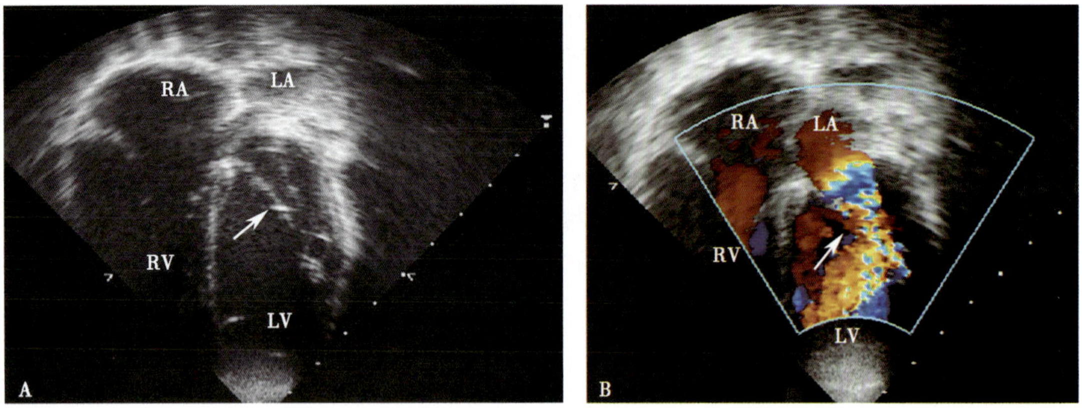

图 11-15-1 降落伞样二尖瓣

A. 心尖四腔图显示二尖瓣腱索均附着于前外侧乳头肌，开放时腱索集中，呈降落伞样（箭头）；B. CDFI 显示降落伞样二尖瓣处的高速血流（箭头）；LA：左心房；LV：左心室；RA：右心房；RV：右心室

瓣。通过瓣上纤维环的高速血流可对二尖瓣瓣叶造成损害，二尖瓣瓣叶常有增厚或呈现黏液样变的表现。CDFI 可显示二尖瓣瓣上环处突然加速的血流（图 11-15-2）。注意当伴有大的房间隔缺损时，大量的血流通过房间隔缺损分流至右房，经过二尖瓣瓣上环处的血流速度可无明显增快，容易漏诊。

（2）二尖瓣狭窄程度的判断

1）根据跨二尖瓣压力阶差判断：应用简化的 Bernoulli 方程（$\Delta P=4V^2$），可测定跨二尖瓣的峰值压差及平均压差；平均压差代表整个舒张期跨二尖瓣口的平均压差，可较好地反映二尖瓣狭窄的程度。平均压差 <5mmHg 为轻度狭窄，5～10mmHg 为中度狭窄，>10mmHg 为重度狭窄。心功能不全时，对二尖瓣跨瓣压差可能低估。

2）根据二尖瓣口面积判断：二尖瓣口面积能直接反映二尖瓣狭窄的程度，受其他因素影响较少。

直接测量：左心室短轴图直接测量；儿童瓣口内缘显示欠佳，测量误差较大，缺少正常值参考，临床应用较少。

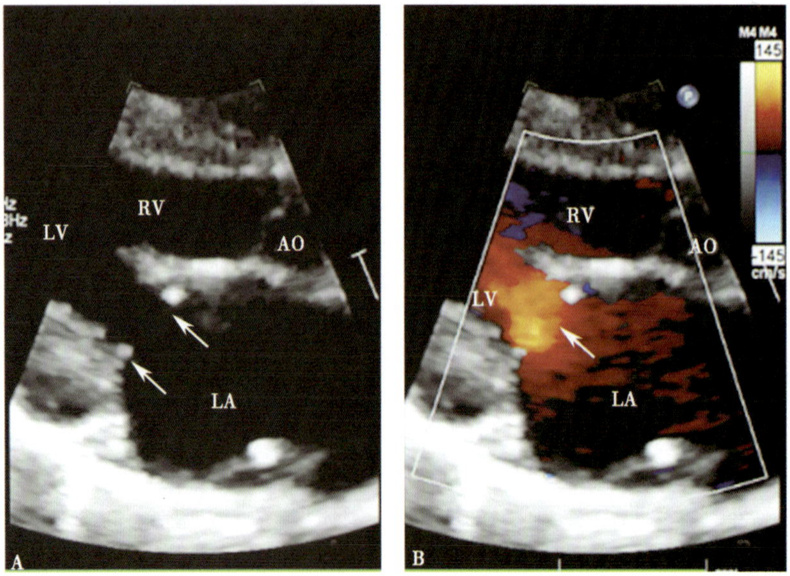

图 11-15-2 二尖瓣瓣上环

A. 胸骨旁左心室长轴图二维超声显示二尖瓣环上方纤维组织（箭头）；B. CDFI 显示通过瓣上环处的高速血流（箭头）；LA：左心房；LV：左心室；AO：主动脉；RV：右心室

压力半降时间法：测量二尖瓣压力下降一半所需的时间（PHT），推算二尖瓣口面积（MVA）：MVA（cm^2）= 220/PHT。青少年可应用该方法判断：MVA在1.5～2.0cm^2之间为轻度狭窄；1.0～1.5cm^2为中度狭窄；小于1.0cm^2为重度狭窄。Yang及Goldberg等将公式简化，提出MVA = 750/AC。其中AC为自二尖瓣E峰顶点沿E峰下降支作一直线，该直线与基线交点至E峰顶点的时间。该方法不适用于心率较快的婴幼儿及瓣膜手术后患者。

3. 合并畸形 随着二尖瓣狭窄的程度加重，左房大小及心房壁肥厚逐渐加重。心尖及剑突下四腔图见到异常扩大的左房，需要考虑二尖瓣狭窄的存在。

【鉴别诊断】

1. 二尖瓣瓣上环与三房心 二尖瓣瓣上环的隔膜位于二尖瓣瓣环的上方，左心耳下方；而三房心的隔膜位于左心耳的上方，将心房分为两个腔。

2. 二尖瓣狭窄与二尖瓣口血流量增多疾病造成的二尖瓣口血流速度增快 动脉导管未闭、主动脉瓣反流、主肺动脉间隔缺损等疾病由于流经二尖瓣口血流量增加，多普勒超声检查显示二尖瓣口血流速度增快，易误诊为二尖瓣狭窄；仔细检查发现二尖瓣装置均无明显异常，可资鉴别。

【诊断价值】

超声心动图是诊断二尖瓣狭窄首选的影像学方法，可清晰地显示二尖瓣环、二尖瓣叶、腱索、乳头肌等二尖瓣装置的完整性，准确判断二尖瓣狭窄的类型与程度。

二、先天性二尖瓣关闭不全

【概述】

常见的造成二尖瓣关闭不全的先天性畸形有双孔二尖瓣（double-orifice mitral valve）、单独的二尖瓣裂缺（isolated cleft mitral valve）、二尖瓣脱垂（mitral valve prolapse）、二尖瓣腱索断裂（rupture mitral chordae tendineae）等。

【病理】

1. 双孔二尖瓣 1876年Greenfield首先报告，是由于胚胎期二尖瓣膜复合组织吸收不良造成。二尖瓣为单一纤维环，有两个开口，均有独立的瓣叶、腱索及乳头肌。两个开口大多数大小不等，其中小的开口称为二尖瓣附加孔。较少见的类型为正常二尖瓣叶之间有纤维系带存在，形成双孔。乳头肌的数量变化很大，可以为两组、三组或四组。孤立双孔二尖瓣罕见，常合并部分或完全性房室间隔缺损。双孔二尖瓣可以不引起血流动力学异常，也可导致二尖瓣狭窄或关闭不全。

2. 单独二尖瓣裂缺 单独二尖瓣裂缺是指不合并房室间隔缺损的二尖瓣裂缺，常见于二尖瓣前瓣，后瓣裂缺少见。裂缺自瓣膜游离缘向瓣环方向延伸，将二尖瓣叶分为两个部分，两个部分大小相仿。裂缺的边缘可以有腱索附着于室间隔，部分可引起左室流出道梗阻或二尖瓣前叶运动异常。心室收缩时常有大量血流经二尖瓣裂缺反流入左房，导致左室容量负荷增加，左心房、左心室增大。可合并于室间隔缺损、法洛四联症、大动脉转位及三尖瓣闭锁等其他心脏畸形。

3. 二尖瓣脱垂 二尖瓣脱垂指二尖瓣瓣叶在收缩期越过二尖瓣环突入左房中，常引起二尖瓣反流。二尖瓣脱垂的发生女性多于男性，大约为2∶1。二尖瓣脱垂的病因尚不清楚，儿童多数并发于结缔组织疾病，如Marfan综合征等。松散二尖瓣综合征（floppy mitral valve syndrome）主要表现为二尖瓣的黏多糖成分增加及纤维组织的胶原样变性，累及二尖瓣后叶多见；增厚的瓣膜呈半透明状，于心脏收缩期呈气球样突入左房；黏液样变性尚累及腱索，导致腱索冗长变细，二尖瓣环扩张。二尖瓣脱垂可以单纯累及前瓣或后瓣，也可同时累及前、后两个瓣叶。

4. 二尖瓣腱索断裂 二尖瓣腱索断裂可由于心肌局部缺血所致。由于缺少腱索的牵拉作用，二尖瓣在收缩期瓣叶突入至左房，舒张期又返回至左室，呈连枷样运动，导致严重的二尖瓣反流。

【病理生理】

二尖瓣关闭不全者，二尖瓣口出现反流，左心房血容量增加，左心房压力增加，可导致肺静脉压力升高。重度二尖瓣反流，可表现为急性肺水肿。

【临床特点】

临床表现取决于二尖瓣反流的程度及合并的心血管畸形。婴幼儿可表现为喂养困难、体重不增、气促、呼吸困难等。出现左心衰竭时，患者不能平卧，出现阵发性呼吸困难、咳粉红色泡沫痰等。二尖瓣关闭不全者心脏扩大，左心室搏动增强，二尖瓣区听诊出现收缩期吹风样杂音，向腋下传导，可伴震颤。合并肺动脉高压者第二心音亢进，心力衰竭时出现水肿、肝脏肿大等。心电图表现为左心房、左心室明显增大，合并肺动脉高压时可出现右房、右室肥大。X线平片表现为左心房、左心室增大，两肺透亮度下降，肺门影增大，肺纹理增粗、模糊。

【超声心动图检查要点和表现】

1. 检查要点

（1）二尖瓣关闭不全的类型；

（2）二尖瓣反流程度的判断。

2. 超声心动图表现

（1）二尖瓣关闭不全的类型：双孔二尖瓣：心尖或剑突下四腔切面中间见二尖瓣两个开口，每个开口均有腱索附着，开放时呈“V”形或“海鸥征”。胸骨旁短轴切面也可见二尖瓣两个独立的开口，呈“眼镜状”（图 11-15-3）。CDFI 显示两束血流通过房室瓣口进入左室有助于诊断。

单独二尖瓣裂缺：胸骨旁及剑突下左室短轴图，收缩期可以显示二尖瓣前叶连续性中断，类似三叶瓣，血流自该连续中断处反流。心尖或剑突下四腔图显示连续性中断的前叶，中断两侧的瓣叶运动不协调。CDFI 可以显示来自二尖瓣瓣体部位的反流。

二尖瓣脱垂：胸骨旁左室长轴及心尖四腔图最常用于观察二尖瓣脱垂。二尖瓣瓣环平面呈马鞍形，胸骨旁左室长轴图显示二尖瓣环前后连线恰处于马鞍形的较高点，心尖四腔图显示二尖瓣环左右连线处于马鞍形的较低点，单纯在一个角度显示瓣叶在收缩期超过二尖瓣环水平，不能肯定二尖瓣脱垂的诊断。二尖瓣脱垂超声诊断标准：①两个角度显示二尖瓣瓣叶在收缩期超过二尖瓣环水平突向左房；②显示二尖瓣明显突向左房，同时伴明显反流或者瓣叶呈明显的瘤样改变。CDFI 可显示来源于瓣膜闭合缘的反流。

二尖瓣腱索断裂：胸骨旁左室长轴图可以显示由于腱索断裂后二尖瓣的连枷样运动。收缩期可见二尖瓣尖端反向突入左房中，部分病例在左房中尚可见由断裂的腱索产生的线样回声。二尖瓣运动增强，前后瓣叶呈矛盾运动（图 11-15-4）。经食管超声心动图可以清晰显示二尖瓣的连枷样运动。CDFI 可见偏心二尖瓣反流，反流束偏向左房壁方向。前瓣腱索断裂时，反流束朝向左房后壁；后瓣腱索断裂时，反流束朝向主动脉后壁方向。

在拱形二尖瓣，心尖、剑突下及胸骨旁四腔图可以显示增厚卷曲的二尖瓣叶直接附着于乳头肌以及异常的瓣膜活动。彩色多普勒显像可以显示二尖瓣的狭窄及反流血流。

（2）二尖瓣反流程度判断：彩色多普勒超声反流长度法：Nanda 提出的半定量标准：①轻度：反流束局限于二尖瓣以上区域，不超过左房下 1/3；②中度：反流束达左房下 1/3；③中重度：反流束达左房中部；④重度：反流束超过左房中部。

反流面积与左心房面积比法：Wu 等研究儿科患者提出标准：在心尖四腔及胸骨旁左室长轴切面显示二尖瓣反流束，根据体表面积标化的最大反流束面积（MRA/BSA）、最大反流束面积与该平面左房面积比值（MRA/LAA）评价二尖瓣反流程度。评价标准为：① MRA/BSA≤$4cm^2/m^2$，MRA/LAA≤30%，为轻度二尖瓣反流；② $4cm^2/m^2$<MRA/BSA<$10cm^2/m^2$，30%<MRA/LAA<50% 为中度反流；③ MRA/BSA≥$10cm^2/m^2$；MRA/LAA≥50% 为重度反流。瓣膜反流的长度及宽度受到反流方向、反流口形状、反流束形状、房室阶差、肺静脉血流等的影响，评估二尖瓣反流程度较为粗略。

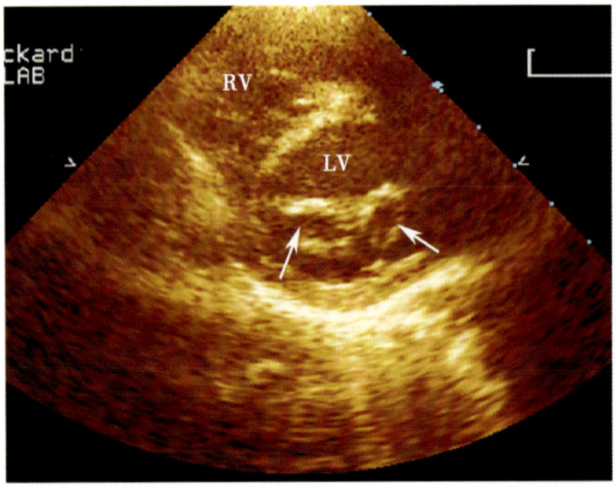

图 11-15-3 双孔二尖瓣

胸骨旁左心室短轴图显示两个独立的二尖瓣口并列排列（箭头）；LV：左心室；RV：右心室

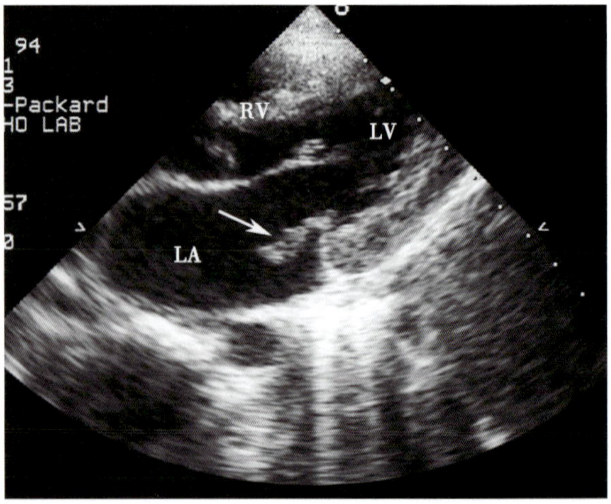

图 11-15-4 二尖瓣腱索断裂

胸骨旁左心室长轴图显示二尖瓣腱索断裂，后瓣脱入左心房（箭头），与前瓣呈矛盾运动；LA：左心房；LV：左心室；RV：右心室血流紧缩法(vena contracta):在心尖四腔图测量二尖瓣反流束的血流紧缩宽度,<3mm 为轻度反流,>6.0mm 为重度反流,介于两者之间为中度反流。

根据二尖瓣反流的间接征象判断:左房、左室大小与反流程度呈正相关,左房、左室大小可间接提示二尖瓣反流的程度。

根据肺静脉血流频谱判断:中度二尖瓣反流时,肺静脉血流 D 波升高,S 波降低;重度二尖瓣反流时,S 波可以消失甚至倒置,D 波显著升高。

【鉴别诊断】

单独二尖瓣裂缺与房室间隔缺损合并的裂缺:与房室间隔缺损时的二尖瓣裂缺不同,单独二尖瓣裂缺的长轴方向是指向左室流出道的,而合并于房室间隔缺损的二尖瓣裂缺指向室间隔。

【超声心动图诊断价值】

超声心动图是诊断二尖瓣反流首选的影像学方法,可清晰地显示二尖瓣环、二尖瓣叶、腱索、乳头肌等二尖瓣装置的完整性,准确评估二尖瓣反流的类型与关闭不全的程度。

(张玉奇)

第十六节 主动脉狭窄

【概述】

主动脉狭窄(aortic stenosis,AS)是一组引起左心室流出道梗阻的先天性畸形,发病率为活产婴儿的 0.003%~0.034%,占所有先天性心脏病的 0.9%~7.6%,根据梗阻部位可分为主动脉瓣狭窄(aortic valve stenosis)、主动脉瓣下狭窄(subvalvular aortic stenosis)、主动脉瓣上狭窄(supravalvular aortic stenosis)。其中主动脉瓣狭窄最多见,占其中的 75%~83%;主动脉瓣下狭窄占 8%~20%;主动脉瓣上狭窄较少见,占 2%~11%。男女性别比约为 3.5∶1。

【病理】

1. 主动脉瓣狭窄 主动脉瓣狭窄的胚胎机制与动脉干隆起的发育与分隔障碍有关。胚胎第 5 至 7 周,来自心球头侧的圆锥动脉干内左右两侧壁内膜局部增厚,同时向内膨大生长,形成交错排列的嵴状隆起,即动脉干嵴和球嵴。胚胎发育期,近端动脉干嵴和球嵴形成主动脉瓣,右上和左下动脉干嵴融合成动脉干间隔,并发育成主动脉右冠瓣和左冠瓣,右侧的球嵴发育成主动脉无冠瓣。右上和左下动脉干嵴的分隔形成主动脉右冠瓣与左冠瓣联合,右侧球嵴和左下动脉干嵴分隔形成主动脉左冠瓣与无冠瓣联合,右上动脉干嵴和右侧球嵴分隔形成主动脉右冠瓣与无冠瓣联合。

主动脉瓣狭窄分为单瓣叶狭窄、二瓣叶狭窄、三瓣交界粘连性狭窄、四瓣叶狭窄等。①单瓣叶主动脉瓣:少见,主动脉瓣仅有一个瓣膜,包括单瓣叶联合及无瓣叶联合。单瓣叶联合常见,唯一的瓣叶联合延伸至主动脉壁,瓣口偏小;无瓣叶联合少见,瓣口在中央,有时在瓣膜上可见到 2~3 个瓣联合交界处融合的痕迹,瓣叶增厚,活动度差。②二瓣叶主动脉瓣:最为常见,即主动脉瓣由大小不等的两个瓣叶组成。可分为两种类型:一种是主动脉瓣叶位于左右两侧,呈纵裂式,两条冠状动脉分别从左、右冠窦发出,无冠窦消失,纵裂式二瓣叶的交界缝在左叶上;一种是主动脉瓣叶前后排列,呈横裂式,两条冠状动脉均从前窦发出,后方为无冠窦,横裂式二瓣叶的交界缝在前叶上。有时会含有一个发育不良的第三瓣叶,有时则为一个大瓣及两个粘连的小瓣组成,呈功能性二叶瓣。由于二叶式主动脉瓣瓣叶较大,可引起血液速度增快,导致瓣膜损伤、粘连、纤维化、增厚,最终产生主动脉瓣狭窄。③三瓣叶主动脉瓣:主动脉瓣呈三叶,瓣叶交界处出现粘连,瓣叶增厚,因此出现开放活动受限;在收缩期开放时形成圆顶样狭窄。

主动脉瓣狭窄严重者常出现左心室向心性肥厚、心内膜纤维化等。主动脉瓣狭窄可合并动脉导管未闭、主动脉缩窄、二尖瓣狭窄等。

2. 主动脉瓣下狭窄 胚胎发育期,圆锥间隔将单腔的圆锥分隔成主动脉瓣下圆锥和肺动脉瓣下圆锥,随着圆锥动脉干的旋转与吸收,主动脉瓣下圆锥大部分被吸收,圆锥结构消失,主动脉瓣下移与二尖瓣环纤维连接。若主动脉瓣下圆锥吸收不完全而残留某些组织则可造成主动脉瓣下狭窄,包括局限性主动脉瓣下狭窄、肥厚性主动脉瓣下狭窄、二尖瓣所致左室流出道狭窄等。

(1)局限性主动脉瓣下狭窄:也称为孤立性或隔膜样主动脉瓣下狭窄,由纤维膜样组织造成左心室流出道梗阻,包括膜样狭窄、纤维肌性狭窄两种类型。①膜样狭窄:纤维隔膜紧贴在主动脉瓣下,隔膜上有孔,膜的周围附着缘和其临界的组织相延续。②纤维肌性狭窄:又称主动脉瓣下纤维嵴,是位于主动脉瓣下的局限性环形梗阻,除纤维外还有肌性组织参与,位置较膜样狭窄低。

(2)肥厚性主动脉瓣下狭窄:左心室流出道的肌肉肥厚导致左心室排血受阻,包括局限性及弥漫性两种类型。①局限性狭窄:是指除左心室普遍肥厚外，室间隔肥厚更明显，室间隔与左室后壁厚度之比大于 1.3。肥厚的室间隔呈块状或瘤样，位于主动脉瓣下，凸向心室腔内，使左室流出道变窄。②弥漫性狭窄：左心室壁及流出道均肥厚，室间隔厚度与左室后壁厚度之比接近 1.0，呈对称性。

梗阻性肥厚型心肌病患者，由于主动脉瓣下室间隔的局限性肥厚，导致左心室流出道血流增快；Venturi 效应引起二尖瓣前瓣收缩期前向运动，凸向流出道室间隔面，进一步加重主动脉瓣下梗阻，因此也有人称之为“特发性肥厚型主动脉瓣下狭窄”。

肥厚性主动脉瓣下狭窄大约 50% 合并二尖瓣反流，可能与肥厚的左心室心腔变长，乳头肌和腱索向心尖方向牵引，妨碍二尖瓣关闭有关。

（3）二尖瓣所致左室流出道狭窄：二尖瓣累赘组织或副瓣悬吊于二尖瓣和室间隔之间，二尖瓣前叶异常附着于室间隔可造成主动脉瓣下左室流出道梗阻。主动脉瓣下狭窄左心室流出道血流速度增快，冲击主动脉瓣，造成瓣叶增厚、变形，继发主动脉瓣狭窄及关闭不全。由于左心室流出道梗阻，左心室排血受阻，导致左心室肥厚。

主动脉瓣下狭窄常见的合并畸形有室间隔缺损、主动脉缩窄、二叶式主动脉瓣、二尖瓣瓣上环、左侧上腔静脉回流入冠状窦。

3. 主动脉瓣上狭窄 胚胎期，圆锥动脉干是单腔的直筒形结构，发育时沿管腔内壁纵形长出两条嵴，这两条嵴不断隆起增高并相互会合而形成一条纵行的间隔，即圆锥动脉间隔。远端的圆锥动脉间隔将动脉干远端分隔为升主动脉和主肺动脉。主动脉瓣上狭窄与远端圆锥动脉间隔及主动脉囊的发育不全有关。

主动脉瓣上狭窄包括隔膜型、沙漏型和管型三种，以沙漏型最多见。①隔膜型：又称为主动脉瓣上隔膜，即在主动脉的窦管连接处有一带孔的纤维隔膜遮挡于主动脉瓣口之上。②沙漏型：又称壶腹样狭窄，在主动脉窦管连接处缩窄，相同水平的主动脉壁外表呈砂漏型狭窄。③管型：又称条索样狭窄，即整个升主动脉及部分主动脉弓部发育不良，管腔明显变小，呈管型或条索样改变，常伴左心室发育不良。

主动脉瓣上狭窄的血流动力学变化主要是狭窄段近心端压力升高，左心室压力负荷过重，排血受阻，左心室逐渐肥厚和扩大，最后导致心力衰竭。狭窄段远端有湍流，伴管腔狭窄后扩张，狭窄严重者可致外周血压下降。主动脉瓣上狭窄由于梗阻部位位于冠状动脉开口的远端，左室收缩压升高直接影响冠状动脉灌注，使冠状动脉容易产生动脉硬化等疾病。

主动脉瓣上狭窄常见的合并畸形有室间隔缺损、动脉导管未闭、房间隔缺损、主动脉缩窄、肺动脉狭窄、二尖瓣畸形、主动脉瓣下狭窄等。主动脉瓣上狭窄合并肺动脉分支狭窄、智力障碍、小精灵面容时，称为 Williams 综合征（Williams syndrome）。

【病理生理】

主动脉狭窄的血流动力学改变为左心室排血受阻，病理生理改变的严重程度取决于瓣膜、瓣下、瓣上的狭窄程度。由于主动脉狭窄，左心室射血时阻力增高，左心室收缩力代偿性增加，射血期心室壁张力上升，收缩期延长，心肌做功增加，心肌代谢和耗氧量增加。由于左心室壁代偿性肥厚，耗氧量增加而冠状动脉的供血不能相应的增多反而减少。以上多种原因都可使肥厚的心肌供血严重不足，左心室心肌或心内膜下出现缺血、坏死，导致心力衰竭甚至猝死。

【临床特点】

临床表现取决于主动脉狭窄的程度。常见的症状有乏力、心悸、气喘、晕厥和心绞痛等，可发生心力衰竭或猝死。体检发现心尖区抬举性搏动，心浊音界向左下增大。瓣膜狭窄的主动脉瓣区有响亮的收缩期吹风样杂音，多伴有震颤，杂音向颈动脉和心尖部传导。瓣下狭窄时杂音位置较低，在胸骨左缘第 3～4 肋间处最响，向心尖部传导。瓣上狭窄时杂音在胸骨右缘第 1 肋间和右颈动脉上听到。心电图表现为左心室肥厚及劳损，QRS 主波向上的导联常有 T 波倒置及 ST 段压低。X 线平片表现为心影不大或轻度增大，以左心室增大为主。

【超声心动图检查要点和表现】

1. 检查要点

（1）主动脉瓣狭窄的显示；

（2）主动脉瓣狭窄程度的判断；

（3）主动脉瓣下形态及狭窄程度的判断；

（4）主动脉瓣上形态及狭窄程度的判断；

（5）左心室大小及功能；

（6）除外引起左心室后负荷增加的其他疾病。

2. 超声心动图表现

（1）主动脉瓣狭窄的显示：诊断主动脉瓣狭窄常用的声窗有：①剑突下左心室流出道图：确定主动脉狭窄部位的最佳声窗；②胸骨旁主动脉短轴图：显示主动脉瓣的数目及形态；③胸骨旁左心室长轴图：观察主动脉瓣的开放幅度、心腔大小等，评价主动脉瓣狭窄程度。

正常主动脉瓣的三个瓣叶大小相等，舒张期关闭时三个瓣叶的交界线类似于"Y"形，收缩期开放时瓣叶游离缘贴近瓣环。

单瓣叶主动脉瓣狭窄时，左心室长轴切面可见收缩期主动脉瓣呈半月形突向升主动脉，舒张期突向左室流出道。主动脉根部短轴图显示收缩期主动脉瓣口狭小呈环形或卵圆形，并且偏离中心点，舒张期关闭时则看不到分隔瓣叶的交界线。

主动脉二瓣叶畸形的两个瓣叶大小基本相等。在胸骨旁大动脉短轴图，舒张期关闭时呈一条或稍分离状态的两条关闭线，可为前后方向，也可为左右方向，两端连接主动脉壁。收缩期瓣叶开放，瓣口呈"鱼口样"。左心室长轴图舒张期主动脉瓣体部可突向左室流出道，收缩期则向升主动脉侧膨隆呈圆顶状。若主动脉瓣叶增厚，则活动幅度减小，开放活动受限（图 11-16-1）。

三叶式主动脉瓣狭窄时主动脉瓣三叶，由于瓣叶增厚、卷曲，瓣联合常有不同程度的融合，导致主动脉瓣开放时受限。在胸骨旁大动脉短轴图，由于主动脉瓣叶边缘增厚，舒张期关闭时"Y"形关闭线清晰可见，胸骨旁左心室长轴图显示收缩期主动脉瓣开放受限呈"圆顶状"（图 11-16-2）。心尖五腔图声束与血流方向平行，CDFI 可以显示过瓣的高速血流，连续多普勒超声可以测量主动脉瓣口的血流速度，进而计算跨主动脉瓣压差判断狭窄的程度（图 11-16-3）。

四叶式主动脉瓣狭窄少见，通常由三个大小正常的主动脉瓣和一个小的副瓣组成。胸骨旁大动脉短轴显示舒张期四条关闭线呈"X"形，收缩期瓣叶开放呈矩形。由于副瓣与正常大小的主动脉瓣

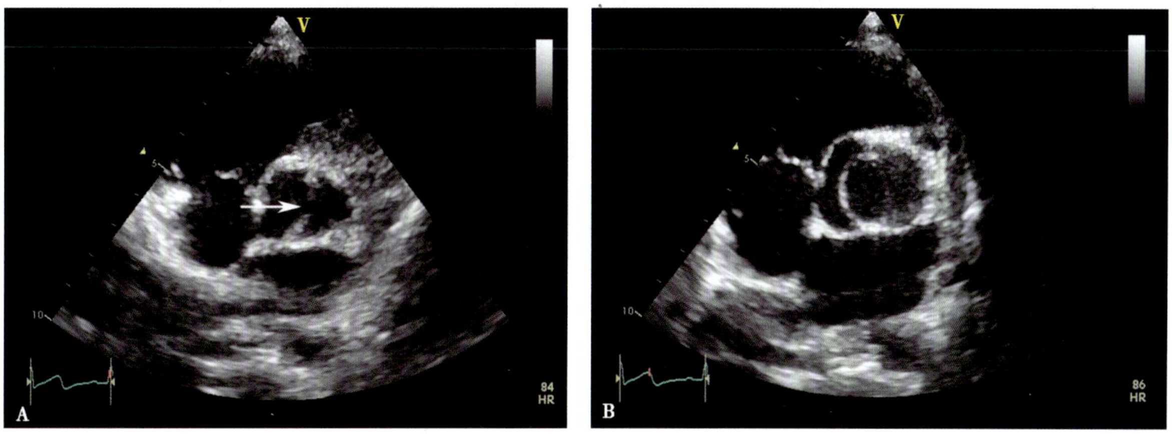

图 11-16-1　主动脉瓣狭窄（二叶式主动脉瓣）

A. 胸骨旁大动脉根部短轴图显示主动脉瓣呈二叶式，瓣叶明显增厚，舒张期时呈一条关闭线（箭头）；B. 收缩期瓣叶开放，瓣口呈"鱼口样"

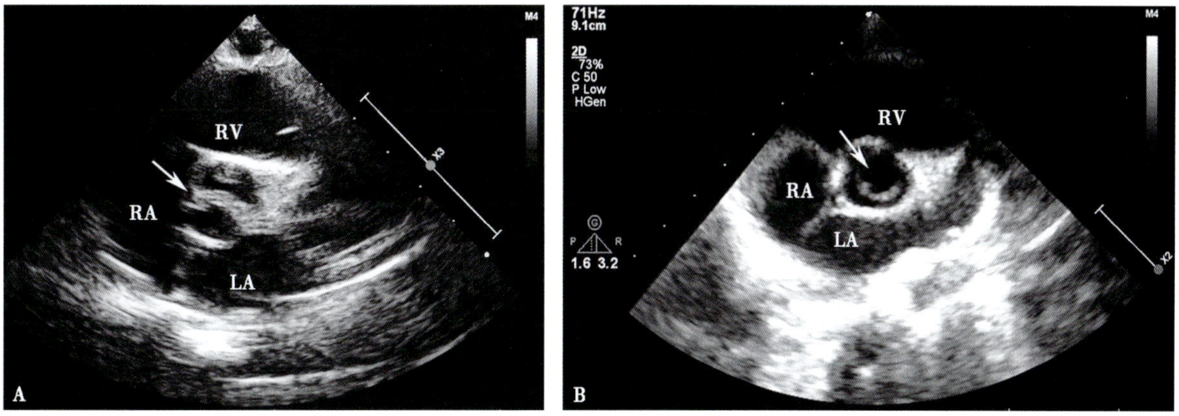

图 11-16-2　主动脉瓣狭窄

A. 胸骨旁大动脉根部短轴图显示主动脉三叶瓣明显增厚，舒张期"Y"形关闭线明显（箭头）；B. 主动脉瓣开放受限（箭头）；LA：左心房；RA：右心房；RV：右心室

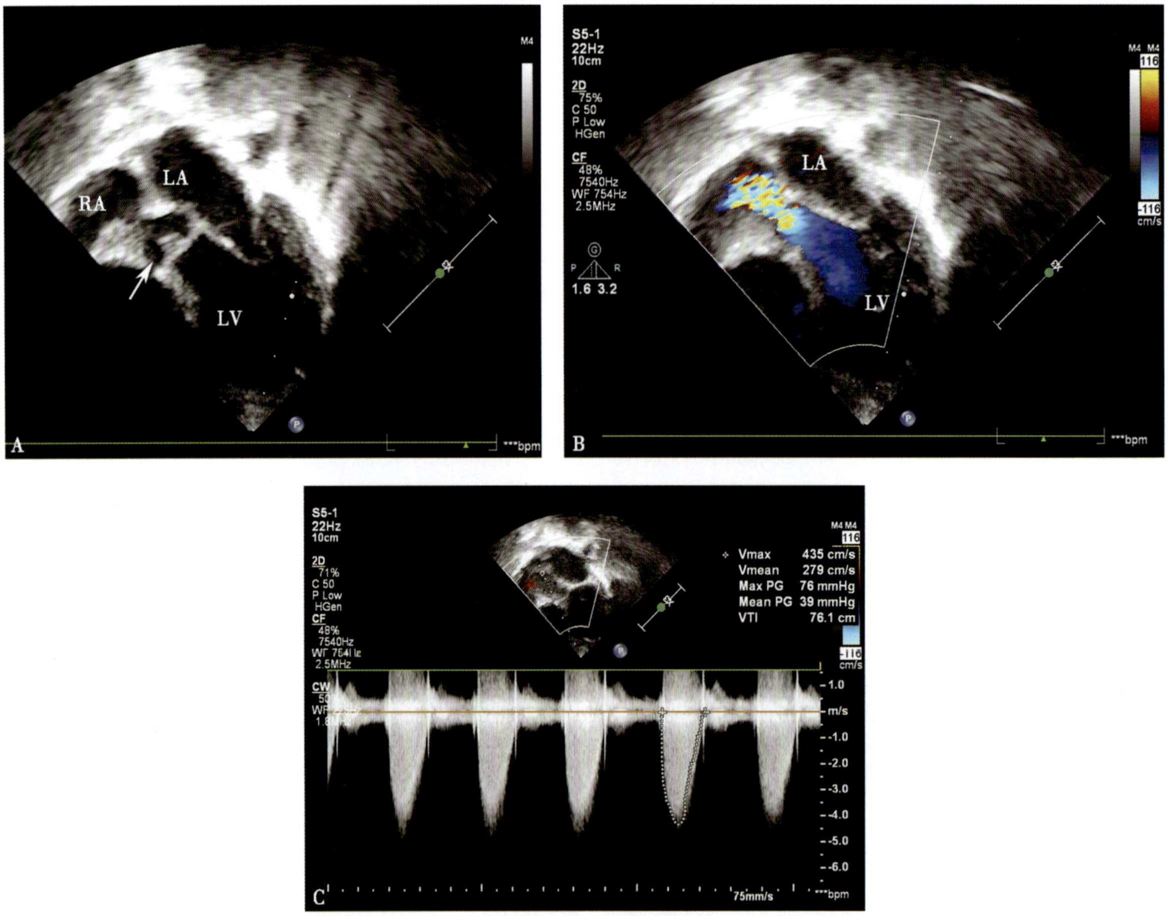

图 11-16-3　主动脉瓣狭窄

A. 心尖五腔图显示主动脉瓣叶增厚，开放受限（箭头）；B. CDFI 显示过主动脉瓣口的高速血流；C. 连续多普勒测得主动脉瓣口的血流速度，根据速度包络线可测得跨主动脉瓣口的最大瞬时压差及平均压差；LA：左心房；LV：左心室；RA：右心房

对合不严，可造成反流。CDFI 可见收缩期五彩镶嵌射流自主动脉瓣口向主动脉内喷射，舒张期红色反流束自主动脉瓣口至左室流出道。

由于瓣膜的狭窄，高速血流自主动脉瓣口向主动脉腔内喷射，导致升主动脉狭窄后扩张，可在胸骨旁左心室长轴、剑突下左心室流出道长轴图显示。左心室壁可因狭窄和关闭不全而向心性肥厚和扩大。由于左心室肥厚造成舒张功能不全，左心室充盈障碍，左心房增大。

（2）主动脉瓣狭窄程度的评价：主动脉跨瓣压差的测定：应用连续多普勒超声心动图记录主动脉血流速度曲线，应用简化的 Bernoulli 方程（$\Delta P=4V^2$），根据过瓣的血流速度峰值，可以估测跨主动脉瓣最大瞬时压差。最大瞬时压差反映收缩期主动脉瓣口两侧压力阶差的最大值，简便、实用；但只能反映收缩期某点的压差，不能反映整个心动周期内主动脉瓣口两端的压差变化，且与瓣口面积间无固定的关系，不能准确反映狭窄的严重程度。根据血流频谱包络线可以测到主动脉平均血流速度，进而求出跨主动脉瓣平均压差；跨瓣平均压差是指主动脉瓣口两侧所有瞬时压差的平均值，是准确反映瓣口两端压力变化的敏感指标。收缩期峰值最大压差小于 40mmHg、平均压差小于 20mmHg 时为轻度狭窄；收缩期峰值最大压差介于 40～75mmHg、平均压差介于 20～50mmHg 时为中度狭窄；收缩期峰值最大压差大于 75mmHg、平均压差大于 50mmHg 时为重度狭窄。注意事项：①主动脉血流速度增加可由主动脉瓣狭窄或血流量增加所致；若由血流量增加所致（如主动脉瓣反流、动脉导管未闭等），左室流出道及升主动脉血流均增快；而主动脉瓣狭窄时，左室流出道血流速度正常。②如果左室流出道血流速度（V_1）大于 1.0m/s，应该用公式 $\Delta P=4(V_2^2-V_1^2)$ 计算压差，减小估测压差的误差。③最大瞬时压差受过瓣血流量多少的影响；重度狭窄时，由于左心室肥厚，心功能不全，心输出量下降，可低估最大瞬时压差；轻度主动脉瓣狭窄伴有主动脉瓣反流时，过瓣的血流量增加，可高估最大瞬时压差。

主动脉瓣口面积的测定：由于跨主动脉瓣压差受血流量影响，根据主动脉瓣口面积估测主动脉瓣狭窄的严重程度最可靠。主动脉瓣面积可以从二维超声图像上直接测量，也可通过多普勒超声连续方程及 Gorlin 公式计算获得。①直接测量：胸骨旁大动脉短轴切面可以直接测量主动脉瓣口面积，但小儿心率较快，瓣膜回声弱，开放形状不规则，瓣口面积较小，测量的可靠性及重复性较差；临床应用较少。②根据连续方程估测：在无心内分流和瓣膜反流的情况下，通过狭窄主动脉瓣口的血流量（F_1）应等于通过肺动脉瓣口的血流量（F_2）。假设 A_1 为主动脉瓣口面积，A_2 为肺动脉瓣口面积，D 为肺动脉瓣口直径，V_1 为主动脉瓣口血流速度积分，V_2 为肺动脉瓣口血流速度积分。根据 $F_1=F_2$，$A_1 \times V_1=A_2 \times V_2$，则 $A_1=A_2 \times V_2/V_1=0.785D^2 \times V_2/V_1$。③根据 Gorlin 公式估测：Gorlin 公式原用于心导管检查术中计算主动脉瓣口面积，用于频谱多普勒超声技术时演化为 $A1=SV/0.88 \times V \times ET$，公式中 SV 为搏出量，可由多普勒超声法测得；V 为主动脉瓣口最大血流速度，ET 为左心室射血时间。

根据间接征象估测主动脉瓣狭窄的严重程度：主动脉瓣狭窄时，左心室肥厚，左心室质量与左心室容积比值增加，该比值越高，狭窄越严重，心肌缺血症状越明显。主动脉瓣狭窄时，主动脉瓣从开放到流速峰值所需时间延迟，加速时间（AT）延长，加速时间与射血时间之比（AT/ET）升高；正常人 $AT/ET<0.30$；主动脉瓣狭窄时，若 $AT/ET>0.30$，跨瓣压差多大于 50mmHg。主动脉瓣狭窄合并严重的二尖瓣反流或左心功能不全时，ET 缩短，AT/ET 也可升高，可造成狭窄程度的高估。主动脉瓣狭窄合并主动脉瓣反流时，ET 升高，AT/ET 下降，可造成狭窄程度的低估。

（3）主动脉瓣下狭窄形态及程度的判断：膜样狭窄时，心尖及剑突下流出道长轴图表现为主动脉瓣下细线状回声，一端与室间隔相连，另一端附着于主动脉根部后壁与二尖瓣前叶根部交界处。中央部位回声失落处为隔膜的中心孔，其直径即为左室流出道狭窄径。收缩期薄膜呈圆顶状突向主动脉瓣，舒张期退回左室流出道。左心室流出道的高速血流冲击主动脉瓣，可造成主动脉瓣增厚，主动脉瓣狭窄、主动脉瓣反流。

纤维肌性狭窄时，在剑突下左心室流出道长轴、心尖五腔及胸骨旁左心室长轴图常可显示环形纤维组织自流出道前缘及后缘弓状向左心室流出道突起，造成左心室流出道狭窄（图 11-16-4）。

管样狭窄时，剑突下左心室流出道长轴、心尖五腔及胸骨旁长轴图常可显示左心室流出道肥厚，狭窄段较长，左心室向心性肥厚。

二尖瓣所致主动脉瓣下狭窄，左心室长轴图可显示二尖瓣前瓣前移，邻近室间隔，开放时使左室流出道明显狭小，呈“鹅颈征”，多见于完全性房室间隔缺损。

彩色多普勒显示左心室流出道狭窄处血流加速，收缩期呈五彩镶嵌的湍流。将取样容积沿左心室流出道移向主动脉瓣口，血流加速处即为狭窄部位。应用连续多普勒超声，沿高速血流的射流方向可以测得最大血流速度，根据简化 Bernoulli 方程可以算出压差。心尖长轴、心尖五腔、剑突下左心室流出道图多声窗仔细测量，可获得最大血流速度。多个狭窄并存时，多普勒超声技术可能高估狭窄处的压差。而管样狭窄时，多普勒超声可能低估狭窄造成的压差。若主动脉瓣下狭窄合并较大的室间隔缺损，且室间隔缺损位于狭窄的近端，由于左向右分流导致左心室排出量减少，根据血流速度计算压差可能造成狭窄程度的低估。若不处理，室间隔缺损手术后可能流速增快。此时应根据超声心动图及其他影像学检查综合判断。

（4）主动脉瓣上狭窄形态及狭窄程度的判断：应用胸骨旁左室长轴、主动脉根部短轴、胸骨上窝主动脉弓长轴图，观察左室流出道至主动脉弓的形态、内径。正常儿童主动脉瓣环与窦管连接内径相同。壶腹样狭窄最多见，窦管连接处主动脉管壁向

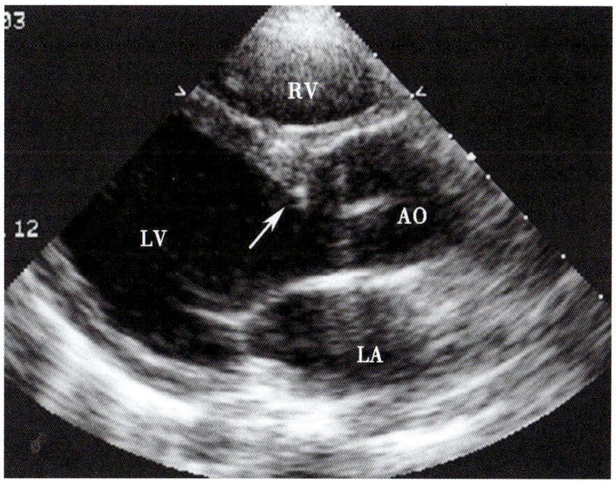

图 11-16-4　主动脉瓣下纤维嵴

胸骨旁左心室长轴图显示主动脉瓣下纤维嵴（箭头）；AO：主动脉；LA：左心房；LV：左心室；RV：右心室

内隆起，管腔狭窄（图 11-16-5）。膜样狭窄在主动脉瓣上见两条孤立的线状回声，分别起自主动脉前后壁向管腔突起产生梗阻，升主动脉内径正常。条索样狭窄实为升主动脉发育不良，狭窄段延伸至右无名动脉起始处，但左颈总动脉、左锁骨下动脉内径正常。

彩色多普勒可以显示狭窄的部位及合并的瓣膜反流，狭窄部位血流呈五彩镶嵌状湍流。频谱多普勒超声可以显示狭窄的部位并评估狭窄的严重程度。局限性狭窄时简化 Bernoulli 方程可以比较准确地估测跨狭窄处的压差。管样狭窄时，由于黏性摩擦力的存在，血流速度减慢，简化 Bernoulli 方程可能低估狭窄的严重程度。主动脉瓣上狭窄时，由于主动脉瓣远端狭窄，压力升高且空间减小，收缩期可能不能完全开放，临床称为“假性主动脉瓣狭窄”。

（5）左心室大小与功能：新生儿期出现严重主动脉瓣狭窄时，由于冠状动脉供血不足，可出现心内膜弹力纤维增生症。主动脉瓣狭窄患者，左心室肥厚，收缩功能一般正常；严重主动脉瓣狭窄患者可出现左心室扩张，收缩功能不全。由于左心室肥厚，左心室顺应性下降，二尖瓣血流 E/A<1。

【鉴别诊断】

1. 主动脉瓣上狭窄和主动脉瓣下狭窄　病变分别位于主动脉瓣上和瓣下，主动脉瓣发育好，瓣叶厚度正常，开放无受限；彩色多普勒超声显示狭窄起源于主动脉瓣上或瓣下。

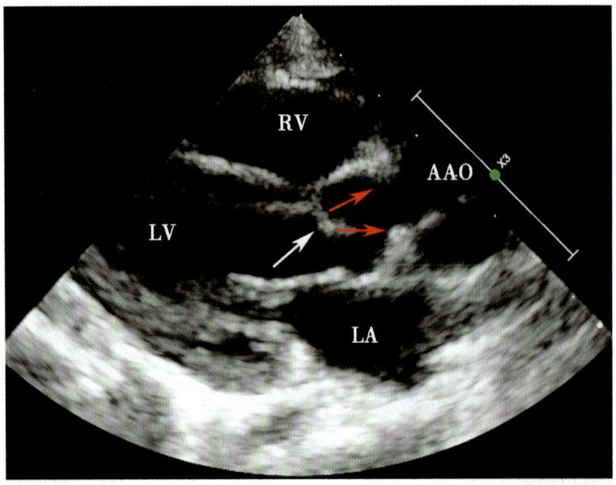

图 11-16-5　主动脉瓣上狭窄

胸骨旁左心室长轴图显示主动脉瓣上狭窄，主动脉瓣附着于主动脉瓣环（白色箭头），窦管连接处管壁向内隆起（红色箭头），造成狭窄；AAO：升主动脉；LA：左心房；LV：左心室；RV：右心室

2. 肥厚型心肌病　本病与主动脉瓣下肌性狭窄类似，但肥厚型心肌病常表现为非对称性肥厚，肥厚心肌回声粗大且不均匀。

【超声心动图诊断价值】

超声心动图可以清晰地显示主动脉瓣狭窄、瓣下狭窄、瓣上狭窄的病理类型、狭窄的程度及其合并的畸形，是诊断主动脉狭窄的最佳的影像学方法。多层螺旋 CT、CMR 和心血管造影检查主要用于头臂血管分支及主动脉弓降部畸形的检出。

（张玉奇）

第十七节　主动脉缩窄

【概述】

主动脉缩窄（coarctation of the aorta，CoA）是较常见的先天性心血管畸形，占先心病发病率的 1.1%～3.4%。多见于男性，男女之比为 3～5∶1。本病的主要病理表现为动脉导管或动脉韧带区域主动脉管腔出现局限性束腰样缩窄或较长段的管样缩窄，可发生于主动脉任何部位，但绝大多数发生于左锁骨下动脉与动脉导管之间。常伴发其他心脏畸形，单发主动脉缩窄占约 30%。临床表现分为有症状与无症状。伴有 VSD、PDA 和二尖瓣畸形者症状明显，胎儿期主动脉的侧支循环形成不足，导致出生后肾脏和腹部脏器血流灌注严重不足，新生儿发生肾衰竭、坏死性小肠结肠炎，严重者发生代谢性酸中毒、休克。无症状者多为单发畸形，胎儿期已建立丰富的主动脉侧支循环。主动脉缩窄的治疗方法包括介入治疗（球囊扩张成形术及支架植入）和手术修补术。

【病理】

主动脉缩窄典型病理改变为主动脉管腔呈现局限缩窄，缩窄段及其相邻部位界限明显。由于动脉管壁中层变形，向腔内屈曲，内膜增厚，呈隔膜样或嵴样伸入主动脉腔内，造成管腔中央或偏心性狭窄。缩窄段近心端的主动脉弓渐渐变细，呈圆锥状；远心端的降主动脉多伴狭窄后扩张，血管壁增厚。也有少数病例呈长段狭窄。由于左心室排血通路受阻，心脏往往增大，并可见左心室肥厚。

根据主动脉缩窄段与动脉韧带或动脉导管的解剖学关系，可分为导管前和导管后两型：

1. 导管前型　约占 10%。缩窄位于动脉导管开口前，即主动脉峡部。其缩窄程度多较重，常累及主动脉弓，可合并动脉导管未闭和/或室间隔缺损。本型病情较重，可因心力衰竭致死。

2. 导管后型 约占90%。缩窄位于动脉导管之后，动脉导管多已闭合，较少合并其他心脏畸形，因此预后相对较好。

【病理生理】

胎儿期，胎儿上半身血液由左心通过三支头臂动脉供血，下半身血液则大部分由右心通过动脉导管流入降主动脉供血。由于升主动脉血液经三支头臂动脉分流后，主动脉弓远端峡部的血流量明显减少，压力降低，局部管腔逐渐变窄，至动脉导管处因大量血液经动脉导管流入降主动脉，因而管腔再次增宽。因此胎儿期主动脉峡部直径比升主动脉和降主动脉均细小。当合并主动脉狭窄或室间隔缺损等畸形时，左心室和主动脉峡部的血流量进一步减少，进而促使主动脉缩窄的形成。如血流减少严重，则主动脉峡部将发育不完全。出生后由于肺循环开放，导致左心排血增多、通过峡部的血流量增大，则峡部可逐渐扩张而趋于正常。若出生后峡部不扩张或未能完全扩张，流经的血流持续偏少，则在主动脉峡部形成缩窄，此即为导管前型主动脉缩窄。

由于峡部缩窄段造成血流阻力增大，可引起缩窄近端血压升高，而缩窄远端由于血供减少，引起血压降低，导致出现上肢血压明显高于下肢的特征性临床表现。导管前型缩窄其远端降主动脉主要由开放的动脉导管供血，因而出现右向左的导管分流。此时由于左心室压实际大于右心室压，所以若同时合并室间隔缺损则为左向右分流。若动脉导管关闭，则缩窄前后的血流主要通过侧支循环相互沟通。

如出现峡部与降主动脉连接处出现缩窄，则为导管后缩窄。由于本型多数患儿动脉导管都已闭合，因此本型缩窄被认为是由于动脉导管组织向主动脉壁延伸，围绕峡部终端所致。当动脉导管闭合时也同时引发主动脉管腔缩窄。缩窄严重时，其降主动脉血流大部分均靠侧支循环供应。由于缩窄段近端血压升高，丰富的侧支循环以及动脉扩大迂曲，颅内动脉、缩窄段近端主动脉、锁骨下动脉以及肋间动脉等血管易发生动脉瘤，它的发生率随年龄增大而升高。一旦动脉瘤破裂则可以导致猝死。

极少数病例主动脉缩窄段位于胸降主动脉中下段或腹主动脉，则缩窄病变涉及的范围较长，病变部位上方的主动脉逐步细小，侧支循环不发达，也不典型。

【临床特点】

主动脉缩窄的临床表现，随缩窄段病变部位、缩窄程度、是否并有其他心脏血管畸形而异。

1. 单纯导管后型主动脉缩窄病例，虽然存在高血压，但一般在婴幼儿期血压升高的程度不严重，可无明显临床症状。进入童年期或成年期后，可在体格检查时，偶然发现上肢血压比下肢显著增高（大于20mmHg），因上肢高血压而就诊。体格检查一般生长发育正常，桡动脉搏动强，股动脉搏动减弱或消失。缩窄段病变累及左锁骨下动脉的病例，则右上肢血压比左上肢高。侧支循环发达的病例，在胸骨切迹上方及肩胛间区，可以扪到侧支循环血管搏动，胸骨左缘常可听到收缩杂音，并传导到背部。

2. 导管前型主动脉缩窄或导管后型合并有其他心血管先天性畸形的病例，则早期可表现为充血性心力衰竭。约半数病例在出生后不久动脉导管闭合时开始呈现呼吸急促、心率增速、出汗、喂食困难、肝脏肿大、心脏扩大等表现。婴幼儿呈现左心衰竭，内科治疗常难于控制。如导管前型主动脉缩窄程度严重，而动脉导管粗而畅通，由于降主动脉存在右至左分流，可出现差异性发绀。但由于本病常合并有室间隔缺损或房间隔缺损，存在大量左至右分流，故而躯体下半部发绀可不常见。如左心排血量极度减少的危重病例，则可呈现发绀。体格检查时，心前区可能听不到杂音或仅在胸骨左缘和缩窄段相应的背部听到收缩期杂音和奔马律。股动脉搏动常减弱或消失。

【超声心动图检查要点和表现】

1. 检查要点

（1）主动脉缩窄的部位、形态、内径及其与动脉导管的位置关系；

（2）主动脉缩窄处血流的方向、流速及压力阶差；

（3）合并其他心内畸形及心内分流方向。

2. 超声心动图表现

（1）主动脉缩窄结构观察：主要采用胸骨上窝进行观察。于主动脉弓长轴图可见位于主动脉峡部的管腔内径明显变窄，可仅数毫米，并可见附于管壁的薄膜样结构（图11-17-1）。缩窄处管壁回声增强，缩窄段较长者可累及主动脉峡部以上或以下的主动脉管腔，表现为主动脉呈管样缩窄。缩窄区近端主动脉及其分支管径可扩张，搏动增强。

当合并动脉导管未闭时，经胸骨上窝观察，导管前型可见动脉导管位于缩窄段之后，并可见降主动脉的狭窄后扩张，彩色多普勒显示动脉导管内为右向左为主的分流信号自肺动脉流入降主动脉；导

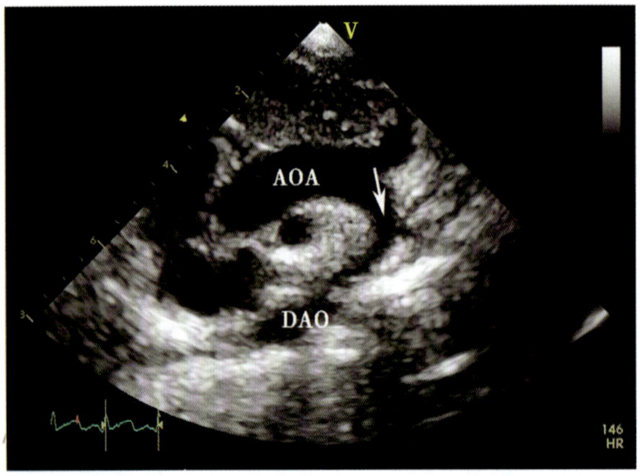

图 11-17-1 主动脉缩窄二维超声表现

胸骨上窝主动脉弓长轴图，主动脉峡部内径明显变窄（箭头）；AOA：主动脉弓；DAO：降主动脉

管后型显示缩窄段位于动脉导管之后，动脉导管内血流为左向右分流信号自主动脉弓流入肺动脉。根据缩窄部位与动脉导管的相对位置可确定其病理分型。

如本病未合并动脉导管未闭等其他畸形时，则为孤立性主动脉缩窄。此时如缩窄程度较重，则可与降主动脉观察到丰富的侧支循环，粗大的侧支多发自缩窄近侧的锁骨下动脉分支，并与缩窄段之后的降主动脉相通，彩色多普勒可见侧支血流汇入降主动脉。

（2）主动脉缩窄血流方向、速度及压差：彩色多普勒可于主动脉缩窄处显示蓝色为主的五彩镶嵌血流射入降主动脉（图 11-17-2）。重度缩窄时由于缩窄前后端的压力阶差持续存在，因此整个心动周期均可见花彩血流信号。频谱多普勒可于主动脉峡部获得收缩期背离探头的高速湍流频谱（图 11-17-3）。根据缩窄处的流速可以计算缩窄两端的压力阶差，其计算公式为 $\Delta P=4V^2$。若缩窄严重，其负向血流频谱可一直持续到舒张期，并可出现低速血流与高速湍流的叠加频谱，低速血流为缩窄处近心端血流，高速湍流为缩窄处血流。远端腹主动脉血流频谱失去正常的反向血流或血流停顿，而呈现单一的持续血流，其加速时间延长，加速度降低。这些现象提示有严重的主动脉缩窄且侧支循环形成不良。

（3）其他合并畸形的观察：本病常合并主动脉瓣二叶畸形、动脉导管未闭及室间隔缺损等其他畸形。当二维超声发现有主动脉瓣二叶畸形、动脉导管未闭时应常规进行胸骨上窝检查以排除本病的存在。合并室间隔缺损时，则于左心室长轴图或心

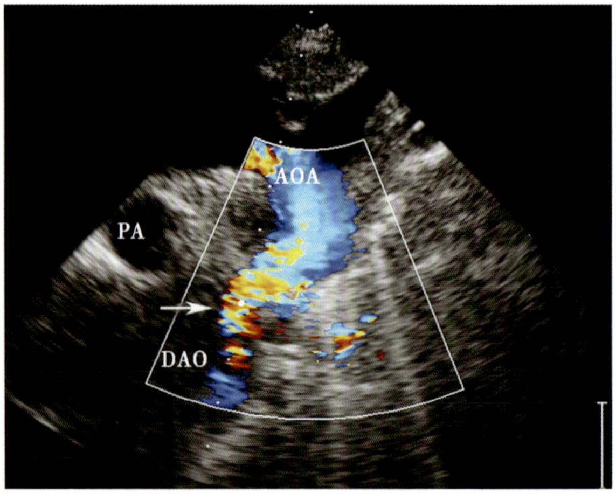

图 11-17-2 主动脉缩窄彩色多普勒超声表现

胸骨上窝主动脉弓长轴图，主动脉峡部内径明显变窄，彩色多普勒显示缩窄处可见蓝色为主的花色血流信号（箭头）；AOA：主动脉弓；DAO：降主动脉；PA：肺动脉

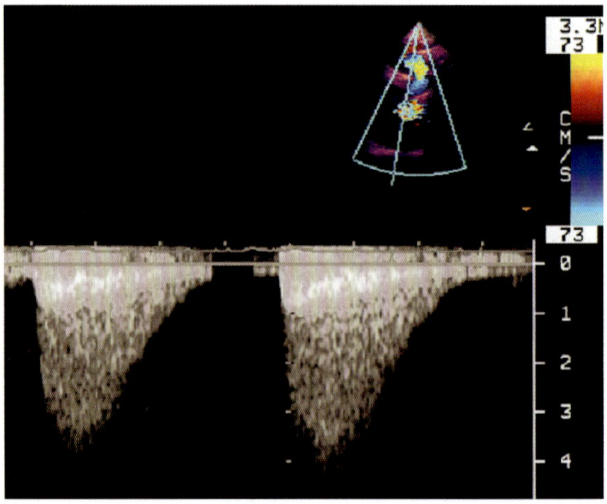

图 11-17-3 主动脉缩窄频谱多普勒超声表现

胸骨上窝主动脉弓长轴图，于主动脉峡部缩窄处可测得高速湍流流速曲线

尖四腔图可显示室间隔回声连续中断，并于缺损口观察看到左向右分流信号。

此外，由于主动脉缩窄导致左心室射血受阻，左心室壁可对称性增厚，且常可出现左心室收缩功能减退表现。因此，当发现左心室壁对称性增厚且左心功能减退时，应注意排除本病。

【鉴别诊断】

1. 主动脉弓离断 主动脉弓离断为一种少见的先天性心脏病，发病率约占先心病的 1%。它是指主动脉弓的两个节段之间或主动脉弓与降主动

脉之间的管腔完全失去解剖上的连续性，或仅由闭锁的纤维束条相连，而无直接的血液流通。其中断长度可极短或长达几厘米。主动脉重度缩窄时，由于缩窄管径极细，因而易与主动脉弓离断相混淆。其鉴别点主要在于：在二维图像上，重度缩窄虽然显示管腔似完全闭塞，但彩色多普勒及频谱多普勒均可获得向下的高速血流信号。而主动脉弓离断时，主动脉弓与降主动脉之间无血流信号交通，不存在高速湍流信号。

2. 双主动脉弓　双主动脉弓是一种少见的先天性主动脉畸形，其升主动脉分为左右二个动脉弓，左前弓经气管前延伸至左侧，右后弓绕过气管和食管后。二弓可汇合成降主动脉，也可不汇合各自形成一降主动脉。绝大多数二弓大小不一，多为右后弓大，左前弓小，小弓可部分通畅或完全闭锁，因而容易与主动脉弓缩窄混淆。两者的鉴别主要在于：左前弓狭窄或闭塞时，于胸骨上窝主动脉长轴及短轴图可发现升主动脉起始部有分叉现象，通畅的一支绕到气管后方走行。而主动脉缩窄的主动脉弓两端均只有一支大血管，不存在前后位置的改变。

【超声诊断价值】

婴幼儿由于胸骨上窝可获得较满意的超声图像，可对缩窄的部位、程度及范围进行详细评估，因此可对大部分主动脉缩窄患儿作出正确诊断。而年龄较大的患儿由于受胸廓及肺脏的影响，经胸超声有时不能取到清晰满意的降主动脉图像，因而对缩窄的程度、范围有时难以做出准确的判断，此时经食管超声可避免这些缺陷，获取到清晰和比较全面的图像。由于大部分患儿均需进行手术治疗，因而超声在术前病情评估和术后随访中均可发挥重要作用。

（谢谨捷）

第十八节　主动脉弓离断

【概述】

主动脉弓离断（interruption of the aortic arch，IAA）是一种罕见的发绀型先天性心脏病，其发病率约占严重先心病的1%。它是指主动脉弓的两个节段之间或主动脉弓与降主动脉之间的管腔完全失去解剖上的连续性，或仅由闭锁的纤维束条相连，而无直接的血液流通。主动脉弓离断一般很少单独发生，几乎都合并动脉导管未闭和室间隔缺损，此时称为“主动脉弓离断三联征”。约40%的病例合并复杂的先天性心脏畸形。部分与拇指畸形并存称为“Holt-Oram”综合征。

【病理】

胚胎时期，第4主动脉弓的异常退化或者左侧背主动脉的堵塞或中断均可导致发育成熟后的主动脉弓产生离断。其主要病理特点是主动脉弓有一段缺如，形成前后离断，或仅有纤维束带与降主动脉相连。其离断可为较短的一段，也可为相当长一段。左心室与发育不良的升主动脉连接，降主动脉则通过动脉导管由右心室通过肺动脉供血。根据离断的解剖部位可分为三型（图11-18-1）：A型：离断位于左锁骨下动脉起始部的远端，约占40%；B型：离断位于左颈总动脉与左锁骨下动脉之间，约占55%；C型：离断位于无名动脉与左颈总动脉之间，约占5%。

【病理生理】

未合并动脉导管未闭及室间隔缺损者，出生后初期降主动脉的血流由未闭的动脉导管进行供应。当动脉导管闭合后，则降主动脉仅靠肋间动脉的侧支循环供应，左心血液全部流入与升主动脉相连的头臂动脉，导致相应上肢血压增高。由于体循环血流受阻导致肺循环压力与容量负荷增加，同时下半身灌注不良，出生后可很快出现心衰、肾衰而死亡，若侧支循环建立较早，可延长生存时间。

合并动脉导管未闭者，中断部近端的升主动脉及主动脉弓分支由左心室供血，中断部远端的降主动脉靠右心室通过未闭的动脉导管供血。由于升主动脉和降主动脉血液来源不同，因而患儿可有明显的差异性发绀。若同时合并室间隔缺损，左心室血液除射入升主动脉外，还分流入右心室，通过动脉导管进入降主动脉，随着肺动脉压力逐渐升高，可出现左右心室血液的混合，最终导致进入升主动脉、降主动脉及肺动脉的血液质量基本相同，此时差异性发绀可不明显。

【临床特点】

患儿刚出生时可无症状，数日后即可出现呼吸急促、呼吸困难、心动过速、肝脏肿大等心功能不全症状。如动脉导管轻度收缩，则心功能不全症状可延迟出现。体格检查时四肢血压及脉搏不等，主动脉弓中断以远供血的肢体血压低，脉搏不易扪及，而右侧颈动脉及右上肢搏动增强。患儿差异性发绀较明显，而且发绀出现部位与中断位置相关，通常左手可能呈现发绀而右手及口唇色泽正常。患儿常伴有严重的肺动脉高压、肺动脉第二心音亢进。

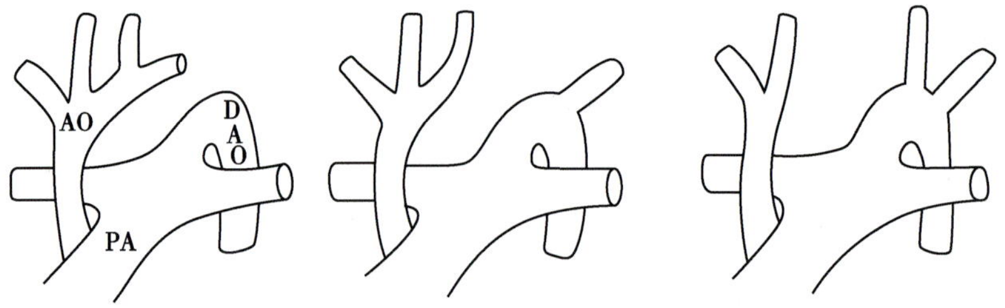

图 11-18-1　主动脉弓离断的病理分型

AO：主动脉；DAO：降主动脉；PA：肺动脉

【超声心动图检查要点和表现】

1. 检查要点

（1）主动脉弓离断的部位，与无名、左颈总及左锁骨下动脉的远近关系，离断距降主动脉的长度；

（2）合并的其他畸形及心内分流方向，肺动脉高压的情况及侧支循环。

2. 超声心动图表现　本病主要经胸骨上窝检查。主动脉弓长轴图上，可见升主动脉至少发出一支头臂动脉，升主动脉或主动脉弓后壁直接与头臂动脉管壁相延续，其远端主动脉弓回声中断，呈盲端改变，与降主动脉不能连续，失去正常的主动脉弓弧度（图 11-18-2）。与升主动脉相连的头臂动脉分支内径可增宽，远端降主动脉管径也可增宽，中间不相连接。

（1）A 型表现为主动脉弓发出三支动脉后不向下延伸，直接延续至颈部；

（2）B 型表现为右侧无名动脉及左颈总动脉自主动脉弓发出，左锁骨下动脉与左颈总动脉之间连续中断，直接与降主动脉相连；

（3）C 型表现为升主动脉直接与右侧无名动脉延续，未见主动脉横弓结构，左侧颈总动脉及锁骨下动脉自降主动脉发出，与右无名动脉间连续中断。

彩色多普勒可显示升主动脉血流径直流向头臂动脉分支，与降主动脉间无血流相通（图 11-18-3）。频谱多普勒在主动脉弓离断处无法探及血流频谱。由于发生主动脉弓离断时，心底部大血管位置和走向多可发生变化，因此需要对大血管进行仔细鉴别。

患儿多数情况下可同时合并动脉导管未闭及室间隔缺损，称为“主动脉弓离断三联征”。动脉导管内径一般较宽，与降主动脉内径相似，且导管较长，笔直与降主动脉相连。肺动脉主干也多数明显扩张，经胸骨上窝显示扩张的肺动脉通过粗大的动脉导管与降主动脉相连接，形成类似主动脉弓的“假弓”，此时尤其应注意进行鉴别。彩色多普勒显

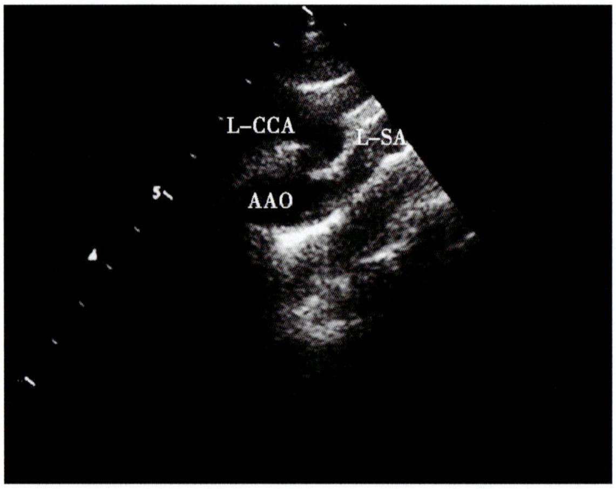

图 11-18-2　主动脉弓离断二维超声表现

胸骨上窝主动脉弓长轴图，可见主动脉弓部在左锁骨下动脉开口远端中断，失去正常主动脉弓弧度；AAO：升主动脉；L-CCA：左颈总动脉；L-SA：左锁骨下动脉

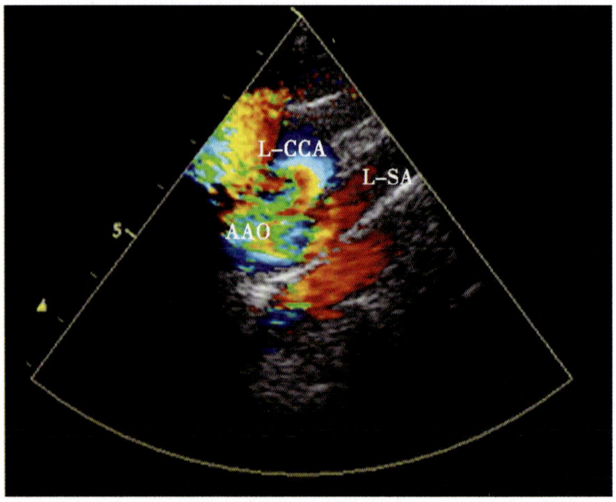

图 11-18-3　主动脉弓离断彩色多普勒超声表现

胸骨上窝主动脉弓长轴图，彩色多普勒显示主动脉弓血流信号中断，未向下延续为降主动脉；AAO：升主动脉；L-CCA：左颈总动脉；L-SA：左锁骨下动脉

示动脉导管血流为右向左为主的双向分流信号，降主动脉可见导管血流汇入，频谱多普勒可在降主动脉内探及动脉导管的右向左分流信号。当同时合并室间隔缺损时，早期缺损处分流为左向右为主的分流，与动脉导管处右向左分流的血流方向不一致；后期随着肺动脉压力升高，室间隔缺损处血流则为右向左分流为主的双向分流。患儿此时左心房、室多明显增大，左、右心室室壁可出现肥厚。

如不合并动脉导管时，则降主动脉周边可见明显粗大的侧支血管，并可见粗大侧支血管与降主动脉相通，侧支血管血流汇入降主动脉内。

【鉴别诊断】

1. 主动脉缩窄　主动脉重度缩窄时，由于缩窄管径极细，因而易与主动脉弓离断相混淆。其鉴别点主要在于：重度缩窄虽然二维图像显示管腔似完全闭塞，但彩色多普勒及频谱多普勒均可获得向下的高速血流信号。而主动脉弓离断时，主动脉弓与降主动脉之间无血流信号交通，不存在高速湍流信号。

2. 双主动脉弓　双主动脉弓绝大多数二弓大小不一，多为右后弓大，左前弓小，小弓可部分通畅或完全闭锁，因而容易与主动脉弓缩窄混淆。两者的鉴别主要在于：左前弓狭窄或闭塞时，于胸骨上窝主动脉长轴及短轴切面可发现升主动脉起始部有分叉现象，通畅的一支绕到气管后方走行。而主动脉缩窄的主动脉弓两端均只有一支大血管，不存在前后位置的改变。

【超声诊断价值】

由于本病临床表现及常规检查均不典型，因而诊断较为困难，以往必须依赖心血管造影检查。而超声心动图检查由于具有特征性表现，因而可早期、无创、及时地对本病做出诊断。但年龄较大患儿或成年人由于此切面易受超声近场及其他因素影响，主动脉弓的头臂血管显示不是很清楚，因此可能影响二维超声判断离断部位及分型，彩色多普勒则有助于提高二维超声诊断的准确性。

（谢谨捷）

第十九节　三尖瓣闭锁

【概述】

三尖瓣闭锁（tricuspid atresia，TA）占先心病的1%～3%，在青紫型先心病中居第三位，常合并其他心血管畸形，20% 伴有消化道或神经畸形，还可伴猫眼综合征、唐氏综合征和无脾综合征等，不经治疗可在婴幼儿期死于缺氧、心力衰竭、心律失常等。

【病理】

三尖瓣闭锁是胚胎发育早期三尖瓣发育异常所致，其病理特征是正常的三尖瓣组织消失，左心房和左心室连接中断。大多数三尖瓣闭锁为肌性闭锁，少数为膜性闭锁，后者室间隔多完整，而伴肺动脉瓣闭锁。三尖瓣闭锁常合并其他畸形，如大动脉换位、室间隔缺损、房间隔缺损、肺动脉狭窄、动脉导管未闭、房室隔缺损、左上腔静脉、主动脉缩窄、主动脉弓离断、冠状动脉起源异常和肺静脉异位引流等，病理类型比较复杂。三尖瓣闭锁均合并卵圆孔未闭或房间隔缺损方能存活。多数病例右室腔小，容积可仅为数毫升，但如果室间隔缺损较大，右室窦部发育可相对较好，右室腔不小。

【病理生理】

三尖瓣闭锁必然存在心房间交通，使体静脉、冠状静脉回流入右心房的血得以进入左心房，若房间隔缺损或卵圆孔太小，血流受阻，使右心房压增高，则出现体循环淤血和右心衰竭表现。由于左心室接受的是氧合和非氧合的混合血，故外周动脉血氧饱和度降低，临床上出现青紫症状。青紫的严重程度与肺循环血流量的多少有关，后者取决于合并的动脉导管未闭或室间隔缺损的大小以及是否存在肺动脉瓣狭窄，肺血流量多者，青紫可不明显，但如果肺血流量明显增多，则可能导致左心衰竭。

【临床特征】

大多数患儿出生即表现不同程度的发绀，其他症状包括喂养困难、活动量小、活动后气促、易疲劳等，生长发育欠佳，少数有蹲踞现象。如果动脉导管未闭较粗或室间隔缺损巨大、无肺动脉狭窄，则患儿发绀可不明显，但表现为心力衰竭和易患肺炎。体检可发现杵状指/趾，左心室抬举样搏动，可闻及合并畸形相应的心脏杂音。典型心电图表现为心电轴左偏、右心房肥大、左心室肥大。胸片表现取决于合并畸形，但通常可显示右心房和左心室增大，肺血管影减少或增多。治疗措施包括应用 PGE1 维持动脉导管的开放、房隔球囊造口术、体-肺分流术、腔-肺分流术等，近-中期疗效良好。

【超声心动图检查要点和表现】

1. 检查要点　确定三尖瓣闭锁的诊断；评估右心室发育情况；观察房间隔缺损的大小和分流是否受限；观察室间隔缺损的大小和分流是否受限；检查是否存在肺动脉瓣狭窄、大动脉转位以及其他合并畸形。

2. 超声心动图表现

（1）二维超声心动图：心尖四腔切面观显示三尖瓣的正常结构消失，取而代之的是一回声增强的反光带分隔右心房和右心室，无启闭活动，右室腔狭小；二尖瓣的位置正常，瓣叶冗长，活动幅度增大，左心室增大（图 11-19-1）。剑突下四腔切面观显示房间隔回声失落或卵圆孔未闭情况。胸骨旁大动脉根部短轴切面观显示室间隔缺损大小和肺动脉瓣启闭情况。此外，采用其他相应的切面观也有助于诊断动脉导管未闭、大动脉转位等合并畸形。

（2）多普勒超声心动图：在二维切面观基础上观察血流情况，在心尖四腔切面观未能显示右心房血流于舒张期注入右心室（图 11-19-2）；胸骨旁大动脉根部短轴切面观显示室间隔缺损分流量和肺动脉瓣狭窄程度；剑突下四腔切面观显示心房水平分流情况，判断是否为限制性分流。此外，可显示动脉导管开放和肺动脉瓣狭窄情况等。

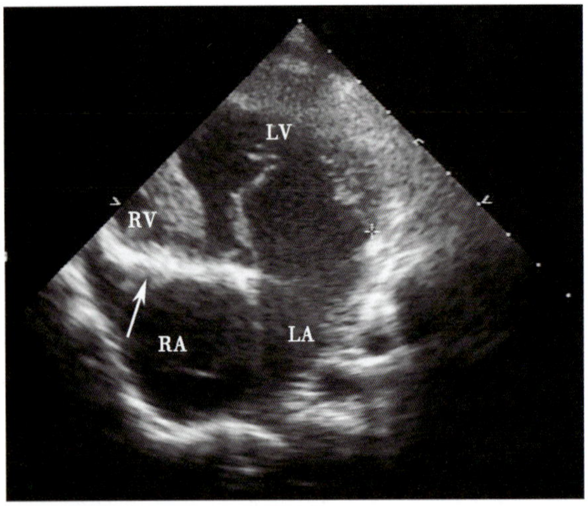

图 11-19-1　三尖瓣闭锁

显示三尖瓣呈板状回声增强（白色箭头），未显示瓣膜启闭；LA：左心房；LV：左心室；RA：右心房；RV：右心室

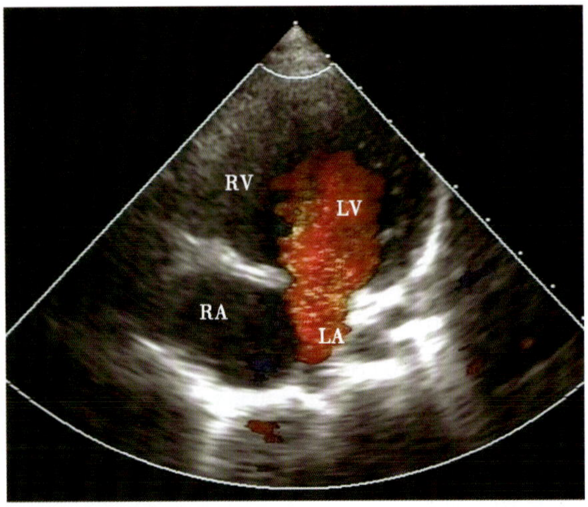

图 11-19-2　三尖瓣闭锁

彩色多普勒显示右心房血流于舒张期未注入右心室；LA：左心房；LV：左心室；RA：右心房；RV：右心室

（3）超声声学造影：造影剂从周围静脉注入进入右心房后，含造影剂的血液在舒张期不能直接进入右心室，而是经心房间交通进入左心房，经二尖瓣口进入左心室，之后，在收缩期经室间隔缺损进入右心室，从而形成心房水平右向左和心室水平左向右分流的特征表现。但由于婴幼儿具有很好的透声窗，通常采用二维超声心动图结合多普勒技术即可明确诊断和评估相关情况，故大多数三尖瓣闭锁不需要通过声学造影检查来诊断。

【鉴别诊断】

1. 肺动脉闭锁伴室间隔完整　当右心室狭小、室间隔水平分流不明显时需要注意排除肺动脉闭锁。肺动脉瓣口完全无血流通过，未见室间隔回声失落和过隔分流信号，三尖瓣有启闭活动和舒张期血流，可探及三尖瓣反流信号。

2. 极重型肺动脉狭窄伴右室发育不良　本病三尖瓣往往发育也差，但仔细检查可见三尖瓣有启闭活动和舒张期血流，大多可探及三尖瓣反流信号，未见室间隔回声失落和过隔分流信号。

3. 三尖瓣下移畸形　当三尖瓣下移伴狭窄时，舒张期血流量减少，但心尖四腔切面观和胸骨旁右心流入道切面观可较好地显示三尖瓣下移位置及启闭活动。室间隔完整。

【超声心动图诊断价值】

三尖瓣闭锁大多可以通过超声心动图检查明确诊断。心房水平交通情况对治疗方案的制订很重要，应仔细观察，为外科手术前决定是否需要进行球囊房隔造口术提供依据和监测手段。如果确定存在大动脉位置关系异常，应仔细扫查有无合并主动脉或肺动脉瓣及瓣下狭窄、主动脉弓发育不良和主动脉缩窄。必要时选择性左心室造影评价右心室发育情况。

（黄国英）

第二十节　三尖瓣下移畸形

【概述】

三尖瓣下移畸形（downward displacement of the malformed tricuspid valve），又称 Ebstein 畸形（Ebstein anomaly），是一种罕见的先天性三尖瓣解剖结构异常疾病，该畸形包括以隔瓣和后瓣下移为主的一系列的三尖瓣形态变化。其发病率占先天性心脏病的 0.5%～1.0%，男女比例相仿。由于本病主要累及三尖瓣和右心系统，因此其临床表现多以右心为主，症状及体征多种多样。大部分患儿病变程度较轻，可至成年发病，但畸形严重的患儿可在出生后 1 周内即出现呼吸困难、发绀和充血性心力衰竭。

【病理】

在胚胎发育过程中，三尖瓣起源于右心室的内表面，以后通过剥离而将瓣叶游离出来，一直游离到房室瓣环。当瓣叶未能正常剥离时，则隔叶和后叶未从瓣环游离而出，而是向下附着于右心室壁上。此时隔叶及后叶附着点向右心室方向移位，其中隔叶发育异常约占 60% 以上，约 12% 的患者可以出现隔叶缺如；前叶因游离较早，所以病变可不显著，大约占 13% 左右。下移的瓣膜常发育不全、短小、粘连融合、变形，且常伴有乳头肌及腱索细小、缺如等发育异常。轻者仅有隔瓣的瓣叶下移而无症状，重者隔瓣和后瓣均附于壁束、室上嵴、隔束、节制束及前乳头肌所形成的壁环上，这样使右心室腔有一部分与右心房无瓣叶分隔，而与右心房形成共同腔，称为“房化”的右心室，其室壁也相应变薄。而其他仍位于瓣膜下方的残余右心室腔被称为“功能右心室”或“固有右心室”，其心腔大小与瓣叶下移程度有关。通常三尖瓣前叶的瓣叶附着点位置正常，因此为保证与其他下移的瓣叶能正常对合，其瓣叶常发育宽大且冗长，可呈篷帆状改变。

根据瓣叶下移程度及房化右心室的大小，可将其分成四型：A 型：隔叶及后叶轻度下移，房化右心室较小，功能右心室尚可。B 型：隔叶及后叶明显下移，房化右心室较大，而功能右心室较小。前叶活动性尚好。C 型：隔叶及后叶明显下移，前叶与右心室壁粘连而活动受限，引起漏斗部的狭窄。D 型：三尖瓣极度下移或三个瓣叶交界粘连、闭锁，导致整个右心室几乎完全右心房化。

【病理生理】

三尖瓣下移使右心室分成功能心室和房化心室两部分，其中功能右心室容量变小，导致右心排血量明显减少，因而肺内进行气体交换的血量减少，可产生面颊潮红，指端轻度发绀。同时，房化右心室由于仍与功能右心室同步收缩，而与右心房活动相反，严重影响了血流从右心房进入右心室，导致右心房排空延迟。加上三尖瓣的发育畸形常常合并有狭窄与关闭不全，大量关闭不全也可促使右心房压力增高和心房显著扩大，最终导致右心衰竭。过高的右心房压力常可造成卵圆孔的重新开放，且本病常合并有房间隔缺损，其右向左分流也可导致患者出现发绀。

此外，右心室发育异常常可累及传导系统，房室结受压易引起预激综合征或右束支传导阻滞等心律失常。

【临床特点】

本病主要临床表现包括右心衰竭、心律失常、发绀和猝死等。大多数患者进入童年期后才逐渐出现劳累后气急乏力、心悸、发绀和心力衰竭。少数并存有肺动脉瓣狭窄、功能性右心室腔明显缩小、三尖瓣重度反流等严重畸形的患儿可在出生后 1 周内即出现呼吸困难、发绀和充血性心力衰竭。体征方面，多数患者生长发育差，体格瘦小，可有不同程度的发绀。心脏扩大的患儿左前胸隆起，心浊音界扩大，胸骨左缘可扪到三尖瓣关闭不全产生的收缩期震颤。心脏听诊时心音轻，胸骨左缘可听到三尖瓣关闭不全产生的收缩期杂音，有时还可听到三尖瓣狭窄产生的舒张期杂音，吸气时杂音响度增强。可出现第 1 音分裂，且延迟出现的成分增强。第 2 心音亦常分裂而肺动脉瓣关闭音较轻，有的病例可呈现奔马律。腹部检查可扪到肿大的肝脏但极少出现肝搏动。发绀严重者可出现杵状指（趾）。

【超声心动图检查要点和表现】

1. 检查要点

（1）三尖瓣的瓣叶附着点位置、瓣叶形态及活动，瓣膜反流程度及瓣口流速；

（2）右心房、右心室大小及形态，房化右心室及功能右心室的大小与功能；

（3）合并其他畸形及心内分流方向。

2. 超声心动图表现

（1）三尖瓣瓣叶：心尖四腔图可清楚显示三尖瓣前叶及隔叶。正常三尖瓣隔叶的附着点略低于二尖瓣前叶附着位置，其两者间距（T-M）应小于、等于 10mm。当发生三尖瓣下移时，则其两者间距将超过 10mm，当大于 15mm 时则可确诊为三尖瓣下移畸形（图 11-20-1）。婴幼儿判断下移程度时应采用隔叶下移距离的毫米数 / 体表面积平方米的指数来判断，当大于 8mm/m^2 可诊断为下移畸形。此外，也有学者采用二尖瓣附着点到心尖距离（M-A）/三尖瓣附着点到心尖距离（T-A）的比值作为瓣叶下移的判断标准，其比值正常情况下应为 1.8～4.0，超出该范围可考虑三尖瓣下移畸形。

大动脉短轴图也可对前叶及隔叶附着点位置进

行观察。正常情况下隔叶附着点位于间隔侧 9～10 点处。当发生三尖瓣下移时，则表现为三尖瓣隔叶向右室流出道方向移位，附着主动脉根部 10～12 点钟位置（图 11-20-2）。三尖瓣前叶附着点的位置多数正常，但其瓣叶常出现形态冗长，活动幅度增大等改变，瓣叶对合点位置明显下移。部分前叶可因与右心室壁粘连而活动受限。三尖瓣后叶观察则多采用右室流入道长轴图，可较好显示前叶及后叶，其中后叶附着点位置远离三尖瓣瓣环，向下移位。当瓣叶出现狭窄时，可见瓣叶粘连、瓣尖回声增强，瓣叶活动受限，开放呈穹顶状改变。

多数情况下，彩色多普勒可观察到明显的三尖瓣反流信号，其反流起源位置较正常情况下更接近心尖（图 11-20-3）。通过反流的起源位置可有助于判断瓣叶下移的程度。当瓣叶发生粘连、狭窄时，可于位置下移的瓣口观察到花色血流汇聚信号，频谱多普勒可于瓣口测得高速湍流频谱。由于功能右心室多较小，收缩力不足，右心排出量及肺动脉压通常偏低，所测得三尖瓣反流速度通常不是很快。

（2）右心室：因三尖瓣隔叶及后叶位置下移，多切面上均可见右心室被分割为两部分。其中位于瓣叶上方的为房化右心室，其与右心房形成巨大心腔（图 11-20-4）。房化右心室及右心房均可见增大，其分界以三尖瓣瓣环为标志，房化右心室内可见三

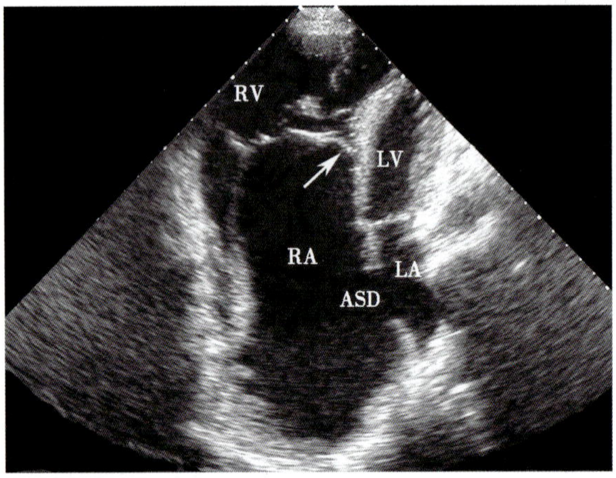

图 11-20-1 三尖瓣下移畸形合并房间隔缺损二维超声表现

心尖四腔图，三尖瓣隔瓣附着点位置下移，前叶冗长，隔叶附着点位置下移（箭头示）；LA：左心房；LV：左心室，RA：右心房；RV：右心室；ASD：房间隔缺损

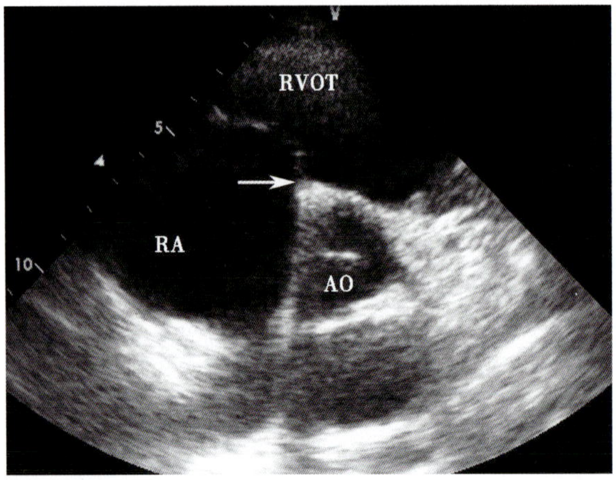

图 11-20-2 三尖瓣下移畸形二维超声表现

大动脉短轴图，三尖瓣隔叶附着点位置向右室流出道方向移位，位于 11 点位置（箭头示）；RA：右心房；RVOT：右室流出道；AO：主动脉

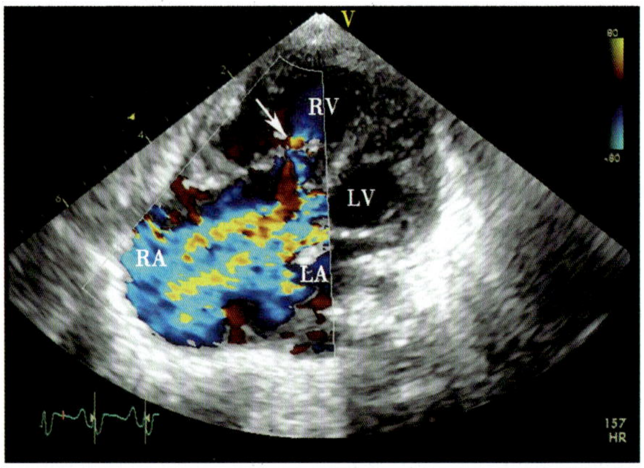

图 11-20-3 三尖瓣下移畸形彩色多普勒超声表现

非标准心尖四腔图，三尖瓣隔叶位置下移，并可见三尖瓣反流，反流束起源点位置接近心尖，箭头示反流起源点；RA：右心房；RV：右心室；LA：左心房；LV：左心室

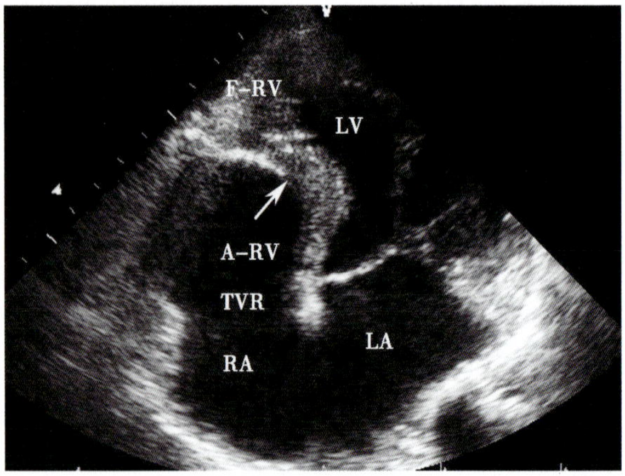

图 11-20-4 三尖瓣隔瓣下移畸形二维超声表现

心尖四腔图，三尖瓣隔瓣附着点位置下移，将右室分割为房化右心室和功能右心室。隔叶上方的房化右心室与右心房形成巨大心腔，箭头示三尖瓣隔叶附着点；RA：右心房，TVR：三尖瓣环区域，A-RV：房化右心室；F-RV：功能右心室；LV：左心室，LA：左心房

尖瓣反流信号。瓣叶下方至心尖区域为功能右心室，其大小与瓣叶下移程度相关。

(3) 其他征象：右心房室均明显增大，左、右心比例失常，室间隔运动可不协调。当合并房间隔缺损时，因右心压力多较高，可出现右向左分流。

(4) 胎儿期超声心动图表现：心脏增大、右心房增大、三尖瓣反流或发育不良、胎儿水肿等；难以区分功能性与结构性的右室流出道梗阻；严重的三尖瓣反流的超声表现与肺动脉闭锁相同；胎儿常伴有心衰、肺发育不全、肺动脉狭窄等，并随妊娠月份增加而进行性加重。胎儿期经超声诊断 Ebstein's 畸形者，宫内死亡率高达 45%。

【鉴别诊断】

本病主要应当与重度三尖瓣关闭不全合并房间隔缺损等疾病所导致的严重的右心容量负荷增加所鉴别。两者都表现为右心明显扩大，左、右心比例失调，三尖瓣环扩张和移位，但其主要鉴别点在于：其他疾病所导致的右心系统病变，尽管瓣环位置可能会发生变化，但其瓣叶和瓣环位置关系不变，附着点仍然位于瓣环处；而三尖瓣下移畸形时瓣叶附着点位置发生明显变化，甚至正常四心腔切面在三尖瓣瓣环位置看不到正常瓣叶结构，仅遗留三尖瓣环的局部缩窄形态。

【超声心动图诊断价值】

由于患儿的症状和体征无明显特异性，一般辅助检查常无法明确诊断。而超声心动图检查能清楚地显示三尖瓣瓣叶附着点位置的下移程度、瓣叶形态改变等从而做出明确诊断。同时还可对房化右心室和功能右心室的大小及功能进行定量分析，并能对三尖瓣关闭不全的程度及其他并发畸形进行评估，因而成为最理想的检查方法，可为外科手术决策和治疗随访提供重要参考信息。

（谢谨捷）

第二十一节　肺动脉狭窄

【概述】

肺动脉狭窄（pulmonary stenosis，PS）泛指发生于右心室流出道、肺动脉瓣、肺动脉及其分支的先天性狭窄病变。根据狭窄的部位，分为肺动脉瓣下（漏斗部）狭窄、瓣膜狭窄和瓣上狭窄，以肺动脉瓣狭窄最为多见，单发的漏斗部狭窄较为少见。肺动脉狭窄发病率占全部先天性心脏病患者的 20%～30%，可单发或与其他心血管畸形并存，约半数患者室间隔完整。肺动脉狭窄也是某些先天性综合征的常见组成部分，如 Noonan 综合征、Williams 综合征及先天性风疹综合征等。

【病理】

1. 肺动脉瓣狭窄

(1) 单纯型肺动脉瓣狭窄：肺动脉瓣环发育正常，瓣叶结构完整，不同程度的瓣叶增厚、瓣交界粘连，活动受限呈穹窿状。瓣交界处粘连、融合可致功能性二叶式瓣甚至单瓣畸形。部分肺动脉瓣轻度狭窄患者，狭窄远端肺动脉主干可表现为扩张。

(2) 发育不良型肺动脉瓣狭窄：肺动脉瓣环发育不良，瓣叶可呈单叶或二叶式畸形，瓣叶无增厚或显著增厚呈结节状，瓣口狭窄形态不规则，肺动脉主干扩张程度不一。常有家族史，亦可见于 Noonan 综合征等。

(3) 危重型肺动脉瓣狭窄：危重型肺动脉瓣狭窄包括右心室发育正常的肺动脉瓣极重度狭窄、伴右心室发育不良 / 室间隔完整的肺动脉瓣重度狭窄或几近闭锁等一系列病变。由于右室壁继发性肥厚、漏斗部心腔变窄，可导致心尖闭锁伴三尖瓣狭窄。

2. 肺动脉瓣下狭窄　又称漏斗部狭窄，是指右心室流出道局限性或弥漫性增厚、狭窄，肺动脉主干多无扩张。常合并室间隔缺损，也可合并主动脉瓣下狭窄、肺动脉其他部位的狭窄等。可分为以下 2 种类型。

(1) 膜性环状狭窄：肺动脉瓣下局限的纤维肌性环或纤维隔膜，其中央形成狭窄孔，狭窄直接位于肺动脉瓣下方者称为高位狭窄，离肺动脉瓣尚有一段距离者称为低位狭窄，隔膜将远端的漏斗腔隔开形成第三心室（低压腔）。

(2) 肌性狭窄：多系室上嵴的隔束和 / 或壁束异常肥厚、移位变形，引起右心室流出道入口梗阻。也可为漏斗部心肌环状肥厚致右心室流出道管状肌性狭窄。

3. 肺动脉瓣上狭窄　肺动脉瓣上狭窄包括肺动脉主干和 / 或左、右肺动脉及末梢肺动脉狭窄。狭窄可以单发，也可以是多发的。

【病理生理】

肺动脉狭窄的主要血流动力学改变是右心室射血阻力增加，后负荷压力过重，狭窄近端高压，狭窄远端压力正常或减低。右心室因处于高后负荷压力状态而肥厚，心腔逐渐缩小，顺应性减低，舒张期充盈压增高，可进一步加重右心室流出道梗阻。当右心室与肺动脉间的压力阶差≥20mmHg，即可诊断肺动脉狭窄；压差≥40mmHg 具有临床意义。通常右心室收缩压与肺动脉狭窄程度相关，同时也受右心室收缩功能的影响。肺动脉狭窄程度与疾病的病理生理过程有关，右心室长期持续高压状态，晚期因失代偿出现右心室每搏量减低而致心输出量降低，右心室充盈压进一步升高，可出现右心室扩张、右心衰竭和各种心律失常。危重型肺动脉瓣狭窄患儿的病理生理改变几乎等似于肺动脉闭锁，新生儿时期即可出现心力衰竭和心房水平右向左分流，从而出现发绀。

【临床特点】

临床症状出现的早晚与肺动脉狭窄程度相关。轻中度肺动脉狭窄患儿早期常无自觉症状，多在体检时闻及心脏杂音而被发现；重度肺动脉狭窄患儿的活动耐力下降，剧烈活动可引起呼吸困难、心悸、乏力、头晕等，后期可出现右心衰竭的表现。部分极重度肺动脉狭窄患儿，在新生儿期即可出现心力衰竭表现。

体格检查：单纯肺动脉狭窄患儿，生长发育大多正常。瓣膜型狭窄心前区可扪及收缩期震颤，听诊于胸骨左缘第 2～3 肋间可闻及粗糙、响亮的喷射性收缩期杂音，以中度及以上狭窄者更为明显。瓣下型狭窄听诊杂音位置往往低于瓣膜型，且缺乏喷射性收缩期杂音。瓣上型肺动脉狭窄患者，可于一侧肺野或两侧肺野闻及广泛、连续性或粗糙的收缩期杂音。

X 线检查表现为肺血减少，心影增大，肺动脉段直立样突出。心电图表现为电轴右偏，右心室肥厚，S-T 段改变，伴或不伴右心房扩大。

【超声心动图检查要点和表现】

1. 检查要点

(1) 明确肺动脉狭窄的部位及程度；

(2) 评估肺动脉瓣环及瓣叶的发育情况；

(3) 评估肺动脉主干远端及其分支发育情况；

(4) 观察有无右心室发育不良；

(5) 观察肺动脉狭窄的继发改变、有无合并畸形；

(6) 评估左、右心室的收缩功能。

2. 超声心动图表现 胸骨旁肺动脉长轴和右心室流出道长轴图是观察肺动脉最理想的声窗，能显示右心室流出道、肺动脉瓣和肺动脉主干近端。高位胸骨旁短轴切面观，可获取肺动脉主干长轴及其左、右肺动脉分支图像。经剑突下及胸骨上窝可辅助观察右心室流出道及肺动脉分支的情况，尤其在部分经胸图像质量不佳的患者，剑突下图像可辅助观察肺动脉瓣及其主干发育情况；胸骨上窝偏右，将超声探头标线置于 3 点钟方向，声束往前移，可较好地观察右肺动脉远端；胸骨上窝偏左，将标线置于 12～1 点方向，声束往左偏，可辅助观察左肺动脉远端。

(1) 狭窄部位的判断

1) 肺动脉瓣狭窄：胸骨旁右心室流出道或肺动脉长轴图显示肺动脉瓣环内径正常，肺动脉瓣膜增厚、交界融合，开放受限呈穹窿状（图 11-21-1）。高位肺动脉短轴切面观，可见瓣膜口面积变小（图 11-21-2）。

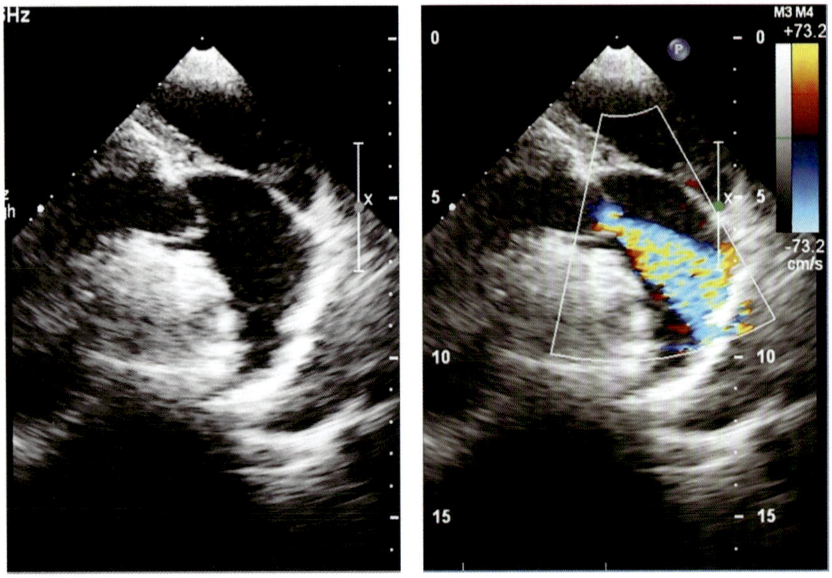

图 11-21-1 肺动脉瓣狭窄

胸骨旁肺动脉长轴图显示肺动脉瓣膜增厚、开放受限呈穹窿状，CDFI 显示跨肺动脉瓣口血流束明显变窄，流速加快呈花色

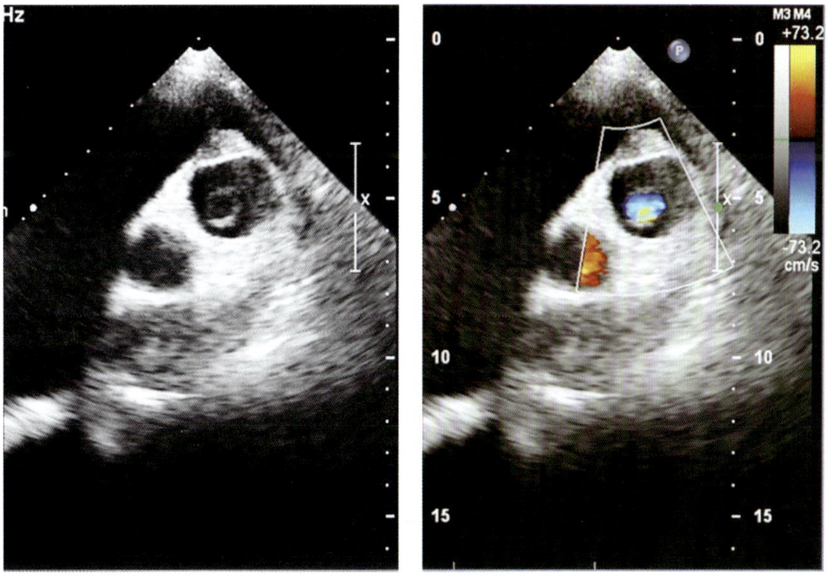

图 11-21-2　肺动脉瓣狭窄

同一患儿，高位胸骨旁肺动脉短轴图可见肺动脉瓣膜交界处粘连、开放受限，瓣膜口面积明显变小，CDFI 显示肺动脉瓣口血流加速呈花色

2）肺动脉瓣下狭窄：环状狭窄时，可于肺动脉瓣下方靠近或稍远离肺动脉瓣位置见到由室间隔侧和游离壁向腔内对称突起的隔膜状或肥厚肌束（图 11-21-3）。如果环状狭窄距离肺动脉瓣尚有一段距离，常可见远端漏斗腔形成第三心室。如果肺动脉瓣下漏斗部肌壁均匀性增厚，则可见肺动脉瓣下呈管状狭窄。

3）肺动脉瓣上狭窄：胸骨旁大动脉短轴和高位胸骨旁肺动脉长轴图，可显示肺动脉主干和左、右肺动脉的局限性或节段性狭窄（图 11-21-4、图 11-21-5）。

（2）评估肺动脉狭窄的程度：彩色多普勒血流显像以及脉冲多普勒对于肺动脉狭窄部位的确定及其血流动力学状态的评估具有重要的作用（图 11-21-6）。

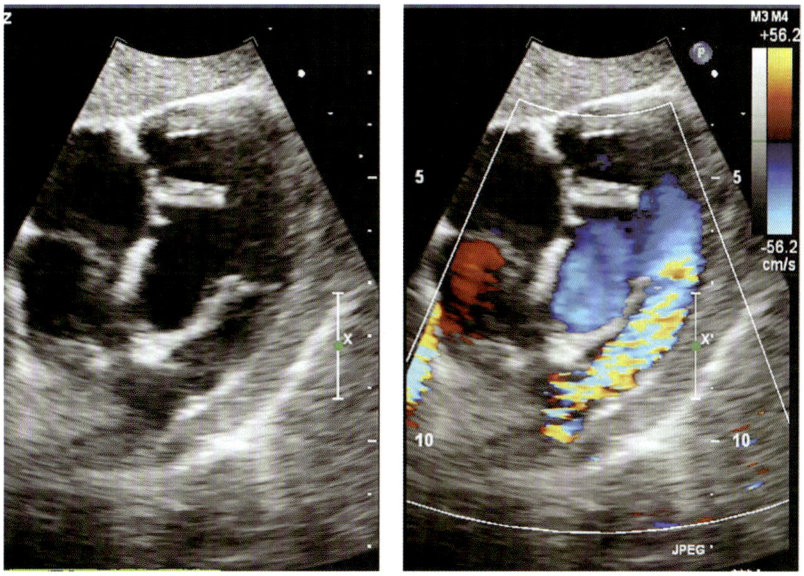

图 11-21-3　肺动脉瓣下狭窄

3 岁患儿，剑突下右室流出道长轴图可见流出道间隔部分缺失，右室流出道局部隔膜状狭窄，CDFI 显示狭窄处血流明显加速呈花色

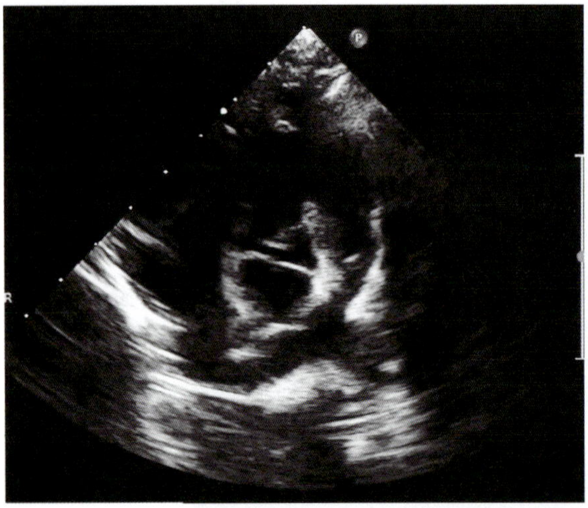

图 11-21-4 肺动脉瓣上狭窄

1 岁患儿，胸骨旁大动脉短轴图显示流出道间隔部分缺失，肺动脉主干狭窄，左、右肺动脉发育可

由于狭窄处为湍流，在判断狭窄部位时，可先应用脉冲多普勒逐步检测不同部位的血流速度，明确血流加速的确切部位后再应用连续多普勒检测最大血流速度，根据简化的 Bernoulli 方程$\triangle P=4V^2$ 计算跨狭窄处压差（图 11-21-7～图 11-21-8）。连续多普勒测量的跨狭窄处压差与心导管测量的结果具有良好的相关性，但相较于心导管测量数据大多高估峰值压差。右心室收缩功能不全时，峰值压差常减低；当合并心内左向右分流时，跨肺动脉狭窄处血流量将增加，峰值压差可能增高；所以应结合肺动脉瓣的二维解剖结构对其狭窄程度进行综合判断，而不能仅凭峰值压差判断肺动脉狭窄程度。

（3）继发性改变

1）右心室肥厚，首选胸骨旁左心室短轴图察右心室肥厚程度（图 11-21-9）。

2）三尖瓣反流（图 11-21-10），可根据三尖瓣反流峰值压差估测右心室收缩压。

3）若存在卵圆孔未闭，可见心房水平细束右向左分流。

（4）右心室发育不良：重度肺动脉瓣狭窄常伴不同程度的右心室发育不良，测量三尖瓣及肺动脉瓣环径、右心室的大小，计算 Z 值对评估右心室发育不良具有重要的临床价值。

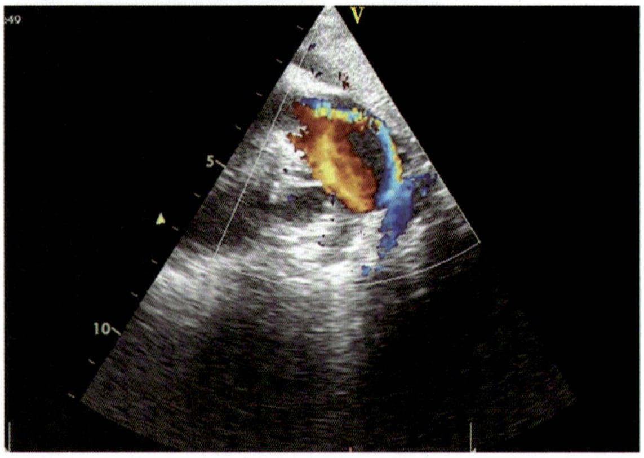

图 11-21-6 肺动脉瓣狭窄

CDFI 显示通过肺动脉瓣口的血流束明显细窄呈花色，沿肺动脉外侧壁走行

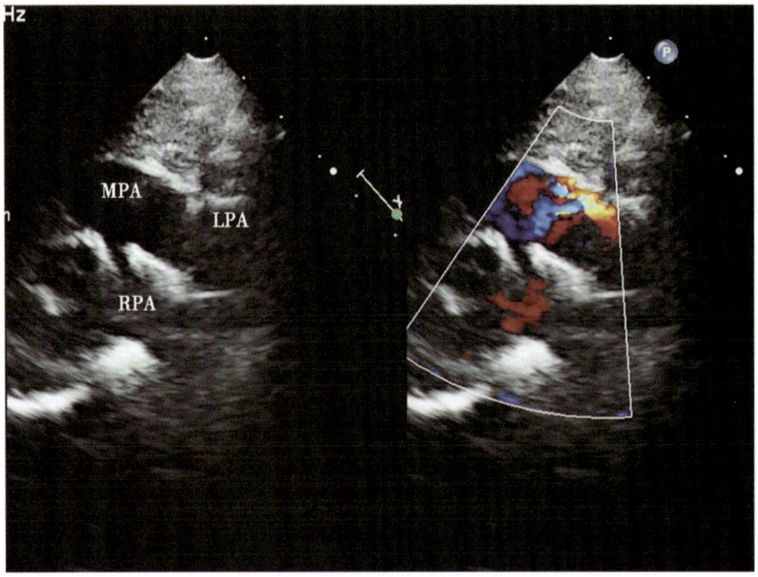

图 11-21-5 肺动脉瓣上狭窄

高位胸骨旁肺动脉长轴图显示右肺动脉明显狭窄，CDFI 显示动脉导管未闭左向右分流；MPA：主肺动脉；LPA：左肺动脉；RPA：右肺动脉

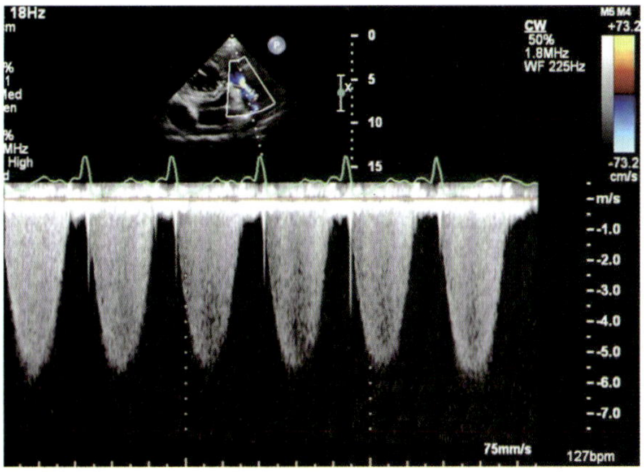

图 11-21-7　肺动脉瓣狭窄

连续多普勒频谱显示肺动脉前向血流明显加速，跨瓣压差明显增大

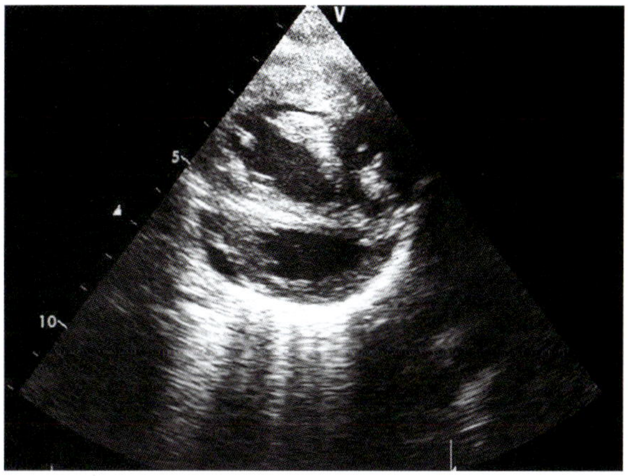

图 11-21-9　肺动脉瓣狭窄

胸骨旁左心室短轴图显示右心室肥厚

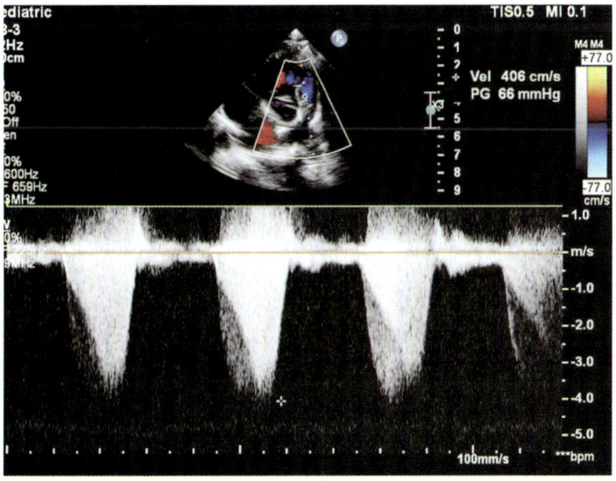

图 11-21-8　肺动脉瓣下狭窄

连续多普勒频谱显示肺动脉瓣下前向血流明显加速，频谱呈“倒匕首”状

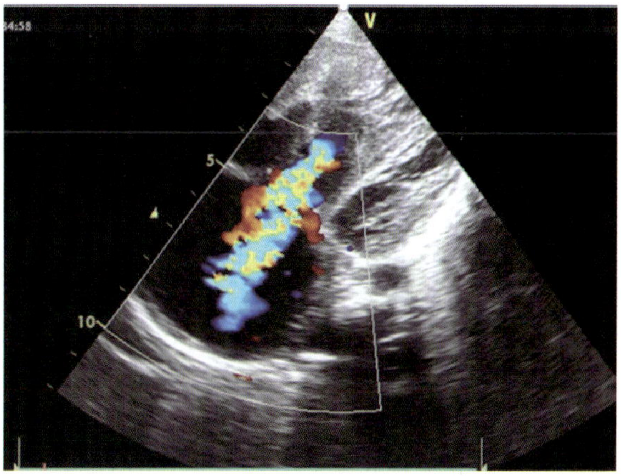

图 11-21-10　肺动脉瓣狭窄

心尖四腔图，CDFI 显示三尖瓣中量反流

新生儿因其肺血管阻力较高，在合并粗大动脉导管未闭时，超声心动图往往会低估肺动脉瓣口的压差，甚至肺动脉瓣口可能无明显压差，故综合评估其他血流动力学信息就显得非常重要。

【鉴别诊断】

1. 房间隔缺损　房间隔缺损由于心房水平左向右分流，肺血流量增多，导致肺动脉瓣口相对狭窄，肺动脉血流速度加快，收缩期峰值流速可超过3m/s，需仔细检查肺动脉瓣的形态、启闭活动有无异常，避免误诊为肺动脉瓣狭窄。

2. 室间隔缺损　干下型室间隔小缺损，收缩期分流血流直接进入肺动脉瓣口，肺动脉血流速度明显加快，有时被误为肺动脉瓣狭窄，应仔细辨认高速血流的起源，同时需仔细检查肺动脉瓣的形态、启闭活动有无异常。

3. 动脉导管未闭　肺动脉狭窄时，彩色多普勒血流显像显示收缩期肺动脉内红色血流，有时被初学者误认为动脉导管未闭，应注意相鉴别。动脉导管未闭患者在没有合并肺动脉高压的情况下，表现为左心增大，连续多普勒显示为肺动脉内典型的阶梯状血流频谱。

【超声心动图诊断价值】

二维超声心动图结合彩色多普勒血流显像是定性及定位评估肺动脉狭窄的重要影像学工具。但对于肺动脉分支远端狭窄的诊断具有一定的局限性，此时可以依据一些间接征象，如右心室收缩压增高以及其他原因无法解释的右心室肥厚等。高度怀疑远端肺动脉狭窄，可行 CMR 或心脏 CT 检查进一步明确诊断。

（唐　红）

第二十二节 肺静脉异位引流

【概述】

肺静脉异位引流（anomalous pulmonary venous connection，APVC）是肺静脉部分或全部连接到右房，使原应回流至左心房的血液经异常途径回流至右心房的先天性心脏畸形，占先天性心脏病 1%～3%。根据肺静脉是完全还是部分回流异常，分为完全性肺静脉异位引流（total anomalous pulmonary venous connection，TAPVC）和部分性肺静脉异位引流（partial anomalous pulmonary venous connection，PAPVC）。TAPVC 患者临床症状出现早，多在婴幼儿期起病，若未给予及时的手术治疗死亡率高，给予积极手术治疗矫正心脏畸形后患者可长期生存。PAPVC 较前者临床症状轻，常伴发其他心内畸形，也需通过手术矫治。

【病理】

1. 完全性肺静脉异位引流 TAPVC 是指所有肺静脉均不与左心房相通，而是全部与右心房直接或经异常回流途径相通。正常肺静脉的胚胎发育是，在第 3 周原始肺芽与支气管树和喉同时由前肠发出，此时内脏血管丛通过主静脉和脐 - 卵黄静脉向其供血。原肺的血管与内脏血管丛相连，与心脏之间无血流直接沟通。肺血管床经内脏静脉丛引流至主静脉和脐静脉。心房分隔前，心房外凸（肺总静脉）与肺血管床对接，形成心脏与肺的血流沟通。主静脉退化时肺总静脉及其左右两支吸收融合构成的左心房，使 4 支肺静脉直接开口于左心房。在这一过程中，若原始肺芽和原始左心房完全连接失败，则导致 TAPVC。

目前最常用的病理分型是根据肺静脉的回流途径将 TAPVC 分为四型，分别为心上型、心内型、心下型和出现两种以上异常回流途径的混合型。

（1）心上型（Ⅰ型）：大约占本病患者的 45%。根据肺静脉回流途径分为两个亚型：ⅠA 型（图 11-22-1A）：左右肺静脉在左心房后方汇合形成共腔，共腔经垂直静脉 - 无名静脉回流至上腔静脉；ⅠB 型：共腔直接回流至上腔静脉，或经短垂直静脉回流上腔静脉，开口一般在距离右心房 2cm 以内的上腔静脉的后壁。

（2）心内型（Ⅱ型）：大约占本病患者的 25%。根据肺静脉回流途径分为两个亚型：ⅡA 型：左右肺静脉在左心房后方汇合形成共腔，共腔直接开口于冠状静脉窦，再回流至右心房，约占本型的 2/3（图 11-22-1B）；ⅡB 型：四支肺静脉直接回流至右心房，约占本型的 1/3。

（3）心下型（Ⅲ）：大约占本病患者的 25%。肺静脉形成共腔后经垂直静脉，穿过膈肌，经门静脉、下腔静脉等回流至右心房（图 11-22-1C）。

（4）混合型：发病率仅为 5%，是指肺静脉都没有直接与左心房连接，肺静脉异常连接和引流方式同时存在以上三种分型的任意组合，至少同时存在两种以上不同回流途径。例如，较常见心内型和心上型同时存在。

TAPVC 肺静脉回流途径可以表现多样，除以上四型外，TAPVC 也有少见的变异回流途径，以心上型为例可见双侧上行的垂直静脉分别回流无名静脉，也有上行经左侧上腔静脉后经冠状静脉窦连接入右房。临床诊断时可根据肺静脉走行及回流

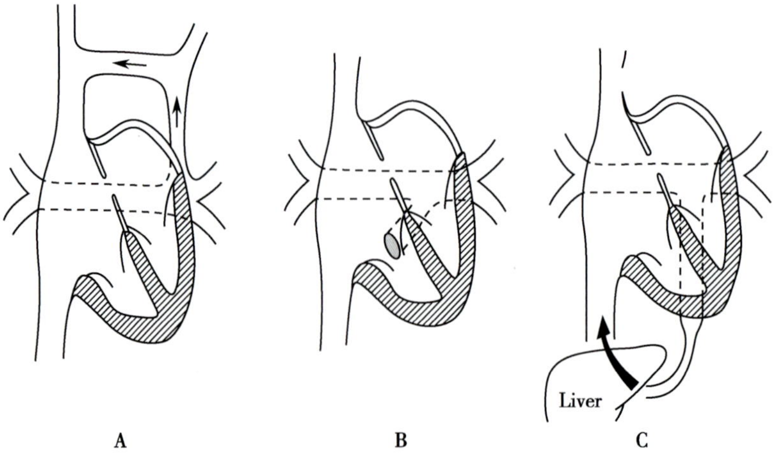

图 11-22-1 完全性肺静脉异位引流病理分型

A. 心上型；B. 心内型；C. 心下型

途径绘制肺静脉"路线图"，对诊断及手术方案选择有重要指导作用。

2. 部分性肺静脉异位引流 PAPVC 是指患者的部分肺静脉与左房正常连接，另有部分肺静脉直接或通过异常途径与右心房连接。通常情况肺静脉为 4 条，但要注意临床有肺静脉数目变异的情况，如 5 条或 5 条以上。与完全性肺静脉异位引流类似，根据肺静脉回流的途径和部位，可将 PAPVC 分为四型，分别为心上型、心内型、心下型和混合型。

（1）心上型：常通过以下途径与右心房相连：①一支或多支右肺静脉和上腔静脉相连，回流右心房，绝大多数患者伴有静脉窦型房间隔缺损，左肺静脉与左心房连接正常；②右肺静脉与左心房连接正常，左肺静脉经心上途径回流右心房，此型可伴或不伴房间隔缺损。

（2）心内型：常伴或不伴房间隔缺损，常见的连接途径为：①左肺静脉开口于冠状静脉窦，经心内途径回流右心房，右肺静脉回流左心房；②右肺静脉直接开口于右心房，左肺静脉开口于左心房。

（3）心下型：右肺静脉与下腔静脉连接，然后回流右心房，常伴有右肺发育不全、隔离肺、右位心或心脏右移等。由于该类型在胸部 X 线片中有特殊表现，可见由右下肺静脉异位连接入下腔静脉而显示的镰刀状阴影，又称镰刀综合征。

（4）混合型：部分患者，上述三型可混合出现。

【病理生理】

TAPVC 病理生理和血流动力学改变包括以下几个方面：①肺静脉与左房的连接失败，同时肺静脉与右心房或与体静脉交通，左心容量减少，体循环血流量减少；②右心房室接受体循环和肺循环的血液，容量负荷增加，引起右心腔的扩张；③氧合的肺静脉血完全回流入右心房，当动脉导管闭合后心房水平右向左的分流是患儿生存的必要条件。当房水平分流束小于 5mm 时，右房内混合血较少流入左心房，肺循环血流量明显增加，较早出现肺充血，肺动脉高压和右心衰竭，这种情况被称为限制性房间隔缺损，病情危重，需按急重症处理；④少数（约 25%）患儿存在连接途径的狭窄或梗阻，会导致较早发生肺淤血和肺动脉高压，也需按急重症处理。

TAPVC 常合并心内畸形：房间隔缺损，左上腔静脉残存，室间隔缺损，动脉导管未闭，右室流出道狭窄，大动脉转位，心房异构等。75% 无脾综合征的患儿都合并 TAPVC。

PAPVC 患者的血流动力学变化较 TAPVC 轻，其程度取决于畸形引流的肺静脉数量、引流部位、有无梗阻、肺血管床阻力和房间隔缺损等合并畸形的情况。单纯 PAPVC 的血流动力学和房间隔缺损相似，表现为大量肺静脉血流进入右心房，致右心血容量增加，右心房室增大，肺动脉增宽。

【临床特点】

TAPVC 患儿发病较早，临床表现包括面色呈灰青紫色，呼吸急促和心动过速。查体时可无特异性杂音，也可在胸骨左缘肺动脉瓣区闻及Ⅱ～Ⅲ级的收缩期喷射性杂音，伴第二心音分裂并亢进。心脏浊音界增大，心前区呈抬举样搏动。生化检查时可以发现患者存在一定程度的低氧血症和代谢性酸中毒，随着患者病情加重，患者进一步出现充血性心力衰竭和弥散性血管内凝血的表现。存在限制性房间隔缺损或引流途径梗阻患儿临床表现危重。

PAPVC 患者可无明显症状，尤其是不合并其他心内畸形时。但随着年龄增长，可出现类似房间隔缺损的症状，如心慌、咳嗽、心前区不适、疲劳等症状，一般不会出现明显发绀。

【超声心动图检查要点和表现】

1. 检查要点

（1）心房室大小及功能；

（2）肺动脉压力；

（3）共同静脉腔与回流途径；

（4）心房间交通的大小、血流方向；

（5）合并畸形。

2. 经胸超声心动图表现

（1）完全性肺静脉异位引流：间接征象：TAPVC 患者在进行经胸超声心动图检查时，检查医师首先观察到的并不是直接征象，而是间接征象，包括心腔大小、瓣膜反流、房水平分流和肺动脉高压情况。左室长轴和心尖四腔图都可扫查到左心房小、右心房室增大。常伴有三尖瓣反流，经三尖瓣反流峰值压差估测肺动脉压力升高。大动脉短轴图显示肺动脉增宽，与主动脉比例大于 1∶1，肺动脉瓣口血流频谱的峰值前移。胸骨旁或剑突下均可显示未闭合的卵圆孔或房间隔缺损，房水平为完全的右向左分流。

直接征象：左心房内无肺静脉回流，且左心房室小。在左房的后方、上方或侧方扫查到无回声结构，并可看到有肺静脉汇入，此结构即为共同肺静脉腔。然后对共腔追踪扫查其走行，明确肺静脉的回流途径。

1）心上型：ⅠA 亚型经胸骨上窝可显示由垂直

静脉、无名静脉及上腔静脉组成的“静脉弓”，其内血流方向与主动脉弓方向相反（图 11-22-2），上腔静脉血流量增加，若局部静脉内径变细，彩色血流明亮，测量局部流速大于 1.5m/s，则提示回流途径梗阻；心上型ⅠB 亚型走行路程短，变异多，扫查难度增加，于胸骨旁左缘或右缘可见短小的垂直静脉直接回流上腔静脉。

2）心内型：ⅡA 亚型经胸骨旁短轴或心尖四腔图可见左心房顶部的共腔与增宽的冠状静脉窦延续（图 11-22-3）。心内型ⅡB 亚型于胸骨旁或剑突下可见肺静脉汇合于右心房顶部直接回流至右心房（图 11-22-4）。

3）心下型：垂直静脉回流途径较长且位于深部，诊断难度最大，明确心下回流途径也有简单准确的方法，即在剑突下大血管穿膈肌处显示“三血管征”，即除降主动脉、下腔静脉以外还可以显示另

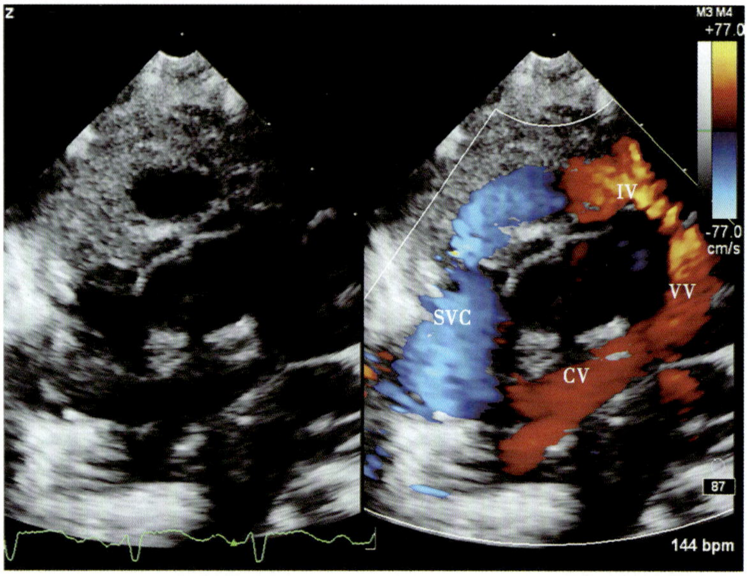

图 11-22-2 心上型完全性肺静脉异位引流

经胸骨上窝可显示肺静脉回流途径，由垂直静脉、无名静脉及上腔静脉形成“静脉弓”；CV：共同静脉腔；VV：垂直静脉；IV：无名静脉；SVC：上腔静脉

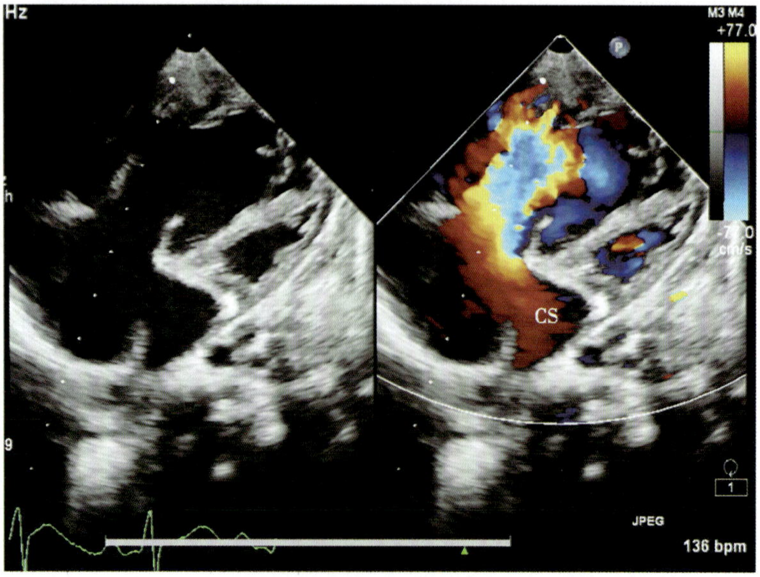

图 11-22-3 心内型完全性肺静脉异位引流

经胸骨旁可显示静脉与增宽的 CS 相连接，经 CS 引流入右心房；CS：冠状静脉窦

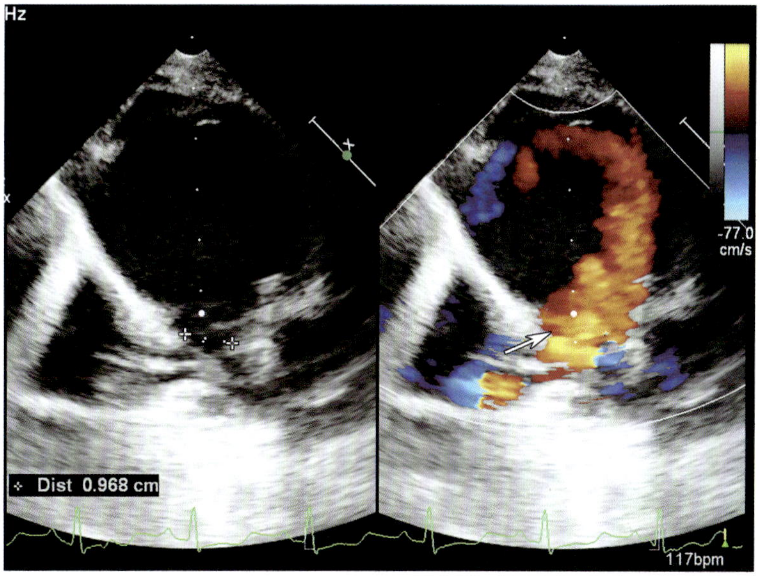

图 11-22-4 心内型，肺静脉共腔连接右心房
经剑突下可显示肺静脉汇合后连于右心房房顶部，光标示汇入口直径，箭头示汇入口血流信号

一支异常血管，血流方向朝向膈下，继续追踪此血管，可见其回流入扩张的肝静脉、门静脉或下腔静脉（图 11-22-5）。

（2）部分性肺静脉异位引流：诊断方法和扫查切面类似完全性肺静脉异位引流。超声心动图表现为左心房内不能显示全部的肺静脉入口及彩色血流。尤其是在肺静脉显示不清，且存在右心房室增大或上下腔静脉内血流量增大等表现时，应考虑本病存在的可能，仔细扫查肺静脉。需在胸骨上窝及剑突下仔细扫查有无异常引流的血管。注意除外肺静脉数目变异时合并的部分性肺静脉异位引流。

3. 经食管超声心动图 经食管超声不同角度及切面可显示每支肺静脉的入口及走行，可用于诊断肺静脉异位引流。对于心上型和心内型，可显示畸形引流的共同静脉腔与上腔静脉、冠状静脉窦或

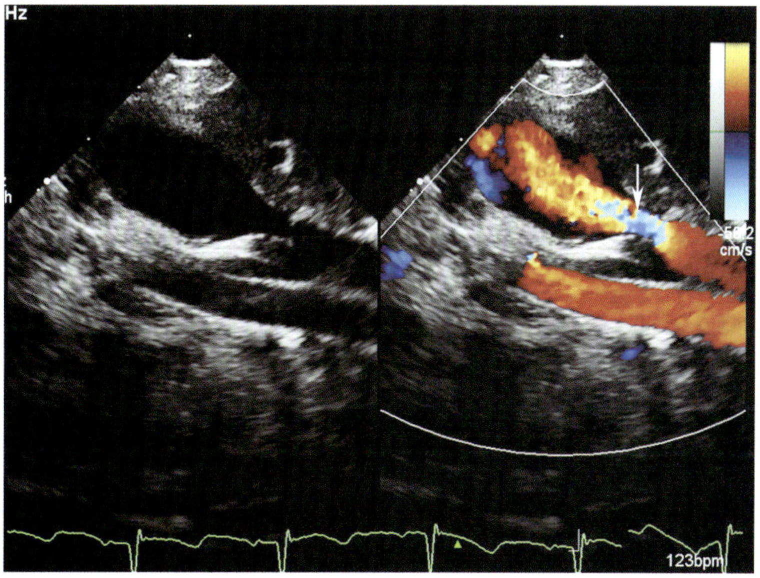

图 11-22-5 心下型完全性肺静脉异位引流，并局部梗阻
剑突下显示向膈肌下走行的垂直静脉，箭头所示处为垂直静脉梗阻部位

右房的连接。彩色多普勒血流图上TAPVC患者不能显示肺静脉血流信号进入左房，PAPVC患者仅能显示开口于左房的肺静脉血流信号。

4. 胎儿期超声心动图 因胎儿期呈生理性的房水平右向左分流，肺血管的阻力较高，肺静脉血流量较少，超声对肺静脉异位引流的诊断有一定局限性。完全型肺静脉异位引流的胎儿超声心动图表现似同小儿，经心脏四腔图显示右房、右室扩大，左房后壁无肺静脉的汇入，部分可显示左房后方共同肺静脉腔，或明显扩张的冠状静脉窦。肺静脉汇合成共同肺静脉，彩色多普勒可显示共同肺静脉干的走行和血流方向。

【鉴别诊断】

1. 房间隔缺损 TAPVC患者均合并房间隔缺损或卵圆孔未闭，PAPVC也常合并房间隔缺损，当发现右心房室明显增大，且其增大程度远超过房间隔缺损所导致的容量负荷的增加时，要注意扫查肺静脉回流情况和房水平分流方向，在房水平分流为右向左时应该高度怀疑TAPVC。

2. 冠状静脉窦无顶综合征 TAPVC中的ⅡA型应与其鉴别，两者均存在冠状静脉窦增宽，但TAPVC冠状静脉窦壁完整，冠状静脉窦无顶综合征窦壁完全或部分缺损与左房交通。

3. 永存左上腔静脉 永存左上腔静脉引流入冠状静脉窦时，冠状静脉窦增宽，故应与肺静脉异位连接至冠状静脉窦鉴别。

4. 左房三房心 左房三房心与TAPVC中ⅡB型难鉴别，当左房三房心副房处房间隔缺损较大时尤其困难，超声心动图鉴别的要点还是在于对房间隔位置的判断和对肺静脉形态的观察，也建议借助其他影像手段综合判断。

5. 肺静脉共腔闭锁 在活婴罕见，是肺静脉既不与左房也不与体静脉交通的疾病，患者往往在新生儿期死亡。

6. 肺静脉狭窄或发育不良 少见，可以单独发生，也可以合并TAPVC发生。

【超声心动图诊断价值】

TAPVC是一种严重的先天性心脏病，由于其早期引起肺动脉高压、右心衰竭，因此必须早期诊断，尽早手术。超声心动图通过多切面，多种手段扫查肺静脉的连接情况、心血管的继发形态改变和伴随的血流动力学变化，能够明确诊断，可根据肺静脉走行及连接方式的变化绘制肺静脉“路线图”，将该疾病的病理变化规律进行分类细化，有助于诊断和手术方案制订。但对于部分诊断存在困难的患者，还应进一步行心脏增强CT检查明确诊断。超声心动图也可以在术后对手术治疗效果进行评价，观测的主要内容有：肺静脉回流入左心房的情况，有无梗阻，房间隔缺损修补后有无残余分流。

（马　宁）

第二十三节　体静脉畸形

【概述】

体静脉畸形引流（anomalous systemic venous drainage，ASVD），是一组包括上、下腔静脉及冠状静脉窦位置起源及入口异常在内的一组先天性心血管畸形。它是由于胚胎期体静脉融合、吸收及移动过程异常所造成的结果。体静脉最终的引流部位决定它的血流动力学改变、临床表现及是否需要矫治。如果体静脉最终引流至右房，一般对血流动力学无明显影响；如最终引流至左房则会导致右向左分流及发绀等，需要进行手术矫治。体静脉畸形引流常见类型包括：右上腔静脉连接异常，左上腔静脉连接异常，冠状静脉窦连接异常，下腔静脉连接异常和全部体静脉连接异常。最常见的体静脉畸形引流为左上腔静脉引流至冠状静脉窦，普通人群发病率0.3%～0.5%，在先天性心脏病患者中占2%～10%。体静脉畸形引流可单独存在或合并其他心脏畸形。70%以上的内脏异位综合征患者合并体静脉畸形引流。

【病理】

ASVD包含体静脉回流路径和/或回流终点的异常。回流路径异常：是指体静脉沿异常路径走行，但最终回流入右心房。一般情况下，若这类畸形单独存在，对循环不产生影响，无任何临床意义，不需要手术矫治。回流终点异常：指体静脉直接或通过异常路径引流入左心房。它的血流动力学特点是：体静脉血回流入左心系统与肺静脉血混合，混合血经左室-主动脉进入体循环。这必然导致体循环不同程度的缺氧。

体静脉畸形连接包括下面几种常见类型：

1. 左上腔静脉畸形引流

（1）左上腔静脉引流入右房（回流路径异常）：可以通过3个途径。①经冠状静脉窦，由于进入冠状静脉窦的血量明显增多而导致冠状静脉窦扩大。最多见，约占左上腔静脉连接异常的90%。②冠状静脉窦口闭锁时，心脏的静脉血经左上腔静脉上行，经过无名静脉入右上腔静脉。③左上腔静脉直接引流入右心房。

（2）左上腔静脉引流入左房（回流终点异常）：少见，一般在左心耳与左上肺静脉间开口于左房，或直接开口于左上肺静脉。

2. 右上腔静脉畸形引流

（1）右上腔静脉缺如（回流路径异常）：非常罕见，左侧半身血经奇静脉或左上腔静脉入右心房。包括右上腔静脉远心段缺如，近心段缺如及完全缺如。

（2）右上腔静脉引流入左房（回流终点异常）：可以为单独右上腔静脉连接左房或双上腔静脉中右上腔静脉连接左房。后者由于分流量不多，发绀常不明显或仅为轻度发绀。

3. 无名静脉走向异常 走行于主动脉弓下方入右侧上腔静脉。常见于法洛四联症或伴有室间隔缺损的肺动脉闭锁患者。

4. 下腔静脉畸形引流

（1）下腔静脉缺如（回流路径异常）：包括下腔静脉近心段，远心段及全段缺如。相对常见的为下腔静脉近心段缺如，下腔静脉的血经奇静脉入右上腔静脉或经半奇静脉入左上腔静脉，最终回流入右心房。该畸形可单独存在。由于引流终点为右房，并无临床症状和体征，如不合并其他畸形可无症状。左房异构（多脾综合征）患者约 84% 合并下腔静脉近心端缺如，右房异构（无脾综合征）患者合并下腔静脉近心端缺如者较罕见。

（2）下腔静脉畸形引流入左房（回流终点异常）：下腔静脉直接引流入左房极为罕见；低位房间隔缺损亦可使下腔静脉部分入左房（下腔静脉骑跨）。由于下腔静脉血流量大，该类患者一般发绀明显，需要手术矫治。

5. 完全性体静脉异常连接 上下腔静脉及冠状静脉都引流入左心房，极为罕见。患者均合并房间隔缺损，使腔静脉血能入右房经肺循环氧合，使患儿得以生存。

【临床特点】

该类患者根据是否存在引流终点异常及引流量不同可有不同临床表现。

1. 引流路径异常而终点正常者，并不合并其他畸形则无临床症状及体征，该类畸形往往在造影等检查时发现。

2. 引流终点异常者，可出现不同程度的发绀。患者发绀的程度同分流量相关。由于人体 1/3 的体静脉血经上腔静脉回流，2/3 的体静脉血经下腔静脉回流，如仅有单侧上腔静脉回流入左房而造成的右向左的分流量通常能被良好耐受，患者常无发绀或发绀症状较轻。如果为下腔静脉畸形引流入左房，由于分流量大，患者缺氧及发绀明显，可存在杵状指（趾）。如果为完全性体静脉畸形连接，右房的血完全来自房间隔的左向右分流，因而右心血量较少，进而导致右心容积较小，甚至右心发育不良；同时，左心血量较大而导致左心负荷过重，左心衰。

体循环和肺循环交通患者，出现脑栓塞和脓肿的风险增加。

【超声心动图检查要点和表现】

1. 检查要点

（1）正常上、下腔静脉的引流途径及引流终点；

（2）识别左上腔静脉异常；

（3）识别下腔静脉异常；

（4）识别有无其他合并畸形。

2. 超声心动图表现

（1）正常上、下腔静脉的引流途径及引流终点：正常情况下，剑突下腹腔大血管短轴切面，腹主动脉位于脊柱左侧，下腔静脉位于脊柱右侧，两者呈对称关系。在此切面顺时针旋转探头 90°，可显示腹腔大血管长轴切面，左偏显示腹主动脉长轴，右偏显示肝内行走的下腔静脉长轴。正常在剑突下腹腔大血管切面向左上倾斜探头，可显示肝静脉入下腔静脉。二维及彩色多普勒引导下仔细观察下腔静脉血流方向及是否入右心房。胸骨上窝纵切并向左平移探头，可显示右上腔静脉长轴。剑突下上下腔切面，显示上下腔静脉长轴，彩色多普勒可清晰显示上下腔静脉回流入右心房。

（2）左上腔静脉异常：永存左上腔静脉的直接超声表现为经胸骨上窝扫查，显示左侧头臂干向下方延伸，连于左房或冠状静脉窦。左胸骨旁高位矢状面，可以探及左上腔静脉整个行程，沿左房后侧下行，与扩张的冠状静脉窦或左房相连（图 11-23-1）。存在左上腔静脉引流入冠状静脉窦时，往往在左室长轴切面，心脏后方房室沟附近可观察到显著扩大的孤立圆形结构（冠状静脉窦的矢状面）（图 11-23-2）。在四腔心切面向后扫查，可观察到左房后方房室沟水平出现一条较宽的血管，冠状静脉窦的冠状面，开口于右房（图 11-23-3）。

（3）下腔静脉异常：当存在下腔静脉肝段缺如时，剑突下腹腔大血管切面可见下腔静脉在此中断，三支肝静脉在肝门处汇合入右房或分别入右房（图 11-23-4）。下腔静脉的异常还包括下腔静脉分叉，或下腔静脉与肝静脉无汇合、下腔静脉位于脊柱左侧、或下腔静脉汇入左房。

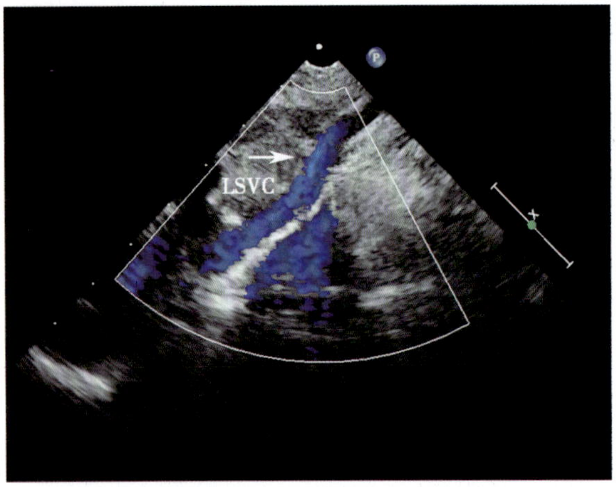

图 11-23-1 左胸骨旁高位矢状面
箭头所指为左上腔静脉(LSVC)

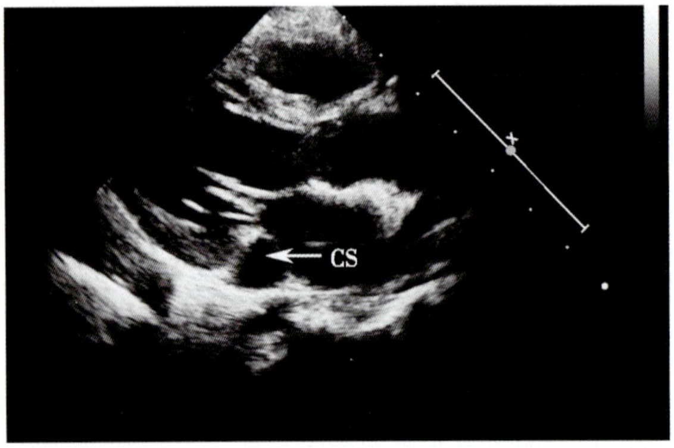

图 11-23-2 胸骨旁左室长轴图
箭头所指为扩大的冠状静脉窦(CS)

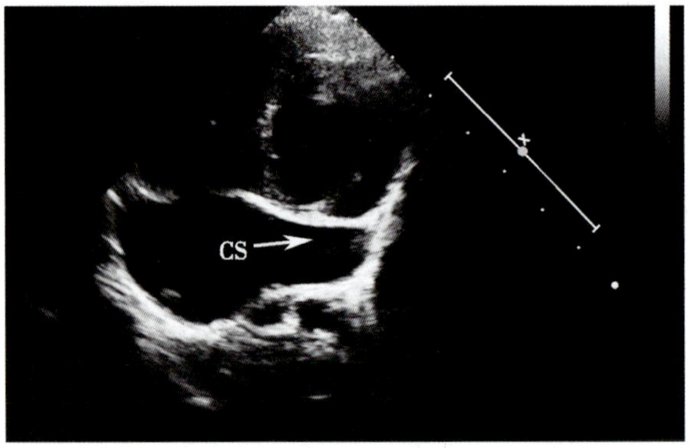

图 11-23-3 心尖四腔图向后方扫查
箭头所指为扩大的冠状静脉窦(CS)

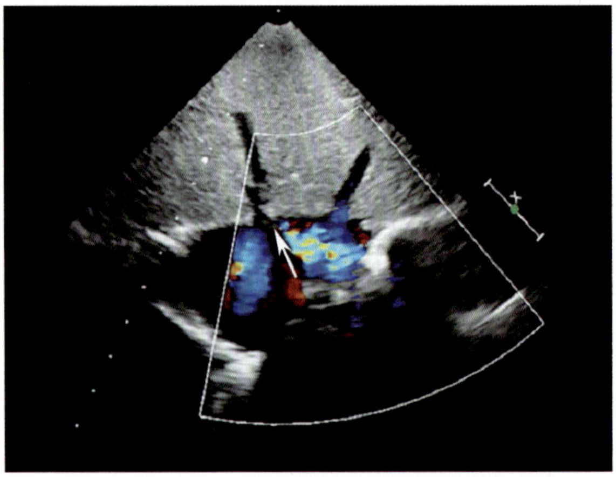

图 11-23-4 剑突下腹腔大血管切面
箭头所示为直接汇入心房的肝静脉

(4) 其他合并畸形:根据节段分析法采用多个切面观和多种显像方式进行系统扫查,检出其他的合并畸形。无脾或多脾患者常伴随体静脉异位引流。

【鉴别诊断】

主要与肺静脉畸形引流鉴别。

1. 两者相同点

(1) 均为静脉系统引流途径异常,并根据种类不同可在不同部位探及异常的引流血管,或在心房探及异常血管回流。

(2) 两者都可能出现发绀。

(3) 两者可以同时存在,如内脏异位综合征患者。

2. 两者区别

(1) 异常引流血管收集的静脉不同:分别为体静脉和肺静脉。

(2) 异常引流血管的血流方向可能不同:例如心上型肺静脉畸形引流的垂直静脉血流向上,而体静脉畸形引流中的左上腔静脉血流向下;心下型肺静脉畸形引流的共同静脉干血流向下,而体静脉畸形引流中下腔静脉近心端缺如患者血流通过半奇静脉或奇静脉向上。

(3) 引流血管频谱差异:分别为肺静脉及体静脉频谱。

【超声心动图诊断价值】

超声心动图是诊断 ASVD 一线的影像学方法。超声心动图可清晰地显示静脉引流途径,同时评价其他心脏合并畸形。不仅能够准确地诊断 ASVD,还可以对体静脉引流途径,分流量进行评估,判断是否需要手术。体静脉异位引流患者部分合并内脏异位综合征,该患者常合并多发畸形,由于静脉畸形引流种类繁多,变异复杂,以及超声扫查时声窗的局限性,部分患者需要进行 CT 检查,多层螺旋 CT、CMR 和心导管造影检查是必要的补充。

(马 宁)

第二十四节　冠状动脉畸形

先天性冠状动脉畸形（anomalies of the coronary artery）是一组以冠状动脉起源、走行、数目、连通异常及血管壁本身发育异常为特征的先天性畸形，可分为冠状动脉瘘和冠状动脉起源异常两大类。

一、冠状动脉瘘

【概述】

冠状动脉瘘（coronary artery fistula）是指正常起源的左、右冠状动脉的主支或分支与心腔或大血管之间相交通。该病的发病率较低，占先天性心脏病的0.25%～0.4%，在心血管造影检查中的发生率为0.018%～0.18%，占冠状动脉畸形发生率的8%～13%。其自然愈合的可能性极小。本病多无明显症状可存活至成年，但随着年龄的增长并发症增多，而手术治疗的危险性较小，因而多主张早期手术治疗。

【病理】

先天性冠状动脉瘘是由于胚胎期心肌中血管窦状间隙的发育障碍导致冠状动脉和心腔间出现异常交通从而形成瘘管。其可发生于右冠状动脉或左冠状动脉，也可为双侧发病，但以右冠状动脉瘘多见，占50%～60%，左冠状动脉瘘约占30%～40%，双侧冠状动脉瘘较少见，仅有2%～10%。冠状动脉瘘可进入心脏和大血管的任何部位，其引流进入部位的发生率顺序分别为：右心室（42%）、右心房（25%）、肺动脉（17%）、冠状静脉窦（7%）、左心房（5%）、左心室（3%）、下腔静脉（1%）。其中瘘入肺动脉者多数为左冠状动脉。

异常交通的冠状动脉显著扩张、粗大或扭曲，有时形成梭形扩张或囊状动脉瘤。囊状扩张的冠状动脉瘤内可形成血栓，少有冠状动脉瘤破裂发生。发生病变的冠状动脉一般开口较正常粗大，但末端瘘口细小。瘘口多为一个，也可为多个。患儿心脏可有不同程度的增大，其心脏腔室的大小与冠状动脉瘘所致的血流动力学改变密切相关。

【病理生理】

冠状动脉瘘对血流动力学的影响主要取决于瘘口的大小和瘘入的部位及有无合并其他畸形。当其瘘入右心系统时，由于体循环压力高于肺循环，可形成左向右分流。而当瘘入左心系统时，则其血流动力学与主动脉瓣关闭不全类似。由于心肌血管床的阻力明显高于心腔，因而存在瘘管的冠状动脉大部分血流经瘘管流入心腔，仅少部分供应心肌，致使心肌血流灌注减少，相应区域心肌出现缺血表现，形成冠状动脉“窃血”。由于多数冠状动脉瘘瘘管较小，分流量小，因而对血流动力学影响不大。而瘘管较大时，若进入右侧心脏还可增加右心室负荷和肺血流量。若进入左侧心脏则可加重左心室负荷，出现左心室扩大。

当冠状动脉瘘入心房或静脉时，因心房及静脉压力低，扩容性大，而且房壁及静脉壁薄，瘘口不随心脏收缩变窄，所以其血液分流量比瘘入心室者多。而瘘入右心室者，其分流量则比瘘入左心室者多。由于右心室收缩时其右心室腔内压力亦较低，收缩期和舒张期均有左向右分流，右心负荷增加，肺血流量增多，长期左向右分流可形成轻度或中度肺动脉高压。瘘入左心室时，因收缩期左心室腔内压力明显增加并高于主动脉压力，因而在收缩期瘘管内没有血液分流，心室舒张期左心室腔内压力明显减低，可有大量血液经冠状动脉瘘进入左心室，使左心负荷增加。

【临床特点】

冠状动脉瘘患儿约半数以上可无症状，仅在体检时发现心脏杂音。较小的冠状动脉瘘可无任何临床症状，较大的冠状动脉瘘及左向右分流量较大者，可伴有临床症状，如心悸、胸闷、呼吸困难等。如瘘管进入右心房者，则更易出现心衰症状。瘘入冠状静脉窦者则易发生房颤。“冠状动脉窃血现象”可导致缺血性心绞痛，但很少发生心肌梗死。体格检查时，心前区可听到连续性杂音并伴局部震颤，杂音最响部位取决于冠状动脉瘘入心脏的部位。右心室瘘者，以胸骨左缘4、5肋间舒张期杂音最响，而瘘入右心房者，则胸骨右缘第2肋间收缩期杂音最响。肺动脉或左心房瘘的杂音则沿胸骨左缘第2肋间最响。

【超声心动图检查要点和表现】

1. 检查要点

（1）冠状动脉瘘开口的位置及大小，瘘口处血流的速度和时相；

（2）扩张瘘管的走行及内径，与正常冠状动脉开口的连接关系，冠状动脉开口处扩张的程度；

（3）瘘入心腔或血管的大小，合并的其他畸形。

2. 超声心动图表现　冠状动脉瘘的血管走行复杂多变，依据病变类型的不同而走行各异。在进行超声扫查时应由正常的冠状动脉开口处开始观察，并不断改变探头的角度和方位，追踪显示迂曲增宽的冠状动脉直至瘘口。

（1）冠状动脉开口及走行：正常情况下，主动脉根部短轴图可显示左冠状动脉主干和左前降支、回旋支的起始段以及右冠状动脉起始段，而心尖五腔图可显示回旋支近端。右冠状动脉起始段也可于左心室长轴图和心尖五腔图获得。当存在冠状动脉瘘时，其相应冠状动脉可明显增宽、迂曲扩张（图 11-24-1，图 11-24-2）。较小冠状动脉瘘病变的冠状动脉可无扩张。频谱多普勒超声可显示冠状动脉起始段血流速度稍快，主要表现为舒张期血流信号。沿着增宽的冠状动脉进行追踪，多数患者可较完整的显示病变冠状动脉的血管走行。部分患者甚至可出现局部冠状动脉显著扩张而形成的冠状动脉瘤，其瘤内可形成血栓（图 11-24-3）。

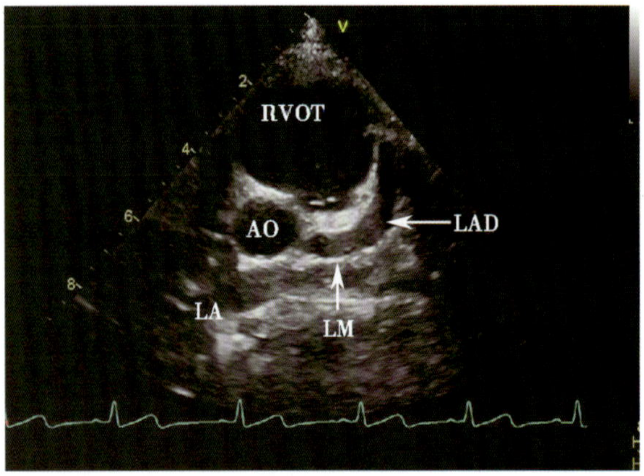

图 11-24-1　左冠状动脉 - 右室瘘冠脉开口超声表现
心底短轴图，可见左冠状动脉主干及前降支内径明显扩张，内径超过 6mm；LM：左冠状动脉主干；LAD：左前降支；AO：主动脉；LA：左房；RVOT：右室流出道

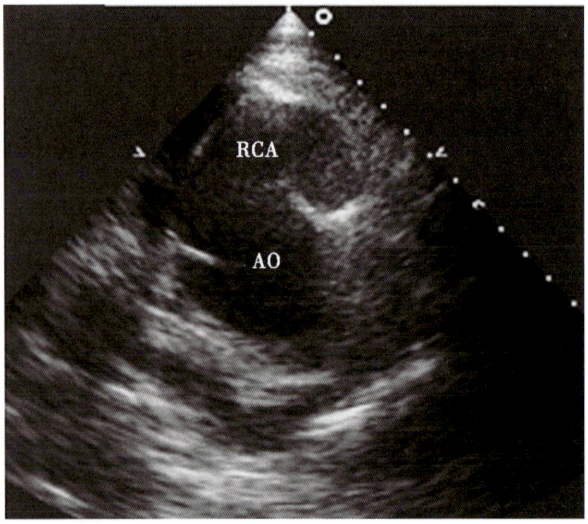

图 11-24-2　右冠状动脉瘘二维超声表现
非标准主动脉根部短轴图，可见右冠状动脉主干明显迂曲扩张；RCA：右冠状动脉；AO：主动脉

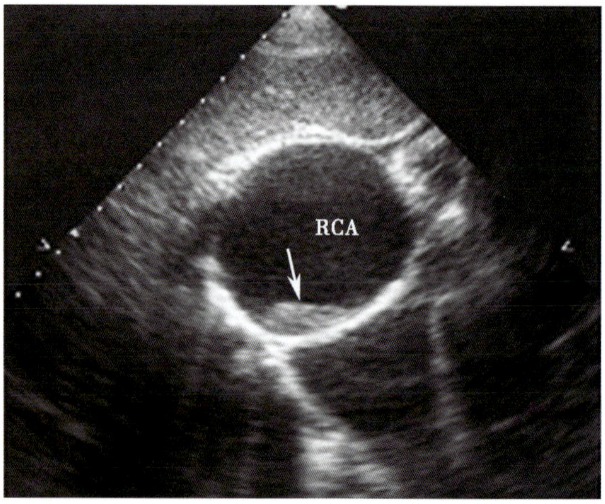

图 11-24-3　右冠状动脉瘤样扩张并血栓形成超声表现
非标准剑突下切面观，可见右冠状动脉呈瘤样扩张，腔内可见团块样血栓回声（箭头）；RCA：右冠状动脉

由于不同冠状动脉分支的走行和分布有所不同，根据其走行的位置可有助于判断为哪一支冠状动脉发生瘘管交通。

1）左前降支：近 1/3 段可由胸骨旁左心室长轴图及主动脉短轴图显示。非标准的左心两心腔图可显示走行于前室间沟处前降支中及远段。左心室短轴图，在左心室和右心室交界处的前室间沟内可显示前降支的短轴。剑突下高位的四腔图可显示走行于前室间沟处前降支近、中及远段。

2）左回旋支：主动脉短轴图、心尖五腔图显示回旋支近 1/3 节段。探头位于心尖部，显示出五腔心图。中 1/3 节段可由心尖四腔图获得，于四腔图房室沟的左侧可见回旋支的短轴。回旋支的远 1/3 节段可从低位的心尖四腔图、剑突下四腔图于后房室沟处显示。亦可于常规的胸骨旁左心室短轴图显示。

3）右冠状动脉：近 1/3 节段可于胸骨旁主动脉短轴图、亦可从高位的心尖五腔图和剑突下四腔图显示。中段可由心尖四腔图、剑突下四腔图显示右冠状动脉沿右心房室沟行走。远段可由低位的心尖四腔图、剑突下四腔心图和胸骨旁右心室流入道图显示。右冠状动脉后降支可从胸骨旁右心室流入道图和剑突下四腔图显示。

（2）瘘口及引流的瘘管：对迂曲增宽的冠状动脉进行追踪可以直至显示冠状动脉瘘的引流入口。常见引流进入部位的顺序为：右心室、右心房、肺动脉、冠状静脉窦、左心房、左心室、下腔静脉。根据冠状动脉瘘与心腔和大血管连接处瘘口的类型可分为以下几种：

1）单发瘘，此为冠状动脉主支或分支末端瘘，此种类型最为多见；

2）多发瘘或网状血管丛样交通；

3）旁侧瘘，瘘口位于冠状动脉主支的侧面与心腔形成一侧壁交通。

冠状动脉瘘口处可显示高速血流信号流入相应心腔或动脉（图 11-24-4，图 11-24-5）。多数患者进行超声心动图检查时，第一发现就是心腔或动脉内的异常血流信号，进一步追踪才发现冠状动脉瘘口。瘘口处频谱多普勒除瘘入左心室为舒张期血流外，瘘入其他部位均为连续性血流信号。对瘘口进行多角度、多切面观察，可见与瘘口相连、扩张的瘘管，其内也可见到较快的血流，频谱多普勒多

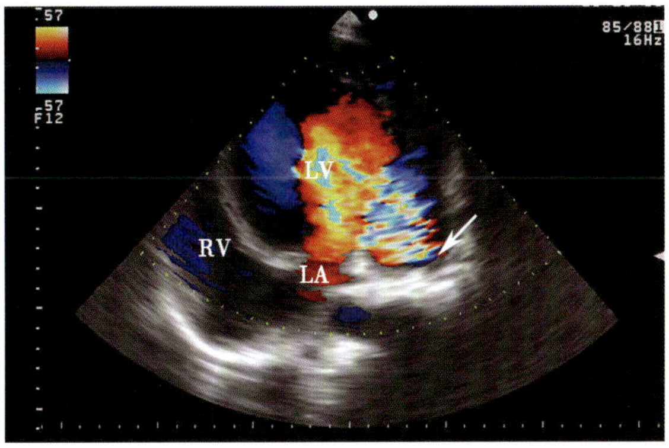

图 11-24-4　左冠状动脉 - 左室瘘彩色多普勒超声表现

非标准心尖四腔图，显示左室近房室瓣环处异常彩色血流信号流入左室腔；箭头示左冠状动脉 - 左室瘘瘘口；LA：左房；LV：左室；RV：右室

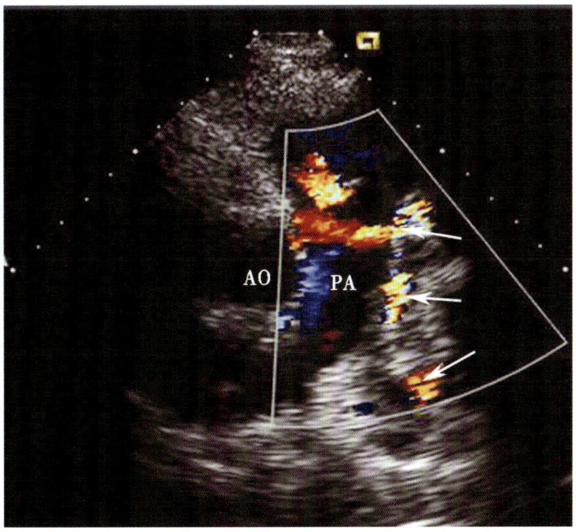

图 11-24-5　右冠状动脉 - 肺动脉瘘彩色多普勒超声表现

大动脉短轴图，显示肺动脉内可见异常血流信号自侧壁流入；箭头示右冠状动脉 - 肺动脉瘘；AO：主动脉；PA：肺动脉

数表现为连续性血流信号。沿着相应扩张的瘘管逆行追踪，直至其起源开口，也可对冠状动脉瘘的血管属于冠状动脉哪一个分支进行判断。

当分流量较大时，主动脉可扩张，瘘口引流部位的房室腔可扩大。

【鉴别诊断】

1. 冠状动脉起源异常　冠状动脉 - 肺动脉瘘与冠状动脉异常起源于肺动脉均表现为肺动脉内的异常血流信号自异常开口的冠状动脉流入肺动脉内，但冠状动脉瘘时其冠状动脉开口仍属正常，心肌内侧支血流信号不明显；而冠状动脉起源异常时，在主动脉窦部仅能看见一支冠状动脉开口，另一支开口于肺动脉窦部，且心肌内可见丰富的侧支血流信号。

2. 冠状动脉瘤　先天性冠状动脉瘤是一种少见的先天性畸形，表现为冠状动脉的一段或多段呈瘤样扩张，通常位于冠状动脉的分叉处。可发生于一支冠状动脉主干和分支，也可多支同时发生，但以右冠状动脉为多见。其鉴别点在于冠状动脉瘤仅为局部扩张，冠状动脉开口处扩张不明显，且与心脏的腔室和血管间无异常交通；冠状动脉瘘则为病变的冠状动脉全程扩张，且与心脏的腔室和血管间相交通，多普勒超声显示冠脉内血流速度和方向有明显改变。

3. 川崎病　川崎病又称皮肤黏膜淋巴结综合征，其冠状动脉可扩张或形成冠状动脉瘤。其主要鉴别点也是冠状动脉与心脏的腔室和血管间无异常交通。其鉴别要点详见川崎病章节。

【超声心动图诊断价值】

以往冠状动脉畸形多由冠状动脉造影作出诊断，近年来随着超声二维分辨率的提高和彩色多普勒对冠状动脉血流显示能力的提升，常规超声心动图已经能够较完整地显示冠状动脉畸形的病理解剖和血流动力学改变，已成为诊断冠状动脉畸形的重要方法，超声心动图也常作为瘘管外科手术封堵术后残余漏随访观察的重要手段。但是，由于异常的冠状动脉走行途径多样，开口变化较复杂，在扫查其血管走行时需要熟练的操作技术，对超声心动图医师的要求较高，因而对结果的准确性有一定影响。

二、冠状动脉起源异常

【概述】

冠状动脉起源异常（anomalous origin of coronary artery）是指左、右冠状动脉不起自相应的左、

右冠状动脉窦，而起自主动脉的其他部位或肺动脉的一系列畸形，在冠状动脉造影检查中其发生率为0.3%～1%。其中冠状动脉异常起源于肺动脉、尤其是左冠状动脉起源异常的患儿，由于其血流动力学改变显著，因而易发生心肌缺血、心肌梗死及猝死等。

【病理】

1. 冠状动脉异常起源于肺动脉 包括左冠状动脉起源异常、右冠状动脉起源异常及双冠状动脉起源异常，其中以左冠状动脉常见。双冠状动脉起源于肺动脉由于出生后肺动脉压力下降，心肌缺氧，患儿很快死亡，因而较少见。冠状动脉异常起源于肺动脉时，多数仅为开口部位的异常，其行程和分布仍然正常。其开口多位于肺动脉的左或右窦内紧靠肺动脉瓣之上。左冠状动脉起源于肺动脉的位置多在左肺动脉窦，右冠状动脉起源于肺动脉根部右侧。冠状动脉常扩张、迂曲，管壁变薄。左冠状动脉起源异常多独立存在，亦可合并其他畸形，如动脉导管未闭、室间隔缺损、Fallot 四联症、房室通道、大动脉转位及主动脉缩窄等。

2. 冠状动脉异常起源于主动脉 本病主要指左、右冠状动脉不起自相应的左、右冠状动脉窦，而起自主动脉的其他部位，包括左冠状动脉主干异常起源于右冠状动脉窦、右冠状动脉起源于左冠状动脉窦以及左回旋支或前降支异常起源于右冠状动脉窦或右冠状动脉等。

（1）左冠状动脉主干起源于右冠状动脉窦：此时左冠状动脉窦内无冠状动脉的开口，而右冠状动脉窦内则有两个冠状动脉的开口。左冠状动脉主干自右冠状动脉窦发出后走行一较长的距离后再分为左前降支和回旋支。

（2）右冠状动脉起源于左冠状动脉窦：此时右冠状动脉多开口于左冠状动脉主干开口的前方，于主动脉和肺动脉之间右行至右房室沟下行，与正常右冠状动脉分布的区域相同。

（3）左回旋支起源于右冠状动脉窦或右冠状动脉：该畸形可分为三种类型：回旋支与右冠状动脉分别开口于右冠状动脉窦、回旋支与右冠状动脉共同开口于右冠状动脉窦以及回旋支起源于右冠状动脉。

3. 单冠状动脉畸形 指仅有单一的一支冠状动脉起源于主动脉，既可起自右冠状动脉窦，也可起自左冠状动脉窦。左冠状动脉缺如的单右冠状动脉畸形患者，其左冠状动脉均起源于右冠状动脉近段，行走于主动脉和肺动脉圆锥之间，到达左侧后再进一步按左前降支和回旋支走行并发出相应分支。而右冠状动脉缺如的单左冠状动脉畸形患者，其右冠状动脉可经三种方式由左冠状动脉代偿：第一种是自左冠状动脉系统近端发出后向右侧行走，至正常右冠状动脉近段位置后再向远端行走并依次发出右冠状动脉的各个分支。这种畸形最常见，其中又以右冠状动脉发自左前降支近段多见，其次为发自左主干。第二种是由粗大回旋支远端延续后逆行发出右冠状动脉的各个分支。第三种是由前降支远端延续，在前降支的中段、远端及绕过心尖部后分别发出代替右冠状动脉的圆锥支、右室支、后降支及左室后支等各个分支，这种畸形最少见。

【病理生理】

1. 冠状动脉异常起源于肺动脉 本病的病理生理取决于体循环和肺循环间的压差以及左、右冠状动脉系统之间有无侧支循环。

（1）左冠状动脉起源于肺动脉：胎儿时期，由于主动脉和肺动脉的压力和血氧饱和度相近，此时左冠状动脉足以灌注心肌。虽然左冠状动脉灌注不饱和血，也仍然可以供应足够的氧。出生后，由于肺动脉的压力及血氧饱和度均明显低于体循环压力，因而导致氧消耗较大的左心室出现缺血缺氧，出现心肌缺血甚至心肌梗死等后果。初期，心脏通过血管扩张减低血管阻力，以达到增加左心室心肌血流量的目的。随着扩张能力下降，患儿则逐渐出现心肌缺血。最初仅发生于婴儿活动如吃奶、哭叫时。随后严重的供氧不足则导致左心室前侧壁心肌梗死，发生充血性心力衰竭。充血性心力衰竭并可因前乳头肌梗死和二尖瓣环的扩大所导致的二尖瓣关闭不全而进一步加重。

如出生后患儿冠状动脉侧支循环建立较好，则在正常起源的右冠状动脉和异常起源的左冠状动脉之间可形成广泛的交通支。此时血流由右冠状动脉经侧支循环逆向进入左冠状动脉。部分患儿由于心肌内血流能够维持静息甚至运动状态下的心肌供血，因而可存活至成年。但由于左冠状动脉与压力较低的肺动脉相连接，侧支循环的血流大部分流向肺动脉而不流入阻力较高的心肌内血管，因而可产生冠状动脉 - 肺动脉“窃血”，形成左向右分流。

（2）右冠状动脉起源于肺动脉：尽管右冠状动脉异常起源于肺动脉，但由于右心室壁张力低，尚能使心肌获得一定的血液供应。而右心室相对耗氧量也较少，可不发生心肌缺血，因而患者预后多良好。当侧支循环建立后，则右心室的血液可由左冠状动脉经侧支循环供应。丰富的侧支循环还可产生冠状动脉“窃血”现象，使左冠状动脉分布的区域供血不足。此时，血流由左冠状动脉经侧支循环逆向流入右冠状动脉，进而进入压力较低的肺动脉，从而在肺动脉水平产生左向右分流。

2. 冠状动脉异常起源于主动脉

（1）左冠状动脉主干起源于右冠状动脉窦：当左冠状动脉主干走行于肺动脉干的前方和主动脉的后方时，一般不导致心肌缺血的改变，与青少年的猝死无明显的关系。当左冠状动脉走行于主动脉和肺动脉之间时，与年轻人发生心肌梗死和猝死有密切的关系，尤其易发生于剧烈运动之后，且多发生于男性。其发病机制虽不十分清楚，但可能与以下因素有关：异常冠状动脉起始处的角度变小；异常起源的冠状动脉开口呈裂隙状；运动时主、肺动脉同时扩张而挤压行走于其间的冠状动脉导致其供血不足。

（2）右冠状动脉起源于左冠状动脉窦：通常这种病变畸形不引起心脏病变，但亦有报道可导致心肌梗死和猝死。其发病机制与左冠状动脉起源于右冠状动脉窦或右冠状动脉，经主动脉和肺动脉之间走行导致心肌梗死和猝死的机制相同，主要与异常冠状动脉起始处的角度变小，冠状动脉开口呈裂隙状，和运动时主、肺动脉同时扩张而挤压行走于其间的冠状动脉导致其供血不足等因素有关。

（3）左回旋支起源于右冠状动脉窦或右冠状动脉：此种畸形其血流动力学没有改变，亦不影响心肌供血，如不合并其他畸形，患者可无任何临床症状，因而亦可将其视为正常变异。但易发生冠状动脉粥样硬化，导致心肌缺血。且在主动脉瓣和二尖瓣置换术的患者，其瓣环可能会对回旋支产生挤压而影响冠状动脉的供血。

3. 单冠状动脉畸形　单冠状动脉畸形多与劳累型心绞痛、急性心肌梗死、心源性猝死等有直接关系，其机制可能是：缺如的冠状动脉从对侧的单冠状动脉发出后多需在主动脉和肺动脉圆锥之间行走才能到达相应区域，该段血管在心脏收缩时会受到压迫，导致缺血、心肌梗死乃至猝死的发生。此外缺如冠状动脉区域的心肌虽然由对侧提供分支供血，但有时供血量不足，从而诱发劳累型心绞痛的发作。

【临床特点】

本病临床表现差异较大，有的出生后有明显的症状，甚至迅速死亡。有的几乎没有症状，仅于体检时偶然发现。左冠状动脉起源于肺动脉者临床表现多较明显，在婴儿期于吃奶、哭叫时发生心肌缺血，重者发生心肌梗死和充血性心力衰竭而死亡。存活至成年后也可出现心肌缺血发生心绞痛、心肌梗死、心力衰竭，甚至猝死。心脏可扩大，出现第三心音、第四心音和奔马律。胸骨旁可闻及收缩期或连续性杂音。出现瓣膜反流时可出现相应的杂音。右冠状动脉起源于肺动脉者临床表现多较轻。

【超声心动图和诊断要点】

1. 诊断要点

（1）冠状动脉开口的部位、内径、血流方向及流速；

（2）心肌内侧支血流信号的显示、流速及方向；

（3）心室腔大小、室壁运动及瓣膜反流等。

2. 超声心动图表现

（1）冠状动脉异常起源于肺动脉：正常的冠状动脉起源处无法观测到冠状动脉开口，于心底短轴图肺动脉内见异常血管开口。左冠状动脉起源异常时多起自于肺动脉的左后侧，右冠状动脉则多起自于肺动脉根部的右侧（图 11-24-6）。由于存在从正常起源冠状动脉到异常起源冠状动脉的大量分流，因而病变冠状动脉和正常起源的冠状动脉均呈代偿性扩张。彩色多普勒显示肺动脉内冠状动脉开口处可见经异常起源的冠状动脉逆向流入肺动脉的分流信号，其异常起源的冠状动脉内血流方向为由开口远端流向近端（图 11-24-7）。脉冲多普勒检测血流信号多为连续性，以舒张期为主，血流速度多较低。

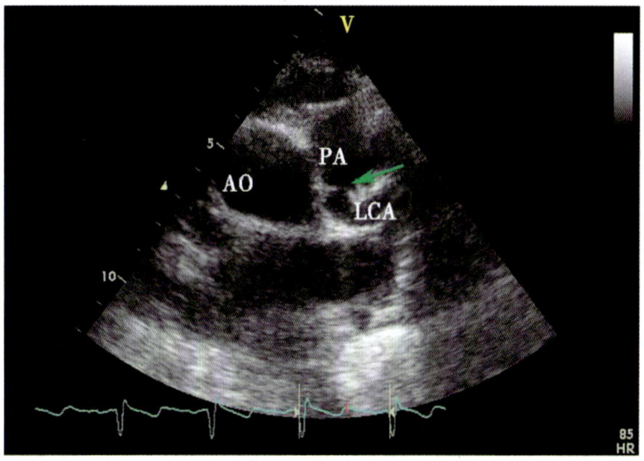

图 11-24-6　左冠状动脉异常起源于肺动脉超声表现
大动脉短轴图，可见左冠状动脉异常开口于肺动脉，箭头示冠状动脉异常开口；AO：主动脉；PA：肺动脉；LCA：左冠状动脉

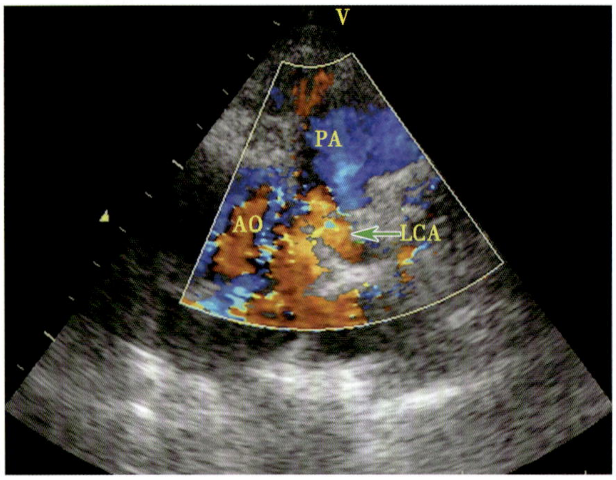

图 11-24-7　左冠状动脉异常起源于肺动脉彩色多普勒超声表现

大动脉短轴图，显示左冠状动脉异常开口于肺动脉，可见血流信号经异常开口的左冠状动脉逆向流入肺动脉；箭头示冠状动脉异常开口；AO：主动脉；PA：肺动脉；LCA：左冠状动脉

由于多数患儿心肌内可存在丰富的侧支循环，因而采用彩色多普勒显示心肌时，在左右冠状动脉交汇区的心肌组织内可显示明显的血流信号，以室间隔内的血流信号最为明显。左冠状动脉起源于肺动脉时，室间隔内血流方向由后向前，即由右冠状动脉的血流分布区流向左冠状动脉的血流分布区（图 11-24-8）。而右冠状动脉起源于肺动脉时，室间隔心肌内血流方向由前向后，即由左冠状动脉的血流分布区流向右冠状动脉的血流分布区。频谱多普勒显示室间隔心肌内血流频谱表现为连续性的湍流频谱，左冠状动脉起源于肺动脉时频谱为正向，右冠状动脉起源于肺动脉时频谱为负向。

由于冠状动脉窃血导致心肌缺血，相应心室腔可扩大，室壁运动减弱。严重者可出现心内膜增厚、乳头肌缩小、回声增强和心肌梗死的相关表现。

（2）冠状动脉异常起源于主动脉：由于冠状动脉异常起源于主动脉时，其血管腔的内径和血流动力学多无明显变化，因此检查时应重点观察左、右冠状动脉窦的冠状动脉开口情况及其近端的冠状动脉血管形态和走行。在进行远端冠状动脉追踪扫查时，需要不断变换切面以追踪其血管走行。部分超声设备具有专门设置的冠状动脉血流条件，可以有助于冠状动脉内血流信号的显示（图 11-24-9）。而脉冲多普勒检测时，其冠状动脉血流频谱表现为舒张期为主（图 11-24-10）。

1）当左冠状动脉主干或右冠状动脉起源异常时，相应冠状动脉窦内未见正常冠状动脉开口，而

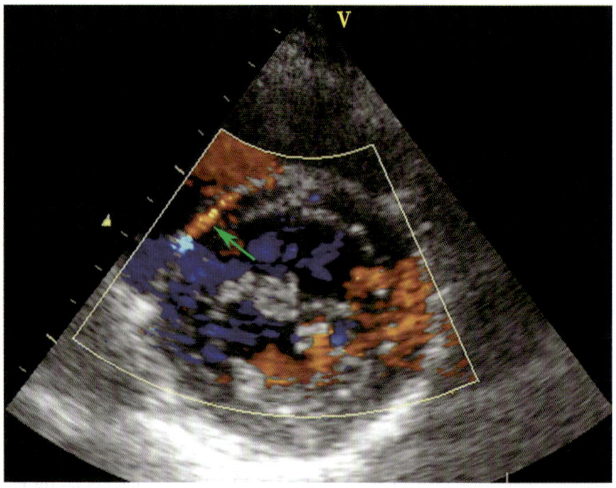

图 11-24-8　左冠状动脉异常起源于肺动脉心肌内丰富侧支血流

左室短轴图，室间隔内可见丰富侧支血流信号，由右冠状动脉的血流分布区流向左冠状动脉的血流分布区；箭头示室间隔内丰富侧支血流

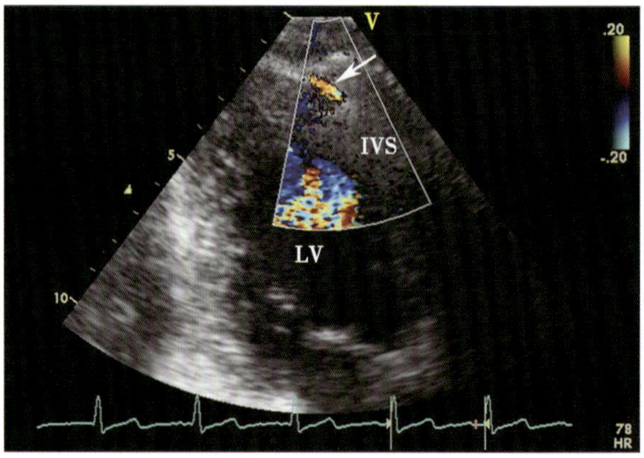

图 11-24-9　左冠状动脉前降支远端彩色多普勒血流图

非标准左室两腔切面观，采用冠状动脉血流条件，前间隔内可见左冠状动脉前降支血流信号；LV：左室；IVS：室间隔；箭头示前降支远端冠状动脉血流信号

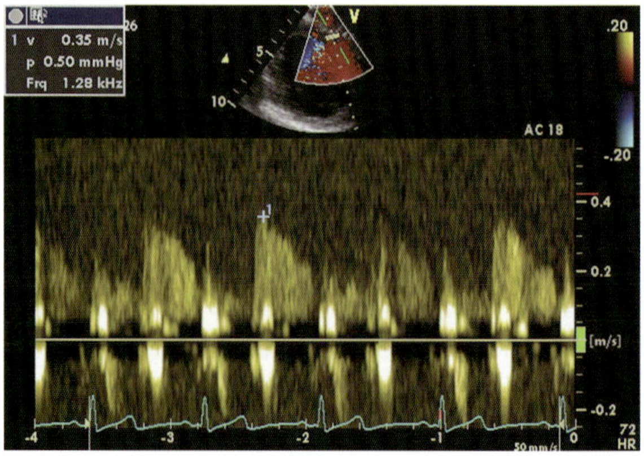

图 11-24-10　左冠状动脉前降支远端脉冲多普勒频谱图

非标准左室两腔切面观，采用脉冲多普勒检测前降支远端血流，可见冠状动脉内血流频谱以舒张期血流为主

在另一冠状动脉窦内看见两支冠状动脉开口。右冠状动脉开口多位于前方，左冠状动脉开口多位后方。右冠状动脉异常起源于左冠状动脉窦时，右冠状动脉多于主动脉和肺动脉间向右行走；而左冠状动脉主干异常起源于右冠状动脉窦时，其血管走行较为复杂，可沿主动脉的后方向左行进，或于主动脉和右室流出道的前方向左行走，亦可于主动脉和肺动脉之间走行。

2）当左冠状动脉分支起源异常时，可于右冠状动脉窦内见 2 个独立的开口。右冠状动脉开口多位于前方，而左冠状动脉分支多位于后方。回旋支异常起源右冠状动脉窦时，可见沿主动脉的后壁向左经左心耳下方下行至房室沟处；前降支异常起源右冠状动脉窦时，则多于右室流出道的前方或室间隔内行至前纵沟。此时，左冠状动脉窦内也仍可见一个冠状动脉开口，但其冠状动脉近端未见正常的分叉结构。

（3）单冠状动脉畸形：单冠状动脉畸形超声心动图主要观察冠状动脉的起始部位及血管走行。单一右冠状动脉，于右冠状动脉窦内见有一支冠状动脉开口，左冠状动脉窦内则无冠状动脉开口；单一左冠状动脉，于左冠状动脉窦内见有一支冠状动脉开口，而右冠状动脉窦内则无冠状动脉开口。

【鉴别诊断】

1. 冠状动脉瘘　详见“冠状动脉瘘”章节。

2. 冠状动脉瘤　先天性冠状动脉瘤是一种少见的先天性畸形，表现为冠状动脉的一段或多段呈瘤样扩张，通常位于冠状动脉的分叉处。可发生于一支冠状动脉主干和分支，也可多支同时发生，但以右冠状动脉为多见。其鉴别点在于冠状动脉瘤仅为局部扩张，冠状动脉起源正常，管腔扩张不明显，且与心脏的腔室和血管间无异常交通；冠状动脉起源异常则为病变的冠状动脉全程扩张，且与心脏的腔室和血管间相交通，多普勒超声显示冠脉内血流速度和方向有明显改变。

3. 川崎病　川崎病又称皮肤黏膜淋巴结综合征，其冠状动脉可扩张形成冠状动脉瘤。其主要鉴别点也是冠状动脉与心脏的腔室和血管间无异常交通。其鉴别要点详见川崎病章节。

【超声心动图诊断价值】

以往冠状动脉畸形多由冠状动脉造影作出诊断，近年来随着超声二维分辨率的提高和彩色多普勒对冠状动脉血流显示能力的提升，常规超声心动图已经能够较完整地显示冠状动脉畸形的病理解剖和血流动力学改变，已成为诊断冠状动脉畸形的重要方法。当存在冠状动脉起源异常时，由于冠状动脉开口部位的改变，加之冠状动脉开口形态的变化，冠状动脉造影时插管有时较困难，而超声心动图可引导导管的正确插入，因而具有重要的辅助参考作用。

（谢谨捷）

第二十五节　肺动脉吊带

【概述】

肺动脉吊带（pulmonary artery sling，PAS）是一种罕见的先天性心血管畸形，属于血管环的一种。根据异常起源的肺动脉分支部位，分为左肺动脉吊带和右肺动脉吊带。左肺动脉吊带是指左肺动脉起源于右肺动脉，右肺动脉吊带是指右肺动脉起源于左肺动脉。异常起源的肺动脉分支走行于气管与食管之间，最终到达肺门，环绕气管支气管。1897 年 Glaevecke 与 Doehle 等最早对该疾病进行了详细的描述，1958 年 Pawade 首次命名为肺动脉吊带。占所有主动脉弓畸形的 3%～6%，男女发病率之比为 3∶2，大约 50% 以上合并其他心血管系统畸形。本病预后差，若不经治疗，90% 的患儿将在 1 岁以内死亡。右肺动脉吊带非常罕见，本节所讲肺动脉吊带均指左肺动脉吊带。

【病理】

胚胎发育时，左、右肺动脉由左、右原基肺动脉发育而成，左、右原基肺动脉分别与两侧第 6 弓动脉相连，经过一系列的胚胎发育，形成正常的肺动脉分叉。当左侧原基肺动脉不能与左侧第 6 弓动脉相连时，左侧原基肺动脉则通过气管周围的原始间充质血管与右侧原基肺动脉相连，导致左肺动脉异常起源于右肺动脉，称之为左肺动脉吊带。当右侧原基肺动脉不能与右侧第 6 弓动脉相连时，右侧原基肺动脉则通过气管周围的原始间充质血管与左侧原基肺动脉相连，导致右肺动脉异常起源于左肺动脉，称之为右肺动脉吊带。整个左肺动脉起源于右肺动脉称之为完全性左肺动脉吊带；左上肺动脉起源正常，左下肺动脉起源于右肺动脉，则称之为左下肺动脉吊带，也称之为部分性左肺动脉吊带，或迷走左下肺动脉。右肺动脉吊带非常罕见，本节所讲肺动脉吊带均指左肺动脉吊带。

病理特征为主肺动脉的位置正常，并与右肺动脉正常连接，而左肺动脉异常起源于右肺动脉后壁；左肺动脉呈半环状绕过右主支气管起始部，自右向左走行于气管远端与食管之间，最终进入左侧肺门，形成不完整血管环。当同时存在动脉韧带或动脉导管连接主肺动脉，走行于左主支气管的前上方，并且连接于降主动脉时，则形成完整血管环。肺动脉吊带常合并节段性气管支气管狭窄、支气管桥形成、气管支气管软化及其他心血管畸形，如房间隔缺损或卵圆孔未闭、永存左上腔静脉、动脉导管未闭、室间隔缺损、左肺动脉狭窄、法洛四联症等。

【病理生理】

左肺动脉压迫气管、支气管可引起肺不张、肺气肿等，出现呼吸困难；常继发反复的肺部感染。压迫食管可出现食管狭窄的症状。心血管系统症状则取决于合并畸形的种类。

【临床特点】

新生儿期可出现气急、喘鸣、发绀等症状，分泌物滞留可导致肺不张及反复的肺部感染，出现阵发性呼吸困难，甚至昏迷死亡；症状的持续时间和严重程度主要取决于合并气管支气管畸形的程度。左肺动脉较少压迫食管，并且症状出现较晚，婴幼儿可出现呛奶，年长儿童可出现进食时间长、吞咽困难等消化系统症状。心电图无特异性表现。X 线显示右肺过度灌气及纵隔推向左侧。

【超声心动图检查要点和表现】

1. 检查要点

(1) 肺动脉分支的显示，左肺动脉起源的判断；

(2) 左肺动脉内径、走行的判断；

(3) 左肺动脉与气管前后关系的判断；

(4) 合并畸形的检出。

2. 超声心动图表现 完全性肺动脉吊带的超声表现：①剑突下肺动脉长轴图，正常肺动脉分叉处不能显示左肺动脉；②大动脉根部短轴图，正常人可常规显示肺动脉总干及其左、右肺动脉分支；肺动脉吊带患者正常左肺动脉起始处无显示，在右肺动脉第一级分支开口前见左肺动脉开口；左肺动脉起自右肺动脉的特征性表现为左肺动脉的左侧可显示气管强回声（图 11-25-1）；CDFI 显示右肺动脉血流进入左肺动脉（图 11-25-2），流速曲线与右肺动脉相同；如果左肺动脉开口狭窄，可以显示高速血流；③胸骨上窝右肺动脉长轴图，可见右肺动脉于第一级分支前发出左肺动脉，右肺动脉粗于左肺动脉。

部分性肺动脉吊带的超声表现：①剑突下肺动脉长轴、大动脉短轴图在肺动脉分叉处显示左上肺动脉发自肺动脉总干；②大动脉短轴及胸骨上窝右肺动脉长轴图显示右肺动脉扩张，在右肺动脉第一级分支开口前左下肺动脉发自右肺动脉（图 11-25-3）；CDFI 显示右肺动脉血流进入左下肺动脉（图 11-25-4）。

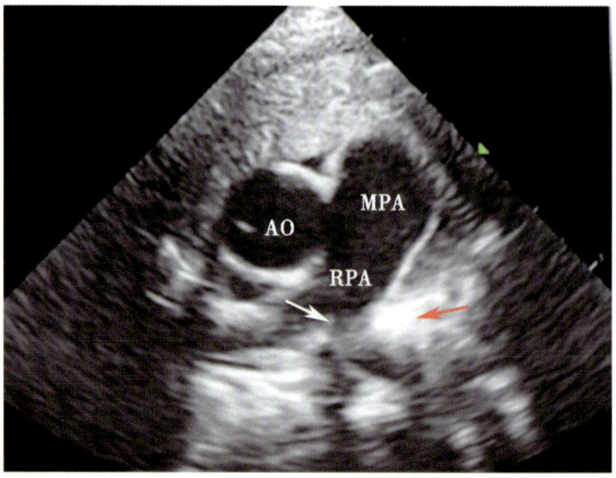

图 11-25-1 完全性左肺动脉吊带

高位胸骨旁右心室流出道图显示右肺动脉与肺动脉总干延续，左肺动脉发自右肺动脉（白色箭头），位于气管（红色箭头）后方；AO：主动脉；MPA：主肺动脉；RPA：右肺动脉

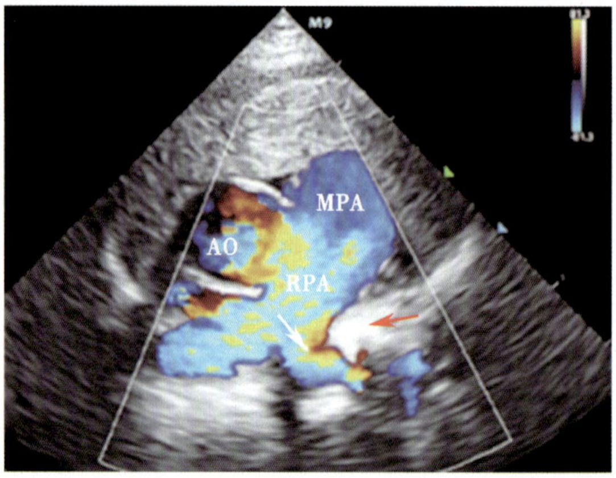

图 11-25-2 完全性左肺动脉吊带

高位胸骨旁右心室流出道图显示左肺动脉吊带，右肺动脉向左肺动脉供血（白色箭头），左肺动脉位于气管（红色箭头）后方；AO：主动脉；MPA：主肺动脉；RPA：右肺动脉

【鉴别诊断】

1. 交叉肺动脉 正常右肺动脉开口稍低于左肺动脉，位于左肺动脉的右侧，两者不交叉。交叉肺动脉（crossed pulmonary artery）是指左肺动脉开口位于右肺动脉的右上方，两者交叉，但左肺动脉仍位于气管的前方。左肺动脉与气管的位置关系是鉴别诊断的要点。

2. 左肺动脉异常起源于主动脉 左肺动脉异

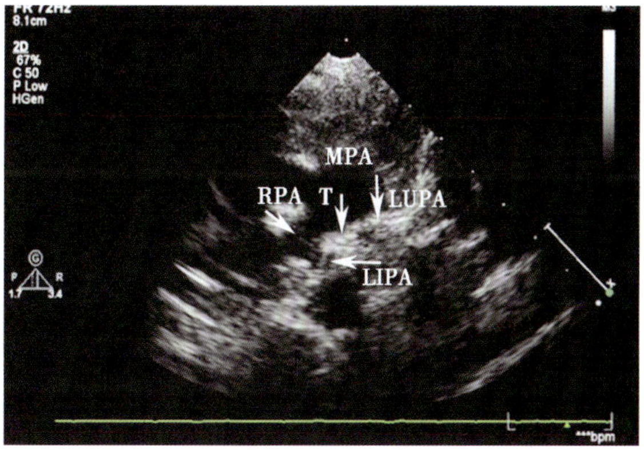

图 11-25-3 部分性左肺动脉吊带

高位胸骨旁右心室流出道图显示右肺动脉及左上肺动脉与肺动脉总干延续，左下肺动脉发自右肺动脉，位于气管后方；LIPA：左下肺动脉；LUPA：左上肺动脉；MPA：肺总动脉；RPA：右肺动脉；T：气管

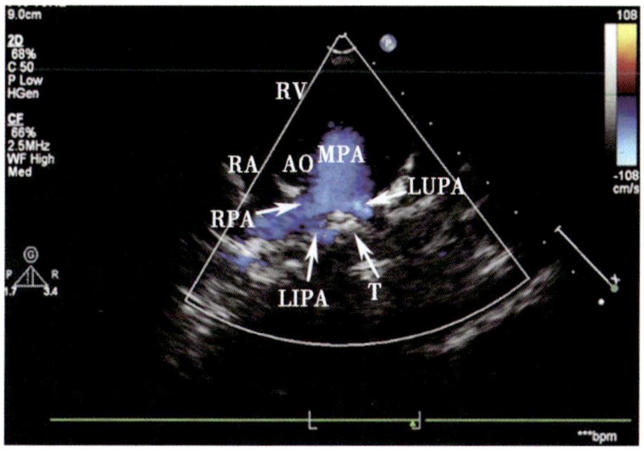

图 11-25-4 部分性左肺动脉吊带

高位胸骨旁右心室流出道图显示部分性左肺动脉吊带，右肺动脉向左下肺动脉供血（箭头），左下肺动脉位于气管后方；AO：主动脉；LIPA：左下肺动脉；LUPA：左上肺动脉；MPA：肺总动脉；RA：右心房；RPA：右肺动脉；RV：右心室；T：气管

常起源于主动脉与肺动脉吊带的共同点是超声检查未能显示正常的肺动脉分叉；前者左肺动脉与升主动脉延续，后者左肺动脉与右肺动脉延续；仔细显示左肺动脉起源是鉴别诊断的要点。

3. 左肺动脉缺如 左肺动脉缺如与肺动脉吊带的共同点是超声检查时未能探及正常的左肺动脉；前者多切面仔细检查均不能显示左肺动脉；后者可见左肺动脉与右肺动脉延续；是否存在左肺动脉是鉴别诊断的要点。

【超声心动图诊断价值】

超声心动图可以显示肺动脉分叉，判断肺动脉分支的起源，诊断肺动脉吊带。但超声心动图不能清晰地显示肺动脉分支的走行及其与食管、气管的关系，不能明确气管是否受压及其狭窄的程度。心脏CT检查可以清晰显示肺动脉分支的起源、走行及其与气管、食管的关系，明确诊疗方案。

（张玉奇）

第二十六节 肺动脉起源于主动脉

【概述】

肺动脉起源于主动脉（aortic origin of pulmonary artery，AOPA）是左肺动脉或右肺动脉中的一支起源于主动脉，但同时具有肺动脉瓣和主动脉瓣结构的一种罕见畸形，约占先天性心脏病的0.1%。既往，该病曾被称作“半动脉单干”，但是，AOPA与动脉单干显著的不同之处在于具有独立的两组半月瓣。右肺动脉起源于主动脉多见，其发生率是左肺动脉起源于主动脉的5～6倍。近端型约占85%，远端型约占15%。AOPA属于重症先天性心脏病，若得不到及时的诊治，70%～80%的患儿在1岁之内死亡。手术纠治应在诊断明确后尽早进行，目的是建立肺动脉正常的起源关系，以避免肺动脉高压和不可逆的肺血管病变。

【病理】

AOPA的一支肺动脉与肺动脉主干的连续性中断，可起源于主动脉的任何部位。根据肺动脉的起源位置，分为以下两种类型：

Ⅰ型（近端型）：一支肺动脉异常起源于升主动脉近端。多数为右肺动脉，异常起源于靠近主动脉瓣环的升主动脉后壁或左后壁；少数为左肺动脉，异常起源于靠近主动脉瓣环的升主动脉左侧壁、前壁或后壁。

Ⅱ型（远端型）：一支肺动脉异常起源于靠近动脉导管的升主动脉远端或靠近无名动脉处甚至直接起源于无名动脉本身，发自降主动脉者很少见。也以右肺动脉多见。

AOPA较少单独存在，常合并其他的心血管畸形，例如主肺动脉窗、动脉导管未闭、法洛四联症、主动脉离断、主动脉缩窄、室间隔缺损、房间隔缺损、体静脉畸形等。若同时存在主动脉弓发育不良或离断、主肺动脉窗和AOPA，则称为Berry综合征。

【病理生理】

AOPA的血流动力学特点是：早期出现并进行性进展的肺动脉高压。左心室的输出血流进入主动脉后，一部分血流供应体循环，另一部分血流则进入异常起源的单侧肺动脉，该侧肺血管床接受体循环压力较高的血流，称为“体循环肺”，暴露于体循环的压力之下极易产生患侧的肺动脉高压。与此同时，右心室的输出血流进入肺动脉主干后，全部进入正常起源的单侧肺动脉，该侧肺动脉接受容量过多的血流，称为“肺循环肺”，暴露于增加的容量负荷之下也易产生健侧的肺动脉高压。此外，双侧肺血管之间存在相互影响，一侧肺动脉高压也可通过神经反射性肺血管持续性痉挛而导致对侧肺动脉高压，因此，双侧肺血管早期出现梗阻性病变。

双肺血流量增多，导致双侧肺静脉回流入左心房的血量增多，左心容量负荷加重，使左心房、左心室增大，导致左心衰竭。严重的肺动脉高压导致右心室压力升高、右心室壁增厚。由于 AOPA 很少单独存在，常常合并其他畸形，其血流动力学变化也因所合并的畸形不同而异。

【临床特点】

AOPA 患者在婴幼儿早期即可出现充血性心力衰竭、反复呼吸道感染和生长发育迟缓，并进行性加重。出现严重肺动脉高压时，可有肝脏增大、腹水、颈静脉怒张等右心功能不全的表现。

体格检查：可有呼吸急促、鼻翼扇动、吸凹等。心界扩大，心前区饱满或隆起，心尖搏动增强，胸骨左缘可扪及右心室抬举感。心脏听诊时可闻及一侧心底部的连续性杂音。由于肺动脉高压，肺动脉瓣区第二心音响亮、甚至亢进。亦可闻及二尖瓣反流、三尖瓣反流的收缩期杂音。此外，当合并其他心脏畸形时，可闻及相应的心脏杂音。心力衰竭时则可闻及奔马律。有时可以出现周围血管征。

【超声心动图检查要点和表现】

1. 检查要点

(1) 肺动脉的起源；

(2) 肺动脉压力的评价；

(3) 合并畸形。

2. 超声心动图表现

(1) 肺动脉的起源：对肺动脉起源的扫查，是诊断 AOPA 的关键。肺动脉主干起源于右心室，肺动脉的正常分叉消失，一侧肺动脉是肺动脉主干的直接延续，而另一侧肺动脉则异常起源于主动脉的某个部位。

二维超声心动图胸骨旁左心长轴图显示升主动脉根部发出一支肺动脉，彩色多普勒显示该支肺动脉血流源自升主动脉，并在其内出现湍流（图 11-26-1）。仅于左心长轴图获此征象并不足以确定诊断，尚需与永存动脉干、主肺动脉窗以及大动脉转位等进行鉴别。胸骨旁大动脉短轴图显示肺动脉分叉消失，左肺动脉是肺动脉主干的直接延续，但未能探及右肺动脉发自肺动脉主干（图 11-26-2）。胸骨上主动脉弓长轴图是诊断 AOPA 的另一个较理想的声窗，可以显示一侧肺动脉起源于升主动脉，并可对其分型，即肺动脉的起源位置在升主动脉的近端或远端，以及发自升主动脉壁的后壁、侧壁或前壁。脉冲波多普勒将取样容积分别置于两

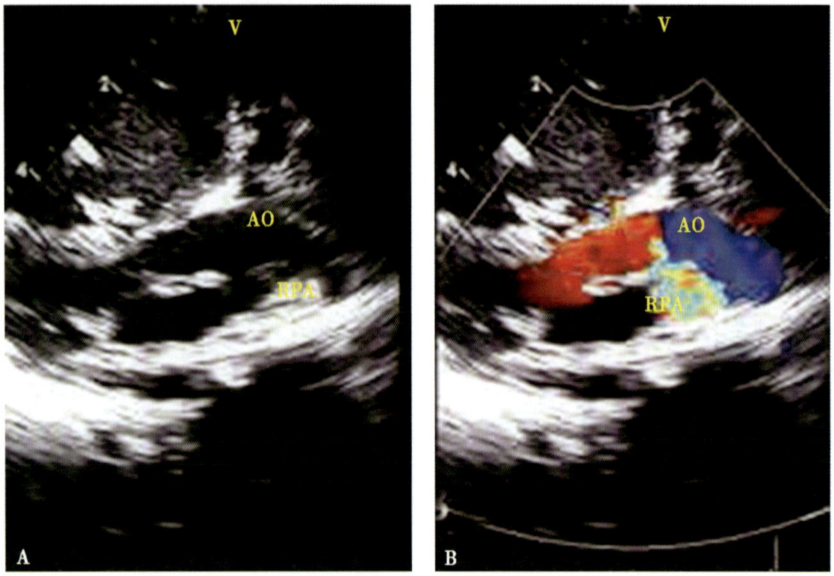

图 11-26-1 右肺动脉起源于升主动脉的超声心动图表现

A. 二维超声心动图胸骨旁左心长轴图显示右肺动脉起源于升主动脉；B. 彩色多普勒显示右肺动脉血流源自升主动脉，并在右肺动脉内出现湍流；AO：主动脉；RPA：右肺动脉

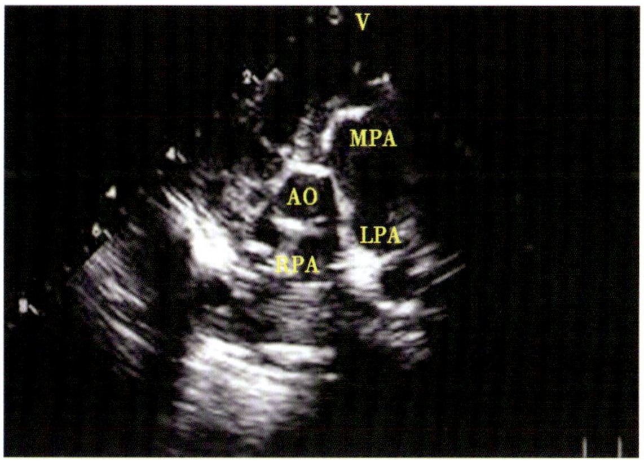

图 11-26-2　右肺动脉起源于升主动脉的超声心动图表现
二维超声心动图胸骨旁大动脉短轴图显示肺动脉分叉消失，左肺动脉是肺动脉主干的直接延续，右肺动脉则起源于升主动脉；MPA：主肺动脉；LPA：左肺动脉；AO：主动脉；RPA：右肺动脉

侧肺动脉处，一侧肺动脉的流速曲线与肺动脉主干相似，而另一侧肺动脉则与升主动脉相似。

（2）肺动脉压力的评价：AOPA 合并的肺动脉高压出现早、程度重。采用连续多普勒超声心动图，根据三尖瓣反流速度可以估测肺动脉收缩压，根据肺动脉瓣反流速度可以估测肺动脉舒张压。若合并室间隔缺损或动脉导管未闭等，亦可根据体 - 肺循环之间的分流压差估计肺动脉压力。此外，肺动脉高压的间接征象还包括肺动脉增宽、右心室增大、右心房增大、右室游离壁与室间隔对称性增厚、腔静脉增宽、腔静脉内反向血流等。

（3）合并畸形：根据节段分析法采用多个切面观和多种显像方式进行系统扫查，检出其他的合并畸形，例如主肺动脉窗、动脉导管未闭、法洛四联症、主动脉离断、主动脉缩窄、室间隔缺损、房间隔缺损、体静脉畸形等。

【鉴别诊断】

1. 永存动脉干　永存动脉干的定义是仅有一支动脉通过一组半月瓣自心底发出，并由此动脉直接发出冠状动脉、肺动脉和主动脉。与 AOPA 的区别在于，永存动脉干只有一组共同半月瓣，肺动脉起源于共同动脉干；而 AOPA 则同时具有肺动脉瓣和主动脉瓣，肺动脉主干独立起源于心室。

2. 主肺动脉窗　主肺动脉窗的定义是升主动脉与肺动脉主干之间的异常交通，在该畸形中存在两组独立的半月瓣。与 AOPA 的区别在于，主肺动脉窗的左、右肺动脉均发自于肺动脉主干；而 AOPA 则有一侧肺动脉异常起源于主动脉。

3. 动脉导管未闭　动脉导管未闭是降主动脉与肺动脉之间的交通，尤其是窗型的动脉导管未闭应与 AOPA 鉴别。动脉导管未闭可探及明确的肺动脉分支，特别是当可以显示“三指征”时，可以明确排除 AOPA 的诊断。

4. 一侧肺动脉缺如　多个切面观扫查均未能显示一侧肺动脉，应警惕一侧肺动脉缺如，此时需要 MRI、CT 或心血管造影等检查明确诊断。AOPA 患者，则可以扫查到异常起源于主动脉的肺动脉开口及其血流状况。

【超声心动图诊断价值】

超声心动图是诊断 AOPA 的首选影像学方法。超声心动图可显示一侧肺动脉未发自于肺动脉主干、而是发自于主动脉的某个部位，从而提示 AOPA 的诊断；此外，超声心动图还可以对 AOPA 合并的肺动脉高压、心功能不全的严重程度进行评估。一般来说，AOPA 的诊断尚需结合其他影像学诊断方法。多层螺旋 CT 和 CMR 在诊断外周血管方面具有优势，能够更直观地显示单支肺动脉起源于主动脉的部位，是超声心动图的良好补充。准备手术的患者应进行心导管造影检查，以显示外周肺血管的起源与分布情况，并评估肺动脉高压的性质和严重程度。

（马晓静）

第十二章　先天性心脏病围术期超声心动图

第一节　先天性心脏病介入治疗的监测和评估

【概述】

自20世纪80年代以来，先天性心脏病的介入性心导管术得到发展，并成为先天性心脏病微创治疗的重要方法。近20年来，随着新的介入治疗理念、介入材料和介入技术的出现，先天性心脏病介入治疗的数量迅速增长，治疗的病种和范围也迅速扩大。与此同时，先天性心脏病的介入治疗离不开影像学技术的辅佐。其中，超声心动图作为一种实时、无创、方便、价廉、图像质量高、重复性强的影像学工具，在先天性心脏病介入治疗的术前病例选择、术中实时监测和术后随访评价中具有不可替代的重要作用。

【临床应用】

在先天性心脏病介入治疗前，超声心动图可以对其进行准确的诊断，并筛选有介入治疗指征的患儿。在介入治疗过程中，超声心动图可以清晰地实时显示导引钢丝、鞘管、封堵器、球囊、支架和人工瓣膜等介入材料在心脏和大血管内的走行和放置，并指导介入操作的实施。在介入治疗后，超声心动图可以对介入治疗的效果进行规律的系列随访。由于儿科病例透声条件好，绝大部分可采用经胸超声心动图完成监测；极少部分透声条件不佳，需要经食管超声心动图进行监测。若有条件，可采用实时三维超声心动图对介入治疗进行监测和评估，可以更好地显示心血管畸形及其与毗邻组织结构空间位置关系。

由于超声心动图扫查外周血管的局限性，超声心动图对于体-肺动脉侧支封堵术、主动脉缩窄球囊扩张/支架植入术、分支肺动脉球囊扩张/支架植入术、人工管道的球囊扩张/支架植入术等方面缺乏应用价值。

在先天性心脏病的适应证方面，分为以下几种类型：

Ⅰ类：已证实和/或一致公认某诊疗措施有益、有用和有效。

Ⅱ类：某诊疗措施的有用性和有效性的证据尚有矛盾或存在不同观点。

Ⅱa类：有关证据和/或观点倾向于有用和有效。

Ⅱb类：有关证据和/或观点尚不能充分说明有用和有效。

Ⅲ类：已证实和/或一致公认某诊疗措施无用和无效，并可能有害。

一、房间隔缺损封堵术

【介入治疗指征】

Ⅰ类：年龄≥2岁，有血流动力学意义（缺损直径≥5mm）的继发孔型房间隔缺损（atrial septal defect，ASD）；缺损至冠状静脉窦，上、下腔静脉及肺静脉的距离≥5mm，至房室瓣的距离≥7mm；房间隔直径>所选用封堵器左房侧的直径；不合并必须外科手术的其他心血管畸形。

Ⅱa类：年龄<2岁，有血流动力学意义且解剖条件合适的继发孔型ASD；前缘残端缺如或不足，但其他边缘良好的具有血流动力学意义的继发孔型ASD；具有血流动力学意义的多孔型或筛孔型ASD。

Ⅱb类：心房水平出现短暂性右向左分流且疑似出现栓塞后遗症（卒中或复发性短暂脑缺血发作）；缺损较小，但有血栓栓塞风险。

Ⅲ类：原发孔型、静脉窦型及无顶冠状窦型ASD；伴有与ASD无关的严重心肌疾患或瓣膜疾病；合并梗阻性肺动脉高压。

【超声心动图】

1. 术前　采用剑突下腔静脉长轴图、剑突下双房图、心尖四腔图、剑突下四腔图、胸骨旁大动脉短轴图对ASD进行诊断，并对ASD进行分型，明确ASD的大小、数目及其与毗邻组织结构（二尖瓣、心房顶部、肺静脉、上腔静脉和下腔静脉入口、冠状静脉窦、主动脉后壁）的距离（图12-1-1）。

2. 术中实时监测　ASD封堵术中，超声心动

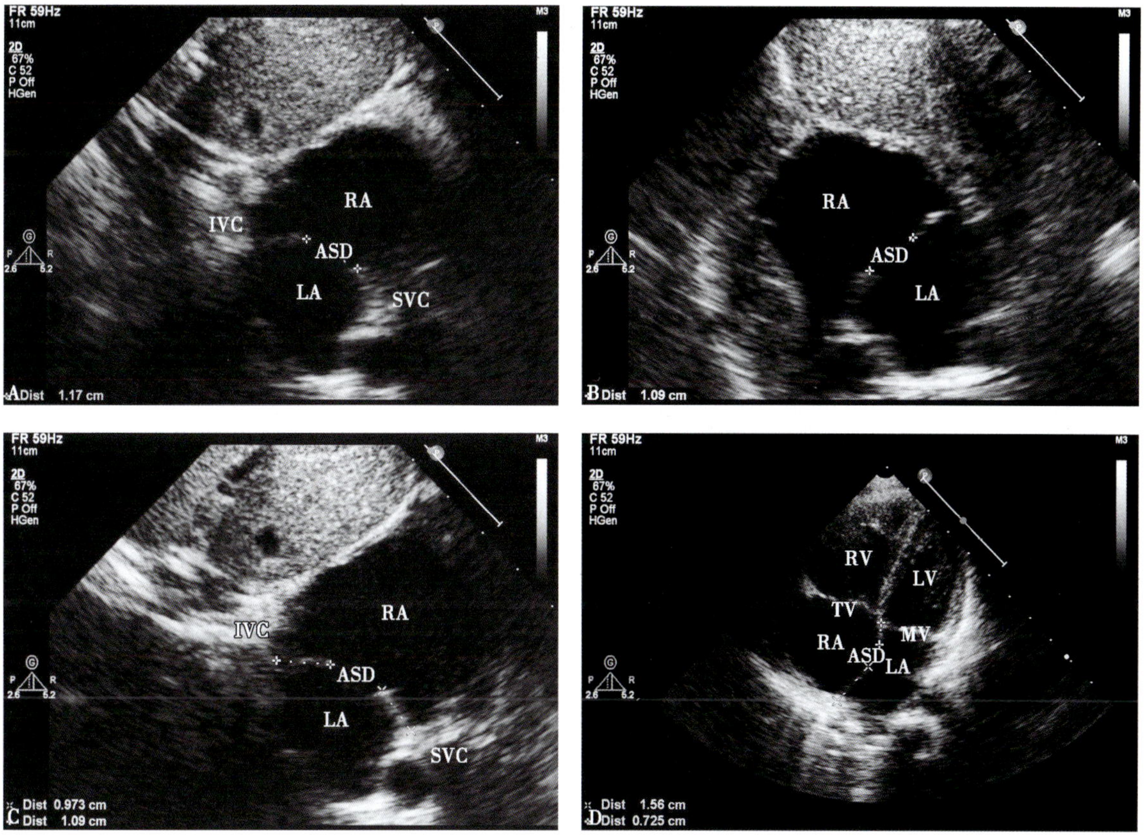

图 12-1-1　超声心动图对 ASD 的术前诊断

A. 剑突下腔静脉长轴图测量 ASD 的大小；B. 剑突下两房心图测量 ASD 的大小；C. 剑突下腔静脉长轴图测量 ASD 与上腔静脉和下腔静脉入口的距离；D. 心尖四腔图测量 ASD 与二尖瓣环和房顶的距离；ASD：房间隔缺损；LA：左心房；RA：右心房；SVC：上腔静脉；IVC：下腔静脉，MV：二尖瓣；TV：三尖瓣；LV：左心室；RV：右心室

图的监测作用主要是观察导管、导丝、鞘管和封堵器在心腔内的位置，引导导管、导丝和鞘管从右心房穿过 ASD 进入左心房、到达左上肺静脉，指导封堵器的放置。在完全释放封堵器之前，采用多个切面图观察封堵器的位置，确认封堵器与缺损边缘吻合良好、无明显残余分流、未造成静脉回流或心腔内梗阻或瓣膜损伤等并发症。在完全释放封堵器后 15 分钟，再次检查以评价封堵后即刻的效果。

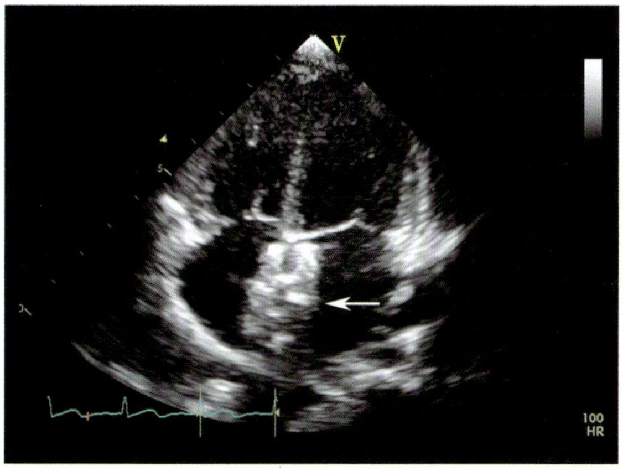

图 12-1-2　ASD 封堵术后

心尖四腔图显示房间隔中段封堵器强回声（箭头）

3. 术后随访评价　ASD 封堵术后第 1 天和第 1、3、6、12 个月及以后每年应常规采用超声心动图进行随访（图 12-1-2），及时发现封堵器移位或脱落、心包填塞、残余分流、心包积液等情况。

二、室间隔缺损封堵术

【介入治疗指征】

Ⅰ类：膜周型室间隔缺损（ventricular septal defect，VSD），年龄≥3 岁，有临床症状或有左心超负荷表现，VSD 上缘距主动脉右冠瓣≥2mm，无主动脉瓣脱垂及主动脉瓣反流，缺损直径＜12mm；肌部 VSD，年龄≥3 岁，有临床症状或有左心超负荷表现，肺循环 / 体循环血流量比（Qp/Qs）＞1.5；解剖条件合适的外科手术后残余分流或外伤后 VSD，年龄≥3 岁，有临床症状或有左心超负荷表现。

Ⅱa 类：膜周型 VSD，有临床症状或左心超负荷表现，年龄 2～3 岁；VSD 上缘距离主动脉右冠瓣≤2mm，虽有轻度主动脉瓣脱垂但无明显主动脉瓣反流；肌部 VSD，体重≥5kg，有临床症状或有左心超负荷表现，Qp/Qs＞2.0。

Ⅲ类：双动脉瓣下 VSD；伴轻度以上的主动脉瓣反流；合并梗阻性肺动脉高压；既往无感染性心内膜炎病史且无血流动力学意义的膜周部和肌部的 VSD。

【超声心动图】

1. 术前 采用胸骨旁大动脉短轴图、胸骨旁左心长轴图、心尖和剑突下四腔图、心尖五腔图、心尖左心室流入流出道图、心尖和剑突下心室短轴图对 VSD 进行诊断，并对 VSD 进行分型，明确 VSD 的大小、数目及其与毗邻组织结构（主动脉瓣和三尖瓣）的距离。

2. 术中实时监测 在 VSD 封堵术中，超声心动图的监测作用主要是观察导管、导丝、鞘管和封堵器在心腔内的位置。当建立股动脉 -VSD- 股静脉轨道时，引导导丝确保不穿过三尖瓣腱索；当输送长鞘放置时，引导长鞘从右心室穿过 VSD 在左心室内指向心尖方向；当封堵器放置时，分别引导右心室伞盘和左心室伞盘的释放位置。在完全释放封堵器之前，首先要确定左、右侧伞盘是否位于室间隔的左、右心室面，然后观察有无残余分流，再观察主动脉瓣和二、三尖瓣有否受影响以及是否造成右心室流出道梗阻。在完全释放封堵器后 15 分钟，再次检查以评价封堵后即刻的效果。

3. 术后随访评价 VSD 封堵术后第 1 天和第 1、3、6、12 个月及以后每年应常规采用超声心动图进行随访（图 12-1-3），及时发现封堵器移位或脱落、瓣膜损伤、残余分流、心包积液（图 12-1-4）等情况。

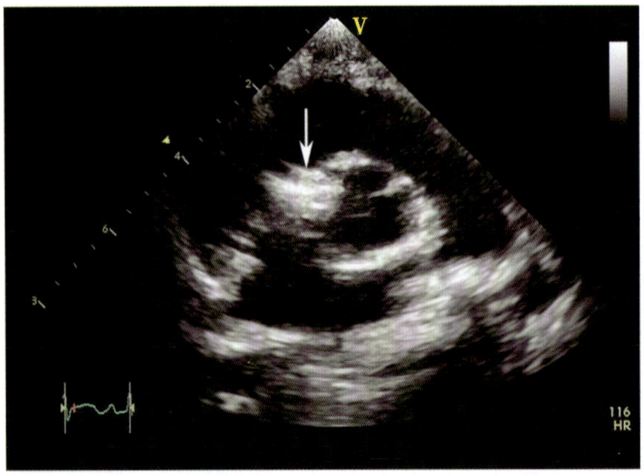

图 12-1-3 VSD 封堵术

胸骨旁大动脉短轴图显示室间隔膜周部封堵器强回声

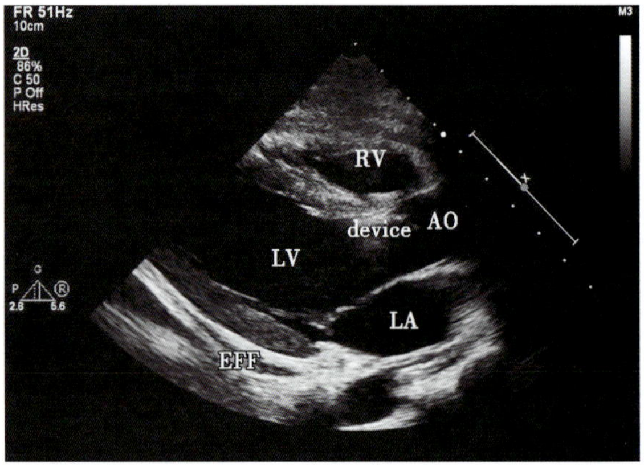

图 12-1-4 VSD 封堵术后少量心包积液

胸骨旁左心长轴图显示 VSD 封堵术后左心室后壁外侧心包腔内少量心包积液；LV：左心室；RV：右心室；AO：主动脉；LA：左心房；EFF：心包积液；device：封堵器

三、球囊肺动脉瓣成形术

【介入治疗指征】

Ⅰ类：经导管或超声多普勒测量的跨瓣收缩期压差≥40mmHg 或合并右心功能不全的典型肺动脉狭窄（pulmonary stenosis，PS）；依赖于动脉导管开放的危重型 PS。

Ⅱa 类：符合上述球囊扩张术指征的瓣及瓣膜发育不良型 PS；室间隔完整的肺动脉瓣闭锁，若解剖条件合适，并且排除右心室依赖的冠状动脉循环，可以进行瓣膜打孔球囊扩张术。

Ⅱb 类：婴幼儿复杂先心病伴 PS，包括少数法洛四联症患儿，暂不能进行根治术时，可采用球囊扩张术进行姑息治疗。

Ⅲ类：室间隔完整的肺动脉瓣闭锁或极重度 PS，合并右心室依赖的冠状动脉循环；PS 伴有需要外科手术处理的重度三尖瓣反流；单纯性肺动脉瓣下漏斗部狭窄，但瓣膜正常者。

【超声心动图】

1. 术前 采用胸骨旁肺动脉长轴图、剑突下大动脉短轴图以及肺动脉瓣短轴图对 PS 进行诊断，观察肺动脉瓣叶数目、形态以及肺动脉瓣和肺动脉的发育情况，测量右心室流出道、肺动脉瓣环、肺动脉瓣口、肺动脉主干和肺动脉分支的内径，通过测量肺动脉瓣口的流速估测跨瓣压差，从而评估 PS 的严重程度。但是，跨瓣压差不能准确评估极重度 PS 的程度。

2. 术中实时监测 当钢丝轨道建立后、球囊导管插入前，超声扫查钢丝在心腔内的位置。当球囊导管进入右心室有阻力时，应观察球囊导管是否卡在三尖瓣腱索之间。超声心动图引导球囊导管置于肺动脉瓣口的适当位置，每次球囊扩张后，超声心动图应观察肺动脉的形态、瓣口内径的变化、并测量跨瓣压差；及时观察可能的并发症，例如肺动脉瓣或肺动脉损伤、肺动脉瓣反流、三尖瓣反流、右心室流出道痉挛、心包积液、心包填塞等。

3. 术后随访评价　PS 球囊扩张术后第 1 天和第 1、3、6、12 个月及以后每年常规随访超声心动图，主要观察肺动脉瓣的形态和功能、三尖瓣反流情况，测量跨瓣压差、右心室流出道流速、左心室和室间隔厚度，评估右心功能。

四、球囊主动脉瓣成形术

【介入治疗指征】

Ⅰ类：儿童单纯性主动脉瓣狭窄（aortic stenosis，AS），如果静息状态下经导管测量的跨瓣收缩期压差≥50mmHg，推荐进行球囊扩张术；依赖于动脉导管开放的新生儿单纯性重症 AS 以及合并左心室收缩功能减退的儿童单纯性 AS，无论跨瓣收缩期压差如何，均推荐进行球囊扩张术；儿童单纯性 AS，如果静息状态下经导管测量的跨瓣收缩期压差≥40mmHg，并且在静息或运动时合并心绞痛、晕厥等症状，或心电图上有缺血性 ST-T 改变，也推荐进行球囊扩张术。

Ⅱb 类：对于无症状、心电图上无 ST-T 变化的儿童或青少年 AS 患者，静息状态下经导管测量的跨瓣收缩期压差≥40mmHg，准备参加竞技体育运动，可以考虑进行球囊扩张术；对于无症状、心电图上无 ST-T 变化的儿童或青少年 AS 患者，在深度镇静或麻醉状态下经心导管测量的跨瓣收缩期压差＜50 mmHg，但在非镇静状态下超声多普勒测量的跨瓣平均压差＞50mmHg，可以考虑进行球囊扩张术。

Ⅲ类：心导管测量的跨瓣收缩期压差＜40mmHg，没有相关症状和心电图改变；合并明显的主动脉瓣反流，需要进行主动脉瓣置换或成形术的 AS 患者。

【超声心动图】

1. 术前　采用胸骨旁左心长轴、胸骨旁大动脉短轴、心尖五腔图及心尖左心室流出道图对 AS 进行诊断，观察主动脉瓣叶数目、形态以及主动脉瓣的发育情况，测量左心室流出道、主动脉瓣环、主动脉瓣口、主动脉瓣窦、窦管交界和升主动脉的内径，通过测量主动脉瓣口的流速估测跨瓣压差，从而评估 AS 的严重程度。但是，跨瓣压差不能准确评估极重度 AS 的程度。

2. 术中实时监测　当钢丝轨道建立后、球囊导管插入前，超声扫查钢丝在心腔内的位置。当球囊导管进入左心室有阻力时，应观察球囊导管是否卡在二尖瓣腱索之间。超声心动图引导球囊导管置于主动脉瓣口的适当位置，每次球囊扩张后，超声心动图应观察主动脉的形态、瓣口内径的变化、并测量跨瓣压差；及时观察可能的并发症，例如主动脉瓣或主动脉损伤、主动脉瓣反流、二尖瓣反流、心包积液、心包填塞等。

3. 术后随访评价　AS 球囊扩张术后第 1 天和第 1、3、6、12 个月及以后每年常规随访超声心动图，主要观察主动脉瓣的形态和功能、二尖瓣反流情况，测量跨瓣压差、左心室流出道流速、左心室和室间隔厚度，评估左心功能。

五、动脉导管未闭封堵术

【介入治疗指征】

Ⅰ类：动脉导管未闭（patent ductus arteriosus，PDA）伴明显左向右分流，并且合并充血性心力衰竭、生长发育迟滞、肺循环多血以及左心房或左心室扩大等表现之一者，且患儿体重及解剖条件适宜，推荐行经导管介入封堵术。

Ⅱa 类：心腔大小正常的左向右分流的小型 PDA，通过标准的听诊技术可闻及杂音，可行经导管介入封堵术。

Ⅱb 类：通过标准听诊技术不能闻及杂音的“沉默型”PDA 伴有少量左向右分流（包括外科术后或者介入术后残余分流）；PDA 合并重度肺动脉高压，动脉导管水平出现以左向右为主的双向分流，若急性肺血管扩张试验阳性，或试验性封堵后肺动脉收缩压降低 20% 或 30mmHg 以上，且无主动脉压力下降和全身不良反应，可以考虑介入封堵。

Ⅲ类：依赖于动脉导管的开放维持有效肺循环或体循环的心脏畸形；PDA 合并严重肺动脉高压，动脉导管水平出现双向分流或者右向左分流，并且急性肺血管扩张试验阴性。

【超声心动图】

1. 术前　采用胸骨旁肺动脉长轴图、胸骨上主动脉弓长轴图对 PDA 进行诊断，并对 PDA 进行分型（管型、漏斗型、窗型、哑铃型和动脉瘤型），测量 PDA 的长度及其主动脉端和肺动脉端的内径，通过测量动脉导管两端的压差评价肺动脉压力。

2. 术中实时监测　PDA 封堵术中，当钢丝轨道建立后，输送长鞘进右心室有阻力时，应立即超声观察钢丝是否穿过三尖瓣腱索，以避免损伤三尖瓣；当封堵器主动脉伞盘在降主动脉侧打开并回拉时，超声可观察伞盘是否到位并紧贴 PDA 主动脉侧，并观察是否影响降主动脉血流；当封堵器腰部和肺动脉伞打开后，彩色多普勒观察有无残余分流，是否影响肺动脉分支血流。若采用弹簧圈封堵，导管从降主动脉穿过小型 PDA 到达肺动脉，超声可实时引导整个过程，弹簧圈释放后，超声扫查有无残余分流，是否影响降主动脉和左肺动脉的血流。若股动脉穿刺困难，仅靠股静脉途径进行 PDA 封堵，则在整个封堵过程中，都需要超声心动图的引导。

3. 术后随访评价　PDA 封堵术后第 1 天和第 1、3、6、12 个月及以后每年常规随访超声心动图，主要观察封堵器位置、有无残余分流、降主动脉和肺动脉分支的血流等。

六、肌部室间隔缺损镶嵌治疗

【介入治疗指征】

Ⅱa 类：在小年龄婴儿中，经心室壁封堵肌部 VSD，以避免外科手术所需的体外循环、减少经皮经导管封堵治疗的并发症。

Ⅱb 类：介入心脏病医生和心脏外科医生一致认为其他相伴的外科手术操作具有额外的风险或 VSD 的位置用经心室壁封堵的途径更佳。

【超声心动图】

1. 术前　肌部 VSD 的镶嵌治疗一般采用经食管超声心动图（transesophageal echocardiography，TEE）进行围术期监测。首先采用多个 TEE 常规切面观明确诊断。然后，对肌部 VSD 的数目、位置、形态、大小以及与毗邻组织结构的关系进行精确诊断。采用经胃心室短轴切面观显示肌部 VSD 的前后位置，采用经食管中下段四腔心切面观显示肌部 VSD 的上下位置。

2. 术中实时监测　在进行镶嵌治疗术前，首先实时定位穿刺点，即右心室游离壁应正对缺损处。当镶嵌治疗操作者用手指抵触右心室游离壁时，超声心动图实时显示右心室游离壁凹陷，根据凹陷点与缺损中心的连线判断是否与室间隔垂直，从而确定穿刺进针处。然后，测定穿刺点至肌部 VSD 左心室面的距离以及穿刺点通过缺损中心至左心室游离壁的距离，由此确定导引钢丝进入心腔的长度范围。TEE 实时监测导引钢丝依次通过右心室腔、缺损的室间隔、进入左心室腔；输送鞘管跟随导引钢丝进入左心室腔后撤去导引钢丝；将连接有封堵器的输送导管置入鞘管；在左心室腔内展开封堵器的左心室伞，回拉至室间隔处，此时注意观察二尖瓣装置，彩色多普勒观察通过二尖瓣的血流，确认

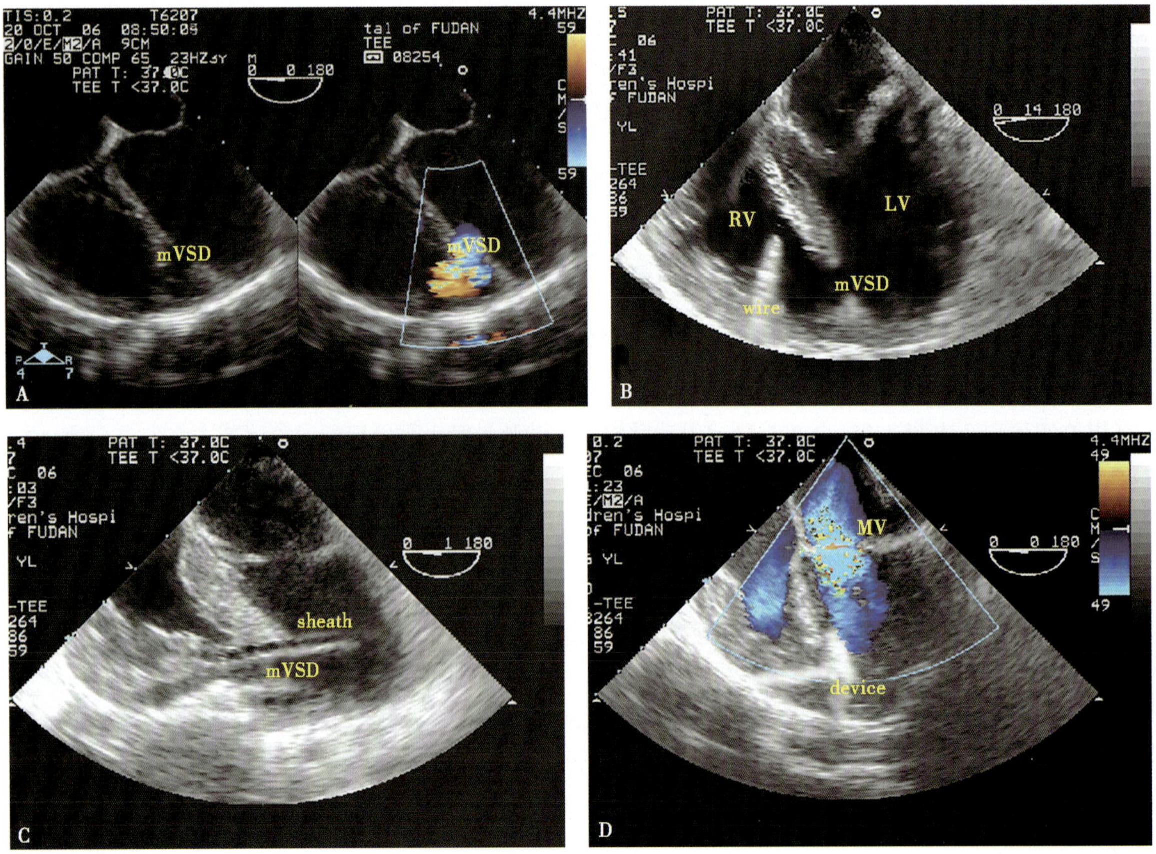

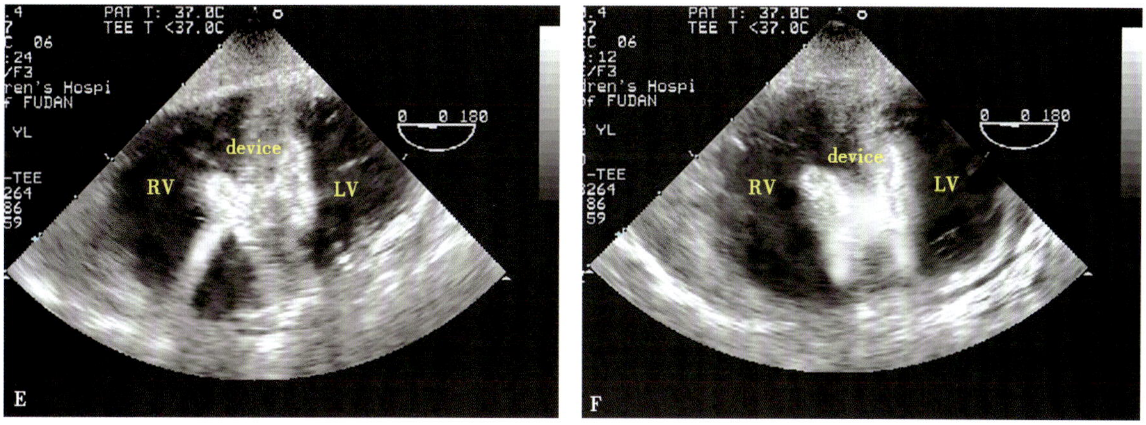

图 12-1-5 TEE 监测肌部 VSD 的镶嵌治疗

A. TEE 显示肌部 VSD；B. 导引钢丝通过右心室游离壁进入右室腔；C. 输送鞘管跟随导引钢丝进入右心室，并通过肌部 VSD 进入左心室，然后撤去导引钢丝；D. 展开封堵器的左心室伞，回拉至室间隔处，观察二尖瓣装置，叠加彩色多普勒观察通过二尖瓣的血流，评价封堵器是否影响乳头肌和腱索；E. 展开封堵器的右心室伞，同样评价三尖瓣有无狭窄或关闭不全，并判断有无残余分流；F. 封堵满意后释放封堵器，再次评价封堵效果以及对毗邻结构的影响；mVSD：肌部室间隔缺损；LV：左心室；RV：右心室；wire：导引钢丝；sheath：输送鞘管；MV：二尖瓣；device：封堵器

封堵器不影响乳头肌和腱索；随后展开封堵器的右心室伞，此时注意观察三尖瓣装置，同样评价封堵器是否影响三尖瓣功能；评价有无残余分流，监测封堵器释放（图 12-1-5）。

3. **术后随访评价** 肌部 VSD 经心室封堵术后第 1 天和第 1、3、6、12 个月及以后每年应常规采用超声心动图进行随访，及时发现封堵器移位或脱落、残余分流（图 12-1-6）等情况。

第二节 先天性心脏病外科手术的评估和随访

【概述】

1938 年 Gross 医生实施的动脉导管未闭结扎术被认为是首例先天性心脏病手术。自此之后，先天性心脏病的外科治疗得到了快速发展，各种先天

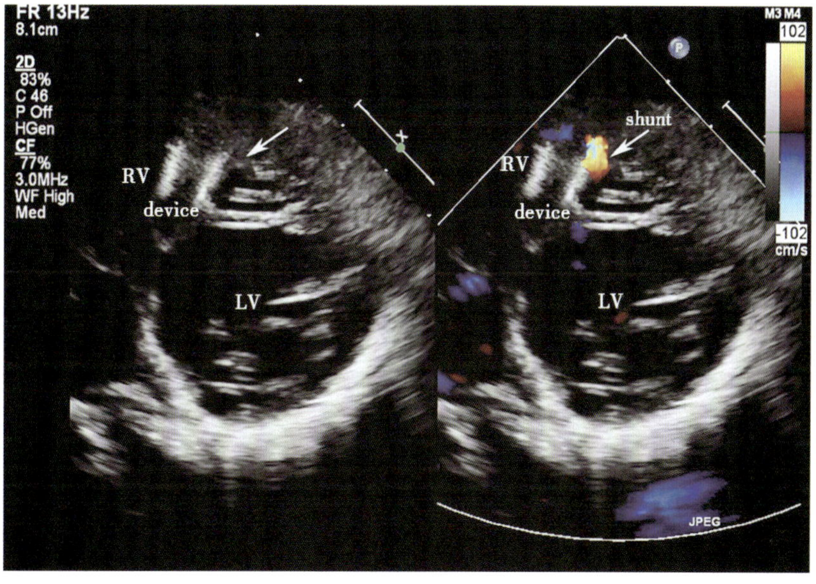

图 12-1-6 肌部 VSD 封堵术后残余分流

心尖心室短轴切面观叠加彩色多普勒显示肌部 VSD 封堵术后残余分流（箭头）；LV：左心室；RV：右心室；device：封堵器；shunt：分流

性心脏病的根治手术和姑息手术层出不穷，目前，先天性心脏病已经成为一种可以治疗的疾病。但是，先天性心脏病手术之后，可能会有各种残余问题和并发症，需要长期随访。超声心动图作为一种实时、无创、方便、价廉、图像质量高、重复性强的影像学工具，在先天性心脏病外科手术前后具有不可替代的重要作用。

所有的先天性心脏病手术后，都需要采用超声心动图进行规律的系列随访，对手术的效果进行评价、及时发现残余问题和并发症、并评估心功能状况，从中筛选出需要再次手术干预或给予药物治疗的患者。常见的先天性心脏病，例如房间隔缺损、室间隔缺损、动脉导管未闭、肺动脉瓣狭窄等，主要评估是否存在残余分流、残余梗阻、瓣膜损伤、心包积液、心功能不全等情况。复杂的先天性心脏病在手术后常常会出现一些特殊的问题，简要举例介绍如下。

一、体 - 肺动脉分流术

【术后血流动力学】

体 - 肺动脉分流术是一种姑息性手术，术后血流动力学特点类似于动脉导管未闭，目的是增加肺循环血流，促进肺血管发育，为进一步根治手术创造条件。但是，若术后人工管道内血栓形成、内膜在管道内增殖形成狭窄或堵塞、随着患儿年龄增长使入肺血流绝对或相对减少，或由于选择的人工管道内径太大而导致分流量太大，将导致肺循环充血、肺动脉高压、充血性心力衰竭等。

【术后临床表现】

术后通过人工管道的分流量过小，会导致缺氧症状；术后通过人工管道的分流量过大，则会导致肺循环充血、肺动脉高压、充血性心力衰竭等表现。

【术后超声心动图】

1. 检查要点

（1）体 - 肺动脉分流术后人工管道的情况；

（2）肺动脉发育情况。

2. 超声心动图表现

（1）体 - 肺动脉分流术后人工管道：胸骨上或高位胸骨旁图是显示体 - 肺动脉分流术后人工管道的最佳声窗。胸骨上窝短轴图可以显示右侧的体 - 肺分流，由于右肺动脉走行于主动脉弓下方，通常在此可显示人工管道的位置。左侧的体 - 肺分流较难显示，于胸骨上探头尽可能向左倾斜可显示左肺动脉。胸骨上降主动脉长轴图还可显示主动脉弓为左位或右位。彩色多普勒有助于确定不能直接显示的人工管道，还可评价其通畅情况，是否存在扭曲或狭窄，特别是吻合口的远端（图 12-2-1）。

（2）肺动脉发育情况：胸骨旁肺动脉长轴图可显示肺动脉主干和左、右肺动脉并测量其内径。

二、右心室流出道疏通术

【术后血流动力学】

术后肺血流量增多，可促进肺血管发育，为进一步根治手术创造条件；但是，过多的肺部血流则

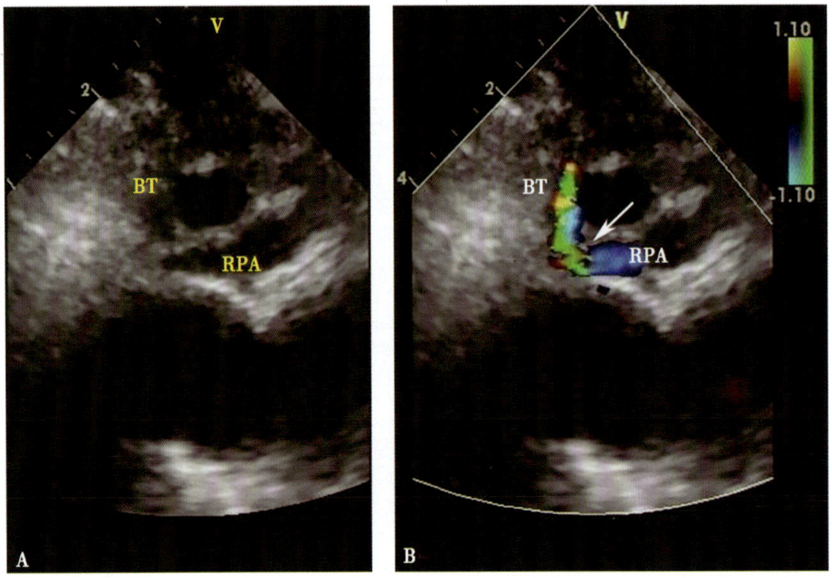

图 12-2-1　超声心动图显示 B-T 管道

A. 胸骨上非标准图显示 B-T 管道与右肺动脉的吻合口；B. 彩色多普勒显示 B-T 管道与右肺动脉吻合口处的血流（箭头）；BT：B-T 管道；RPA：右肺动脉

会导致肺循环充血。另外，由于右心室流出道疏通术所导致的肺动脉反流并发症，则会造成右心室容量负荷过重和三尖瓣功能不全。

【术后临床表现】

术后通过右心室流出道的血流量过小，会导致缺氧症状；术后通过右心室流出道的血流量过大，则会导致肺循环充血、肺动脉高压、充血性心力衰竭等表现。中重度的肺动脉反流则会导致右心功能不全。

【术后超声心动图】

1. 检查要点

(1) 右心室流出道疏通术后有无右心室流出道残余梗阻、外管道狭窄或肺动脉反流；

(2) 三尖瓣的结构和功能。

2. 超声心动图表现

(1) 右心室流出道疏通术后：胸骨旁和剑突下大动脉短轴、肺动脉长轴图可显示右心室流出道疏通术后右心室漏斗部、肺动脉瓣环、肺动脉主干和左、右肺动脉的情况，并测量其内径。显示有无右心室流出道残余梗阻、外管道狭窄等，并评价其严重程度。显示肺动脉瓣的有无及其功能。对肺动脉分支梗阻植入肺动脉支架的病例可采用上述图像显示肺动脉支架植入后的情况（图 12-2-2）。彩色多普勒可显示梗阻处湍流信号；若出现肺动脉反流，则可在肺动脉内显示收缩期前向血流和舒张期逆向血流（图 12-2-3）。将脉冲或连续多普勒的取样容积置于右心室流出道处，若存在右心室流出道残余梗阻或外管道狭窄，可在梗阻部位显示血流速度增快，并测量该处的压差；若存在肺动脉反流，可显示舒张期逆向流速曲线，并通过肺动脉反流指数评估肺动脉反流的程度。

(2) 三尖瓣：心尖四腔图、胸骨旁右心室流入道图、胸骨旁大动脉短轴图、心尖房室瓣水平心室短轴图可评价三尖瓣的结构和功能。彩色多普勒可显示三尖瓣反流及其严重程度。连续多普勒的

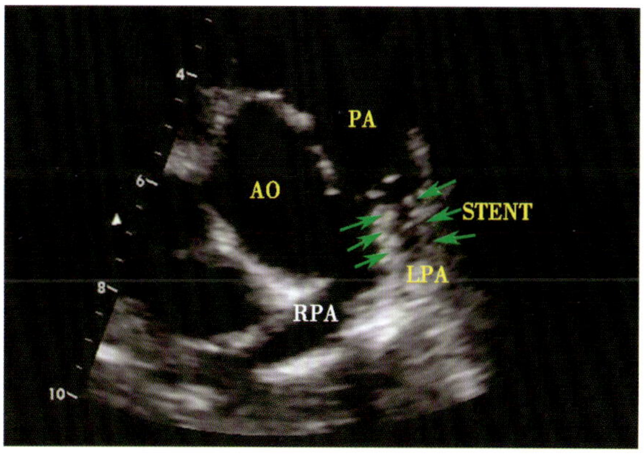

图 12-2-2　左肺动脉支架植入术后的超声心动图表现

胸骨旁肺动脉长轴图显示法洛四联症左肺动脉支架植入术后超声心动图表现；STENT：支架（箭头）；PA：肺动脉主干；LPA：左肺动脉；RPA：右肺动脉；AO：主动脉

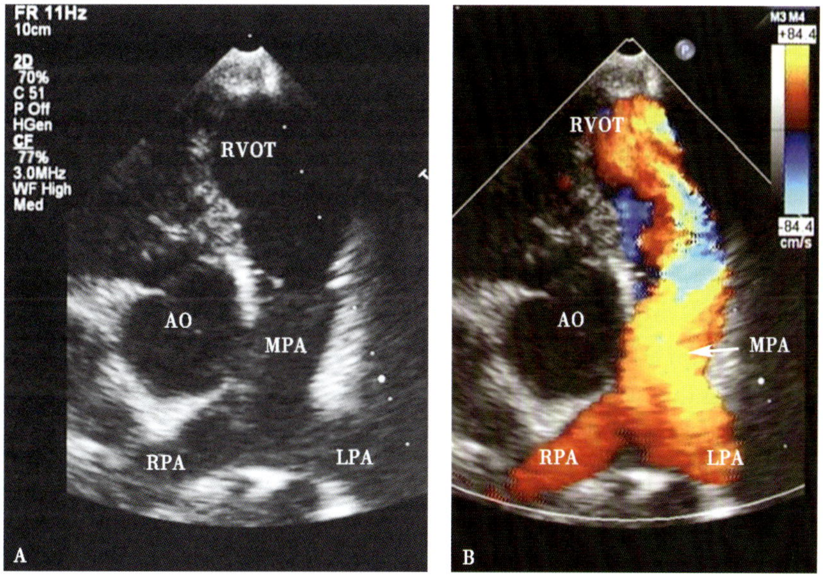

图 12-2-3　右室流出道和肺动脉狭窄术后的超声心动图表现

A. 胸骨旁肺动脉长轴图显示右室流出道和肺动脉狭窄解除；B. 彩色多普勒显示舒张期肺动脉内反流（箭头）；RVOT：右心室流出道；AO：主动脉；MPA：肺动脉主干；LPA：左肺动脉；RPA：右肺动脉

取样容积置于三尖瓣口的右心房侧，可测量三尖瓣反流压差。

三、肺动脉环缩术

【术后血流动力学】

一般情况下，肺动脉环缩术（pulmonary artery banding，PAB）的环缩部位靠近肺动脉分叉处。若过于靠近肺动脉根部，PAB 将引起肺动脉瓣环扩张、肺动脉瓣关闭不全，影响肺动脉瓣环或瓣叶的功能。近年来，也有外科医生采用双侧肺动脉分支的环缩术，但对于这种术式还存在争议，其远期效果也有待于观察和分析。

对于肺血增多的先天性心脏病，PAB 目的是限制肺循环血流量，保护肺血管床、降低肺动脉压力，防止其进展为肺动脉梗阻性病变，从而为进一步手术创造条件；对于完全型大动脉转位拟行大动脉调转术、矫正型大动脉转位拟行双调转术的患者，PAB 目的是防止左心室功能退化和进行左心室功能训练（左心室发出低压的肺动脉，肺动脉环缩术后左心室后负荷增加）。

PAB 的关键是掌握环缩程度。大多数按照 Trusler 法决定束带所需周长；也有学者建议，对于肺血流无限制型单心室患者，因最终要进行 Fontan 类手术，环缩程度应适当偏紧，尽可能地使远端肺动脉压力降到最低。应当注意，PAB 所用的材料无生长性，考虑随着年龄的增长，PAB 术后远期肺动脉会有相对变狭窄趋势，易出现低氧血症，因此，对 6 个月以上的患者环缩程度可以适当宽松。

【术后临床表现】

PAB 是一种姑息性手术，在适当时机需要进一步的解剖性纠治手术或生理性纠治手术。通过超声心动图检查，早期采取下一步措施，防止造成患者严重缺氧、心室肥厚，或损伤肺动脉瓣的功能和心室功能，影响患者手术预后，失去二期手术的最佳时机。二期手术的时机取决于不同的病种。对于双心室修补的患者，例如房室间隔缺损、右室双出口等，一般患儿体重 5kg 以上可考虑进行二期纠治手术；对于左心室退化患者，一般 PAB 术后 10～14 天进行左心室功能的超声心动图评价，若室间隔位置凸向右心室面和左心室质量指数 $>50g/m^2$ 等，可考虑进行二期大动脉调转术；对于单心室患者，PAB 术后 1～2 个月，患儿年龄满 4 个月后必须行心导管检查明确肺动脉压力 $<20mmHg$、阻力低于 4woods/unit，可以考虑进行双向腔肺分流术。在随访期间应该密切观察有无并发症，包括：①肺动脉环扎过松；②环缩带移位，导致右肺动脉狭窄和过多的血流进入左肺动脉，使左肺动脉压力升高；③主动脉瓣下狭窄和心室肥厚等。

【术后超声心动图】

1. 检查要点

（1）肺血增多的先天性心脏病患者 PAB 术后肺动脉内径以及环缩处压差；

（2）完全型大动脉转位或矫正型大动脉转位患者 PAB 术后左心室的发育。

2. 超声心动图表现

（1）肺血增多的先天性心脏病患者 PAB 术后肺动脉内径以及环缩处压差：胸骨旁肺动脉长轴图可显示 PAB 处局限性狭窄、并可测量其内径，显示肺动脉瓣环、肺动脉主干以及左、右肺动脉分支，并可测量其内径。彩色多普勒可显示 PAB 处加速花彩信号，也可显示可能存在的肺动脉瓣反流（图 12-2-4）。脉冲和连续多普勒的取样容积置于 PAB 处，流速曲线为双向、实填湍流状，在一定范围内环缩越紧峰值越高，但当 PAB 处内径非常小的情况下记录不到流速曲线。

（2）完全型大动脉转位或矫正型大动脉转位患者 PAB 术后左心室的发育：胸骨旁左心长轴图、心尖四腔图可以显示室间隔的偏移方向和程度（室间隔突向左心室面、室间隔居中或室间隔突向右心室面），结合 M 型超声心动图，测量左心室后壁厚度、室间隔厚度、左心室舒张末期内径、左心室舒张末期容积以及左心室质量指数等指标，进行左心室发育程度的评估。

四、大动脉调转术

【术后血流动力学】

完全型大动脉转位或右心室双出口（Taussig-Bing 畸形）行大动脉调转术（arterial switch operation，ASO）术后，左心室血流通过原肺动脉瓣进入主动脉、右心室血流通过原主动脉瓣进入肺动脉，冠状动脉移植到新的主动脉窦部，原有的血流动力学紊乱应在手术之后得以纠正。但是，在少数情况下，如果合并术后并发症，则仍将存在血流动力学紊乱，并与术前有所不同。新的主动脉面临的主要问题是，原肺动脉瓣不能承受体循环压力以及原肺动脉和升主动脉不匹配，由此分别会导致主动脉瓣反流以及主动脉吻合口及远端的梗阻。新的肺动脉面临的主要问题是，肺动脉吻合口和肺动脉分支的狭窄以及原主动脉瓣反流。冠状动脉移植术后，可能出现吻合口狭窄或走行扭曲，从而导致心肌缺血

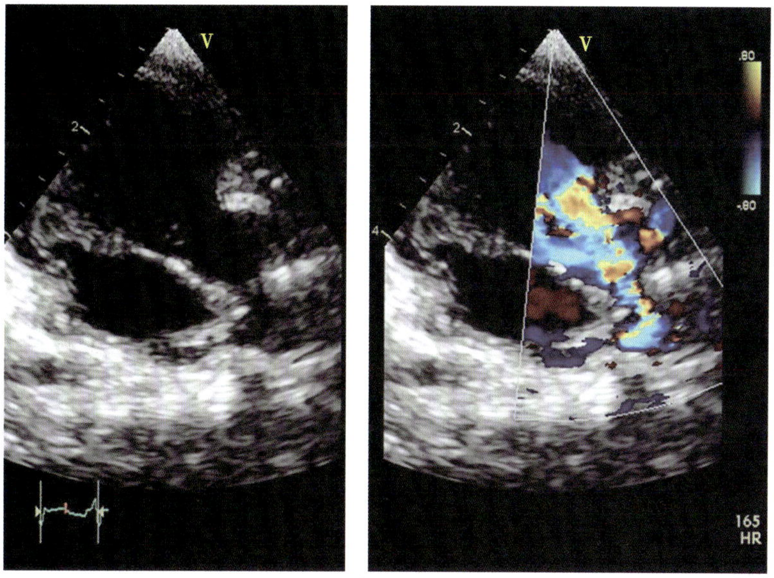

图 12-2-4 矫正型大动脉转位，PAB 术后

胸骨旁肺动脉长轴图显示 PAB 处局限性狭窄，彩色多普勒显示 PAB 处加速花彩信号

和心功能不全。ASO 术前若存在左心室萎缩、退化，则 ASO 术后常会出现急性心功能不全。

【术后临床表现】

ASO 术后常见的问题主要包括瓣膜反流、主动脉吻合口梗阻、肺动脉吻合口和肺动脉分支梗阻、冠状动脉吻合口狭窄、心功能不全等，根据不同的残余问题或并发症而有相应的临床表现。

【术后超声心动图】

1. 检查要点

（1）瓣膜情况；

（2）主动脉吻合口；

（3）肺动脉吻合口和肺动脉分支；

（4）冠状动脉；

（5）术后心功能评价。

2. 超声心动图表现

（1）主动脉瓣口（原肺动脉瓣）、主动脉吻合口：胸骨旁左心长轴图、心尖左心室流入流出道图、心尖和剑突下五腔图、胸骨上升主动脉长轴图、胸骨旁大动脉短轴图可观察主动脉瓣叶（原肺动脉瓣）的形态、启闭活动以及主动脉窦部有无扩张及其严重程度；测量主动脉吻合口的内径。彩色多普勒可评价瓣膜反流束的方向、宽度和长度（图 12-2-5）；显示瓣上吻合口处是否有湍流。脉冲和连续多普勒的取样容积置于瓣口的左心室面，可探及舒张期的主动脉瓣反流，并可测量反流压；取样容积置于瓣上吻合口处，可测量该处的流速和压差。

（2）肺动脉瓣口（原主动脉瓣）、肺动脉吻合口和肺动脉分支：胸骨旁和剑突下大动脉短轴、肺动脉长轴图可显示肺动脉瓣及瓣环环（原主动脉瓣）、肺动脉主干和左、右肺动脉的情况，测量其内径，观察瓣膜的形态和启闭活动。对肺动脉分支梗阻植入肺动脉支架的病例可经上述声窗显示肺动脉支架植入后的情况。彩色多普勒可评价肺动脉瓣反流的严重程度；显示瓣上吻合口处是否有湍流。脉冲和连续多普勒的取样容积置于瓣口的右心室侧，可显示舒张期瓣膜反流，并可测量反流压差；

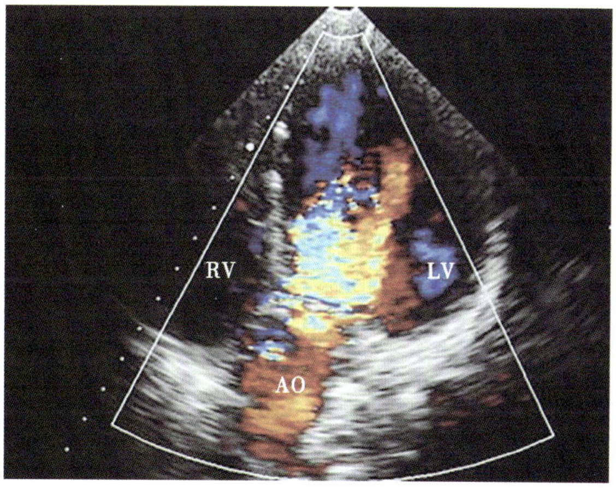

图 12-2-5 超声心动图显示大动脉调转术后主动脉瓣（原肺动脉瓣）反流

心尖五腔图显示主动脉瓣（原肺动脉瓣）反流；AO：主动脉；LV：左心室；RV：右心室

取样容积置于瓣上吻合口和肺动脉分支处，可分别测量该处的流速和压差。

（3）冠状动脉：在胸骨旁大动脉短轴图的基础上，调节探头的位置和角度，可显示移植后的冠状动脉的起源和走行。彩色多普勒可显示冠状动脉内的血流。脉冲多普勒的取样容积置于冠状动脉开口处，可测量该处的流速，并评价有无冠状动脉吻合口梗阻。但是，ASO 术后冠状动脉的显示有时较困难。若多个图像显示存在心室节段运动异常，往往提示心肌缺血，此时需结合心脏 CT、MRI 和核素心肌灌注显像等其他的影像学方法进行判断。

（4）术后心功能评价：ASO 术后需要对左心室和右心室的收缩和舒张功能进行全面评价，心功能的评价方法见相关章节。

五、Ross 手术

【术后血流动力学】

Ross 手术又称为自体 - 肺动脉瓣置换主动脉瓣手术。术后患者自体的肺动脉瓣承担主动脉瓣的功能，肺动脉带瓣管道代替患者的肺动脉瓣的功能。术后由主动脉瓣病变所造成的血流动力学紊乱应当在术后得以纠正。但是，Ross 手术可能有一些并发症。有些患者 Ross 术后出现心功能不全，可能与手术前后心室负荷的急剧变化有关。由于 Ross 手术需要移植自身的冠状动脉，若冠状动脉吻合技术欠佳或瘢痕增生，也可能造成心肌缺血而导致心功能不全和缺血性二尖瓣反流。位于主动脉瓣环位置的自体 - 肺动脉瓣环，随着年龄增长有扩大趋势，并在较大年龄的患者中较常见。自体 - 肺动脉瓣可能发生早期失功，肺动脉带瓣管道移植后也可能发生钙化、失功、梗阻或反流，从而影响右心系统的血流动力学稳定性。此外，由于肺动脉带瓣管道是非自身的移植物，术后应警惕感染性心内膜炎的发生。

【术后临床表现】

Ross 手术后主要的残余问题和并发症包括：与自体 - 肺动脉相关的问题、与右心室流出道重建相关的问题、术后心律失常、心功能不全以及感染性心内膜炎等。

【术后超声心动图】

1. 检查要点

（1）与自体 - 肺动脉相关的问题（新的主动脉瓣的功能）；

（2）与右心室流出道重建相关的问题（肺动脉带瓣管道的功能）；

（3）冠状动脉的情况。

2. 超声心动图表现

（1）与自体 - 肺动脉相关的问题（新的主动脉瓣的功能）：胸骨旁左心长轴图、胸骨旁主动脉短轴图可显示新的主动脉瓣的瓣叶数目、形态及其启闭活动，测量主动脉瓣环、瓣窦、窦管交界和升主动脉的内径。彩色多普勒显示新的主动脉瓣有无狭窄或反流，并评价其程度。将脉冲或连续多普勒的取样容积置于新的主动脉瓣口，可测量其流速，评价有无狭窄，并运用简化的 Bernoulli 方程计算瓣口的压差，对其严重程度进行评价。

（2）与右心室流出道重建相关的问题（肺动脉带瓣管道的功能）：胸骨旁肺动脉长轴图显示右心室流出道重建后，肺动脉带瓣管道的形态，新的肺动脉瓣的形态及其启闭活动，显示外管道有无扭曲或狭窄，并测量其内径。彩色多普勒显示带瓣管道有无狭窄或反流，并评价其程度。将脉冲或连续多普勒的取样容积置于新的肺动脉瓣口，可测量其流速及压差，评价有无狭窄及其程度。

（3）冠状动脉的情况：在胸骨旁大动脉短轴图的基础上，调节探头的位置和角度，可显示移植后的冠状动脉的起源和走行。彩色多普勒可显示冠状动脉内的血流。脉冲多普勒可测量该处的流速，并评价有无冠状动脉吻合口梗阻。

六、心脏瓣膜置换术

【术后血流动力学】

房室瓣（二尖瓣、三尖瓣）和半月瓣（主动脉瓣、肺动脉瓣）置换术后，原有的血流动力学紊乱（瓣膜狭窄和 / 或瓣膜反流）应在手术之后得以纠正。但是，在少数情况下，如果合并术后的残余问题或并发症，则仍将存在血流动力学紊乱，并与术前有所不同。常见的心脏瓣膜置换术后问题包括人工瓣狭窄、人工瓣反流、赘生物、血栓与血管翳、人工瓣不匹配等，因此而出现相应的血流动力学改变。

【术后临床表现】

心脏瓣膜置换术后，根据上述不同的残余问题或并发症而有相应的临床表现。

【术后超声心动图】

1. 二尖瓣置换术后残余问题　心尖四腔图、胸骨旁左心室流入流出道图、心尖和剑突下房室瓣水平心室短轴图可观察人工二尖瓣的结构和启闭活动，但是，常因声影的影响而显示欠清（图 12-2-6）。彩色多普勒可评价人工二尖瓣有无狭窄、反流或瓣周漏，并评价其严重程度。反流面积和长度、射

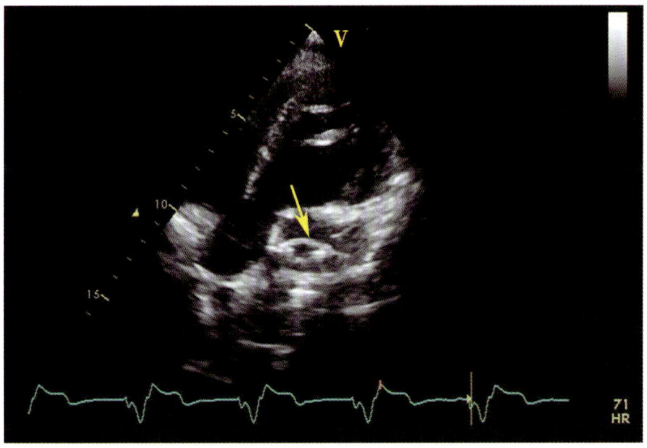

图 12-2-6　二尖瓣置换术后

心尖四腔图显示二尖瓣人工瓣回声增强，后方伴有声影，箭头示二尖瓣人工瓣（箭头）

流紧缩宽度以及血流汇聚区半径等参数可以对反流程度进行定性或半定量评价。脉冲多普勒测量的 E 峰和 A 峰速度、跨瓣压差、压力降半时间等，可用于狭窄程度的评价。此外，左心室的大小和功能、左心房大小、肺动脉压力等可作为人工二尖瓣的间接评价指标。

2. 主动脉瓣置换术后残余问题　胸骨旁左心长轴图、心尖左心室流入流出道图、心尖和剑突下五腔图、胸骨上升主动脉长轴图、胸骨旁大动脉短轴图可观察人工主动脉瓣的结构和启闭活动，但是，常因声影的影响而显示欠清。彩色多普勒可评价人工主动脉瓣有无狭窄、反流或瓣周漏，并评价其严重程度。频谱多普勒测量的跨瓣压差、多普勒速度指数（DVI）、有效瓣口面积（EOA）等可用于狭窄程度的评价，压力降半时间可用于反流程度的评价。此外，左心室的大小、室壁厚度和功能，左心房大小、肺动脉压力等可作为人工主动脉瓣的间接评价指标。

3. 三尖瓣置换术后残余问题　心尖四腔图、胸骨旁右心室流入道图、胸骨旁大动脉短轴图可观察人工三尖瓣的结构和启闭活动，但是，常因声影的影响而显示欠清。彩色多普勒可评价人工三尖瓣有无狭窄、反流或瓣周漏，并评价其严重程度。反流面积和长度、射流紧缩宽度以及血流汇聚区半径等参数可以对反流程度进行定性或半定量评价。频谱多普勒测量的 E 峰和 A 峰速度、跨瓣压差、压力降半时间等，可用于狭窄程度的评价。此外，右心室的大小和功能，右心房大小、下腔静脉宽度、肺动脉压力等可作为人工三尖瓣的间接评价指标。

4. 肺动脉瓣置换术后残余问题　肺动脉瓣的置换很少见，并大多为带瓣膜的人工管道移植而非单纯的瓣膜置换，且很少采用机械瓣。胸骨旁和剑突下大动脉短轴图、肺动脉长轴图可观察人工肺动脉瓣的结构和启闭活动，少数情况下可显示肺动脉瓣短轴图像。彩色多普勒可评价有无狭窄以及狭窄部位（人工瓣膜或人工管道）或反流，并评价其严重程度。频谱多普勒测量跨瓣压差可用于狭窄程度的评价，测量肺动脉反流指数可用于反流程度的评价。此外，右心室的大小、室壁厚度和功能，右心房大小、肺动脉内径、肺动脉压力等可作为人工肺动脉瓣的间接评价指标。

5. 心脏瓣膜置换术后常见并发症

（1）赘生物：赘生物形态不规则，常为活动度较大的中低回声条索或团块。人工瓣膜的赘生物常位于瓣环区域，并可延伸到人工瓣膜的瓣叶、支架、阀体，从而影响瓣膜的启闭活动，甚至导致人工瓣膜缝线撕脱、瓣周漏、人工生物瓣膜的破坏等。赘生物还会导致人工瓣膜的狭窄和/或反流。动态随访并与术后的基准超声心动图进行对比，有助于与血栓、缝线等鉴别。

（2）血栓与血管翳：这是两种常见的人工瓣膜晚期功能障碍，均可影响瓣膜活动。血栓脱落可导致梗阻或栓塞，而血管翳则会导致人工瓣膜进行性梗阻。血栓一般较大，回声较低、类似心肌，人工三尖瓣较易受累，梗阻症状出现早，有抗凝不足、心房颤动等病史，抗凝治疗有效。血管翳通常较小，回声较强，人工主动脉瓣较易受累，梗阻症状出现晚，儿童多见，抗凝治疗无效。

（3）人工瓣不匹配：婴幼儿或儿童的瓣膜狭窄常与瓣环发育不良有关，手术纠正时往往选用偏小的人工瓣膜，此外，儿童处于不断生长发育中，人工瓣不匹配不可避免并不断加重。人工瓣狭窄的评价方法详见上文。

七、Glenn 术和 Fontan 术

【术后血流动力学】

Glenn 术和 Fontan 术是治疗功能性单心室的一种手术方法。Glenn 手术通常指的是上腔静脉与同侧的肺动脉进行吻合，使上腔静脉的血流可以流向双侧肺动脉（图 12-2-7）。Fontan 手术有很多类型，目前常用外管道 Fontan 手术，包括上腔静脉与同侧肺动脉端侧吻合，离断下腔静脉，下腔静脉近心端缝闭，外管道连接下腔静脉与肺动脉。开窗 Fontan 手术是在此基础上，在心房侧隧道或外管道上打孔（fenestration）与心房之间吻合，有助于保持心排血量，降低心律失常、胸腔积液、腹水等并发

症的发生率，适用于年龄小、肺动脉平均压高、房室瓣反流、体静脉或肺静脉回流异常等高危患者。但是，开窗可能会降低氧饱和度。此外，如果合并静脉血栓，持续存在的开窗将增加体动脉血栓的风险。因此，在术后随访过程中，如果符合条件可通过介入封堵的方法关闭外管道与心房之开窗。对于低风险患者，则无需开窗。Fontan 手术使上腔静脉和下腔静脉的血流绕过心室而直接进入肺动脉，将体循环和肺循环分隔开来，改善了功能性单心室患者的预后。但是，Fontan 循环的缺点是术后体静脉压力增高、非搏动性肺血流灌注、体循环心室容量负荷不足。此外，由于术后动静脉压力、饱和度的差异，不同血管之间可有侧支血管形成，主要有体静脉侧支、主肺动脉侧支、肺动静脉瘘等。

【术后临床表现】

Fontan 手术的出现改善了功能性单心室患者的预后。但是，Fontan 循环并非双心室循环的自然状态，其手术后的并发症包括心功能衰竭、心律失常、血栓和栓塞、肝功能异常、蛋白丢失性肠病等，甚至死亡。此外，Fontan 手术后形成的侧支血管可造成发绀和心脏负荷加重，综合考虑下，可选择经导管介入封堵。

【术后超声心动图】

1. 检查要点

(1) 腔静脉 - 肺动脉吻合口或人工管道的血流是否通畅以及血流分流方向；

(2) 开窗术后 fenestration 的分流方向和分流量；

(3) 侧支血管的有无和分流量；

(4) 术后心功能评价。

2. 超声心动图表现

(1) 腔静脉 - 肺动脉吻合口或人工管道：胸骨上或高位胸骨旁图可显示上腔静脉 - 肺动脉吻合部位（图 12-2-7），Glenn 分流可位于右侧、左侧或双侧。调整探头角度，可显示人工管道与肺动脉的吻合部位，但有时显示较困难。剑突下腔静脉长轴图可显示心房侧隧道或人工管道与下腔静脉的吻合部位以及人工管道内有无血栓形成，并测量管道的内径。彩色多普勒有助于确定不能直接显示的腔静脉 - 肺动脉吻合口或人工管道，并可评价其通畅情况。若存在梗阻，则表现为色彩明亮的彩色镶嵌状血流。理想情况下，上腔静脉、下腔静脉和人工管道的血流向肺动脉分流；若存在反向血流，往往提示肺动脉阻力升高，预后不良（图 12-2-8）。将脉冲或连续多普勒的取样容积置于上腔静脉 - 肺动脉吻合口、下腔静脉 - 人工管道吻合口、人工管道 - 肺动脉吻合口处，可显示这些部位的分流和分流方向，并测量吻合口流速，评价有无狭窄及其程度。若流速很低或反向分流，则提示肺动脉阻力升高（图 12-2-9）。

(2) 开窗术后：在剑突下腔静脉长轴图和心尖四腔图基础上调整探头角度，可显示心房侧隧道或外管道与心房之间的窗口。彩色多普勒可显示窗

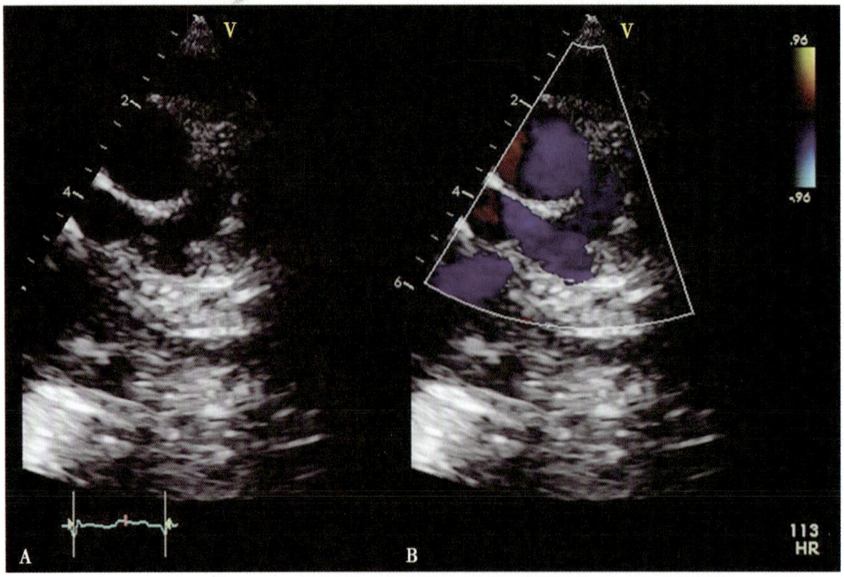

图 12-2-7 Glenn 术后超声心动图表现

A. 经胸骨上窝显示 Glenn 术后上腔静脉与肺动脉吻合；B. 彩色多普勒显示右侧 Glenn 术后上腔静脉向肺动脉分流

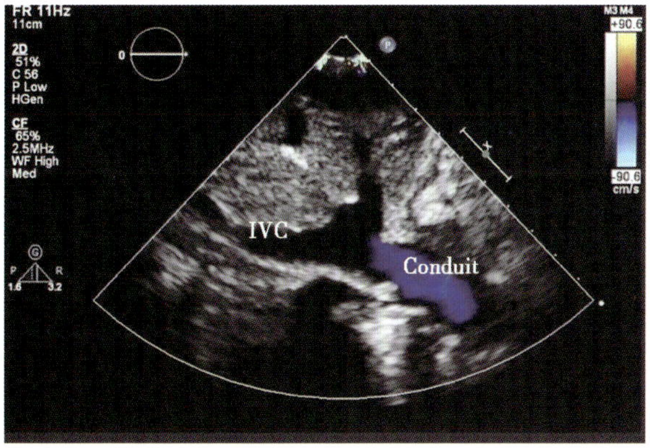

图 12-2-8 外管道 Fontan 术后的超声心动图表现

剑突下腔静脉长轴图彩色多普勒显示外管道 Fontan 术后，下腔静脉向外管道分流；IVC：下腔静脉；Conduit：外管道

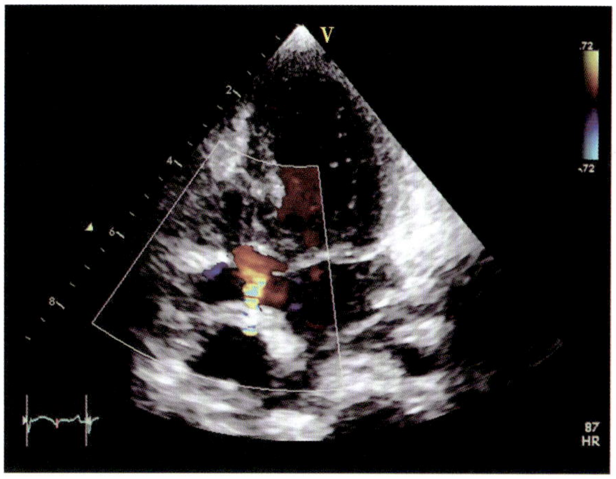

图 12-2-10 Fenestration 超声心动图表现

胸骨旁非标准图像外管道 Fontan 及开窗术后，彩色多普勒显示外管道内的血流通过窗口向右心房分流

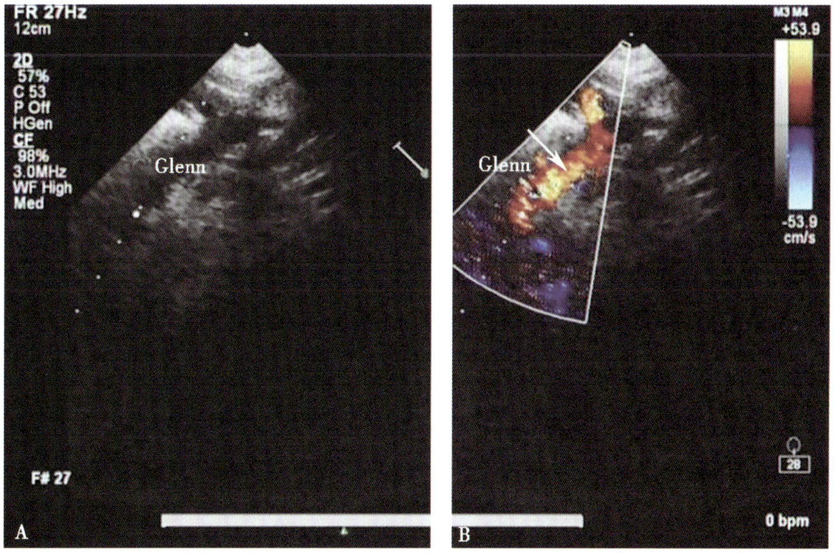

图 12-2-9 Glenn 管道内反流的超声心动图表现

A. 经胸骨上窝显示 Glenn 术后；B. 彩色多普勒显示 Glenn 术后肺动脉向上腔静脉反向分流（箭头）

口处有无分流以及分流方向（图 12-2-10）。若行窗口封堵术后可评价封堵效果、有无残余分流。将脉冲或连续多普勒的取样容积置于心房侧隧道或人工管道与心房之间的窗口处，可显示窗口的分流方向，并测量其流速。

（3）侧支血管：胸骨上主动脉弓长轴图彩色多普勒显示连续性血流时，提示体静脉侧支或主肺动脉侧支，但是两者的鉴别较困难。

（4）术后心功能评价：采用 Simpson 法或三维超声心动图可估测功能性单心室的心室容积、心肌质量以及射血分数。采用房室瓣环收缩期位移、应变 / 应变率等多普勒参数也可评价功能性单心室的心功能状况。

（马晓静）

第十三章　心肌炎超声心动图

【概述】

心肌炎（myocarditis）指由各种原因引起的心肌炎性损伤，可累及心包和心内膜，导致不同程度的心功能不全，从轻微的亚临床病变，到严重的心律失常、心功能衰竭、心源性休克和猝死。病因包括感染、自身免疫性疾病和毒素/药物毒性，其中感染是最主要的致病原因，病原体以病毒最为常见，包括肠道病毒（尤其是柯萨奇B病毒）、腺病毒、巨细胞病毒、EB病毒和流感病毒等。由于心肌对不同病原的炎症反应是非特异性的，故本章聚焦于病毒性心肌炎（viral myocarditis）。

Lieberman等根据病毒性心肌炎的临床表现及病理，将病毒性心肌炎分为4类：暴发性（fulminant）心肌炎、急性（acute）心肌炎、慢性活动性（chronic active）心肌炎和慢性持续性（chronic persistent）心肌炎。

1. 暴发性心肌炎　小儿暴发性心肌炎（fulminant myocarditis，FMC）是心肌炎最为严重和特殊的类型，又称急性重症心肌炎，是儿科常见的急危重症之一。主要特点是起病急骤、进展迅猛、表现多样、患儿很快出现血流动力学异常（泵衰竭和循环衰竭）及严重心律失常，并可伴有呼吸衰竭和肝肾衰竭，早期病死率极高。

FMC通常由病毒感染引起，大多数患儿在病前1周内有明确前驱症状如发热等上呼吸道感染及急性胃肠炎症状，突然出现（通常小于3天）严重心力衰竭症状，部分患儿表现为急腹症的症状，心脏受累症状不明显，极易误诊。

FMC临床常表现为急性心力衰竭、心源性休克或致死性心律失常，后者可发生阿-斯综合征。既往认为引起FMC以柯萨奇病毒B组（coxsackievirus B，CVB）感染最为常见，近几年研究发现，细小病毒B19（parvovirus B19，PVB19）及人类疱疹病毒6（human herpes virus 6，HHV6）的检出率大大提高，其中PVB19被认为是目前儿童FMC最主要的病原体。

Robert等将FMC定义为通过心内膜心肌活检证实的心肌炎患者，伴严重的血流动力学障碍，需要大剂量血管收缩药物或左心室辅助装置来维持心功能或血压，并伴乏力、呼吸困难、水肿等明显心力衰竭症状及发热等表现，且近2周有病毒感染病史。

2. 急性心肌炎　临床表现差异很大，多数表现为活动后轻微的胸闷、心悸不适，重者也可出现急性左心功能衰竭甚至猝死。

3. 慢性心肌炎　包括慢性活动性心肌炎和慢性持续性心肌炎，病程在1年以上。临床表现为慢性持续性及突发加重的炎症活动，心肌收缩力减弱、心肌纤维化、心脏扩大。

【病理】

各种病因所致的心肌炎病理改变无明显的特异性，其基本病理变化为心肌细胞炎症坏死，间质水肿、充血，炎性细胞浸润。1986年提出的Dallas病理诊断标准为传统染色的心脏组织中有炎性细胞浸润伴或不伴心肌细胞坏死。炎症可以累及心肌细胞、间质、血管和/或心包。慢性病程时表现为心肌细胞肥大、纤维渗出和局部瘢痕形成，心腔可有不同程度的扩大，心肌重量增加，以左心室明显，可伴有心包炎症。心肌病变可呈弥漫性或局限性，炎症反应可导致不同程度的心脏结构和心功能障碍，也可累及心脏传导系统，引起不同类型的心律失常。

FMC患者在疾病初期可能发生心室重构，如心室球形变，这可能是室壁压力和容量负荷增加、心脏泵功能减退的非特异性反应，随访发现心室重构是可逆的。

【病理生理】

发病机制主要为病毒对心肌细胞的直接损伤和自身免疫介导的间接损伤，大多数病例并非由于病毒的直接损伤，而是免疫介导的间接损伤，对于FMC，病毒对心肌的直接损伤严重。如果心肌广泛受累，心功能可出现明显减退，心腔血液不能有效泵出，舒张末期容量增多，心腔扩大。心输出量减低导致肾脏的有效灌注减少，产生水钠潴留，同时交感神经系统被激活、外周血管收缩以维持血压，进一步加重心脏的前、后负荷，使心功能不全进行性加重；心房充盈压增加可导致肺循环淤血，引起肺水肿等改变。

【临床特点】

病毒性心肌炎临床表现差异较大，多数呈亚临床型，可以完全没有症状，重者可并发严重心律失常、心力衰竭、心源性休克甚至猝死。多发生于上呼吸道感染后，出现心脏、呼吸系统症状，各年龄段均可发病，以学龄前期及学龄期儿童多见。婴幼儿较年长儿重，新生儿更为凶险，可表现为发热、严重心力衰竭、呼吸窘迫、酸中毒、休克等。年长儿表现为胸闷、心前区不适等，也可以腹痛为主诉，可有急性充血性心力衰竭症状。少数 FMC 患儿可在急性期后出现心腔扩大和 / 或心功能不全，临床表现与扩张型心肌病类似。

体格检查：症状轻者可无特殊。病情较重的心肌炎患者，可见面色苍白、精神萎靡或烦躁、脉搏微弱以及心动过速或过缓；心脏叩诊心界向左下扩大，心前区第一心音低钝，部分患儿可有舒张期奔马律，心动过缓或过速；肝脏肿大较为多见，但周围水肿不明显。

心电图表现多样，异常的心电图是诊断心肌炎的重要依据之一，其异常往往呈一过性，最常见的变化是 ST 段和 T 波异常，也可出现室性心律失常、房室传导阻滞和室内传导阻滞。偶可表现为酷似急性心肌梗死样心电图：ST 段抬高、ST 段压低、病理性 Q 波，提示病情严重，需高度警惕。

X 线胸片显示心影正常或增大，以左心室增大为主，心力衰竭时可见肺淤血或肺水肿。少数心包积液患儿，心影增大呈烧瓶状。

实验室检查可有红细胞沉降率升高，血清心肌酶谱及心肌损伤标志物异常。血清肌酸磷酸激酶同工酶（CK-MB）和肌钙蛋白（cTnI、cTnT）升高，临床实践及实验数据表明 cTnI 阳性者比 CK-MB 更常见。心肌炎酶学变化特点为血清酶谱持续增高但无酶峰。

由于 FMC 临床表现多样，多以心外症状为首发症状，易造成临床误诊或漏诊。日本报道的一组 FMC 首发症状多为发热、疲乏、咳嗽，以呼吸困难为主要表现者仅占 39% 左右，以休克为首发症状者仅 29%。国内报道的一组 FMC 首发症状均为腹痛、腹胀、呕吐、咽痛等症状。如出现以心外症状为首发症状但有难以解释的精神萎靡者，需高度警惕 FMC 可能。

【超声心动图检查要点和表现】

1. 检查要点

（1）评估心腔大小、结构及泵功能；

（2）有无弥漫性或节段性室壁运动异常；

（3）观察心肌回声及厚度；

（4）排除其他心脏疾病；

（5）观察有无心腔内附壁血栓形成；

（6）观察心包积液量。

2. 超声心动图表现

（1）心脏形态结构的改变

1）心腔扩大：心腔扩大程度与炎症累及心脏的范围和程度有关，左、右心均可受累，以左心扩大更为常见，可继发二尖瓣反流。心肌炎所致心脏扩大是可逆的，动态随访过程中可观察到心腔逐渐缩小，直至恢复正常。Rozkovec 报道新生儿柯萨奇病毒性心肌炎可呈类似扩张型心肌病或呈室壁瘤样改变。

2）心肌增厚：心肌壁增厚（可能与间质水肿有关）、心肌质量增加，以室间隔及左室后壁增厚较为常见。心肌增厚一般为短暂性，随心功能改善、炎症减轻和消退而逐渐恢复至正常。

3）心肌回声改变：心肌回声不均匀、颗粒粗大，呈毛玻璃样（图 13-0-1，图 13-0-2）。急性心肌炎心肌回声以减低为主；慢性心肌炎心肌回声不均匀或呈弥漫性增强，有时可见心内膜回声不均匀性增强。随着炎症的控制、减轻和消退，心肌回声可逐渐恢复至正常。

4）其他表现：心肌炎急性期可伴不同程度的心包积液（图 13-0-3），表现为心脏周围液性暗区环绕；心腔内还可有附壁血栓形成，多见于左心室心尖部（图 13-0-4）。

（2）心脏功能改变

1）左心室收缩功能可正常或减低：因心脏受炎症累及的范围及程度不一，二维超声心动图可见室壁节段性运动异常，与心肌梗死类似，亦可表现为弥漫性室壁运动减弱、消失或矛盾运动，短轴缩短率减小、射血分数减低。

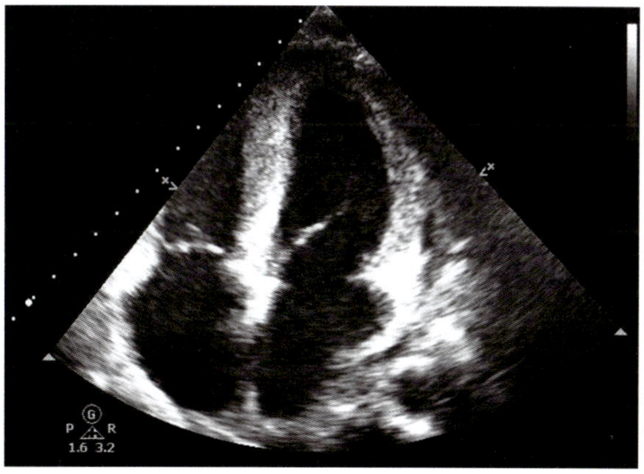

图 13-0-1 暴发性心肌炎

心尖四腔图显示心肌增厚、水肿，回声不均匀，颗粒粗大，呈毛玻璃样

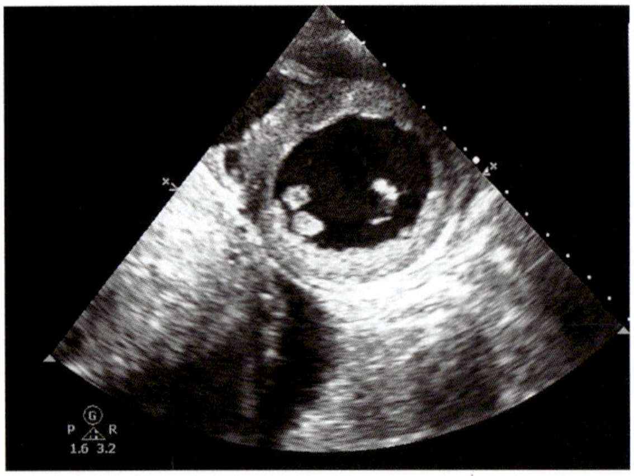

图 13-0-2　暴发性心肌炎

胸骨旁左心室短轴图显示心肌增厚、水肿，回声不均匀，颗粒粗大

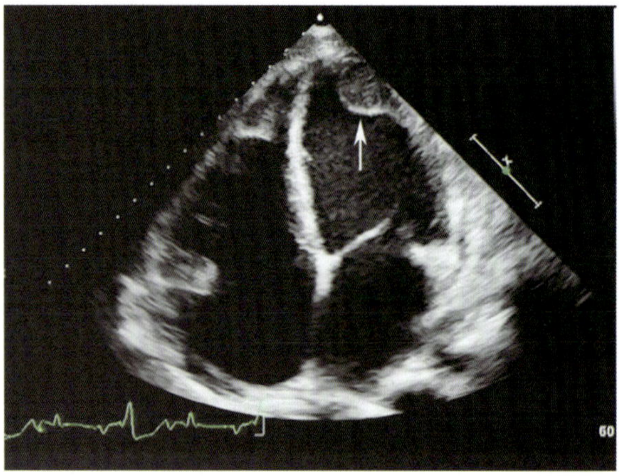

图 13-0-4　急性心肌炎

15 岁男性患者，心尖四腔图显示左心室心尖处附壁血栓

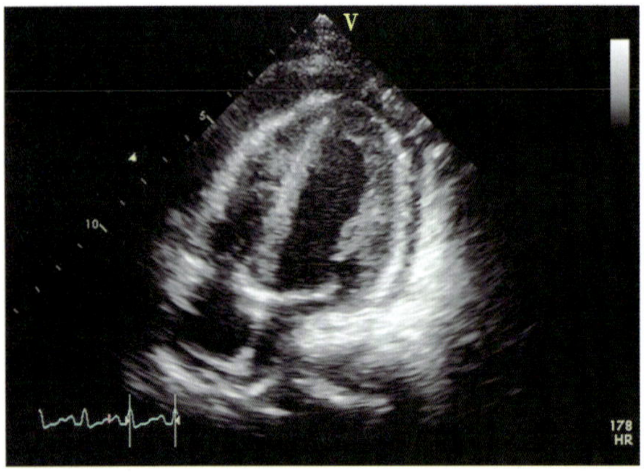

图 13-0-3　急性心肌炎伴心包积液

心尖四腔图显示心包积液

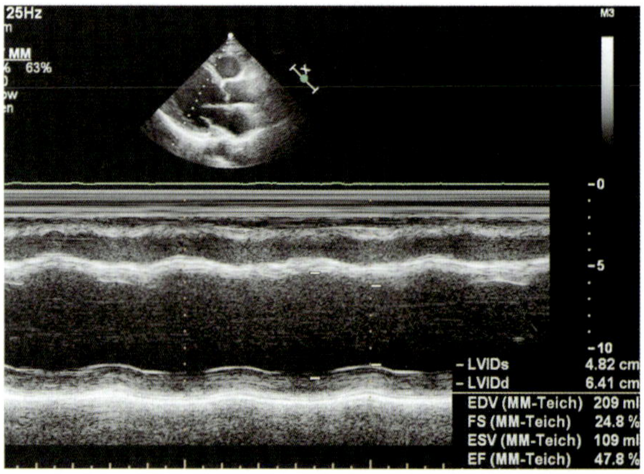

图 13-0-5　急性心肌炎

M 型超声心动图显示左心室明显增大，射血分数减低（左室舒张末期内径 LVDd 64mm，EF 48%）

FMC 通常表现为室间隔增厚，室壁运动弥漫性减弱、左心室射血分数明显减低，左心室舒张末期内径增大可不明显。而急性心肌炎患者通常表现为左心室舒张末期内径增大，室间隔厚度正常。上述表现有助于区分急性心肌炎和 FMC。

2）左心室舒张功能减退：舒张期充盈异常，M 型超声心动图表现为左心室后壁舒张早期快速运动，而舒张中晚期平坦现象；脉冲多普勒频谱可见房室瓣口舒张期血流 E/A 减低、倒置或呈单峰状；组织多普勒频谱可见二尖瓣环 e/a 减低、倒置。

（3）心肌功能评价：应变及应变率成像技术不受心脏运动、邻近心肌节段被动牵拉运动等的干扰，有利于对心肌收缩、舒张功能进行动态监测。二维斑点追踪“牛眼”图可直观显示心肌收缩期应变峰值降低。分层二维斑点追踪技术可以早期发现左室射血分数正常的急性心肌炎患者亚临床心肌损害（图 13-0-5，图 13-0-6）。

【鉴别诊断】

1. 扩张型心肌病　慢性心肌炎超声心动图表现以左心扩大为主，且常出现心室壁运动幅度减低，与扩张型心肌病相似。慢性心肌炎的心脏扩大是可逆的，可结合临床病史及心肌标志物等指标鉴别。

2. 冠状动脉起源异常　心肌炎因受累心肌的范围和程度差异，可出现节段性室壁运动异常，需与冠脉异常起源于肺动脉导致的左心室扩大、节段性室壁运动异常相鉴别，鉴别要点是明确冠状动脉的起源。

3. 肥厚型心肌病　FMC 因心肌细胞炎性水肿，可表现为心室壁肥厚，需与肥厚型心肌病鉴别。由于心肌炎所致的室壁肥厚是可逆性的，且肥厚程度较轻，结合临床病史及心肌标志物等指标，可资鉴别。

4. 原发性心内膜弹力纤维增生症　两者均可有左心室扩张和心室壁运动降低，但心内膜弹力纤维增生症最重要的超声直接征象是左室心内膜弥漫

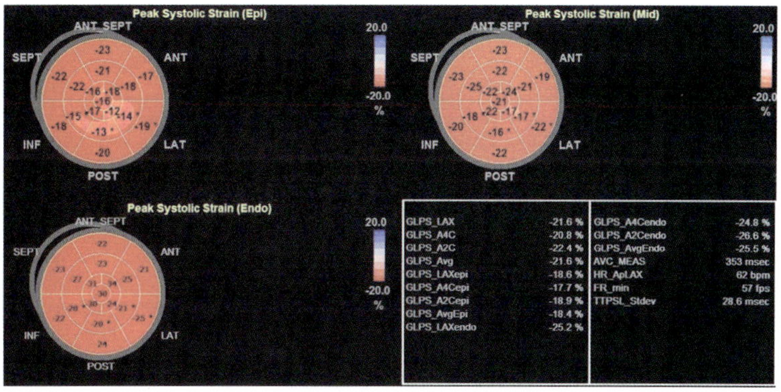

图 13-0-6　急性心肌炎

16 岁女性患者，急性心肌炎亚临床心肌损害，射血分数正常

分层二维应变“牛眼”图显示左心室下后壁、侧壁中间段心外膜纵向应变减低

性或局限性增厚达 2mm 以上，增厚的心内膜回声增强。而病毒性心肌炎多有病毒感染史，超声无心内膜增厚表现，心力衰竭控制后，心脏大小可恢复正常。

【诊断价值】

超声心动图是诊断心肌炎最重要的辅助检查，鉴别有无其他原因诱发的心力衰竭，观察患儿的病情演变，评价药物治疗效果。对于心肌炎的早期诊断强调要综合分析，包括血清病原学检测、血清学指标、心电图、超声心动图、心脏 MRI 以及心内膜活检等，并紧密结合患儿的病史。

血清病原学检测阳性率极低，特异性病毒抗体阳性有助于诊断。

心电图可作为早期筛查工具。

机械循环辅助治疗成为救治 FMC 的可靠手段。对于儿童 FMC 的治疗，体外膜式氧合（extracorporeal membrane oxygenation，ECMO）被认为是目前最有效的手段，可提高其生存率。ECMO 的本质是一种改良的人工心肺机，最核心的部分是膜肺和心泵，分别起到人工肺和人工心脏的作用，其应用使病变的心肌得以休息，从而渡过急性炎症期。床旁超声心动图（EBE）用于评估患儿安置 ECMO 前、后心脏功能改变，是 ECMO 撤离前重要的影像学评估手段，通过全面评估心功能及其负荷状态，从而为临床决策提供重要的参考依据（图 13-0-7～图 13-0-8）。

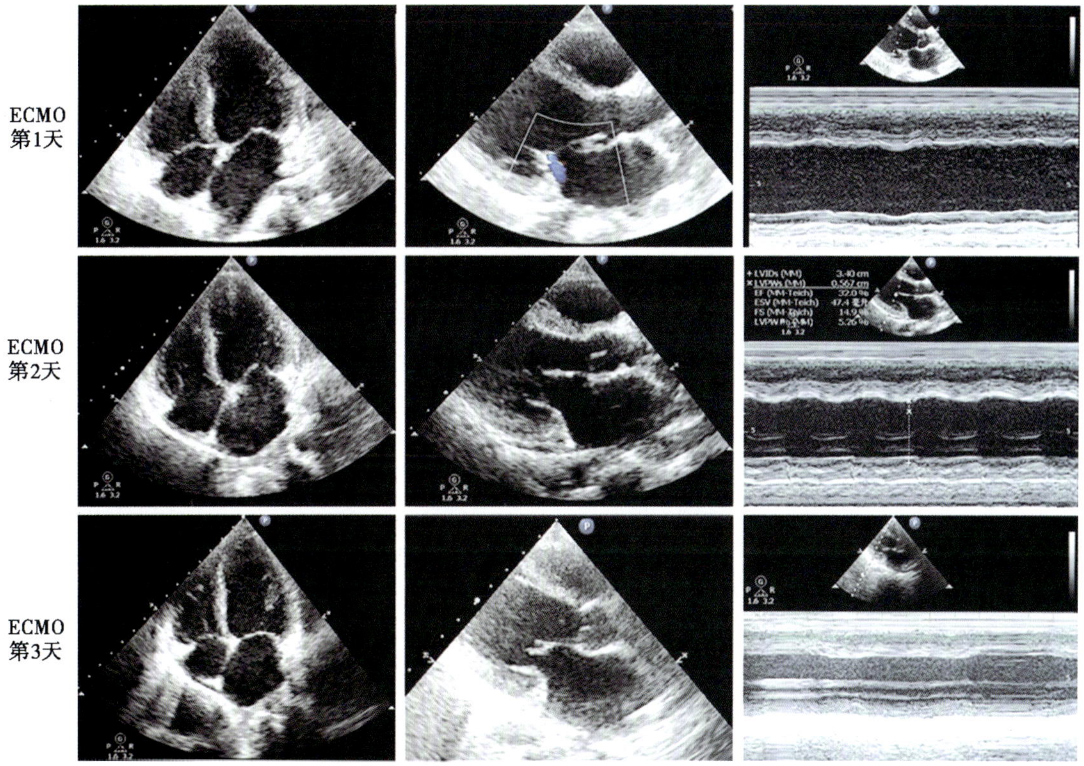

图 13-0-7　暴发性心肌炎

7 岁男童，安置体外膜式氧合（ECMO）后第 1～3 天，EBE 提示患儿左心室增大，左心室射血分数逐渐恢复（LV 42mm→42mm→42mm，EF 18%→32%→42%）

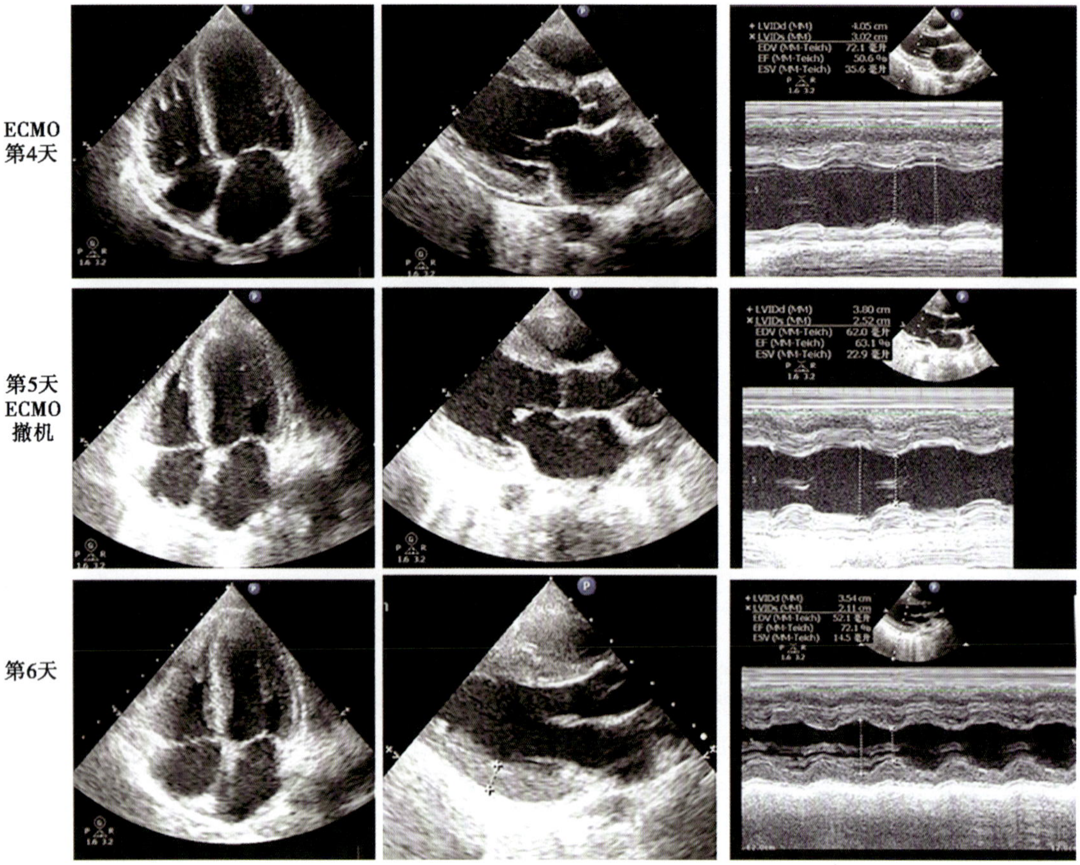

图 13-0-8 暴发性心肌炎

与图 13-0-7 为同一患儿，安置 ECMO 后第 5 天，EBE 评估患儿左心室大小逐渐回缩，左心室射血分数已恢复正常（LV 41mm→38mm→35mm，EF 51%→63%→72%），ECMO 顺利撤机

国外研究推荐左室射血分数超过 40%，脉压恢复正常，血氧饱和度超过 70%，ECMO 可撤机。

心脏 CMR 可显示心肌水肿等心肌炎症损伤征象，是诊断心肌炎重要的影像学工具，推荐用于儿童 FMC 的诊断及随访。在心肌炎疑似患者中，心脏 CRI 可以为心内膜活检定位。局灶性心肌增强显影结合节段性室壁运动异常强烈支持心肌炎诊断。

放射性核素检查可发现心肌坏死，了解心脏泵功能、心肌血流灌注、心肌代谢和心室壁运动情况，有助于协助诊断。

心内膜活检虽为诊断病毒性心肌炎的“金标准”，但有创、阳性率低，在儿科领域，目前尚难以推广。

（唐 红）

第十四章　心肌病超声心动图

心肌病为一组异质性的心肌疾病伴随心肌结构的异常和/或电生理的异常，具有不同的病因、解剖改变、血流动力学变化、临床表现和预后。心肌病可以仅限于心肌或主要累及心肌，也可以是全身系统性疾病的一部分，常常表现为心室肥厚或扩张，可以引起严重的心律失常和心脏泵功能衰竭，最终导致死亡。

我国小儿心肌病的确切发病率尚不明确，约占儿科心脏病的 1%，是小儿时期非常严重的疾病，合并心力衰竭占 70%～90%。儿童心肌病的病因复杂，其中先天性代谢缺陷（inborn errors of metabolism，IEM）占 8.9%。

1995 年世界卫生组织（WHO）和国际心脏病学会（ISFC）将心肌病定义为伴有心功能障碍的心肌疾病，并分类为原发性心肌病（扩张型、肥厚型、限制型、未分类型及致心律失常性右心室心肌病）与继发性心肌病。我国于 1999 年采纳了该定义和分型标准。近年来，心肌病的相关研究取得了显著进展，特别是心肌病分子遗传学领域取得了突破性进展。2006 年 ACC/AHA 提出心肌病的新分类，心肌病分为原发性（仅限于或主要限于心肌）和继发性（心肌病变为全身系统性疾病的组成部分），原发性心肌病包括遗传性心肌病（如肥厚型心肌病）、混合性心肌病（遗传性与非遗传性，如扩张型心肌病）、获得性心肌病（如应激性心肌病）三类，继发性心肌病包括浸润性疾病、沉积性疾病、内分泌疾病等，其特点是从分子遗传学的角度认识心肌病的发病机制。2008 年 ESC 基于形态和功能提出新的心肌病定义和分类，心肌病为心肌结构和功能异常的心肌疾病，在扩张型心肌病、肥厚型心肌病、限制型心肌病、致心律失常性右室心肌病、未定型心肌病的基础上，进一步分为家族/遗传性，非家族/非遗传性，未采用原发性和继发性名称。

关于小儿心肌病分类：2012 年马沛然等提出一个以临床工作需要为主，符合我国国情和小儿特点的分类方案，小儿心肌病分类建议按扩张型心肌病、肥厚型心肌病、限制型心肌病、心肌致密化不全、心内膜弹力纤维增生症及致心律失常性右室心肌病六大类，每一类再分为原发性和继发性。以解剖形态学和病理生理学改变与原发或继发作为小儿心肌病主要分类的依据对于诊断、治疗策略的制订和预后判断均有着重要意义。随着对遗传性心肌病的基础研究进展，基因检测在国外已逐渐应用于心肌病的临床辅助诊断，目前国内开展分子遗传检测尚不普遍。本章参照上述分类建议将小儿心肌病分为第一至六节，将蒽环类药物心肌病及 4 个伴有心肌病的综合征单独列出为第七、八节。

第一节　扩张型心肌病

【概述】

扩张型心肌病（dilated cardiomyopathy，DCM）是小儿最常见的原发于心肌的疾病，主要表现为单侧或双侧心腔扩大、心脏收缩功能减退，伴或不伴充血性心力衰竭及心腔内附壁血栓形成等心肌结构和功能异常。参照小儿心肌病分类建议，DCM 分为原发性（家族性）和继发性。继发性 DCM 主要包括：①自身免疫性；②克山病；③营养障碍；④炎症性；⑤心动过速性心肌病；⑥中毒性；⑦内分泌疾病；⑧神经肌肉疾病；⑨黏多糖贮积症等遗传代谢疾病中某些型别；⑩伴有心肌病的综合征，如 Alstron 综合征。

近年来的研究发现，感染是 DCM 的重要原因之一，其中病毒性心肌炎约占 30%，可能与病毒持续感染（如柯萨奇病毒）和病毒介导的免疫损伤有关，临床观察发现部分病毒性心肌炎患儿最终会发展为 DCM；遗传（家族性）因素约占 20%～35%，家族性 DCM 大多数属常染色体显性遗传，X- 连锁遗传占 5%～10%，基因缺陷为编码蛋白的基因突变，目前已发现了 30 多个致病基因。因此，DCM 被认为是一种细胞骨架疾病。

【病理】

DCM 的病理基础是心肌广泛弥漫性损害，心肌细胞肥大、变性、萎缩，心内膜下及心肌间质纤维化，可有瘢痕组织形成。心脏体积明显增大，左心室呈球形扩张，室壁相对变薄，或出现全心扩大，心尖部变薄呈钝圆形。以右心室扩大为主的右心室型 DCM 较为少见。心腔内血流淤滞易形成附壁血栓。因心腔扩张可致二、三尖瓣瓣环扩大，引起相对性关闭不全；由于二尖瓣乳头肌向心尖及侧方移位，可致二尖瓣对合不良。

【病理生理】

DCM 的病理生理特征是高容量、低动力，心肌收缩力减弱，左心室舒张末期容量和压力明显增加，而搏出量减少，导致进行性充血性心力衰竭。由于心腔扩大、收缩功能减退、心腔内血液淤滞而促使血栓形成，血栓脱落可引起栓塞。由于舒张末期心腔压力明显增加，引起肺静脉压力升高，患者可出现肺淤血、间质性水肿和胸腔积液，并形成静脉后性肺动脉高压。房室瓣环扩大导致瓣膜功能性反流，心肌纤维化累及传导系统可以导致各种心律失常。

【临床特点】

心力衰竭、心腔内附壁血栓及心律失常是 DCM 的三大主要表现，70%～90% 的患儿在确诊时以心力衰竭为主要表现。各年龄段儿童均可受累，41%～50% 的患者确诊时年龄不足 1 岁，平均年龄 1.5 岁。儿童 DCM 起病多隐匿，表现为乏力、食欲缺乏、不爱活动、气促、胸闷、心动过速等，婴儿出现喂养困难、烦躁不安、多汗，食量减少。可并发严重心律失常，如多源性室性心律失常以及阿 - 斯综合征等，可致晕厥甚至死亡。左心腔内附壁血栓脱落，可致体循环栓塞。

体格检查：部分患儿呈慢性病容，呼吸和心率加快，脉搏细弱，心界向左扩大，常可闻及第三或第四心音，心率快时可闻及舒张期奔马律。部分症状明显的患儿，可有气急，甚至端坐呼吸、肝大、下肢水肿等充血性心力衰竭的体征。

X 线胸片表现为心影增大，以左心室增大最为常见，主动脉结小，呈“普大型”或“主动脉型”。心电图表现以窦性心动过速、左心室肥厚及 ST-T 改变最为常见。可出现各种类型的心律失常，以Ⅰ度房室传导阻滞、束支传导阻滞及室性早搏多见。

【超声心动图检查要点和表现】

1. 检查要点

（1）评估左心室大小、形态及收缩功能，包括：左心室内径、容积（测量值应采用 Z 值标准化），球形变程度，心室壁厚度和运动，除外节段性室壁运动异常，左心室整体收缩功能。

（2）评估左心室舒张功能，包括：左心房大小、二尖瓣口前向血流脉冲多普勒频谱和二尖瓣瓣环组织多普勒频谱。

（3）评估有无心包积液、二尖瓣反流和心腔内附壁血栓。

（4）其他超声评估参数：肺动脉压力、右心室收缩功能、心肌做功指数（MPI）和左心室压力上升速率（LVdp/dt）。

（5）评估心室收缩的同步性。

2. 超声心动图表现

（1）左心室扩大，运动幅度明显减低：M 型及二维超声心动图显示全心增大、以左心室增大为主，左心室舒张末期内径（LVDd）及收缩末期内径均增大。左心室内径随心动周期的变化减小，室间隔和左心室后壁运动幅度明显减低，射血分数（EF）<45% 和短轴缩短分数（FS）<25%。

胸骨旁左心室长轴或短轴图二尖瓣水平可见 DCM 患儿典型的声像图表现，即“大心腔，小瓣口”征象，室间隔向右心室弓形膨出，而左心室后壁弓形向外膨出，致左心室呈球形扩大，左心室壁相对变薄，舒张期二尖瓣瓣口开放幅度减小（图 14-1-1，图 14-1-2）。主动脉瓣口收缩期开放幅度减小。心尖四腔图测量球形指数（SI），DCM 患儿 SI 接近于 1（正常值 >1.5）；部分患者可表现右心室增大。

M 型超声心动图表现为二尖瓣运动幅度降低，前后叶活动曲线形态呈“钻石”状改变，E 峰至室间隔的距离（E-point septal separation，EPSS）增大，CD 段平直（图 14-1-3）。

（2）附壁血栓形成：部分患者心腔内可见附壁血栓，以心尖部多见。新鲜血栓二维超声表现为低回声，机化血栓表现为较强的回声团，附着面积大、无蒂。

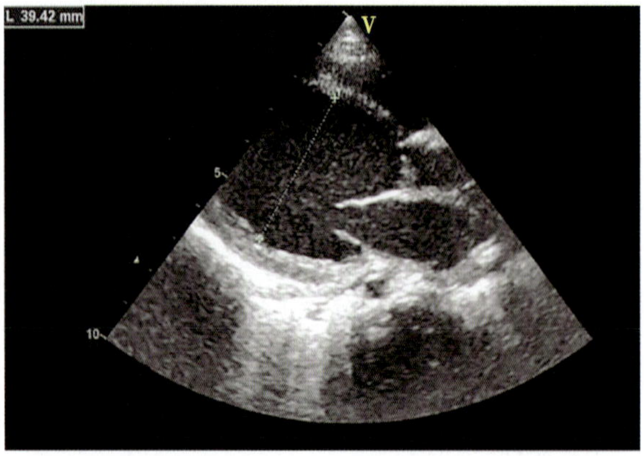

图 14-1-1 扩张型心肌病

胸骨旁左心长轴图显示左心增大，以左心室增大为著

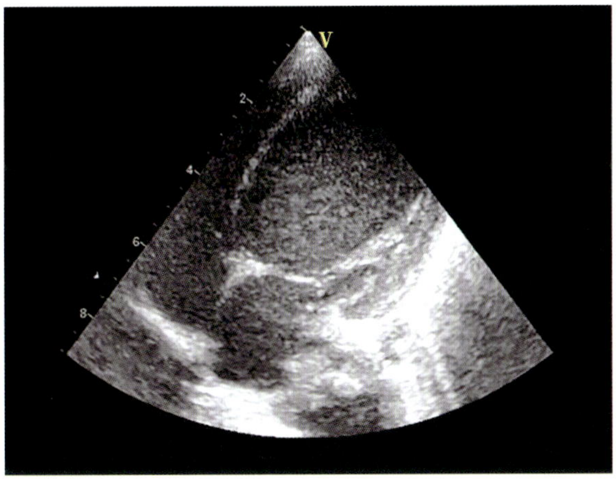

图 14-1-2　扩张型心肌病
心尖四腔图显示左心室明显增大呈球形

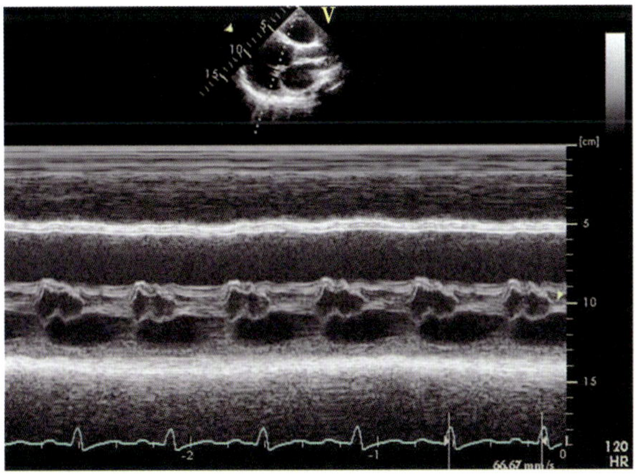

图 14-1-3　扩张型心肌病
M 型超声经二尖瓣水平显示二尖瓣运动幅度减低，前后叶活动曲线呈“钻石样”改变

（3）房室瓣反流：由于二尖瓣瓣环扩大，同时球形扩张的左心室导致乳头肌向心尖及侧方移位，使得二尖瓣瓣叶对合不良，收缩期瓣膜关闭出现裂隙。部分患儿可有三尖瓣瓣环扩大，功能性三尖瓣关闭不全等。彩色多普勒血流显像示房室瓣反流，多以二尖瓣反流为主，反流程度取决于心室与房室瓣环的大小以及心室收缩功能（图 14-1-4）。

（4）其他参数评估左心室功能：彩色多普勒血流显像示心腔内血流缓慢，各瓣口血流色彩暗淡。

脉冲多普勒频谱显示各瓣口前向血流峰值速度均减低。左心室收缩功能减退，主动脉血流量减少，射血时间缩短，收缩期前向血流频谱近乎呈三角形。左心室舒张末期压力增大，二尖瓣 E 峰峰值减低，A 峰峰值升高，E/A 比值减小或倒置，窦性心动过速时 E 峰和 A 峰融合。二尖瓣口前向血流流速曲线形态随病程不同表现而异，反映了舒张功能不全的程度差异。组织多普勒频谱显示二尖瓣环室间隔侧或游离壁侧 s 峰运动幅度减低，e/a 倒置或减小。E/e＞14，提示左心房压升高。

连续多普勒评估左心室压力上升速率（LVdp/dt）和肺动脉压力：根据二尖瓣反流频谱可以获得 LVdp/dt，LVdp/dt 正常值 1 000～1 200mmHg/s，若＜600mmHg/s 预示 DCM 病程进展。由于左心室舒张末期压力增大，DCM 患儿可逐渐出现肺动脉收缩压力升高，根据三尖瓣反流压差可以估测肺动脉收缩压（图 14-1-5）。

（5）心室收缩的同步性评估：左心室及右心室流出道脉冲多普勒频谱，评估心室间机械收缩延迟；组织多普勒评估心室收缩不同步性的时间间期；二尖瓣口前向血流脉冲多普勒评估房室间收缩的不同步性，尤其针对起搏心律的患儿。

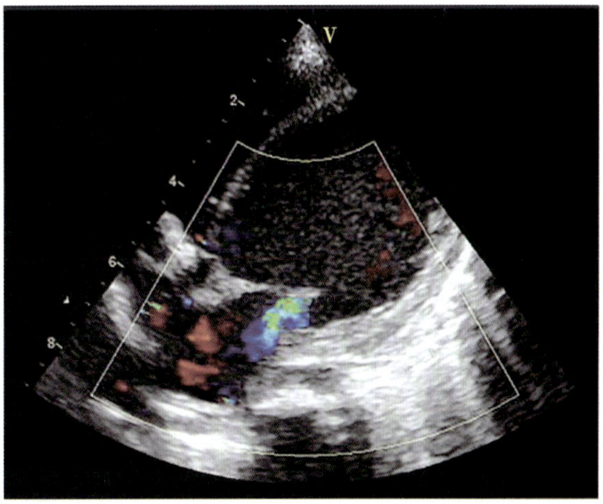

图 14-1-4　扩张型心肌病
心尖左心室长轴图，CDFI 显示二尖瓣少量反流

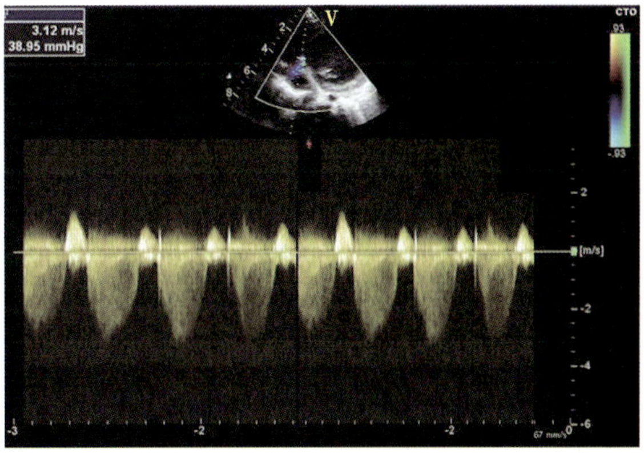

图 14-1-5　扩张型心肌病
根据三尖瓣反流压差估测肺动脉收缩压 42mmHg

【鉴别诊断】

儿童原发性DCM主要需与引起左心室扩大、收缩功能减退的其他心脏疾病相鉴别，如急性重症病毒性心肌炎、心动过速性心肌病、神经肌肉疾病、川崎病后遗症期，婴儿DCM应与冠状动脉异常起源于肺动脉、原发性心内膜弹力纤维增生症及Ⅱ型糖原贮积症鉴别。全面的超声心动图评估结合病史及家族史、实验室检查和其他影像检查有助于鉴别诊断。

1. **急性重症病毒性心肌炎** DCM最易与发生心力衰竭的急性重症病毒性心肌炎混淆，两者均表现为左心室扩大，室壁运动普遍减弱。但DCM左心室壁相对变薄，而心肌炎室间隔及左室后壁增厚、回声增强较为常见。心肌炎多有前驱病毒感染史，多急性起病，血清酶学改变，心电图以ST-T改变、QRS波低电压及心律失常多见，且所致心脏扩大是可逆的，动态随访过程中可观察到心腔逐渐缩小，直至恢复正常（详见本书第十三章）。

2. **心动过速性心肌病** 由心动过速引起的心肌病被称为心动过速性心肌病（tachycardia induced cardiomyopathy，TCM），快速性心律失常持久发作者易致TCM，青少年较多见，临床表现有心动过速所致的症状，如心悸、胸闷、晕厥等，严重者可导致心力衰竭、心源性休克或死亡，通常发生心力衰竭后就诊，可误诊为DCM。超声心动图表现为左心室明显扩大，左心室收缩功能减退（图14-1-6）。心电图具有相应心动过速的表现、左心室肥大和ST-T异常等。患者一旦心律失常控制，心脏回缩，心功能可部分或完全恢复正常，但恢复过程较缓慢。

3. **Duchenne型和Becker型肌营养不良症** 杜氏型肌营养不良症（Duchenne muscular dystrophy，DMD）和贝克型肌营养不良症（Becker muscular dystrophy，BMD）是X-连锁隐性遗传性神经肌肉疾病，以缓慢进行性加重的肌无力和肌萎缩为特征，血清肌酸激酶水平显著升高，遗传学研究显示两者均为抗肌萎缩蛋白（dystrophy）基因突变所致，是同一基因突变的不同临床表型。Duchenne型和Becker型肌营养不良症可以累及呼吸、消化、心脏

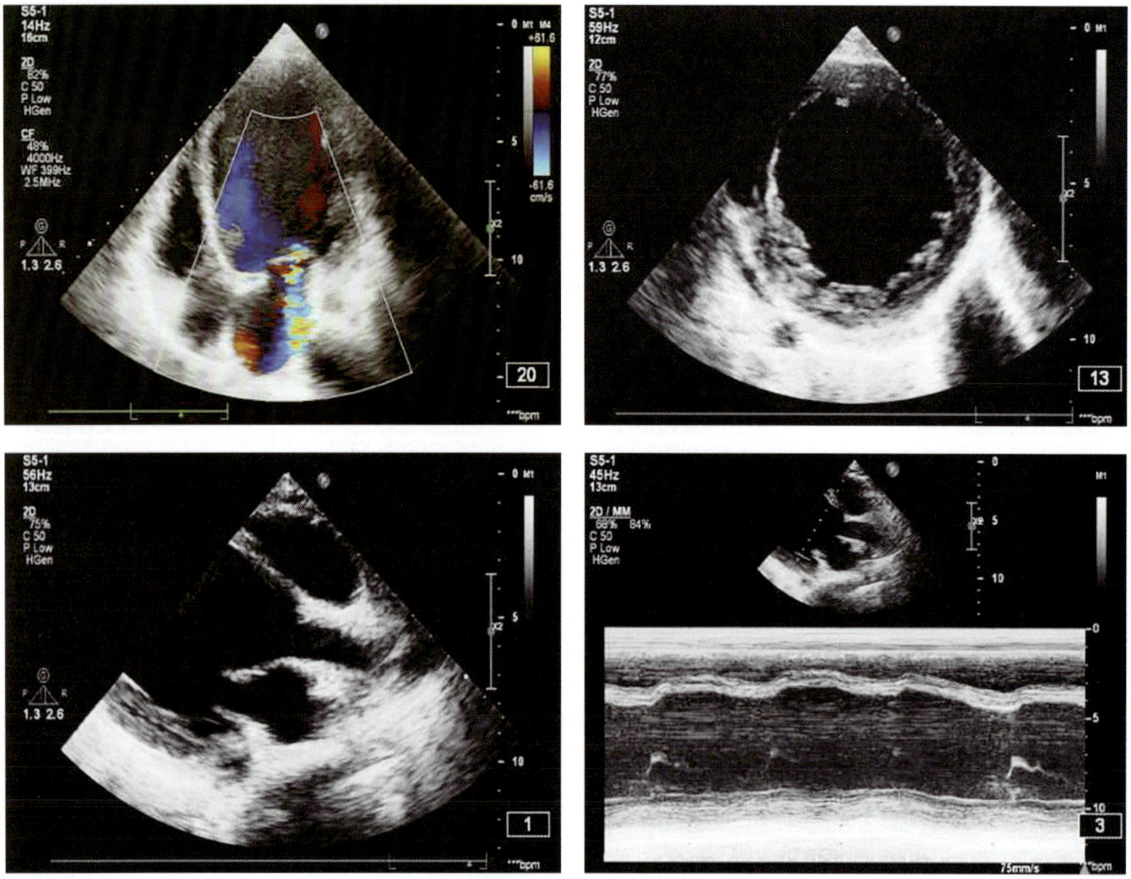

图14-1-6 心动过速性心肌病

患儿，女，9岁，心率130次/min，心电图示“预激综合征”，超声心动图显示左心室明显增大呈球形，左心室运动明显减低（LVDd 68mm，EF 23%），二尖瓣少量反流

和骨关节等。

超声心动图可表现为左心室扩大、左心室收缩和舒张功能减退。肌肉活检可见肌纤维不同程度增大、变性坏死以及结缔组织增生和脂肪浸润。

4. 冠状动脉异常起源于肺动脉　冠状动脉异常起源于肺动脉，以左冠状动脉较为常见。由于右冠状动脉同时承担左冠状动脉作用并借助侧支循环逆流至左冠状动脉，在肺动脉水平形成左向右分流，故右冠状动脉出现明显扩张。如果侧支循环建立差，心肌缺血导致心功能不全，可能误诊为DCM。

二维超声心动图可见左心室腔扩大，左心室壁运动正常或减低，左心室整体运动不协调；二尖瓣腱索、左心室乳头肌和心内膜由于纤维化回声增强（图14-1-7）。彩色多普勒血流显像示二尖瓣反流。

仔细观察冠状动脉的起源及走行，胸骨旁大动脉短轴图显示左冠状动脉常起源于肺动脉后壁，彩色多普勒显示左冠状动脉血流逆向流入肺动脉。

5. 原发性心内膜弹力纤维增生症　发病年龄多在1岁以内，心电图示左心室肥大伴有ST-T改变，超声心动图除左心扩大外，心内膜增厚、回声增强，心内膜活检有助于诊断（详见本章第五节）。

【诊断价值】

超声心动图在评估DCM患者心脏结构及功能改变方面具有重要的临床价值，并可指导临床用药、评价治疗效果，但诊断时需排除上述心脏疾病。青少年男性DCM患儿如果合并肌酸激酶升高，需警惕Becker肌营养不良的可能。心脏MRI检查有助于评估DCM患者心肌损害的严重程度以及有无心肌纤维化、瘢痕等。分子遗传学检查可明确家族性DCM的基因异常。

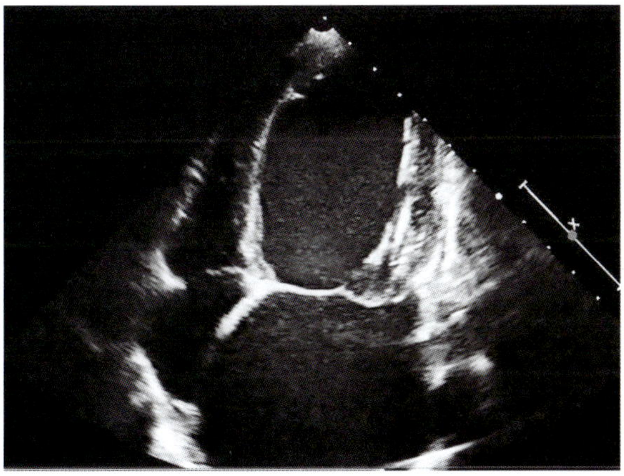

图14-1-7　左冠状动脉异常起源于肺动脉

患儿，男，5岁，心尖四腔图显示左心扩大，二尖瓣腱索和左心室侧壁心内膜回声增强

第二节　肥厚型心肌病

【概述】

肥厚型心肌病（hypertrophic cardiomyopathy，HCM）是以左心室不对称性肥厚为特征的心肌病，可伴或不伴左心室流出道梗阻。参照小儿心肌病分类建议，HCM分为原发性（遗传性）和继发性。继发性主要包括：①代谢性；②内分泌性，如嗜铬细胞瘤；③脂肪酸代谢缺陷病等遗传代谢疾病中某些型别；④伴有心肌病的综合征，如Noonan综合征。

HCM发病率约1/500，在儿科心肌病中占26%～42%，儿童10年生存率约50%，HCM常有明显的家族史，且多为常染色体显性遗传，由于编码收缩蛋白的基因缺陷所致，目前相继发现了23个基因与之相关，其中肌球蛋白重链基因突变占30%～40%，故而HCM也被称作“肌小节病”。一旦确诊HCM，应对其家族进行遗传学筛查。HCM患者无骨骼肌和神经系统等多系统病变，无Ⅱ型溶酶体相关膜蛋白（LAMP2）基因突变。

【病理】

HCM主要病理特征为心肌非对称性肥厚，以室间隔受累为主，伴或不伴左心室流出道的梗阻，存在流出道梗阻者约占1/4。少数表现为心尖肥厚，极少数表现为对称性肥厚或中部肥厚。

HCM患者心脏肥大、重量增加，左心室腔无扩大甚至减小。组织学呈现心肌细胞肥大，排列紊乱伴间质纤维化。心肌肥厚的部位可出现在室间隔、心尖区、左心室侧壁、乳头肌、心室中部等，室间隔厚度多大于左心室游离壁。室间隔肥厚使左心室流出道变窄，二尖瓣前叶收缩期向左心室流出道移动与室间隔左侧心内膜靠近，可加重左心室流出道梗阻，同时还可引起二尖瓣关闭不全。

【病理生理】

根据血流动力学特征分为3种类型。①静息梗阻型：安静状态下左心室流出道也存在梗阻征象，静息时左心室流出道压差≥30mmHg有临床意义；②隐匿梗阻型：安静状态下无明显梗阻，Valsalva动作或药物诱发下出现左心室流出道梗阻现象；③非梗阻型：无论安静状态下或诱发条件下左心室流出道均无梗阻征象。

收缩中晚期左心室流出道血流加快，拖拽二尖瓣前叶移向室间隔，即二尖瓣收缩期前向运动（systolic anterior motion，SAM），SAM现象可加重左心室流出道梗阻，同时还引起二尖瓣形态改变，导致二尖瓣反流。当主动脉血流由于左心室流出道梗阻中断时，主动脉瓣可提前关闭。

肥厚的心肌顺应性降低，左心室舒张期充盈障碍，快速充盈期延长，充盈速率和充盈量均减小。HCM 患者多数存在不同程度的心室舒张顺应性降低，左心房可继发性扩大。由于舒张期延长，心室壁内张力增高时间延长，导致室壁内冠状动脉被挤压，从而造成冠状动脉供血不足，心肌缺血。

【临床特点】

HCM 临床症状差别较大，并因发病年龄而不同。1 岁以下婴儿较 1 岁以上儿童严重，60% 婴儿有左、右室流出道梗阻，常发生心力衰竭，多于 1 岁之内死亡。1 岁以上儿童通常无症状或症状较轻，病情可较稳定，但依然存在猝死的风险；少数患者则可于剧烈活动后出现晕厥和猝死。常见症状有呼吸困难、心动过速、胸痛、乏力、头晕或晕厥等左心室流出道梗阻和心肌缺血症状，可进展至慢性心力衰竭。儿童和青少年出现晕厥及晕厥前期症状多预示猝死风险增加。

体格检查：多数患者心脏查体可无明显异常发现，有时可以看到心尖区抬举样搏动。HCM 较为特殊的体征是胸骨左缘 3、4 肋间可闻及收缩期喷射性杂音，较粗糙，伴震颤，多向主动脉瓣及二尖瓣方向传导，站立、憋气、或血管活性药物等可使杂音响度增加，下蹲、升压药物等可使杂音减轻。

心电图可表现为左心室肥厚、ST 段下降、T 波倒置、左心房肥大、异常 Q 波和 QT 间期延长等异常。

【超声心动图检查要点和表现】

1. 检查要点

(1) 明确诊断，除外引起心肌肥厚的其他结构性心脏病；

(2) 准确测量室间隔及心室游离壁厚度；

(3) 评估左心室整体及节段性收缩功能；

(4) 评估左心室舒张功能；

(5) 评估左心室流出道的形态及其狭窄程度；

(6) 评估右心室收缩功能及右心室收缩压。

2. 超声心动图表现

(1) 心肌肥厚：可表现为心室任一位置的心肌肥厚，以室间隔肥厚最为多见。胸骨旁左心室长轴图显示心肌非对称性肥厚，室间隔明显增厚，左室后壁厚度正常或轻度增厚，舒张期两者之比≥1.3。肥厚心肌回声增强、不均匀，呈斑点状、毛玻璃样改变。大多数患者的心肌肥厚出现在室间隔，但也可见于心尖区、左心室侧壁、左心室中部等部位，故应多个切面观察（图 14-2-1～图 14-2-3）。不同部位的心室壁肥厚可能导致左心室流出道狭窄或心腔中部狭窄。

左心腔超声造影及心脏 MRI 有助于清晰地显示肥厚心肌（图 14-2-4，图 14-2-5）。

(2) 心室舒张功能：心肌肥厚致心室顺应性减低，二尖瓣 E/A 流速比值减小或倒置；大量二尖瓣反流、左心容量负荷加重时 E 峰可出现“假性正常化”或 E 峰异常升高，此时可测量肺静脉血流 A 波评价左心室顺应性。

组织多普勒频谱可见二尖瓣环室间隔侧及游离壁侧的舒张运动幅度减低，e/a 比值减小或倒置，提示左心室顺应性减低。

(3) 心室收缩功能：大多数 HCM 患者左心室腔较小，左心室射血分数值明显高于正常。若心室腔逐渐增大，肥厚的心肌逐渐变薄，左心室收缩功能减退，往往提示预后不良。

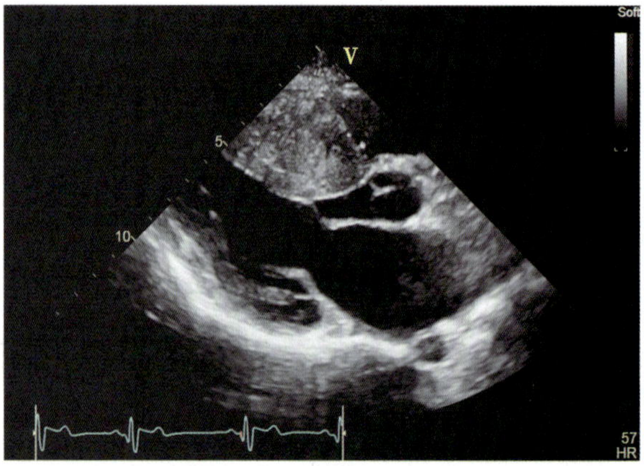

图 14-2-1 肥厚型心肌病

患儿，女，12 岁，胸骨旁左心室长轴图显示室间隔显著肥厚（IVS/LVPW 为 3.2/1）

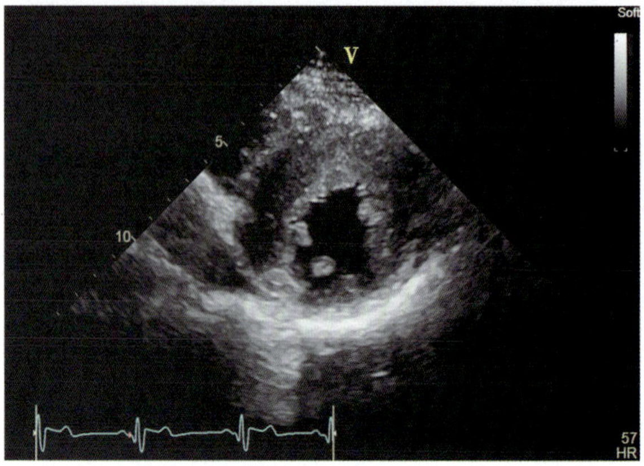

图 14-2-2 肥厚型心肌病

胸骨旁左心室短轴图显示室间隔显著肥厚

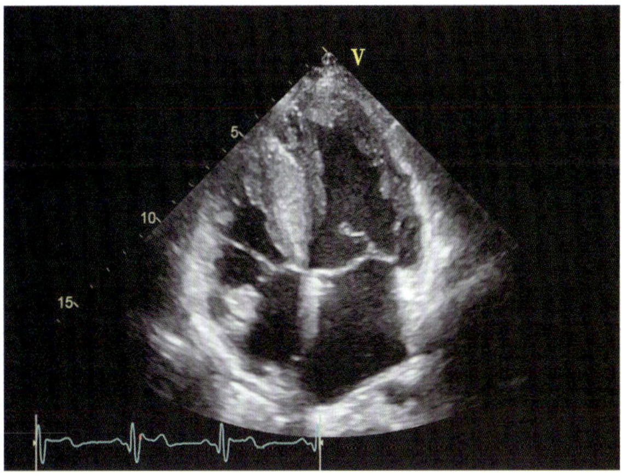

图 14-2-3 肥厚型心肌病
心尖四腔图显示室间隔明显肥厚

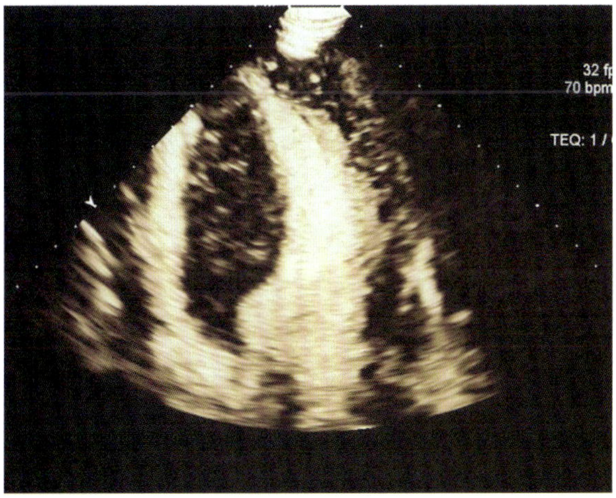

图 14-2-4 肥厚型心肌病
左心腔超声造影，心尖四腔图显示室间隔显著肥厚

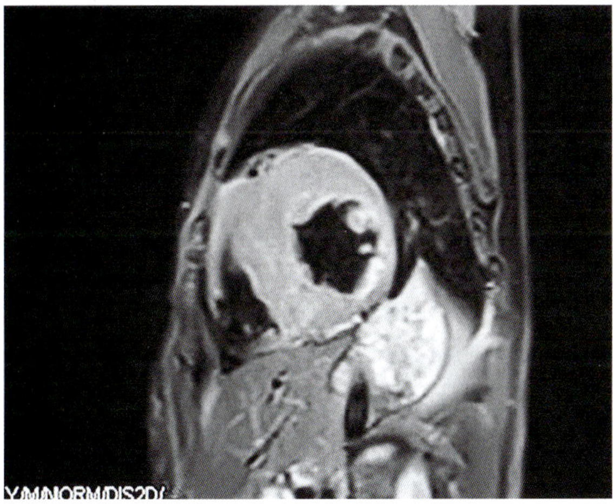

图 14-2-5 肥厚型心肌病
心脏 CMR 显示室间隔显著肥厚

（4）二尖瓣与左心室流出道：左心室流出道梗阻者，M 型超声心动图可见二尖瓣前叶 EF 斜率减慢，E 峰与室间隔相撞，二尖瓣前叶和腱索收缩期向室间隔方向运动即 SAM 现象，表现为二尖瓣 CD 段呈弓背样隆起，加重左心室流出道梗阻（图 14-2-6）。

彩色多普勒血流显像示左心室流出道内收缩期出现五彩镶嵌的射流束，并向主动脉瓣口及瓣上延伸，而非梗阻者左心室流出道收缩期为层流。HCM 伴有 SAM 现象，二尖瓣前叶收缩期向前运动牵拉瓣叶致关闭不良，可引起二尖瓣反流（图 14-2-7）。

左心室流出道梗阻者，脉冲多普勒于左心室流出道取样显示为充填频谱，连续多普勒频谱呈“倒匕首状”即收缩早期快速下降，然后缓慢下降，收缩晚期达峰值后快速上升，梗阻程度越重则峰值速度越快，可根据峰值流速估测梗阻两端压差（图 14-2-8）。

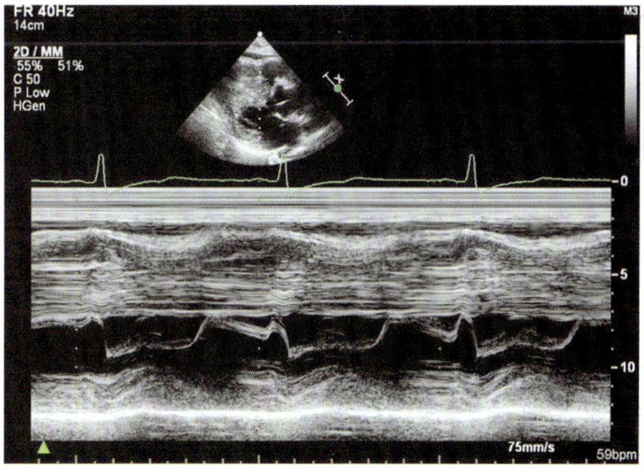

图 14-2-6 肥厚型心肌病
M 型超声心动图显示二尖瓣前叶 EF 斜率减慢，E 峰与室间隔相撞

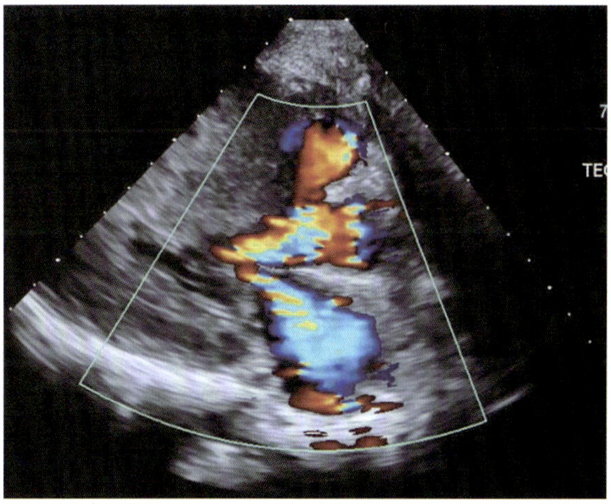

图 14-2-7 肥厚型梗阻性心肌病
伴有 SAM 现象的 HCM 患儿，CDFI 示二尖瓣反流

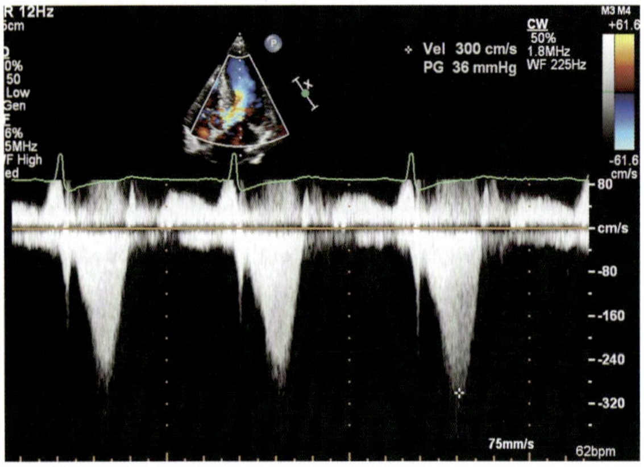

图 14-2-8 肥厚型梗阻性心肌病

连续多普勒显示左心室流出道频谱“倒匕首状”

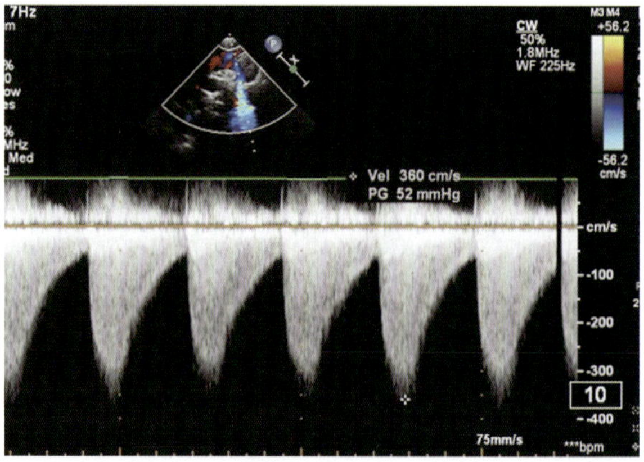

图 14-2-9 主动脉缩窄

患儿，女，7 岁，连续多普勒频谱显示主动脉弓降部狭窄处收缩期压差增大

【鉴别诊断】

HCM 应与导致左心室继发性肥厚的先天性心脏病相鉴别，如主动脉缩窄、主动脉口狭窄。年龄是鉴别诊断的基本线索，儿童及年轻人≥30mm 的心肌向心性肥厚，应考虑代谢性贮积病，如婴儿型糖原贮积症Ⅱ型和青少年 Danon 病。

1. 主动脉缩窄 主动脉缩窄患儿左心室继发性肥厚，可能误诊为肥厚型心肌病。鉴别点：主动脉缩窄患儿上肢动脉搏动强，血压高，而下肢动脉搏动减弱或消失，血压低。胸骨上窝主动脉弓长轴切面观，可显示主动脉弓降部局限性变窄或主动脉弓发育不良，彩色多普勒血流显像示主动脉弓降部狭窄处收缩期出现五彩镶嵌的射流束，连续多普勒显示狭窄处收缩期血流加速、压差增大（图 14-2-9）。另外，脉冲多普勒频谱显示腹主动脉血流异常，呈持续性血流，峰值流速减低（图 14-2-10）。

2. 主动脉瓣狭窄 主动脉瓣狭窄患儿左心室继发性肥厚，可能误诊为肥厚型心肌病。鉴别点：主动脉瓣狭窄患儿有典型的主动脉瓣区收缩期喷射性杂音，杂音位置较高，向颈部传导，主动脉瓣区第 2 音减弱。二维超声心动图可见左心室肥厚，主动脉瓣开放受限；彩色多普勒血流显像示主动脉瓣口收缩期五彩镶嵌的射流束，连续多普勒显示主动脉瓣口前向血流加速、跨瓣压差增大；而 HCM 患儿主动脉瓣形态结构及功能正常。

3. 糖原贮积症Ⅱ型 属于罕见病，又称为酸性 α- 葡萄糖苷酶缺乏症或 Pompe 病，为常染色体隐性遗传病。由于溶酶体内缺乏酸性 α- 葡萄糖苷酶（GAA），使糖原及麦芽糖不能转化为葡萄糖而被利用，以致体内大量糖原在骨骼肌、心肌和平滑肌等组织细胞内聚积而致病。心室肥厚并发心力衰竭，

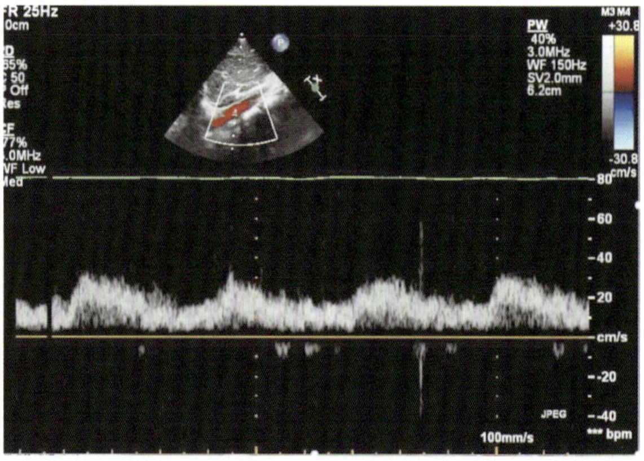

图 14-2-10 主动脉缩窄

脉冲多普勒频谱显示腹主动脉血流异常，呈持续性血流，峰值流速减低

舌大，肌力低下。婴幼儿庞贝病容易误诊为原发性肥厚型心肌病。

根据发病年龄，一般将该病可分为三种类型。

（1）婴儿型：多因酶活性完全缺乏，症状比较严重，一般在出生 1 个月或 3～4 个月后发病，病情进展较快，常在 1 岁之内因心肺功能衰竭而死亡。首发症状为喂养困难、肌无力呈弛缓性瘫痪和呼吸困难，部分患儿的首发症状为心力衰竭、心律失常。心肌肥厚呈进行性加重，随着病情进展，心室收缩功能减退。查体可见心脏扩大，巨舌，少数患儿肝脏肿大。

（2）儿童型：病情进展较慢，除肌无力外，其他器官受累不一；常以动作发育迟滞或步态不稳为初起症状，继而肌力减退、吞咽困难和呼吸肌麻痹，可伴腓肠肌肥大；常因肺部感染致呼吸衰竭而死亡。

（3）成人型：因残留 GAA 酶活性较高，症状比

较轻微。

超声心动图表现为左心室明显肥厚，收缩功能减退。

心电图表现为 P-R 间期缩短、QRS 波高电压及 T 波倒置、ST 段压低等。胸部 X 线检查可见心脏呈球形增大。

实验室检查可见血清肌酸磷酸激酶（CK）增高，肌电图提示肌源性损伤，骨骼肌活检光镜检查提示为空泡性肌肉病，确诊需进行酶学活性检测。

糖原贮积症Ⅱ型有些病例与 Danon 病非常相似，可通过检测 α- 葡萄糖苷酶活性及对 GAA 进行基因测序来诊断。

4. Danon 病 Danon 病是一种少见的 X 连锁显性遗传性溶酶体病，男性发病较多，且多在 20 岁前出现心脏症状，并快速进展为心力衰竭。近来的研究发现，编码Ⅱ型溶酶体相关膜蛋白（lysosome-associated membrane protein-2，LAMP2）的基因突变是导致 Danon 病的主要病因，其酸性 α- 葡萄糖苷酶活性正常。Danon 病以肥厚型心肌病、骨骼肌病和智力障碍三联征为主要临床表现，部分患者伴预激综合征和传导系统病变。心肌肥厚可以是 Danon 病的临床表现之一，也可以是 Danon 病唯一的临床表现。

Danon 病以肥厚型心肌病样的心肌病变和骨骼肌病变为主要病理特征。心肌肥厚使左心室舒张功能受损，顺应性降低，心室舒张期充盈缓慢，心室容量缩小，静脉回流血量减少，心房收缩增强，左心室收缩功能多正常。早期患者常表现为左心室弥漫性增厚，左心室流出道狭窄，左心室收缩中晚期排空困难，使左心室舒张末期压、左心房平均压、平均肺毛嵌压均增高，左心室流出道与主动脉间出现压力阶差。晚期患者可表现为心肌相对变薄、心腔扩大、心力衰竭。骨骼病变最常表现为颈部和四肢近端的骨骼肌疲劳、无力，重者表现为肌肉萎缩、运动能力的丧失；智力障碍主要表现为感知速度减低，言语能力弱，自控力低。

超声心动图表现为左心室壁异常弥漫性增厚，心肌回声增强、不均匀，大多数无左心室流出道梗阻（图 14-2-11）。早期左心室收缩功能正常，后期可出现心腔扩大、左心室收缩功能正常或减低。

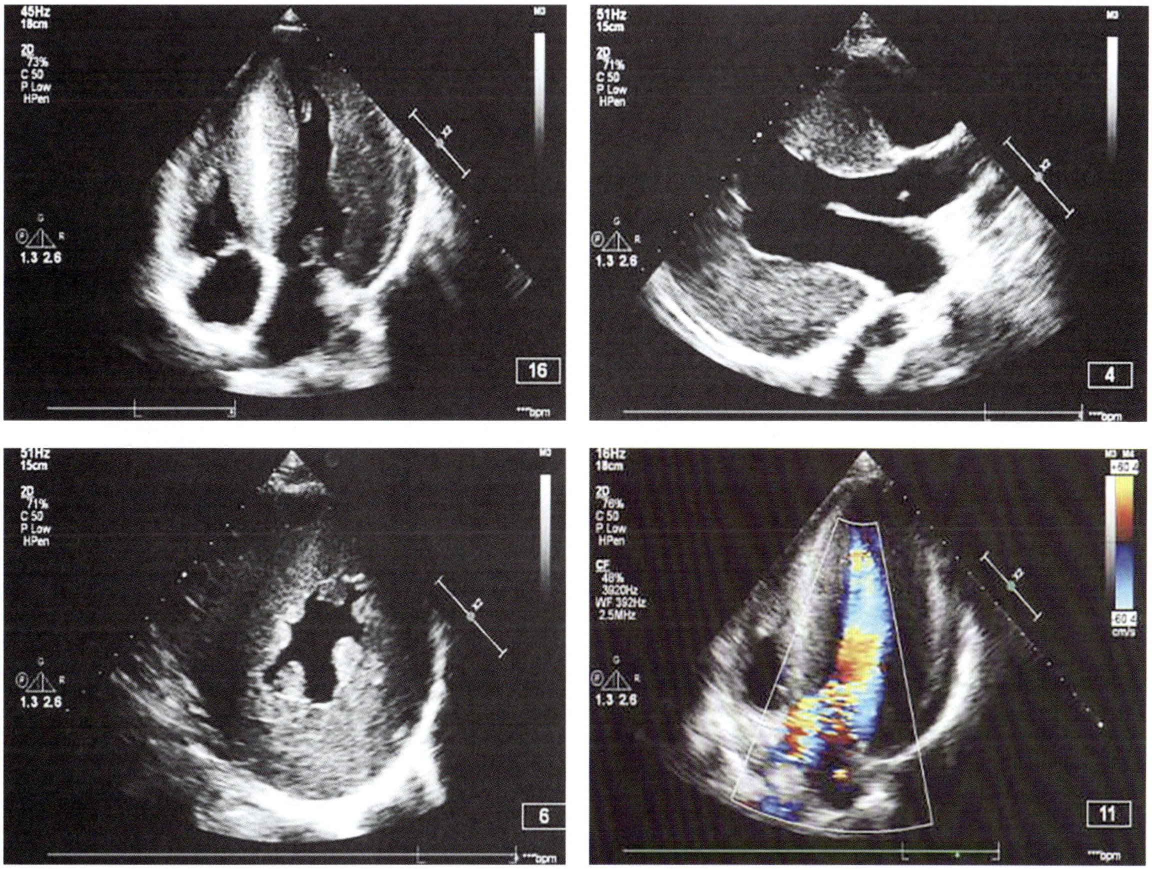

图 14-2-11　Danon 病

二维超声心动图显示左心室明显肥厚，左心室射血分数 62%；右下图彩色多普勒示左心室流出道血流稍加速心电图最常见的表现为预激综合征，伴有左心室高电压。

实验室检查多有血清肌酸激酶与二磷酸果糖酶水平呈倍数升高。直接的 *LAMP2* 基因测序检测应作为诊断和排除 Danon 病的“金标准”。

5. 法布里病 法布里病（Fabry 病）为少见的 X- 连锁溶酶体贮积病，由于溶酶体水解酶 α- 半乳糖苷酶（GLA）基因缺陷，糖鞘磷脂代谢异常，导致细胞内蓄积大量的糖鞘脂，代谢底物主要蓄积于肾脏、心脏、神经系统、皮肤、胃肠道、眼，引起各种临床表现。

患者多起病隐匿，多数于 10 岁前起病，男性多见，男性发病早于女性，病情重于女性。典型 Fabry 病的临床表现为发作性的肢体疼痛（手足烧灼样疼痛）、少汗、皮肤血管角质瘤、腹痛、蛋白尿、眼部症状（角膜混浊），青年时期就出现肾功能不全，伴有心脏、胃肠道等多系统损害。

Fabry 病患者的心脏损害主要包括左心室肥厚、传导系统异常、心力衰竭等。超声心动图可表现为左心室肥厚，左心室舒张功能不全（图 14-2-12）。

心电图可有 PR 间期缩短、心动过缓等表现。MRI 可早期发现脑损害。

通过 α- 半乳糖苷酶活性检测，基因序列检测可明确诊断。

【诊断价值】

超声心动图对肥厚型心肌病有决定性诊断价值，不仅可以确定室壁增厚的部位及程度，也可以根据多普勒超声估测血流动力学的改变情况，有助于治疗方案的选择及疗效判断。部分不典型患儿可应用 CMR 检查进一步明确诊断。

第三节 限制型心肌病

【概述】

限制型心肌病（restrictive cardiomyopathy，RCM）是以心房扩大、心室充盈受限、心室舒张功能障碍、收缩功能正常伴增生性间质纤维化为特征的一类心肌病，受累部位可以是心肌，也可以是心内膜，小儿极少见，其发病率仅占儿童心肌病的 5%。参照小儿心肌病分类建议，RCM 分为原发性（遗传性）和继发性，30% 的 RCM 呈家族性，遗传模式包括常染色体显性 / 隐性遗传、X- 连锁遗传。继发性包括浸润性、非浸润性和心内膜病变，如淀粉样变、糖原贮积症、嗜酸性粒细胞增多症心内膜炎等。

【病理】

RCM 在病理学方面缺乏特征性变化。心肌活检可发现心内膜增厚或心肌间质广泛纤维化，内膜下心肌细胞排列紊乱、心室内膜被一层弥漫增厚的纤维组织覆盖，表层有玻璃样变、纤维化，局部有心肌细胞坏死、间质水肿、炎性改变、嗜酸性粒细胞浸润和动脉炎等改变。

【病理生理】

心脏外形大多正常或轻度增大，血流动力学特点表现为心室壁僵硬、心室顺应性降低、心室舒张功能障碍，血液回流受阻，心房逐渐扩大。心肌间质纤维化、心肌浸润或心内膜心肌瘢痕组织形成

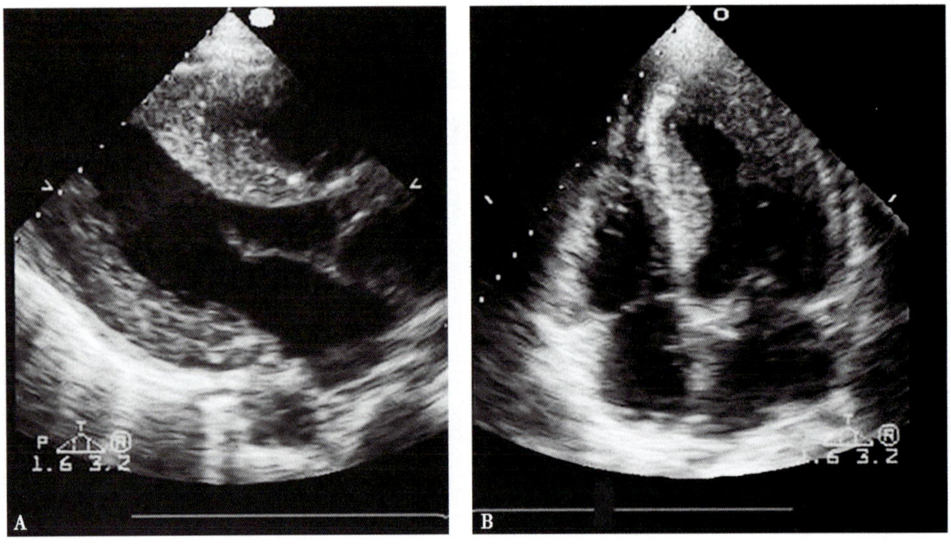

图 14-2-12 Fabry 病

二维超声心动图显示左心室明显肥厚；A. 胸骨旁左心室长轴图；B. 心尖四腔心图

是心脏限制性充盈障碍的主要原因。如果左心室病变明显，而右心室改变轻微，则左心室缩小，左心房、肺动脉及右心扩大，血流动力学改变类似于二尖瓣狭窄；若病变累及右心室较重，则右心可增大，可出现体循环淤血。有时心室内血栓广泛形成，加之增厚的心内膜，可引起受累的心室缩小，形成所谓的“闭塞性心肌病”。根据受累部位，可分为右心室型、左心室型和双心室型，其中以双心室型多见。此外，附壁血栓是体循环和肺循环栓塞的来源。

【临床特点】

临床表现因受累心室及病变程度不同而异。疾病早期可无症状，或有乏力、心悸等表现，随着病情发展，可表现为类似于缩窄性心包炎，常常可伴发心律失常。如血栓脱落，可导致体、肺循环栓塞。

体格检查：可出现脉搏细弱、脉压差小、颈静脉怒张、肝大、腹水和肺底湿啰音。心界可不扩大，心脏杂音无特异性。

心电图常呈窦性心动过速、低电压、心房或心室肥大、T 波低平或倒置，可出现各种类型心律失常，以心房颤动多见。X 线胸片约 70% 显示心胸比增大。

【超声心动图检查要点和表现】

1. 检查要点

（1）评估心室腔大小及心室功能；

（2）评估房室瓣功能；

（3）评估右心室收缩压；

（4）房室瓣、肺静脉及肝静脉的血流频谱形态；

（5）观察心腔有无附壁血栓。

2. 超声心动图表现

（1）心房明显增大，左心室心内膜回声增强：M 型超声心动图主动脉波群可显示左心房内径增大，心室波群显示左心室心内膜回声增强或心肌增厚，心室舒张受限，室间隔运动呈摆动状，心室收缩运动幅度和增厚率正常或稍减低（图 14-3-1）。剑突下 M 型超声显示下腔静脉塌陷率减低（图 14-3-2）。

二维超声心动图胸骨旁左心室长轴、左心室短轴、心尖四腔图可显示心内膜弥漫性增厚、回声增强或表现为室壁增厚，心尖部心腔可闭塞；心室腔内径可正常或减小，心室腔变形，左、右心房明显增大（图 14-3-3），可伴有心腔附壁血栓形成；室壁运动幅度正常或稍减弱、心室舒张受限；可有心包积液。

（2）房室瓣反流：彩色多普勒血流显像示房室瓣可有不同程度的反流（图 14-3-4）。

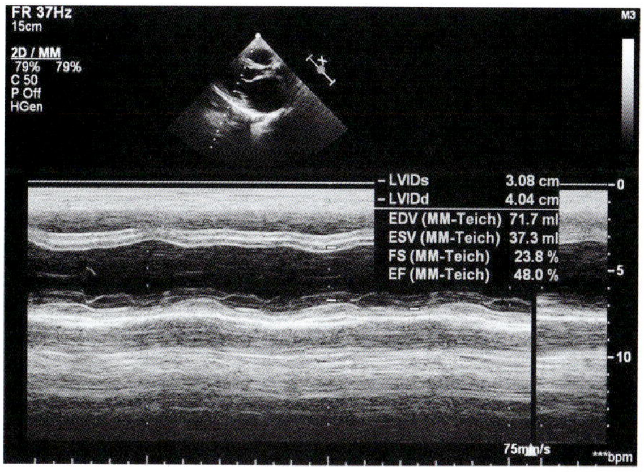

图 14-3-1　限制型心肌病

M 型超声心动图示左心室收缩运动幅度和增厚率稍减低

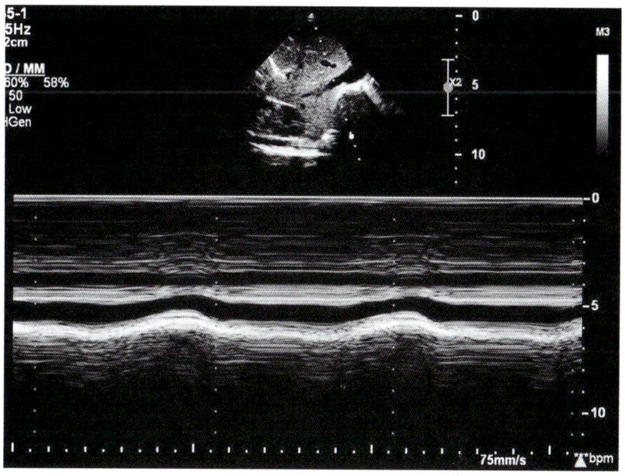

图 14-3-2　下腔静脉塌陷率

剑突下 M 型超声心动图显示下腔静脉塌陷率小于 50%

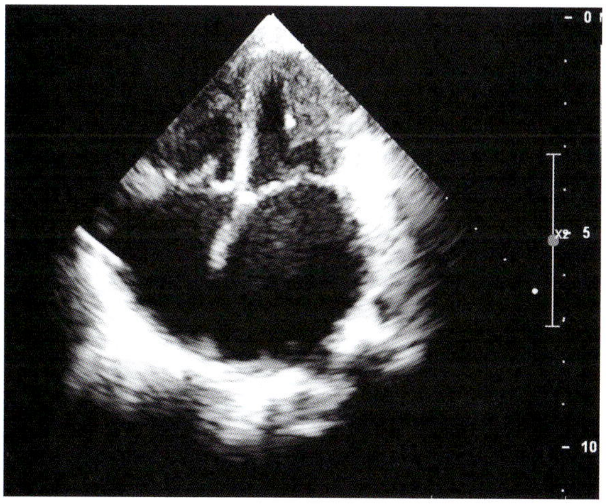

图 14-3-3　限制型心肌病

心尖四腔图显示心室腔内径正常，左、右心房增大

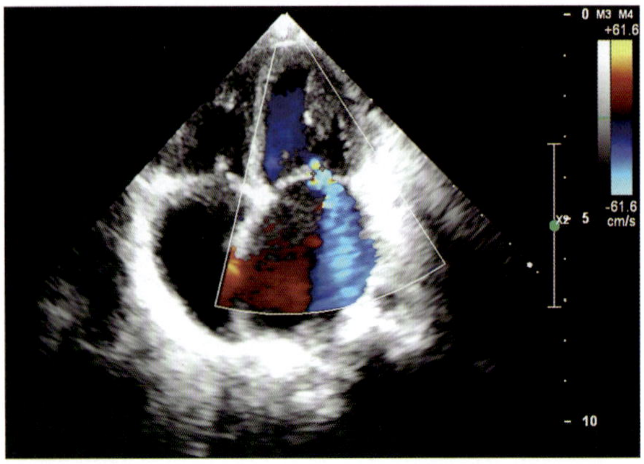

图 14-3-4 限制型心肌病
心尖四腔图 CDFI 显示二尖瓣中量反流

（3）左心室舒张功能：脉冲多普勒频谱显示二尖瓣前向血流 E 峰速度下降、A 峰速度增高（E/A<1）或 E 峰速度高于 A 峰、减速时间缩短呈"假性正常化"；肺静脉频谱舒张期血流速度（D 波）增高、收缩期血流速度（S 波）减低和 A 波速度增高。上述频谱表现均提示左心室顺应性下降，舒张功能受损。组织多普勒频谱显示二尖瓣环舒张运动速度减低。

超声心动图通常无法辨识 RCM 的原因，但是有一些特征可以支持特定的诊断。若肥厚的心肌内出现"斑点状"反光样回声，常提示病因为心肌淀粉样改变；左心室在室壁运动正常情况下出现心尖部血栓或表现为心尖"闭塞"，常提示为嗜酸粒细胞增多症；对称或不对称性心室肥厚、心内膜回声增强或合并有主动脉根部扩张，则可能为 Fabry 病。

【鉴别诊断】

RCM 主要应与缩窄性心包炎相鉴别，两者共同之处为双心房增大、心室舒张充盈受限，不同之处是后者通常有心包增厚、回声增强或钙化，但无心内膜或心肌增厚。下腔静脉塌陷率随呼吸变化明显，三尖瓣口血流频谱 E 峰吸气时增高，组织多普勒显示房室瓣环室间隔侧心肌运动速度正常。

【诊断价值】

超声心动图对于限制型心肌病具有一定的诊断价值。CMR 检查可补充观察心内膜增厚的部位及其严重程度。

第四节 心肌致密化不全

【概述】

心肌致密化不全（noncompaction of the ventricular myocardium，NVM）系心室肌在胚胎发育早期网织状肌小梁致密化过程失败，导致小梁化的心肌持续存在，以心室内有许多突起的肌小梁、小梁间深陷的隐窝和心室收缩和舒张功能减退为特征。NVC 病情悬殊，从无症状到严重心力衰竭和/或心律失常。近 50% 的 NVM 有家族史，其遗传方式多样，包括常染色体显性或隐性遗传、X 连锁遗传和线粒体遗传等，目前发现约有 15 个基因参与，如 *ZASP* 基因突变。根据有无并发畸形，可将 NVM 分为 2 类，即不伴有心脏畸形的孤立性心室肌致密不全（INVM）和伴有其他先天性心脏病的心肌致密化不全。

【病理】

根据致密化不全发生的部位不同，NVM 可分为左心室型、右心室型及双心室型，以左心室型为最多，故也称为左心室心肌致密化不全（LVNC）。NVM 典型表现为左心室腔内可见数目众多且异常粗大的肌小梁和其间深陷的隐窝。NVM 部位表现为两层结构，外层为心外膜，由致密化心肌组成、较薄；内层为心内膜，由非致密化心肌组成，明显增厚，受累心肌分布不均，呈局限性，常累及左心室侧壁、下壁及心尖部。

【病理生理】

由于左心室壁非致密化心肌明显增厚，舒张末期容量及压力升高而搏出量减少，导致进行性心力衰竭。房室瓣环扩大可致瓣膜反流。扩大的心腔内血流呈涡流，血液淤滞而促使血栓形成。当 NVM 累及传导系统时，可出现心律失常。由于扩张的左心室搏出量减少而导致舒张末压增高，肺静脉压力也因此升高，从而形成静脉后性肺动脉高压，影响右心功能。

【临床特点】

婴儿发病多见，临床表现差异很大，大多数 NVM 无明显临床症状，严重者主要表现为渐进性的心力衰竭、心律失常和附壁血栓形成，与扩张型心肌病的临床表现相似。可伴有或不伴有其他先天性心脏畸形。

体格检查：NVM 患儿体格检查常无特异性体征。大多数患儿生长发育尚可，少数严重者可出现心力衰竭体征。

多数 NVM 患者有心电图异常，以室性心律失常、束支传导阻滞、心房颤动最多见，可有异常 Q 波、ST-T 改变、心室肥大等。

【超声心动图检查要点和表现】

1. 检查要点

（1）心肌致密化不全的部位，非致密层/致密层

(NC/C)厚度比值；

(2) 心腔大小；

(3) 房室瓣功能；

(4) 左、右心室收缩功能。

2. 超声心动图表现

(1) 心肌致密化不全的部位及其严重程度：典型心肌致密化不全的超声心动图表现为心室壁显示两层心肌声像，包括心外膜下的致密心肌回声与内膜下肌小梁增厚心肌回声。二维超声显示粗大、突起的肌小梁呈“蜂窝”状或“海绵”状改变，并形成深陷的隐窝，多见于左心室壁中间段后壁、下壁及心尖部，病变部位致密心肌变薄（图 14-4-1～图 14-4-3）。

彩色多普勒血流显像示病变区域肌小梁隐窝内可见低速血流充盈并与心室腔相通，典型者可见心动周期内隐窝与心室腔有血流往返（图 14-4-4）。

心肌致密化不全的超声心动图诊断可参照以下依据：①胸骨旁左室短轴图舒张末期非致密心肌(NC)与外层(C)心肌厚度比值 >1。②胸骨旁左室短轴图收缩末期内层非致密心肌与外层心肌厚度比值 >2。③在同一个图像内自心尖到乳头肌水平显示 3 个以上肌小梁，彩色多普勒显示肌小梁间的隐窝内有血流与心腔相通。基于上述标准，有学者提出将 NVM 诊断区分为确定诊断(Definite)、很可能存在(Probable)与可能存在(Possible)，同时满足上述①～③为确定诊断，满足①②或③项为很可能，收缩期非致密心肌与外层心肌厚度比 <2 或肌小梁数目 <4 则为可能。

实时三维超声心动图能更加直观显示心腔内丰富的粗大肌束及深陷隐窝（图 14-4-5）。

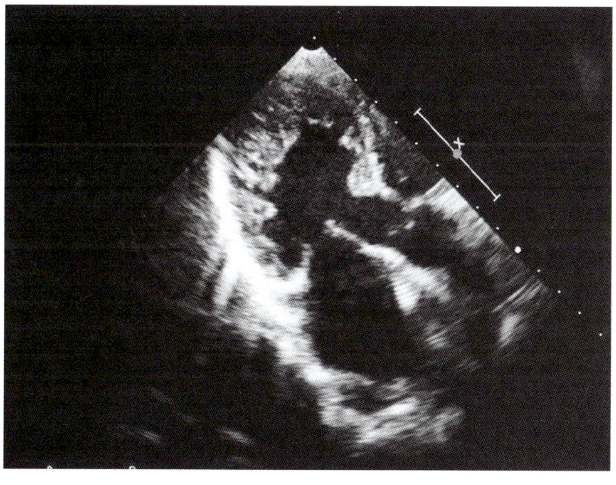

图 14-4-1　心肌致密化不全

心尖左心室长轴图显示左心室多个粗大的肌小梁呈蜂窝状排列，以心尖部为著

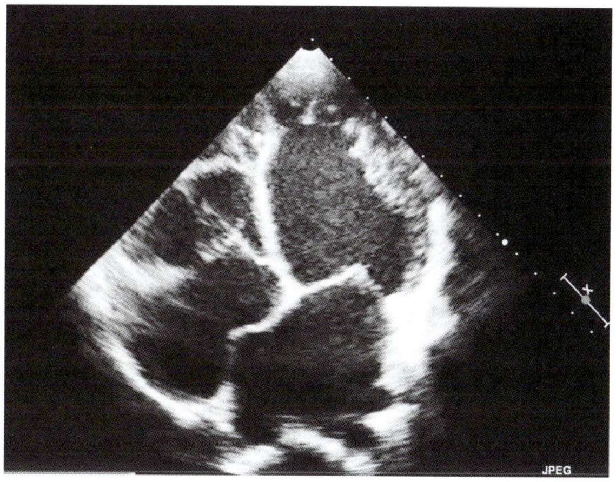

图 14-4-2　心肌致密化不全

心尖四腔图显示左心室多个粗大的肌小梁呈蜂窝状排列，以心尖部为著

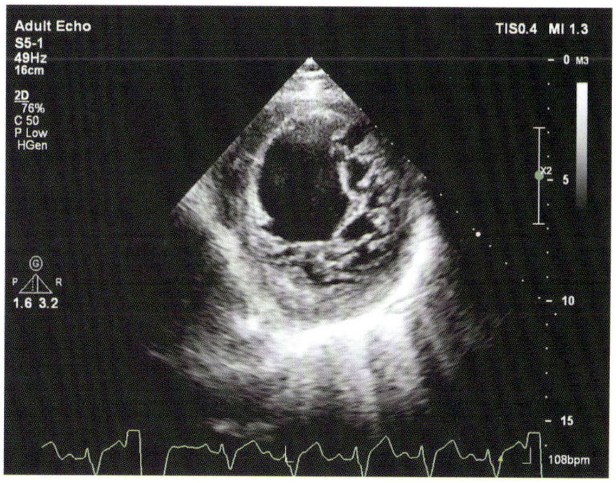

图 14-4-3　心肌致密化不全

胸骨旁左心室短轴图显示左心室心腔网状肌小梁明显增多呈“蜂窝”状

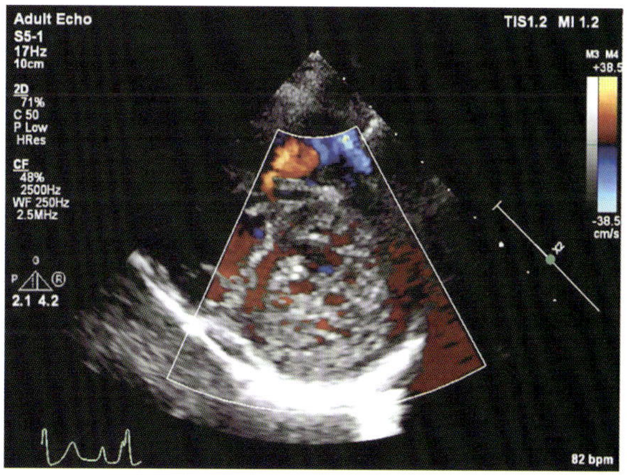

图 14-4-4　心肌致密化不全

胸骨旁左心室短轴图，CDFI 显示肌小梁隐窝充满血流

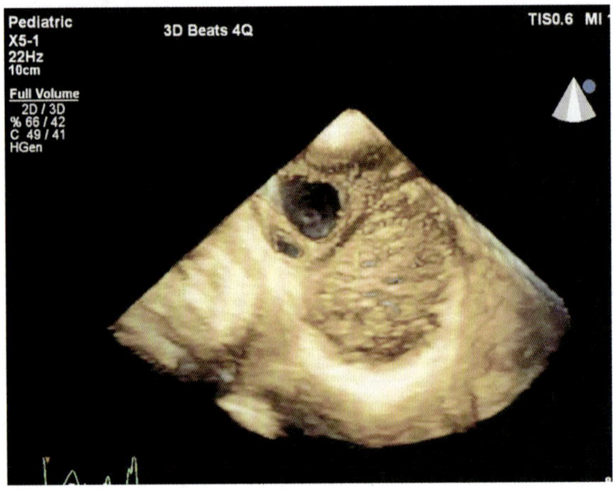

图 14-4-5 心肌致密化不全

实时三维超声心动图，左心室短轴图显示左心室心腔网状肌小梁明显增多呈“蜂窝”状

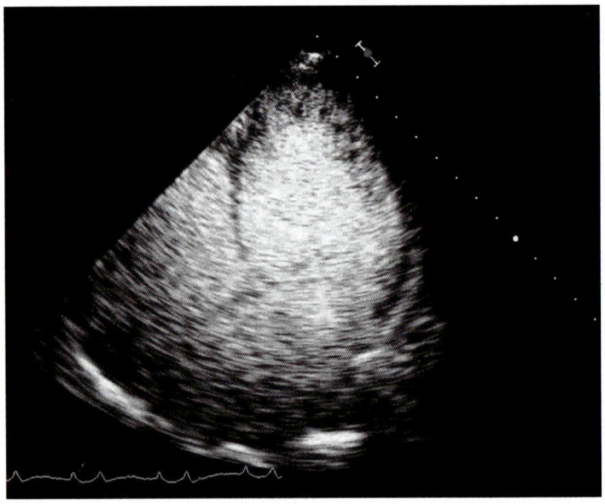

图 14-4-6 心肌致密化不全

左心腔声学造影，心尖四腔图清楚显示非致密化心肌

左心腔声学造影通过造影剂在心腔内的充填显影判断隐窝以及非致密化心肌、致密化心肌的厚度和分布范围(图 14-4-6)。

(2) 心腔大小：M 型及二维超声心动图，于左心室长轴、短轴及四腔图可见左心室内径不同程度增大或双心室增大，心室壁运动减低。

(3) 房室瓣反流：彩色多普勒血流显像示房室瓣可有不同程度反流。

(4) 心室收缩及舒张功能：M 型及二维超声心动图常规测量左心室收缩功能。

脉冲多普勒频谱二尖瓣 E/A 出现“假性正常化”时，可以测量肺静脉 A 波来反映心室舒张功能情况。

组织多普勒频谱显示二尖瓣环室间隔侧或游离壁侧 s 峰运动幅度减低，e/a 倒置或减小(图 14-4-7)。

连续多普勒评估左心室压力上升速率(LVdp/dt)和肺动脉压力：根据二尖瓣反流频谱获得 LVdp/dt(图 14-4-8)，根据三尖瓣反流压差估测肺动脉收缩压。

【鉴别诊断】

1. 扩张型心肌病 DCM 患者心尖部有时可见增粗的肌小梁，但数量较少、厚度较薄，无深陷隐窝，心腔明显扩大，心室壁厚度均匀变薄，不同于 NVM 的室壁厚度不均匀。

2. 肥厚型心肌病 HCM 患者左心室心尖部可有粗大的肌小梁，但缺乏深陷的隐窝，且左心室壁与室间隔常常呈不对称性肥厚。

【诊断价值】

超声心动图是诊断 NVM 的重要检查手段，能

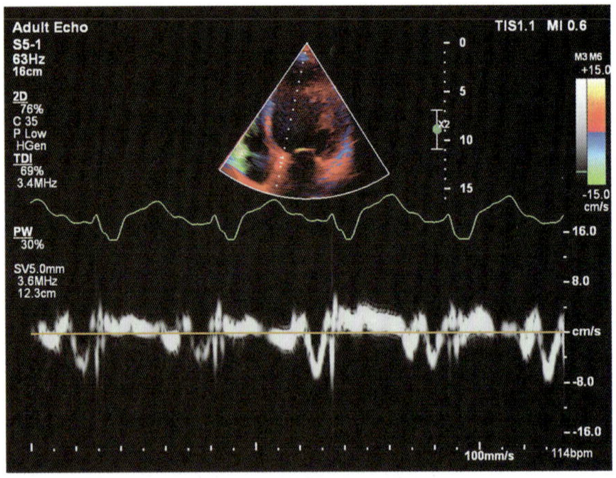

图 14-4-7 心肌致密化不全

组织多普勒频谱显示二尖瓣环室间隔侧 s 峰运动幅度减低，e/a 倒置

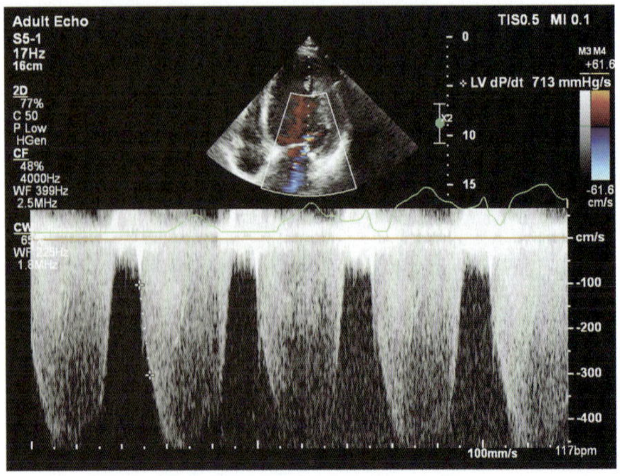

图 14-4-8 心肌致密化不全

连续多普勒二尖瓣反流频谱评估 LVdp/dt 713mmHg

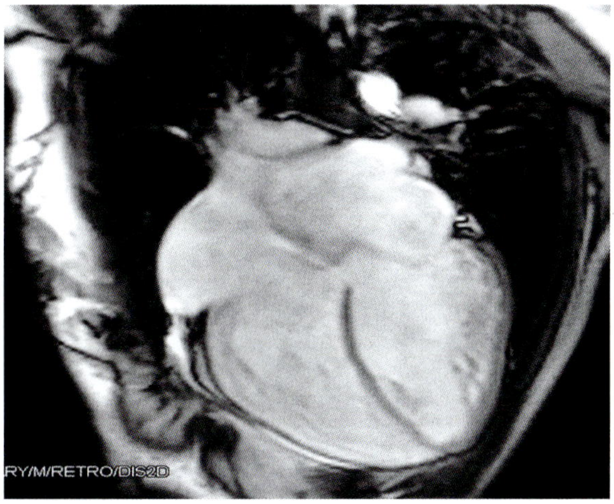

图 14-4-9　心肌致密化不全

心脏 MRI，四腔切面观清楚显示非致密化心肌

够观察到左心室肌小梁结构和隐窝，结合左心腔声学造影有助于临床诊断和鉴别诊断。心脏 MRI 检查可清楚显示心腔内多发粗大、交错排列呈网状或海绵状的肌小梁结构，非致密化心肌和致密化心肌在收缩末期的最大比值大于 2.0，还可显示病变区域心室壁运动减弱，有助于 NVM 的诊断和严重程度的判断（图 14-4-9）。

第五节　心内膜弹力纤维增生症

【概述】

心内膜弹力纤维增生症（endocardial fibroelastosis，EFE）是指心内膜因胶原弹力纤维增生而增厚，以左心室最为多见。病因复杂，与宫内感染、病毒感染（如柯萨奇 B 病毒）、免疫及遗传等因素有关，10% 的病例表现为家族性。有研究认为 EFE 并非一种疾病，而是多种病因作用于有缺陷的心肌形成的病理结局。根据有无合并先天性心血管畸形，EFE 分为原发性和继发性。原发性 EFE 可分为扩张型和缩窄型，以扩张型为多见，缩窄型主要见于新生儿；继发性常伴有主动脉缩窄、主动脉瓣狭窄等。

【病理】

病理改变主要是左心室受累，引起左心室增大，严重者也可累及瓣膜及心肌；内膜面呈弥漫性瓷白色或乳白色。组织学检查见心内膜明显增厚，增厚的心内膜由致密纤维组织构成，特殊染色见增厚的心内膜由弹力纤维和胶原纤维构成；可伴有心肌细胞的变性坏死、间质增生等改变。EFE 也可合并 NVM。

【病理生理】

与扩张型心肌病相似，由于心肌弥漫性损害，左心室血液不能有效排空，导致左心室增大、左心室收缩功能减退。EFE 患者心肌僵硬度增加，使左心室舒张末期压力增大，导致左心室舒张功能减退。

【临床特点】

70%～80% 发生于 1 岁以下婴儿，以出生后 6 个月内多见，常由呼吸道感染或肺炎诱发。文献报道约 50% 的 EFE 被误诊为肺炎合并心力衰竭。起病多急骤，以发热、气促、咳嗽、口唇发绀、呼吸困难最为常见；小婴儿多有呕吐、拒奶、喂养困难、哭闹不安等表现；部分患儿可伴有尿量减少、心力衰竭。心脏听诊多有心动过速和心音低钝，可有奔马律。20%～50% 的患儿可出现各种心律失常。

心电图左心室肥厚伴有 V_5～V_6 导联 ST-T 改变和 X 线胸片心影增大可作为诊断 EFE 的间接依据，但缺乏特异性。

【超声心动图检查要点和表现】

1. 检查要点

（1）准确测量心内膜的厚度；

（2）评估左心室大小、形态及收缩功能，包括：左心室内径、容积（测量值应采用 Z 值标准化），球形变程度，心室壁厚度和运动，除外节段性室壁运动异常，左心室整体收缩功能；

（3）评估左心室舒张功能，包括：左心房大小，二尖瓣口前向血流脉冲多普勒频谱，二尖瓣瓣环组织多普勒频谱；

（4）评估有无心包积液、二尖瓣反流、肺动脉高压；

（5）识别有无伴发心血管畸形。

2. 超声心动图表现

（1）心内膜增厚，多呈弥漫性均匀增厚，回声增强，也可表现为局限性增厚，以下后壁增厚为主，增厚的心内膜与心肌界限明显（图 14-5-1，图 14-5-2）。

（2）EFE 左室可扩张或缩窄。扩张型最多见，约占 95%，左房、左室扩大或全心扩大，左室呈球形显著扩大。缩窄型较少，左室腔正常或缩小，左室腔内可有附壁血栓形成，常伴发于左心发育不全综合征，左室腔小，发育差；右心房室扩大，心肌增厚。

（3）左心室后壁搏幅明显减弱，而室间隔搏幅未受明显影响，左心室 EF 降低 $<45\%$ 及 FS 降低 $<25\%$（图 14-5-3，图 14-5-4）。二维斑点追踪成像技术（STI）可用于评估 EFE 患儿的左心室整体和局部功能。EFE 患儿左心室短轴整体和节段圆周应变减低。

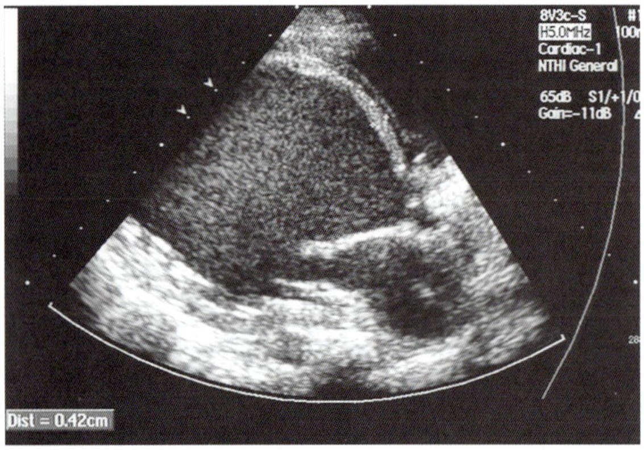

图 14-5-1 心内膜弹力纤维增生症

男婴，19 月龄，胸骨旁左心室长轴图显示左心室明显扩大，左心室后壁心内膜明显增厚、回声增强

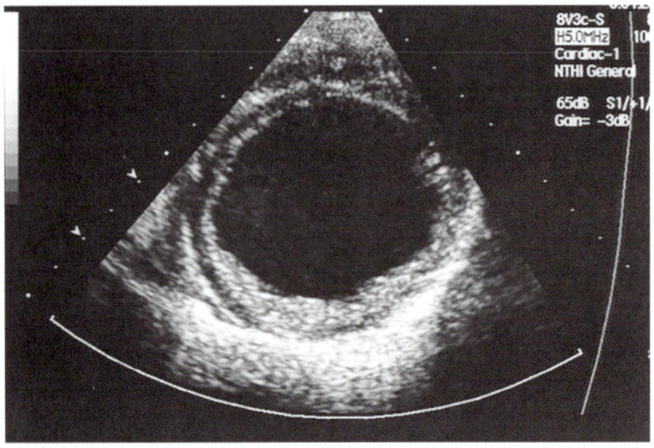

图 14-5-2 心内膜弹力纤维增生症

与图 14-5-1 为同一患儿，胸骨旁左心室短轴图显示左心室明显扩大，后壁心内膜明显增厚、回声增强

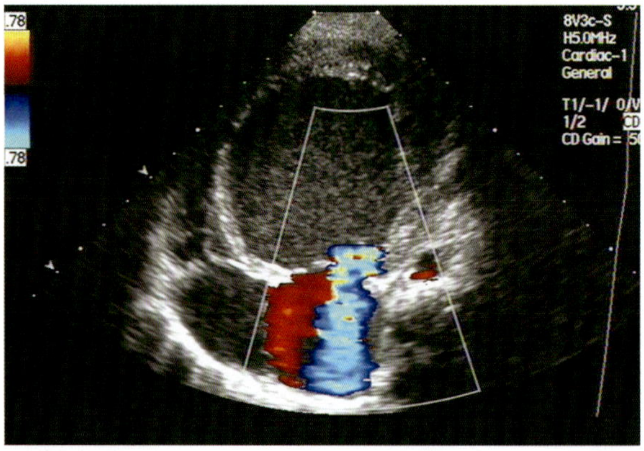

图 14-5-3 心内膜弹力纤维增生症

与图 14-5-1 为同一患儿，M 型超声显示左心室明显扩大，左心室后壁搏幅明显减低

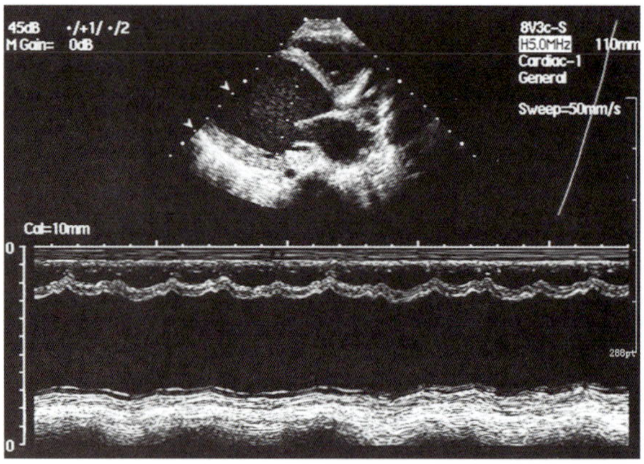

图 14-5-4 心内膜弹力纤维增生症

与图 14-5-1 为同一患儿，CDFI 显示二尖瓣中量反流

（4）脉冲波多普勒频谱示二尖瓣 E 峰峰值减低、A 峰峰值升高，E/A 比值减小或倒置。

（5）彩色多普勒血流显像可见二、三尖瓣反流，部分患儿可有肺动脉高压。

（6）超声心动图可显示伴发的先天性心脏畸形，主动脉缩窄，冠状动脉起源异常等。

【鉴别诊断】

应注意与风湿性心内膜炎、病毒性心肌炎、DCM 及 NVM、冠状动脉异常起源于肺动脉等疾病相鉴别。当患儿心内膜厚度 >2.0mm 时，需要排除继发性心内膜增厚的可能。

1. 病毒性心肌炎 多有病毒感染史，二维超声心动图无心内膜增厚表现，心力衰竭控制后，心脏大小可恢复正常。

2. 扩张型心肌病 二维超声心动图提示左心室扩大，但心内膜不增厚，回声不增强。

3. 冠状动脉异常起源于肺动脉 以左冠状动脉较为常见。仔细观察冠状动脉的起源及走行，结合彩色多普勒血流显示异常起源的冠状动脉血流逆行灌注，可以对冠状动脉异常起源于肺动脉做出诊断。

【诊断价值】

超声心动图对临床诊断 EFE 具有极大的帮助。EFE 最重要的直接征象是左室心内膜弥漫性或局限性增厚，增厚的心内膜回声增强；重要的间接征象包括左心室的扩张和左心室后壁运动的明显降低。心脏 MRI 有心肌延迟强化的表现。心内膜活检是确诊 EFE 的“金标准”，但其创伤性和较高的技术要求使其临床应用受到限制。

第六节　致心律失常性右室心肌病

【概述】

致心律失常性右室心肌病（arrhythmogenic right ventricular cardiomyopathy，ARVC）也称为心律失常性右心室发育不良，其特征为右心室心肌被纤维脂肪组织所取代，临床常表现为右心室扩大、心律失常和猝死，多见于青少年时期。ARVC 发病与遗传关系密切，多呈常染色体显性遗传，30%～70% 的 ARVC 患者存在桥粒蛋白基因突变。

【病理】

主要病理改变为右心室扩张，呈局限性或普遍性，可有室壁瘤形成，出现运动减低或反向收缩运动。受累部位通常局限于右室漏斗部、心尖部或右室下壁，此三处形成所谓的“发育不全三角”。上述受累区域常常覆盖着丰富的心外膜下脂肪，心肌纤维显著减少，为脂肪组织代替；心内膜可增厚、变白，其下可见层状、树枝状或云彩状分布的黄色脂肪浸润区。

【病理生理】

由于右心室心肌不同程度被脂肪或者纤维组织代替，残存的心肌纤维萎缩，造成心脏传导系统受累，是心电不稳定和致死性心律失常的病理基础。右室壁变薄、心室形态和容积发生改变，致传导组织多个折返，成为严重心律失常和猝死的基础。患者可逐渐出现右心功能衰竭。

【临床特点】

心律失常是本病的主要临床特征，右心衰竭和猝死也是常见表现。多数起病比较隐匿，部分患儿以晕厥或心搏骤停为首发症状，部分患儿表现为活动耐力逐渐下降，心力衰竭进行性加重，也可无临床症状。有些患儿早期仅突出表现为右心功能衰竭，出现体循环淤血的症状，后期则由右心衰竭发展至双侧心室受累的全心衰竭。

体格检查：可正常，可有不明原因的右心增大可出现右心衰竭的体征，如颈静脉怒张、肝脾肿大、双下肢水肿等。听诊可有心律不齐。

心电图表现为心律失常以室性心律失常为主，包括室性早搏、单形性持续性室性心动过速，非持续性室性心动过速、心室颤动等，可出现完全性或者不完全性右束支传导阻滞。

【超声心动图检查要点和表现】

1. 检查要点

（1）心脏大小，右心系统评估，包括右心房及右心室大小、三尖瓣瓣环径、三尖瓣瓣叶活动情况及组成右心室的三大部分（右心室流入道部、小梁部、右心室流出道部）发育情况评估；

（2）彩色多普勒观察心内血流；

（3）心脏功能评估；

（4）观察有无附壁血栓；

（5）排除其他心内结构异常。

2. 超声心动图表现

（1）心脏大小：M 型超声胸骨旁左心室长轴心室波群显示右心室内径增大，左心室内径多正常，室间隔和左室后壁可呈矛盾运动（图 14-6-1）。

二维超声胸骨旁左心室长轴及胸骨旁大动脉短轴图显示右心室流出道增宽，右心室扩大，右心室壁变薄、回声增强，调节束结构改变；可有孤立性右心室流出道扩张。心尖四腔图显示右心室扩大，右心室壁运动减低、无运动或室壁瘤，FAC＜35%，心尖肌小梁排列紊乱（图 14-6-2～图 14-6-3）。由于右心室显著增大，三尖瓣可有关闭不全。

（2）三尖瓣反流：彩色多普勒血流显像示三尖瓣不同程度的反流。

（3）右心室功能：脉冲多普勒频谱表现为肺动脉前向峰值流速减低，三尖瓣口血流频谱 E/A 倒置。

组织多普勒频谱显示三尖瓣环室间隔侧或右心室游离壁侧运动幅度降低，e/a 比值减小，右心收缩功能及舒张功能下降（图 14-6-4）。

（4）心腔内可有附壁血栓，呈高回声，无蒂，活动度小。

【鉴别诊断】

本病主要应与 Uhl 畸形进行鉴别，后者表现为右心室游离壁完全缺乏心肌组织，以致心内膜

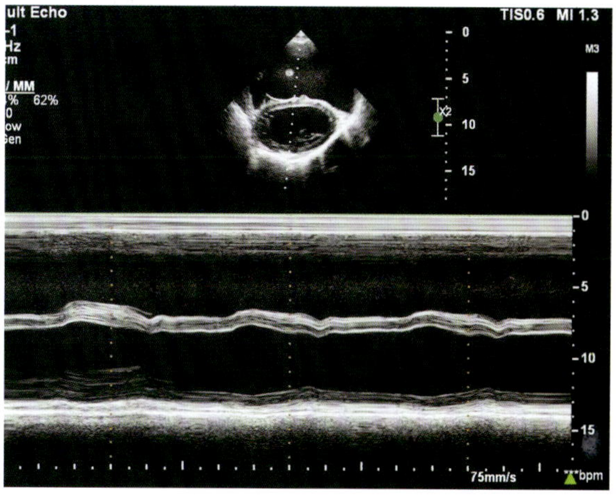

图 14-6-1　致心律失常性右室心肌病

M 型超声心动图显示右心室内径增大，室间隔与左室后壁运动不协调

与心外膜紧贴，右心室薄如纸样。两者的区别在于Uhl畸形病变部位缺乏肌肉组织，而不是心肌部分被脂肪组织所取代。

另外，一些可导致右心室容量负荷增加的疾病伴有右心衰竭时，也可出现右心室增大、右心室壁变薄和右心室收缩功能减退等继发性改变。

【诊断价值】

ARVC发病率低，超声心动图主要关注右心室心肌特征、形态改变和收缩功能，排除其他可能的疾病。心脏MRI对发现心室肌内局限性脂肪增多有较大价值。确诊本病的“金标准”为组织学证据，即右心室心肌被脂肪组织所替代。除尸检或手术中活检外，右心室心内膜活检有一定价值，但有假阴性及假阳性可能。

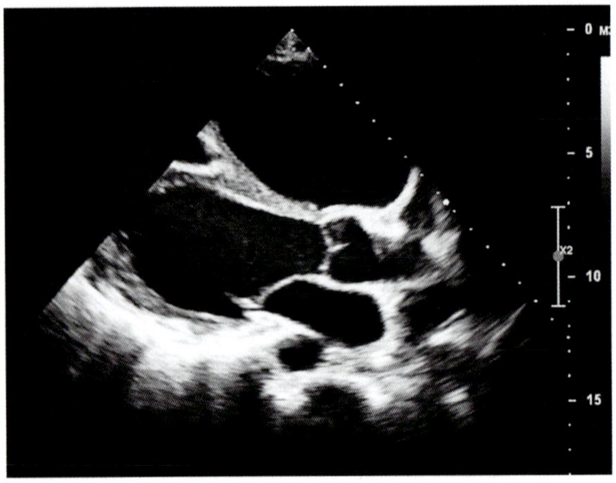

图14-6-2　致心律失常性右室心肌病
胸骨旁左心室长轴图显示右心室明显扩大

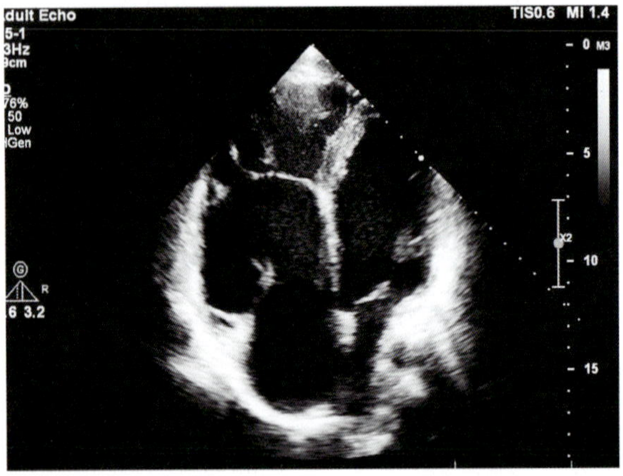

图14-6-3　致心律失常性右室心肌病
心尖四腔图显示右心室明显扩大

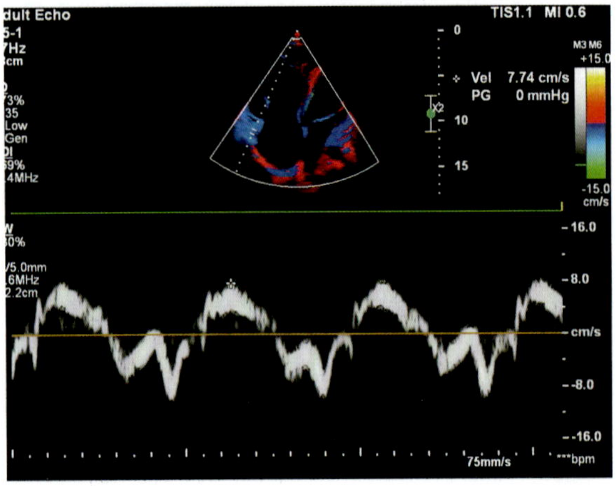

图14-6-4　致心律失常性右室心肌病
组织多普勒频谱显示三尖瓣环s峰减低，提示右心收缩功能减退

第七节　蒽环类药物性心肌损害

药物性心肌损害是指接受某些药物治疗的患者，由于药物及其代谢产物对心肌或心电传导系统的毒性作用，引起心律失常、心脏收缩或舒张功能异常甚至心肌肥厚或心脏扩大的心脏病变。蒽环类抗癌化疗药物如阿霉素、表阿霉素、柔红霉素、克拉霉素等广泛应用于临床，是抗肿瘤化疗方案的一线药物。蒽环类药物抗瘤谱广，抗瘤作用强，疗效确切，但同时也可引起多种毒副反应，其中心脏毒性是蒽环类药物最严重的毒副作用。

【药物心脏毒性定义】

药物的心脏毒性包括以下一项或多项，但不包含化疗药物使用前已存在的临床或亚临床心血管损伤：①左室射血分数（LVEF）降低的心肌病变，表现为左室整体或者局部心肌运动明显下降；②充血性心力衰竭（CHF）相关的症状；③CHF相关的体征，如第3心音奔马律、心动过速或两者都有；④LVEF较基线降低至少5%至绝对值≤55%，伴有CHF的症状和体征；或LVEF降低至少10%至绝对值≤55%，未伴有症状或体征。

【病理】

蒽环类药物导致的心肌病活检样本具有特征性改变，光镜下病理学改变为心肌水肿、心肌细胞消失、间质纤维化和肌浆网扩张等；电镜下，心肌纤维溶解、纤维束广泛消失，Z线变形、断裂，线粒体裂体以及心肌细胞内空泡形成。

【蒽环类药物心肌损害的机制】

蒽环类药物导致心脏毒性的机制仍未完全明了，目前研究认为其主要机制是蒽环类药物对拓扑异构酶Ⅱb 的抑制。拓扑异构酶Ⅱb 同工酶在细胞 DNA 的转录、复制和重组过程中起着至关重要的作用。在人体中，拓扑异构酶Ⅱ有两种，拓扑异构酶Ⅱa 通常存在于快速分裂的细胞中，如癌细胞；拓扑异构酶Ⅱb 存在于心肌细胞中，拓扑异构酶Ⅱb-蒽环 -DNA 复合物可抑制 DNA 超螺旋的解旋作用，诱导 DNA 双链断裂，最终导致心肌细胞坏死和纤维化。这可能是心脏较其他脏器或组织更易遭受蒽环类药物所致氧化应激损伤的原因。

临床研究表明蒽环类药物可引起不可逆的心肌细胞破坏，导致慢性心力衰竭。蒽环类药物的心肌损伤与剂量相关，有研究表明，当剂量控制在 300mg/m^2 时，蒽环类药物相关的慢性心力衰竭的发生率约 1.7%，当剂量增加到 400mg/m^2 时，发生率增加至 4.7%，当剂量增加到 500mg/m^2 甚至 650mg/m^2 时，其慢性心力衰竭发生率将分别增加至 15.7% 和 48%。

蒽环类药物心肌毒性的危险因素包括：①年龄（< 15 岁或 > 65 岁）；②女性；③合并心血管疾病；④静脉给药；⑤单次大剂量给药；⑥累计多次给药；⑦蒽环类药物治疗期间或治疗后心肌肌钙蛋白或钠尿肽升高；⑧有放疗史；⑨合用环磷酰胺、曲妥珠单抗或紫杉醇；⑩化疗疗程完成后再次延长化疗时间。

【临床特点】

患者可出现胸闷、心悸、呼吸困难，甚至致命性的心力衰竭。心电图异常、LVEF 下降以及心肌酶谱的变化。

按照临床症状出现的时间分类，蒽环类药物的心脏毒性可分为急性、亚急性和慢性。急性或亚急性心脏毒性一般在用药后即刻到两周以内出现，主要为心室复极化的相关改变，如 Q-T 间期延长，出现室性或室上性心动过速。慢性心肌毒性根据症状出现的时间又可分为两个亚型，第一个亚型其症状出现在药物使用 1 年内，第二个亚型通常发生于用药 1 年以后。慢性心肌毒性作用最典型表现是左心室收缩或舒张功能不全、心脏扩大，病程可逐渐加重进展为 CHF 甚至死亡，迟发的心肌损害可在蒽环类药物使用后 10～20 年才出现。

【超声心动图】

超声心动图是目前评估接受蒽环类药物治疗患者心功能最常用的方法，但超声心动图表现没有特异性，可表现为心肌及心内膜回声增强，可出现 LVEF 下降，此时二维及 M 型超声心动图显示左心室壁整体或局部室壁搏幅减低，伴随左心室扩张时，左室舒张及收缩末期内径均增大（图 14-7-1）。彩色多普勒血流显像可见房室瓣因相对关闭不全所致的收缩期反流，LVEF 值明显降低时，可能观察到各瓣膜口血流速度均减低。如果患者同时伴随心室舒张功能下降时，可出现二尖瓣 E 峰峰值减低，A 峰峰值升高，E/A 比值减小或倒置。早期心肌损害即使 LVEF 没有明显改变，应用左室二维应变技术亦可以更加敏感地发现亚临床心肌损害，各节段及整体纵向峰值应变减低（图 14-7-2）。部分患儿晚期进展为扩张型心肌病，表现为心脏扩大，室壁正常或变薄，心肌回声增强、不均匀，室壁运动弥漫性减弱。

【鉴别诊断】

主要应与 DCM 相鉴别。两者均有左心室增大、左心室收缩功能减退的表现，但后者无蒽环类药物治疗史。由于蒽环类心肌损害的患者超声心动图表现缺乏特异性，因此鉴别诊断主要是对心脏受损原因的诊断，首先蒽环类药物治疗史至关重要，其次可以通过了解患者既往有无心血管疾病史、临床症状，再结合心电图及生化指标（BNP、心肌酶）综合分析。

【诊断价值】

超声心动图可及时有效监测接受蒽环类药物治疗患者的心功能变化，发现早期的心功能异常或早期的心肌损伤，有助于指导临床用药、优化治疗方案，及早进行抗心衰治疗，在不影响抗肿瘤疗效的同时，有可能使心脏损害的发生率和程度降到最低。二维应变检测重复性较好，对于蒽环类化疗患者心功能评估的具有非常重要的意义。GLS 降低超过基线值的 15% 时被认为是早期左室功能不全的指标。

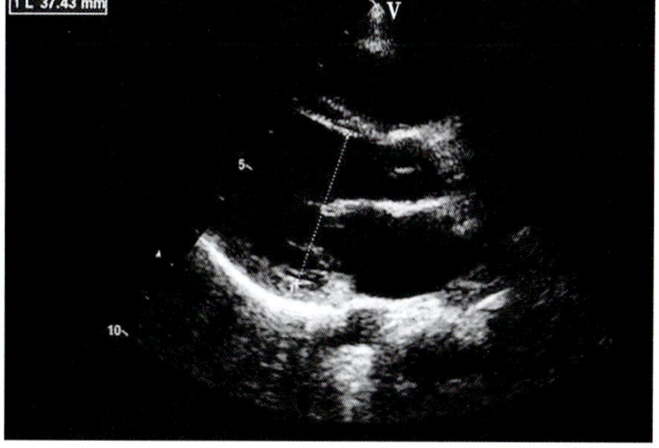

图 14-7-1 白血病化疗后

3 岁患儿，左心室增大

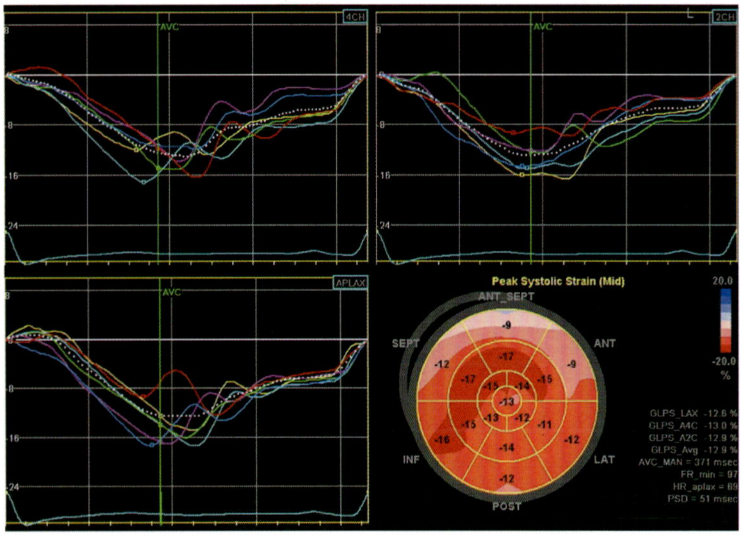

图 14-7-2 化疗后

左心室稍增大，EF 54%，二维纵向峰值应变明显减低

第八节 伴有心肌病的综合征

除上述小儿心肌病分类建议涉及的 6 大类心肌病和蒽环类药物性心肌损害以外，某些伴有心肌病的综合征本节单独列出，作简要介绍。

一、努南综合征

努南综合征（Noonan syndrome，NS）是一类常染色体显性遗传性疾病，主要由于 PIPNII 等基因突变所致，30% 有家族史，主要见于男性。主要临床特征为特殊面容，蹼状颈，身材矮小，先天性心脏病。80% 的 NS 患儿合并心脏病变，心血管畸形以右心系统为主，其中以肺动脉瓣狭窄最常见，其次为 ASD、HCM，也可伴有 NVM。临床表型具有多样性，常伴多脏器受累。约 50% 的患儿有心电图异常。

四川大学华西医院曾收治 1 例 12 岁男性患儿，就读六年级，成绩欠佳。其父亲患有先天性心脏病，40 岁时猝死。患儿出生时即发现脊柱侧弯、蹼状颈、蹼状趾，双手指不能伸直（图 14-8-1，图 14-8-2），渐出现活动后胸闷气促。二维超声心动图、左心腔造影及心脏 MRI 可见 ASD 伴双心室 NVM，行 ASD 介入封堵术（图 14-8-3～图 14-8-7）。

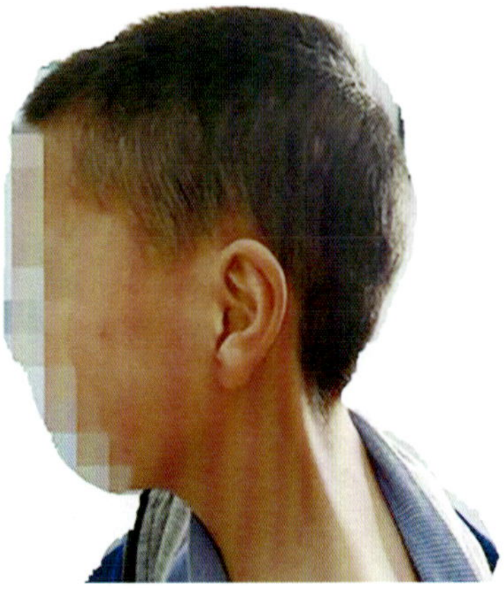

图 14-8-1 努南综合征

患儿，男，12 岁，蹼状颈

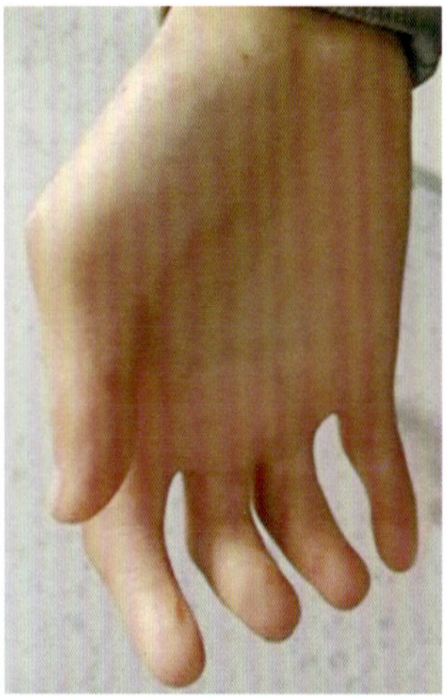

图 14-8-2 努南综合征

双手指不能伸直

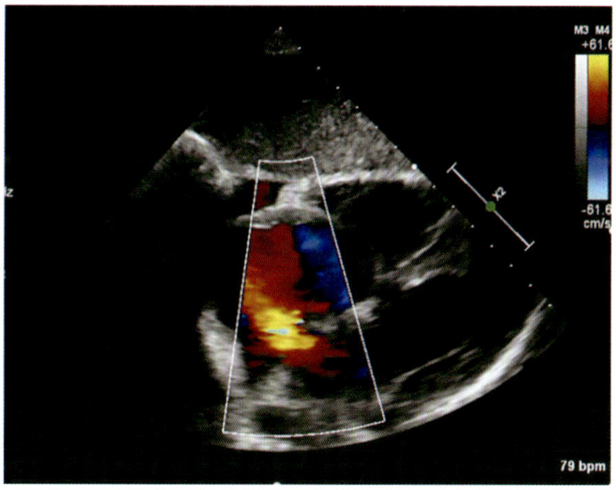

图 14-8-3　努南综合征
剑突下四腔图 CDFI 显示心房水平左向右分流

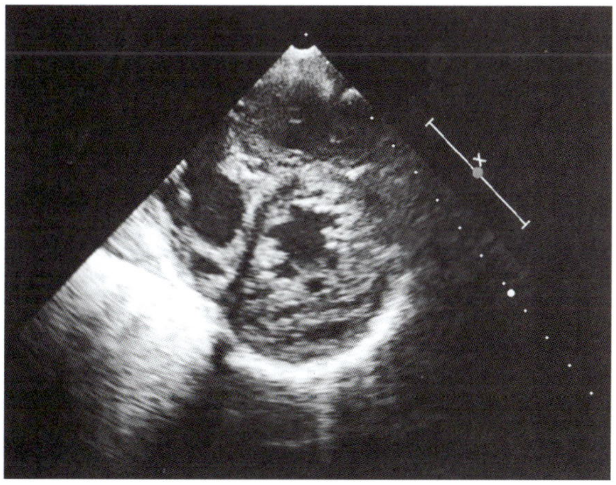

图 14-8-4　努南综合征
胸骨旁左心室短轴图显示 NVM

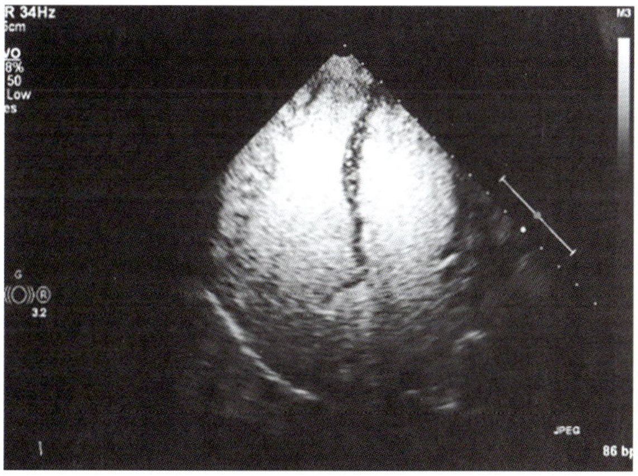

图 14-8-5　努南综合征
左心腔造影显示双心室 NVM

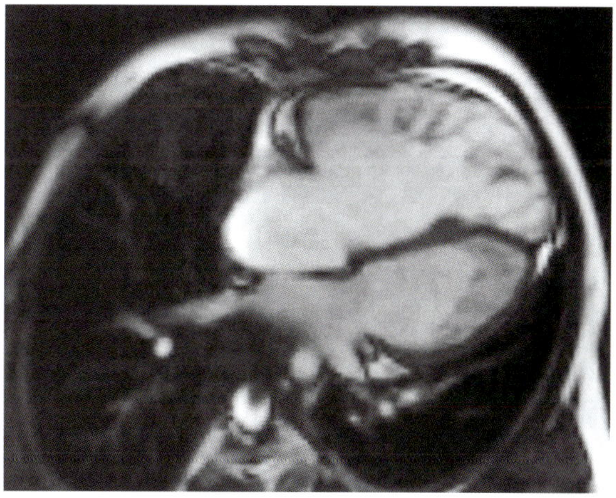

图 14-8-6　努南综合征
心脏 MRI 显示双心室 NVM

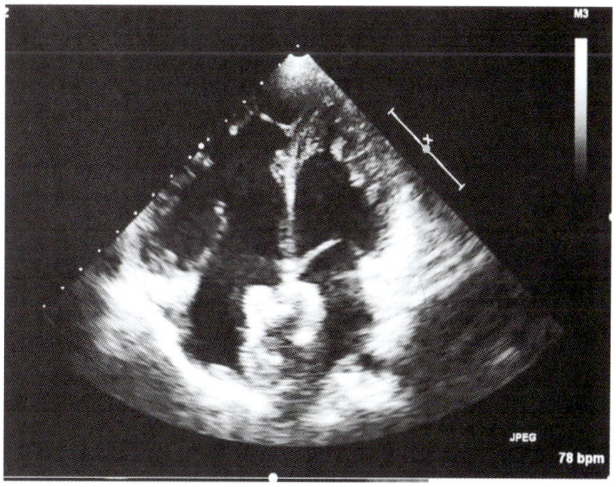

图 14-8-7　努南综合征
同一患儿，行 ASD 介入封堵术后

二、Alstrom 综合征

Alstrom 综合征（Alstrom syndrome）又称肥胖 - 视网膜变性 - 糖尿病综合征，为一种罕见的常染色体隐性遗传性疾病，遗传学研究显示 *ALMSI* 基因突变与此病有关，常见于近亲结婚。发病机制不明，可能是组织对血管加压素、胰岛素和促性腺激素作用不敏感。临床表现复杂，可出现色素性视网膜炎，造成视力下降乃至失明；神经性耳聋；DCM 导致充血性心力衰竭；肥胖，非胰岛素依赖性糖尿病；肝肾衰竭；还可有黑棘皮病、身材矮小、骨骼畸形、尿崩症、高尿酸血症、高脂血症、高促性腺激素等。其中最重要的特点是肥胖、视神经萎缩、听力障碍和早期心脏异常。

其中 60% 的患者有 DCM，超声心动图表现为左心室扩大，左心室收缩和舒张功能减退。

三、Barth 综合征

Barth 综合征是一种罕见的 X- 连锁隐性遗传线粒体病，遗传学研究显示 TAZ 基因突变导致该病。临床特征主要有心肌病、骨骼肌病、生长发育迟缓、周期性白细胞减少和尿中 3- 甲基戊烯二酸症，多见于男婴，通常病情迅速恶化，终因心力衰竭或严重感染于儿童期夭折。

Barth 综合征患儿心肌病病理表型多样，其中以 LVNC、DCM、EFE 多见。超声心动图表现为左心室扩大为主，左心室肌小梁结构和隐窝，心内膜增厚，左心室收缩和舒张功能减退；二、三尖瓣反流。还可合并心律失常，ECG 可表现为室性或房性心律失常、复极化异常以及 QT 间期延长等。

四、PRKAG-2 心脏综合征

PRKAG-2 心脏综合征是一种少见的常染色体显性遗传性心脏病，心脏或 / 和心脏外糖原异常积累，遗传学研究显示 *PRKAG-2* 基因缺陷所致，主要在青少年时期发病。心肌病理改变为心肌细胞明显肥大，胞质空泡变性，空泡内有 PAS 染色阳性糖原聚集，典型的临床特征为心肌肥厚、家族性心室预激、传导系统病变。临床表现有心悸、晕厥前兆、晕厥、劳力性呼吸困难和胸痛等。

超声心动图表现为左心室肥厚，呈对称性或非对称性，可出现左心室流出道梗阻，心肌肥厚呈进行性加重（图 14-8-8、图 14-8-9）。

心电图表现为窦性心动过缓、传导阻滞、左心室肥厚，约 50% 病例呈典型预激表现。

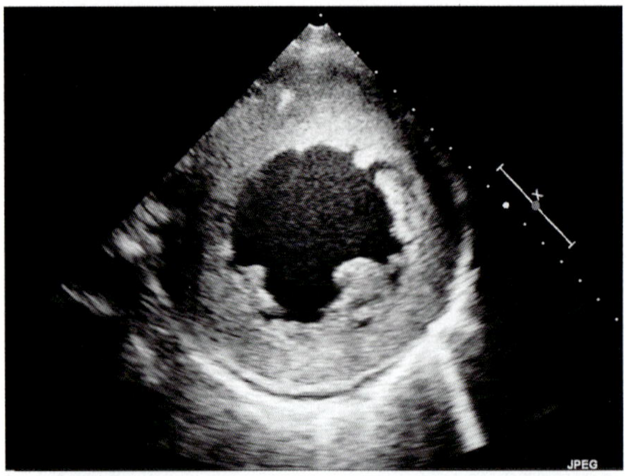

图 14-8-8 PRKAG-2 心脏综合征超声心动图

21 岁男性，胸骨旁左心室短轴图显示左心室明显肥厚

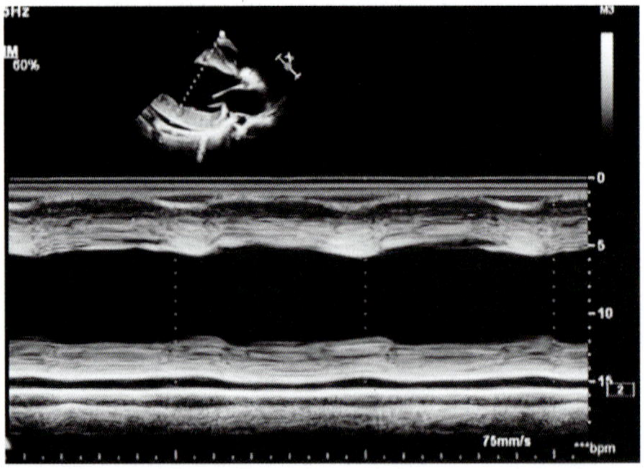

图 14-8-9 PRKAG-2 心脏综合征超声心动图

M 型超声显示心室壁运动明显减低，左心室射血分数 26%，少量心包积液

（唐 红）

第十五章　感染性心内膜炎超声心动图

【概述】

感染性心内膜炎（infective endocarditis，IE）是心脏及其周围血管的亚急性感染性疾病。儿童感染性心内膜炎最常见的病原菌为革兰氏阳性微生物，尤其是链球菌属，葡萄球菌属和肠球菌等。其特征性病变为含有血小板、纤维蛋白及丰富的微生物和炎性细胞的赘生物形成。IE 最常累及心脏瓣膜（包括人工瓣膜），也可累及间隔缺损处、腱索或心内膜面。动静脉分流处、动脉间分流处或主动脉缩窄处的感染虽称为动脉内膜炎，但其临床和病理学表现和心内膜炎相同。在大多数情况下，感染性心内膜炎的临床表现是复杂多变的，因此其诊断依赖基于证据的评分系统，包括临床、微生物和超声心动图的检查结果。

【病理】

感染性心内膜炎儿童患者多数存在心脏结构异常。75%～90% 的感染性心内膜炎儿童患者伴有先天性心脏病，特别是累及主动脉瓣的先天畸形、室间隔缺损、法洛四联症和其他伴有发绀的复杂畸形。继发孔型房间隔缺损并不增加患感染性心内膜炎的危险性。二尖瓣脱垂是感染性心内膜炎的另一易感因素。约 15% 的感染性心内膜炎患儿伴有二尖瓣脱垂。

赘生物是感染性心内膜炎的主要病理改变。其发生机制主要包括两个步骤。①内膜损伤：在先天性心脏病患儿中，异常高速喷射血流（如在室间隔缺损，动脉导管未闭，主动脉瓣或肺动脉瓣狭窄或房室瓣反流等病变中所见）所产生的剪切应力及血液循环中的凝血级联系统的活化，可以导致内膜的损伤。另外，高速的血流可直接喷射所对应的心内膜、瓣膜及其支持结构的内膜，从而造成喷口损伤。②赘生物形成：心内膜损伤后，其下的胶原暴露，使血小板及纤维素沉积，形成无菌性血小板 - 纤维素微栓。此时如发生感染，细菌植入微栓内则发生感染性心内膜炎。赘生物总是发生于喷射血流的低压侧，如房室瓣反流时的瓣膜心房面或心房内膜；半月瓣反流时瓣膜的心室面；室间隔缺损的右室面心内膜或三尖瓣；动脉导管未闭的肺动脉外侧壁等。

【病理生理】

感染性心内膜炎的病理生理学影响主要是基础心脏病和并发症引起的损害，如瓣膜阻塞，反流和 / 或穿孔，心室功能障碍，栓塞现象和传导障碍。在新生儿，其主要症状一般是败血症。

左心感染性心内膜炎的成年患者中，充血性心力衰竭是对预后影响最大的并发症之一。心力衰竭的代偿能力取决于受累的瓣膜，急性主动脉瓣反流的耐受性最低，急性三尖瓣反流的耐受性最好。自体瓣膜或生物瓣膜穿孔、急性瓣周漏、受累的二尖瓣腱索断裂、大体积的赘生物使流出道阻塞或快速的心腔内瘘管分流，会导致充血性心力衰竭加重。

【临床特点】

感染性心内膜炎最常见的症状是发热，热型不规则或低热。部分病例有寒战、头痛、关节痛、肌痛等，有 10%～15% 病例也可表现为体温正常。

心功能不全也是感染性心内膜炎常见的临床表现，可呈现心功能不全或原有心功能不全加重、难以控制。感染性心内膜炎并发心功能不全主要由瓣膜破坏、腱索断裂等引起的血流动力学改变所致。瓣膜损伤后可出现相应的心脏杂音，或原有杂音的性质、响度发生改变。

瘀斑及 Janeway 斑（手掌和足底红斑或无压痛的出血性瘀点病变）等血管症状在小儿病例少见。血管（肺、脑、肾、肠系膜、脾动脉等部位）栓塞是感染性心内膜炎的主要合并症，可出现相关部位的缺血、出血，临床表现为胸痛、梗死、偏瘫、血尿和腹痛等。新生儿感染性心内膜炎的临床表现不典型，与脓毒血症及其他原因引起的心功能不全难以区别。

2010 年中华医学会儿科学分会心血管学组提出了儿童感染性心内膜炎诊断标准：

1. 病理学指标

（1）赘生物（包括已形成栓塞的）或心脏感染组织经培养或镜检发现微生物；

（2）赘生物或心脏感染组织经病理检查证实伴活动性心内膜炎。

2. 临床指标

（1）主要指标

1）血培养阳性：分别2次血培养有相同的感染性心内膜炎的常见微生物（草绿色链球菌，金黄色葡萄球菌，凝固酶阴性葡萄球菌，肠球菌等）；

2）心内膜受累证据（超声心动图征象）：①附着于瓣膜、瓣膜装置、心脏或大血管内膜、置植人工材料上的赘生物；②腱索断裂、瓣膜穿孔、人工瓣膜或缺损补片有新的部分裂开；③心腔内脓肿。

（2）次要指标

1）易感染条件：基础心脏疾病，心脏手术，心导管术，经导管介入治疗、中心静脉内置管等；

2）较长时间的发热（≥38℃），伴贫血；

3）原有心脏杂音加重，出现新的反流杂音，或心功能不全；

4）血管征象：重要动脉栓塞，感染性动脉瘤，瘀斑，脾肿大，颅内出血，结膜出血，镜下血尿，或Janeway斑；

5）免疫学征象：肾小球肾炎，Osler结，Roth斑，或类风湿因子阳性；

6）微生物学证据：血培养阳性，但未符合主要指标中的要求。

3. 诊断依据

（1）具备以下1～5项任何之一者可诊断为感染性心内膜炎：

1）临床主要指标2项；

2）临床主要指标1项和次要指标3项；

3）心内膜受累证据和临床次要指标2项；

4）临床次要指标5项；

5）病理学指标1项。

（2）有以下情况时可排除感染性心内膜炎诊断：有明确的其他诊断解释临床表现；经抗生素治疗≤4天临床表现消除；抗生素治疗≤4天手术或尸检无感染性心内膜炎的病理证据。

（3）临床考虑感染性心内膜炎，但不具备确诊依据的仍应进行治疗，根据临床观察及进一步的检查结果确诊或排除感染性心内膜炎。

【超声心动图检查要点和表现】

1. 检查要点

（1）识别心脏内和/或周围血管的赘生物；

（2）确定赘生物的位置，大小，数量和活动度；

（3）评估感染性心内膜炎引起的心脏内损伤的严重程度；

1）瓣膜反流的严重程度；

2）是否有瓣叶穿孔；

3）瓣周脓肿的进展或瘘管的形成；

4）确定人工瓣膜是否发生瓣周漏；

（4）确定原发心脏疾病。

2. 超声心动图表现

（1）二维超声心动图：二维超声心动图可显示感染性心内膜炎特征性病变的赘生物以及各种并发症，如腱索断裂、瓣膜穿孔、瓣膜脓肿及瓣膜瘤等，同时能确定原发心脏疾病。

1）赘生物：赘生物的典型二维超声心动图特征为形态不规则的中等强度的带状或块状回声，大小不一，数目不等，可黏附在瓣叶、腱索或房室心内膜表面；附着于瓣叶上的赘生物可与瓣叶一同运动。有的赘生物可通过短小的蒂与瓣叶相连，呈现较大的活动度。主动脉瓣是感染性心内膜炎最常累及的瓣膜；可累及一个或多个瓣膜，多附着在瓣叶的瓣体或瓣缘的心室面（图15-0-1）；偶尔可附着于左室流出道内室间隔的基底部；较大或带蒂的赘生物可于舒张期进入左室流出道，收缩期摆入主动脉。二尖瓣也常受累，赘生物可累及二尖瓣的前叶或后叶，或两叶同时累及。赘生物多附着在二尖瓣的左房面，较大或带蒂的赘生物可于收缩期进入左房，舒张期摆入左室（图15-0-2）。三尖瓣受累的感染性心内膜炎较少见，主要发生于静脉毒品滥用者和左向右分流的先心病患者。其赘生物往往比左心系统的赘生物大（图15-0-3）。人工瓣膜由于其回声强，内部组织分辨率较低且后方伴有声影，常常掩盖了赘生物，因此人工瓣膜赘生物的诊断比自然瓣膜者更困难。内膜面的赘生物一般附着在异

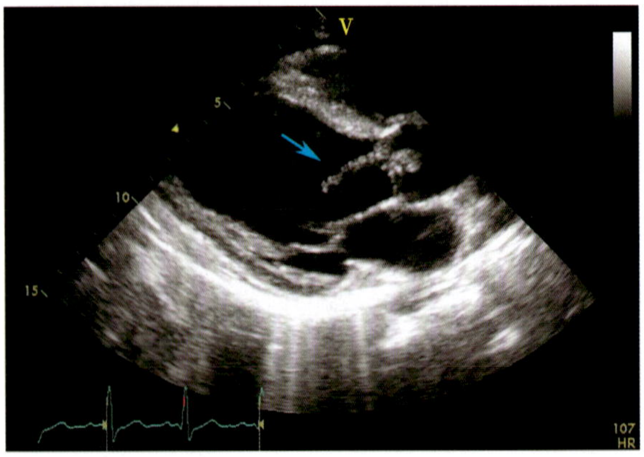

图15-0-1　主动脉瓣赘生物

胸骨旁左心长轴图显示强回声团附于主动脉瓣右冠瓣，舒张期随瓣叶进入左室流出道（箭头）

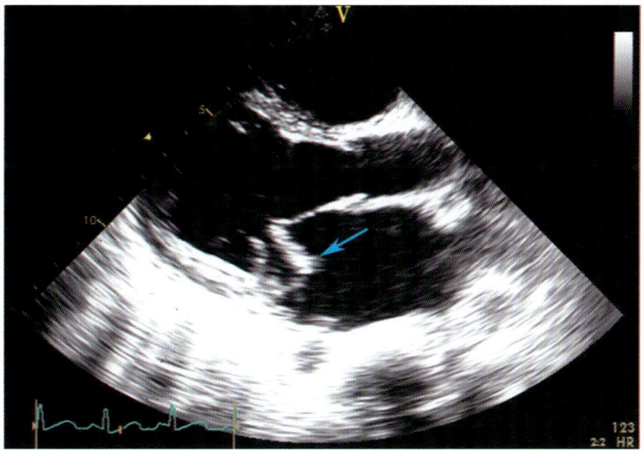

图 15-0-2 二尖瓣赘生物

胸骨旁左心长轴图收缩期二尖瓣前叶左房侧可见带状赘生物附着(箭头)

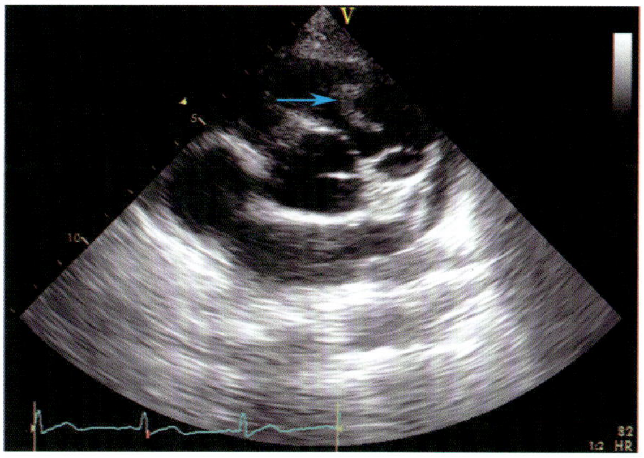

图 15-0-4 右室流出道心内膜赘生物

室间隔缺损(流出道部)患儿,胸骨旁大动脉短轴图右室流出道心内膜面显示赘生物附着(箭头)

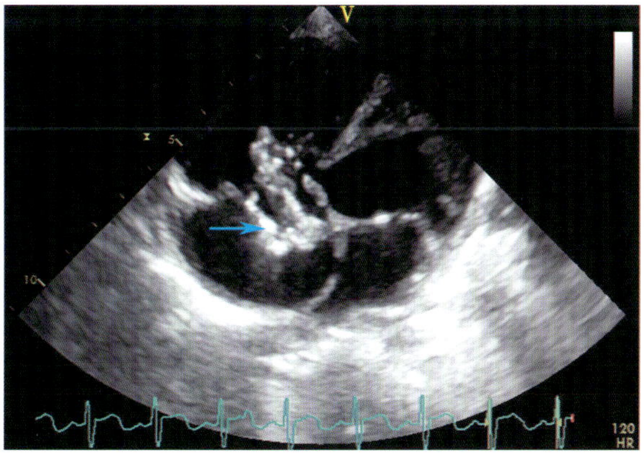

图 15-0-3 三尖瓣赘生物

室间隔缺损(流入道部)患儿,心尖四腔图三尖瓣显示较大赘生物附着(箭头)

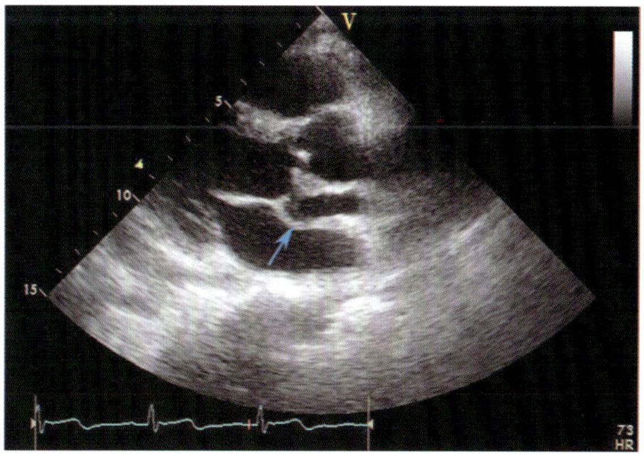

图 15-0-5 主动脉根部后壁脓肿瘘道形成

胸骨旁左心长轴图主动脉后壁可见一不规则无回声区与左室流出道相通(箭头)

常高速血流所冲击的心腔血管壁内膜上,如室间隔缺损的右室面、动脉导管未闭的肺动脉外侧壁以及二尖瓣脱垂的左房面等;赘生物可随血流冲击而摆动(图 15-0-4)。

2)瓣膜继发性改变:感染性心内膜炎易引起瓣膜局部组织损害甚至穿孔,二维超声可显示瓣膜结构的改变甚至连续中断;腱索和乳头肌断裂时,显示瓣尖上漂浮着游离腱索或断裂的乳突肌;部分患儿可伴有瓣膜脱垂。人工瓣膜发生感染性心内膜炎时,可导致瓣周漏,二维超声可显示瓣周结构的连续中断。

3)并发症:心脏各部位的脓肿,包括瓣膜脓肿、瓣环脓肿、心肌内脓肿。心脏脓肿在二维超声心动图上表现为大小不等、形态各异的液性暗区,位于瓣叶体部、瓣环或心肌内,其周围软组织增厚。心脏脓肿破裂会导致瓣膜穿孔、心腔间的瘘道(图 15-0-5)以及化脓性心包炎的发生。

累及主动脉瓣的 IE 比二尖瓣的 IE 更易发生瓣膜瘤等并发症。二尖瓣瘤为主动脉瓣 IE 的并发症。其产生机制为主动脉瓣反流血流冲击二尖瓣前叶产生损伤并继发感染,使二尖瓣薄弱部位在左室高压下逐渐向低压的左房侧突出形成瘤样结构(图 15-0-6),该瘤可破裂发生严重二尖瓣反流。

二尖瓣 - 主动脉瓣间纤维瘤为发生于二尖瓣前叶和主动脉瓣环间纤维组织的瘤样腔隙,常继发于主动脉瓣和人工瓣的感染性心内膜炎。其产生机制为病变侵犯至主动脉瓣环形成薄弱部位;在主动脉高压的冲击下,该薄弱部位突向低压的左房或心包形成瘤样外观。瘤可破裂形成主动脉左房或左室瘘。

4)心脏容量负荷过重:受累瓣膜引起相应腔室扩大,常伴有心功能减退的表现。

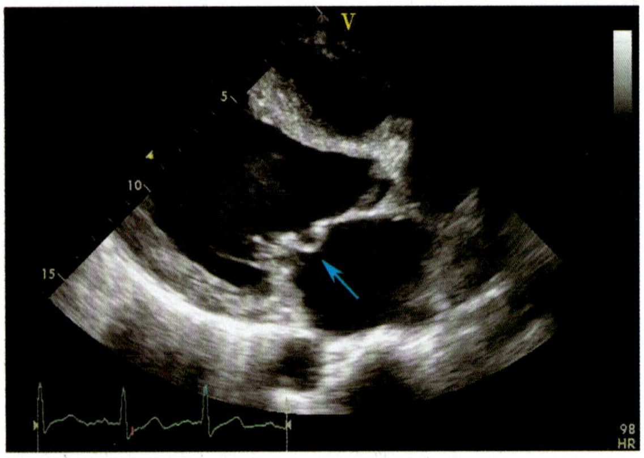

图 15-0-6 二尖瓣瘤

胸骨旁左心长轴图收缩期二尖瓣前叶左房侧可见一囊状结构（箭头），为二尖瓣瘤

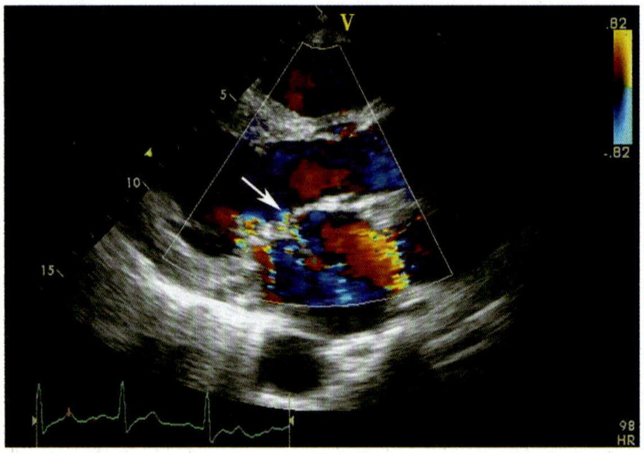

图 15-0-7 二尖瓣前叶穿孔的彩色多普勒超声表现

胸骨旁左心长轴图彩色多普勒显示收缩期血流信号经二尖瓣前叶瓣体穿孔处反流入左房

5）原发疾病的征象：二维超声心动图可显示原发病变如瓣膜病、先天性心脏病等的相应征象。

（2）多普勒超声心动图：出现瓣膜穿孔时，多普勒超声可检测到起自瓣体而不是瓣口的高速反流血流信号及湍流频谱（图 15-0-7）；腱索断裂时可显示偏心的大量反流；出现大血管 - 心腔间或心腔间穿孔时，其分流血流信号的特征取决于穿孔两端的腔室或血管。主动脉与右心系统或左房穿孔表现为双期连续性分流；主动脉与左室穿孔表现为舒张期分流；左、右心室之间穿孔表现为收缩期左向右分流。

（3）经食管超声心动图：经食管超声能更清晰地显示二尖瓣及主动脉瓣的结构，发现瓣膜的器质性改变、赘生物的形成以及各种并发症。对于人工二尖瓣的感染性心内膜炎患者，经胸壁超声检查时，由于瓣叶回声强且后方有声影，很难显示其赘生物以及左房侧的结构和血流情况，因此对赘生物及瓣周漏的诊断有很大的局限性。而经食管超声声束方向与经胸壁超声正好相反、且分辨率更高，能更清晰显示左房侧的血流及瓣膜结构。

（4）三维超声心动图：实时三维超声能准确地显示赘生物的大小、数目、附着部位、活动度以及它们与瓣膜的关系，也能很好地发现可能发生的感染性心内膜炎并发症。

【鉴别诊断】

1. 非感染性心内膜炎瓣膜结节 风湿性心脏病患者常伴有瓣膜结构的纤维化和钙化，应与感染性心内膜炎的瓣膜赘生物病变相鉴别。赘生物有时很难与生在瓣膜上的风湿样病变以及人工瓣上的血栓相鉴别。应密切结合各项临床表现及检查，作出综合判断及鉴别诊断。

2. 黏液瘤 较大的赘生物，尤其是三尖瓣的大赘生物，常有蒂，可随瓣膜在房室间作往返运动，易与黏液瘤相混淆。黏液瘤多附着在房间隔上，而赘生物多附着在瓣叶上；黏液瘤在短期内大小不会有明显变化，而赘生物在治疗过程中大小可有变化。

3. 二尖瓣脱垂 二尖瓣瘤在二维超声心动图上表现为二尖瓣前叶回声的左房侧可见一风袋样回声，有时和严重的二尖瓣脱垂类似，应注意鉴别。二尖瓣脱垂只在收缩期出现，而二尖瓣瘤的风袋样结构收缩期和舒张期始终存在；二尖瓣脱垂的反流血流起自瓣口，呈附壁反流，二尖瓣瘤穿孔时的反流血流起自瓣叶中部，反流束朝下。

【诊断价值】

超声心动图是任何年龄组怀疑感染性心内膜炎的最重要的影像学检查，可直观显示赘生物的位置、大小、形态、活动度及其所引起的心脏内受损的程度，同时还能确诊原发性心脏疾病，对感染性心内膜炎的诊断、治疗和预后的判断均有重要意义。

（毕小军）

第十六章　心包炎超声心动图

第一节　急性心包炎

【概述】

急性心包炎（acute pericarditis，AP）是由心包脏层和壁层急性炎症引起的综合征。小儿心包炎的病因较多，可来自心包本身疾病，也可为全身性疾病的一部分，临床上以病毒感染最常见，尤其是婴儿，其次为急性风湿热、细菌感染（化脓性心包炎）、肿瘤，少数病因不明，特发性心包炎多见于青春期前。心包炎患者心包脏壁层之间的液体量通常会增加，导致心包积液。

【病理】

心包积液是心包炎的主要病理改变，其主要性质可分为纤维性及渗出性两种。心包对感染性和非感染性损伤产生炎性反应，炎症细胞（粒细胞、淋巴细胞）浸润，局部血管扩张、通透性增加，大量的蛋白质、纤维素和液体渗漏到心包腔内，形成心包腔积液。起病早期可以纤维蛋白渗出为主，液量较少，其后渗液增多，可为浆液纤维素性、浆液血性、出血性及化脓性，因病原体不同而异。

【病理生理】

急性心包炎时，心包渗液是其病理生理改变的主要基础。当渗液急速或大量产生时，心包腔内压力上升，超过一定程度时，会影响心室扩张及舒张期的充盈，导致心室排出血量减少，充盈压升高，静脉回流受阻，引起体 - 肺静脉淤血的表现。如心包渗液量明显增多达到数百乃至上千毫升时，心包膜的伸张也达到极限，心包腔内压力明显升高，最终导致心脏压塞。但若渗液速度缓慢增加，即使发生心脏压塞，患儿尚可有适应过程，可耐受较长一段时间。反之，即使渗液量不多，但由于积液积聚迅速，心包膜不能适时地相应扩张，也可产生急性心脏压塞征，心输出量急骤减少，血压下降，甚至发生心源性休克迅速死亡。

【临床特点】

1. **症状**　80% 的患儿会有心前区疼痛或不适，常局限于心前区，胸骨后及剑突下。疼痛多见于急性心包炎早期，此时纤维蛋白渗出较多而液量较少；而当渗液增多后疼痛反而有所减轻。心包渗液增多可压迫邻近器官，造成上腹胀痛，恶心等；也可压迫气管及喉返神经，造成咳嗽、呼吸困难及声音嘶哑等。

2. **体征**

（1）心包摩擦音：为本病特异性体征，常发生于急性纤维蛋白渗出为主的心包炎早期，如急性化脓性心包炎，结核性心包炎及风湿性心脏炎等，具诊断意义；常随渗液量增多而消失。

（2）心包积液征：大量心包积液时心界增大，心音低钝，遥远；脉搏快速而细弱呈丝脉；可出现奇脉；当心包渗液迅速增加时，可出现心脏压塞：心脏舒缩功能受限，心脏排出血量急剧下降，出现代偿性心动过速，血压下降及休克状态。如渗液积聚缓慢，心脏尚可代偿适应，静脉回流受阻，可出现肝脾肿大，颈静脉怒张等静脉淤血征象。

【超声心动图检查要点和表现】

1. **检查要点**

（1）判断有无心包积液，评估心包积液量；

（2）评估有无心脏压塞；

1）右心结构舒张期塌陷；

2）心脏摆动和荡动征；

3）二尖瓣和三尖瓣口舒张早期血流；

4）肝静脉和肺静脉血流。

2. **超声心动图表现**

（1）心包积液征象：心包积液表现为脏层和壁层心包之间分离，呈“无回声”区（图 16-1-1）。心包腔液性暗区局限于左房室沟附近，宽度在 2～3mm 提示积液量小于 50ml，为极少量心包积液；液性暗区局限于左房室沟和左室后下壁处的心包腔，宽度在 3～5mm 提示积液量在 50～100ml，为少量心包积液；液性暗区局限于左房室沟和左室后下壁处的心包腔，少量出现于心尖部和左室前侧壁的心包腔，宽度在 5～10mm 提示积液量在 100～500ml，为中量心包积液；液性暗区包绕整个心脏的外侧，宽

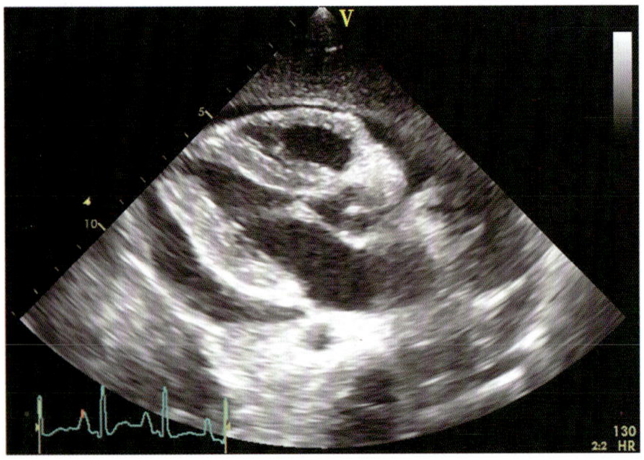

图 16-1-1　心包积液

可见液性暗区包绕整个心脏的外侧

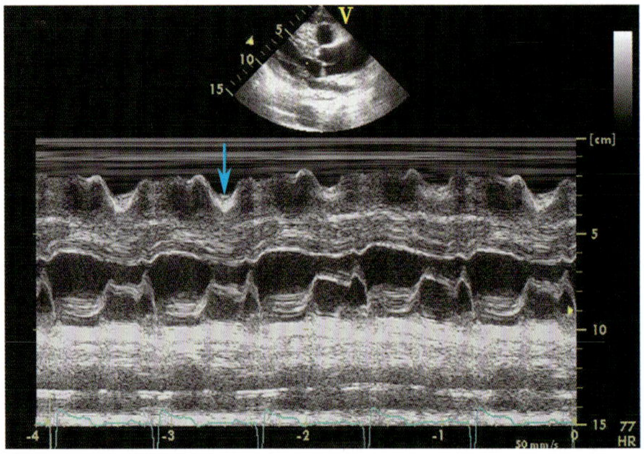

图 16-1-3　心脏压塞右室壁舒张期塌陷 M 型超声心动图表现

可见右室前壁舒张期塌陷（箭头）

度在 10～20mm 提示积液量在 500～1 000ml，为大量心包积液；心包腔液性暗区明显增宽大于 20mm 者，可认为是极大量心包积液。部分心包炎可无心包积液，仅表现为局部心包增厚、回声增强；或少量积液因聚积在局部，超声心动图不显示。因此超声心动图未显示积液者也不能除外心包炎。

（2）心脏压塞表现

1）右心结构舒张期塌陷：右心室首先出现舒张期塌陷（图 16-1-2，图 16-1-3），因为与左心室相比其心腔内压力较低。右心室塌陷通常是心脏压塞的特异性指标，但在右心室压力增高的情况下，其敏感性会降低。呼气时右心房塌陷发生在舒张晚期，超声心动图可发现右心房前上壁的圆形凹陷（图 16-1-4）。呼气时右心房塌陷时间达到心动周期的三分之一以上时其诊断心脏压塞的敏感性超过 90%。

2）心脏可见摆动和荡动征。

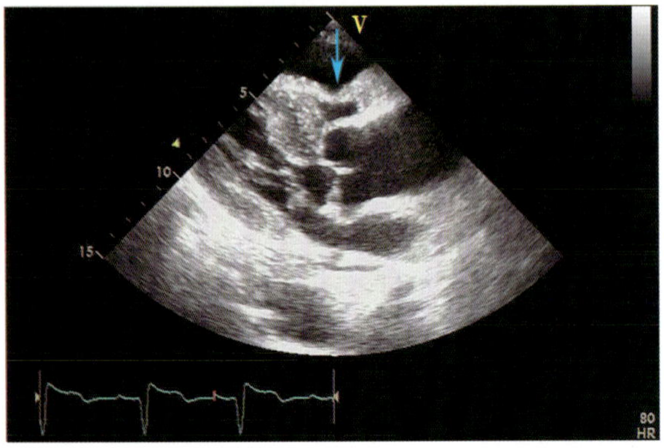

图 16-1-2　心脏压塞右室壁舒张期塌陷二维超声心动图表现

可见右室前壁舒张期塌陷（箭头）

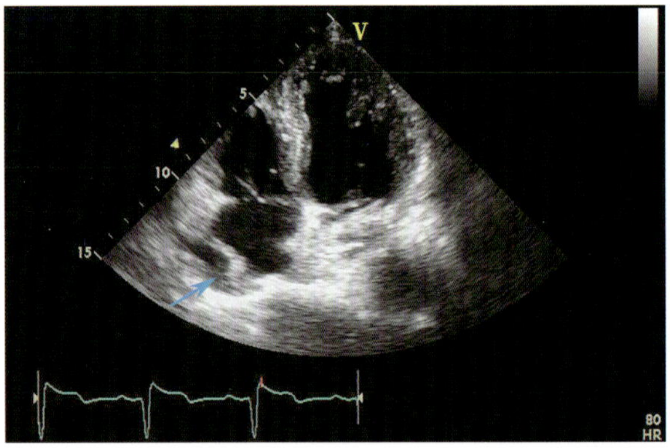

图 16-1-4　心脏压塞右房壁塌陷

呼气时可见右房壁塌陷（箭头）

3）血流动力学改变：二尖瓣和三尖瓣舒张早期及肝静脉血流速度随呼吸运动波动幅度增大。正常情况下，变化率不超过 10%，但在心脏压塞时，其变化率增加。而且这些血流变化出现在房室壁塌陷之前。心脏压塞的血流特点为：①二尖瓣，吸气相与呼气相 E 峰变化率 >15%。②肺静脉，与呼气时相比，吸气时 D 峰下降。③三尖瓣，吸气相与呼气相 E 峰变化率 >25%。④肝静脉，吸气时，S 大于 D。呼气时，显著反转，D 峰很小或消失。

【鉴别诊断】

1. 左侧胸腔积液　左房后方降主动脉是鉴别诊断的标志。于胸骨旁左心长轴切面观左房后方可见降主动脉横断面，心包积液液性暗区位于降主动脉前方，而胸腔积液暗区在降主动脉之后；胸腔积液不出现在心脏前方，亦不伴心脏“摆动征”。如两者同时存在时，心包积液在胸腔积液之前，心包与胸膜界面呈一规整的线样回声。

2. 心包脂肪　心包脂肪呈低回声，无完整规则的边缘，覆盖于心包壁层表面。多位于心尖部，心室壁前外侧，以右心室前壁前方最为显著，不随体位变化而改变，也没有心包积液的一些特征性表现，如心脏摆动征，荡击波征等。当可疑的“无回声区”仅出现在右心室前壁前方，而左心室后壁后方，尤其是左房室沟处未见无回声区时，应首先考虑为心包脂肪垫。

【诊断价值】

早在 20 世纪 50 年代 Edler 就首先报道使用超声手段诊断心包积液。至 60 年代中期，超声心动图的诊断价值得到了肯定。就其敏感性而言，超声心动图优于目前任何其他影像学方法，诊断符合率在 90% 以上。而且其方法简便，安全，可靠，并可初步估计积液量及有无包裹及分隔等，有助于临床穿刺抽液。此外，在评估心脏压塞时，超声也具有很高的敏感性和特异性。

第二节　缩窄性心包炎

【概述】

缩窄性心包炎（constrictive pericarditis，CP）是由心包慢性炎症迁延所致，表现为心包增厚、粘连甚至钙化，从而限制心脏的舒张；使回心血流受阻、静脉淤血、心排血量下降，引起全身血液循环障碍。引起缩窄性心包炎最常见的病因是结核性和化脓性心包炎。

【病理】

心包慢性炎症时，纤维蛋白沉着，心包增厚、纤维瘢痕形成，使心包腔消失，造成脏层和壁层粘连融合，继而钙化甚至呈“盔甲样”改变，限制心脏活动。

【病理生理】

缩窄的心包形成纤维囊或硬壳，束缚心脏，严重影响心脏的舒张和收缩，降低了心排出量并使静脉血流回流受阻。心排出量减少可导致水钠潴留，从而增加血容量，使静脉压进一步升高，出现肝脏肿大、腹水、胸水、下肢水肿等体征。肺静脉血流回流受阻可导致肺淤血，肺静脉、肺动脉压力均增高。

【临床特点】

1. 症状　患者可出现呼吸困难、咳嗽、腹胀、下肢水肿、厌食及消瘦等症状。

2. 体征　颈静脉怒张，脉搏细弱无力，脉压变小，心尖脉搏减弱，心音轻而远；肝脾肿大，腹水、下肢水肿。X 线检查：心影可以小、正常或扩大，约半数以上患者可显示出心包钙化，多在心脏侧位像房室沟或沿右心前面和纵隔面显示出钙化影。

【超声心动图检查要点和表现】

1. 检查要点

（1）判断有无心包增厚，钙化；

（2）评估心脏形态及活动改变；

（3）监测血流频谱改变；

1）二尖瓣 E 峰幅度随呼吸改变；

2）主动脉瓣口血流频谱随呼吸改变。

2. 超声心动图表现

（1）二维及 M 型超声表现

1）心包不同程度增厚，多在 0.3～1.0cm，严重者可超过 1.0cm，回声增强（图 16-2-1），钙化的心包后方可出现明显的声影。

2）双心房增大，双心室多缩小；左心室后壁与室间隔近似平行，左心房与左心室后壁夹角变小，多小于 150°（图 16-2-2）。

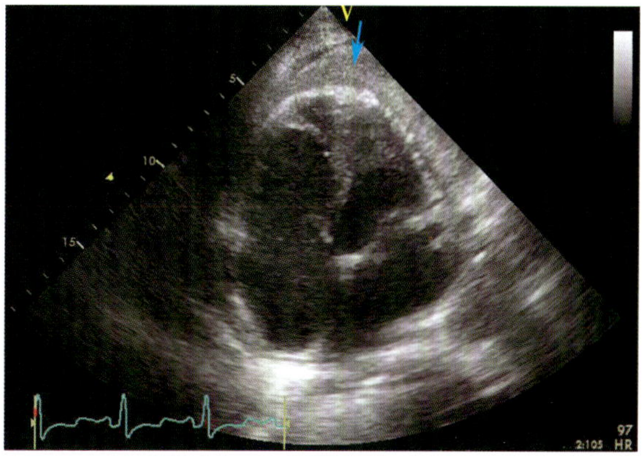

图 16-2-1　缩窄性心包炎的超声心动图表现
心尖部心包明显增厚，回声增强（箭头）

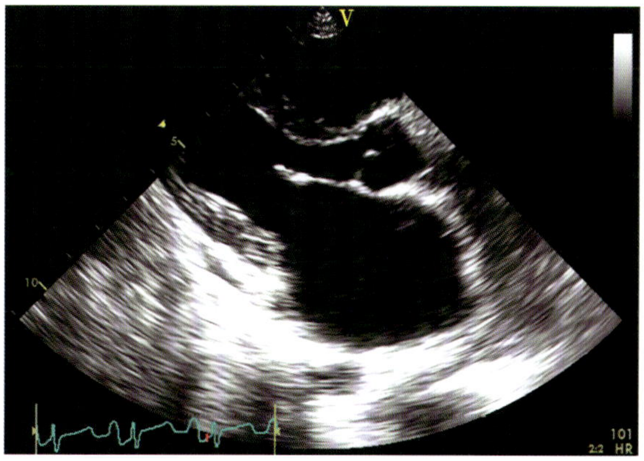

图 16-2-2　缩窄性心包炎的超声心动图表现
左心房扩大；左心房与左心室后壁夹角变小，小于 150°

3）左心室后壁舒张中晚期突然平坦，失去正常向后运动的特性。前室间隔舒张早期向后运动，表现为舒张早期切迹，称为室间隔跳跃征或鸟嘴征（图 16-2-3）。室间隔呈抖动状运动，以心尖四腔图和左心长轴图明显。

4）可有不同程度的心包积液。

5）下腔静脉增宽、且内径随呼吸变化率＜50%，肝静脉扩张，下腔静脉和肝静脉可见血流自发性显影。

（2）多普勒超声表现

1）二尖瓣 E 峰幅度呼气时高，吸气时下降，下降幅度＞25%（图 16-2-4）。

2）主动脉瓣口血流频谱吸气时幅度变小，呼气时增大，屏住呼吸时等大。此血流频谱变化称为“多普勒奇脉”现象。

【鉴别诊断】

缩窄性心包炎主要应与限制型心肌病鉴别：限制型心肌病表现为心内膜的纤维组织、弹性组织增厚及心肌纤维化。增厚、变硬的心内膜或心肌限制了心室舒张期充盈，可累及一个或两个心室，产生类似缩窄性心包炎的血流动力学变化，如左右心房扩大，腔静脉增宽等。缩窄性心包炎心包增厚，回声增强，而室壁的厚度和回声无变化；限制型心肌病常有心肌肥厚、反射增强、室腔缩小、心尖闭塞等特点。限制型心肌病无心包增厚、钙化表现，而缩窄性心包炎以此为特征。多普勒超声两者均可出现二尖瓣血流频谱的 E 峰增高，A 峰降低，E/A 比值增大，但缩窄性心包炎患者 E 峰速度可随呼气变化，而限制型心肌病患者 E 峰速度随呼吸变化不明显。

【诊断价值】

超声心动图可以较全面地观察心包增厚、积液，房室大小等形态学改变及血流动力学的改变，有较高的特异性，是诊断该疾病的一项必要检查。另外，文献报道 AP 导致的心肌细胞萎缩、心室壁缺血可通过超声心肌灌注造影得以检测；而斑点追踪等超声定量技术可用以检测随之引起的左心室功能受损。CT 和 MRI 可以更好地了解心包增厚及钙化的程度和部位，以及与周边脏器的毗邻关系；心导管可以更精准地测量右心系统的压力。它们之间相互补充，可以提高诊断的准确性。

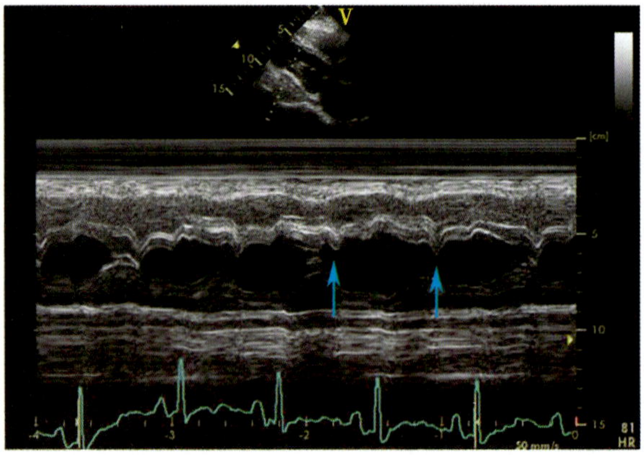

图 16-2-3 缩窄性心包炎的 M 型超声心动图表现
前室间隔舒张早期向后运动，表现为舒张早期切迹，称为室间隔跳跃征或鸟嘴征（箭头）

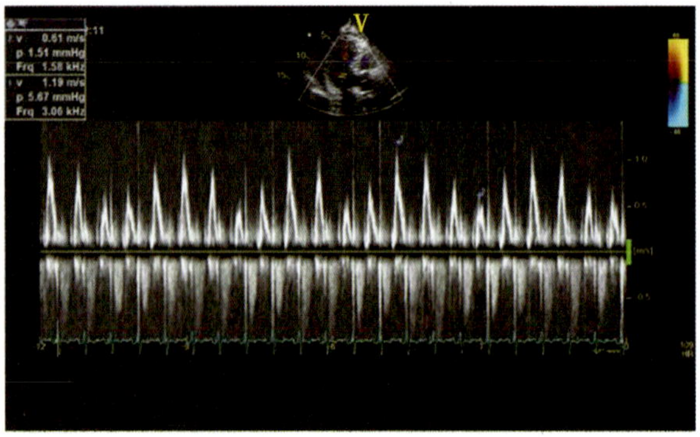

图 16-2-4 缩窄性心包炎的频谱多普勒超声心动图表现
二尖瓣 E 峰幅度呼气时高，吸气时下降，下降幅度＞25%

（毕小军）

第十七章　风湿性心脏病超声心动图

【概述】

风湿热是咽部甲组乙型溶血性链球菌（甲链）感染后引起结缔组织的一种急性炎症性疾病。常累及心脏，诱发风湿性心脏炎，其后遗症是风湿性心脏病（rheumatic heart disease，RHD）。感染风湿热后发展成为风湿性心脏病的整体风险是60%～65%，其演变过程较为缓慢，需要若干年甚至十几年。因此儿童慢性严重风湿性心脏病非常少见。病变最常累积二尖瓣，其次是主动脉瓣，多数主动脉瓣病变与二尖瓣病变同时存在，形成联合瓣膜病；三尖瓣和肺动脉瓣较少受累，且一般与二尖瓣和主动脉瓣病变合并存在。

【病理】

RHD主要病理改变为风湿小体，即Aschoff小体。急性期炎症渗出期可持续2～3周。慢性期表现为以Aschoff结为特点的增生样改变，该期可持续数月至数年。心脏结缔组织受损，包括多种瓣膜损害。急性期常发生二尖瓣关闭不全，可见瓣叶水肿增厚、瓣环扩张及纤维化，使二尖瓣前后叶不能闭合。二尖瓣狭窄病理发展过程分为变性渗出期、增殖期和纤维化期。瓣叶反复水肿、变性、增厚，瓣膜联合处粘连、融合；腱索和乳头肌亦发生变形、增粗或缩短，交界处发生融合。急性主动脉瓣瓣膜炎表现为主动脉瓣环的扩张，瓣膜增厚，在严重的病例会出现主动脉瓣脱垂。主动脉瓣狭窄时瓣膜形态失常、僵硬、瘢痕形成，交界处粘连融合，瓣叶开放受限，瓣口面积缩小。

【病理生理】

二尖瓣和/或主动脉瓣关闭不全时左室除了接收正常左房回流血液还接收通过二尖瓣反流入左房和/或主动脉瓣反流回左室的血液，使左室容量负荷过重，左室扩大。二尖瓣关闭不全时左房收缩期接收左室反流血液和肺静脉回流的血液，可引起肺淤血与肺动脉高压，导致右心负担加重。当存在严重的主动脉瓣关闭不全时，左室舒张期充盈压可超过左房压力，引起二尖瓣提前关闭，即生理性二尖瓣狭窄；在左房室环扩大时，也可产生功能性二尖瓣关闭不全。随疾病进展，慢性风湿性心脏病二尖瓣狭窄时，舒张期左房血液排出受阻，血流淤滞，左房压力升高，肺循环阻力进一步增加，右室负荷明显加重。当伴随主动脉瓣狭窄时，左室血液排出受阻，左心室压力负荷加重，左室代偿性肥厚。

【临床特点】

风湿热主要临床表现为发热、心脏炎、关节炎、舞蹈症、皮下小结和环形红斑；以发热和关节炎最常见。心脏炎的诊断依据主要为：①新出现的杂音；②心脏增大；③心包炎；④心力衰竭。其他包括发热、关节痛、心电图P-R间期延长、血沉增快、C反应蛋白阳性、既往有风湿热史或有风湿性心脏病。心脏炎初次发作时可以全心受累，以心肌炎和心内膜炎最多见。儿童急性风湿性心脏病多引起二尖瓣和/或主动脉瓣关闭不全，由于发展成为慢性狭窄病程较为漫长，所以儿童慢性风湿性心脏病很少出现二尖瓣和/或主动脉瓣重度狭窄。患有轻-中度风湿性心脏病的儿童及青少年通常是无症状的，即使病情严重，在代偿期症状也不明显。随着病情进一步加重，开始出现运动耐量降低，呼吸困难，充血性心力衰竭。

体格检查：二尖瓣关闭不全时心尖部有3/6级以上较粗糙的吹风样杂音，范围较广，向左腋部或左肩胛下角传导；肺动脉瓣区第二心音亢进；二尖瓣脱垂时还可听及收缩中、晚期喀喇音；有时可闻及二尖瓣相对狭窄所致舒张中期杂音。二尖瓣狭窄时可在心尖部闻及局限的、“隆隆样”舒张中晚期杂音；心尖部第一心音亢进，音调高，声音清脆；肺动脉瓣区第二心音亢进。主动脉瓣关闭不全时胸骨左缘第三肋间可闻及舒张期叹气样杂音。主动脉瓣狭窄时主动脉瓣区可闻及3/6级以上收缩期杂音。

【超声心动图检查要点和表现】

1. 检查要点

（1）各瓣膜结构、回声，有无狭窄、反流及其评估；

（2）心肌炎及心包炎的评估。

2. 超声心动图表现

（1）二尖瓣的评估

1）二尖瓣结构的评估：急性二尖瓣瓣膜炎表现为瓣叶回声增强，瓣膜前叶脱垂，少数引起后叶脱垂。因此常常会出现二尖瓣偏心性反流，典型的反流束方向为侧后方，可引起心内膜的增厚及钙化（被称为 MacCallum's 斑）。二尖瓣瓣膜炎严重的病例会出现二尖瓣前叶腱索断裂，形成连枷瓣。超声心动图评价二尖瓣瓣膜炎时，应在舒张末期胸骨旁左心长轴切面观测量二尖瓣前叶最厚处的厚度，包括局部增厚，珠状增厚及结节状增厚。

2）二尖瓣反流程度的评估：反流束分为中心型、偏心型和附壁型。评估指标包括反流束的连续多普勒信号强度，进入左房的反流束长度及宽度，异常的肺静脉血流类型等。胸骨旁左心长轴切面观或心尖四腔心切面观测量的反流束的长度可以评估反流的严重程度：反流束位于瓣环附近为轻度，达到左房中部为中度，达到左房顶部为重度。彩色多普勒反流束的面积与左房的面积比值，也可以区分轻度（小于 30%）、中度（30%～50%）及重度（大于 50%）反流（图 17-0-1）。二维超声与多普勒技术相结合可以定量检测二尖瓣反流量：采用双平面 Simpson's 法勾画左室收缩期与舒张期心内膜界限可以得到左室心搏量，脉冲多普勒测量主动脉瓣口血流速度积分，乘以主动脉瓣口面积可以得到主动脉瓣输出量。左室心搏量减去主动脉瓣口输出量即可得到二尖瓣口的反流量。二尖瓣反流分数为上述计算得到的反流量与心搏量的比值。

3）二尖瓣狭窄的超声表现及定量：随着疾病的进展，大部分二尖瓣反流的患者会发展为二尖瓣狭窄。二尖瓣狭窄约 95% 是由风湿性心脏病所致。轻度二尖瓣狭窄，二维超声见瓣尖回声增强，开放受限，瓣体的活动性尚可，二尖瓣前叶舒张期前向凸出，表现为前叶的“气球”样改变（图 17-0-2）。随疾病进展，二尖瓣回声进一步增强，瓣口更小；钙化首先出现在瓣叶，逐渐累及瓣环，瓣叶开始出现活动僵硬，运动受限。M 型超声可显示其特异性表现，即二尖瓣前叶舒张期开放呈“城墙样”改变或 E-F 斜率降低（图 17-0-3）。正常儿童二尖瓣口流速约 1.0m/s（0.8～1.3m/s），二尖瓣狭窄时二尖瓣口流速增高。胸骨旁短轴图舒张末期二尖瓣前后叶最大开放时勾画内侧边界可以测量瓣口面积（图 17-0-4）。该方法不受心率及心输出量的影响，但主观性较强。定量二尖瓣面积的方法还包括压差半降法、血流汇聚法、频谱多普勒连续方程法等。在儿童 RHD 患者，为了比较二尖瓣狭窄的进展情况，需要用同样方法重复测量。

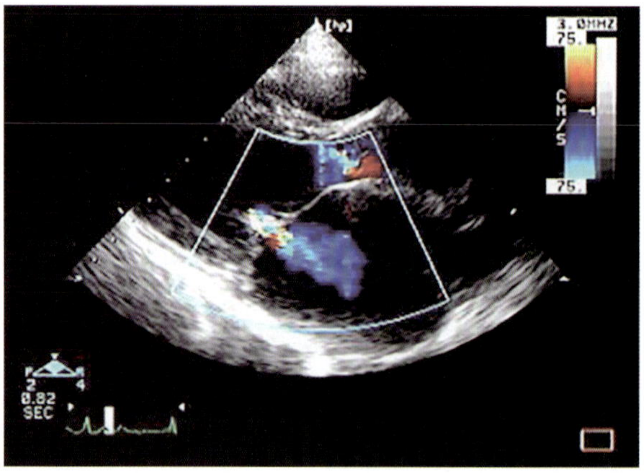

图 17-0-1 二尖瓣反流的彩色多普勒超声表现

胸骨旁左心长轴图二尖瓣口收缩期轻度反流，反流束的面积与左房的面积比值小于 30%

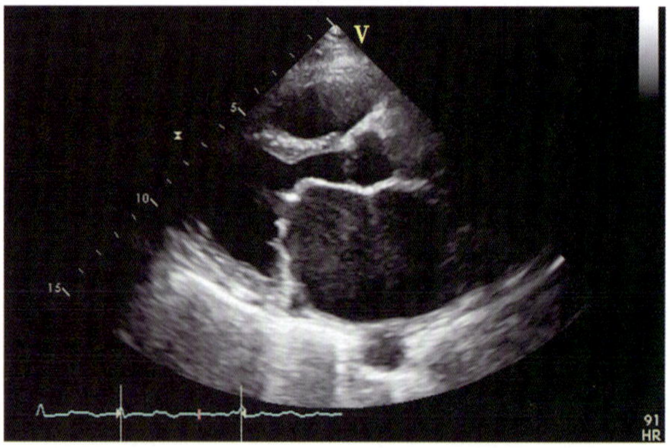

图 17-0-2 二尖瓣狭窄的二维超声心动图表现

胸骨旁左心长轴图显示二尖瓣回声增强，开放受限，前叶呈“气球”样改变

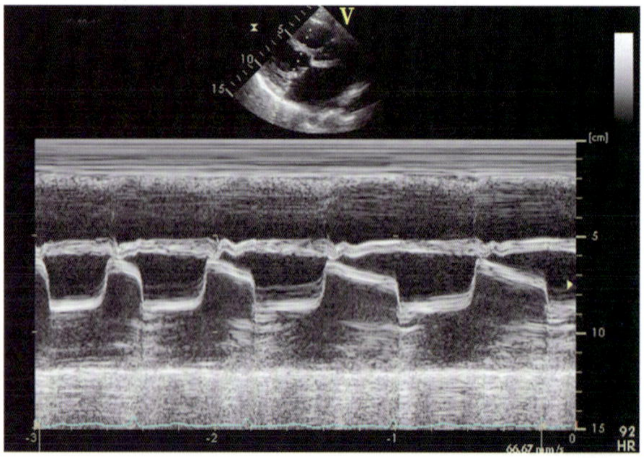

图 17-0-3 二尖瓣狭窄的 M 型超声心动图表现

M 型超声心动图显示二尖瓣前叶舒张期开放呈“城墙样”改变

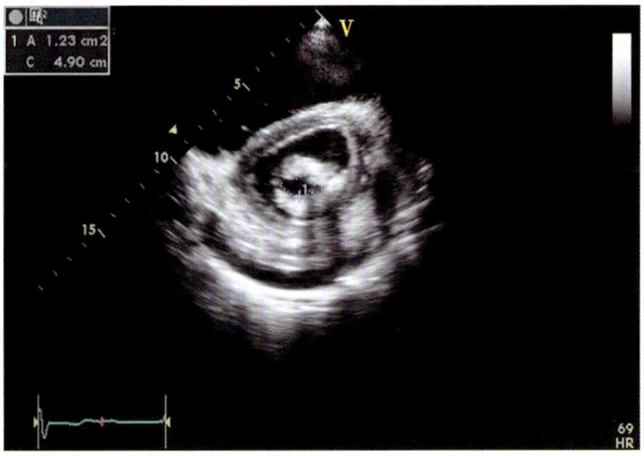

图 17-0-4　二尖瓣狭窄瓣口面积的定量测量

二尖瓣水平胸骨旁左心短轴图在舒张末期二尖瓣前后叶最大开放时勾画内侧边界，仪器可自动给出瓣口面积

（2）主动脉瓣的评估

1）主动脉瓣解剖结构的评估：主动脉瓣瓣膜炎二维超声表现为主动脉瓣环的扩张，瓣膜增厚；在严重的病例会出现主动脉瓣脱垂。若瓣膜裂断，舒张期可脱向左室流出道，呈连枷样运动。早期主动脉瓣病变较轻，随时间进展，关闭不全会加重。主动脉瓣回声增粗增强，心底短轴图可见舒张期 Y 形结构消失，严重关闭不全时可见闭合处存在明显的缝隙。彩色多普勒胸骨旁左心长轴图可以发现主动脉瓣关闭后迅速出现的全舒张期湍流反流信号。M 型超声心动图可以发现二尖瓣提前关闭。

2）主动脉瓣反流的评估：彩色多普勒超声心动图于心尖部左心长轴图及心尖五腔图可见舒张期起自主动脉瓣口的五彩镶嵌血流束。根据反流束在左室心腔内的形态及其所占范围大小可以对反流程度进行半定量分析。常用的测量方法包括反流长度测量法、宽度测量法、面积测量法、比例测量法，其中比例测量法为评价反流程度的较好指标，包括测量反流束最大宽度与左室流出道宽度的比值，反流束面积与左室流出道面积的比值。比值越大，反流程度越重。利用脉冲和连续多普勒测量反流速度下降斜率与反流分数可对主动脉瓣反流程度进行评估。主动脉瓣反流频谱形态表现为上升支陡直，峰值前移，下降支缓慢（图 17-0-5）。下降支斜率的大小与反流程度成正比：下降斜率越平坦，反流越轻。反流分数的测量原理是收缩期通过主动脉瓣口的血流量代表了左室的全部心搏量，而收缩期通过肺动脉瓣口或舒张期通过二尖瓣口的血流量代表了左室的有效心搏量，两者之差即为反流量，反流量与全部心搏量之比即为反流分数，该测值在临床上对病情随访和疗效评价具有重要价值。主动脉瓣反流各种定量评估标准见表 17-0-1。

3）主动脉瓣狭窄的超声表现及定量：儿童及青少年中罕见单纯的主动脉瓣狭窄，多数与二尖瓣病变同时存在。超声表现为瓣膜回声增粗、增强，收缩期瓣口开放受限，瓣口缩小变形。继发表现为升主动脉增宽，室间隔与左室后壁呈向心性肥厚（图 17-0-6）。多普勒超声心动图显示主动脉瓣狭窄时瓣口流速加快，射血时间延长，峰值后移。定量方法包括主动脉瓣口峰值流速，平均压差，计算主动脉瓣口面积等。检查时需要注意区分主动脉瓣狭窄的湍流与二尖瓣反流或左室流出道的狭窄。左室功能及心输出量的改变可能会影响主动脉峰值流速及平均主动脉压，进而可能会低估主动脉狭窄的程度。

（3）三尖瓣及肺动脉瓣的评估：三尖瓣病变较少见，通常会伴发于二尖瓣和 / 或主动脉瓣病变，且代表严重的风湿性心脏病。与二尖瓣反流一样，三尖瓣反流也可能进展为狭窄，其病理改变也与二尖瓣类似。风湿性心脏病肺动脉瓣极少受累，通常是功能性改变而非继发于风湿热。

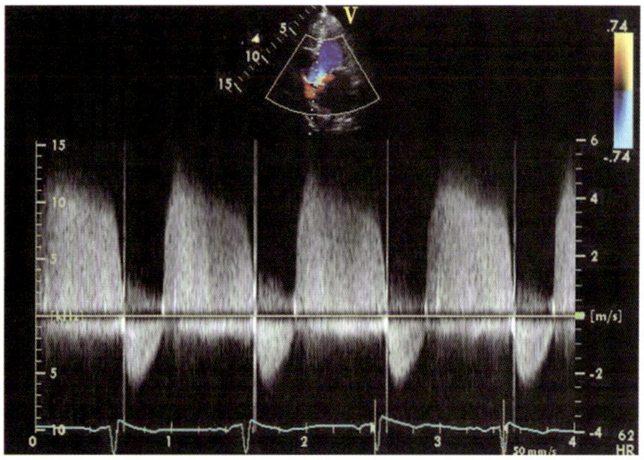

图 17-0-5　主动脉瓣关闭不全流速曲线（彩色）

主动脉瓣反流频谱表现为上升支陡直，峰值前移，下降支缓慢

表 17-0-1　主动脉瓣反流的定量测定

	轻度	中度	中重度	重度
JW/LOVTW	< 0.25	0.25～0.46	0.47～0.64	≥0.65
JA/LVDA	< 0.07		0.08～0.20	> 0.2
PHT（MS）	> 600		600～300	< 300
RF	< 0.2	0.2～0.4	0.4～0.6	> 0.6

JW/LOVTW：反流束近端宽度与左室流出道宽度的比值；JA/LVDA：反流束面积与左室面积比值；PHT：压差减半时间；RF：反流分数（引自于王新房、谢明星主编，《超声心动图学》第 5 版）

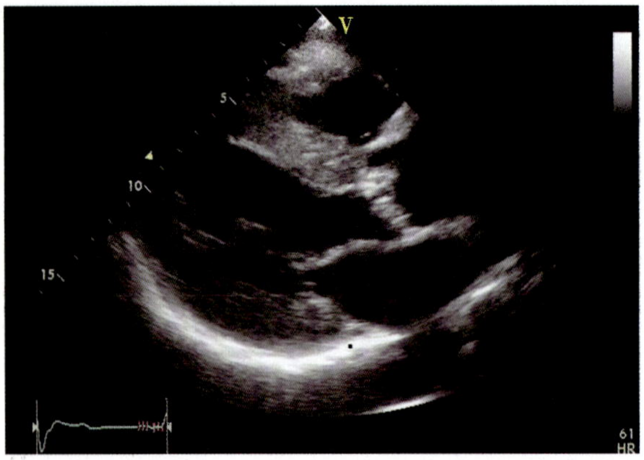

图 17-0-6 主动脉瓣狭窄的二维超声心动图表现
胸骨旁左心长轴图显示主动脉瓣回声增粗、增强，瓣口开放受限；左室后壁呈向心性肥厚

（4）心肌炎及心包炎：心肌炎及心包炎很少发生。急性风湿热心功能通常在正常范围，如果出现心脏收缩功能受损，通常说明存在严重的瓣膜功能异常，在瓣膜功能改善后心功能通常可以恢复。急性风湿热性心包炎多表现为心包积液，超声心动图可以确定是否存在心包积液，评估其血流动力学影响，并且监测疾病的缓解及进展。

【鉴别诊断】

1. 风湿性二尖瓣脱垂与巴洛（Barlow's）综合征二尖瓣脱垂的鉴别 风湿性二尖瓣炎表现为二尖瓣前叶接合处脱垂，无中间部的过度运动。相反，巴洛综合征二尖瓣脱垂表现为后叶或两个瓣叶的过度运动。巴洛综合征表现为收缩中期或末期的二尖瓣反流，而风湿性二尖瓣脱垂会表现为全收缩期的二尖瓣反流。

2. 风湿性主动脉瓣关闭不全与先天性主动脉瓣发育异常（如主动脉瓣二瓣化畸形）所致关闭不全的鉴别 风湿性主动脉瓣关闭不全时主动脉瓣回声出现异常，瓣膜水肿使回声增强，慢性期瓣膜增厚卷曲僵硬。先天性主动脉瓣畸形瓣膜回声多正常，通过短轴切面观察主动脉瓣的形态结构可以区分。

【诊断价值】

一般来讲，超声心动图是一种无创评估风湿性心脏病的有效方法，可以：①对疑似病例诊断急性风湿性心脏炎；②对于无风湿热病史的病例确诊风湿性心脏病；③对瓣膜功能异常的严重程度分级；④监测疾病进展；⑤决定治疗时机及方法；⑥在无症状的高危人群中筛查潜在的亚临床风湿性心脏病患者。

在 RHD 治疗方案制订过程中，超声心动图为重要的参考依据，常应用于：①指导急性及慢性风湿性心脏病手术时间；②评估是否适于经皮介入治疗；③外科手术时提供实时影像。

（毕小军）

第十八章　肺动脉高压超声心动图

第一节　儿童肺动脉高压

【概述】

肺动脉高压（pulmonary hypertension，PH）是指由于肺动脉、肺静脉系统或局部病变导致的肺动脉压力增高，包括毛细血管前和毛细血管后病变引起的肺动脉压力增高。2015 年美国心脏病协会和美国胸科协会（the American Heart Association and American Thoracic Society，AHA/ATS）发布的最新 PH 诊治指南推荐，儿童 PH 的血流动力学定义为：海平面静息状态下，大于 3 个月龄儿童，右心导管所测肺动脉平均压（mPAP）≥25mmHg。儿童 PH 形成受多种因素影响，如遗传综合征、肺和肺血管发育、出生后胎儿循环至成人循环的转化等，分类比成人更为复杂，除了成人所具有的分类外，还有儿童时期特有的分类。在 2015 年欧洲心脏病学会发布的共识中，将新生儿持续性肺动脉高压单独作为一类列出（表 18-1-1），详见本章第二节。

【病理】

PH 的发病机制及病理过程尚不完全清楚。目前认为 PH 的发生可能是个体遗传易感性、环境因素和一个或多个刺激相互作用的结果。不同疾病所导致 PH 的发病机制并不完全相同。内皮细胞功能障碍在肺血管系统的调节和结构改变中发挥重要作用，内皮血管调节介质如前列环素 2（PGI_2）、血栓素（TX）、内皮素 -1（ET-1）、一氧化氮（NO）、血管内皮生长因子（VEGF）等的代谢紊乱可促进血管收缩、细胞增殖、局部炎症、血栓形成，最终导致不可逆性肺血管改变，如内膜纤维化、肺小动脉阻塞、丛样病变。

【病理生理】

随着 PH 患者肺动脉压力和肺血管阻力增加，右心后负荷逐渐增加，右室壁进行性增厚，右心腔扩张。在疾病的早期，右心室心输出量尚正常。随着疾病的进展，右心功能进行性失代偿，心输出量减低，出现右心衰竭症状。右心衰竭是所有类型肺动脉高压患者致残、致死的最终途径，而肺动脉高压也是引起右心衰竭的主要原因之一。进行性右心室扩张可能会使得左心室充盈压力增高，使得左心系统疾病和肺部疾病相关 PH 进一步加重。

【临床特点】

PH 早期症状少，缺乏特异性且表现多样，容易造成漏诊或误诊。儿童 PH 的表现与成人相似，最常见的首发症状是活动后气短，其他常见症状包括疲劳、晕厥、头痛、胸痛和心悸，随着右心进行性衰竭可逐渐出现下肢水肿和腹水。晕厥多见于儿童患者，右心衰的症状则多见于成人。少部分患者也可表现为干咳和运动后恶心和呕吐。其他相关症状还包括支气管动脉破裂导致的咯血，肺动脉扩张压迫左冠状动脉和大气道引起心绞痛和喘鸣等。体格检查：胸骨左缘抬举性搏动、肺动脉瓣第二心音亢进、三尖瓣反流杂音、肺动脉瓣反流舒张期杂音。颈静脉压升高、肝大、腹水、水肿见于晚期患者。

【超声心动图检查要点和表现】

1. 检查要点

（1）通过二维和多普勒超声技术诊断并评估肺动脉高压的程度；

（2）全面扫查排查可能引起肺动脉高压的心脏原发疾病；

（3）扫查体静脉系统寻找和判断引起肺动脉高压的心外疾病；

（4）左心及右心功能评价；

（5）病因诊断。

2. 超声心动图表现

（1）二维超声心动图观察 PH 引起的心脏形态结构变化，定性诊断 PH。

1）右心房（right atrium，RA）：随着 PH 病情进展，RA 逐渐增大（图 18-1-1）。二维超声心动图心尖四腔心及左室长轴图测量 RA 左右径、上下径、前后径和面积。

2）下腔静脉：RA 压力增加可以导致下腔静脉扩张。儿童患者下腔静脉内径随年龄变化较大，一般用呼吸塌陷率估测右房压（RAP），呼吸塌陷率大

表 18-1-1 2015 欧洲心脏病学会（ESC）肺动脉高压的临床分类

1. 动脉性肺动脉高压
    1.1 特发性
    1.2 遗传性
        1.2.1 BMPR2 突变
        1.2.2 其他突变
    1.3 药物和毒素诱导
    1.4 相关因素所致
        1.4.1 结缔组织病
        1.4.2 HIV 感染
        1.4.3 门静脉高压
        1.4.4 先天性心脏病
        1.4.5 血吸虫病

1′. 肺静脉闭塞病和 / 或肺毛细血管瘤病
    1′.1 特发性
    1′.2 遗传性
        1′.2.1 EIF2AK 突变
        1′.2.2 其他突变
    1′.3 药物、毒素和辐射所致
    1′.4 相关因素所致
        1′.4.1 结缔组织病
        1′.4.2 HIV 感染

1″. 新生儿持续性肺动脉高压

2. 左心疾病相关性肺动脉高压
    2.1 左室收缩功能障碍
    2.2 左室舒张功能障碍
    2.3 心脏瓣膜疾病
    2.4 先天性或获得性左室流入道或流出道阻塞和先天性心肌病
    2.5 先天性或获得性肺静脉狭窄

3. 肺疾病和 / 或缺氧诱导的肺动脉高压
    3.1 慢性阻塞性肺疾病
    3.2 间质性肺疾病
    3.3 其他兼有限制性和阻塞性通气功能障碍的肺疾病
    3.4 睡眠呼吸障碍
    3.5 肺泡低通气综合征
    3.6 慢性高原病
    3.7 肺发育不良性疾病

4. 慢性血栓栓塞性肺高压和其他肺动脉阻塞性病变
    4.1 慢性血栓栓塞性肺动脉高压
    4.2 其他肺动脉阻塞性疾病
        4.2.1 血管肉瘤
        4.2.2 其他血管内肿瘤
        4.2.3 动脉炎
        4.2.4 先天性肺动脉狭窄
        4.2.5 寄生虫病（包虫病）

5. 机制不明和 / 或多因素所致肺动脉高压
    5.1 血液系统疾病：慢性溶血性贫血、骨髓增生性疾病、脾切除
    5.2 全身性疾病：结节病、肺朗格汉斯组织细胞增多症、淋巴管肌瘤病
    5.3 代谢性疾病：糖原贮积病、戈谢病、甲状腺疾病
    5.4 其他：肺肿瘤栓塞性微血管病、纤维性纵隔炎、慢性肾衰竭、局限性肺高压

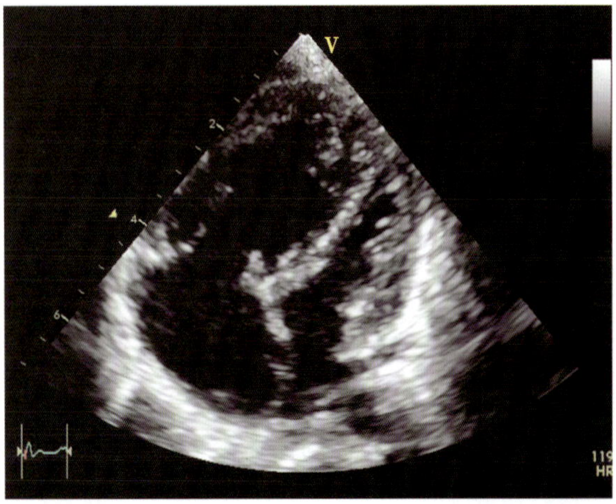

图 18-1-1 心尖四腔图右心房及右心室腔明显增大

于 50% 提示 RAP 为 3mmHg（0～5mmHg）；呼吸塌陷率小于 50% 提示 RAP 为 15mmHg（10～20mmHg）（图 18-1-2）。此法不适用于机械通气状态的患儿。

3）右心室（right ventricle，RV）：压力负荷增加使得右室进行性肥厚、扩张，肺动脉内径增宽。RV 解剖结构复杂，需要多切面多角度扫查。心尖四腔图测量舒张末期 RV 内径，包括基底部内径（三尖瓣环水平），中部内径（左室乳头肌水平），长径（三尖瓣环水平到 RV 心尖部）。

4）右心室与左心室内径之比（RV/LV）：胸骨旁左心室乳头肌水平短轴图测量收缩末期心室内径 RV/LV（图 18-1-3）。RV/LV 与心导管所测血流动力学参数具有良好的相关性，>1 提示儿童 PH 不良结局。

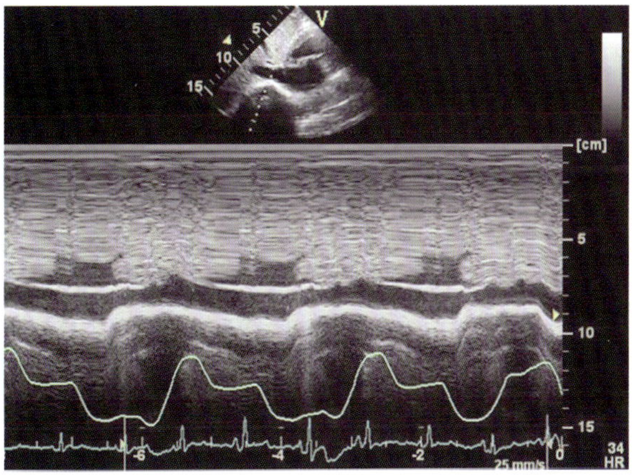

图 18-1-2　下腔静脉长轴切面 M 型　下腔静脉内径的大小及管腔随呼吸的变化

5）LV 偏心指数（left ventricular eccentricity index，LVEI）：RV 收缩压大于体循环压的一半时，室间隔逐渐向左移位。这一表现可用 LVEI 来进行量化，即：左室短轴乳头肌水平，测量与室间隔平行的左心室腔的前后径（D），从室间隔到侧壁的垂直于长径的短径（S），LVEI＝D/S。正常人收缩期和舒张期 EI 约为 1（左室接近圆形），当舒张末期 LVEI＞1，提示 RV 容量负荷过重；收缩末期和舒张末期 LVEI 均＞1，提示 RV 压力负荷过重（图 18-1-3）。

（2）多普勒超声心动图量化评估肺动脉压力

1）三尖瓣反流（tricuspid regurgitation，TR）压差法：连续波多普勒法测量三尖瓣最大反流速度（TRmax），应用改良的 Bernoulli 方程估测右室收缩压（RVSP），在无右室流出道梗阻前提下，RVSP 等于肺动脉收缩压（sPAP）（图 18-1-4），因此 $sPAP = RVSP = 4(TRmax)^2 + RAP$。

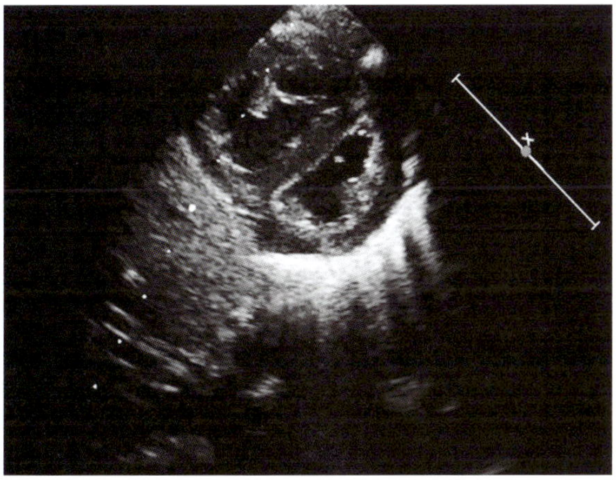

图 18-1-3　胸骨旁左室短轴图

右心室扩大，室间隔变直，失去正常的弧形，左心室呈“D”形，在此切面测量左心室腔及右心室腔内径，估测 RV/LV，LVEI

2）肺动脉舒张压（dPAP）、肺动脉平均压（mPAP）：通过舒张末期肺动脉瓣反流速度 V 估测 dPAP，mPAP（图 18-1-5），公式如下：

$$dPAP = RVSP = 4V(\text{舒张末期肺动脉瓣反流速度})^2 + RAP \quad (\text{公式 18-1-1})$$

$$mPAP = RVSP = 4V(\text{肺动脉瓣反流峰值速度})^2 + RAP \quad (\text{公式 18-1-2})$$

3）室水平或大动脉水平分流法：与 TR 法类似，连续多普勒法测量室水平或大动脉水平最大分流速度 Vmax，测量患儿体循环压 SBP，应用改良的伯努利方程估测右室收缩压，公式如下：

$$sPAP = SBP - 4Vmax^2(\text{左向右分流}) \quad (\text{公式 18-1-3})$$

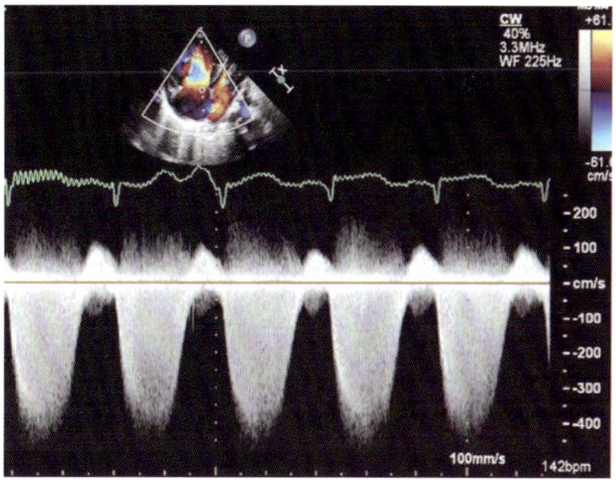

图 18-1-4　心尖四腔图

连续多普勒法测量三尖瓣最大反流速度和压差

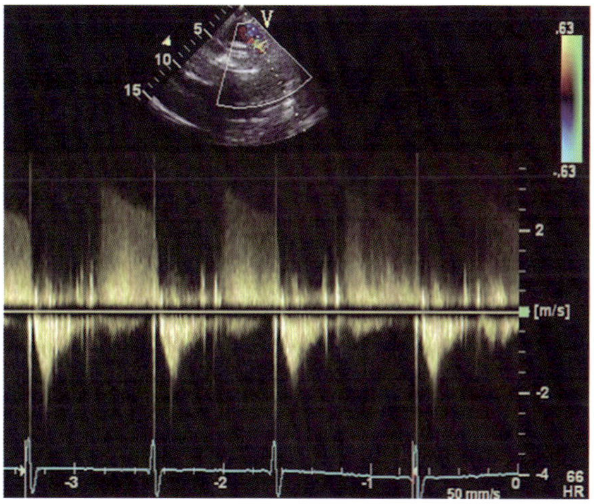

图 18-1-5　胸骨旁大动脉短轴图

肺动脉瓣舒张期反流流速曲线，分别测量舒张早期峰值流速和压差以及舒张末期流速和压差来估测 mPAP、dPAP

$$sPAP = SBP + 4Vmax^2（右向左分流）$$

（公式 18-1-4）

当无左室流出道梗阻时，可用肱动脉收缩压代替体循环 SBP。

4）肺动脉瓣口血流加速时间（PAAT）、右心室射血前期（RPEP）和右心室射血时间（RVET）：肺动脉高压时，RPEP 延长，而 PAAT 缩短，文献报道 PAAT > 120ms 可用于区别健康儿童及 PH 患儿。RPEP/RVET 的比值与肺动脉高压程度呈正相关，PAAT/RVET 的比值与肺动脉高压程度呈负相关，PAAT/RVET < 0.36 提示存在肺动脉高压。在应用时注意右室流出道的射血间期受心率、心室功能和心室前后负荷的影响。

5）超声心动图判断肺动脉高压的标准：正常临界上限参考值为 36～40mmHg；当估算的肺动脉收缩压 > 40mmHg，伴有临床症状或其他超声表现时，考虑存在肺动脉高压；估算的肺动脉收缩压 > 36mmHg，而无其他症状或超声表现者则为可疑肺动脉高压；估算的肺动脉收缩压 < 36mmHg，并且未显示其他肺动脉高压的超声心动图表现时，可除外肺动脉高压。基于声束角度的影响，超声多普勒检测时局限于瞬间峰值压差。经与导管法比较已知，经三尖瓣口的反流速度应用 Bernoulli 方程计算的肺动脉压，存在高估或低估的偏差，在界定肺动脉高压时，应结合其他超声心动图表现。

（3）肺血管阻力（pulmonary vascular resistance，PVR）评估：PVR 可以准确反映肺血管病变的严重程度，是决定手术时机、手术方式以及判断预后的重要因素。右心导管是测量 PVR 的"金标准"，但为有创的检查方法，Doppler 超声心动图可无创间接估测 PVR，参考公式：

$$PVR = [VTR_{max}/VTI_{RVOT} \times 10] + 0.16$$

（公式 18-1-5）

VTI（RVOT）即右室流出道血流速度时间积分。研究表明其与右心导管血流参数相关性较强（r=0.929）。运用 ROC 曲线定义 VTR/VTI_{RVOT} 的 cut-off 界值为 0.175，其诊断 PVR 大于 2wood 的敏感性和特异性分别为 77%、81%。但是此参数在肺动脉压力很高时并不一定准确。国内外研究报道的多普勒超声估测 PVR 的具体方法及参数不尽相同，其可行性和准确性存在争议。

（4）心功能的评估

1）RV 功能：RV 功能情况是评估 PH 严重程度和预后的决定性因素。由于 RV 解剖结构不规则及无法假定一个几何图形测定 RV 容积，对 RV 功能进行准确评价是超声心动图领域的一大挑战。目前指南推荐超声评估 RV 收缩功能的指标主要有如下几项：右室面积变化分数（RVFAC）、三尖瓣环收缩期位移（TAPSE）、三尖瓣环收缩期运动速度（TVSm）、心肌做功指数（MPI）及三维超声心动图（详见第十章第三节）。

2）左心功能：常规二维或 M 型方法评估左心室功能。PH 患儿左室功能障碍可表现为舒张末期 LV 充盈形式变化，如 E/A < 1、E < A、E 减速时间缩短、肺静脉频谱异常、EF 值减低等。特别是左心疾病相关 PH 患者，二尖瓣及肺静脉评估对于病因诊断至关重要（详见第十章第二节）。

【鉴别诊断】

1. 与右心增大疾病鉴别 由于肺动脉高压时表现为右心增大，需要与肺动脉压力正常或无明显增高时右心扩大的疾病鉴别，如房间隔缺损、肺动脉瓣狭窄、三尖瓣功能不良、肺动脉闭锁、右室心肌病等。

2. 肺动脉高压的病因鉴别诊断 肺动脉高压分类的主要依据是引起肺动脉高压的原因，因此准确病因诊断对 PH 患儿的临床管理至关重要。心血管结构异常可导致或加重 PH，主要包括持续性分流、瓣膜功能、肺动静脉发育和主动脉缩窄等。对于其他心外因素所致 PH，应充分利用其心脏超声表现，并与其临床资料相结合来进行综合判断。总之，超声心动图对部分 PH 的病因诊断具有重要的提示作用。

【诊断价值】

超声心动图是儿童 PH 诊断及评估的首选的无创伤性检查方法。通过联合应用多种超声技术，对心脏及大血管结构和功能的全面检查，可对 PH 患者病情程度、心脏结构功能和血流动力学改变进行综合评估。既可以提供肺动脉高压程度的判断，更可为临床诊断肺动脉高压的病因和类型提供重要信息。然而，超声心动图无法判断肺动脉高压的性质是否为梗阻性，也不能观察周围肺动脉的发育情况，因此必要时需要结合心导管检查和肺动脉造影，才能对这些问题做出全面的评估。

第二节 新生儿持续性肺动脉高压

【概述】

新生儿持续性肺动脉高压（persistent pulmonary hypertension of the newborn，PPHN）又称为持续性胎儿循环或持续性过渡期循环。本病在 1969 年被首次认识，是由于胎儿型循环过渡至正常“成人”型循环发生障碍，生后肺血管阻力持续性增高，超过体循环动脉压，引起心房和/或动脉导管水平血液的右向左分流，临床出现严重低氧血症等症状。此病多见于足月儿或过期产儿，约占活产新生儿的1.9/1 000。病因复杂，病死率高，是导致新生儿死亡的主要原因之一。体外膜式氧合技术应用之前，死亡率超过50%，即使早期诊断并及时治疗，其早期死亡率仍然可达8%～10%。PPHN不是一种单一的疾病，而是由多种因素所致的临床综合征。

【病理】

PH的发病机制及病理过程尚不完全清楚。目前认为PH的发生可能是个体遗传易感性、环境因素和一个或多个刺激相互作用的结果。不同疾病所导致PH的发病机制并不完全相同。内皮细胞功能障碍在肺血管系统的调节和结构改变中发挥重要作用，内皮血管调节介质如前列环素2（PGI2）、血栓素（TX）、内皮素-1（ET-1）、一氧化氮（NO）、血管内皮生长因子（VEGF）等的代谢紊乱可促进血管收缩、细胞增殖、局部炎症、血栓形成，最终导致不可逆性肺血管改变，如内膜纤维化、肺小动脉阻塞、丛样病变。

PPHN的病理包括：

1. 肺血管发育不全　指气道、肺泡及相关的动脉数减少，血管床横截面积减少，肺血管阻力增加。可见于先天性膈疝和原发性肺发育不全等。

2. 肺血管重塑发育不良　指肺小动脉数量正常，而血管壁中层环状平滑肌发育异常肥厚，管腔减小，血流受阻。可见于有宫内缺氧史或母亲服用阿司匹林、吲哚美辛等引起胎儿宫内动脉导管早闭等病史。

3. 肺实质病变、感染等因素导致肺血管适应不良　常见于围生期窒息、胎粪吸入、肺炎、酸中毒、肺透明膜病等。

【病理生理】

PPHN最主要的病理生理特征是胎儿型循环过渡至正常“成人”型循环发生障碍，生后肺血管阻力持续性增高，未能随着自主呼吸的建立而下降至正常水平，导致气体交换受损、右心衰和肺-体循环分流。肺动脉压力超过体循环动脉压，引起心房和/或动脉导管水平血液的右向左分流，以及右心房、右心室增大和三尖瓣反流，导致右心功能不全。由于右心室前、后负荷增加心腔扩大，室间隔偏向左心室侧，影响左心室充盈，进而使心输出量下降，出现全心功能不全。通气不足和低心输出量，可导致呼吸性和代谢性酸中毒，进一步加重心肌功能不全、肺动脉高压、进行性加重缺氧、全身低灌注和低血压。

【临床特点】

PPHN很少为家族性或与遗传相关，往往合并发育性肺疾病，包括唐氏综合征、先天性肺表面活性物质功能障碍等，多见于足月儿或过期产儿，可有宫内缺氧史或母亲服用阿司匹林、吲哚美辛等引起胎儿宫内动脉导管早闭等病史，也可有羊水被胎粪污染、胎粪吸入、围产期窒息、先天性膈疝、原发性肺发育不全等病史。临床上以严重的低氧血症为主要表现，生后12小时内可出现发绀、气急，但通常无呼吸暂停、三凹征或呻吟等表现。呼吸窘迫与低氧血症严重程度之间无相关性。高浓度吸氧后多数患儿的发绀症状仍不能改善。为新生儿发绀常见原因之一。临床诊断时需与发绀型先心病鉴别。

【超声心动图检查要点和表现】

1. 检查要点

（1）PPHN诊断时要先除外新生儿先天性发绀型心脏病；

（2）寻找和判断引起肺动脉高压的心外疾病；

（3）通过二维和多普勒超声技术诊断并评估肺动脉高压的程度；

（4）评价左心及右心功能。

2. 表现

（1）应用分段诊断法，多切面观察心脏房室及大动脉连接关系正常，除外发绀型先心病。

（2）肺动脉压力较高时右心房、右心室、肺动脉内径增大；以二维超声显示开放的房间隔中部卵圆孔和动脉导管。

（3）彩色多普勒显示卵圆孔和动脉导管水平的分流方向为右向左或双向分流。

（4）评估肺动脉高压的程度，可以采用心内分流法、三尖瓣反流法，对无心内分流或反流患儿，可以选用脉冲多普勒测量肺动脉血流加速时间（PAAT）、右心室射血前期（RPEP）和右心室射血时间（RVET）来评估肺动脉压力，具体方法详见本章第一节。

（5）评估左、右心功能，具体方法详见本章第一节。

【鉴别诊断】

诊断新生儿持续性肺动脉高压时，必须与引起新生儿期发绀的其他疾病鉴别，特别是需要排除发绀型先天性心脏病。另外需与继发于其他疾病的肺动脉高压鉴别。

【诊断价值】

在 PPHN 的诊断及治疗管理中，作为无创和简便易行的影像学技术，超声心动图有重要意义。首先超声心动图可诊断或排除发绀型先天性心脏病，了解心内是否存在分流，通过 TR 法、动脉导管或房水平的分流方向和速度估测 PAP，进行心功能评估。PPHN 时左心输出量常降低，监测左心功能可指导肺血管扩张药物的应用和选择。当存在左心功能不全时，出现肺静脉高压，后者在肺血管扩张药应用后氧合可进一步恶化。若存在心内分流，可以通过对动脉导管分流方向的监测评估治疗效果。因此，PPHN 的诊断和治疗中，超声心动图技术发挥着其他影像学技术无法替代的作用。

（马 宁）

第十九章　心脏肿瘤超声心动图

【概述】

心脏肿瘤较为罕见，其发病率各文献报道不尽相同。在儿科的尸检病理资料中，心脏肿瘤占0.027%～0.08%。20世纪80年代后在儿科超声心动图诊断资料中，心脏肿瘤占0.17%～0.2%，较早年明显增多。心脏肿瘤按来源可分为原发性肿瘤和继发性肿瘤，也可按性质分为良性肿瘤和恶性肿瘤。与成人不同的是，在儿童中，原发性心脏肿瘤占大多数。在儿科原发性心脏肿瘤中，良性肿瘤占90%，最常见的是横纹肌瘤，心脏原发恶性肿瘤极为罕见。几乎所有脏器和组织的各种类型的恶性肿瘤均可转移至心脏和心包。心包的转移性肿瘤较心肌内者更为常见；而心肌的转移性肿瘤以壁内者为多。以往由于心脏肿瘤的临床表现不典型并且差异极大很难进行及时诊断，大部分经过尸检才发现。随着超声显像技术在临床上的应用及不断进步，心脏肿瘤的检出率及临床诊断机会明显增加，甚至在产前获得诊断。本章中主要介绍原发性心脏肿瘤。

【病理】

儿童原发性心脏肿瘤中以良性肿瘤居多，约占90%，婴儿及儿童尸检病理资料显示最常见的是横纹肌瘤（60%～80%），其次是纤维瘤（6%～25%），其他良性肿瘤还包括畸胎瘤、血管瘤、黏液瘤等。原发性心脏肿瘤中恶性肿瘤约占10%，其中血管肉瘤、横纹肌肉瘤、纤维肉瘤等肉瘤样肿瘤在儿童时期罕见。

1. 横纹肌瘤　心脏横纹肌瘤（cardiac rhabdomyomas）是儿童中最常见的原发性心脏肿瘤，多见于15岁以下儿童。可合并结节性硬化症，或呈散发型，很少合并先天性心脏病。尸检及临床资料中30%～50%结节性硬化症患者合并心脏横纹肌瘤，50%～86%横纹肌瘤患者合并结节性硬化症。结节性硬化症是一种常染色体显性遗传的神经皮肤综合征，其临床特征性三联征为癫痫、智力低下及面部血管纤维瘤，常可累及脑、皮肤、心脏、肾脏等多个系统，心脏横纹肌瘤是较常伴发疾病之一，有时心脏横纹肌瘤是结节性硬化症的唯一临床表现。合并结节性硬化症的心脏横纹肌瘤大多数（约90%）为多发性。心脏横纹肌瘤的特点是在随访观察过程中有自然消退的特征，有文献报道，心脏横纹肌瘤完全或部分自然消退的占54%。大多数在新生儿期发现的心脏横纹肌瘤在1岁以内自然消退。

目前认为心脏横纹肌瘤是一种源自胚胎心肌母细胞的婴儿错构瘤。瘤组织疏松，细胞较大，呈卵圆形。胞质空泡状，富含糖原，核居中，核仁明显。核周围的胞质呈疏网状，细胞形似蜘蛛，故有蜘蛛细胞之称。肿瘤常为多发性，直径数毫米至数厘米，生长部位以室间隔为多，也可在左、右心室壁，两侧发生率相似，有时可累及心房、乳头肌或广泛弥散。肿瘤边界分明但无包膜，呈灰白色结节样生长于心肌内，肿瘤大者可长入心腔。肿瘤内纤维化、钙化及出血罕见。

2. 纤维瘤　纤维瘤（fibroma）是儿童中发生率仅次于横纹肌瘤第二常见的原发性心脏肿瘤。肿瘤多为单发，一般体积较大，平均直径约5cm，直径较大者可达10cm。纤维瘤发生部位以室间隔和左室前壁最为多见，约10%发生于右室，偶见于右房和房间隔。纤维瘤主要由成纤维细胞及胶原构成，呈近似圆形，质地坚硬，没有包膜，肿瘤中央可发生钙化。肿瘤团块剖面呈螺环纹状，病灶与邻近心肌边界清楚。肿瘤包埋于心肌中，可向心内膜和心外膜生长，但心内膜和心外膜完整。纤维瘤生长速度缓慢，但目前尚无关于心脏纤维瘤自然消退的报道。虽然纤维瘤较横纹肌瘤少见，但是纤维瘤更容易引起临床症状并且通常需要手术治疗。

3. 血管瘤　血管瘤（hemangioma）通常位于皮肤、肝脏等部位，心脏血管瘤十分罕见。心脏血管瘤可发生于心肌的任何一层，多位于心内膜下，可累及心肌或瓣膜，大小通常为2～4cm。多发性表皮血管瘤的患儿，发生心内血管瘤的概率增加。病理上血管瘤由充满血液的血管囊腔构成，囊壁内衬良性增生的血管内皮细胞，可发生纤维化、钙化及血栓形成。心脏血管瘤可以单独发生，也可以是全身多发性血管瘤累及心脏。

4. 黏液瘤 黏液瘤(myxoma)是成人中最常见的原发性心脏肿瘤，在儿童中并不多见。黏液瘤是源于心内膜下层有分化潜能的原始间充质细胞的真性肿瘤。黏液瘤可发生于心腔的任何部位，95%发生于心房，最常见于左心房(75%)。心房黏液瘤最常见的发生部位是房间隔卵圆窝附近，瘤体根部大都有较多的纤维组织和蒂与房间隔相连，瘤体的活动度与蒂的长短有关。黏液瘤可单发，可多发，外形多样，多为圆形或椭圆形，亦可呈块状、分叶状或穗状。肿瘤内可有出血灶，梗死伴纤维化，囊变、钙化常见。黏液瘤瘤体或者瘤体表面的血栓容易脱落而导致体循环或肺循环栓塞，体循环栓塞的发生率明显高于肺循环栓塞，部分患者以脑血管栓塞为首发症状。国外文献报道瘤栓的发生率较高约40%，国内文献报道为17.5%。栓塞的危险性与黏液瘤的质地直接相关，分叶状或穗状的黏液瘤及活动度较大者更易发生栓塞。此外，黏液瘤有家族性发病的倾向，研究显示有遗传性因素导致病变。有研究认为多发性、家族性黏液瘤和黏液瘤综合征属复杂心脏黏液瘤，其细胞具有远距离种植能力，具有低度恶性或恶性倾向。

5. 其他良性心脏肿瘤 脂肪瘤、纤维脂肪瘤、房室结肿瘤等其他心脏良性肿瘤均较少见，大多数是行心脏检查时偶然发现。

6. 心脏恶性肿瘤 原发性心脏恶性肿瘤多为肉瘤，其中以血管肉瘤较为常见，其次为横纹肌肉瘤、间皮肉瘤、纤维肉瘤、淋巴肉瘤等。肿瘤可位于心脏的任何部位，可单发，亦可多发。恶性肿瘤体积多数较大，呈分叶状或不规则形状，内部回声不均匀。肿瘤多呈浸润性生长，与心壁的附着面较广，多无蒂，活动度小。肿瘤可侵及心壁内，并可累及心包，对瓣膜也有不同程度的破坏，亦可伴有心包积液。较大的肿瘤多可造成不同程度的梗阻。恶性肿瘤在手术后可原位复发。

【病理生理】

心脏肿瘤导致的血流动力学改变与肿瘤的类型、部位、大小、数目等密切相关。较小的心脏肿瘤血流动力学无明显变化，较大的心脏肿瘤会导致心腔的有效容积减小，从而使心腔舒张末期容积减小，进而影响心脏每搏输出量。心室流入道或者流出道的肿瘤可以导致流入、流出道梗阻，引起心力衰竭；腔静脉或肺静脉入口处的肿瘤可以引起静脉回流受阻，导致体静脉或肺静脉淤血；位于瓣膜上或者邻近瓣膜的肿瘤可以导致瓣口狭窄或者出现瓣膜关闭不全的现象。此外，某些病理类型的心脏肿瘤，如血管瘤、畸胎瘤、恶性肿瘤等易产生心包积液，甚至会导致心包填塞。如果肿瘤侵犯心脏传导系统，则可以引起心律失常。

【临床特点】

心脏肿瘤的临床表现通常缺乏特异性，临床表现不典型，差异很大。其临床表现与肿瘤的类型、部位、大小及数目密切相关，主要包括全身症状、栓塞症状及心血管系统症状。

1. 全身症状 约40%的患者会出现全身症状，主要包括发热、关节酸痛、全身乏力、体重减轻等，可能与肿瘤坏死或肿瘤分泌的某些物质有关。临床上易误诊为感染性疾病或风湿性疾病。这些症状可在肿瘤切除后消失。

2. 栓塞症状 约10%以上的患者可出现栓塞症状，多见于黏液瘤，可源于肿瘤碎片的脱落或肿瘤表面血栓的脱落，从而导致体循环或肺循环的栓塞，体循环栓塞更多见，部分患者以脑栓塞为首发症状就诊。

3. 心血管系统症状 约70%以上的患者会出现心血管系统症状。主要取决于肿瘤的部位、大小及影响范围。如果肿瘤体积较小，且仅限于心肌内，常无临床表现，仅在超声检查时偶然发现。

(1) 心律失常：肿瘤侵犯心脏传导系统，则可以引起心律失常。

(2) 心力衰竭：肿瘤浸润心肌广泛导致心肌受损，可出现心力衰竭的临床表现，表现为气促、水肿、心脏扩大等。位于心外膜的肿瘤或肿瘤侵犯心包可以引起心包积液，甚至导致心包填塞。

(3) 血流梗阻：心脏肿瘤向心腔内生长可导致流入系统、流出系统梗阻及瓣膜关闭不全等，出现心脏杂音、心前区疼痛、发绀等。

【超声心动图检查要点和表现】

1. 检查要点

(1) 肿瘤的发生部位，单发还是多发，是否有蒂；

(2) 肿瘤的形态、大小、活动度、包膜情况，与室壁的关系；

(3) 肿瘤对血流动力学的影响，是否存在流入流出系统的梗阻及瓣膜的关闭不全；

(4) 是否存在心包积液；

(5) 是否合并先天性心脏病。

2. 超声心动图表现

(1) 横纹肌瘤：心腔内可显示单个或多个圆形或椭圆形中高回声团块，边界清晰，内回声均质(图19-0-1)，随心脏舒缩运动可有一定的活动幅度，境界比较清晰，但无明确包膜，无蒂，位于室间隔或心室壁内，最常累及左室，其次为右室和室间隔（图 19-0-2）。肿瘤位于心室的流入道或流出道时可造成梗阻，多普勒检查可显示梗阻部位花彩血流信号并能够评估梗阻的严重程度（图 19-0-3）。多发者可能影响心脏功能。

（2）纤维瘤：纤维瘤多位于心肌内，没有包膜，回声较心肌高（图 19-0-4）；部分纤维瘤也可向心腔内生长。瘤体内可以出现钙化强光点。肿瘤位于流出道或体积较大的纤维瘤可导致左室或右室流出道梗阻，并可能影响心脏功能。彩色多普勒可以显示是否存在梗阻及梗阻程度（图 19-0-5）。

（3）黏液瘤：黏液瘤多位于左心房内，常有蒂附着于房间隔左房面的卵圆窝的边缘。通常表现为致密的中低回声团，瘤体为椭圆形或类圆形，少数呈分叶状。黏液瘤瘤体形态可变，收缩期位于左房（图 19-0-6），呈类圆形；舒张期移向二尖瓣口，呈椭圆形。黏液瘤因有蒂连接，故在心脏舒缩时可上下移动，心脏收缩时，瘤体位于左房内；心脏舒张时，瘤体向二尖瓣口移动阻碍了左房血液的排空，产生类似二尖瓣狭窄的血流动力学改变（图 19-0-7）。

（4）血管瘤：心脏血管瘤可以发生在心脏的任何部位，表现为稍高或高回声团块（图 19-0-8），发生在心肌内可表现为室壁增厚，或带蒂与心壁相连向心腔内突出，可影响流入道、流出道、瓣膜等引起梗阻和血流动力学异常，彩色多普勒血流显像显示收缩期流出道内五彩镶嵌射流束。也可发生在心外膜或心包，导致心包积液，甚至发生心包填塞。

（5）心脏恶性肿瘤：肿瘤可位于心室、也可发生于心房。恶性肿瘤形体多数较大，呈分叶状或不规

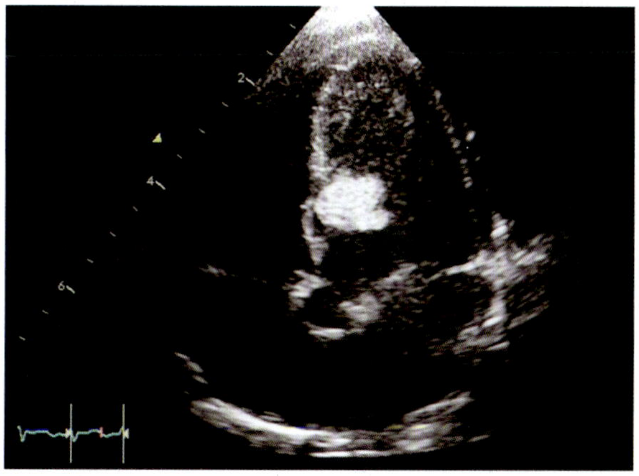

图 19-0-1　心脏横纹肌瘤

心尖四腔图显示室间隔左室侧高回声团块，边界清晰，内部回声均匀

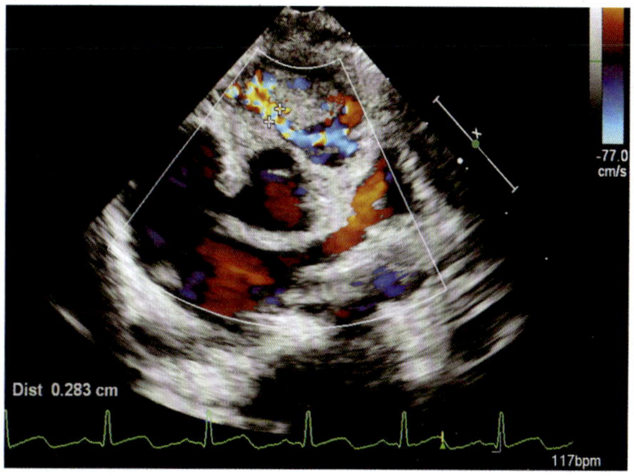

图 19-0-3　心脏横纹肌瘤

大动脉短轴图显示肿瘤凸向右室流出道致梗阻，CDFI 显示收缩期右室流出道内高速血流

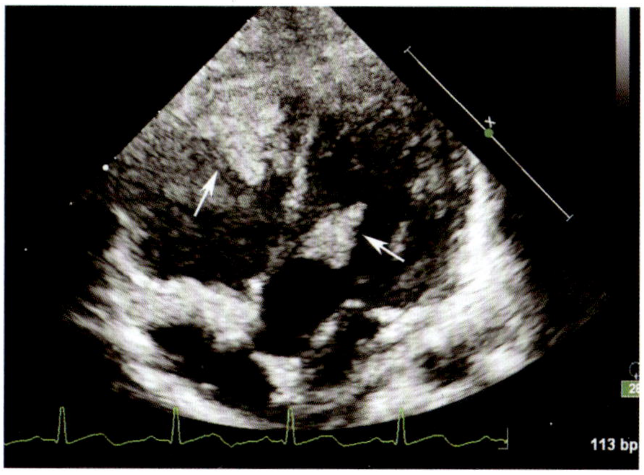

图 19-0-2　心脏横纹肌瘤

非标准心尖五腔图显示左、右室内多个高回声团块，形态不规则（箭头）

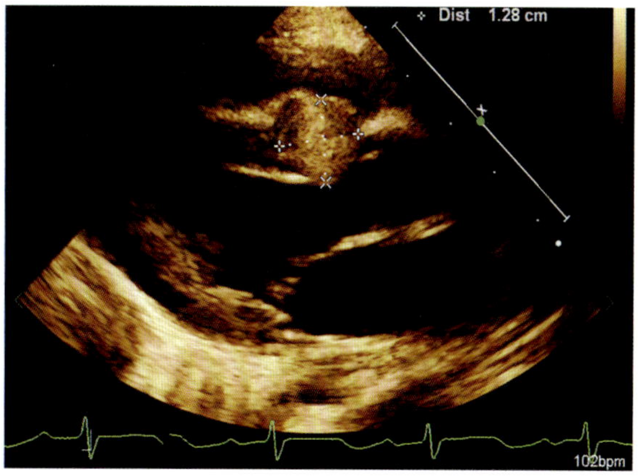

图 19-0-4　心脏纤维瘤

左心长轴图显示室间隔基底段心肌内一高回声团块，与心肌分界清晰

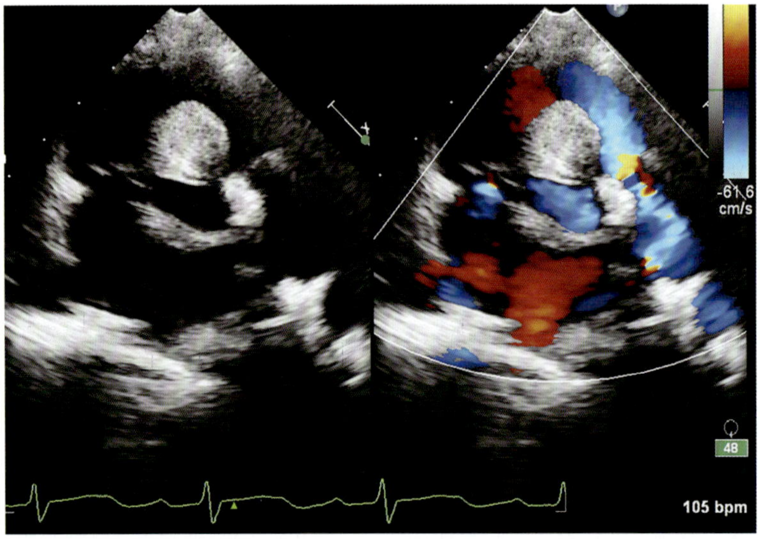

图 19-0-5　心脏纤维瘤

大动脉短轴图显示肿瘤凸向右室流出道，未造成右室流出道梗阻

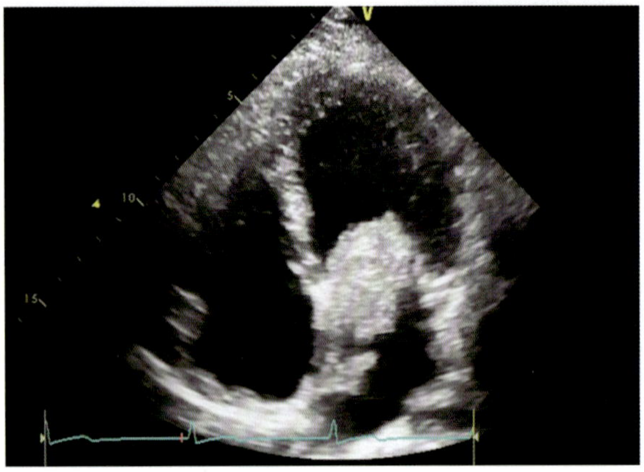

图 19-0-6　心脏黏液瘤

心尖四腔图显示左房内椭圆形致密中等回声团

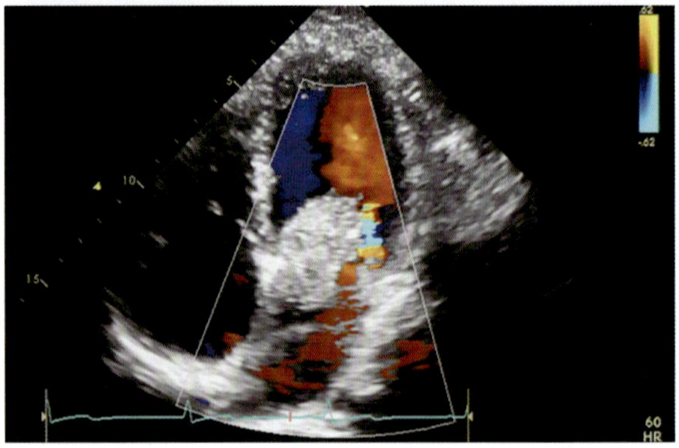

图 19-0-7　心脏黏液瘤

心尖四腔图彩色多普勒显示舒张期瘤体向二尖瓣口移动阻塞二尖瓣口血流

则形状，内部回声不均匀。肿瘤多呈浸润性生长，与心壁的附着面较广，多无蒂，活动度小。肿瘤可侵及心壁内，并可累及心包，对瓣膜也有不同程度的破坏，亦可伴有心包积液。肿瘤可单发，亦可为多发。较大的肿瘤多可造成不同程度的梗阻。

心脏良性肿瘤与恶性肿瘤的鉴别见表 19-0-1。

【鉴别诊断】

1. 心腔内血栓　心腔内血栓一般发生于存在基础心血管病变的心腔内，如左房血栓多发生在二尖瓣狭窄的基础上，风湿性心脏病二尖瓣狭窄合并左房血栓，成人心室血栓可发生在心肌梗死合并室壁瘤，儿童可发生在暴发性心肌炎患儿中。

2. 赘生物　瓣叶赘生物可于瓣叶上显示大小

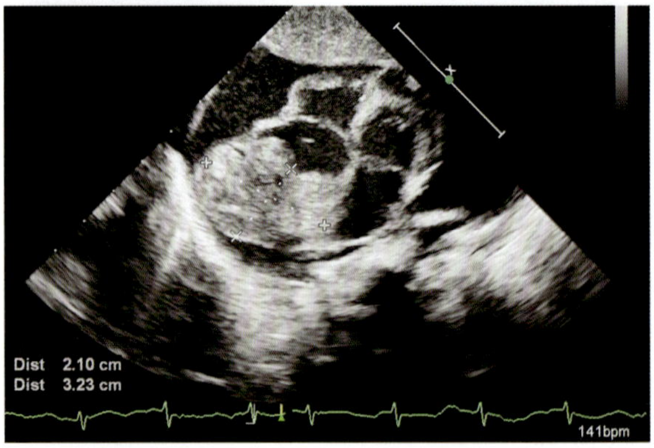

图 19-0-8　心脏血管瘤

剑突下四腔图显示右房内稍高回声团块，形态欠规整，内部回声欠均匀，肿物与房壁分界不清，伴有心包积液

表 19-0-1　心脏良性与恶性肿瘤的鉴别

	良性肿瘤	恶性肿瘤
形态	规则	分叶状或不规则
肿瘤回声	均匀	不均匀
基底	窄	宽
蒂	多有	多无
浸润性	无	有
活动度	幅度大	幅度小或固定不动
长径/基底直径之比	多>2	多<2
心包积液	少数有积液	多数有积液

不等的回声不均的团块，与瓣叶附着较紧密，随瓣叶摆动而上下甩动，借助病史及临床表现可有一定的鉴别诊断价值。

3. **心肌病**　心肌内的肿瘤表现为室壁增厚，应该与肥厚型心肌病鉴别。前者表现为心肌局限性增厚，多可见与心肌分界清晰的肿瘤回声，且大多数情况下肿瘤回声较心肌回声强。而肥厚型心肌病心肌多表现为一个壁或整个心肌的肥厚，并且心肌回声斑点增强。

【诊断价值】

超声心动图是临床上诊断心脏肿瘤的首选检查方法。超声心动图可以清晰地显示肿瘤的大小、形态、部位、活动度及对血流动力学的影响，并可观察肿瘤的发展过程及心脏的继发改变，为临床诊断及治疗提供重要的形态学资料。有研究表明，儿童原发性心脏肿瘤不一定均需要接受手术治疗，如横纹肌瘤有自发消退的可能，可以进行长期随访，超声心动图主要观察肿瘤大小的变化及对血流动力学的影响。术后超声心动图主要观察肿瘤是否切除干净及血流动力学的恢复情况，以及是否存在肿瘤复发情况。

（马　宁）

第二十章　川崎病超声心动图

【概述】

川崎病（Kawasaki disease，KD）又称皮肤黏膜淋巴结综合征（mucocutaneous lymph node syndrome，MLS），是一种急性血管炎疾病。本病于 1967 年由日本医生川崎富作首次报道，5 岁以下儿童发病率占 80%～85%，男女发病率之比约为 1.8∶1。冠状动脉损伤是川崎病最严重的并发症，患儿可因冠状动脉瘤样扩张、血栓形成、冠状动脉阻塞等原因导致心肌缺血或心肌梗死发生，影响远期预后。

【病理】

川崎病的病理改变为系统性血管炎，易累及中等大小肌性动脉，其中冠状动脉疾病（coronary artery disease，CAD）最为常见。按病程可将川崎病血管炎分为四期：Ⅰ期（急性期），病程 1～2 周，此期为微血管、小动脉及冠状动脉的急性血管周围炎和血管炎。此期冠状动脉即可受累，此外还可见心包炎、心肌炎及心内膜炎。Ⅱ期（亚急性期），病程 2～4 周，主要病理特点为冠状动脉周围炎，血管内皮及平滑肌细胞炎性浸润，继而出现动脉中层弹力纤维板破坏，导致冠状动脉扩张或冠脉瘤形成。Ⅲ期（慢性期），病程 4～7 周，此时冠状动脉形成肉芽肿及动脉内膜增厚。同时，瘤体内血流速度减低，加之血液高凝状态，可在冠脉瘤内形成血栓。Ⅳ期（恢复期），病程 7 周后，病理特点为冠状动脉内皮修复、纤维基质增生，冠状动脉狭窄以及血栓钙化、再通；心肌纤维化，心内膜弹力纤维组织增生导致心内膜局限性增厚等。

【病理生理】

急性发热期特征性表现为弥漫性小血管炎，好发于左冠状动脉前降支、右主干和左主干，冠状动脉内膜及冠状动脉周围炎，同时包括心包炎、心内膜炎及心肌炎。因此，在急性期患儿可表现出急性心功能减退、瓣膜反流及心包积液。患儿体温恢复正常后进入亚急性期，冠状动脉炎持续存在可导致冠状动脉扩张，出现冠脉瘤，和 / 或冠状动脉内血栓形成。此阶段，心包炎、心肌炎及心内膜炎仍可发生。川崎病恢复期及慢性期，微血管被粗糙增厚的冠状动脉内膜替代进行血管修复，远期可出现冠状动脉管壁瘢痕、狭窄及钙化。在疾病的任何阶段都有可能出现冠状动脉内血栓形成。在起病的 3～5 年内，50%～60% 的冠状动脉瘤消退，然而，冠脉瘤消退的机制可能源于管壁内膜增殖或附壁血栓形成等，上述修复过程可能会增加患儿远期心肌缺血的发生风险。川崎病恢复期出现的瓣膜反流和心功能减退多是由于冠状动脉供血不足引起心肌和乳头肌缺血导致。除冠状动脉形态改变外，川崎病患儿还可能存在冠状动脉功能异常，表现为冠状动脉储备降低及其对血管活性药物的反应性降低。

【临床表现】

川崎病临床以持续发热（超过 5 天）为主要表现，多为稽留高热，一般抗感染治疗效果不明显。此外患儿还可合并下列临床表现，包括①双侧球结膜充血；②非对称性淋巴结肿大超过 1.5cm；③口唇及口腔黏膜改变：口唇皲裂、杨梅舌、弥漫性口腔及咽部黏膜充血；④躯干、四肢多形性皮疹；⑤急性期手足末端硬肿，以及恢复期沿指趾末端脱皮。当患儿除发热外，还具备上述 5 条症状中的 4 条时，临床可以确诊川崎病。如仅符合上述 3 项，同时超声心动图或冠状动脉 CT 或造影提示冠状动脉扩张，亦可做出明确诊断。

【超声心动图检查要点和表现】

1. 检查要点

（1）冠状动脉

1）冠状动脉炎症改变；

2）冠状动脉扩张；

3）冠状动脉瘤（包括瘤体直径，位置）；

4）对冠状动脉异常进行危险度分级；

5）判断是否存在冠状动脉血栓；

6）判断是否存在冠状动脉狭窄。

（2）心脏瓣膜

1）二尖瓣反流；

2）主动脉瓣反流。

（3）左室大小及功能

1）左室扩大，射血分数减低；

2）左室节段性室壁运动异常。

（4）心脏炎，心包积液。

（5）除外外周血管瘤、血管狭窄性病变。

2. 超声心动图表现

（1）冠状动脉的超声心动图评价

1）冠状动脉的超声检查方法及内径测量：超声心动图进行冠状动脉检查前需要进行仪器成像参数调解：选用高频探头进行检查，降低 2D 增益和动态范围，可使冠脉管壁显示清晰。局部放大后进行管腔内径测量，可提高测量的准确性。

冠状动脉检查内容包括：测量左冠状动脉主干、左冠状动脉前降支、左冠状动脉回旋支及右冠状动脉内径。常规扫查顺序及图像如下：胸骨旁大动脉短轴显示左冠状动脉主干、前降支近端及回旋支（图 20-0-1）。逆时针旋转探头并左侧平移，显示左前降支中远段（图 20-0-2）。沿左房室交界延伸扫查，观察回旋支近中段（图 20-0-3）。胸骨旁大动脉短轴逆时针旋转探头并向右侧移动、上翘探头，显示右冠近段、中段（图 20-0-4）。胸骨旁心尖四腔图下压探头，于右房室沟扫查右冠中远段（图 20-0-5）。其他印证及补充图像：①胸骨旁左室长轴图，于右冠窦处扫查右冠起源及近端内径（图 20-0-6）。该切面下压探头，可观察左冠状动脉主干、分叉及前降支近段、回旋支（图 20-0-7）。②心尖四腔图：右房室交界侧壁，观察右冠状动脉中段管径（图 20-0-8）。③右室流入道图，分别于三尖瓣前叶、后叶处显示右冠状动脉三尖瓣环前、后水平右冠状动脉中段内径（图 20-0-9）。④剑突下沿右房室沟扫查可观察右冠中段及远段（图 20-0-10）。

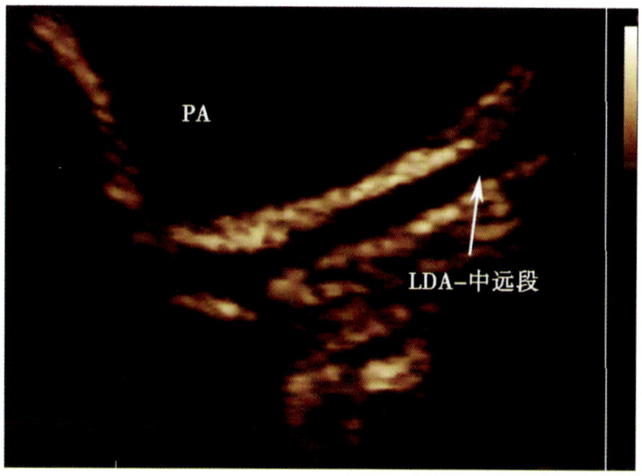

图 20-0-2 左冠状动脉前降支

于胸骨旁大动脉短轴图逆时针旋转探头并左侧平移探头显示左前降支中远段；LDA：左前降支；PA：肺动脉

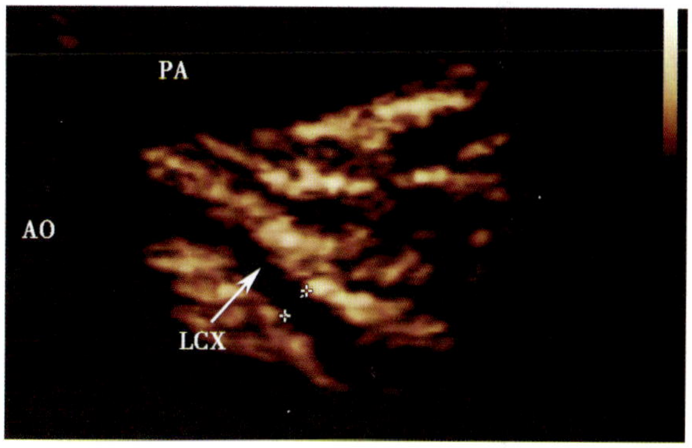

图 20-0-3 左回旋支

胸骨旁大动脉短轴图向左房室交界延伸，扫查左回旋支近中段（箭头）；LCX：左回旋支；AO：主动脉；PA：肺动脉

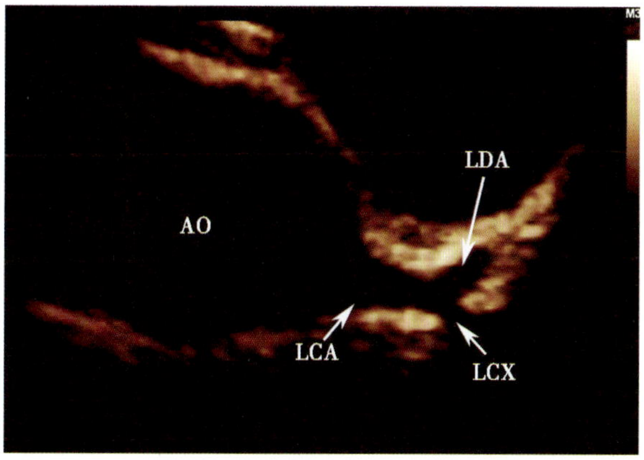

图 20-0-1 胸骨旁大动脉短轴图

胸骨旁大动脉短轴图显示左冠状动脉主干及前降支、回旋支；LCA：左冠状动脉；LDA：左前降支；LCX：左回旋支；AO：主动脉

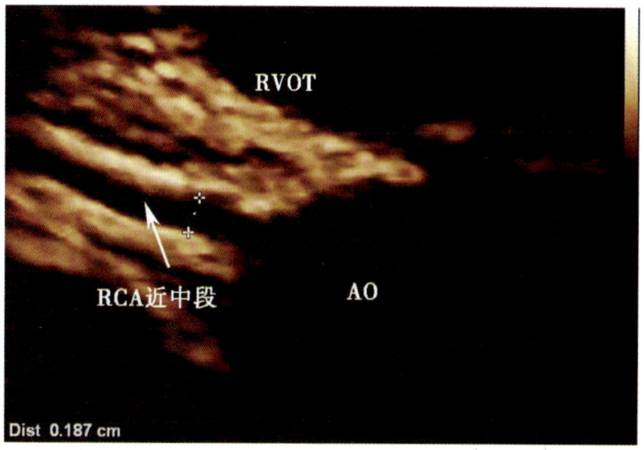

图 20-0-4 胸骨旁大动脉短轴图

胸骨旁大动脉短轴图向右侧平移，显示右冠状动脉近中段；RCA：右冠状动脉；AO：主动脉；RVOT：右室流出道

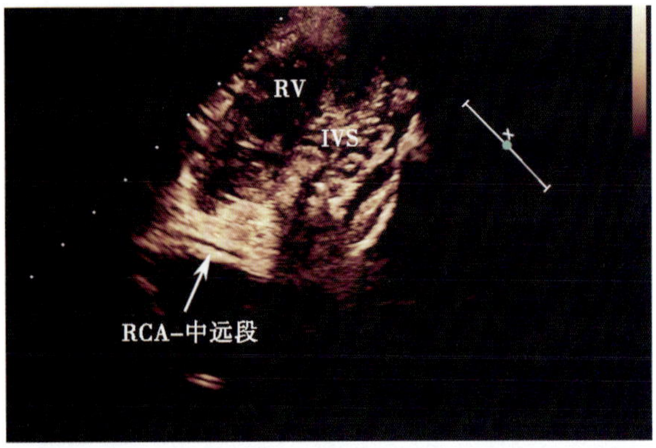

图 20-0-5 右冠状动脉中远段

心尖四腔图下压探头于右房室交界扫查右冠状动脉中远段；RCA：右冠状动脉；IVS：室间隔；RV：右心室

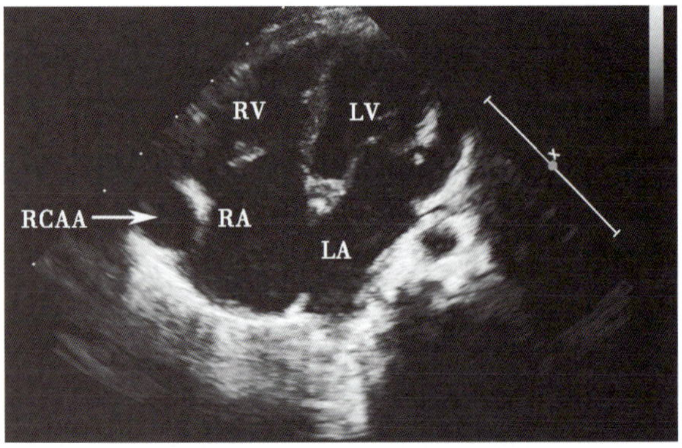

图 20-0-8 心尖四腔图

心尖四腔图显示三尖瓣环处右冠状动脉短轴显著增宽，呈右冠瘤样改变；RCAA：右冠瘤；LA：左心房；LV：左心室；RA：右心房；RV：右心室

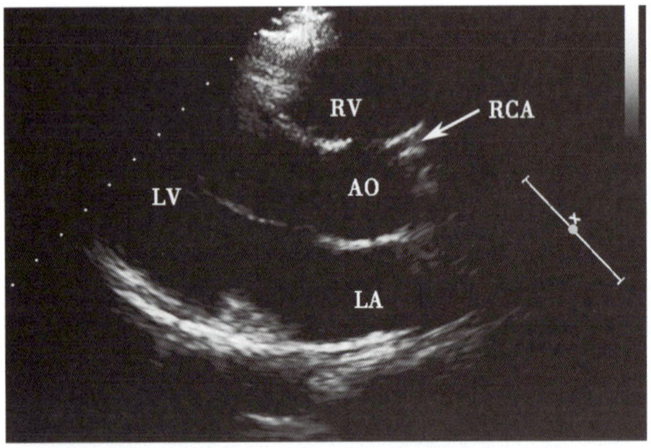

图 20-0-6 胸骨旁左室长轴图

胸骨旁左室长轴图于主动脉右冠窦处探查右冠状动脉起源及近段内径；RCA：右冠状动脉；AO：主动脉；LA：左心房；LV：左心室；RV：右心室

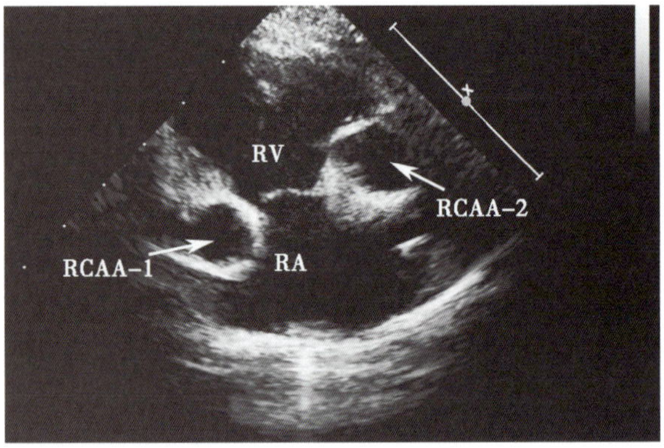

图 20-0-9 右室流入道图

右室流入道图显示，右冠状动脉的短轴分别位于三尖瓣前方（RCAA-2）和三尖瓣后方（RCAA-1），右冠脉呈瘤样扩张；RCAA：右冠脉瘤；RA：右心房；RV：右心室

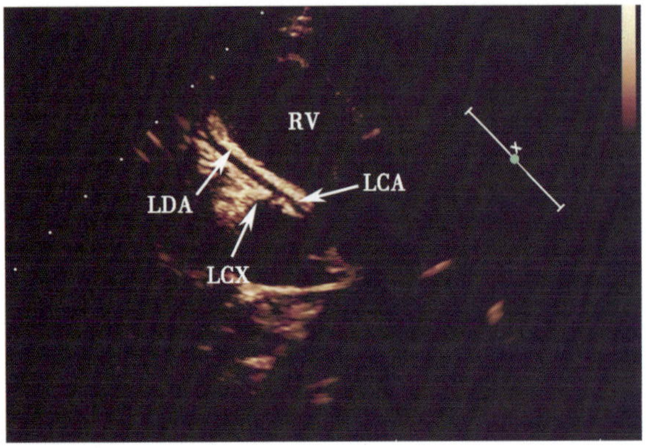

图 20-0-7 胸骨旁左室长轴非标准图

左室长轴图下压探头扫查左冠状动脉主干及前降支、回旋支；LCA：左冠状动脉；LDA：左前降支；LCX：左回旋支；RV：右心室

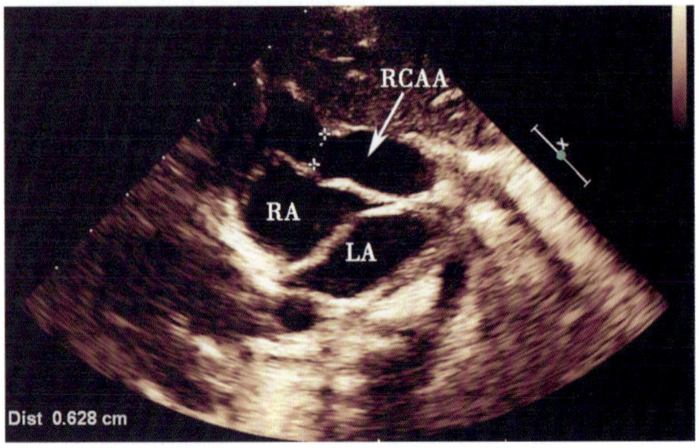

图 20-0-10 剑突下右冠瘤

剑突下于双房切面显示右房室交界处右冠状动脉中远段呈瘤样扩张；RCAA：右冠瘤；LA：左心房；RA：右心房

2）冠状动脉扩张判定标准：美国心脏学会在2004年制定的川崎病诊断建议中对冠脉扩张进行阐述：冠脉扩张或小型冠脉瘤（局部管腔内径≤4mm；≥5岁儿童：扩张冠脉管径≤相邻管径1.5倍）；中型冠脉瘤（4mm＜冠脉管径≤8mm；≥5岁儿童：1.5倍相邻管径＜扩张冠脉管径≤4倍相邻管径）；大型冠脉瘤（局部管腔内径＞8mm；≥5岁儿童，扩张冠脉管径＞4倍相邻管径）。

因正常儿童冠脉内径的大小随体表面积而增加，同龄儿童的身高、体重差异较大，以年龄为分组存在较大的偏倚，易将部分冠状动脉扩张者低估为正常。因此，应采用体表面积对冠脉内径正常参考值进行标准化，即标准值（standard score），又称 *Z* 值（z-score），以 *Z* 值界定川崎病冠状动脉内径与正常平均值的偏差，客观反映血管内径的变化，并且易于在随访中复查对比。2017年，美国心脏病协会发表的专家共识提出应用冠状动脉 *Z* 值界定冠脉病变程度，冠状动脉扩张：2≤*Z* 值＜2.5；或 *Z* 值＜2，随访过程中 *Z* 值下降＞1；小型冠脉瘤：2.5≤*Z* 值＜5；中型冠脉瘤：5≤*Z* 值＜10，同时冠状动脉内径＜8mm；大型冠脉瘤：*Z* 值≥10，或冠状动脉内径≥8mm。针对我国健康儿童的冠状动脉正常参考值，已有多中心研究开展了研究，采用相关的回归方程计算获得 *Z* 值结果，为川崎病冠状动脉扩张的评价提供了依据。不同国家对冠状动脉 *Z* 值的评价略有差别，可能和回归模型的选择不同有关。

3）冠状动脉瘤的超声表现：对冠状动脉瘤的大小、形态及部位进行描述。日本循环学会指南根据冠脉病变的情况对川崎病进行危险度分级（表20-0-1）。

4）冠状动脉管壁与血管周围回声异常：包括管壁与管周围回声增强、血管的外缘与周围回声分界不清、血管壁的内膜不光滑（图20-0-11）。

5）冠状动脉血栓形成：冠状动脉血栓多见于合并冠状动脉瘤，尤其是巨大冠脉瘤的患儿（图20-0-11）。超声心动图表现为瘤体内出现的异常回声，急性期新鲜血栓回声偏低，溶栓治疗后血栓可消失。慢性期血栓机化后表现为管壁增厚，局部回声增强。

6）冠状动脉狭窄：超声心动图对大部分难以直接显示血管狭窄或闭塞，并且对弥漫性狭窄病变有局限性。血管增生形成广泛性狭窄，超声难以显示。对恢复期频繁表现腹痛、胸痛的患儿，要密切随访。当怀疑存在狭窄病变时，负荷超声心动图检查了解冠脉储备功能检测有助诊断，冠状动脉造影是确诊的“金标准”。

表20-0-1 川崎病危险度分级表

根据超声心动图、选择性冠脉造影等评估冠状动脉病变情况，将川崎病严重程度分为5级
Ⅰ. 冠状动脉无扩张：未发现冠状动脉扩张（包括急性期及恢复期）
Ⅱ. 急性期冠状动脉扩张：患儿急性期出现轻度冠状动脉扩张，在病程30天内恢复者
Ⅲ. 急性期冠脉扩张恢复缓慢：在病程30天后仍存在冠状动脉扩张或冠脉瘤形成，在病程1年内完全恢复，且不合并冠脉狭窄者。
Ⅳ. 持续冠脉瘤：在病程第二年或两年以上，仍然存在单侧或双侧冠脉扩张，且不合并冠状动脉狭窄者。
Ⅴ. 冠状动脉狭窄：冠状动脉造影存在冠脉狭窄
（a）无心肌缺血依据：通过实验室检测及其他检查未发现心肌缺损的症状及体征
（b）有心肌缺血依据：

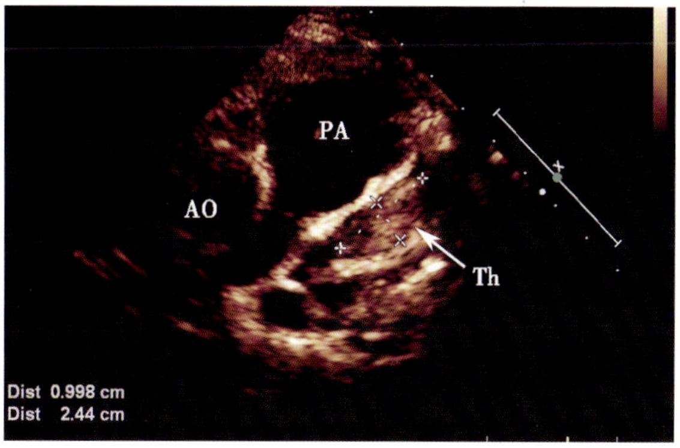

图20-0-11 左冠状动脉前降支血栓

胸骨旁大动脉短轴图显示左冠状动脉前降支内血栓填充；Th：血栓；AO：主动脉；PA：肺动脉

7）左冠脉前降支血流速度增快。

（2）心脏瓣膜的超声表现：川崎病急性期彩色多普勒可显示二、三尖瓣反流。早期出现的房室瓣反流通常为轻度，可能与急性期心内膜炎、心肌炎有关。二尖瓣反流通常在随访过程中消失，如长期持续存在则提示心肌缺血或乳头肌功能不全。主动脉瓣反流也可出现，多继发于心内膜炎或主动脉炎。急性期主动脉瓣反流较轻微，且呈一过性。川崎病患儿常见主动脉根部扩张，这也是导致主动脉瓣反流的原因之一。

（3）心脏功能的超声表现：川崎病急性期及亚急性期均可存在心肌炎表现。超声心动图检查提示左室扩大，心肌回声增强，在心尖四腔图上尤其显著，室间隔呈“S”形回声增强，伴有室壁节段性收缩运动减弱。多数患儿在后期随访过程中恢复正常。对急性期存在冠状动脉病变，尤其是冠状动脉瘤合并血栓的患儿需要进行超声心动图长期随访，重点观察是否存在冠状动脉供血不足导致的局部或整体心脏功能受损，以及心肌梗死导致的节段性室壁运动异常。目前多巴酚丁胺负荷实验被认为是最理想的药物，通过用药前后观察左室各节段的室壁运动，对其支配冠状动脉的血管功能进行评价。

(4) 心脏外受累的超声表现：川崎病早期当冠状动脉尚未受累时，可出现少量心包积液。心包填塞未见报道，但心包积液的存在常见于川崎病重症患儿，且与冠状动脉病变风险增加显著相关，同时对于不完全川崎病诊断具有提示作用。

外周血管炎、血管瘤多发生在肱动脉、腋动脉、股动脉和肠系膜上动脉。

心脏外其他超声表现包括胆囊炎，显示为胆囊增大，或呈水肿样双边回声；髋关节滑膜炎可显示股骨颈前滑膜增厚、滑膜腔积液等。

【鉴别诊断】

先天性冠状动脉瘘可表现为受累冠状动脉扩张，于瘘口处亦可见冠状动脉瘤形成，需要和川崎病鉴别。超声鉴别要点在于冠状动脉瘘患儿可探及冠状动脉和心腔的异常交通，可见分流信号，临床症状及超声征象因瘘口大小和瘘入心腔不同而有差异。

【诊断价值】

超声心动图是川崎病急性期诊断及恢复期随访的首选工具。根据超声心动图测定冠状动脉内径判定是否存在冠状动脉增宽，对川崎病患儿，尤其是不完全川崎病的临床诊断具有重要价值。根据冠状动脉病变的程度对疾病进行风险分级，是川崎病预后评估的重要依据。此外，超声心动图还能对心脏结构、功能，冠状动脉血栓形成等进行综合评价，在疾病的长期随访中发挥重要作用。

(马　宁)

第二十一章　肝胆胰脾超声检查

第一节　超声检查技术

【检查内容】

1. 小儿肝脏检查内容　对肝脏进行多切面扫查，完整获得肝脏包膜、肝实质、肝内血管超声图像，观察肝脏位置、大小，包膜光整性、连续性，肝实质回声分布、强度，肝内血管走行、内径，应用彩色多普勒观察血管内血流方向、通畅情况并测量肝内大血管流速及阻力指数。

2. 小儿胆道系统检查内容　通过对胆囊及肝内胆管、肝总管、胆总管等扫查，观察胆囊大小、囊壁结构层次、腔内透声，胆管走行、内径、管壁回声、腔内透声。

3. 小儿胰腺检查内容　对胰腺钩突、胰头、胰颈、胰体和胰尾进行完整扫查，同时需显示脾静脉、脾动脉及主胰管。观察胰腺位置、形态大小、回声分布；胰管内径、腔内透声；脾动、静脉内径、腔内通畅情况；同时需观察胰头与十二指肠关系，胰腺周围组织回声有无改变。

4. 小儿脾脏检查内容　显示完整脾脏声像图，彩色多普勒显示脾门部及脾脏内血管分布。观察脾脏位置、数目，脾脏包膜连续性，实质回声，血管走行、分布，测量脾脏长径、厚径。

【检查方法】

1. 患儿准备　为使胆囊及胆道充盈，减少胃肠道内容物和气体干扰，肝胆及胰腺检查前可采用禁食，小儿脾脏检查无需特殊准备。禁食时间新生儿1.5～2小时不等，或在下次喂奶之前，或在患儿饥饿至极时即可按空腹检查。婴儿2～4小时、幼儿3～4小时或以饥饿哭吵为准，较大儿童禁食早餐。对于需胃肠道造影或胃肠镜检查者，可先禁食状态优先安排超声检查。

2. 体位　肝胆检查常用平卧位，显示肝右叶也可采用左侧卧位，胆囊可采用右前斜位；胰腺采用平卧位；检查脾脏可用平卧位或者右侧卧位。

3. 仪器　较大小儿采用3～5MHz凸阵探头或2～9MHz稍高频率凸阵探头，婴幼儿及新生儿腹壁较薄，可直接采用频率在7～11MHz之间的高频线阵探头，扩展为梯形模式可有较好的显示范围；对局部细微结构观察采用高频线阵探头。

4. 扫查方法　肝脏和胆囊扫查时在剑突下进行纵切和横切观察肝脏左叶，右叶扫查时采用右肋缘下斜切和肋间斜切，胆道系统病变需沿胆管走行追踪扫查病变远端和近端胆管。胰腺常用横切显示胰腺长轴，对局部胰腺也可以采用纵切面图，胰尾可经左季肋部进行斜切面扫查。平卧时脾脏可采用左腋后线冠状切，右侧卧位时可在脾区肋间斜切或横切显示脾脏。

【特殊检查技术】

1. 弹性成像　可评估组织器官的软硬度，尤其是基于剪切波技术的弹性成像可通过测量组织对剪切波的传播特性，获得组织硬度的定量分析。这一技术在成年人多应用于肝脏纤维化程度的评估，已有用于先天性胆道闭锁者肝硬化的评价，对胆道闭锁的诊断有临床意义。

2. 超声造影　经静脉注射超声造影剂，利用其在血液中形成的微泡，提高血流显像，可显示细微血管的灌注，进一步显示病灶与正常组织间的灌注时相及灌注强度之差异，主要用于儿童肝脏局灶性病变的鉴别诊断。

3. 介入性超声　经超声实时引导下经皮穿刺进行组织活检、抽液、置管引流等介入超声已在小儿使用较广，在小儿腹部超声检查中主要用于肝组织活检、肝脓肿置管引流、各脏器肿块组织病理活检等。超声引导下射频消融技术也可以用于儿童肝脏肿瘤的复发等病变。

【注意事项】

进行小儿超声检查需耐心，尽量取得患儿的配合；小儿腹腔脏器检查时在保证图像质量前提下手法轻柔，控制力量，以免小儿因产生压迫感而不能配合。对于始终哭闹无法合作小儿可适当镇静，待熟睡后检查；必要时采用药物镇静后检查。对腹部检查暴露较多时需注意小儿保暖，及时加盖棉被衣物等。

（叶菁菁）

第二节　先天性胆道闭锁

【概述】

胆道闭锁（biliary atresia，BA）是一种病因未明，以进行性胆管破坏和肝纤维化为特征，危及患儿生命的严重疾病，是新生儿梗阻性黄疸的主要原因之一。临床主要表现为患儿在出生1个月内，出现黄疸、白色大便、深色小便。黄疸具有出现早、持续长、进行性加重的特点。可有肝脏增大、质硬、肝硬化、门静脉高压、脾脏增大及腹水等表现。实验室检查常呈血胆红素明显增高，结合胆红素增高为主，肝功能轻度或中度损害。

胆道闭锁的治疗包括Kasai肝门空肠吻合术和活体肝移植两种方法。如果在出生2～3个月明确诊断，手术成功重建肝门胆管与肠的吻合，则可以使30%～80%的胆汁从肝脏引流入肠道。Kasai肝门空肠吻合术手术时间最好在出生6～10周，不宜超过3个月。成功完成Kasai手术的患儿，仍有不同程度的进行性的炎症和肝内胆管纤维化，大多数患儿进行性形成胆汁性肝硬化，最终70%～80%的患儿需要在2岁以内进行肝移植治疗。BA是儿童肝移植最常见的适应证，约占全部小儿肝移植总数的50%。有条件者可在早期行肝移植术。但肝移植对胆道闭锁患儿存在术后的排斥反应等并发症，也会影响手术疗效。

【病理】

胆管的胚胎发育肝内胆管即肝门部及其肝内胆管主干的发育，早于外周胆管（小胆管）的发育。在妊娠的最初7周内，发育中的肝脏内还没有肝内胆管结构。在胚胎的6～9周后，肝内胆管经历胆管板期、迁移期和胆管形成期，逐渐形成胆管。肝门区的胆管发育的整个过程由大到小，在妊娠40周内完成。外周胆管的发育从深部汇管区向肝脏外围延伸，基本上是类似于肝内大胆管，但晚于肝门部的肝内胆管。在妊娠15～19周，外周胆管还处于胆管板阶段。妊娠20～27周形成胆管，妊娠35周完成。在出生后2周后，肝脏外周部的胆管全部形成。

胆道闭锁的病理机制根据发育生物学、基因组学和遗传学、细胞免疫和生物技术研究结果，目前两种BA的病因机制得到认可，胚胎型BA与围产期型BA。胚胎型BA可能是控制正常胆管的形成和分化的基因突变，胆管闭合，到胚胎第11～13周，胆汁流形成后，诱导发生胆总管和肝内胆管的炎症/免疫反应，继发肝细胞和肝内胆管损伤，导致肝内胆汁淤积和汇管区纤维化，形成胆汁性肝硬化。胚胎型BA约占20%，常伴有腹腔内脏转位、肠旋转不良、十二指肠前门静脉、脾脏畸形、环状胰腺、下腔静脉离断和先天性心脏病等。围产期型BA发生于围产期，感染引发胆管上皮细胞损伤，由此产生炎症诱导的细胞凋亡，上皮细胞闭塞管腔和胆管梗阻坏死，持续的细胞免疫作用和胆汁淤积性损伤，导致进行性肝纤维化。围产期型BA患儿常有妊娠期的中毒、病毒感染和炎症等病史，约占BA的80%。

胆道闭锁的病理类型　胆道闭锁的病变主要涉及胆囊及胆道。胆囊的病理变化呈多样性，包括胆囊缺如（无胆囊黏膜细胞，仅为结缔组织）、胆囊发育不全、胆囊闭锁和假性胆囊（结缔组织包裹的液性腔）。肝内可见胆汁淤积及胆栓形成，门管区纤维化，小胆管增生反应，门管区炎症细胞浸润，以及肝硬化改变。

根据病变发生的部位和闭锁的最高位置不同，可分为3型。Ⅰ型闭锁位于胆总管，约5%；Ⅱ型闭锁约2%，又分为两种亚型，Ⅱa型仅肝总管闭锁，Ⅱb型胆总管和肝总管均闭锁；Ⅲ型约90%以上，是位于肝外胆管完全闭锁，肝门的胆管完全硬化。

Alagille综合征（Alagille syndrome）是累及多系统的畸形综合征，以肝内叶间胆管缺如为病理特征，部分患儿伴有肝外胆管的发育不良，其临床表现包括胆汁淤积（96%）、心脏畸形（97%）、椎体畸形（51%）、眼睑异常（96%）等，胆道的声像图表现为胆道闭锁。胆道闭锁-脾畸形综合征是在妊娠5～6周时，胎儿的器官发育异常所致，以胆管萎缩、缺如为特征，因伴有脾脏畸形（多脾、无脾）而得名，部分患者可伴有内脏转位、心脏畸形等其他器官病变。

【超声表现和诊断要点】

1. 胆道闭锁的超声表现

（1）胆囊发育不良（图21-2-1）：①胆囊切面形态失常，胆囊腔不规则或无明显囊腔。②胆囊壁回声异常，胆囊壁不光滑、呈皱缩状，无黏膜与黏膜下肌层的双层回声。③空腹和餐后状态下，胆囊显示收缩不良，囊壁声像无变化。

（2）胆道纤维板块（图21-2-2）：①肝门部纤维团块形成的高回声，形态各异，可为条状、三角状

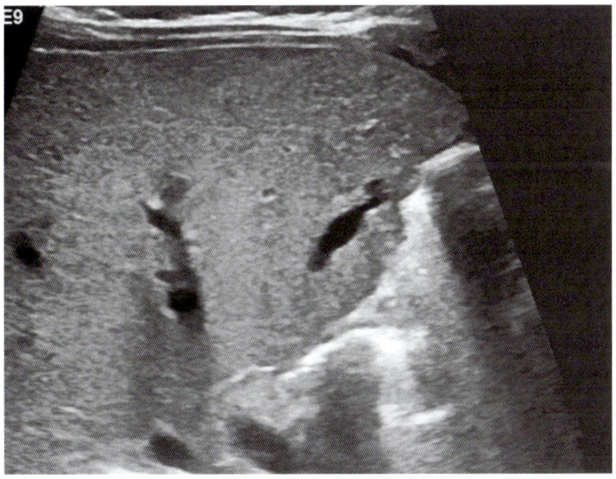

图 21-2-1　胆囊发育不良

胆囊切面形态失常，胆囊腔不规则，胆囊呈皱缩状，无黏膜与黏膜下肌层的双层回声

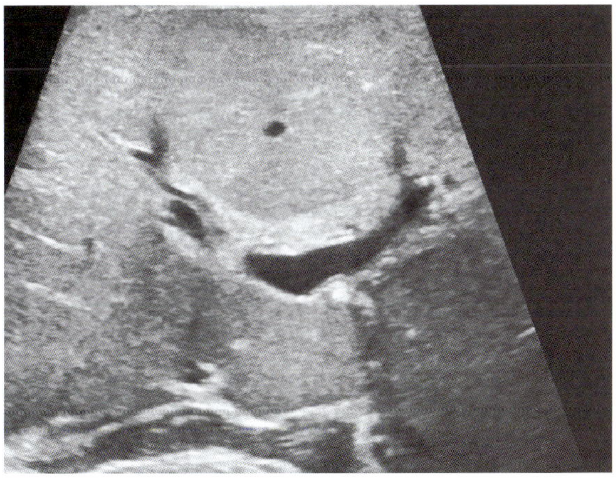

图 21-2-2　胆道纤维板块

肝内门静脉走行区伴行的条索状高回声，无胆管扩张

(triangular cord sign)、中间膨大两端尖细。②与肝内门静脉分支伴行的条索状高回声，无胆管扩张。③极少数胆道闭锁位于胆总管下段，在肝门部及肝内无明显的条状高回声，闭锁部位以上的胆管也无明显扩张。

（3）其他胆道畸形，包括胆总管囊肿（图 21-2-3）。

（4）肝硬化及门静脉高压表现：早期肝脏弥漫性增大，以右叶为主，肝脏表面不光滑（图 21-2-4），彩色多普勒显示肝包膜下血流信号丰富（图 21-2-5）。晚期肝脏缩小。脾脏增大、腹水、食管下段胃底静脉曲张等。

2. Kasai 术后随访超声检查　Kasai 手术内容包括切除肝外胆道和纤维团块，经结肠后将小肠袢拉至肝门，进行肝门肠吻合术。手术并发症主要有

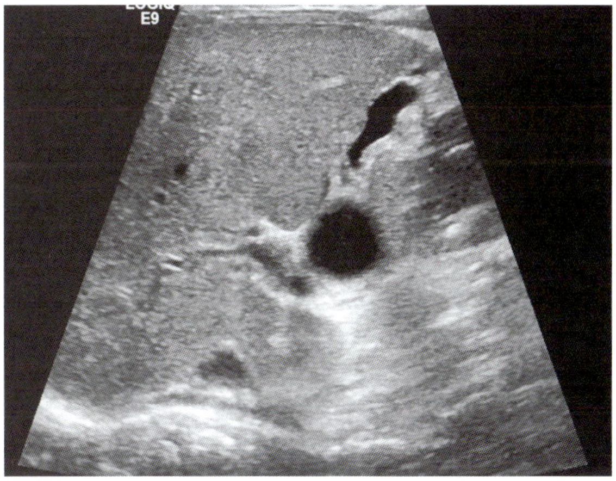

图 21-2-3　囊肿型胆道闭锁

肝门部囊性团块，周边显示纤维板块样高回声，胆囊发育不良

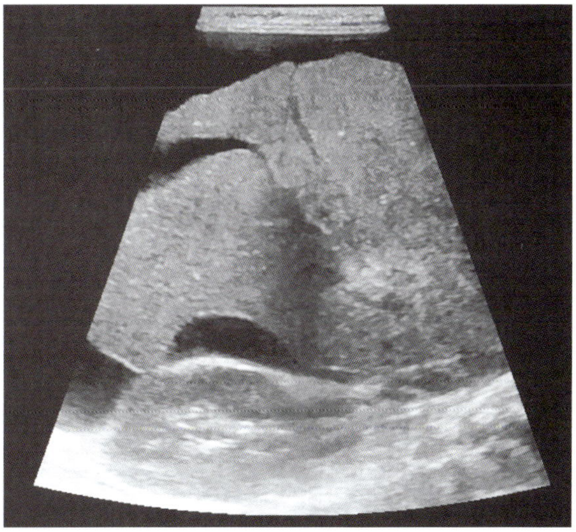

图 21-2-4　胆道闭锁肝硬化

肝右叶增大为主，肝表面不光滑

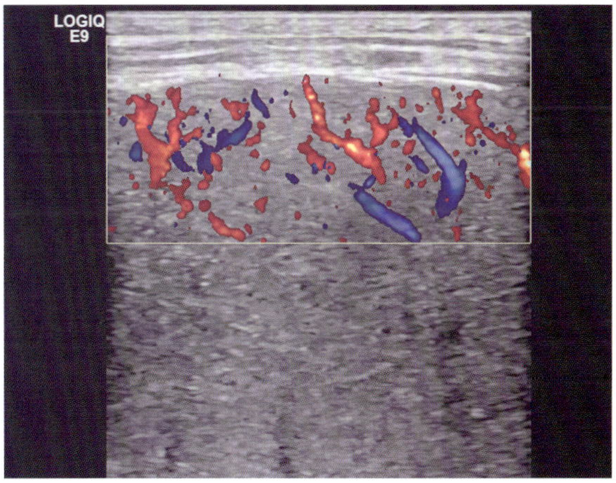

图 21-2-5　胆道闭锁肝硬化彩色血流图

肝包膜下血流信号丰富

胆管炎、Y 形肠袢梗阻，合并感染和胆结石；也有表现为胆汁分泌减少和吻合口狭窄。Kasai 术后超声检查的重点是显示肝内胆管有无扩张、吻合口肠袢蠕动是否存在，有无局部胆管扩张和胆管内有无胆结石强回声，以及肝硬化和门静脉高压的变化。

3. 肝移植超声检查 小儿肝移植多为活体肝移植。根据术式又可分为经典式肝脏移植、减体积肝脏移植、劈离式肝移植、活体部分肝移植等。超声检查可应用于术前、术中及术后随访，是贯穿肝移植全过程中首选且重要的影像学方法。

（1）活体肝脏移植供体术前超声：主要评价：①肝脏实质的评价，包括供体肝脏有无占位性病变及弥漫性病变如脂肪肝等，并评估其可能程度。②评估肝脏体积大小。③肝动脉起源、分支及有无变异。④门静脉主干解剖变异，肝静脉解剖变异，副肝静脉的有无及其管径的大小。

（2）肝移植术中超声的应用：超声可无创性反映移植肝的血流动力学状态，在术中可以帮助外科医生了解血管的情况，在血管吻合及模拟关腹后，可利用多普勒超声观察吻合的血管，如吻合血管的管径，测量血流速度、阻力指数等。

（3）肝移植术后超声观察的内容：主要包括：①肝动脉：重点了解肝动脉吻合口及肝动脉分支通畅情况，以判断有无吻合口狭窄、有无肝动脉栓塞、扭曲；多普勒超声检测肝动脉的血流动力学参数，如收缩峰值血流速度、舒张期血流速度、阻力指数、搏动指数等。②门静脉：重点观察有无门静脉血栓、吻合口狭窄、侧支循环血管开放与术前比较，多普勒超声可以了解门静脉的血流情况，包括门静脉血流方向、血流速度、血流量等，发现门静脉异常时，需评估肝实质血流灌注情况。③肝静脉及下腔静脉：重点观察下腔静脉、肝静脉及其属支是否通畅，评估肝静脉引流区域是否有淤血，多普勒超声可以了解肝静脉及下腔静脉的血流情况，包括血流是否通畅、血流方向、血流速度等。④胆道：胆道常见并发症包括：胆汁漏、胆道梗阻、胆泥与结石、胆管炎、胆道出血、胆道扭曲等。超声可以显示肝内外胆管扩张，胆汁漏及胆道内有无积气及结石等情况。⑤肝实质：肝脏实质改变包括肝脏弥漫性病变，肝脏实质局灶性改变。术后早期，肝脏排斥反应可造成肝实质回声异常。血管并发症及胆道并发症也可继发肝脏实质梗死、肝脓肿等。⑥肝脏周围积液：包括腹水、胆瘘、血肿、脓肿及淋巴液。⑦其他：如移植术中行血管搭桥手术，还需观察搭桥血管的通畅情况。应用免疫抑制剂者可显示腹腔及腹膜后淋巴结增大。

4. 诊断要点

（1）胆囊的切面形态，空腹和餐后的大小、囊壁的回声变化。

（2）胆道走行区域可否显示管腔，有无条索样高回声。

（3）肝硬化声像，门静脉的变化，有无腹水、肝动脉增宽。

（4）门静脉高压的声像及血流动力学变化。

【鉴别诊断】

1. 婴儿肝炎综合征 婴儿肝炎综合征不是一种独立的疾病，是 1 岁以内（含新生儿）起病并表现血清胆红素（肝炎）和丙氨酸转氨酶（淤胆）等升高，肝脏肿大、肝功能损害的综合病征。肝内病变以病毒感染主要病因，其中巨细胞病毒感染最多见，其他病因包括遗传性代谢缺陷、肝内胆管及间质发育障碍等。主要病理改变为肝细胞坏死，巨多核细胞形成，汇管区和边缘胆小管增生，肝内纤维组织增生等。超声检查时，婴儿肝炎综合征患儿的胆囊大小呈动态变化过程，婴儿在饥饿状态下胆囊充盈较好（图 21-2-6A），进餐后则可显示明显的收缩变小（图 21-2-6B）。患儿肝硬化发生较胆道闭锁者晚。肝脏穿刺活体组织检查显示，患儿的肝小叶结构紊乱，肝细胞呈点状或片状坏死，胆小管增生少，胆汁淤积较轻；而胆道闭锁者肝小叶结构基本正常，肝细胞坏死不明显，胆小管大量增生。

2. 先天性胆管扩张症 先天性胆管扩张症的病理类型中，胆总管囊肿常伴有胆囊增大，无明显的肝门部纤维板块高回声，较少在婴儿早期发生肝硬化。而胆总管囊肿型的胆道闭锁，在超声显示胆总管囊肿时，常伴有胆囊发育不良，这个类型的胆道闭锁容易误诊。

【诊断价值】

胆道闭锁在新生儿期临床筛查的主要方法是血清胆红素浓度或粪便色卡。对高危新生儿采用超声检查可以早期检出胆道闭锁，尽早进行 Kasai 手术，建立肝门与肠的胆汁引流路径，提高患儿的生存质量和存活率。尤其是动态的进餐前后的对比检查，识别胆囊壁的发育异常，以及复查显示肝硬化进展性病变，均有助于胆道闭锁的早期诊断。对新生儿和小婴儿黄疸的鉴别诊断时，应同时进行超声心动图及脾脏检查，除外心脏、脾脏畸形。

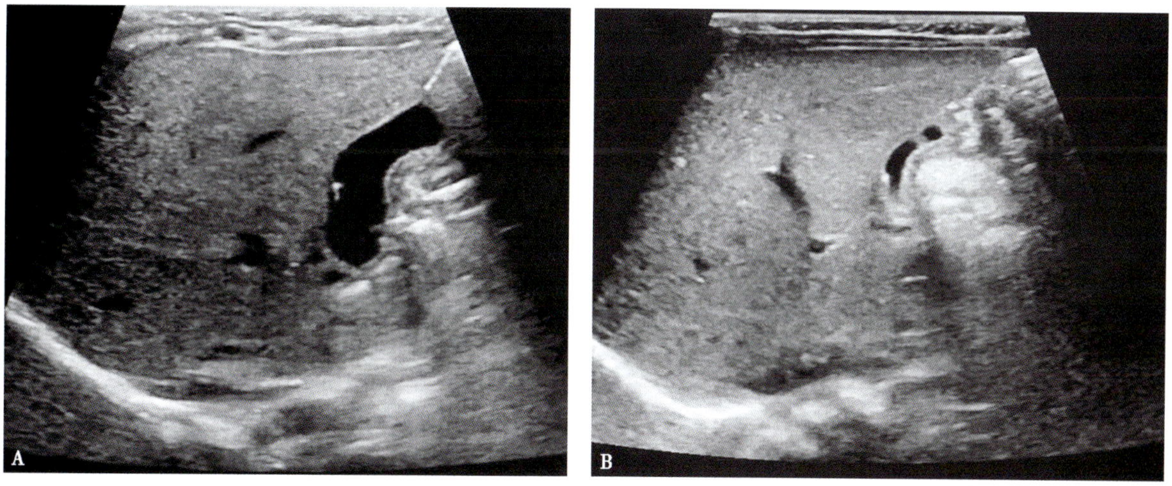

图 21-2-6 婴儿肝炎综合征
A. 空腹胆囊声像；B. 餐后胆囊声像，囊壁呈双边样回声

（夏 焙）

第三节 先天性胆管扩张症

【概述】

先天性胆管扩张症（congenital cholangiectasis）是指由胆管壁发育薄弱引起的胆管部分或全部囊状扩张等先天性畸形。主要临床表现有腹痛、黄疸和腹部包块。腹痛以上腹部及右中腹绞痛或牵扯痛为主，合并感染可伴有发热、恶心、呕吐等；约70% 病例可有黄疸表现，以婴幼儿多见；多数患儿可扪及腹部包块，呈囊样弹性感。部分先天性肝内胆管扩张者可合并肝硬化及门静脉高压。

【病理】

可分为五型：Ⅰ型即胆总管囊状扩张，此型最常见，占 80%～90%，可分为胆总管囊肿、节段性胆总管扩张和弥漫性梭形扩张三个亚型；Ⅱ型为胆总管憩室；Ⅲ型为胆总管末端囊状扩张；Ⅳ型可分两型，Ⅳa 型肝内和肝外胆管多发囊状扩张，Ⅳb 型多发性肝外胆管扩张；Ⅴ型肝内胆管扩张，肝内胆管多发囊状扩张即 Caroli 病。

【超声表现】

先天性胆管扩张症为胆道局限性单发或多发扩张。表现为右上腹肝内或肝外的类圆形或梭形囊性团块（图 21-3-1），可单发或多发，大小不一；巨大囊肿可占据整个中上腹部，对周围脏器形成挤压；囊壁一般较薄，囊内无回声区，后方回声增强，合并感染时囊壁可增厚，囊腔内可见细小光点回声，部分可于囊腔底部见强光团结石回声，少部分囊肿可穿孔入腹腔。

肝外胆管扩张时囊肿近端逐渐变窄并与肝管相延续为特征性征象（图 21-3-2）。肝内胆管扩张时表现为肝内多个类圆形或梭形无回声暗区，沿肝内胆管走行分布并与胆管相通（图 21-3-3）。Caroli 病可合并门静脉周围纤维化，伴有肝脏纤维化，肝硬化及门静脉高压时则出现相应的超声表现。

【诊断要点】

囊肿位置、数目、形态，有无与肝管及胆总管下段连续；肝脏形态、回声，门静脉内径及血流有无改变。

【鉴别诊断】

肝外胆管扩张需与腹腔内其他部位囊性病变鉴别。如大网膜囊肿、肠系膜囊肿等鉴别。囊肿巨大时也需要与右肾重度积水、胃重复畸形等鉴别。肝内胆管扩张需要与肝多发囊肿、肝多发脓肿，肝内包虫病等鉴别。仔细观察囊肿形态，寻找与肝管关系及囊肿分布特征是主要的鉴别要点。

【诊断价值】

先天性胆管扩张症的主要影像学方法包括超声、CT 和 MRI 等。超声用于首选检查方法，超声能够清晰显示囊性回声的囊壁形态，内部回声，有较高的诊断准确率，与 CT 相比能更清楚的显示与胆管的关系。先天性胆管扩张症患儿 MRCP 在显示肝内外胆管的整体形态和结构上优于超声，可以清楚显示扩张胆管，进一步精准评估周围结构，缺点在于操作要求高，需小儿较长时间的安静配合。

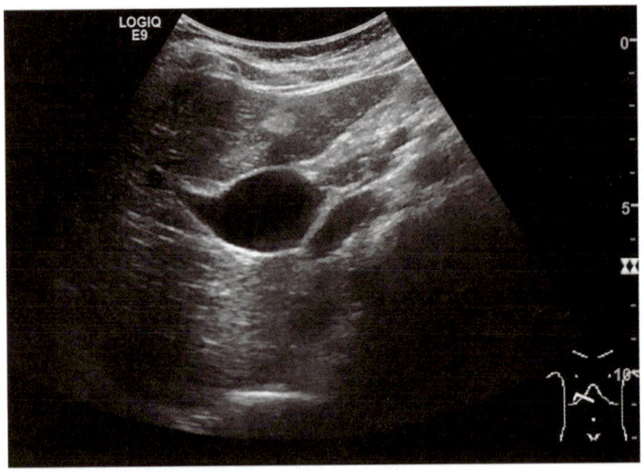

图 21-3-1 先天性胆总管扩张

肋间斜切：胆总管囊状扩张，呈梭形，上端逐渐变细与肝管相延续

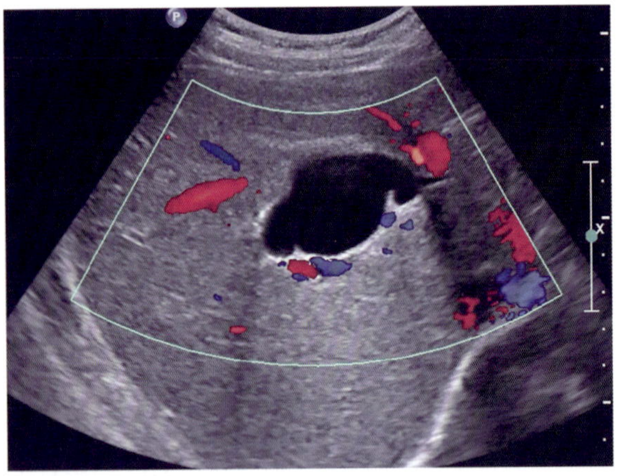

图 21-3-2 肝总管囊状扩张

肋间斜切，彩色多普勒图：肝总管囊状扩张 两端逐渐变细，与左右肝管相通，内无血流信号

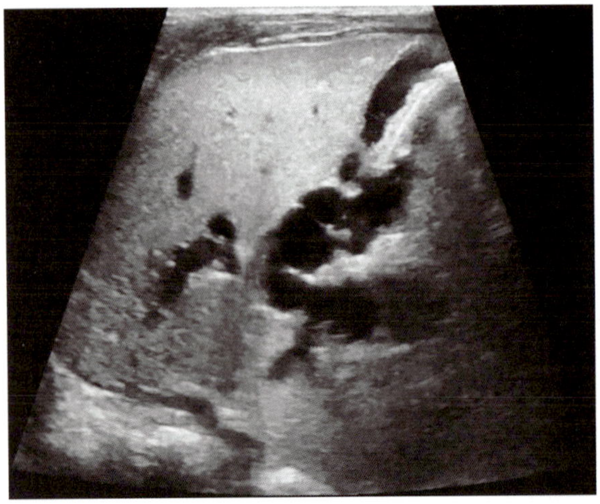

图 21-3-3 肝内胆管扩张

Caroli 病，肝内显示多个类圆形无回声暗区，沿肝内胆管走行分布并与胆管相通

第四节 肝脓肿、脾脓肿

【概述】

致病菌进入肝脏后造成局部肝组织坏死液化，同时周围结缔组织增生形成肝脓肿。临床主要表现为高热、寒战、右上腹持续性钝痛及黄疸等；体检可触及肿大肝脏，肝区大多有明显压痛、叩痛；累及膈下可有右肩牵扯痛；实验室检查通常白细胞和中性粒细胞有较明显升高。有少部分慢性肝内感染者症状轻微，缺乏典型表现。

脾脏是人体免疫器官，病原菌不易入侵繁殖，因此脾脏脓肿少见。脾脓肿多见于免疫功能低下或外伤后患者，在白血病化疗的患儿也较多见。临床上常表现为高热、左上腹疼痛、左季肋区叩痛、血象升高等，脾脓肿患者常合并其他部位感染。

【病理】

肝脓肿根据致病菌不同可分为阿米巴肝脓肿、细菌性肝脓肿及真菌性肝脓肿。阿米巴肝脓肿常有痢疾病史，阿米巴原虫多经门静脉入肝。小儿以细菌性肝脓肿多见。细菌性肝脓肿多发生在败血症后致病菌经肝动脉入肝，也可由胆道感染、新生儿脐静脉感染或邻近组织器官蔓延引起，通常为多发的小脓肿。真菌性肝脓肿较少见，为长期化疗患儿的并发症。除了外伤性脾脏损伤，脾脓肿多由血行感染引起，主要分细菌感染和真菌性感染，细菌感染中致病菌以革兰氏阴性杆菌多见。

【超声表现和诊断要点】

1. 肝脓肿 肝脓肿多经血行感染，肝右叶血流灌注较大，因此以右叶多发。脓肿早期肝组织充血水肿，超声表现为片状低回声区，边界模糊不清，回声较周围正常肝实质低，初起内部回声较均匀（图 21-4-1），此后中央回声进一步减低，边缘部分回声相对增高，CDFI 低回声区内血流信号较丰富。

随疾病进展，组织坏死液化形成脓肿，表现为形态不规则液性暗区，内部透声差；液化完全者内部可见大量细小点状低回声，可随体位改变漂浮，液化不完全者可见斑片状及条带状低回声区，部分病例脓腔内可见气体强回声；液性暗区外周可见脓肿壁形成，表现为厚薄不均的较厚低回声，外壁通常较光滑，内壁不光整（图 21-4-2，图 21-4-3），脓肿后方也可有回声增强效应，彩色多普勒在液性暗区内无血流信号，脓肿壁及液化不完全低回声区内可见血流信号。

肝脓肿恢复期病灶缩小，液性暗区逐渐吸收，

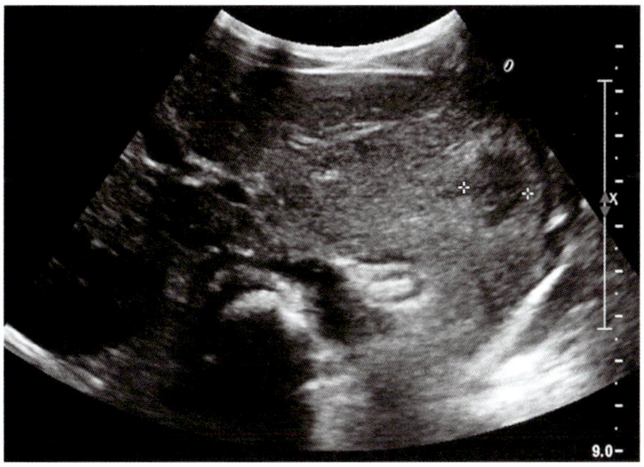

图 21-4-1 肝左叶脓肿形成早期

剑突下横切图：肝左叶脓肿形成早期，内部低回声，边缘高回声，边界模糊

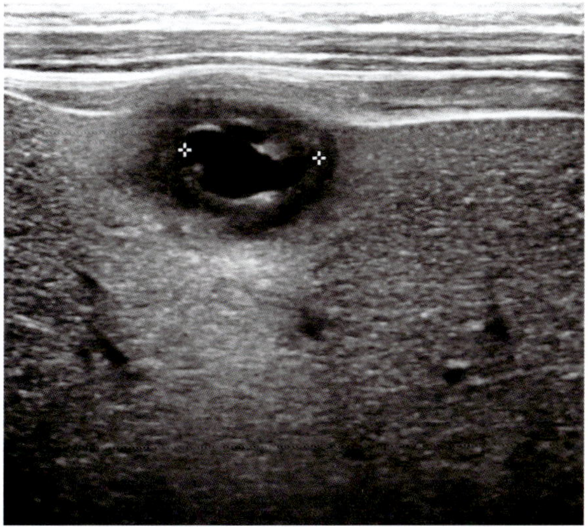

图 21-4-2 肝右叶脓肿

肋间斜切图：肝右叶包膜下肝脓肿，壁厚，外侧囊壁边界清，内壁不光整

表现为低或等回声的不规则片状不均回声区，边界不清（图 21-4-4），彩色多普勒可在病灶内显示血流信号。部分病程较长者可出现钙化强回声，后方伴声影。

2. **脾脓肿** 脾脓肿在疾病早期表现为脾脏增大，实质内可见不规则回声减低区，边界模糊，此后内部逐渐液化。细菌性脓肿可形成较厚的脓肿壁（图 21-4-5），真菌性脓肿可形成“靶环征”。彩色多普勒在液化区内无血流显示，低回声区及炎细胞浸润的高回声区内可见血流信号。

3. **诊断要点** 需结合临床，有无基础疾病，有无全身中毒症状。随访观察病灶回声、边界随时间变化。注意观察囊壁形态、回声，囊腔内透声情况。

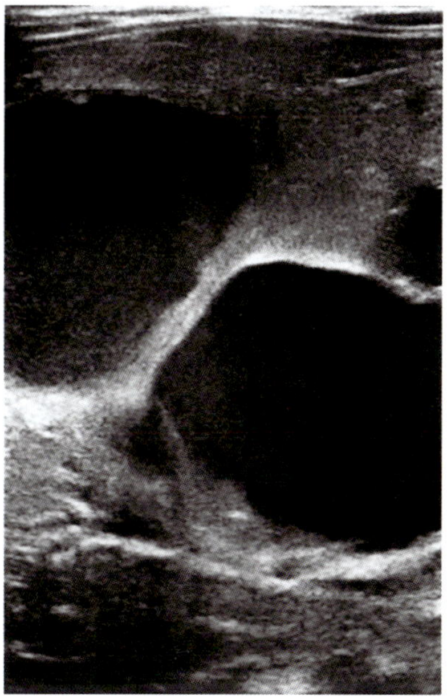

图 21-4-3 肝脏多发脓肿

肋间斜切图：肝右叶多发肝脓肿，内部透声差，边界清

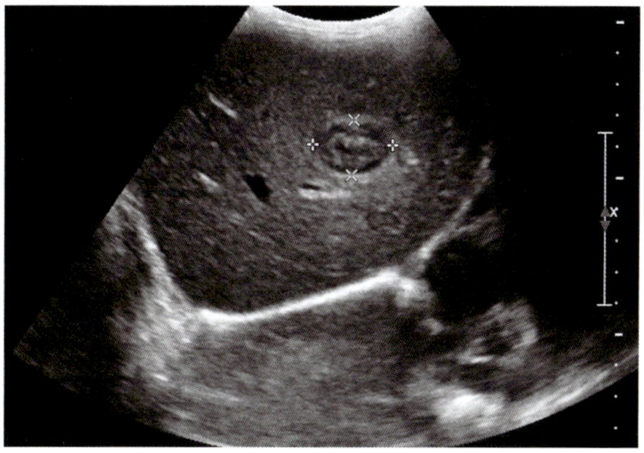

图 21-4-4 肝脓肿治疗后

肋缘下斜切图：肝脓肿治疗后，脓肿内部出现不规则等回声区，囊壁仍可见

【鉴别诊断】

1. **肝囊肿** 肝囊肿一般囊壁薄、光滑，内部囊液透声好，形态大小随病程变化不明显。

2. **右侧膈下脓肿** 膈下脓肿与肝包膜下脓肿有时鉴别困难，超声可实时观察到脓肿与肝脏有相对运动则可判断病灶位于肝外。

3. **脾血肿、脾淋巴瘤、脾囊肿** 脾血肿一般有明确外伤史，超声上没有厚壁或靶环征象。外伤后合并脾脏感染时则需结合病史加以鉴别。脾淋巴瘤可表现为极低回声灶，超声上易误认为囊性回声，但淋巴瘤一般呈圆形或类圆形，边界清楚，内

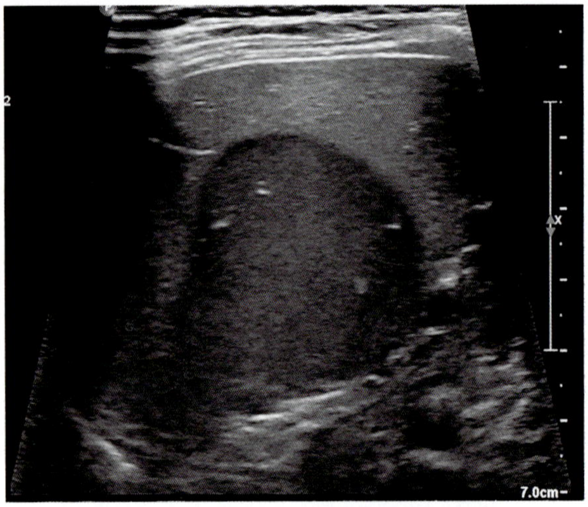

图 21-4-5 脾脓肿

左肋间斜切图：显示脓肿内部透声差，边界清楚

部可见血流信号。脾囊肿表现为透声良好的薄壁无回声区，鉴别一般不困难。

【诊断价值】

超声可清楚显示脓肿数目、形态、大小及液化情况，可显示不同时期脓肿的变化过程，可作为随访及疗效评估的首选检查方式。尤其超声引导下肝脓肿或脾脓肿穿刺抽液、置管引流、脓肿冲洗注药等介入性治疗可减少并发症，缩短病程。肝脏脓肿液化前，局部回声近似正常肝组织或略高于正常肝脏回声，超声表现不典型，诊断有局限性。经CT增强扫描诊断不典型肝脓肿具有特征性，表现为出现一过性肝段强化，门静脉期病灶强化呈蜂窝征、多囊征、簇状征等。

第五节 肝母细胞瘤

【概述】

肝母细胞瘤（hepatoblastoma，HB）是一种起源于肝细胞前体细胞的胚胎性肿瘤，约占全部儿童恶性肿瘤的1%，占儿童肝脏肿瘤的50%、肝脏恶性肿瘤的80%，是儿童最常见的肝脏原发性恶性肿瘤。HB以婴幼儿多发，1岁以内多见，5岁以上较少见，在出生6周内发现的HB通常在胎儿期即已存在。HB以男性多发。HB发病机制目前尚无定论，与Beckwith-Wiedemann综合征、家族性腺瘤性息肉症及18-三体综合征等先天性基因异常有关。HB与Wnt/β-catenin信号通路的过度表达有关，50%～90%的肝母细胞瘤具有*β-catenin*基因突变，也可能与Hedgehog（HH）信号通路异常激活有关。早产、低体重或父母亲有吸烟等不良嗜好者，以及妊娠期受到外界环境不良因素影响的儿童，HB发病率相对较高。

肝母细胞瘤临床表现无特异性，多以无意间发现腹部包块就诊。也可表现为腹部不适、腹痛、发热、食欲缺乏及体重减轻。后期可出现黄疸和腹水，少数男童可表现为性早熟。HB可伴发多种先天畸形。大多患者（70%）血清甲胎蛋白（AFP）有显著升高，若治疗前血清AFP正常或轻微升高则可能提示预后不良。化疗或完整切除肿瘤后血清AFP将显著下降，如变化不明显则提示耐药或肿瘤残存及转移。因就诊时多数病例肿瘤已较大，无法完整切除，因此全身性化疗是一项重要的辅助治疗措施。儿童全身化疗的毒副反应比成人更为多见和严重。HB的预后取决于肿瘤能否完全切除、对术前化疗是否敏感、疾病分期、血清AFP水平及病理类型等，肿瘤不能完全切除，或化疗后肿瘤体积未能缩小者提示预后不良。

【病理】

肝母细胞瘤镜下病理形态包含了肝脏发育各个阶段的组织学形态。大体形态多为单发肿块，少数多发，界限清楚；表面可有假包膜，内部可有出血、坏死及囊性变，因成分不同肿块切面颜色多样。肿瘤周围的肝组织正常，无肝硬化，也很少侵犯大血管。组织学分型中，一类为完全上皮型，分4个亚型，即胎儿型、胚胎型、巨小梁型、小细胞未分化型；另一类为混合型，即在胎儿型和/或胚胎型上皮组织中同时存在骨、软骨、肌源性梭形细胞等少量间质组织。

肝母细胞瘤大多同时包含多种细胞类型，所有分型中以胎儿型分化程度高，预后最好，小细胞未分化型侵袭性强。肝母细胞瘤患者化疗后，肿瘤组织可发生类似于成熟肝组织的继发性改变。

【超声表现和诊断要点】

1. 肝脏 肝脏明显增大，失去正常形态，向外突起，轮廓一般完整。

2. 肿瘤 肿块呈圆形、类圆形或不规则分叶状，与周围正常肝脏组织分界清楚，多单发，也可多发。肿块多位于肝脏右叶，左叶较少，也可同时累及左右叶。肿块可呈低回声、高回声或混合回声，内部回声因肿瘤组织成分不同表现为回声强弱不等，回声分布不均，若伴出血坏死则形成无回声液性暗区（图 21-5-1），约半数肿瘤含有骨化组织或钙化灶，可见形态不规则散在分布的较粗大或细小钙化灶（图 21-5-2），钙化灶的存在对HB有提示意义。肿块内部血流信号较丰富，可包绕肝动脉。

3. 肿瘤转移 HB 恶性程度高，易出现肝内外转移灶，部分病例下腔静脉及门静脉内可见瘤栓。有转移时可见后腹膜淋巴结肿大，回声增强。

4. 诊断要点 肝脏形态有无改变，肝内肿块大小，数目，形态，有无钙化、液化区，血流情况，有无后腹膜淋巴结肿大，其他脏器有无转移灶。肿块与肝动脉关系，有无门静脉及下腔静脉瘤栓形成。结合临床：注意患者年龄，AFP 有无升高。

【鉴别诊断】

1. 原发性肝细胞癌 胎儿型肝母细胞瘤与肝细胞癌组织学表现相似，且两者都可有甲胎蛋白升高。肝癌以 3 岁以上小儿多见，肝母细胞瘤以 1 岁以内多见。肿块边缘不如肝母细胞瘤光整，钙化少见。肝细胞癌的原发肿瘤旁常可见卫星灶，门静脉瘤栓较多见。

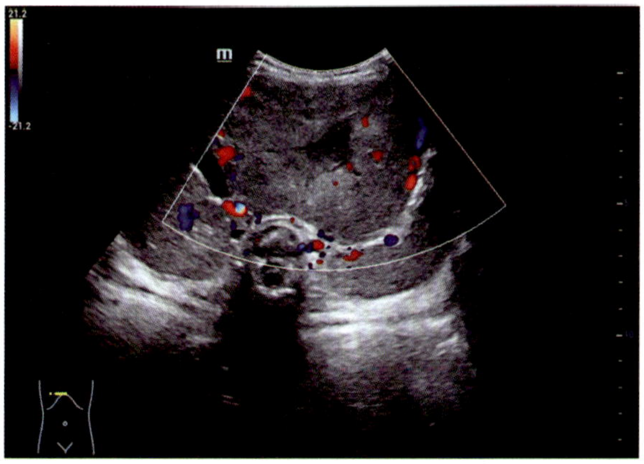

图 21-5-1 肝左叶肝母细胞瘤

剑突下横切图：肝左叶肝母细胞瘤，边界清楚，内部可见血流信号，中央少量液化区

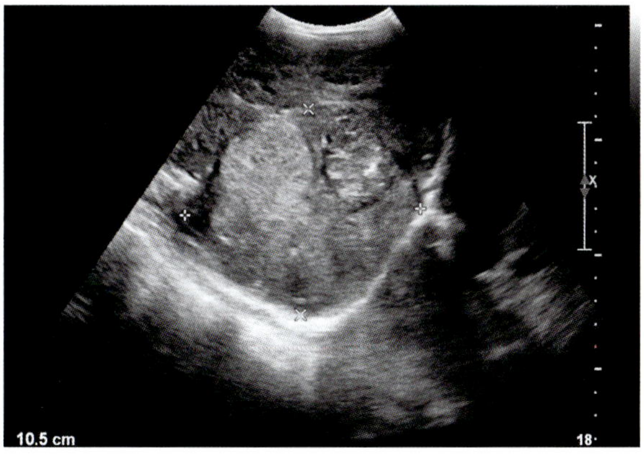

图 21-5-2 肝右叶肝母细胞瘤

肋缘下斜切图：肝右叶肝母细胞瘤，呈结节状，内见钙化斑

2. 肝转移瘤 儿童肝脏转移瘤多见于神经母细胞瘤或胃肠道肿瘤，可伴钙化灶强回声，仅以局部声像难与多发结节状肝母细胞瘤鉴别。对于肝脏肿瘤除进行肝脏检查外，应查肝脏外的肿瘤，除外原发肿瘤的转移。转移性肝脏肿瘤无明显 AFP 升高。

3. 其他肝脏肿瘤 血管内皮细胞瘤可局灶性呈高回声、等回声和低回声，较大者内部可见无回声的血窦，自愈过程中或治疗后内部可出现钙化。血管瘤的血流丰富，部分病例可见动静脉瘘，血 AFP 阴性。对于不确切的局灶性病变，可采用超声造影超声进行鉴别。未分化性胚胎性肉瘤形态多样，以 5～10 岁多发，肿块边界不清，形态不规则，罕见钙化，AFP 一般不升高。

【诊断价值】

对于典型肝母细胞瘤，根据声像图表现及 AFP 定量，基本可对 HB 做出诊断。超声引导下肝脏肿块穿刺活检可提供病理确诊。超声可方便的应用于随访，观察术前肿块大小变化，回声改变，有无侵犯大血管，评估化疗效果，对术后患者可定期随访观察有无肿瘤复发，转移灶出现。CT 可以清晰显示病灶的部位、钙化、出血及坏死，尤其对于钙化的显示较敏感，可发现 HB 中细小的钙化灶。MRI 不用对比剂可显示血管，有利于显示病灶与血管关系并且对显示肿瘤范围更为准确。数字减影血管造影（DSA）能精确显示肿瘤血管，并可行经动脉栓塞化疗（TACE），在术前化疗中可有效减小肿瘤体积，反复多次的 TACE 治疗也有治愈 HB 的可能。

第六节 肝脏血管瘤与血管畸形

【概述】

血管瘤是婴儿期最常见的良性肿瘤，发病率在 3%～5%。小儿血管瘤可发生在身体的任何部位，体表多见，内脏中以肝脏最常见。小儿肝脏血管瘤主要为婴儿型肝血管瘤（infantile hepatic hemangioma，IHH），也可以是先天性血管瘤。

IHH 多见于女性、早产儿、低出生体重儿及多胎妊娠者。目前发病机制尚不明确，多发的体表血管瘤者合并有内脏血管瘤的发病率增加。IHH 临床表现及实验室检查缺乏特异性。瘤体较小时多无明显症状，肝功能大都正常，瘤体巨大时，肝功能可出现异常，可产生相邻脏器的压迫症状。大部分肝血管瘤具有典型的自然病程，即有快速增长期和自发消退期，大多数 IHH 可以完全消退，但需注意其并发症。若瘤体内存在动静脉瘘，则肝内巨大瘤体或者肝内弥漫性分布的 IHH 可造成回心血量显著增加，最终引起心力衰竭。肿瘤压迫邻近胆管时，可出现黄疸症状。若血管瘤伴发血小板减少、微血管溶血性贫血和消耗性凝血功能障碍则可引起卡梅综合征（Kasabach-Merritt syndrome，KMS），患者往往因凝血功能紊乱、菌血症以及肝衰竭而预后不佳，死亡率高达 20%～30%，目前发病机制尚不明确，但多认为 KMS 现象主要见于卡波西血管内皮细胞瘤的并发症，早期诊断和治疗能明显提高其生存率。

肝内血管瘤的治疗上主要有定期观察随访、药物治疗、介入治疗和手术治疗。因 IHH 有自发消退倾向，对于无任何临床症状，肿瘤较小的患儿可定期复查，待血管瘤自行消退。但患儿出现并发症或瘤体较大时需积极治疗。对于瘤体巨大者，在增生期可给予普萘洛尔药物治疗。对药物治疗无效者可采用肝血管瘤切除术、肝叶切除术、肝动脉结扎、肝移植等；对于具有有高流量动静脉分流，可联合行经皮肝动脉栓塞介入治疗。

小儿肝脏血管畸形以毛细血管畸形多见，即以往所称的海绵状血管瘤。其他肝脏的脉管畸形不多见，包括先天性门体静脉分流、门静脉海绵样变性、肝脏动静脉瘘、肝脏遗传性毛细血管扩张症及布加综合征等。

【病理】

婴儿型肝血管瘤以往称为肝脏血管内皮细胞瘤，可分为两型：Ⅰ型：最常见，由大小不等的血管构成，管腔内壁为增生的不成熟血管内皮细胞，血管间隔可见纤维基质及小胆管。Ⅱ型：血管内皮细胞增生明显，缺乏结构清楚的管腔结构，有潜在恶变为血管肉瘤倾向。部分瘤体内Ⅰ型、Ⅱ型可同时存在。根据病变范围、临床风险及预后不同，肝血管瘤也分为 3 种亚型：局灶性病变、多发性病变、弥漫性病变。局灶性病变和多发性病变临床风险一般较小，而弥漫性病变往往需要进行肝移植，否则患儿有较高的死亡风险。

【超声表现和诊断要点】

1. 婴儿型肝血管瘤 婴儿型肝血管瘤在肝实质内呈单发，多发或呈弥漫性分布，呈圆形或不规则形包块，以低回声多见，边界清，内部回声一般不均匀，可见蜂窝状无回声区（图 21-6-1，图 21-6-3），Ⅱ型 IHH 也可表现为实质性包块。包块较大时肝脏表面隆起，瘤体可占据大部分肝实质使肝脏失去正常形态。彩色多普勒可显示包块内较丰富血流信号，蜂窝状无回声区内可见血流信号充填，一般为低速静脉血流，合并动静脉瘘时可见明亮的高速血流信号（图 21-6-2），可显示动脉流速曲线，内部分流量较大时肝动脉增粗。IHH 在消退过程中包块逐渐缩小，血流信号减少，内部可形成高回声钙化灶，伴声影。

2. 肝脏血管畸形 小儿肝脏血管畸形的超声表现因病变的血管类型不同而异。

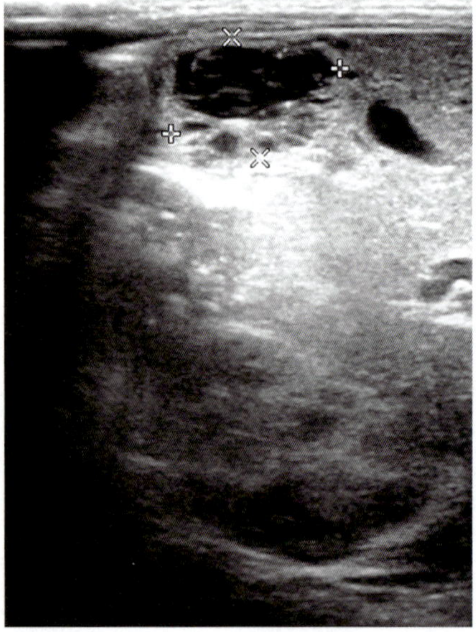

图 21-6-1 肝脏血管瘤

肋间斜切二维图：肝内血管瘤，呈蜂窝状无回声区

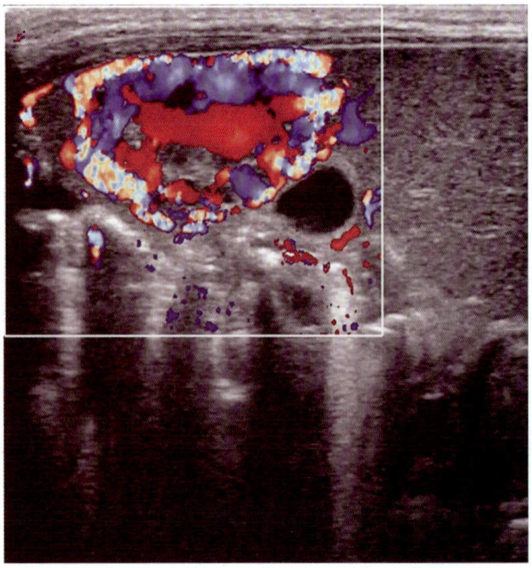

图 21-6-2 肝脏血管瘤

彩色多普勒图：血管瘤内部血流信号丰富，可见动静脉瘘

（1）毛细血管畸形及海绵状血管瘤：表现与成人海绵状血管瘤一致，瘤体较小时一般表现为高回声，边界清楚，内部可见细小低回声呈筛孔状，内部无血流信号或少量点条状血流信号，瘤体较大内部可有多种回声同时存在。

（2）先天性门体静脉分流：肝内的门静脉血流直接分流入肝静脉。超声显示肝实质内囊状或迂曲管状的无回声区，彩色多普勒可见无回声区内红蓝相间的血流信号，频谱显示为静脉频谱，相连的肝静脉血流加速，内径增宽（图 21-6-4）；肝外的门体分流超声显示门静脉的缺失、闭锁，或直接汇入右房。

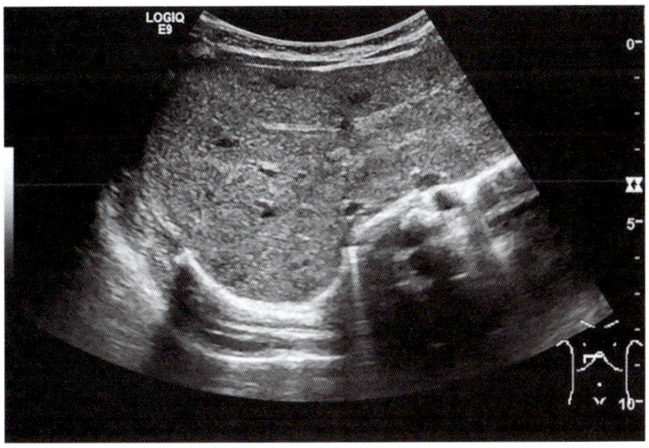

图 21-6-3　肝脏多发血管瘤

右肋间横切二维图：肝内多发低回声结节，为肝脏血管瘤

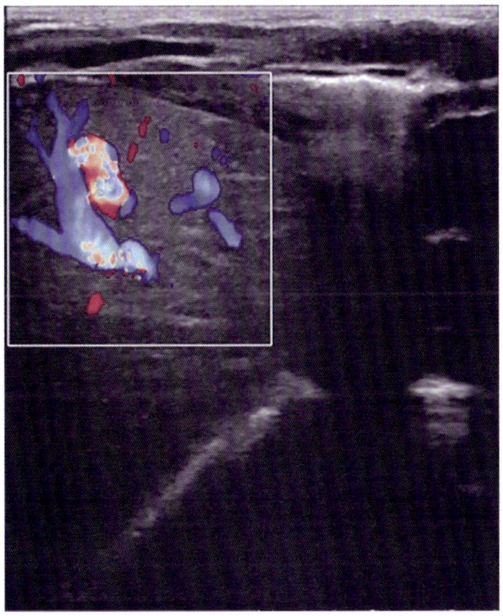

图 21-6-4　肝脏血管畸形

右肋间斜切彩色多普勒：肝脏血管畸形，门静脉左内支分流入肝中静脉

（3）肝脏动静脉瘘：包括肝动脉 - 肝静脉瘘，肝动脉 - 门静脉瘘。当肝内存在弥漫性血管畸形时，应除外遗传性病变。肝脏遗传性出血性毛细血管扩张症是一种由于基因异常导致的血管发育不良，属于常染色体显性遗传性疾病。肝脏动静脉瘘的超声表现为肝内单个或多个的低或无回声病变，肝动脉扩张、扭曲或动脉瘤形成，肝动脉增宽，流速增快，肝静脉增宽，多普勒测得高速低阻的血流频谱。

（4）布 - 加综合征：超声表现为肝后段下腔静脉或肝静脉狭窄或闭塞，血栓形成。

3. 诊断要点　观察肝脏内包块大小、数目、分布，有无血流信号，是否合并动静脉瘘，有无压迫周围组织器官。合并动静脉瘘时需加做心脏超声评估心脏负荷。还需要注意实验室检查中的血小板、凝血酶原、血红蛋白等指标以明确是否合并卡梅综合征。

【鉴别诊断】

1. 肝血管肉瘤　肝脏血管肉瘤可由Ⅱ型婴儿型肝血管瘤恶变形成，发病率低，与 IHH 鉴别较困难。肿瘤短期内迅速增大并侵犯周围组织时需高度警惕，可在超声引导下穿刺活检，明确病理诊断。

2. 肝脏间叶错构瘤　内含多种间叶组织，囊实性为主包块，实质性包块内部可见大小不等囊腔，囊腔内透声良好，实性部分可见血流信号，囊性部分无血流信号。

【诊断价值】

超声可敏感地发现肝内肿块，根据二维声像图及其血流分布特点，可对典型的婴儿型肝血管瘤可做出准确诊断。超声对于肝内毛细血管畸形也可有很高的准确率，超声结合实验室检查可尽早对卡梅综合征做出诊断。高频超声对儿童肝内血管畸形有很高的诊断率，多普勒超声是目前诊断血管畸形的首选检查方式。应用超声造影能显示血管增强的时相，对于血管的动静脉畸形具有较高的敏感性和特异性。超声联合 CT 影像的综合评价是目前诊断肝脏血管畸形的主要方法。

第七节　肝脏间叶性错构瘤

【概述】

肝脏间叶性错构瘤（hepatic mesenchymal hamartoma，HMH）为起源于肝脏间叶组织的一种良性肿瘤，其发病率仅次于血管瘤，占儿童期肝脏良性肿瘤的第二位。儿童肝脏间叶性错构瘤主要发生在 2 岁以下，极少数可发生于成年期。HMH 瘤体多较巨大，患儿常以腹部增大、腹部包块就诊。肿瘤的增长速度较快，临床表现似恶性肿瘤；或因其大部为囊性结构而误诊为肝囊肿。

【病理】

肿瘤多单发，一般界限清晰，无真性包膜。大体病理肿瘤呈囊性型和实性型（基质型）。肿瘤大小可数厘米至数十厘米不等。镜下可见肿瘤实性成分由间叶组织和胆管混合物构成，胆管显著增生，周围见纤维化。

【超声表现和诊断要点】

1. 超声表现 HMH典型的超声表现为肝内囊实性肿块（图21-7-1A、图21-7-1B、图21-7-1C），囊腔明显，囊腔大小不等，囊腔边缘有部分中等均质回声区（图21-7-1D、图21-7-1E），环绕囊腔分布或局限在囊腔一侧。囊肿外围均匀回声区为HMH特征性改变之一。

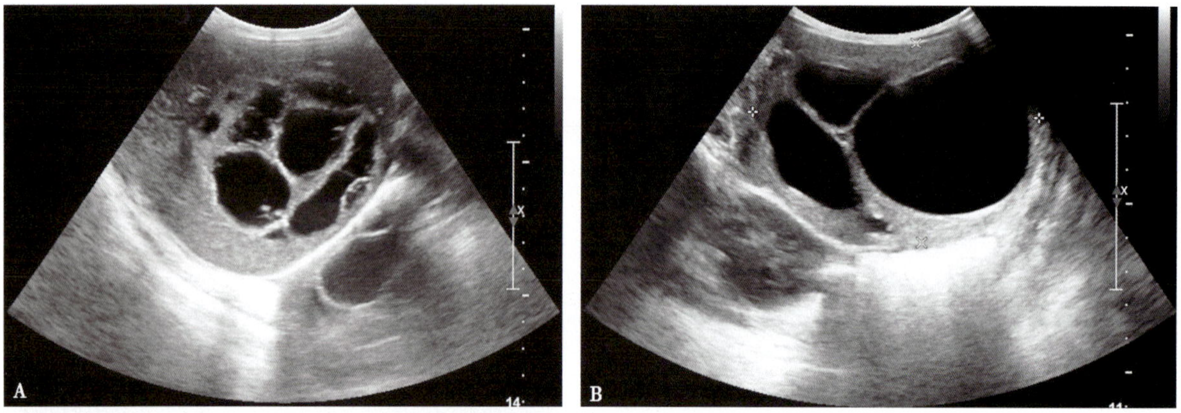

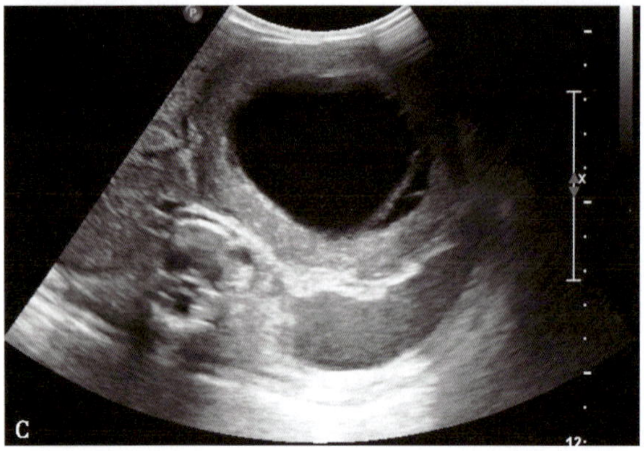

图21-7-1 肝脏间叶性错构瘤

A. 经肋缘下斜切面示多分隔囊性肿块；B. 经肋间斜切面示囊腔大小不等；C. 上腹部横切面示单一较大囊腔伴周围小的囊腔；D. 上腹部横切面高频探头扫查示囊腔边缘均质中等回声区；E. 均质中等回声区内显示血流信号

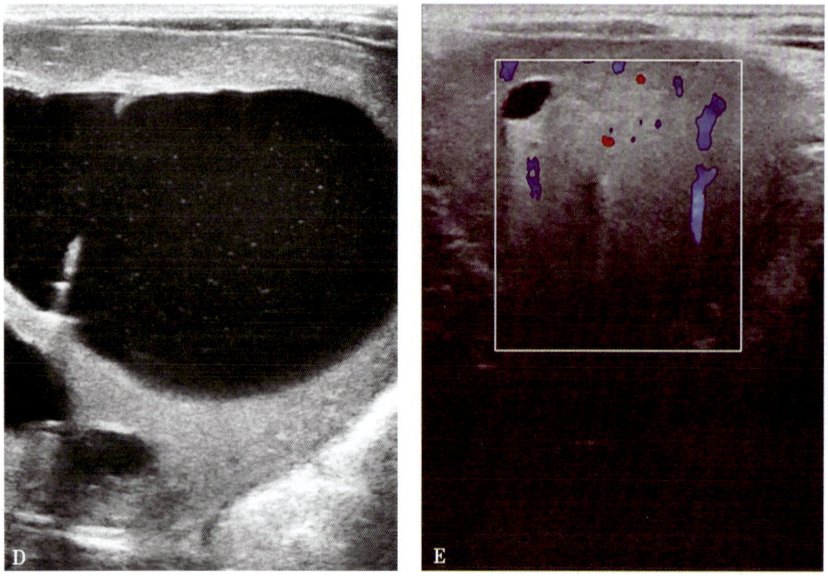

超声检查时应用高频探头可清晰显示实性区域回声略高于正常肝组织，并与正常肝脏分界明显。HMH 亦有表现为实性低回声包块、无囊腔结构的声像，但非常罕见。

经静脉超声造影可显示肿瘤实性区域在动脉相、门脉相和静脉相均增强，囊性区域无增强。

2. 诊断要点　对于 2 岁以内的婴幼儿，肝脏肿瘤超声检查表现为囊实性或囊性为主，应首先考虑肝脏间叶错构瘤。

【鉴别诊断】

实性 HMH 应注意与肝母细胞瘤鉴别。肝母细胞瘤在声像图中多表现为结节状包块，中央出现裂隙样低回声区，肿瘤内血流丰富，而囊变少见。肝母细胞瘤临床常可见黄疸，几乎所有病例均出现 AFP 显著升高。

【诊断价值】

超声影像是小儿肝脏占位性病变的首选检查方式，根据肿块形态、内部回声特征、血流信号表现，结合患者的年龄，可做出初步诊断。

第八节　肝脏畸胎瘤

【概述】

畸胎瘤（teratoma）是儿童最常见的生殖细胞肿瘤，以女性多见，好发于身体中线部位，最常见于骶尾部，其次是性腺和腹膜后。肝脏畸胎瘤（hepatic teratoma）极其罕见，由 Misick 于 1898 年首次报告，文献中多为个案报道。小儿肝脏畸胎瘤无特异性临床表现，若肿瘤巨大可见腹部膨隆，触及腹部包块；对周围组织器官造成压迫则可出现腹痛、腹胀、呕吐等症状；位于肝门部则容易出现梗阻性黄疸；未成熟畸胎瘤累及周围组织器官引起相应临床表现。在目前国内外报道的肝脏畸胎瘤中，以女性多见，单发为主，基本为成熟性畸胎瘤，另外有罕见的肝母细胞瘤合并囊性畸胎瘤报道。肿瘤以肝右叶多见，也有位于肝门部，位于肝左叶者较少见。畸胎瘤多位肝脏内部，表面可隆起，包膜一般完整，文献有侵犯右肝包膜与膈肌粘连的报道，考虑为卵巢畸胎瘤种植而来。

畸胎瘤一经确诊，均应尽早手术切除，术中需完整切除肿瘤，肿瘤包膜及组织残留，破溃则有引起复发及恶变的可能。成熟畸胎瘤手术完整切除后，效果良好。对于未成熟畸胎瘤，术后可能需要进行化疗。畸胎瘤术后需常规进行影像学及 AFP 随访检查，以排除复发、恶变或转移。

实验室检查中血清 AFP 检测是鉴别不同分化程度畸胎瘤的重要指标。未成熟畸胎瘤的恶性程度除可参考血清 AFP 外，还应关注免疫组化染色 Ki-67 的表达，该基因表达可作为预测肿瘤临床行为的早期指标和判断预后的重要参考指标。

【病理】

畸胎瘤由 3 个胚层组织组成，其内可含有皮肤、毛发、牙齿、神经、血管、脂肪、骨骼等不同组织成分。肝脏畸胎瘤可能系迷走并残留于肝内的原始胚胎细胞形成，也有研究认为可能来源于未分化的肝前体细胞，按大体来分可分为实性和囊性畸胎瘤，或为囊实性混杂存在。

按组织病理学可将畸胎瘤分为成熟型与未成熟型。成熟畸胎瘤主要由已分化成熟的组织构成；未成熟畸胎瘤的全部或部分由分化程度不一的未成熟组织构成，未成熟成分以外胚层神经组织为主。未成熟畸胎瘤含有恶性组织成分，包括卵黄囊瘤、无性细胞瘤或胚胎细胞瘤。

【超声表现和诊断要点】

1. 超声表现　肝脏增大，局部可向外凸起，肿块多呈圆形或类圆形，可见包膜，内部回声不均匀，可同时存在无回声区、等回声区、高回声区及钙化或牙齿形成的强回声区并伴有声影。在已报道的文献中包块内均有强回声成分，实性为主者强回声多位于包块内部，囊性畸胎瘤强回声则基本位于囊壁，囊壁厚薄不均，同时可见实质性成分。彩色多普勒显示包块内部基本无血流信号，或仅少量稀疏血流；未成熟畸胎瘤则内部可能会有较丰富血流信号。肝脏畸胎瘤位于肝门部时常挤压胆总管，形成梗阻性黄疸，引起肝内胆管扩张。

2. 诊断要点　注意肿瘤部位，内部回声，是否有高回声，如囊性为主，需观察囊壁是否有钙化及实质性成分。

【鉴别诊断】

1. 胆管囊状扩张症　肝门部囊性畸胎瘤因其位置及临床表现，易误诊为胆总管囊肿。胆总管囊肿囊壁基本光整，而囊性畸胎瘤囊壁大多厚薄不均，壁上可见不规则强回声区。胆总管囊肿者可显示正常走行的胆总管，扩张的局部囊肿与胆道系统相通。

2. 肝母细胞瘤　肝母细胞瘤可表现为肝脏内不均质包块，内部也可见钙化斑，肝母细胞瘤一般以实质性低回声为主。畸胎瘤组成成分多样，钙化多粗大、不规则或呈牙齿形状。肝母细胞瘤者 AFP 明显升高，但若肝母细胞瘤并发畸胎瘤则鉴别困难。

3. 肝脏间叶错构瘤 肝脏间叶错构瘤多呈肝内囊实性肿块，内可见大小不等数个囊腔，腔内透声好，肿块内少有钙化。

【诊断价值】

肝脏畸胎瘤非常罕见，超声能观察肿瘤部位、大小、与周围组织的关系，如肿块内部有特征性的多种成分回声或特征性的囊壁结构，超声可提示诊断。超声检查对含脂类成分的组织，识别的敏感性较 CT 低。CT 具有较高的密度分辨率，对显示畸胎瘤中的脂肪、钙化或骨化有特异性的诊断价值。

第九节　肝、脾、胰挫裂伤

【概述】

小儿腹部创伤以闭合性损伤多见，可造成腹部实质性脏器的挫裂伤，包括脾脏、肝脏和胰腺。脾脏组织质脆，受到打击时易发生脾破裂、包膜下血肿，在腹部损伤中最为常见；肝脏体积相对较大，尽管大多位于肋骨胸廓后方，但骨骼的钙化程度较低，仍然较为柔韧，对肝脏缺乏有效保护，引起肝脏挫裂伤较为常见。新生儿出生时受产道挤压、产钳助产、心肺复苏时的胸外按压等，均可引起肝损伤。胰腺位于腹膜后，后方紧邻脊柱、腰大肌，损伤较少见，但一旦胰腺损伤，常常较为严重，并可引起严重并发症。

肝脏损伤程度较轻，仅少量包膜下血肿时，临床症状可不明显，仅表现为肝区疼痛；肝脏包膜及肝实质破裂时可引起腹腔大量出血，患者可迅速出现面色苍白、脉搏加快、呼吸急促、血压下降直至休克；肝脏破裂时血液和胆汁同时进入腹腔可引起腹膜刺激征；肝脏损伤后还容易引起继发感染形成肝脓肿。脾脏损伤时常表现为左上腹或左侧腰背部疼痛，如损伤严重可引起失血性休克。胰腺损伤较轻时，可表现为胰腺炎症状，胰腺断裂时将引起胰液外漏，容易形成胰腺假性囊肿。胰腺损伤还可以引起胰岛素分泌减少，血糖升高。

【病理】

1. 肝脏创伤 常见为 5 种类型。

(1) 肝包膜下血肿：肝包膜损伤后，在肝包膜与肝实质之间形成新月状或弧形条带状出血灶。

(2) 肝挫伤：最轻微的肝损伤，仅表现为局部组织充血水肿及微血管内血液外渗。

(3) 肝撕裂：肝实质内条片状损伤，未及肝表面。

(4) 肝破裂：是最严重的肝实质损伤类型，含肝脏断裂及碎裂，可单发或多发，常累及肝表面和肝包膜。

(5) 肝内血肿：肝损伤后，较大血管破裂，出血聚集在肝局部损伤区。

2. 脾脏损伤 分为 3 个类型。

(1) 脾挫伤：包膜完整，破裂发生在脾实质深部。

(2) 脾包膜下血肿：出血聚集在脾包膜与实质之间。

(3) 脾破裂：即真性脾破损，累及实质和包膜。

3. 胰腺损伤 胰腺损伤分级主要依据美国创伤外科学会（AAST）胰腺损伤分级：Ⅰ级：挫伤或浅表裂伤，无大胰管损伤；Ⅱ级：较大挫裂伤，无大胰管损伤；Ⅲ级：远端胰腺实质损伤或裂伤伴胰管损伤；Ⅳ级：近端胰腺断裂或累及壶腹部，有大胰管损伤；Ⅴ级：胰头严重毁损伤，有大胰管损伤。

胰腺若为多发伤，提高 1 个损伤级别。

【超声表现和诊断要点】

1. 肝损伤超声表现

(1) 肝包膜下血肿：肝包膜完整，肝实质表面可有细小裂隙，肝包膜与肝实质间可见边界清楚的新月形无回声区（图 21-9-1）。

(2) 肝挫伤、肝撕裂及肝内血肿：肝包膜完整，肝挫裂伤时实质内见不规则片状高回声区，边界模糊，后期可出现液化（图 21-9-2），血肿较大时显示肝内无回声区，内可见条索状分隔，内部出现血凝块时，可伴絮状高回声。

(3) 肝破裂：肝包膜中断，中断处有向肝实质延伸的不规则无回声区，呈条带状或片状（图 21-9-3），同时腹腔内见大量细小光点漂浮的腹腔积液；肝

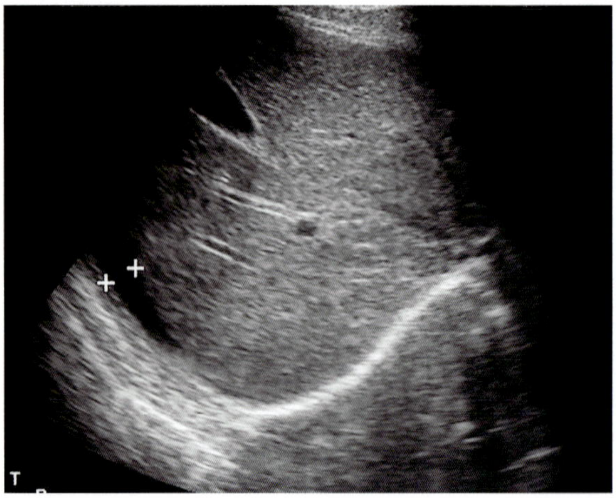

图 21-9-1　肝包膜下积液

肋缘下斜切二维图：外伤后，仅少量肝脏包膜下积液（光标示），肝实质回声均匀

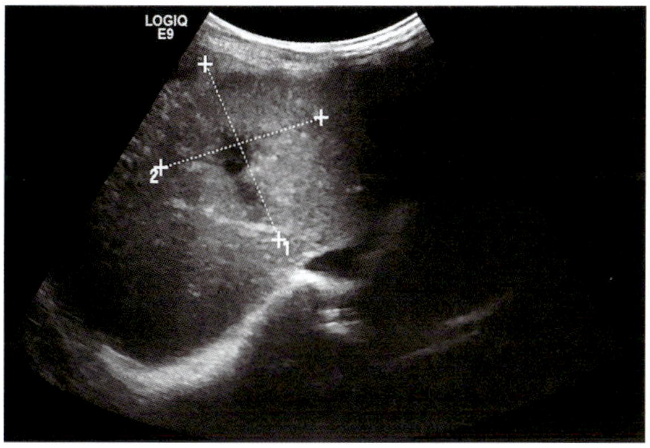

图 21-9-2　肝脏挫裂伤

肋缘下斜切图：肝脏挫裂伤，片状回声增强区，中央条片状无回声区

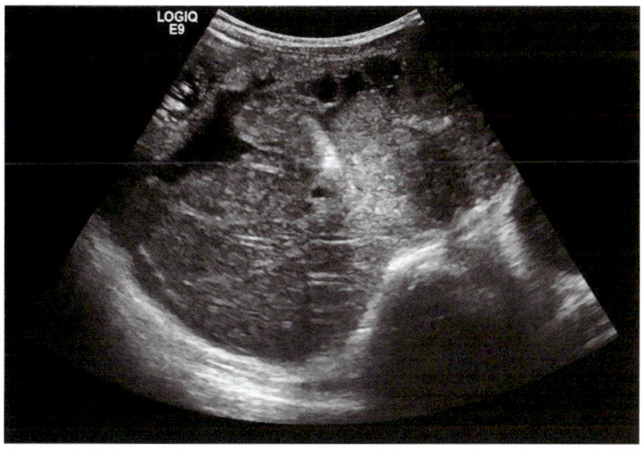

图 21-9-3　肝破裂

肋缘下斜切图：肝破裂，范围较广，肝实质碎裂，肝包膜断裂

脏形态不规则，实质内可见多处不均回声区。继发感染形成肝脓肿时可见肝内厚壁无回声区，内透声差。CDFI：肝脏破裂或血肿形成处无血流显示。

2. 脾损伤超声表现

（1）脾挫伤：脾包膜完整，脾实质不规则高回声（图 21-9-4），后期也可形成液化，若好转可消失。

（2）脾包膜下血肿：实质与包膜间见新月形无回声区。

（3）脾破裂：脾脏形态失常，包膜连续性中断，局部回声模糊，脾实质内有不规则回声增强或减低区（图 21-9-5），脾周或腹腔内可显示液性暗区。CDFI：脾门血管损伤时，脾脏部分或全部血流信号可消失。

3. 胰腺损伤超声表现　挫伤水肿时胰腺体积增大，实质回声增粗、不均匀；实质损伤时可有不规则低回声、高回声或无回声改变（图 21-9-6）；胰腺裂伤时胰腺边缘欠清，严重者胰腺实质内回声不

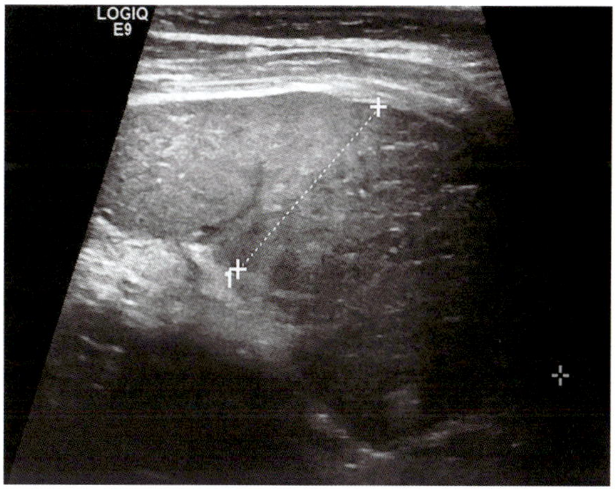

图 21-9-4　脾挫伤

左肋间斜切图：脾挫伤　脾实质回声增强，边界不清，脾脏包膜完整

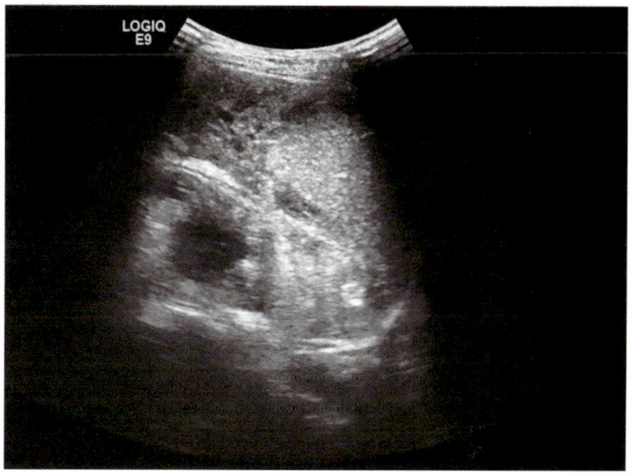

图 21-9-5　脾破裂

左肋间斜切图：脾破裂　实质回声不均，累及包膜

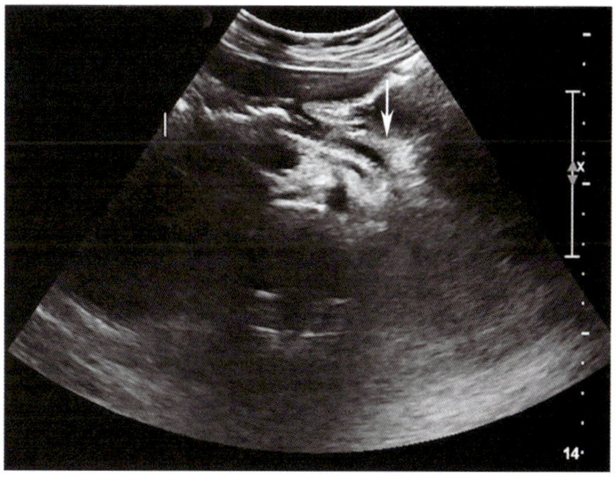

图 21-9-6　胰腺挫伤

剑突下横切图：胰腺挫伤　体尾部回声增强，边界不清（箭头）

均匀，可显示条状低回声区，胰腺周围及腹腔可显示游离积液。胰腺假性囊肿时胰周可见类圆形囊性包块，囊壁清晰，内透声不佳；囊内有坏死组织或继发感染时，囊腔内可呈絮状回声（图 21-9-7）。CDFI：胰腺完全断裂时远端血供缺失。

4. 诊断要点 观察腹腔脏器整体形态有无失常，内部是否有异常回声，包膜有无中断，有无腹腔积液及评估积液量，需注意有无腹腔多脏器损伤。

【鉴别诊断】

1. 肝脓肿 肝脏损伤可继发感染形成肝脓肿，此时需与损伤后肝血肿鉴别。脓肿一般有厚薄不均囊壁，内部透声差，根据明确的外伤史和短期的随访，超声引导下穿刺抽出脓性液体即可鉴别。

2. 朗格汉斯细胞组织细胞增生症 朗格汉斯细胞组织细胞增生症（Langerhans cell histiocytosis，LCH）是以大量朗格汉斯细胞增生、浸润和肉芽肿形成，导致器官功能障碍的一组疾病。LCH 累及的器官包括骨骼、肺、中枢神经系统和皮肤等。好发于儿童并且常为多器官受累。LCH 累及肝脏时可表现为不规则低回声区，一般沿门脉走行分布，常有胆管受累，有硬化性胆管炎表现。

3. 脾肿瘤 脾脏肿瘤可表现为极低回声区，一般边界清楚，且无包膜下血肿或包膜中断，没有外伤史。彩色多普勒显示内部可见血流信号可与血肿鉴别。

4. 胰腺炎 胰腺损伤表现可与胰腺炎表现相似，外伤可有胰腺裂伤表现，可结合外伤史加以鉴别。

【诊断价值】

超声影像是腹部创伤急救中首选的影像方法，已经成为急诊床旁超声重要内容，主要用于评估损伤程度、范围，以及失血性休克等。但受到声窗、分辨率等影响，进一步的精细评估需要进行 CT 检查。CT 增强扫描可明确损伤的精确解剖部位、血供改变以及周围结构的改变。超声检查有助于重症患儿的随访复查，判断损伤进展，及时发现迟发性出血。超声引导下可准确对胰腺假性囊肿、胰周积液及肝脏脓肿，进行穿刺引流。

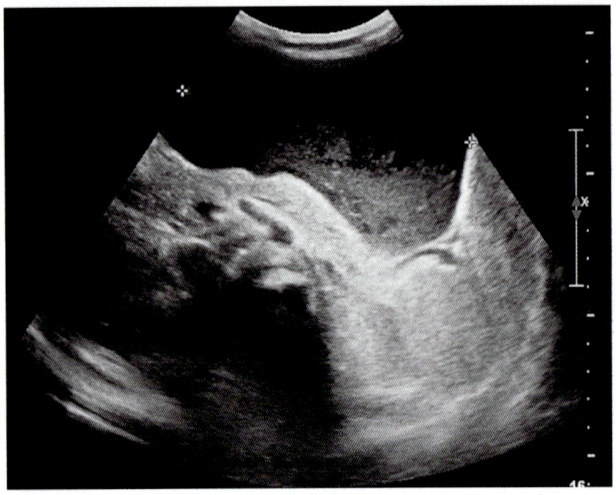

图 21-9-7 胰腺假性囊肿

剑突下横切：胰腺外伤后假性囊肿形成

第十节 门静脉海绵样变性

【概述】

因先天性或后天性原因导致门静脉主干和/或分支完全或部分阻塞后，门静脉压力升高，入肝血流受阻，门静脉及其分支周围形成大量侧支循环或血管交通支，使门静脉呈蜂窝状或海绵样改变，即门静脉海绵样变性（cavernous transformation of portal vein，CTPV）。CTPV 是保护肝脏正常血流灌注的一种代偿性病变。CTPV 是肝前性门静脉高压的主要原因，占儿童门静脉高压症 50% 左右。CTPV 早期肝脏形态改变一般不明显，肝功能良好，随病程进展肝血流灌注不足，肝脏可缩小，肝功能可出现异常。

CTPV 早期一般无临床表现，病变进展可出现脾大、脾功能亢进、消化道出血、腹水等门静脉高压表现。临床约 80% 病例以食管胃底静脉曲张破裂出血为首发症状。CTPV 的治疗主要为预防和处理门静脉高压和食管胃底静脉曲张破裂所致的急性上消化道出血。对于食管静脉曲张不严重的患儿可予保守治疗。手术方法包括内镜下硬化剂注射和曲张静脉套扎术、Rex 手术（肠系膜上静脉-门静脉左支分流术）、断流术、分流术，肝脏移植等。其中 Rex 分流术因其接近人体正常生理解剖而被推荐为治疗小儿肝前性门静脉高压的首选术式。Rex 分流术是将肠系膜上静脉与门脉左支，应用自体静脉接通或直接相连。对于门静脉左支发育不良、闭锁者，则可选择 Warren 手术，即远端脾肾静脉分流术。早期行 Rex 术联合贲门周围血管离断可能是治疗肝前性门静脉高压合并食管胃底静脉曲张破裂出血的首选。

【病理】

CTPV 的分型方法有多种，根据栓塞病变发生的解剖部位，CTPV 分为 3 型：Ⅰ型肝外型，肝门部门静脉主干狭窄或消失，肝内门静脉左右支未受累；Ⅱ型肝内外型，即Ⅰ型合并肝内门静脉左右支狭窄或闭锁；Ⅲ型肝内型，即肝内门静脉左和/或右支病变，但肝外门静脉主干未受累。发生在肝外门静脉主干的往往行 Rex 分流术，如发生于肝内型需用其他术式。根据 CTPV 形成的病因，可分为原发性和继发性。原发性 CTPV 见于门脉系统的先天性畸形，如门静脉狭窄、闭锁或缺如。继发性多由门静脉梗阻引起周围侧支循环形成。门静脉梗阻的常见原因有局部压迫，胆道系统炎症波及邻近门静脉。新生儿脐静脉炎累及门静脉，导致门静脉纤维化，血液黏稠度增加或门静脉分流术后血栓形成等，可引起 CTPV。约有 50% 患者病因不明。根据门静脉梗阻情况也可分为完全梗阻型和不完全梗阻型。或根据管腔走行特点分为直线型和迂曲型等。

【超声表现和诊断要点】

1. 超声表现 完全梗阻时肝门部及肝内的门静脉走行区正常结构消失，代之呈蜂窝状无回声区。不完全梗阻时门静脉管壁增厚，回声增强，在门静脉周围见蜂窝状无回声区（图 21-10-1）。病变的范围与门静脉梗阻严重程度有关，可局限于某一段门静脉（图 21-10-2），也可由门静脉延伸至脾静脉或肠系膜上静脉。彩色多普勒显示蜂窝状无回声区内红蓝相间的血流信号，脉冲多普勒测得连续、低速、单向的门脉样静脉血流信号（图 21-10-3）。门静脉不完全梗阻时血流方向不变。完全梗阻则门静脉远端血管出现反向血流信号。门静脉入肝血流减少，肝动脉代偿性血供增多，超声表现为肝动脉增宽，流速增快。合并有门静脉高压时，可有脾脏增大，食管下段胃底静脉曲张，侧支循环及腹腔积液等超声表现。病变早期肝脏形态回声无明显改变，晚期肝脏外形可缩小，回声增粗。

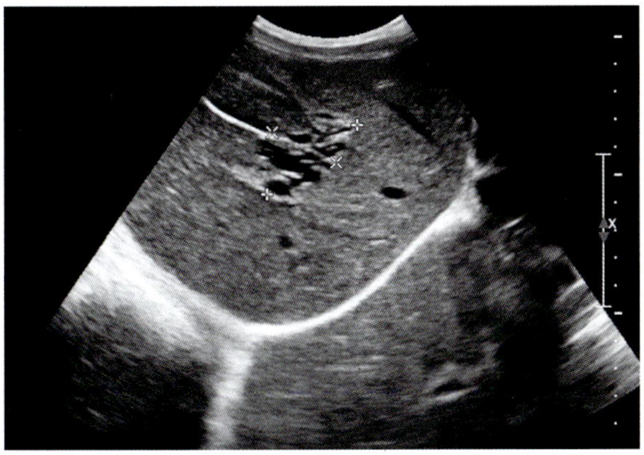

图 21-10-1　门静脉右支海绵样变性

右肋缘下斜切二维图：门静脉右支海绵样变性门静脉周围呈蜂窝状无回声区

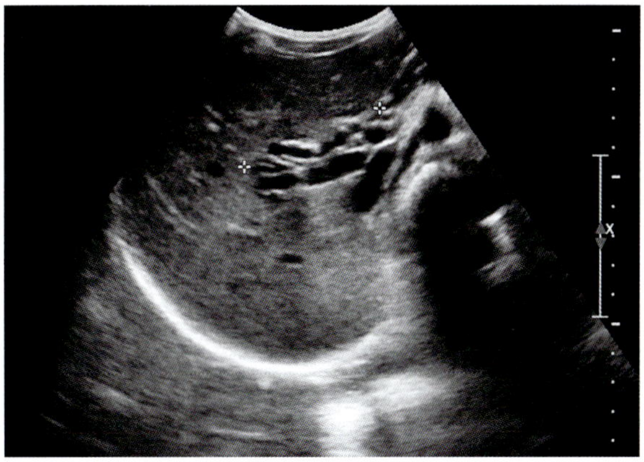

图 21-10-2　门静脉主干海绵样变性

右肋间斜切二维图：门静脉主干可见蜂窝状改变

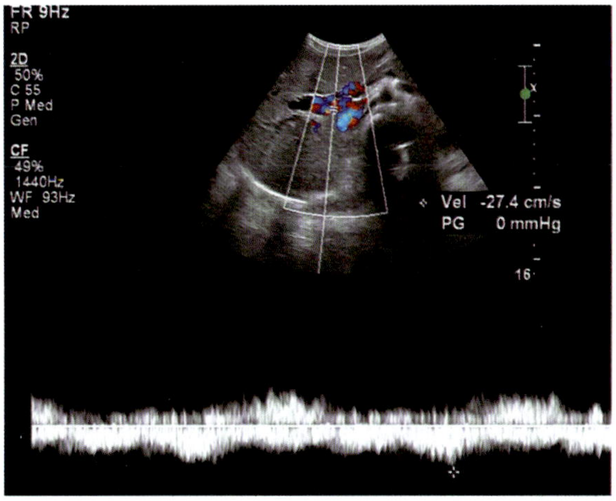

图 21-10-3　门静脉海绵样变彩色多普勒

彩色多普勒蜂窝状回声区内显示血流信号充填，流速曲线为静脉频谱

2. 诊断要点 门静脉走行区有无迂曲走行的蜂窝状无回声区，其内有无静脉血流信号充填，迂曲血管涉及范围，有无门静脉高压超声表现。门静脉主干是否通畅，门静脉左支是否通畅。肝脏形态、回声是否有改变。

【鉴别诊断】

1. 先天性胆管扩张症 先天性胆管扩张症声像图表现为沿门静脉主干或门静脉分支的囊性管状回声，但管状回声内部无血流信号充填。

2. 遗传性出血性毛细血管扩张症（hereditary hemorrhagic telangiectasia，HHT） 累及肝脏的 HHT 较少见，表现为肝门部迂曲血管团，二维和彩色多普勒均与 CTPV 相似。脉冲多普勒有助于鉴别诊断。多普勒检测 HHT 血管团内呈高速动脉血流信号，而 CTPV 为低速静脉血流信号。

【诊断价值】

超声检查可显示门静脉管腔内有无梗阻、梗阻部位，可清楚显示门静脉走行区蜂窝状血管回声，可观察病变范围，显示病变血管，门静脉高压引起的继发性病变。超声不仅能对门静脉海绵样变性做出准确诊断，还能对治疗方案选择，并发症预防提供诊断信息。对门静脉海绵样变性 Rex 术后者，超声可动态评估吻合血管的血流动力学，观察有无血栓形成。

第十一节 门静脉高压症

【概述】

门静脉高压症（portal hypertension，PH）是指门静脉系统压力持续升高所引起的一系列临床表现，是儿童发病率较低的严重并发症。临床表现以脾脏肿大、脾功能亢进、食管静脉曲张和腹水为主要症状。实验室检查由于脾功能亢进，血小板和白细胞降低，后期可出现肝功能损害。

小儿门脉高压症的治疗与成人有较大的差别。治疗方法包括药物、内镜和手术等。门静脉高压 Rex 手术，是将肠系膜上静脉与门静脉左支，经人体静脉搭桥进行分流术。Rex 手术最接近人体的正常解剖，是小儿肝前型门静脉高压症的首选方法。门体静脉分流术是将门静脉与体静脉进行吻合，通常是采用门腔分流术、脾肾分流术及选择性分流术。断流术是切断食管胃底周围曲张静脉，达到迅速止血的目的，但再出血率较高。肝移植用于晚期患儿，小儿肝移植术后 5 年生存率已达 90%。

【病理】

根据门静脉血流受阻部位不同 PH 可分为肝前型、肝后型及肝内型。

1. 肝前型 肝前型 PH 是指肝脏本身无病变，肝外门静脉畸形、阻塞、压迫等，如先天性门静脉闭锁或狭窄、门静脉血栓或脾静脉血栓、肿瘤压迫等。

2. 肝内型 根据引起 PH 的部位不同，可分为窦前性、窦性及窦后性 PH。儿童以胆道闭锁引起的肝硬化、糖原贮积症、肝豆状核病变等窦后性 PH 较多见。

3. 肝后型 肝后型 PH 是由于肝静脉流出道发生梗阻或回流障碍所致。常见于布 - 加综合征（Budd-Chiari syndrome）、缩窄性心包炎等。

成人 PH 主要由肝硬化引起，以往儿童门静脉高压以肝外型多见，占 50%～70%，是小儿门静脉高压最常见的原因，近年来胆道闭锁姑息性手术增多，肝硬化引起小儿 PH 逐渐增多。

【超声表现和诊断要点】

1. 超声表现

（1）小儿门静脉正常值：大多数研究认为小儿门静脉内径正常值与年龄、体重、身高、胸围有关，国内也有学者根据不同年龄段对小儿门静脉内径正常值及门静脉血流速度进行过测量，但由于小儿个体差异较大，而血流速度易受饮食等影响，目前仍缺乏较统一的标准。

（2）肝脏的超声表现不同：肝前型 PH 的肝脏超声表现大多正常，形态规则，包膜光滑，肝内实质回声均匀。肝内型 PH 多由肝硬化引起，早期肝脏可增大，晚期肝脏体积缩小，肝脏包膜高低不平，可呈锯齿状或波浪状，肝脏回声增粗增强，实质内密布大小不等的高或低回声团；胆道闭锁者可在肝门部及肝内门静脉周围显示纤维团块状或条索状高回声团，肝静脉变细。肝后型 PH 因血液流出受阻而肝脏淤血肿大，声像图表现为肝静脉扩张，肝脏形态饱满。后期发展为淤血性肝硬化，声像图则表现为肝体积缩小，实质回声增粗、增强。

（3）门静脉及其属支扩张：门静脉主干及左右分支内径较正常增宽，门静脉内血流速度减慢可形成门静脉血栓，超声表现为增宽的门静脉管腔内可见条索状或团块状低 - 中等回声。由于门静脉血流减少，肝动脉代偿性血流量增多，可显示肝动脉内径增宽。肝后型 PH 还可显示肝静脉或肝段下腔静脉狭窄、闭塞或隔膜。

（4）脾脏增大：门静脉高压者脾脏体积增大，超声检查可显示脾脏位于肋缘下。高频超声可见脾脏内扩大的血窦。有腹腔积液时腹腔内可显示游离无回声区。

（5）多普勒超声：彩色多普勒显示门静脉主干血流速度减慢，严重时呈反向血流信号。门静脉血栓形成时显示彩色血流充盈缺损。肝动脉血流速度增快，血流的阻力指数增高。门静脉海绵样变时，在门静脉主干及分支周围的蜂窝状无回声区内，显示均有血流信号充填。食管胃底静脉曲张，肝左叶后方食管下段可见蜂窝状无回声，彩色多普勒显示呈红蓝相间的血流信号（图 21-11-1）。门静脉高压者也可使脐静脉重新开放，肝圆韧带内可见静脉血管一端连门静脉左支另一端至脐部腹壁，此时一般伴有腹壁静脉曲张。

（6）超声内镜：可以清楚显示迂曲的食管胃底静脉，在早期病变中有优势。

2. 诊断要点 门静脉主干及分支内径是否增宽，是否有血栓、闭塞，血流流速、方向有无改变。

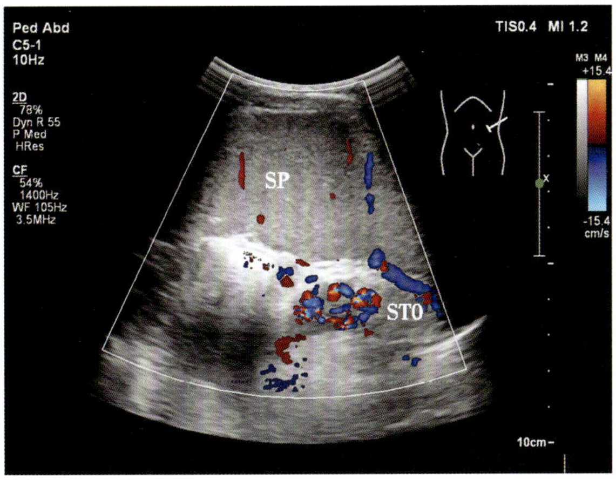

图 21-11-1　胃底静脉曲张

左肋缘斜切彩色多普勒：门静脉高压，胃底静脉曲张，显示蜂窝状红蓝血流信号

门静脉周围有无海绵样变，观察侧支循环建立情况。观察肝脏形态，回声改变，有无肝硬化，脾脏是否肿大，腹腔积液情况。判断梗阻部位，明确门静脉高压病因。

【鉴别诊断】

1. 布 - 加综合征　布 - 加综合征是先天性或继发性肝静脉或下腔静脉梗阻。超声鉴别点在于可观察到肝静脉或下腔静脉内局部管腔狭窄或团块梗阻。

2. 淤血肝　主要由心源性引起，肝静脉增宽，肝脏肿大，右心房增大，压力增高。

【诊断价值】

超声可以观察门静脉主干及其分支内径、形态、血流速度和方向，显示侧支循环建立情况，显示肝脾形态，回声。超声可以对门静脉高压做出定性及病因诊断，是影像学检查中诊断门静脉高压最常用的方法。

第十二节　脾脏弥漫性病变

【概述】

小儿脾脏弥漫性病变多指脾脏弥漫性增大。脾脏增大常见病因分为：①感染性脾大，病毒性感染、细菌性感染、寄生虫感染等，如败血症、传染性单核细胞增多症等；②充血性脾大，如门静脉海绵样变性、肝硬化、慢性充血性右侧心力衰竭、缩窄性心包炎、门静脉及下腔静脉血栓等肝前、肝内、肝后原因导致的门静脉高压症；③血液病性脾大，如白血病、淋巴瘤、骨髓增殖性疾病、地中海贫血、溶血性贫血等；④肿瘤性脾大，如血管瘤、转移性肿瘤等；⑤代谢性疾病性脾大，如戈谢病（Gaucher disease，GD）、尼曼 - 匹克病（Niemann-Pick disease，NPD）、黏多糖贮积症等；⑥免疫性疾病性脾大，系统性红斑狼疮、类风湿关节炎、自身免疫性淋巴细胞增生综合征等。

脾脏弥漫性增大临床表现与病因有关，除不同程度的脾大外，主要是全身症状，如高热、中毒症状与感染有关；皮肤与黏膜出血、长期低热贫血、淋巴结肿大多见于血液系统和肿瘤；消化道出血多见于门静脉高压症；右心增大见于慢性充血性右侧心力衰竭等。

【病理】

引起脾脏肿大病因众多，每种疾病引起脾大的机制亦不相同。有时一种病因引起脾大的机制可能有多种因素。归纳如下：

1. 细胞浸润　见于各种炎性细胞及肿瘤细胞浸润，如急性感染性疾病，白血病、恶性淋巴瘤及脾脏转移瘤。

2. 脾脏淤血　脾脏是体内最大的贮血器官，各种原因造成脾脏血液回流受阻，均可造成脾脏肿大，如门静脉高压症、右心衰竭、下腔静脉血栓等。

3. 髓外造血　脾脏是造血器官，在骨髓增殖性疾病时，脾脏又恢复其造血功能，出现不同程度的髓外造血导致脾脏肿大，如原发性骨髓纤维化症、真性红细胞增多症、慢性粒细胞性白血病、原发性血小板增多症。

4. 组织细胞增生　组织细胞异常增生，累及全身多个脏器，包括肝、脾、淋巴结、皮肤等，如类风湿关节炎、慢性感染性疾病、系统性红斑狼疮、朗格汉斯组织细胞增多症等。

5. 脂质代谢障碍　由于脂类代谢酶缺乏或功能障碍，引起脂质代谢障碍，脂类在组织中沉积造成脾大，如戈谢病（GD）、尼曼 - 匹克病（NPD）、黏多糖贮积症等。

【超声表现和诊断要点】

1. 脾脏弥漫性增大

（1）超声测值增加：脾下极超出肋下，或脾上极达到腹主动脉前缘。

（2）超声对脾大程度的估测：脾脏肿大分为轻度、中度及重度。①轻度增大：深吸气时脾下极不超过肋弓下缘 3cm；②中度增大：脾下极超过肋弓下缘 3cm 至平脐；③重度增大：脾下极平脐水平线以下。

（3）脾脏内部回声：脾脏增大时，脾内部回声通

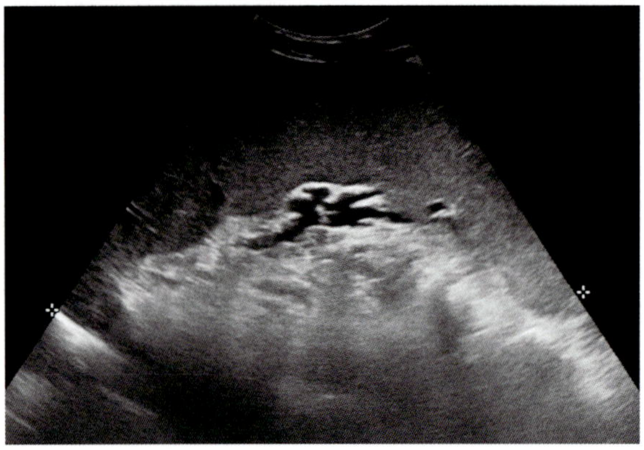

图 21-12-1 脾肿大
左肋间脾脏斜切面图显示脾脏弥漫性肿大

常无明显改变，或轻度均匀性回声减低或回声增强；亦可见粟粒样病变，脾实质内可见密布的小弱回声，呈筛孔样。脾血管增宽、血供增加（图 21-12-1）。

2. 其他全身超声表现 肝脏大小回声的改变；门静脉增宽或串珠样改变，流速降低；脾静脉扩张、扭曲；腹腔和腹膜后可显示淋巴结肿大，脾门可见淋巴结肿大等。

3. 诊断要点 测量脾脏厚度时需通过脾门部测量，但脾脏厚度个体差异较大，观察脾脏上、下极的位置尤为关键。脾脏弥漫性增大对疾病诊断的特异性不高，要注意检查其他部位的超声表现。

【鉴别诊断】

脾脏弥漫性增大与肝左叶肿大、左肾巨大肿瘤、脾下垂、游离脾等相鉴别。脾下垂、游离脾在脾区扫查无脾脏显示；肝左叶肿大、左肾巨大肿瘤等，仔细检查可以在脾区或左肝、肿瘤周围发现正常脾脏。

【诊断价值】

超声检查很容易确定有无弥漫性脾肿大，但对病因的鉴别诊断价值有限，需结合临床。超声检查可以对脾大程度的变化进行监测，以评价疗效。

第十三节 先天性胰腺畸形

先天性胰腺畸形很少见，常见的畸形包括环状胰腺、异位胰腺、胰管异常、胰腺发育不良等。

一、环状胰腺

【概述】

环状胰腺（annular pancreas）是最常见的先天性胰腺畸形，约占新生儿消化道梗阻病因的 1%。根据十二指肠梗阻的程度不同，临床出现症状的时间及严重程度亦有差异。梗阻严重者多在胎儿期或新生儿期出现异常，临床表现主要为急性完全性十二指肠梗阻，顽固性呕吐，呕吐物中含有胆汁。由于频繁的呕吐，可继续脱水、电解质紊乱和酸碱平衡失调、营养不良。慢性不全性十二指肠梗阻者可到成年期出现症状，而且常因其他病变临床表现而被检出，例如胃或十二指肠溃疡、胰腺炎、胆道梗阻等，其主要表现为腹痛、呕吐、腹胀、黄疸。

环状胰腺最常见的合并畸形为先天性心脏病和肠旋转不良，其他少见的有肠道闭锁、胰胆管异常、泌尿生殖系统畸形、21- 三体综合征等。

【病理】

环状胰腺的胚胎发育：胚胎期两个胰芽（胰与副胰）的愈合位置不正常，当十二指肠旋转时，腹侧胰芽固定不动并延长，以后与背侧胰芽联合时将十二指肠降部环绕，压迫十二指肠引起高位肠梗阻，称为环状胰腺。环状胰腺的病理分类：环状者约占 25%，半环状者占 75%，环状胰腺组织与十二指肠肠壁的组织互相交织着透入十二指肠肠壁。

【超声表现和诊断要点】

1. 超声表现

（1）胎儿环状胰者：在妊娠中后期，经二维超声表现有胃、十二指肠降部积液扩张，十二指肠泡直径大于胃泡直径，即“双泡征”。胰头部可见形态增大、不规则，位置向左侧移位，与十二指肠降部关系密切，若在十二指肠周围发现高回声带即可基本明确诊断为环状胰腺。

（2）新生儿环状胰者：超声可显示胃、十二指肠球部管腔扩张（图 21-13-1），降部胰腺水平管腔狭窄，肠腔内可见少量液体回声。胰腺回声向十二指

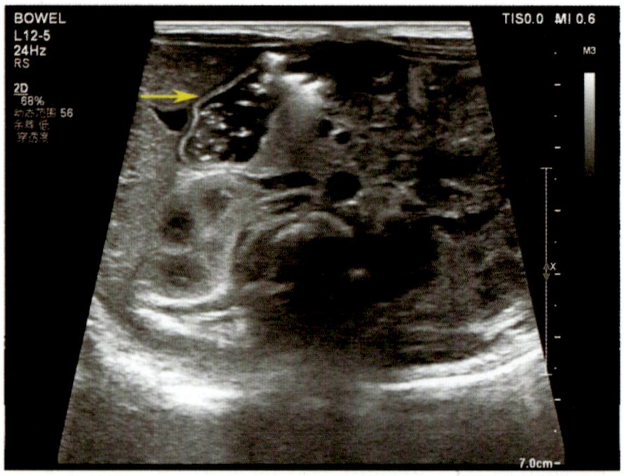

图 21-13-1 环状胰腺
剑突下横切面图显示十二指肠球部（箭头）扩张

肠前壁延续(图 21-13-2),部分仅表现为狭窄后方或外围索状低回声。十二指肠狭窄远段管腔无扩张,腔内少量肠液回声。

2. 诊断要点　环状胰腺超声检查时应采用低频凸阵探头与高频线阵探头。低频探头扫查范围广,可以同时显示扩张的胃及十二指肠;而高频探头可清晰显示腹内脏器的毗邻关系,以获得清晰典型的环状胰腺图像,易与其他疾病鉴别。对于腹腔明显胀气患儿,应胃肠减压后经胃管注入适量的生理盐水,使十二指肠蠕动,便于观察梗阻部位。

【鉴别诊断】

环状胰腺主要与其他引起十二指肠梗阻的疾病鉴别。

1. 先天性十二指肠闭锁　偶见于新生儿,病变位于十二指肠降段,出生后即频繁呕吐,呕出物可含有胆汁,胃肠造影时钡剂不能通过,下段肠管内无气体。超声可探及肠梗阻征象:梗阻近端肠扩张、积气、积液,梗阻远段肠管塌瘪,完全梗阻则肠腔内无液体或气体回声。

2. 先天性肥厚性幽门狭窄　多在出生后数周出现反胃和呕吐,呕吐物中不含胆汁,上腹部较膨隆,可有胃蠕动波,95%~100% 的患儿在右上腹可扪及橄榄状肿块。胃肠钡剂造影见胃扩张,幽门管变细、变长,胃排空时间延长等。超声可显示幽门管呈实质性回声团,中央为幽门管腔,局部蠕动消失。诊断标准为幽门肌层 >3mm,幽门管外径 >14mm,幽门管长径 >16mm。

【诊断价值】

超声检查在妊娠中后期对十二指肠梗阻或环状胰腺有诊断价值,有助于早期发现小儿环状胰腺,婴儿期可用生理盐水胃内灌注观察胰头处十二指肠和胰头的相互关系;如同时行三维超声检查有助于明确诊断。

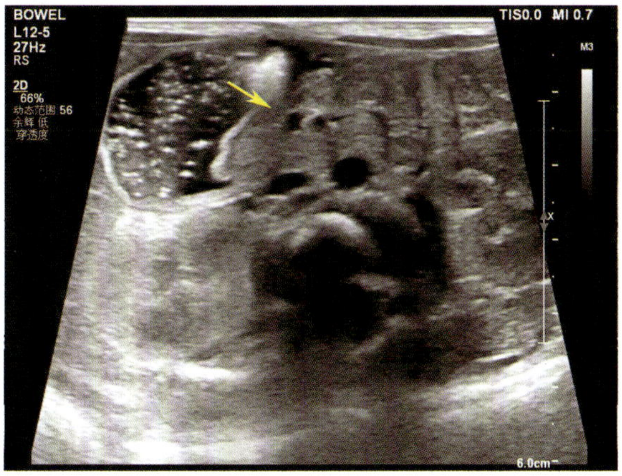

图 21-13-2　环状胰腺

剑突下横切面图显示十二指肠降部(箭头)为胰头部包绕

镜下 ERCP 造影能使环状胰管显影,对诊断极有帮助。磁共振(MRI)与磁共振胰胆管造影(MRCP):MRI 可看到与胰头相连续的围绕十二指肠降段与胰腺同等信号强度的组织结构,可确认为胰腺组织。MRCP 通过水成像的原理可很好地显示环状胰管影。

二、异位胰腺

【概述】

异位胰腺是正常胰腺部位以外的孤立胰腺组织,与正常胰腺之间无任何解剖及血管联系。患儿多无临床症状,通常在其他原因的腹部手术中偶然发现。异位胰腺可以分布位于胃肠道的任何地方,以十二指肠最多见,约占 27.7%;胃次之,约占 25.5%;空肠约占 15%;回肠与 Meckel 憩室约占 3%;异位胰腺多为单发,少有多发的报道。异位胰腺是否出现并发症及临床症状取决于其所在的位置、大小、包含的黏膜以及异位胰腺组织本身所引起的胰腺病变。胃及十二指肠异位胰腺易出现慢性炎症及溃疡,当炎症或溃疡侵及破坏血管可导致消化道出血。儿童期异位胰腺最常见并发症为肠套叠。

【诊断要点】

异位胰腺多数不引起任何症状,如继发病理改变并引起明显症状时,可以通过胃镜、超声胃镜等进行检查和诊断。如能看到胰管开口,就能明确诊断;经活检证实为异位胰腺组织时,可以肯定诊断。或者手术治疗术中病理可明确诊断,仅少数病例因其部位较特殊诊断困难。

第十四节　急性胰腺炎

【概述】

儿童急性胰腺炎(acute pancreatitis, AP)是指多种病因引起的胰酶激活,以胰腺局部炎性反应为主要特征,伴或不伴其他器官功能改变的疾病,是常见的急腹症之一。引起小儿 AP 的主要病因是感染、特发性因素、外伤、胆道疾病、全身性非感染性疾病,以及儿童化疗后的药物损伤性胰腺炎。感染是小儿 AP 的首要原因,约占 30%,胆道疾病、特发性因素、全身性非感染性疾病是引起轻型急性胰腺炎的主要病因,外伤、感染、特发性因素是引起重症急性胰腺炎的主要病因。

常见的并发症主要包括胰腺假性囊肿、胰腺脓肿、血管栓塞、胆道梗阻等。胰腺假性囊肿多继发于急慢性胰腺炎和胰腺损伤，多发生于急性胰腺炎起病4周后。胰腺脓肿是由急性胰腺炎的坏死组织或并发假性囊肿继发感染所致，可发生在胰腺的任何部位。

儿童急性胰腺炎主要临床表现为上腹痛、呕吐、发热，实验室检查表现为白细胞增多、血和/或尿淀粉酶升高。血清胰酶检查是胰腺炎的重要诊断依据。由于低龄患儿往往对症状表述不明确，临床表现不典型、而且发病原因又异于成人，儿童急性胰腺炎易误诊、漏诊。

【病理】

急性胰腺炎的发病机制并未完全阐明，当胰腺防御机制受到破坏，如感染、胆管内压增高、血液循环障碍等因素，导致胰蛋白酶原被激活，后者又激活其他酶反应，如弹性蛋白酶、激肽释放酶、脂肪酶、磷脂酶A等，消化自身胰腺和消化周围组织引起化学性炎性反应。严重者可发生出血、坏死等改变。病理上将急性胰腺炎分为水肿型和出血坏死型，相对应于临床的轻型急性胰腺炎和重症急性胰腺炎。

遗传性胰腺炎是一种相对少见的常染色体显性遗传病。1996年，在北美4个大家族中发现遗传性胰腺炎与阳离子胰蛋白酶原（PRSSl）基因突变有关；2000年报道丝氨酸蛋白酶抑制剂（SPINKl）基因突变与不明原因的慢性特发性胰腺炎有关。由于*PRSSl*基因突变引起的胰腺炎或由于*SPINKI*基因突变引起的复发性胰腺炎，都能发展为胰腺外分泌功能不全，未来易发展为胰腺炎，是发生胰腺癌的高危人群。在我国儿童慢性胰腺炎患者中*PRSSl*、*SPINKl*、*CFTR*、*CLDN2*等基因均有异常发现，其中*SPINKl*突变和胰管结石、胰腺假囊肿及胰腺钙化等表现相关。

【超声表现和诊断要点】

1. 超声表现

（1）轻型急性胰腺炎：胰腺多呈弥漫性肿大，形态饱满，边缘大都清晰、光整（图21-14-1）。少数可局部或整体肿大，多见于胰头和胰尾。胰腺内部回声减弱，也可见回声分布不均、强弱不等，一般见于慢性胰腺炎急性发作。原发性轻型急性胰腺炎胰管极少扩张，极少数伴有小网膜增厚、胰周积液或胸腔、盆腹腔积液。继发性轻型AP可伴有胰管扩张、小网膜增厚、胰周积液或胸腔、盆腹腔积液。

（2）急性重症胰腺炎：胰腺局部或整体肿大，常重度肿大，部分可见形态失常。胰腺轮廓模糊不清，边缘不光滑，甚至可呈锯齿状，回声不均匀或增强，极少数回声均匀。胰管扩张少见，胰周积液或脓肿、胰腺假性囊肿形成较多见（图21-14-2），也可有肠管扩张、胸腔、盆腹腔积液。

（3）假性胰腺囊肿或脓肿：胰腺周围显示圆形、椭圆形或不规则形无回声区（图21-14-3），早期因囊壁不成熟，边缘显示模糊或不完整，后期囊壁强回声清晰规整。囊腔与胰腺关系密切，体积较大者可压迫周围器官。彩色多普勒显示囊腔内无血流信号。上述病变呈化脓性改变时，液化无回声及积液中出现散在细小光点或絮状低回声。假性囊肿发生自发性破裂时，超声显示囊肿变小、壁不完整及腹水。

2. 诊断要点 小儿急性胰腺炎绝大部分可见胰腺肿大，应注意不能完全用测值衡量胰腺肿胀与否，应结合患儿年龄、体型，胰腺正常参考值（表21-14-1）。当发现胰管扩张时，应仔细扫查胆

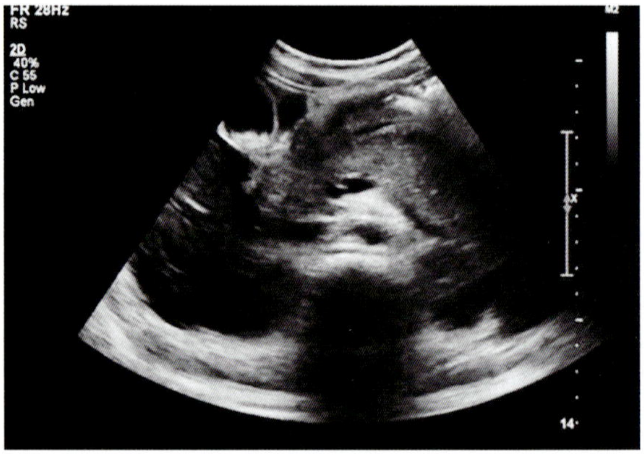

图21-14-1 轻型急性胰腺炎
剑突下横切面显示胰腺弥漫性增大

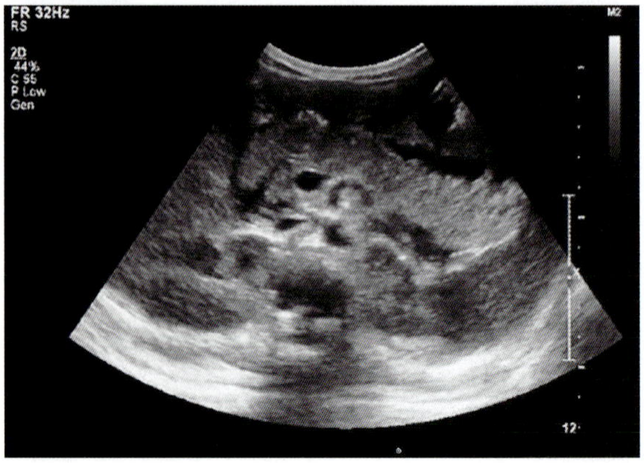

图21-14-2 急性重症胰腺炎
剑突下切面显示胰腺弥漫性增大，边缘毛糙，胰周积液

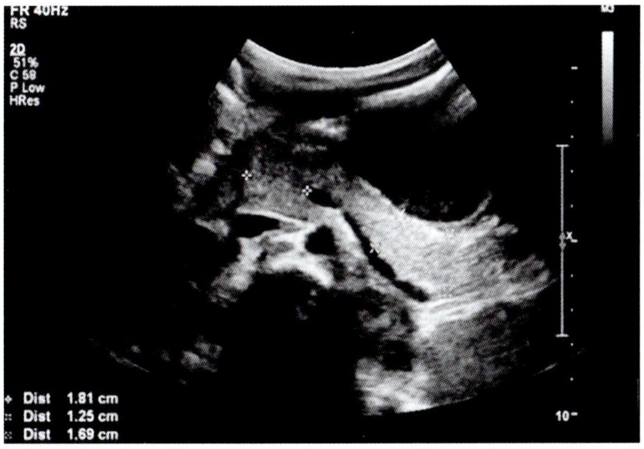

图 21-14-3 胰腺假性囊肿形成

胰体近包膜下显示类圆形囊状回声区，囊壁规整，内显示絮状低回声

表 21-14-1 小儿胰腺厚径正常参考值(cm)

年龄	胰头	胰体	胰尾
0～1 个月	1.0±0.4	0.6±0.2	1.0±0.4
1 个月～1 岁	1.5±0.5	0.8±0.3	1.2±0.4
1～5 岁	1.7±0.3	1.0±0.2	1.8±0.4
5～10 岁	1.6±0.4	1.0±0.3	1.8±0.4
10～19 岁	2.0±0.5	1.1±0.3	2.0±0.4

引自《小儿超声诊断学》第 2 版，夏焙主编，人民卫生出版社

囊、胆管等部位，排除胆胰管畸形。若遇胃肠道气体干扰严重者，可按需要改变体位（如右侧卧位、半卧位或坐位）观察胰腺全貌。急诊检查时，因患儿未禁食、哭闹、胰周胃肠积气从而导致胰腺和胆管区检查不明确的，应尽早在空腹安静状态下复查，以明确诊断。

【鉴别诊断】

1. 慢性胰腺炎 急性胰腺炎发作 2 次及以上称为复发性胰腺炎，部分可能进展为慢性胰腺炎。儿童慢性胰腺炎非常少见。慢性胰腺炎主要表现为疼痛，早期诊断较难与急性复发性胰腺炎鉴别，晚期诊断依靠胰腺纤维化和胰管扩张的证据。超声表现为胰腺肿大，部分甚至形态失常，边缘不光滑，轮廓模糊不清，回声可不均匀或增强，胰管扩张少见，胰周、胸腔、盆腹腔大量积液，胰腺假性囊肿形成较多见，因胰周积液内胰酶外渗消化胰腺周围脂肪组织，部分仅存纤维组织，可见细小的纤维构架。

2. 胰腺淋巴瘤 淋巴瘤可累及全胰腺致胰腺弥漫性增大，此种胰腺淋巴瘤往往周围组织同时受累致胰腺与周围组织融合成边缘不清的团块。淋巴瘤也可累及部分胰腺，呈胰腺内单发或多发低回声团块。但是胰腺淋巴瘤往往合并胰外其他器官病灶，所以鉴别并不困难。

3. 胰腺低蛋白水肿 胰腺弥漫性增厚，回声增强，胰管不扩张，常与胃壁、胃网膜、小网膜水肿同时发生。常继发于肝肾损害。

【诊断价值】

超声检查是急性胰腺炎的首选方法，可以初步判断胰腺组织形态学变化，同时有助于判断有无胆道疾病，一旦超声发现胆道畸形，则给临床提供手术指征。超声可动态观察病情变化，有助于观察疗效和判断预后。

胰腺 CT 及磁共振扫描是结合血清淀粉酶的一种非侵入性诊断胰腺炎和胰腺外伤比较可靠的诊断方法，可以了解胰腺炎症程度及有否坏死，还可以观察胰周受累情况及有否并发症，诊断准确性优于腹部超声。

内镜逆行胰胆管造影术（endoscopic retrograde cholangiopancreatography，ERCP）可精确判断胰腺尤其是胰管的受损程度，治疗性 ERCP 是一种微创、可靠、安全有效的治疗方法，可避免不必要的剖腹扫查，降低胰腺手术后并发症的发生率。但对于原发病为胆管扩张症患儿的彻底治疗仍需要外科手术。ERCP 已成为胰管结石的一线治疗手段。作为一种侵袭性的手段，治疗性 ERCP 也存在着一些特有的并发症，如 ERCP 后高淀粉酶血症、ERCP 后急性胰腺炎、胰胆管穿孔、消化道出血、胰胆管逆行感染、支架移位等，儿童 ERCP 较成人更容易出现并发症。

第十五节 胰腺肿瘤

小儿胰腺肿瘤罕见，发病率仅 0.2%，在儿童中常见者为胰母细胞瘤和胰腺囊实性乳头状瘤。多发生于学龄期和青春前期。

一、胰母细胞瘤

【概述】

胰母细胞瘤（pancreatoblastoma）是儿童胰腺肿瘤的主要类型之一，占胰腺肿瘤的 25%，好发年龄 1～8 岁，是 <10 岁儿童最常见的胰腺原发肿瘤，男女比例无明显差异。胰母细胞瘤可发生于胰腺的任何部位，极少数可发生于异位胰腺组织内。临床表现无特异性，早期常无症状，多数为体检时无意发现，或因呕吐、腹痛、黄疸等就诊。由于肝细胞

与胰腺细胞为相同的原始细胞来源，后者也可以有AFP分泌，部分胰母细胞瘤患儿AFP阳性。胰母细胞瘤为恶性肿瘤，多为实性单发巨块，或不规则分叶状，境界不清，呈浸润性生长，易复发和远处转移。对化疗敏感。

【病理】

大体呈分叶状，多有包膜；镜下肿瘤细胞排列成边界清晰的岛状，其中混有鳞状小体和大量腺泡，由纤维间质分隔。肿瘤组织学上与胚胎胰腺第8周的组织类似。在分子生物学方面，与几种癌症遗传综合征有关，包括家族性腺瘤性息肉，Beckwith-Wiedemann综合征，均有11p的杂合缺失。

【超声表现和诊断要点】

超声表现为胰腺区中等偏强回声肿物。内部回声不均，一般无囊腔，有时可见颗粒样钙化（图21-15-1A、图21-15-1B），肿物周边及内部可见血流信号（图21-15-1C）。肿块位于胰头部可见胆总管扩张及肝内胆管扩张。肿块位于胰体、尾部可见肿瘤对周围血管的压迫、推移及包埋。肿瘤较大时，无法显示正常胰腺声像，可根据肿瘤位于脾静脉前方及其关系进行诊断。

【鉴别诊断】

1. 腹膜后肿瘤

（1）神经母细胞瘤：发生于后腹膜，常表现为巨大的、回声不均匀的、伴有钙化的团块，而胰腺位置抬高，形态和回声保持正常。两者可从临床上鉴别，神经母细胞瘤的好发年龄更小，有特征性的副肿瘤综合征（肌阵挛），尿中常出现儿茶酚胺。

（2）非霍奇金淋巴瘤：可表现为较大的腹部软组织肿块，当肠管受累时，可表现为管壁增厚、管腔狭窄、伴或不伴肠套叠。非霍奇金淋巴瘤常见多器官受累、肿块无钙化等特点可与胰腺母细胞瘤鉴别。

（3）肾母细胞瘤：发生于肾脏的软组织肿瘤，回声多不均匀，边界多清晰，可见钙化。主要鉴别是点是肾母细胞瘤一般可以见到残存的肾脏组织，胰腺常呈受压前移。

2. 胰腺其他囊性病变

（1）胰腺假性囊肿：胰腺假性囊肿是最常见的胰腺非肿瘤性病变。患儿通常有胰腺外伤或胰腺炎病史，小儿约60%继发于胰腺外伤。囊肿可薄壁或厚壁，当囊肿不典型时其声像图可与胰腺囊实性乳头状瘤类似，结合病史可作鉴别。

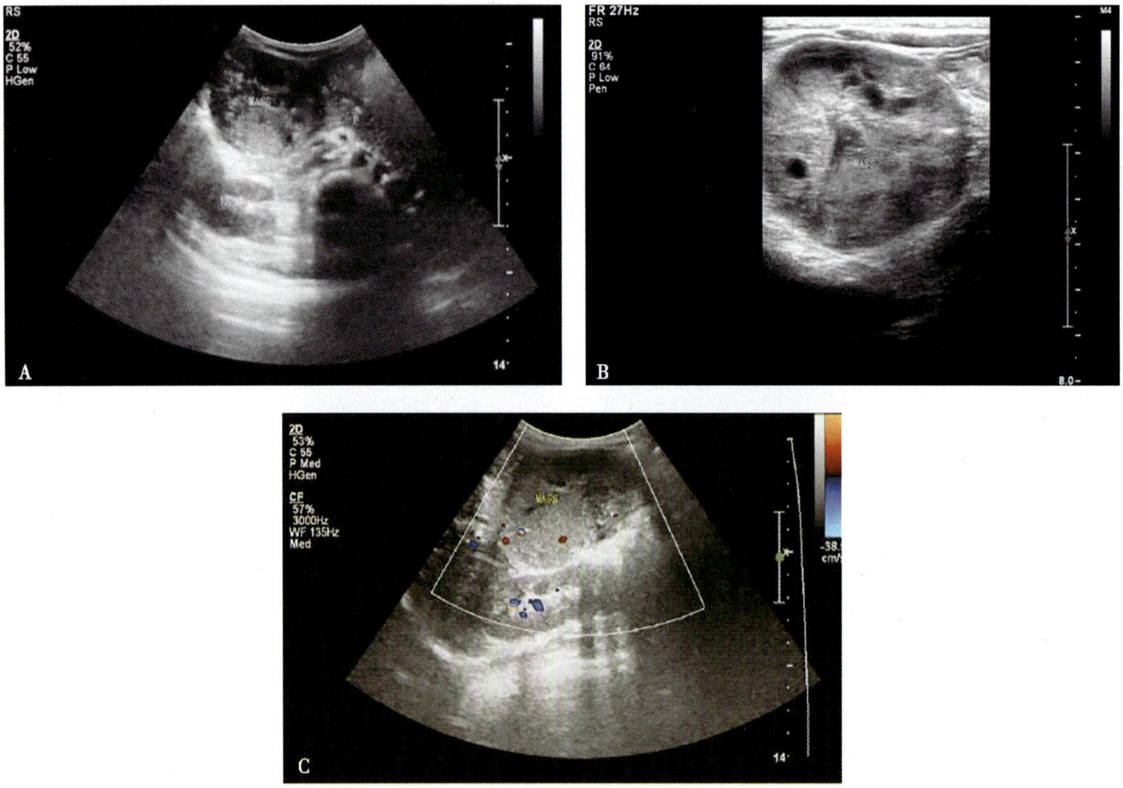

图21-15-1　胰母细胞瘤

A. 剑突下切面显示胰腺头部实质性团块；B. 团块可见颗粒样钙化及液性暗区；C. 彩色多普勒可显示团块内点状血流信号

（2）胰腺真性囊肿：因先天性胰腺发育异常导致的囊状肿块，临床上少见。表现为胰腺部位出现囊性肿块，边界清晰，有后方回声增强效应。囊肿巨大时可占据整个上腹部。

（3）胰腺癌：儿童发病率极低，常侵犯胰头，瘤体一般较小。临床一半以上患儿有梗阻性黄疸表现，多有疼痛和体重下降，肿瘤生长较快，因肿瘤恶性程度高，常向周围组织浸润，境界模糊，常见肝、肺及周围淋巴结转移。

（4）无功能胰岛细胞瘤：很罕见，病情隐匿，瘤体多数比较小，肿瘤一般呈低回声，相对均匀，囊变少见，内部可实性部分可见血流信号。CT 检查可见肿块的囊壁上可有结节状或弧形高密度影。

二、胰腺实性-假乳头状瘤

【概述】

胰腺实性-假乳头状瘤（solid pseudopapillary neoplasm of the pancreas，SPN）是一种交界性肿瘤，有恶变倾向，多呈散发，也有家族发病报道。在成年人多发生于年轻女性，平均年龄 25 岁左右，也发生于儿童及老年和男性，儿童多发于 9 岁以上女性。肿瘤可发生于胰腺的任何部位，其中在胰腺的头颈部约占 60%。儿童临床表现多以腹痛、腹部包块为主，位于胰头压迫胆总管者可出现黄疸。AFP 检查均为阴性。目前无特异的血清学指标。肿瘤经手术完整切除后多能获得根治性疗效，极少数病例发生局部复发及转移，比成人患者预后好。

【病理】

胰腺实性假乳头状肿瘤以形态一致的多边形细胞围绕纤维血管轴排列，形成假乳头状结构为特征。假乳头状结构是由于肿瘤细胞的退行性变及细胞的黏着力下降和囊腔形成所致，囊性成分多为肿瘤组织退变坏死出血而形成，构成肿瘤的囊实性结构。肿瘤边界清晰，除典型的光镜表现外，免疫组织化学多数表现出 Vimentin、α1-AT、syn 阳性，CgA、CK 阴性。另外有研究认为 Ki-67 的表达与 SPN 的预后具有相关性，Ki-67 阳性患儿预后较差，也有研究认为，钙化与 SPN 的恶性可能性相关。

【超声表现和诊断要点】

1. 超声表现　超声表现为胰腺的肿块，包膜完整，内部回声不均匀，可以中等回声为主，亦可以低回声为主，可伴有不同程度、不同形态、大小不等的囊腔或囊变区。实性回声多位于周边或一侧，偶有钙化（图 21-15-2A）。彩色多普勒超声一般无明显血流信号（图 21-15-2B）。位于胰头的肿瘤，压迫胆总管、胰管，可显示胆总管、胰管和肝内胆管扩张。

2. 诊断要点

（1）胰腺肿瘤。

（2）典型的囊实性混合性声像，伴有乳突样实质性隆起。

（3）无胰腺内分泌功能异常。

【鉴别诊断】

需与胰母细胞瘤、胰腺假性囊肿、胰腺真性囊肿、无功能胰岛细胞瘤、胰腺血管内皮瘤等鉴别，具体见胰母细胞瘤章节。

【诊断价值】

超声是胰腺病变重要的初筛手段，超声可以帮助了解肿块的位置、囊实性、有无钙化、有无出血、胰腺有无肿胀、血液供应情况，与周围组织关系、

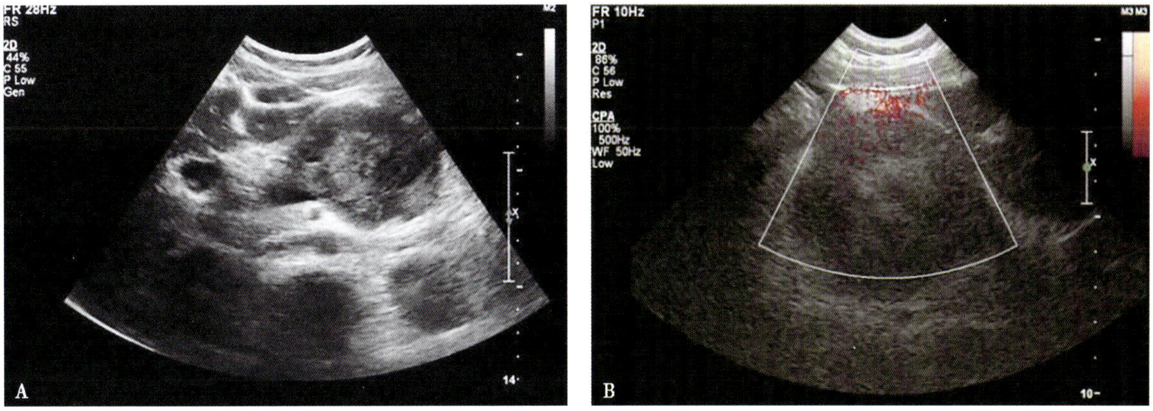

图 21-15-2　胰腺囊实性乳头状瘤

A. 剑突下切面显示胰腺形态失常，尾部实质性团块，内见极少量无回声暗区；B. 彩色多普勒显示团块内部无明显血流信号

有无周围淋巴结肿大等，有助于诊断。超声造影有助于鉴别胰腺病变的良恶性。

多层螺旋CT除了能清楚显示肿块的部位、范围、边界，还能观察胰周脂肪邻近脏器、胰周区域淋巴结的情况，同时对肝脏及其他远处脏器、腹膜、网膜及系膜有无受累也能全面反映。

（叶菁菁）

第十六节 小儿肝移植

【概述】

小儿肝移植（pediatric liver transplantation，PLT）是指对于各种原因引起的小儿终末期肝病、肝功能衰竭和遗传代谢性肝病，通过外科手术的办法将一个完整或部分的同种异体肝脏植入患儿的体内，以恢复患儿正常的肝脏功能。小儿肝移植术后1年生存率约90%，15～20年生存率约75%，且具有良好的生活质量。小儿肝移植适应证包括胆汁淤积性病变、代谢性肝病导致的肝硬化、未发生肝硬化的代谢性肝病、急性肝功能衰竭、急性和慢性肝炎及肝脏肿瘤等，先天性胆道闭锁是小儿肝移植最常见的适应证。小儿肝移植按照供肝来源不同主要有尸体肝移植和活体肝移植两种，尸体肝移植的供体主要来自脑死亡后的器官捐献，儿童活体肝脏移植通过外科手术的办法切取身体健康的患儿三代以内的直系亲属的部分肝脏植入患儿的体内以取代部分或整个病肝。小儿肝移植多采用活体肝移植。

【病理】

肝移植术后有多种并发症，主要可分为三类：①与手术相关的并发症，如胆管吻合口漏或狭窄、血管相关并发症及腹腔积血等；②术后感染；③术后远期并发症，如排斥反应、糖尿病、胆道感染等。并发症严重时可导致移植肝失去功能。

【超声表现和诊断要点】

1. 超声表现 超声技术可应用于术前检查、术中监测和术后随访，是贯穿肝移植全过程中首选且重要的影像学检查方法。

（1）术前超声检查：肝移植供体及受体术前超声主要用于以下方面：①肝脏实质的评价，了解有无肝实质弥漫性或局灶性病变；②扫查肝内外管道系统，了解血管的通畅性及解剖学异常或变异，特别是门静脉或下腔静脉有无栓塞，栓塞的范围及周围侧支形成情况；③扫查肝外病变，了解心脏、肾脏等重要脏器及腹部大血管情况。

（2）术中超声检查：活体肝移植供体肝脏切除时，超声用于明确并标记肝静脉走行、位置及其粗大属支，指导供肝切除；对门静脉及肝动脉的变异情况进行扫查。在供肝植入血管重建后，测量吻合血管的管径，彩色多普勒超声观察移植肝肝动脉、门静脉、肝静脉吻合口及其近端、远端血流信号充盈情况、血流方向等，了解有无血管栓塞、扭曲或狭窄等，便于及时处理。

（3）术后超声检查

1）正常肝移植受体术后超声表现：①二维超声：肝移植术后早期，肝脏可稍增大（尸肝原位移植），部分病例可出现一过性实质回声增强；肝内外胆管管径可以正常，或呈轻度扩张，胆管壁回声可稍增强；肝周、腹腔及胸腔可见少量积液或局限性积液。②彩色多普勒超声：门静脉和肝静脉血流较易显示，肝动脉则相对较为困难。肝动脉、门静脉及肝静脉的流速曲线与正常肝脏基本一致，肝移植术后早期肝动脉速度较正常有所减慢，阻力指数升高，1～2周恢复；门静脉和肝静脉流速则较正常增快，约2周后（部分患者甚至1年后）才逐渐恢复到正常范围。

2）肝移植术后常见并发症：术后常见并发症包括肝动脉血栓形成、肝动脉狭窄、门静脉吻合口及下腔静脉吻合口狭窄、门静脉及下腔静脉栓塞、胆道并发症、急性排斥反应等。

肝动脉并发症：①肝动脉血栓，肝内及肝外动脉血流信号完全消失。肝动脉血栓形成后数天可出现侧支循环，表现为肝门区及肝内不连续、不规则迂曲或网状的细小动脉血流，肝动脉收缩期峰值流速减低，阻力指数降低，收缩期加速时间延长（>0.08s）。部分病例随肝动脉血流信号消失的同时，伴有代偿性门静脉内径增宽和流速增快。肝动脉血栓形成后肝脏出现缺血梗死灶时，表现为肝内楔形低回声区，边界欠清，内部血流信号减少。②肝动脉狭窄，彩色多普勒超声表现为动脉狭窄段或其远端出现高速湍流（>200cm/s），同时可伴有肝内动脉阻力指数降低（<0.5），收缩期加速时间延长（>0.08s）。

门静脉并发症：①门静脉吻合口狭窄，较为常见，吻合口内径测值小，彩色多普勒超声显示吻合口处高速湍流，同时可伴有门脉高压表现，如脾脏进行性增大，大量腹水，门静脉血流反向，肝门部侧支循环形成等。门静脉狭窄判断标准：狭窄直径比值>2倍（狭窄直径比值=狭窄处上方直径/狭窄处直径，狭窄处上方直径选择紧邻吻合口上方供体段相对平直位置测量)，狭窄处上下方血流速度比值 >4 倍(狭窄处上下方血流速度比值 = 狭窄处上方血流速度 / 狭窄处下方血流速度)。并发门静脉狭窄时可于狭窄段血管腔内放置支架进行治疗，二维图可见支架边缘为平行的双线状增强回声，中心贯穿的无回声区为管腔；彩色多普勒超声可显示支架内血流通畅(图 21-16-1)。②门静脉栓塞，超声于门静脉管腔内见实性回声，彩色多普勒显示血流信号充盈缺损。

腔静脉系统并发症：①移植肝与下腔静脉吻合口狭窄，超声显示为吻合口内径变小，该处血流束变细，可探及高速湍流；狭窄远端下腔静脉及肝静脉管径扩张，血流频谱波形变平坦，血流速度缓慢。②肝静脉血栓形成，超声于肝静脉管腔内探及低回声团块，形成部分或者完全性阻塞时血流信号充盈缺损(图 21-16-2)。

胆道并发症：主要表现为胆瘘和胆道狭窄。移植后 3 个月内发生的早期胆道并发症以胆瘘最为常见，超过 3 个月发生的晚期胆道并发症以胆道狭窄最常见。①胆瘘：超声可探及肝门部局限性无回声区，形态不规则，边界较清，部分无回声区内可见点状或絮状低回声，积液量较多时，可表现为大量腹腔积液；肝内胆管轻度扩张，胆管壁回声增强，部分可见肝门部无回声区与肝内胆管相连通。部分病例可合并肝动脉血栓或肝动脉狭窄。②胆道狭窄：按发生部位可分为吻合口狭窄和非吻合口狭窄，后者属缺血性胆道病变。吻合口狭窄超声表现吻合口局部管腔变窄，吻合口之上胆总管及肝内胆管弥漫性轻度扩张(图 21-16-3)；非吻合口狭窄常累及肝门部胆管，表现为胆管腔弥漫性变细狭窄，呈细线样或管腔不显示，管腔内透声性差，局部胆管壁增厚粗糙，回声增强，狭窄远端胆管扩张。

其他并发症：①腹腔积液：多为无菌的胆汁、血液等，其发生部位以右肝下间隙、膈下间隙、左肝下间隙等区域较常见，声像图显示类圆形或不规则形无回声区，内部混杂细弱回声时可类似实性低回声。②合并感染：肝脓肿表现为肝内单发或多发局灶性低回声区，形态呈类圆形或不规则，边界模

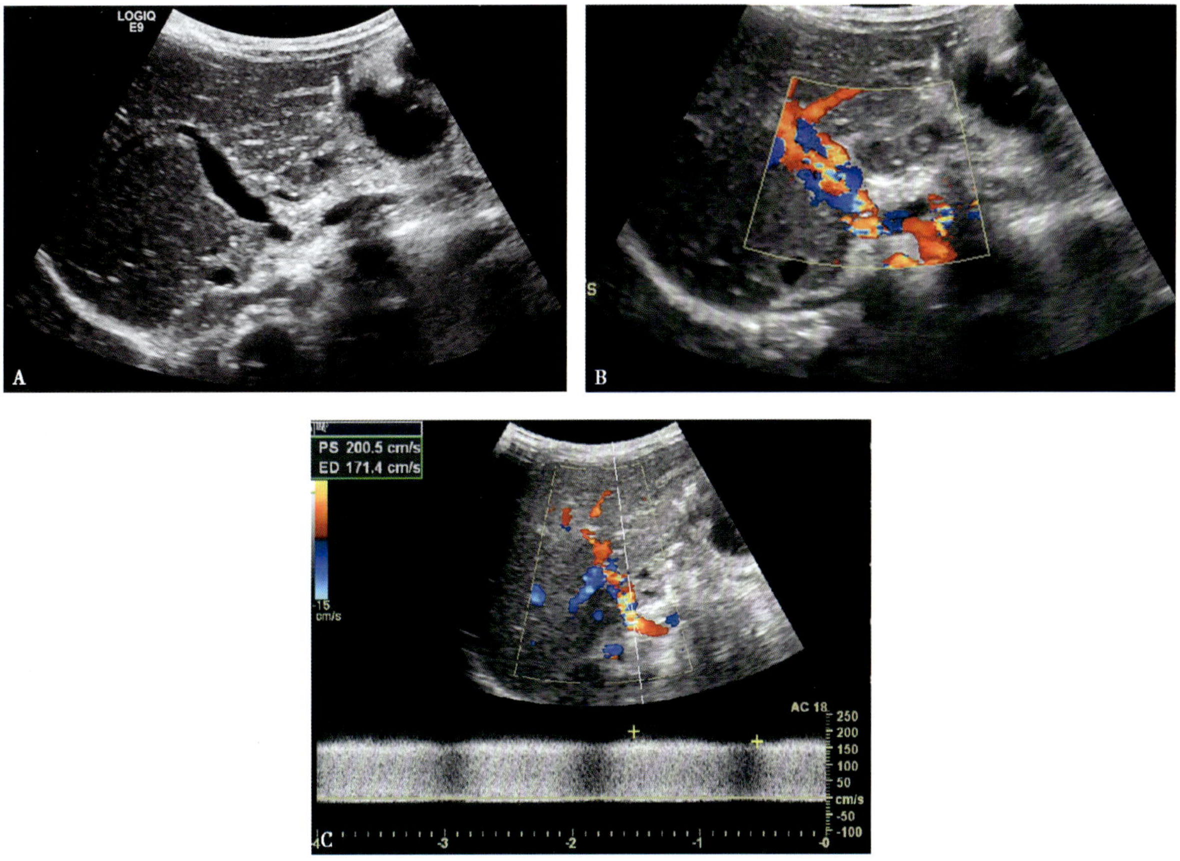

图 21-16-1 肝移植术后门静脉狭窄

A. 二维声像图显示肝移植术后门静脉吻合口处管腔狭窄；B. 彩色多普勒超声图显示狭窄处花彩血流信号；C. 脉冲多普勒显示狭窄处流速增快，峰值流速达 2m/s

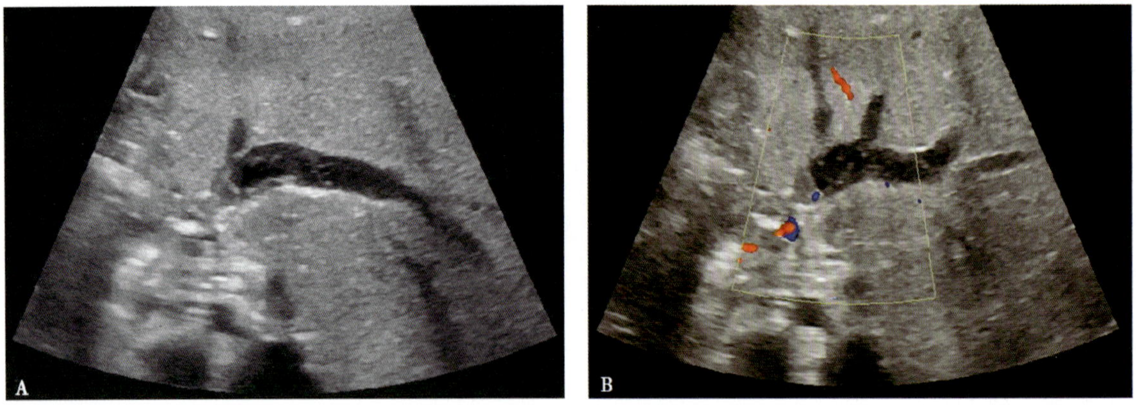

图 21-16-2　肝移植术后肝中静脉血栓形成

A. 二维声像图显示肝中静脉内低回声团块填充；B. 彩色多普勒超声图显示肝中静脉管腔被血栓充填，血流充盈缺损

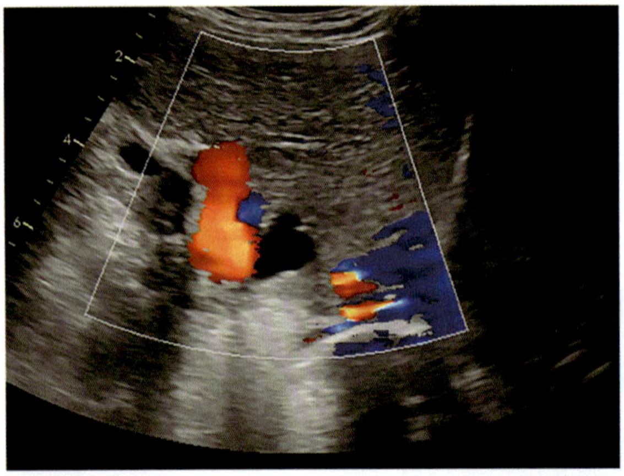

图 21-16-3　肝移植术后胆道吻合口狭窄

彩色多普勒超声图显示吻合口之上肝管及肝内胆管轻度扩张，形态欠规则

糊，周边回声较强，脓肿液化时，中央可出现片状无回声区；脓肿周边可探及较丰富血流信号，内部无明显血流信号；肝外脓肿，如肾脏脓肿、腹腔脓肿时，可出现相应表现。

2. 诊断要点

（1）观察肝动脉、肝静脉、门静脉、下腔静脉、胆道、肝实质及肝周等情况，了解血管吻合口及分支通畅情况，判断有无吻合口狭窄、扩张、栓塞或扭曲等，有无侧支循环血管形成，多普勒超声可以用血流参数了解血供情况，包括血流方向、流速曲线、血流速度及血流量等。

（2）在移植术中行血管搭桥或支架植入手术时观察搭桥血管或支架管腔的通畅情况。

（3）监测移植肝的体积，评估肝脏的再生状况。

【诊断价值】

超声检查能够获取丰富的移植肝脏二维图像和血流动力学信息，已成为肝移植首选的影像学检查方法，可在术中协助外科医生切取供肝及判断受体肝血管吻合通畅情况，在术后观察移植肝脏的血管和胆道等结构，及时发现狭窄、扭曲和栓塞等各种并发症，可评估肝脏的再生状况协助判断预后。超声新技术的不断发展，包括超声造影、弹性成像技术等，弥补了常规超声的不足，可为临床成功进行肝移植提供越来越多有价值的信息。

（王　荞）

第二十二章　消化系统超声检查

第一节　超声检查技术

【检查内容】

1. 食管超声检查内容　在食管充盈或非充盈情况下，显示食管壁的层次结构、黏膜连续性、内容物通过情况及其与周围组织器官的关系。

2. 胃、十二指肠超声检查内容　在胃、十二指肠充盈情况下，显示胃、十二指肠壁的层次结构、黏膜连续性、蠕动、内容物通过情况及其与周围组织器官的关系。

3. 空回肠、结肠超声检查内容　沿空回肠、结肠分布的体表位置，全面完整扫查，显示肠管扩张、积液、积气、狭窄、闭锁，以及肠壁层次结构、肠蠕动、内容物通过情况及其与周围组织器官的关系。应用彩色多普勒获得肠系膜血管走行方向及血流信号。

4. 阑尾超声检查内容　右下腹扫查，显示阑尾的形态结构、腔内积液、粪石、黏膜及浆膜连续性，以及阑尾与周围组织器官的关系。应用彩色多普勒获得阑尾及其周围组织血流信号。

5. 直肠超声检查内容　经耻骨上或会阴部，联合进行直肠超声扫查，显示直肠和肛管的结构、位置等。

【检查方法】

1. 患儿准备

（1）空腹：婴幼儿禁食2～4小时；3岁以上儿童禁食8～12小时，急腹症患儿不必受以上限制。

（2）胃充盈：患儿喂奶、饮水或口服适合婴幼儿米粉糊等，新生儿喂饱或饮30～50ml，婴儿150～200ml，幼儿及学龄前儿童250ml，7岁以上300ml。

（3）检查前不宜用镇静剂。

（4）检查前已进行X线钡剂造影者，则应在钡剂排空1天后行超声检查。

（5）经腹结肠灌肠法

1）检查前一晚，睡前服轻泻剂，晨起排便，清洁灌肠。

2）乙状结肠及直肠上段检查可嘱受检患儿充盈膀胱。

3）结肠灌肠法需准备38℃生理盐水500～1 000ml、双腔气囊管、灌肠筒等。

4）口服肠道造影剂法一般采用按比例稀释的胃肠声学造影剂。

（6）口服肠道造影剂法：造影剂的选择与患儿年龄、检查部位及病变性质有关。如：食管非梗阻性病变宜选用藕粉糊等黏稠造影剂较好。食管梗阻性病变及胃、十二指肠病变者服用水或胃肠口服声学造影剂即可。新生儿、婴幼儿哺乳或喂糖水、甚至利用胃潴留液也可直接进行检查。

2. 体位　一般取半坐位、坐位、右侧卧位、右前斜位、左侧卧位、左前斜位观察贲门、胃底部、胃体部、胃窦、幽门及十二指肠。根据检查需要也可采取一些特殊体位，如直肠肛管畸形常采用截石位。

3. 仪器　采用彩色多普勒超声诊断仪，选用凸阵、线阵式探头，经腹超声频率一般用5～7.5MHz或更高频率。消化道内镜超声需要特殊设备和探头，如采用内镜超声检查则使用的频率范围为7.5～10MHz。

【注意事项】

1. 超声医师检查前应仔细询问病史，复习其他临床、检验、检查资料，明确检查目的。

2. 采用适度加压的检查手法，根据正常胃肠具有管壁柔软、层次结构清晰、管腔张力低（含气液）、可压瘪等特点，提高胃肠道疾病的检出率。

3. 全面、多角度地对肠管长轴和短轴进行检查，避免遗漏较小病变。

4. 注意胃肠病变与体位的关系，识别腹腔内与腹膜外病变，及其鉴别诊断。

第二节　先天性肥厚性幽门狭窄

【概述】

先天性肥厚性幽门狭窄（congenital hypertrophic pyloric stenosis，CHPS）是幽门管壁的肥厚、增生，

使幽门管腔狭窄引起不完全机械性梗阻。CHPS是小婴儿常见的消化道畸形病变，男性多于女性。患儿多在出生后2～3周，出现进行性喷射性呕吐，呕吐物不含胆汁，极少数在生后3～4天或延迟到3～4个月发生呕吐。因长期呕吐，患儿可出现营养不良。上腹部较膨隆，右上腹部可触及橄榄样肿块，95%的患儿可见胃蠕动波。

【病理】

CHPS的主要病理改变是幽门环形肌异常增生、肥厚，纵行肌轻度肥厚，整个幽门呈质硬、光滑、色泽苍白的橄榄样肿块。肥厚组织的界限在胃窦部不明显，与胃壁肌层逐渐移行，而在十二指肠端肥厚的肌层则戛然终止，并稍突入十二指肠腔内。幽门管黏膜压缩、皱褶、水肿，使幽门管腔狭窄、延长。幽门梗阻引起胃呈不同程度的扩张，胃黏膜充血水肿，甚至糜烂出血。

【超声表现和诊断要点】

1. 超声表现 CHPS典型超声表现为幽门肌增厚和幽门管狭窄、延长。幽门横断面呈“靶环”征，幽门纵切面与子宫颈部相似，类似超声的“宫颈征”（图22-2-1）。诊断标准为幽门肌厚度＞3mm，幽门前后径＞14mm，幽门管长度＞16mm。幽门肌回声呈中等回声或低回声，幽门管长轴常呈浅“C”形弯曲，黏膜水肿增厚、回声增强，管腔显示条形暗区或细线状气体回声带，局部幽门管壁的蠕动消失。胃蠕动强烈，可同时见两个胃蠕动波，胃内潴留物增多，十二指肠因无足够液体充盈，呈塌瘪状，管腔显示不明显，远段肠管充气减少。

2. 诊断要点

（1）不同程度的胃潴留，胃蠕动增强，中下腹部肠管充气减少。

（2）幽门肌厚度、幽门管长径、幽门前后径，符合CHPS诊断标准。

（3）动态观察幽门开闭情况，幽门管壁无蠕动、幽门管腔无开放。

【鉴别诊断】

幽门痉挛也可导致胃排空梗阻，多在生后几天出现呕吐，呈间歇性、非进行性、非喷射性。呕吐量不大，不影响小儿营养状态。超声显示幽门肌厚度为3～4mm者，需要与幽门痉挛进行鉴别。幽门痉挛症患儿，持续超声观察，可显示幽门管壁的蠕动，并且局部管腔开放良好，幽门管长度≤12mm。患儿经胃肠减压和解痉治疗可缓解。

【诊断价值】

超声是诊断先天性肥厚性幽门狭窄的“金标准”，能清晰测量幽门肌厚度和幽门管长度，并能动态观察幽门开放的情况，对患儿早期进行干预治疗及手术时机的选择具有重要意义。同时，也是婴幼儿呕吐诊断及鉴别诊断的重要影像学检查方法。

第三节 先天性肠旋转不良

【概述】

先天性肠旋转不良（congenital malrotation of intestine）是一组由于胚胎发育期肠管的旋转和固定的解剖异常形成的畸形，包括肠旋转运动和系膜

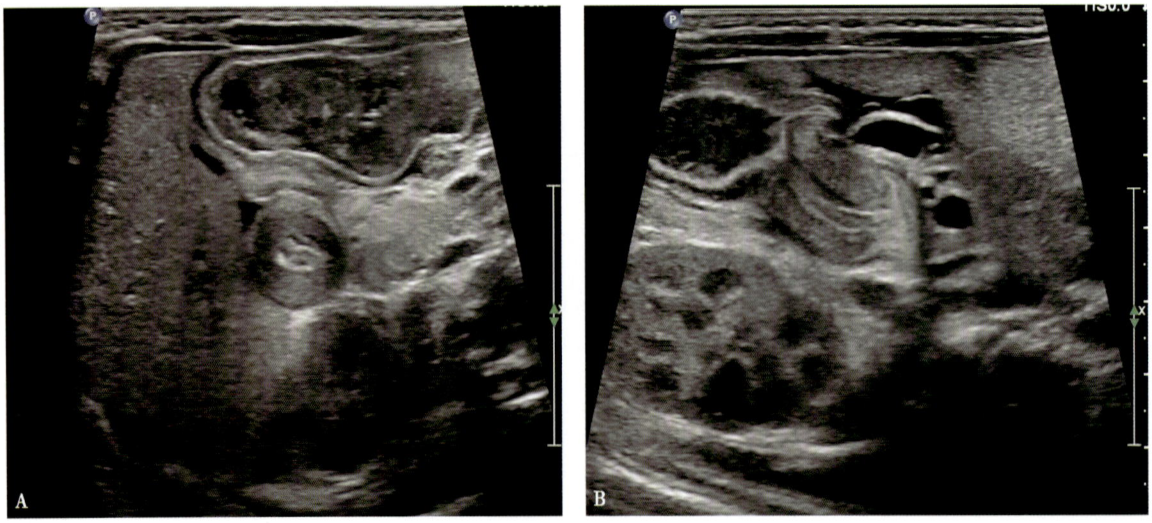

图22-2-1 先天性肥厚性幽门狭窄

男，43天，呕吐20天。幽门肌增厚和幽门管狭窄、延长，胃腔扩张。A. 横断面呈“靶环”征；B. 幽门纵切面呈超声“子宫颈”征。幽门管呈浅“C”形弯曲，其中央显示条形或细线状气体回声带

附着固定发生障碍，导致解剖变异和肠系膜附着不全，引起中肠梗阻、扭转甚至坏死等。临床表现因不同的病理类型而异。完全性肠梗阻多发生在新生儿期，是新生儿肠梗阻的常见原因之一，患儿出生后3～5天出现胆汁性呕吐，多伴有生长落后、体重不增或下降。不完全性肠梗阻多发生在婴幼儿期和年长儿童，临床表现可呈长期间歇性胆汁性呕吐发作，并伴有不同程度的腹痛。肠扭转导致肠系膜血管梗阻，可发生肠缺血性坏死、肠穿孔和腹膜炎。有些高位盲肠、活动性盲肠、腹膜后盲肠及十二指肠旁窝等发育异常，可能无明显临床表现。

【病理】

正常的肠系膜上静脉（superior mesenteric vein，SMV）位于肠系膜上动脉的右侧，并列向右下腹延伸（图22-3-1A）。在胚胎的第6～10周，消化管生长的速度超过腹腔容积扩大速度，中肠不能容纳在腹腔内，膨突到脐腔内，形成一个生理性脐疝（图22-3-1B）。妊娠第10周时腹腔生长速度加快，容积增加，中肠通过脐环呈逆时针旋转，逐渐回复到腹腔内（图22-3-1C）。十二指肠空肠袢生长发育始终伴随着肠管的旋转和固定，到达正常的解剖位置。十二指肠空肠袢首先逆时针旋转270°，回纳入腹腔并固定于肠系膜上动脉的左侧，而盲肠和升结肠最后逆时针旋转270°进入腹腔，固定于右下腹SMA的右侧。至此，自左上腹的SMA左侧，从十二指肠空肠交界处的屈氏韧带至右下腹的回盲部，小肠系膜形成了自左上腹至右下腹附着于后腹壁的宽广系膜固定。升结肠和降结肠即由结肠系膜附着于后腹壁（图22-3-1D）。

上述胚胎发育中，发生变化或停顿，均可产生肠旋转异常，从而形成不同类型的病理变化，包括肠旋转不良、肠完全不旋转、中肠不全旋转、内脏转位和其他一些少见的解剖位置异常。

（1）索带压迫致十二指肠梗阻：当中肠旋转不全时，盲肠及升结肠位于右上腹或中上腹有片状腹膜粘连带或索带（Ladd膜）附着于右侧后腹壁，有时是盲肠位于十二指肠前，压迫十二指肠，引起十二指肠梗阻，由于压迫程度不同，可产生完全或不完全性肠梗阻。

（2）肠扭转：中肠的异常旋转，使大部分小肠系膜不能从左上腹到右下腹正常地附着于后腹壁，仅小部分在SMA根部附近有较窄的附着，致小肠环绕肠系膜根部发生扭转。盲肠下降至右下腹，但肠系膜未完全与后腹膜融合即构成“游离盲肠”，也可随小肠一起发生扭转，即中肠扭转，扭转方向顺时针居多。其结果是肠道在十二指肠空肠连接处和右结肠某处折曲成角而发生梗阻，扭转时间过长或扭转绞窄，可造成SMA供血受阻，甚至闭塞使整个中肠发生梗死。

（3）空肠上段膜状组织压迫：部分患者十二指肠袢停留在SMA的前方而不进行旋转，空肠起始段被腹膜系带所缠绕，由于有许多膜状组织粘连、牵拉、压迫，使近端空肠形成不完全性梗阻（图22-3-2）。

先天性肠旋转不良的少见畸形包括：①肠不旋转：中肠从脐带退回腹腔后，不发生任何程度旋转，小肠位于腹部右侧，盲肠、阑尾位于左下腹部；②盲肠位置正常的旋转不良：盲肠和/或十二指肠位置正常，升结肠和结肠肝曲发出的腹膜带压迫十二

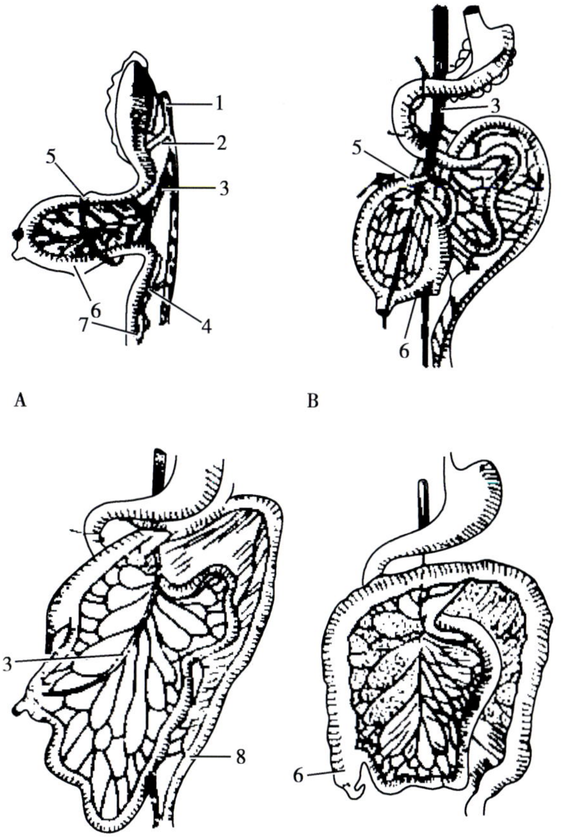

图22-3-1 正常中肠胚胎发育与旋转（第5～10周）

1. 主动脉；2. 腹腔动脉；3. 肠系膜上动脉；4. 肠系膜下动脉；5. 脐孔；6. 盲肠；7. 后肠；8. 降结肠（引自《小儿外科学》第5版，蔡威、孙宁、魏光辉主编，人民卫生出版社）A. 中肠生长较快，腹腔小，不能容纳全部中肠，故中肠大部经脐孔移至脐带底部；B. 腹腔已发育增大，故中肠渐次回纳腹腔内，盲肠起初在腹部左下方；C. 中肠全部回纳至腹腔内；D. 中肠沿逆时针方向旋转，至盲肠达右下腹为止。此时升结肠与降结肠与后腹壁附着，小肠系膜亦由上腹斜向右下腹与后腹壁附着

指肠引起梗阻；③肠反向旋转：中肠从脐带退回腹腔后，中肠进行顺时针旋转而非逆时针，此时十二指肠及盲结肠左右位置颠倒，SMA位于横结肠前并压迫造成横结肠不全性梗阻；④其他畸形：脐膨出、膈疝、腹裂、十二指肠本身闭锁、狭窄，也可伴有肛门直肠畸形、先天性巨结肠等。近1/2的十二指肠闭锁和1/3的空回肠闭锁有肠旋转不良。

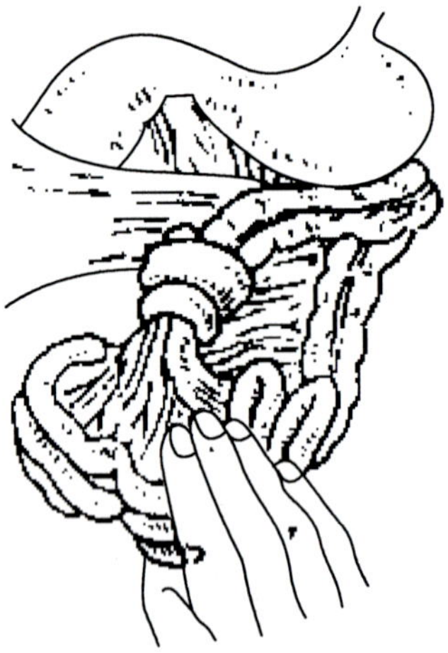

图22-3-2 先天性肠旋转不良主要病理改变

盲肠位于右上腹部或中上腹部，盲肠有腹膜系带（Ladd膜）附着于右腹后壁压迫十二指肠第二段引起梗阻；整个小肠游离，系膜窄，易于发生肠扭转（引自《小儿外科学》第5版，蔡威、孙宁、魏光辉主编，人民卫生出版社）

【超声表现和诊断要点】

1. 超声表现 肠梗阻、肠扭转、SMA与SMV位置关系异常是先天性肠旋转不良的3个主要超声表现。

（1）新生儿肠旋转不良时，主要表现为十二指肠不完全性梗阻。十二指肠降段、横段或空肠上段梗阻时，超声显示胃、十二指肠积液、扩张，且潴留物在胃与十二指肠内移动，伴胃食管反流，梗阻部位以下管腔变窄。完全性梗阻的远段肠管呈塌瘪状，肠管内无气体回声。下消化道梗阻时，超声显示梗阻近段小肠积液、扩张，梗阻远段肠管塌瘪、无肠气显示。

（2）SMA与SMV成角走行异常，腹主动脉和下腔静脉纵切面难以显示正常的肠系膜血管，但下腔静脉与腹主动脉的内径和位置关系正常。

（3）SMA与SMV位置关系异常（图22-3-3、图22-3-4）：正常肠系膜血管的位置是SMV位于SMA的右侧，并列向右下腹延伸。两者位置关系异常有以下几种情况：①SMV位于腹主动脉的前方或左侧；②肠系膜血管交叉，SMA位于SMV右侧，向右上腹延伸；③两支血管并行向右上腹交叉、折反；④SMV与SMA并行盘旋；⑤SMV以SMA为轴盘旋。

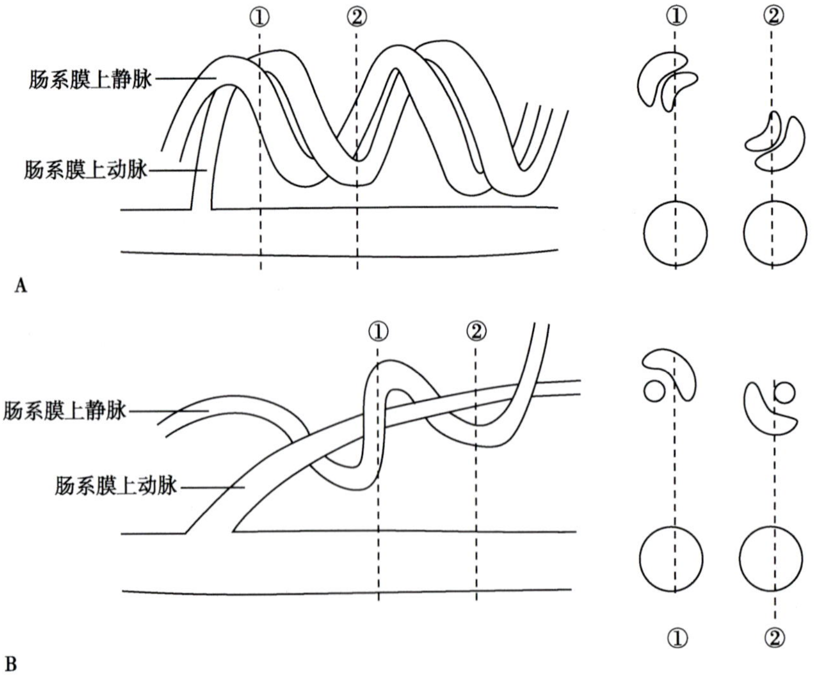

图22-3-3 肠系膜血管走行异常示意图

A. 肠系膜上动脉与静脉并行盘曲；B. 肠系膜上静脉沿动脉盘曲（引自《小儿超声诊断学》（第2版），夏焙主编，人民卫生出版社）

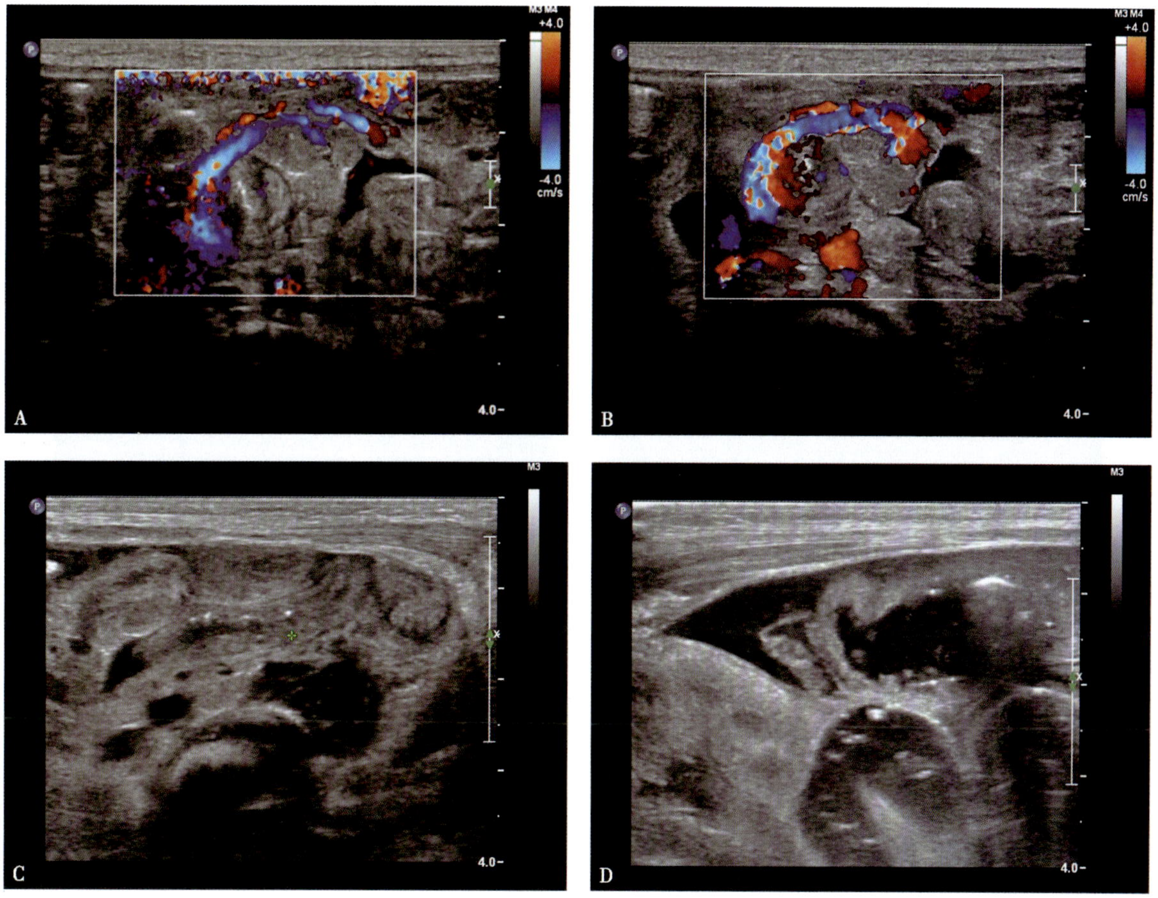

图 22-3-4 肠旋转不良、新生儿坏死性小肠结肠炎

男，5 天 17 小时，便血 3 天，反应差 5 天。A、B. 彩色多普勒显示肠系膜动静脉相互盘曲；C、D. 腹腔肠管壁增厚，回声略增强，部分增厚管壁内可见点状气体强回声，腹腔内游离性液性暗区，内透声差，经手术证实

（4）肠扭转者，于上腹部横切扫查可显示肠扭转的团块回声，团块由肠管与肠系膜盘旋形成，声像图呈“盘旋状”或“螺旋状”中等回声。彩色多普勒显示肠系膜血管呈红蓝相间盘旋环绕血流信号，呈动脉或静脉血流频谱。SMV 以 SMA 环绕并不同程度的扩张，是肠扭转的特征性声像图表现（图 22-3-5）。

（5）婴儿及儿童肠旋转不良的超声表现取决于肠梗阻的病变程度和类型。胃及十二指肠肠腔多为正常，部分患儿发作时可见胃及十二指肠扩张、积液，程度相对轻。少数轻度肠扭转者在胰腺下方可显示混合回声团，彩色多普勒扫查可见肠系膜血管扭转。部分患儿仅表现为肠系膜上动脉与静脉成角走行异常及位置关系异常。

先天性肠旋转不良常并发肠重复畸形、梅克尔憩室。超声显示为肠管的厚壁囊性团块。先天性肠旋转不良和肠扭转也常见于内脏异位综合征（heterotaxy syndrome）和先天性心脏病患儿，对这类患儿应同时进行肝、脾、心脏的超声检查。

2. 诊断要点

（1）新生儿肠旋转不良时，呈明显的胃、十二指肠不完全性梗阻。

（2）婴儿及儿童肠旋转不良时，胃、十二指肠不完全性梗阻程度相对较轻。

（3）肠管与肠系膜盘旋形成的“盘旋状”或“螺旋状”团块回声，提示肠扭转。

（4）彩色多普勒超声显示肠系膜上动脉与静脉呈环绕、扩张、走行和位置关系异常。

【鉴别诊断】

1. 先天性十二指肠狭窄或闭锁 先天性十二指肠狭窄或闭锁是新生儿肠梗阻常见的原因之一，临床表现为呕吐，可带胆汁，胃及十二指肠近段扩张，梗阻处肠管突然变细，远端肠管管腔萎瘪（详见本章第九节）。

2. 环状胰腺 环状胰腺（annular pancreas）是胚胎期背侧和腹侧胰芽的愈合位置不正常将十二

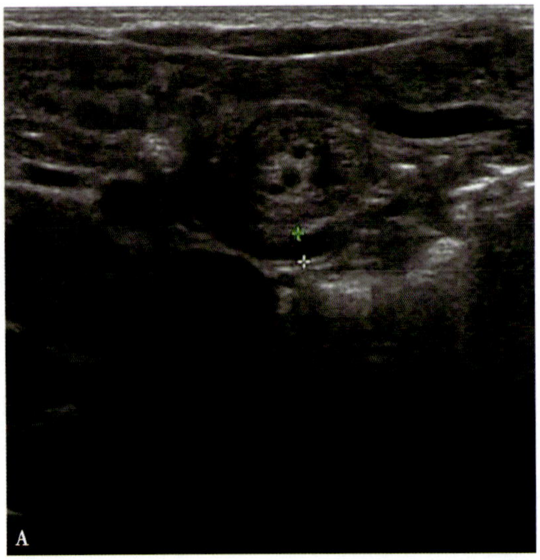

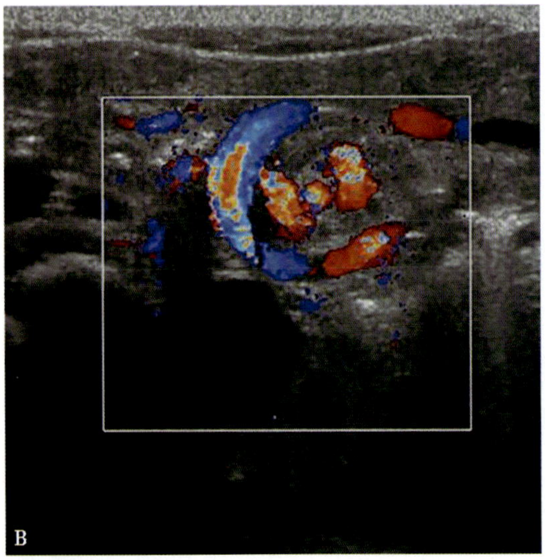

图 22-3-5 肠旋转不良，中肠扭转

男，15 天，因腹胀、呕吐就诊。A. 螺旋状回声；B. 肠系膜上静脉沿动脉环绕横切图

指肠降部环形或钳状环绕，压迫十二指肠降部，超声显示十二指肠降部可见胰腺组织环绕致十二指肠梗阻，肠系膜血管走行正常。

3. 急性肠扭转 急性肠扭转临床表现为腹痛、呕吐、腹胀、便秘，多见于较大婴儿和儿童。在本节需要鉴别的是由肠旋转不良引起的肠扭转和其他一些因素引起的肠扭转，如：肠系膜上动脉压迫综合征（superior mesenteric artery compression syndrome）等先天畸形；暴饮暴食、肠粪石、肠道蛔虫症及驱虫不当等机械因素；肠重复畸形、梅克尔憩室、肠肿瘤、肠套叠等病理因素，在病变的重力作用下，或炎症粘连的牵拉，或转动体位等均可诱发肠扭转，超声也显示腹腔螺旋状团块伴肠系膜血管走行异常，以及原发病变的声像图表现。

【诊断价值】

超声检查是诊断肠管扭转的“金标准”，对诊断新生儿先天性十二指肠闭锁、狭窄和环状胰腺等疾病均有较高的准确性。对婴幼儿和年长儿肠重复畸形、肠肿瘤、肠道蛔虫症、肠套叠等引起的继发性肠扭转，超声也能显示腹腔螺旋状团块伴肠系膜血管走行异常，以及原发病变的特征性表现。超声检查是急腹症、呕吐查因的首选影像学方法。

第四节 先天性直肠肛管发育畸形

【概述】

先天性直肠肛管发育畸形（congenital anorectal malformation）常见，男性稍多于女性。先天性直肠肛管发育畸形除肛门直肠本身发育异常外，肛门周围、盆底肌肉及神经也有不同程度的发育缺陷。临床表现主要为肛隐窝处无肛门开口和低位肠梗阻表现（如呕吐、腹胀、哭闹不安）。男性常合并直肠泌尿道瘘，女性常合并直肠生殖道瘘，有粪便从瘘口排出，易引起生殖道感染。因手术方式与直肠末端的位置有关，术前超声确定肛门闭锁的位置和评价肛门括约肌的发育对选择手术治疗方法具有重要的临床意义。

【病理】

胚胎 1 个月时泄殖腔发育，尿囊、中肾管、中肾旁管、后肠分别与泄殖腔连通，后肠沿泄殖腔下降，2 个月时至会阴部，泄殖腔膜穿破形成肛门，3 个月时会阴及生殖器发育完成。以上过程任何阶段发生障碍，即可形成直肠肛管畸形。引起本病的原因尚不清楚，多数学者认为与遗传因素有关。

1970 年制定的国际分类，以直肠末端与肛提肌，特别是与耻骨直肠肌的关系为基础，将直肠肛管畸形分为高位、中间位和低位三型。直肠盲端终止于肛提肌之上者为高位畸形；直肠盲端位于耻骨直肠肌之中，被该肌所包绕的为中间位畸形；穿过该肌者为低位畸形。该分类过于复杂。1984 年修改为 Wingspread 分类法，具体分类如下：①高位畸形，男性伴直肠膀胱或尿道瘘，女性伴直肠膀胱瘘、直肠泄殖腔瘘、直肠阴道瘘（高位）、直肠闭锁（肛管存在）；②中间位畸形，男性伴直肠尿道球部瘘，女性伴直肠阴道瘘（低位）、直肠前庭瘘；③低位畸形，肛门隔膜、肛门狭窄、直肠会阴瘘。新生儿耻骨直肠肌距肛门约 1.5cm，传统分类是以直肠盲端距肛门皮肤约 2cm 处为界限将其分为高位、低位两种。

2005 年 5 月 Pena 在德国 Krinkenbeck 提出了新的分型标准，该分类取消了原有的高、中、低位分型，根据瘘管不同进行分类，增加了少见畸形，为临床术式选择提供具体指导。与 Wingspread 分类法相对应，上述分型中的会阴瘘、前庭瘘和肛门狭窄属于低位畸形，尿道球部瘘、肛门闭锁（无瘘）和多数直肠阴道瘘属于中位畸形，前列腺部瘘和膀胱颈部瘘为高位畸形（图 22-4-1）。

直肠肛管畸形常合并有泌尿生殖系统瘘管病变，系由于泄殖腔隔发育障碍所致。在中高位畸形中，骶髓前角运动神经元、感觉神经元和副交感神经元数目均明显减少，与畸形类型有关，肛门畸形位置越高，畸形改变越明显。

【超声表现和诊断要点】

1. 超声表现

（1）正常肛管超声表现：新生儿肛门超声检查时患儿取截石位，将中高频率的线阵探头置于会阴部，采用矢状切面及冠状切面显示肛门、直肠及其周围组织回声。正常新生儿经会阴部超声扫查显示肛管呈关闭状态，管壁可显示内、外两层低回声，分别为肛门内括约肌与肛门外括约肌，肛管黏膜形成中央高回声（图 22-4-2）。经腹部耻骨联合上方超声显示肛管呈关闭状态，管壁可显示内、外两层低回声，肛管黏膜呈线形强回声，肛管腔内可见条形气体回声直达肛门。

（2）高位型肛门闭锁：经腹部超声显示直肠管腔扩大，直肠盲端呈圆弧状，盲端位于膀胱后方（图 22-4-3A）与肛管无沟通。经会阴部超声显示直肠盲端距肛门表皮距离大于 2cm，局部无肛门，仅为脂肪层高回声，无肛门括约肌低回声（图 22-4-3B）。

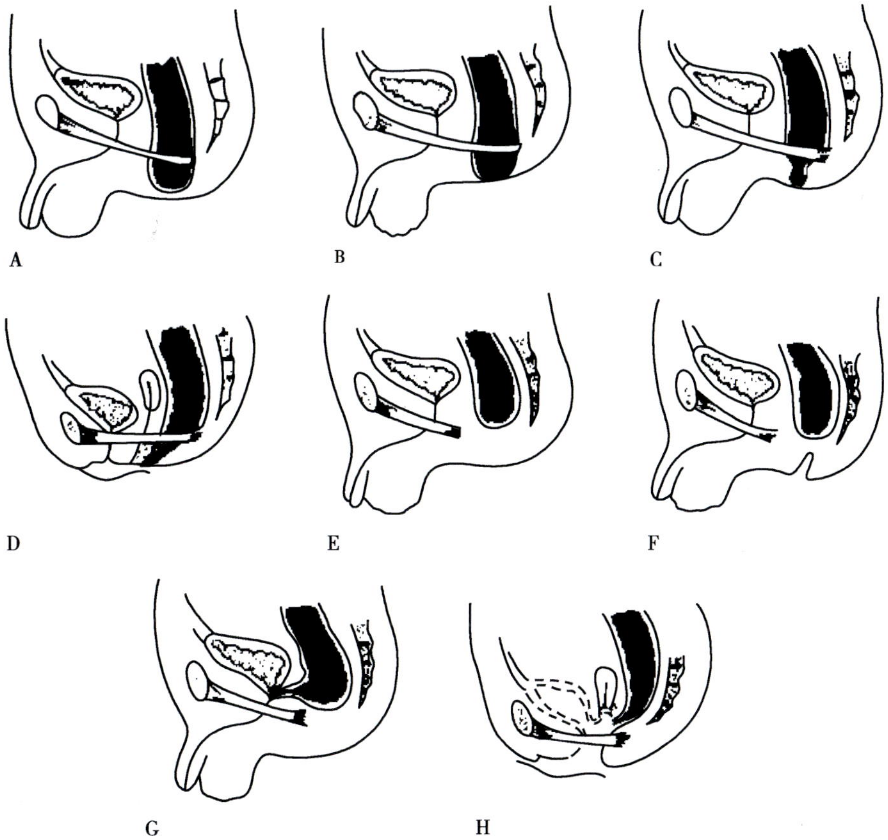

图 22-4-1　肛门直肠畸形病理类型

A. 肛门直肠低位闭锁；B. 肛门膜状闭锁；C. 肛门或肛管直肠交界处狭窄；D. 肛门闭锁合并低位直肠阴道瘘或肛门舟状窝瘘；E. 肛门直肠高位闭锁；F. 肛门直肠高位闭锁；G. 肛门直肠闭锁合并直肠尿道瘘；H. 肛门直肠闭锁合并直肠阴道瘘（引自《小儿外科学》第 5 版，蔡威、孙宁、魏光辉主编，人民卫生出版社）

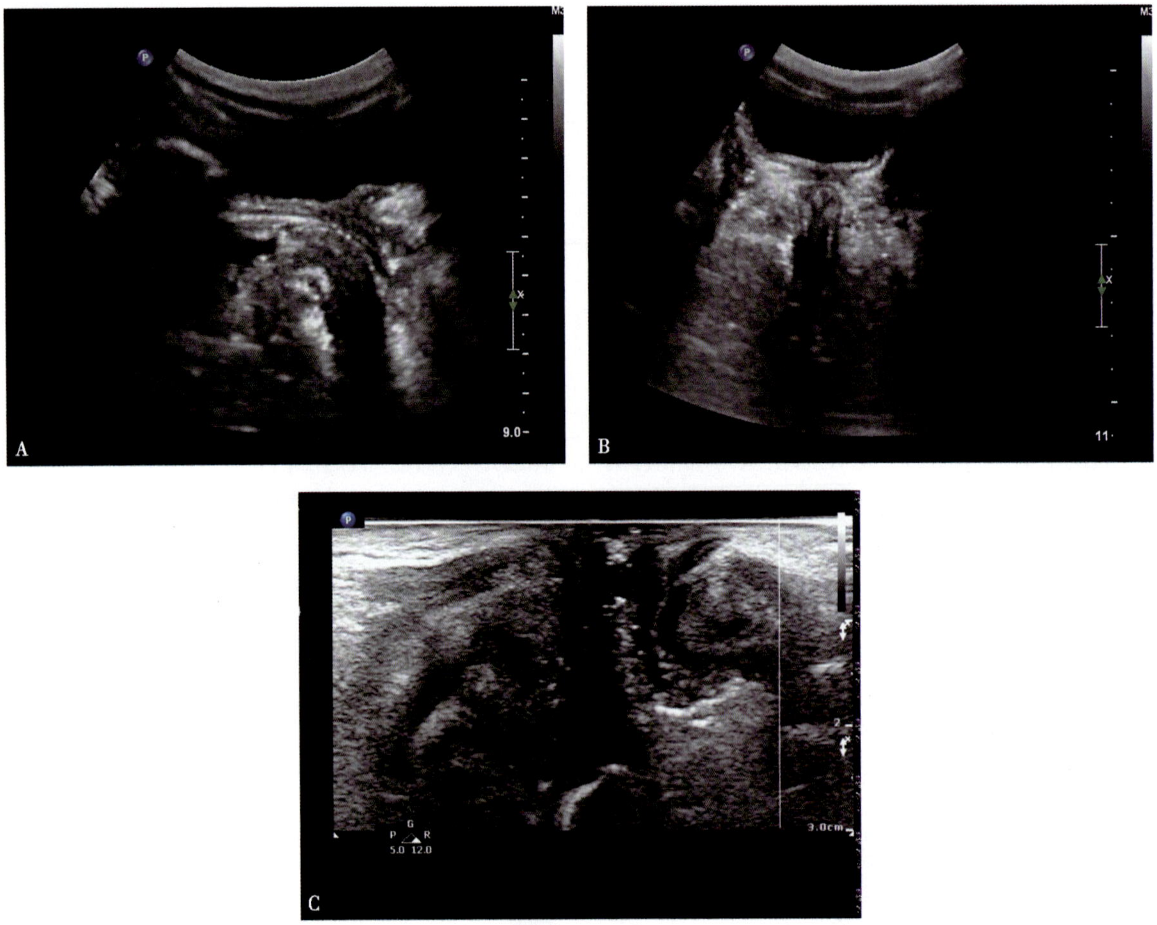

图 22-4-2 正常新生儿肛门声像图

A、B. 经腹部耻骨联合扫查；C. 经会阴扫查：肛管呈关闭状态，管壁可显示内、外两层低回声，肛管黏膜形成中央高回声

合并瘘管者，显示为直肠前壁连续中断，与膀胱或后尿道或阴道上部呈管状沟通（图 22-4-3C）。瘘管开口于膀胱者，膀胱内显示气体强回声。

（3）中位型肛门闭锁：经耻骨上腹壁超声显示直肠盲端向尿道后方延伸。经会阴部超声显示直肠盲端距肛门表皮距离为 1.5～2cm，男性平尿道球部水平，女性平阴道下段水平，部分可显示肛门括约肌。合并瘘管者，男性瘘管开口于尿道球部，女性瘘管多数开口于阴道中段，极少开口于前庭部（图 22-4-4）。

（4）低位型肛门闭锁：经耻骨上腹壁超声显示直肠盲端向尿道后方延伸距肛门更近。经会阴部超声显示直肠的盲端距肛门表皮距离小于 1.5cm，可显示肛门括约肌回声。按压患儿腹部可显示肛管近段扩张，远段闭合。合并瘘管者，瘘管开口于会阴部浅表，呈细长的低回声，部分可显示直肠内容物由瘘口向外溢出。女性低位闭锁者瘘管常经皮下行走开口于阴道前庭部（图 22-4-5）。

2. 诊断要点

（1）直肠盲端距肛门表皮的距离高位型 > 2cm，中位型为 1.5～2cm，低位型 < 1.5cm。

（2）显示直肠肛管与泌尿生殖道瘘管走行及开口有时较困难，必须仔细观察。

【鉴别诊断】

低位肛门闭锁合并瘘管应注意与肛门前移鉴别。肛门前移是正常解剖的变异，超声显示肛管呈斜向前移，肛门的开口止于肛门口，但位置靠前，肛管的括约肌回声完整。而低位肛门闭锁合并瘘管时，肛门无正常开口，肛门括约肌止于闭合的肛门口处，顺着瘘管开口仔细扫查，可见细长瘘管起止的方向和位置，周围无低回声括约肌环绕。

【诊断价值】

超声检查可以显示直肠盲端与肛门表皮之间的距离，并能够初步判断肛门括约肌的发育情况，观察瘘管走向、长度。直肠膀胱瘘者，可见膀胱内有游动的强回声光点，按压下腹部时光点明显增多。

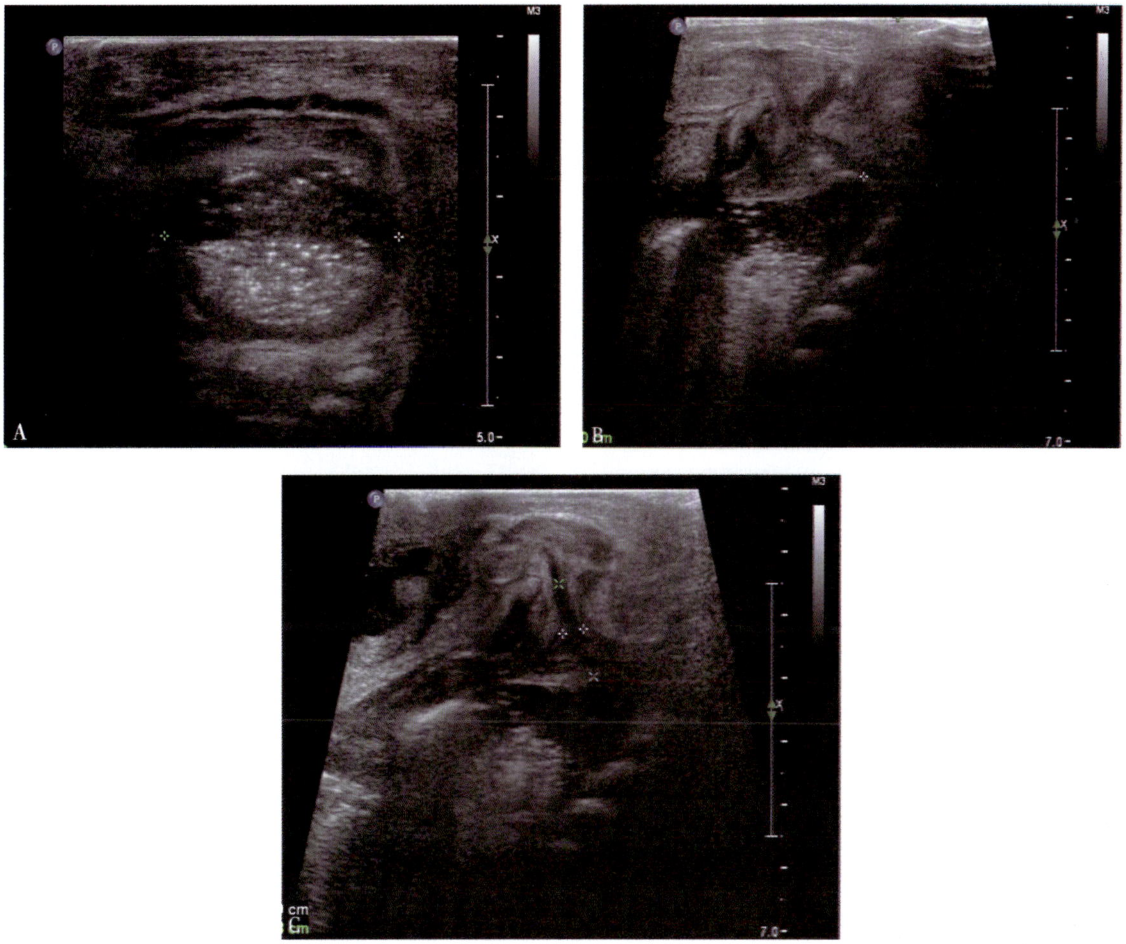

图 22-4-3 高位肛门闭锁并直肠尿道瘘

男，1 天，生后发现无肛门，尿道口溢粪。A. 经腹扫查可见直肠扩张，内见肠内容物；B. 经会阴部扫查直肠末端为盲端，盲端距体表约 2.7cm；C. 直肠近末端处前壁可见低回声带，向前延伸达尿道

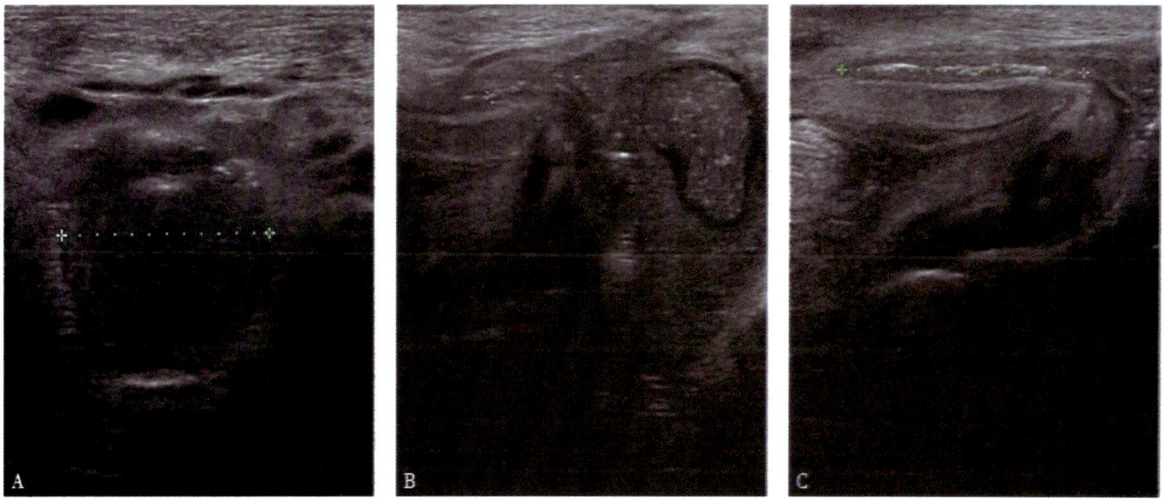

图 22-4-4 中位型肛门闭锁并直肠尿道瘘

男，1 天 18 小时，生后发现无肛门。A. 经腹扫查直肠近端扩张（光标示），膀胱无充盈；B. 经会阴部扫查直肠近端扩张，远端呈锥形逐渐变细，直肠盲端距肛窝体表约 1.7cm；C. 经会阴部扫查，直肠前壁见一瘘道样回声向前至阴囊根部与尿道相通，内可见气粪强回声

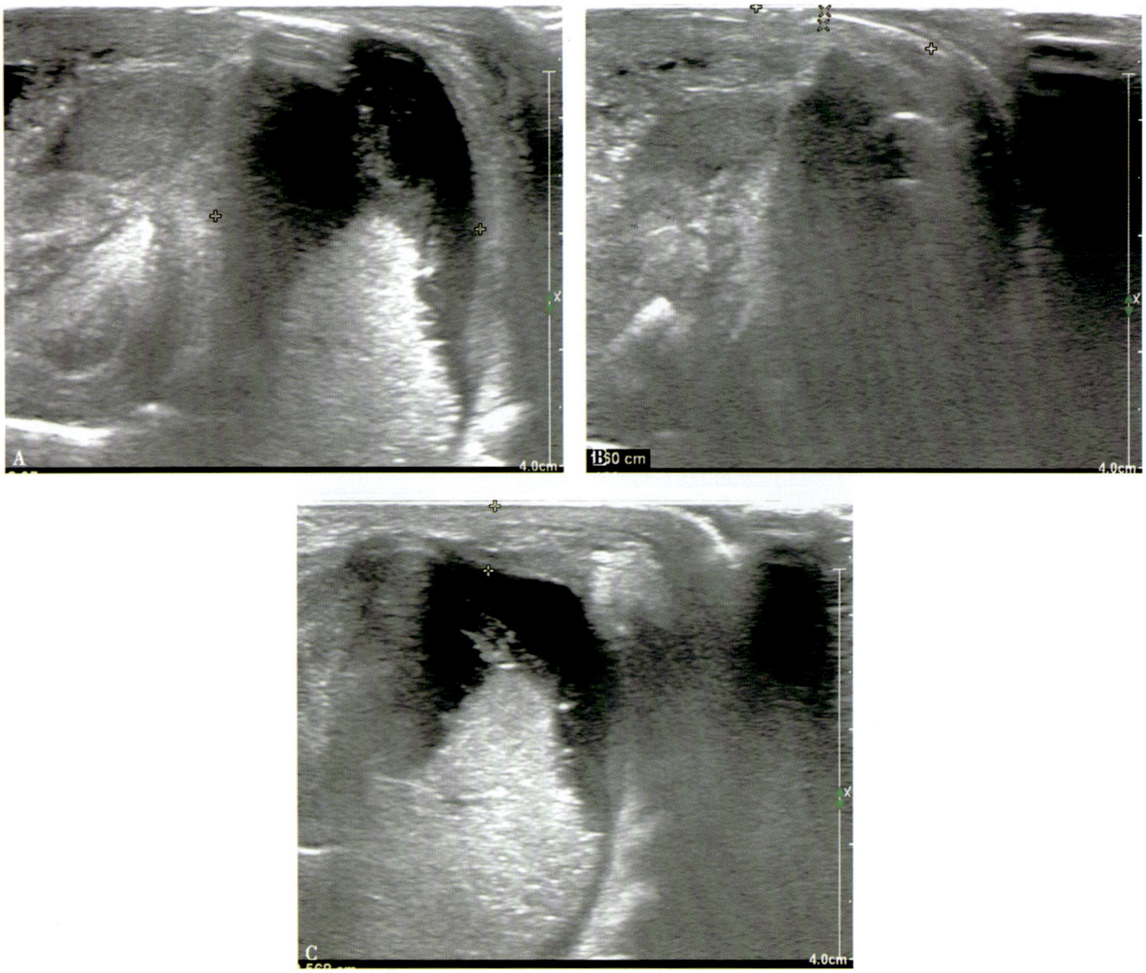

图 22-4-5 低位型肛门闭锁并直肠会阴瘘

男，生后 6 小时。A. 直肠扩张，内可见肠内容物，末端为盲端；B. 末端距体表隐窝处 0.3～0.6cm；C. 末端另扫查到棒状气体强回声，向前庭区延伸至皮下，并随腹压变化呈波动感。术中扫查瘘口位于阴囊中缝

尿道膀胱 X 线造影和瘘道造影可见造影剂充满瘘道进入直肠，对确定诊断有重要价值。盆部 MRI、CT 及三维重建等不但能了解畸形的位置高低，而且能诊断骶椎畸形及观察骶神经、肛提肌、肛门括约肌的发育情况，也可作为术后随访的手段。

第五节 消化管重复畸形

【概述】

消化管重复畸形（duplication of digestive tract）是指附着于系膜侧呈球状或管状重复，具有与消化管相同结构的一种先天性发育畸形。重复畸形可累及整个消化管，小肠最多，回肠多于空肠，其次为食管重复。消化管重复畸形的症状可发生于任何年龄，但以婴儿期多见，少数可至成人才发病，其所在部位、类型、大小、有无与肠道交通及有无异位黏膜的情况不同，临床症状也不相同。可有以下表现：①食管重复畸形肿物压迫呼吸道或纵隔可引起咳嗽、气喘、发绀、吞咽障碍；②消化道出血：多因管状重复畸形含有异位胃黏膜及胰腺组织腐蚀肠管而引起出血，可有柏油便或鲜血便；③肠梗阻：囊肿型重复畸形肿物压迫肠腔、诱发肠扭转及肠套叠等，导致肠梗阻。消化管重复畸形常因各种并发症就诊，故畸形一旦诊断，应立即手术治疗。手术方法因畸形的部位、类型不同而异，原则上能切除者应尽可能切除重复肠管，并将所附肠管一并切除再作肠吻合，不能切除者行开窗术、黏膜剥离术。

【病理】

消化道重复畸形以囊肿型和管状型最常见。

（1）囊肿型：约占 80%，呈球形、椭圆形或囊形，大小不等，巨大者可占据大部分胸、腹腔。囊内分

泌物潴留可致囊内压力增高产生胀痛与压痛。其中，肠外囊肿型依附在肠壁向外突出，因重力关系可引起肠扭转；肠内囊肿型：位于黏膜下层或肌层向肠腔内突出，多位于回盲瓣附近，早期即可阻塞肠腔。

（2）管状型：重复位于肠系膜附着缘，与消化道平行走行，形成双腔，长短不一，有时延伸到大部分小肠或整个结肠。重复畸形远端有孔道，近端则为盲端；远端无孔道，近端与正常肠管相通，重复肠腔内则因分泌物潴留而扩大。孤立的重复畸形有单独的血管，可从肠系膜向外走向腹腔任何部位。

【超声表现和诊断要点】

1. 超声表现

（1）小肠、结肠重复畸形：肠外囊肿型表现为紧邻肠管的圆形或类圆形囊肿，边界清晰，内壁光整，壁偏厚，可显示肌层结构，类似消化管壁结构（图 22-5-1）。囊液较清亮，囊内无分隔。小的囊肿可继发肠套叠，在套入头端可见囊腔回声（图 22-5-2）。肠内囊肿型多在婴幼儿期发现，多造成肠梗阻（图 22-5-3），好发于回盲部，回盲部肠腔内见囊肿，并见近段肠管异常积液扩张。

管状型肠重复可见正常肠管肠系膜侧一平行走行的萎瘪肠管，形成双腔管道，萎瘪肠管黏膜明显增厚可达 5mm，长度从数厘米到数十厘米不等，该萎瘪肠管常以一端开口于正常肠管，极少两端都有开口（图 22-5-4），有时不规则的积液的管状结构和萎瘪肠管并存，彩色多普勒超声显示为同一血管供血。孤立的重复畸形显示为不规则的积液的管状结构，沿肠系膜向外延伸远离正常肠管，彩色多普勒显示单独的血管供血。极少数病例其畸形肠管声像图与正常肠管难以区分，术前超声难以识别。

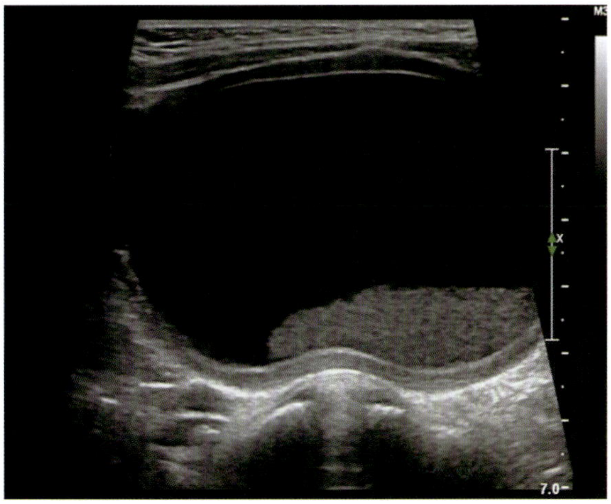

图 22-5-1 肠外囊肿型回肠重复畸形

男，2 岁 11 个月，触及腹腔包块。下腹部囊性包块，边界清晰，呈“三环征”

（2）食管重复畸形：食管重复畸形胸段可呈囊肿型或管状型，壁较厚与消化管相似，较光整，内透声好。少数病例可见重复的管状迂曲，自颈部向下延伸至膈肌；颈段食管的重复畸形表现为颈部厚壁（似消化道）囊肿，壁光整，内透声好，与食管相通者可显示囊腔内液体分层和气体回声（图 22-5-5）。

（3）胃重复畸形：胃重复畸形可表现为紧贴胃壁的囊肿或管道，囊壁较厚，有肌层结构，与胃关系密切，紧贴胃或突向胃腔内，重复胃与正常胃有一共壁呈低回声，胃各个部位均可以发生，多发生于胃大弯侧（图 22-5-6），其次是胃后壁、胃小弯、胃前壁及幽门部（图 22-5-7）。胃窦部重复畸形可继发胃十二指肠套叠，超声显示右上腹同心圆征象，幽门及十二指肠降部显示不清。十二指肠重复囊肿多位于肝门部，偶见囊肿与肠腔相通，显示囊内肠液和肠气回声。

2. 诊断要点

（1）消化管重复畸形的形态、位置、大小、内透声、囊壁的结构及与消化管的关系。

（2）消化管重复畸形与相应部位的组织器官病变的鉴别征象。

（3）消化管重复畸形有无并发症。

【鉴别诊断】

1. 肠系膜囊肿 肠系膜囊肿多为多房性囊肿，囊腔可呈类圆形、不规则形或裂隙状，大小不一，张力可高可低，分隔及囊壁较薄。多切面扫查，囊肿位于肠外系膜侧；而消化管重复畸形囊壁偏厚，可探及肌层结构，类似消化管管壁结构，内未见分隔，与肠壁难以分开（详见本章第七节）。

2. 卵巢囊肿 小儿卵巢囊肿并不少见，从胎儿到青春发育的各个阶段都可以发生卵巢囊肿，包括黄体囊肿、卵泡囊肿等。临床上常无症状，若出现临床症状也因患儿所处年龄段不同有很大差异。卵巢囊肿为盆腔附件区囊性包块，壁薄、光整，无肌层结构，周边可探及受压的卵巢组织回声，彩色多普勒显示囊肿内无血流信号；右下腹囊肿型消化管重复畸形囊壁偏厚，可见消化道管壁结构，在双侧附件区可探及正常卵巢回声。

3. 梅克尔憩室 梅克尔憩室与管状型消化管重复畸形鉴别。两者的囊壁均为完整的肠壁结构，但梅克尔憩室黏膜层增厚更为显著，且进行延续可见其一端与肠道相通，一端呈盲端，腔内可有异位胰腺组织或胃黏膜组织形成的强回声；管状型消化

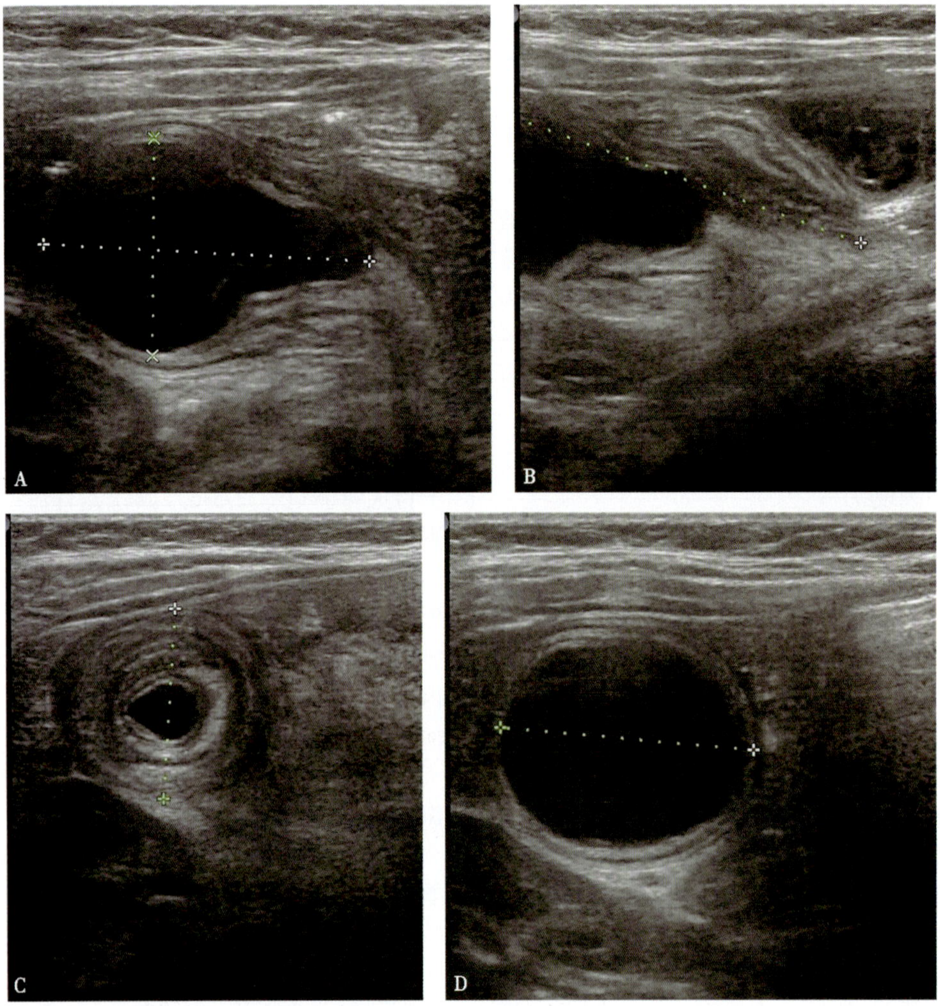

图 22-5-2 回肠末端肠重复畸形并肠套叠(肠外囊肿型)

女，8 个月 4 天，阵发性规律性哭闹 17 小时。A、B. 回肠末端包块，纵断面呈“套筒征”，头端见一囊性包块；C. 团块横断面呈“靶环征”；D. 包块壁薄清晰，呈“三环征”，腔内透声可。术中探查见回盲部肠管受压致使小肠扩张、结肠塌瘪

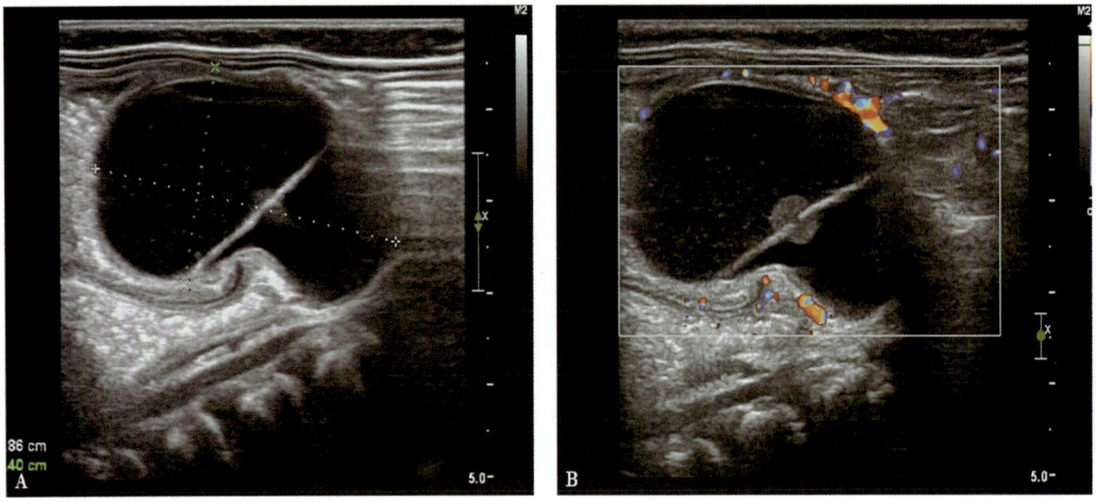

图 22-5-3 肠内囊肿型肠重复畸形

女，2 个月 21 天，呕吐、腹胀 10 天。A. 回盲部肠腔内囊性包块，张力高，肠壁样分层结构回声，内透声欠佳，包块内可见一分隔回声；B. 壁内斑片状血流信号

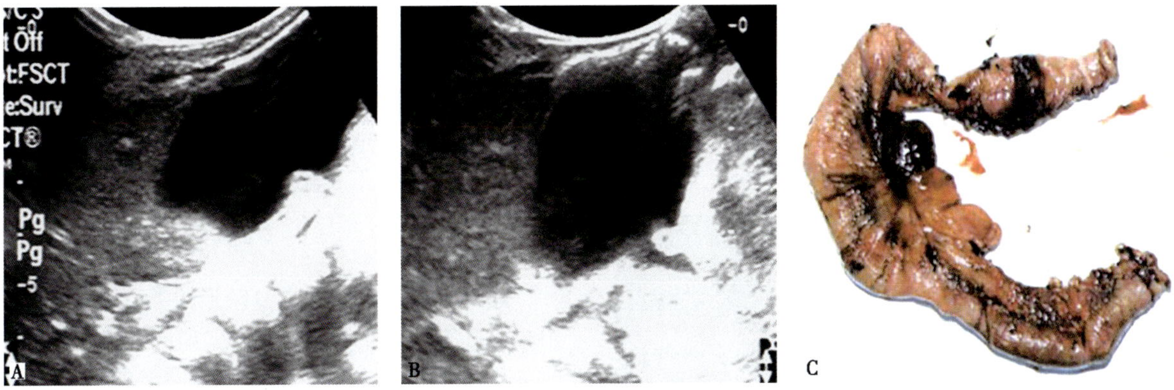

图 22-5-4　空肠管状型重复畸形

女，8 个月，反复腹痛。A、B. 肝脏下方囊性包块；C. 术中发现囊肿位于与小肠平行的萎瘪肠管内，该肠管两端均与正常肠管相通，此段长约 12cm

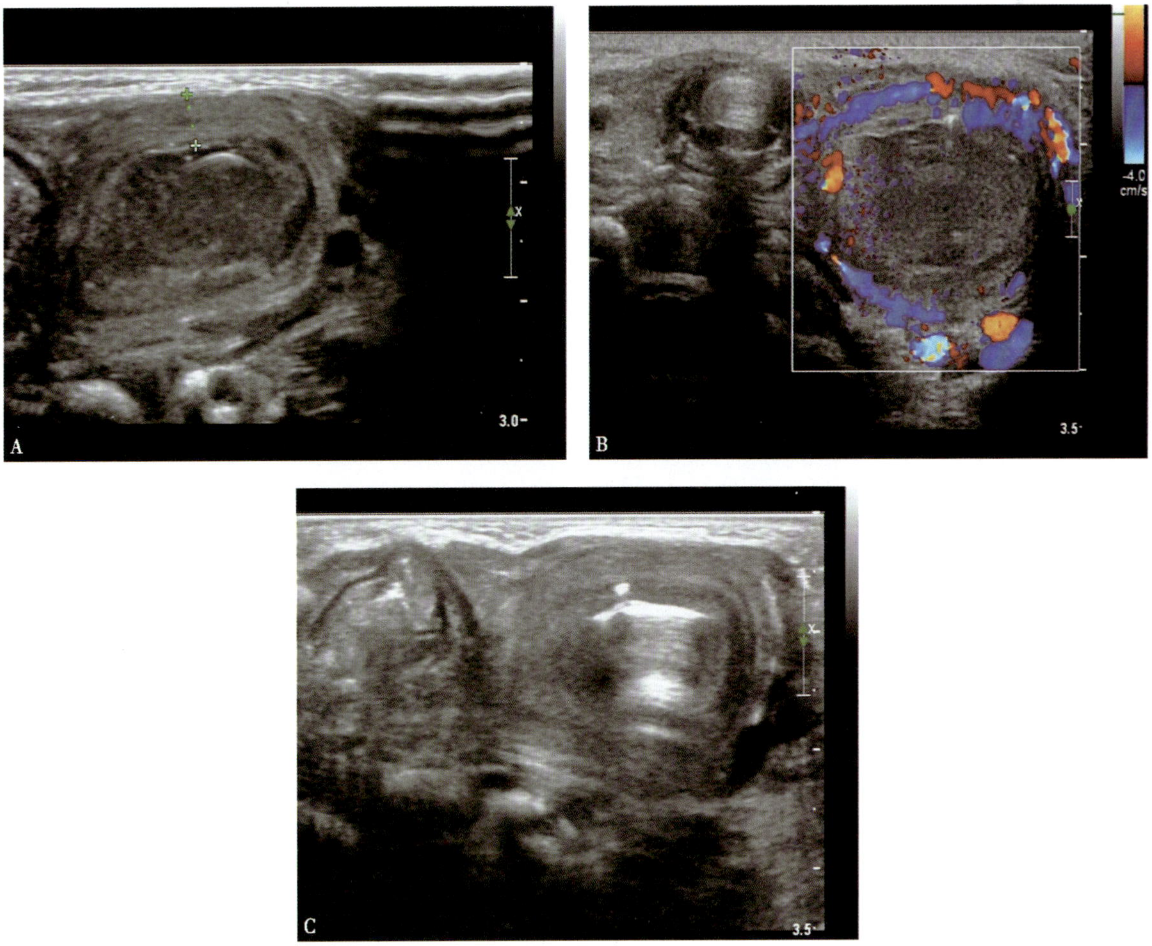

图 22-5-5　食管重复性囊肿

男，18 天，发现左颈部包块半月。A. 左颈部囊性包块，壁厚；B. CDFI：囊性包块周围示有较丰富血流包绕；C. 包块内为液性暗区，内示有密集光点回声，前方可见气体强回声管重复畸形黏膜层增厚不如梅克尔憩室明显，且消化管重复畸形附着于肠系膜侧，多不与肠腔相通，囊内壁相对光滑，囊内透声好（详见本章第六节）。

4. 小肠内球状异物 小肠肠腔内球状异物呈肠腔内球形囊性回声，内透声可，也可堵塞肠腔引起梗阻征象，当婴幼儿误食球状异物（如儿童玩具），但家长不知情因腹痛、呕吐来就诊时，易误诊为肠内囊肿型消化管重复畸形。但球状异物囊壁无明显层次而消化管重复畸形囊肿壁可见分层且层次清晰（图 22-5-8）。

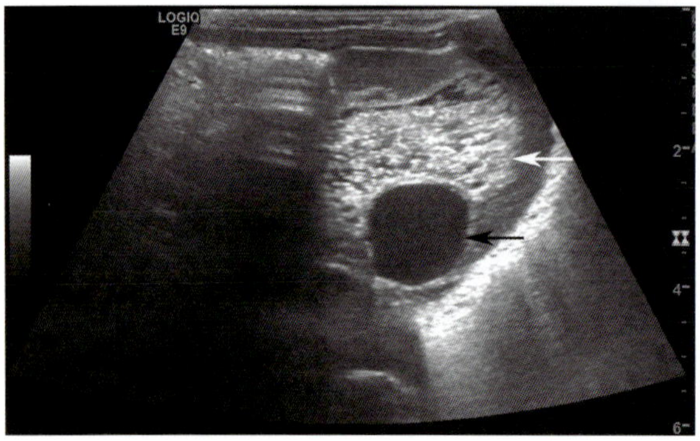

图 22-5-6 胃大弯侧胃重复畸形

左上腹横切图：胃大弯侧囊肿突向胃腔内（黑箭头），伴局部黏膜增厚（白箭头）

【诊断价值】

超声检查可以判定重复畸形的类型和部位，检出由此病变引起的继发性病变，如肠套叠、肠梗阻等，为临床尽早给予手术治疗提供重要依据。但是，少数与正常肠管平行走行的管状型消化管重复畸形若无并发症出现超声检出有一定困难。CT 显示全面直观，不受肠气干扰，定位准确，且具有重建功能，对于消化管重复畸形的诊断有一定优势，但是 CT 具有辐射损伤，而且对管状型肠重复畸形的诊断有时受限；放射性核素异位胃黏膜显像仅适用于含有异位胃黏膜组织的肠重复畸形。

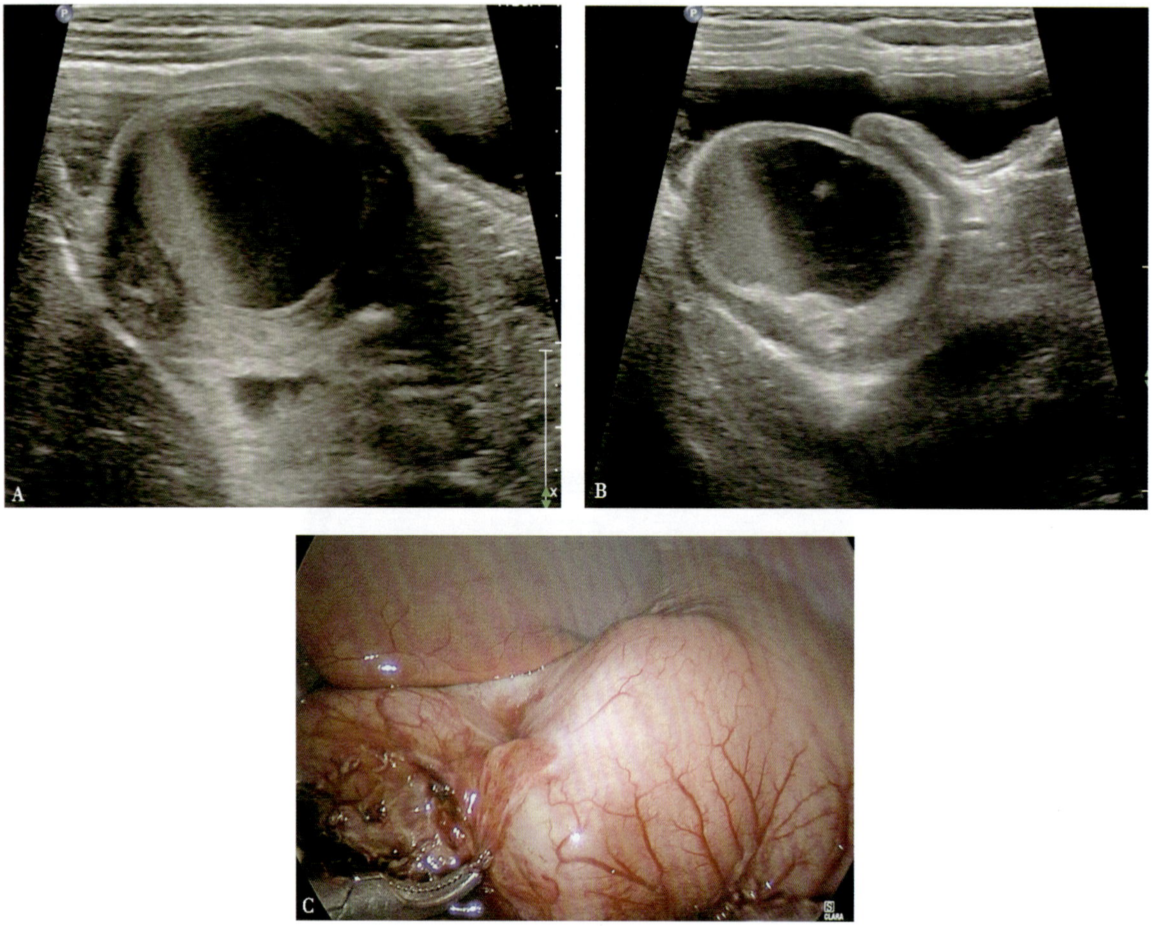

图 22-5-7 胃窦部幽门前区及幽门内侧胃重复畸形

男，5 岁 10 个月，腹痛、呕吐。A、B. 胃幽门部囊性包块，囊壁层次清晰，与胃壁结构类似；C. 术中所见胃重复畸形位于胃窦部幽门前区及幽门内侧

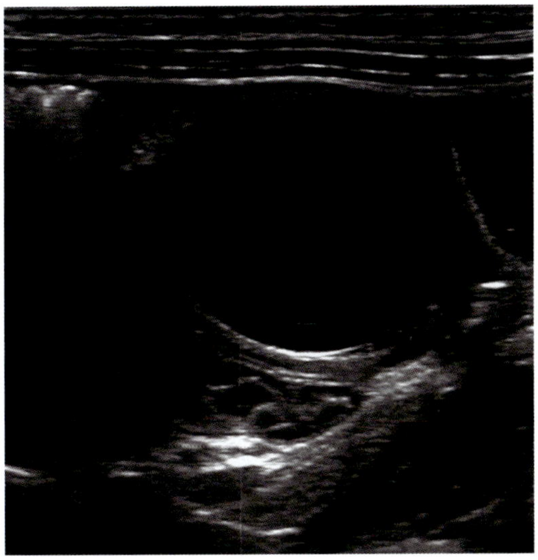

图 22-5-8　消化道异物

异物吞入史。右中腹圆形囊性回声，囊壁无明显分层，并引起肠梗阻，住院后予清洁灌肠排出一球状物，梗阻症状减轻

第六节　梅克尔憩室

【概述】

梅克尔憩室（Meckel diverticulum）是由于卵黄管的肠端未完全退化，形成的回肠壁上的憩室样突起，为消化道最常见的先天性畸形。梅克尔憩室可终身无症状表现，部分因消化道出血、肠梗阻、憩室炎、憩室穿孔等临床表现而检出。憩室内存在迷走的组织，以及憩室形态结构是导致并发症、产生临床症状的主要原因。对可疑或确诊的梅克尔憩室，均应行手术切除治疗。

【病理】

梅克尔憩室是含有肠管层次结构的肠腔组织。憩室的壁由浆膜层、肌层及黏膜层三层结构组成，多位于距回盲瓣 20～100cm 的回肠，在肠系膜的对侧缘。憩室长度在 2～10cm 不等，憩室腔形态各异，盲端游离于腹腔内，部分可有残余索带与脐部或肠系膜相连。憩室的索带可压迫肠管导致肠梗阻，或因肠袢环绕索带发生扭转，则引起腹内疝。憩室内翻可引起肠套叠。约 50% 的憩室壁含有迷走组织，如胃黏膜（80%）、胰腺组织（5%）、空肠黏膜、十二指肠黏膜、结肠黏膜等，以异位的胃黏膜最为多见。迷走组织可分泌消化液损伤黏膜而引起憩室黏膜溃疡、出血及穿孔。

【超声表现和诊断要点】

1. 超声表现　梅克尔憩室的超声表现因憩室形态、大小和并发症而异。于脐下水平扫查腹腔肠管，可显示黏膜增厚的形态异常且固定的小段管道结构，边界清晰，一端为盲端，一端可见与肠管相通。腔内呈萎瘪状，或因积液呈薄壁囊状（图 22-6-1）；梅克尔憩室合并炎症时可见黏膜、肌层及浆膜不同程度增厚，憩室周围可见均匀环形无回声，周围系膜增厚形成粘连（图 22-6-2）。憩室腔内出血并继发感染时，憩室内张力较高，壁薄，但仍可见肠壁层次，腔内可见细密回声光点或絮状漂浮物。憩室合并穿孔导致周围炎症时则形成肠管间的混合回声团块，伴中央液性暗区，大网膜增厚，回声增强。憩室内张力低，壁厚薄不均，层次不清，有时可见壁断裂征象（图 22-6-3）。当梅克尔憩室内翻时可以此为起点诱发肠套叠，在末段回肠短轴切面可显示肠腔内小的同心圆回声，长轴切面显示套筒内增强黏膜和皱褶囊壁回声。

2. 诊断要点

（1）采用频率较高的探头，并逐级加压扫查，显示位置、形态及与肠管的关系。

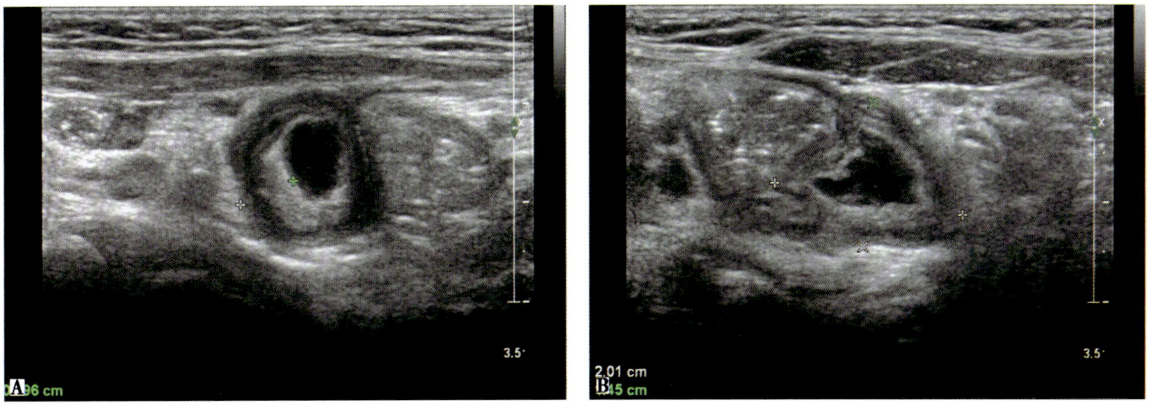

图 22-6-1　梅克尔憩室伴异位胃黏膜组织

男，2 岁，腹痛。A. 梅克尔憩室呈囊状，管壁增厚，回声增强；B. 常位于小肠间

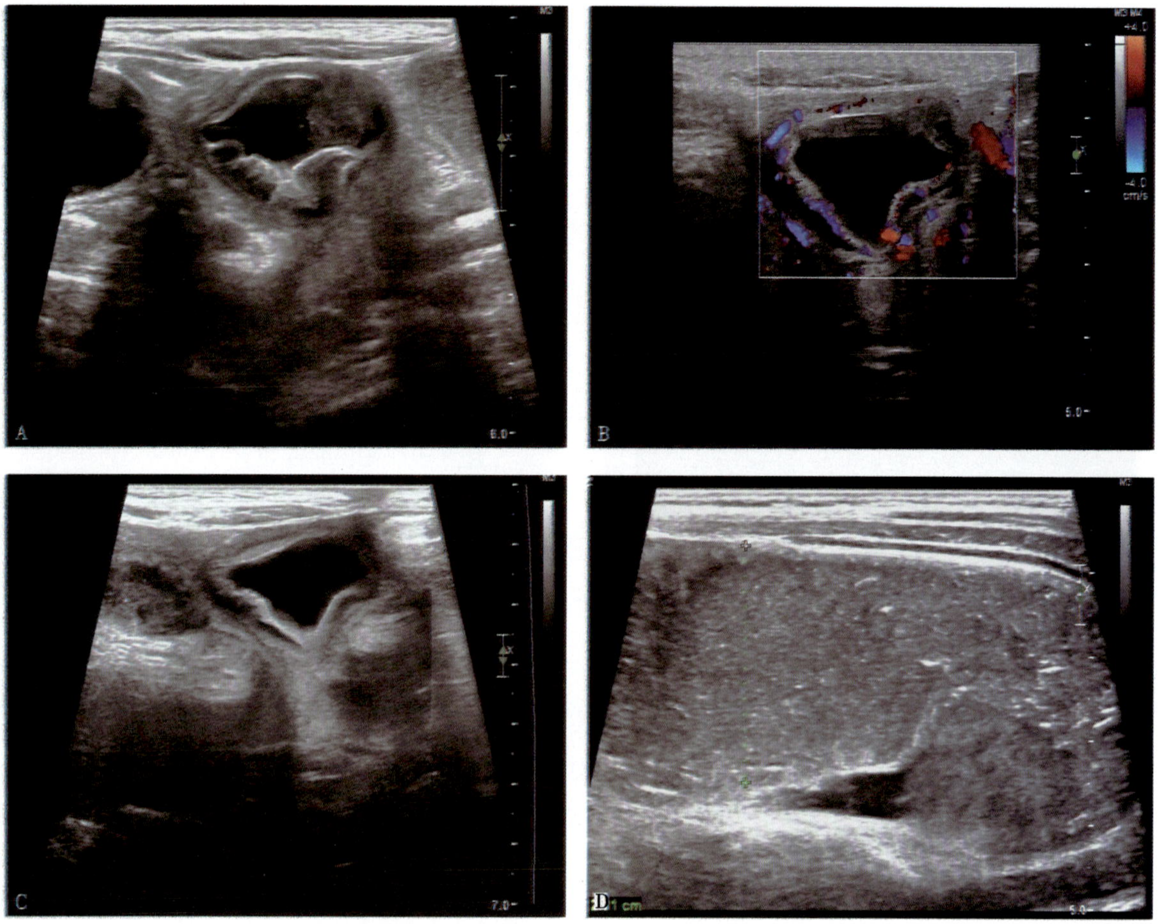

图 22-6-2 梅克尔憩室炎并发急性肠梗阻

男，3 岁 3 个月，腹胀。A. 脐下不规则囊性包块，壁厚，回声减低；B. 彩色多普勒显示血流信号较丰富；C. 憩室后壁示一索带状回声向深部延伸，并与局部肠袢呈“十字交叉征”；D. 上腹部小肠肠管扩张积液

（2）梅克尔憩室有完整的肠壁结构并与正常肠管相延续。管状结构内多为增厚的黏膜，或异位的胃黏膜、胰腺组织。多切面多角度观察，该结构与正常肠管呈延续关系。

（3）肠管间显示黏膜回声增强的囊性团块时，提示梅克尔憩室可能，但应排除周围组织器官来源的炎性或占位性包块。

【鉴别诊断】

1. 急性化脓性阑尾炎 急性化脓性阑尾炎与梅克尔憩室炎临床表现难以鉴别，部分憩室形态呈长条状无回声，周围系膜增厚，此时易误诊为积脓的阑尾回声。两者一端均为盲端，而梅克尔憩室另一端开口位于小肠，肿胀的阑尾近端开口位于盲肠。梅克尔憩室壁厚，管壁结构层次相对清晰，仔细扫查可显示正常阑尾回声；急性化脓性阑尾炎管壁结构层次不清。

2. 管状型消化管重复畸形 管状型消化管重复畸形位于肠系膜附着缘，是具有与消化管结构相同的一种先天性发育畸形，与正常肠管平行走行，形成双腔管道，多不与肠腔相通，管状物壁黏膜层无明显增厚。梅克尔憩室囊壁虽然也为完整的肠壁结构，但梅克尔憩室黏膜层增厚更为显著，可见其一端与肠道相通，一端呈盲端，腔内可有异位胰腺组织或胃黏膜组织形成的较高回声。

【诊断价值】

根据梅克尔憩室的特征性声像图改变，特别是憩室导致肠梗阻，憩室炎致憩室增大且管壁回声明显减低，憩室合并出血或感染导致憩室张力增大时，超声能对梅克尔憩室的诊断及鉴别诊断提供客观依据，为梅克尔憩室的首选影像学检查方法。但单纯梅克尔憩室者无并发症时，憩室壁解剖结构与周围正常肠管壁相似，超声检查有一定局限性。

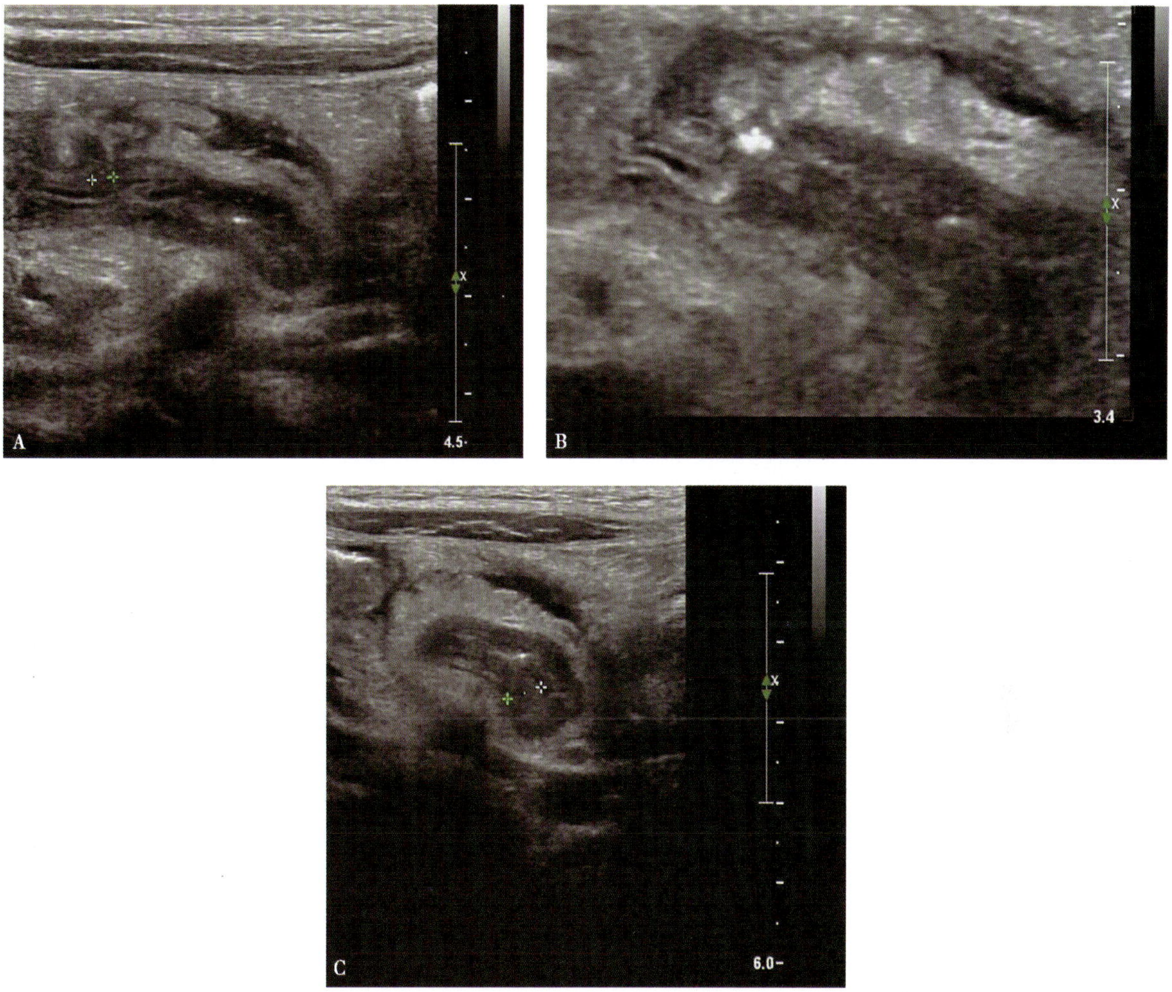

图 22-6-3 梅克尔憩室并穿孔

男，6 岁 11 个月，腹痛。A. 右下腹异常形态肠袢，壁增厚，回声减低，局部管壁回声中断；B. 管壁回声中断处可见气体强回声；C. 憩室周围可见增厚大网膜及局限性液性暗区，暗区前方条状气体强回声。手术探查憩室位于距回盲部 60cm 处小肠肠系膜对侧缘，内衬异位胃黏膜组织

第七节 大网膜及肠系膜囊肿

【概述】

大网膜及肠系膜囊肿（omental cyst and mesenteric cyst）是由淋巴组织先天性发育障碍、感染、损伤等引起的淋巴管囊性病变，最常见类型是淋巴管畸形，可发生于任何年龄，但以小儿多见。肠系膜囊肿比大网膜囊肿更为常见（70% 位于小肠系膜，15% 位于大网膜，10% 位于结肠系膜）。大网膜及肠系膜囊肿早期体积较小时，可无临床症状，多为偶然发现。随着囊肿逐渐增大，腹部肿块是其主要临床表现；巨大囊肿可占据大半腹腔，产生压迫症状出现腹胀、呕吐、食欲下降等表现；囊肿也可因重力作用牵拉引起腹痛；囊肿也可产生出血、感染、破裂及扭转等并发症，表现有急性腹痛、腹水和腹膜炎症状；或因囊肿扭转时可出现持续性腹痛、恶心、呕吐等症状。

【病理】

肠系膜囊肿可出现在十二指肠到直肠之间的两层系膜之间，多位于空肠和回肠，大小不一，多为单发性，呈圆形或椭圆形，囊壁很薄，囊腔内多充盈黄色透明液体。根据囊壁的细胞学和病因学，可以将肠系膜囊肿分为：先天性肠源性囊肿、肠系膜淋巴管瘤、单纯性囊肿、肿瘤性囊肿和感染性囊肿。

大网膜囊肿分真性囊肿和假性囊肿，可发生于大网膜、小网膜或脏器周围韧带，可为单个或多个囊腔。真性囊肿即大网膜淋巴管瘤，发病原因与肠系膜囊肿类似，真性囊肿囊壁薄，壁内被覆单层内皮细胞。假性囊肿多由外伤、出血、感染、寄生虫

等因素引起，假性囊肿囊壁厚，为炎症细胞及增生的纤维组织，无内皮细胞。

【超声表现和诊断要点】

1. 超声表现 大网膜囊肿相对较大，多呈不规则形，一般贴近前腹壁，而肠管多被挤压到囊肿后方，囊壁较薄，可为多囊腔表现，分隔纤细（图 22-7-1）。肠系膜囊肿可呈类圆形、不规则形，可发生在肠管之间，位于肠系膜任何位置。仅以声像图很难区分大网膜囊肿与肠系膜囊肿。如无合并出血、感染情况，囊液清亮，声像图表现为腔内液性暗区透声好（图 22-7-2）。少见有肠系膜囊肿靠近系膜根部，由多个细小囊腔组成，包绕肠系膜血管，整体上呈中等回声，酷似肠系膜实性肿瘤（图 22-7-3）。

当囊肿合并有出血或感染时，囊腔内透声差，可见细小点状回声（图 22-7-3）。彩色多普勒显示囊腔内无血流信号，囊壁及分隔上可见血流信号显示。部分囊肿因重力作用可引发肠扭转甚至引起肠坏死。

假性囊肿在儿童较少见，有腹部外伤史或因感染、寄生虫等因素引起急慢性腹痛史，超声显示囊肿壁厚，回声增强，内部透声因内容物不同而有差别，内有出血、感染可显示密集光点回声，血块可显示囊内强回声团，寄生虫引起者囊内可显示囊中囊及“囊沙”回声，囊壁较厚。

2. 诊断要点

（1）腹腔内壁薄、可移动囊性包块，位于大网膜及肠系膜上，液性暗区透声好。

（2）仅以声像图表现较难区分大网膜囊肿和肠系膜囊肿。

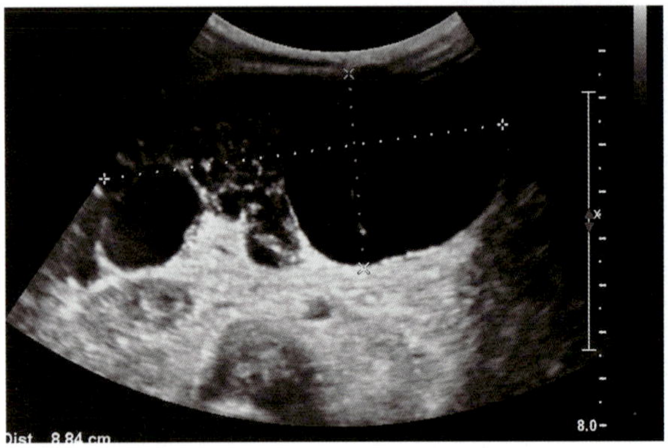

图 22-7-1 大网膜囊肿

男，27 天，腹痛两天。左上腹近腹壁网格状液性暗区，术中探查囊肿上极紧贴胃大弯，下极紧贴横结肠。病理：（大网膜囊肿）海绵状淋巴管瘤

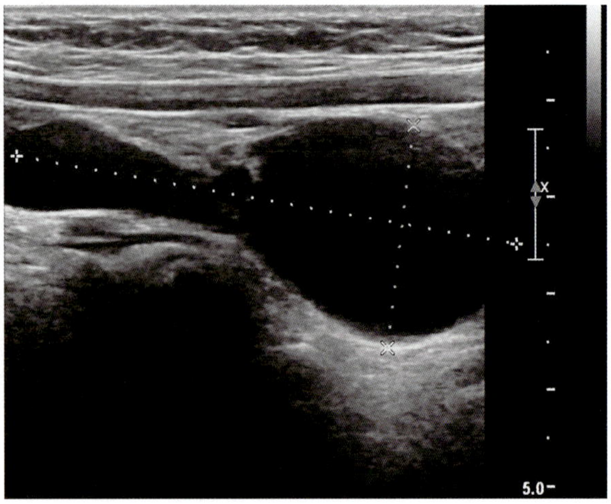

图 22-7-2 肠系膜囊肿

男，1 岁 1 个月，因腹痛就诊。下腹部不规则形液性暗区，壁薄清晰，内透声好

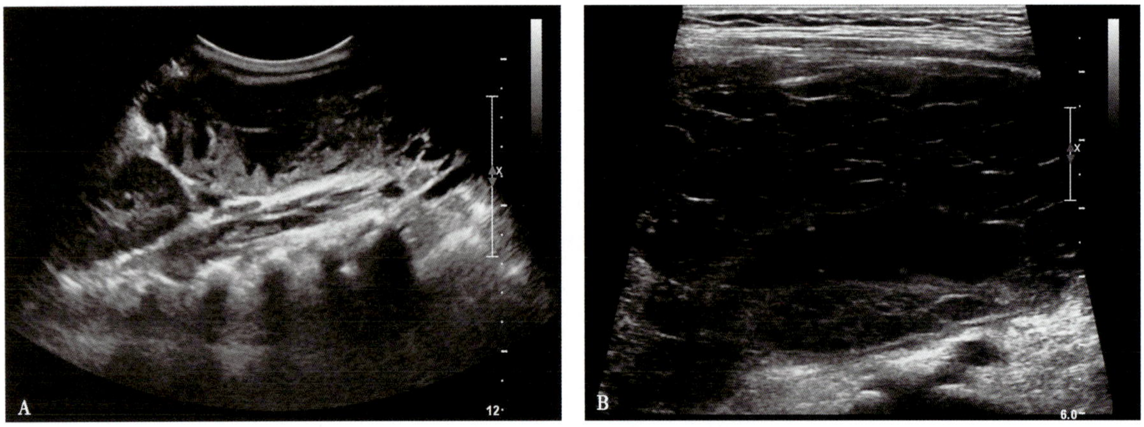

图 22-7-3 肠系膜淋巴管瘤合并出血

男，2 岁 9 个月，因经常腹痛就诊。A. 右侧腹腔内巨大囊性团块，腔内透声差；B. 内呈蜂窝状细小液性暗区。手术证实为囊性淋巴管瘤并出血

（3）假性囊肿多有腹部外伤史或因感染、寄生虫等因素引起急慢性腹痛史，超声显示为厚壁囊肿，暗区内透声较差。

（4）彩色多普勒超声有助于判断是否合并肠扭转，囊壁及其周围充血情况。

【鉴别诊断】

1. 腹腔积液 当肠系膜及大网膜囊肿很大时，可占据整个腹腔，从而容易被误诊为腹腔积液。但腹腔积液一般积聚于肾周和盆腔，肠管多漂浮于其中，而肠系膜囊肿多位于肠管之间，大网膜囊肿一般紧贴前腹壁，周围肠管被推压移位，两者内均可见纤细分隔。

2. 消化管重复畸形 消化管重复畸形是指附于消化道系膜侧、具有与消化道结构相同的球状或管状空腔物的一种先天性发育畸形。两者鉴别点在于囊壁结构不同，大网膜及肠系膜囊肿囊壁薄，可移动，内可见纤细分隔。消化管重复畸形的囊壁可见分层类似消化管壁结构，内可探及肌层低回声结构，囊内呈无回声，但罕见有分隔。

【诊断价值】

超声检查能够完整地观察到囊肿的位置、边界、推动移位，评价囊壁结构及血运情况，对其诊断及鉴别诊断有重要临床意义，是大网膜和肠系膜囊肿的首选影像学检查方法。此外，超声在检出病变的同时还可以检出有无继发病变，较为严重的如肠扭转等，对临床早期进行干预治疗有重要意义。

第八节 肠 套 叠

【概述】

肠套叠（intussusception）是指部分肠管及其相应的肠系膜套入邻近肠管所致的一种机械性肠梗阻，是婴幼儿肠梗阻最常见的原因，也是最常见的急腹症之一。原发性肠套叠好发年龄为4～10个月，而2岁以后发病逐渐减少，新生儿罕见。男女比例约4∶1。发病季节以春秋季多见，常伴发于胃肠炎和上呼吸道感染。年龄较大的肠套叠多为继发性病变。

肠套叠的三大典型症状是腹痛、血便和腹部肿块，表现为突然发作的、剧烈的阵发性腹痛，患儿哭闹不安，伴有呕吐和果酱样血便。腹部触诊多在右上腹可扪及腊肠样、表面光滑、可轻微活动、具有一定压痛的腹部肿块；部分婴幼儿可无症状而表现为精神弱、表情淡漠。若在病程48小时以内，血便症状在24小时以内，患儿无明显脱水、完全性肠梗阻等症状，可采取灌肠解套治疗。病程超过48小时，或血便症状超过24小时，或患儿出现高热、脱水等中毒症状，腹胀明显，复发多次以及灌肠疗法无法复位者，则有手术治疗适应证。

【病理】

婴幼儿肠套叠约90%以上为原发性，可能与婴幼儿回盲部系膜固定未完善、回盲部活动度大有关；继发性肠套叠的诱发因素包括：梅克尔憩室、肠息肉、肠肿瘤、消化管重复畸形等。肠套叠局部外层为肠套叠的外筒，即鞘部，内为套入部。肠套叠套入的最远处为头部或顶部，肠管从外面套入处为颈部。套叠发生后，套入部随肠蠕动不断推进，套叠鞘部尤其是颈部的痉挛收缩挤压套入肠管及肠系膜，致使套入部肠管发生循环障碍，初期静脉回流受阻，组织水肿充血，静脉扩张，腺体黏液分泌增加，并有血性液体渗漏进入肠腔内，产生果酱样血便。进一步发展，肠系膜绞窄加重，导致肠壁水肿，累及动脉，肠管壁供血不足，可发生局部肠缺血坏死。坏死肠管穿孔后，形成腹膜炎，可导致感染性休克。

根据套入部与鞘部的肠位置，肠套叠可分为以下类型：①小肠型：小肠套入小肠（包括空空型、回回型和空回型）；②回盲型：以回盲瓣为起点；③回结型：回肠套入结肠，此型最多，占70%～80%；④结肠型；⑤复杂型或复套型，常见回回结型，占肠套叠10%～15%；⑥多发型，在肠管的不同区域内有分开的两个、三个或更多肠套叠。胃、十二指肠套叠极少。

【超声表现和诊断要点】

1. 超声表现 肠套叠声像图表现与探头声束平面与肠管长轴的位置关系有关。超声横切面各层肠壁呈大环套小环的特征表现，即“同心圆征”或“靶环征”（图22-8-1A），显示典型的交替出现的黏膜高回声和肌层低回声。纵切面表现为“套筒征”（图22-8-1B），斜切面表现为“假肾征”。肠壁水肿不严重时，各层肠壁结构基本可辨；肠套叠时间较长时，外层肠壁水肿增厚，呈环状低回声，肠壁各层结构无法辨认。充血水肿的肠壁彩色多普勒显示血流信号增加（图22-8-1C）；而肠缺血坏死时，肠壁分层结构消失，外套层增厚，套筒内显示无回声液性暗区，彩色多普勒显示局部肠管血流信号消失。

采用频率较高的探头扫查，可更清晰显示肠套叠的肠壁结构及套组织内容，包括阑尾、憩室、淋巴结等（图22-8-1D）。

肠套叠好发于右上腹部，其次是左上腹部。结肠型肠套叠声像图显示团块外径一般在 3cm 左右，而小肠型肠套叠团块外径一般在 2cm 以内。肠套叠经灌肠复位后，超声下显示局部肠管壁可增厚，探头加压后局部不显示靶环样或套筒样征象（图 22-8-1E、图 22-8-1F）。

继发性肠套叠声像图表现，可显示有肠息肉（图 22-8-2）、梅克尔憩室、消化管重复畸形（图 22-8-3）、肠壁淋巴瘤（图 22-8-4）等原发病。

2. 诊断要点

（1）沿肠管长轴切面显示套叠肠管呈多层中等和低回声相间的结构即“套筒征”。

（2）肠管短轴切面显示套叠肠管呈“同心圆征”和“靶环征”。

（3）经水灌肠行肠套叠复位术者，可更清楚显示继发性肠套叠的原发病变。

（4）彩色多普勒超声有助于判断套叠肠壁有无缺血。

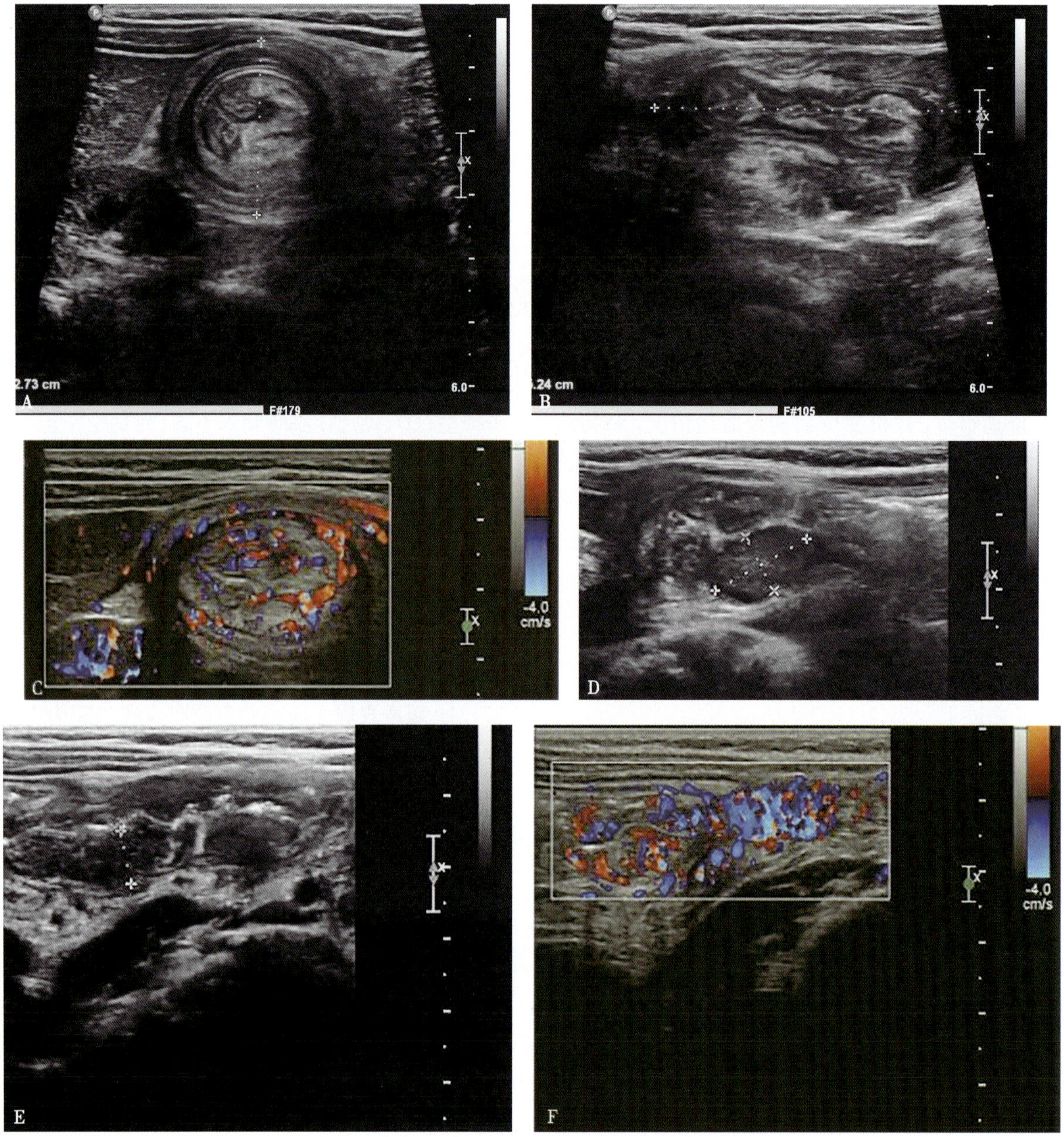

图 22-8-1 肠套叠及其空气灌肠复位后

男，1 岁 7 个月，腹痛、呕吐。A. 右上腹团块回声，横断面呈“靶环征”；B. 纵断面呈“套筒征”；C. 套入肠管肠壁血流信号增加；D. 套环内淋巴结；E. 空气灌肠整复后回盲部局部肠管壁增厚，回声减低；F. 空气灌肠整复后增厚肠管壁内示有较丰富血流信号

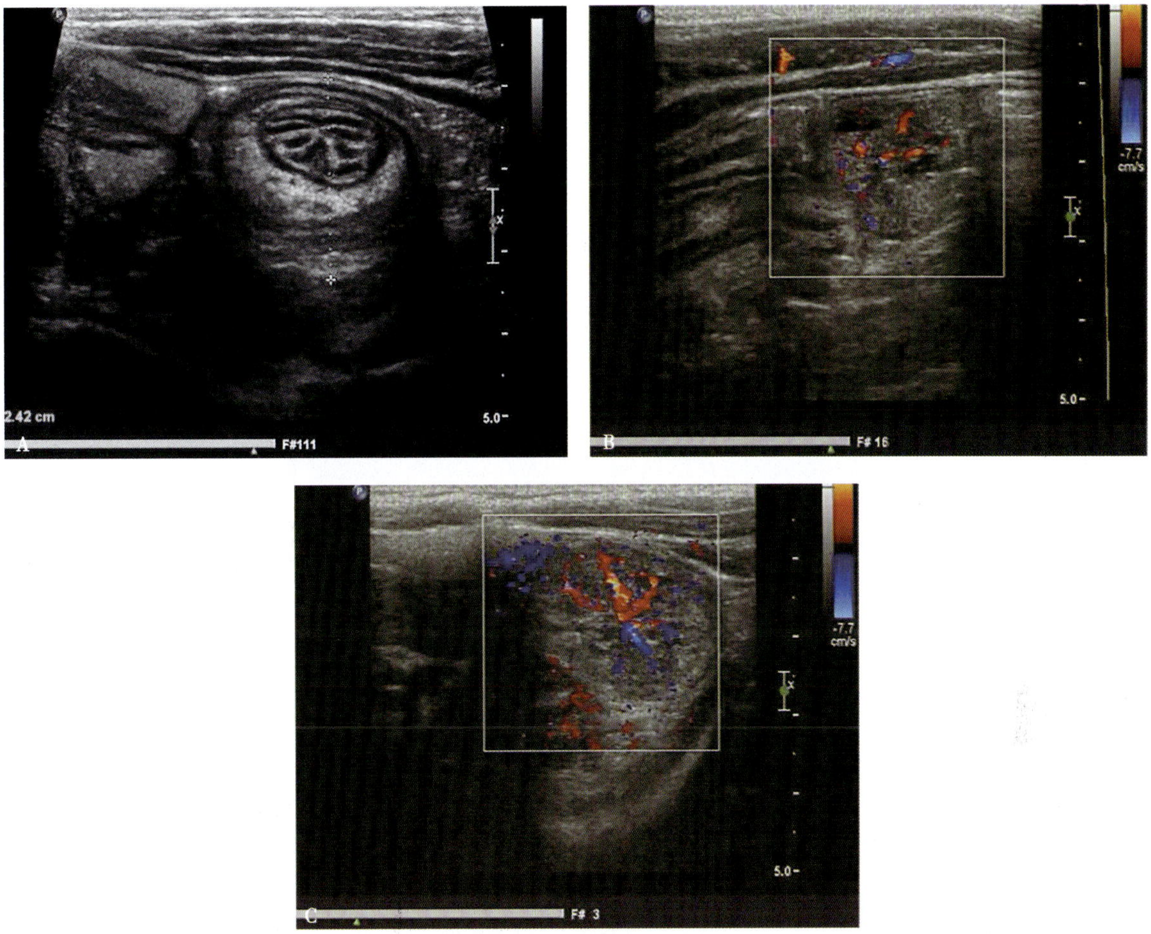

图 22-8-2　肠息肉并急性肠套叠

男，3 岁 8 个月，腹痛，大便带血。A. 左下腹团块回声，其横断面呈“靶环”样征象；B. 套环头端低回声团块，内可见小囊样无回声；C. 套入息肉示有较丰富血流信号，呈“树枝状”分布

【鉴别诊断】

1. 肠旋转不良　肠旋转不良与肠套叠需要鉴别。两者超声检查均显示腹腔内“靶环样”团块，但肠旋转不良团块多位于上腹部，呈“盘旋状”或“螺旋状”，彩色多普勒显示团块内肠系膜血管呈红蓝相间盘旋环绕血流信号，并且肠系膜上静脉以肠系膜上动脉环绕呈不同程度的扩张（详见本章第三节）。

2. 蛔虫性肠梗阻　蛔虫性肠梗阻多因口服不足量驱虫药及机体内环境的改变（如发热、腹泻等）引起的蛔虫聚集成团而阻塞肠腔造成梗阻。蛔虫在肠内扭结或成团可形成不完全性肠梗阻，若梗阻时间过长，虫团不散，加上肠管持续痉挛可形成完全性肠梗阻。典型症状为阵发性腹痛与呕吐。超声表现为肠腔内被虫体填充，虫体呈较大的强回声斑，周围肠壁水肿增厚，分层不明显。

3. 过敏性紫癜　过敏性紫癜（anaphylactoid purpura）是儿童时期最常见的血管炎之一，主要临床表现包括非血小板减少性紫癜、皮疹、关节炎等，累及肠道时表现为阵发性腹痛、呕吐、腹泻或血便等，多发生在皮疹发生 1 周以内。超声表现为肠壁全层增厚，横断面呈“面包圈征”，纵断面黏膜呈“花瓣样”，增厚肠管多位于左侧腹及盆腔。有报道称本病约 25% 的患儿可继发肠套叠。

【诊断价值】

超声检查是诊断肠套叠的首选检查方法，一些文献报道称其敏感性高达 100%。婴幼儿肠套叠有典型症状者一般诊断不困难，临床上有阵发性腹痛、血便及腹部肿物三者存在即可确诊。当肠套叠包块位于结肠肝脾区时，隐于季肋区或肝脾后下部分，或患儿有腹膜炎、腹胀时，肿物不易触及，行超声检查有助于早期确诊。

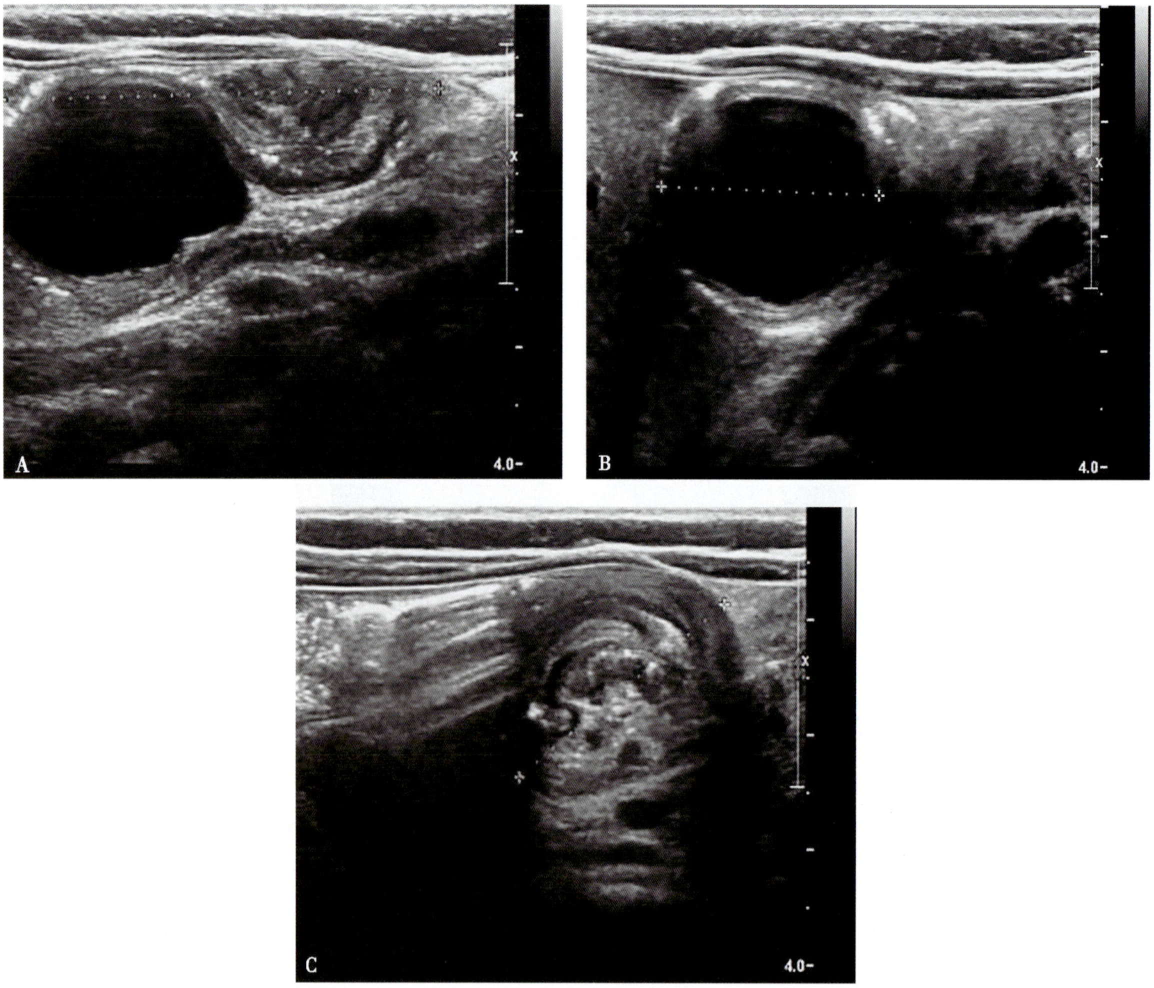

图 22-8-3 肠外囊肿型重复畸形并肠套叠

男，3 个月 15 天，经常腹痛。A. 右上腹异常团块回声，纵断面呈“套筒征”，头端见一囊性包块；B. 包块壁薄清晰，呈“三环征”，腔内透声可；C. 团块横断面呈“靶环征”

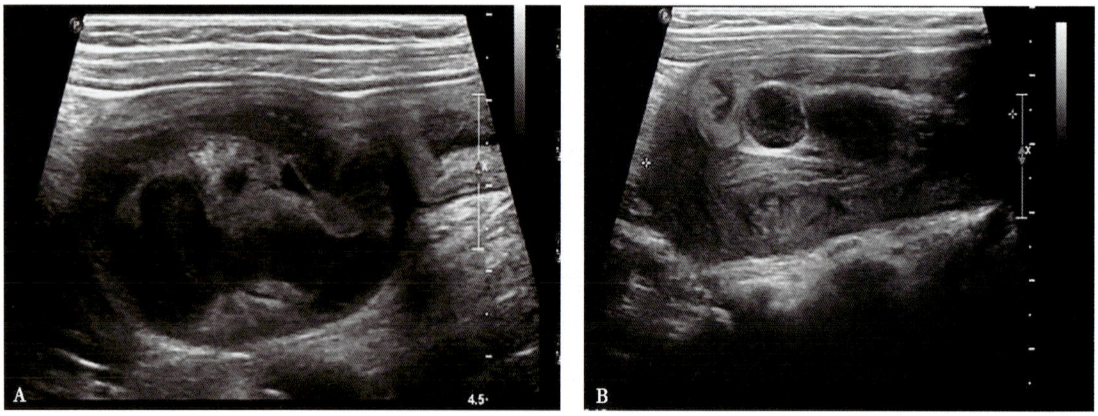

图 22-8-4 淋巴瘤并急性肠套叠

女，2 岁 3 个月，腹痛。A. 左腹部团块回声，其横断面呈“靶环”样征象，套环内肠管壁局限性增厚，回声极低几近无回声；B. 纵断面套环内低回声结节，呈类圆形，回声极低近无回声。手术证实为淋巴瘤

第九节　肠　梗　阻

【概述】

肠梗阻（intestinal obstruction）是常见的小儿急腹症，是肠内容物通过障碍。肠梗阻主要临床症状为阵发性腹部绞痛、呕吐（呕吐物可含胆汁或粪便）、腹胀、肛门停止排气排便。

【病理】

肠梗阻通常分为机械性肠梗阻（mechanical intestinal obstruction）和动力性肠梗阻（dynamic intestinal obstruction）两大类。

1. 机械性肠梗阻　机械性肠梗阻是肠管内或肠管外器质性病变引起的肠梗阻，可由先天性畸形和获得性因素引起，先天性畸形包括先天性肠闭锁（congenital intestinal atresia）或先天性肠狭窄（congenital intestinal stenosis）、肠旋转不良、环状胰腺、腹股沟嵌顿疝、消化管重复畸形、先天性纤维索带粘连等，后天性因素包括手术后肠粘连、腹膜炎后粘连梗阻、肠套叠、蛔虫肠梗阻、肠外肿瘤压迫、肠管内异物及粪石梗阻等。

（1）先天性畸形

1）先天性肠闭锁和狭窄是新生儿肠梗阻中最常见的原因之一。其病因尚不清楚，目前主流学说就是 Tandler 的胚胎发育阶段肠管实心期再空化障碍以及 Louw 和 Barrnard 经典研究提出的孕晚期宫内肠系膜血管意外学说。小肠闭锁病理分型为四型：Ⅰ型为膜状闭锁，肠管保持连续性；Ⅱ型为盲端闭锁，盲端之间由索带相连；Ⅲ型为盲端闭锁，肠系膜呈“V”形缺如；Ⅳ型为多发性闭锁。

2）环状胰腺是在胚胎期十二指肠背侧和腹侧两个胰腺始基随十二指肠回转、融合、消退发生障碍，导致胰腺组织环绕十二指肠降部引起梗阻。

3）嵌顿疝是导致机械性肠梗阻的原因之一，是由腹股沟斜疝发展而来。当疝囊颈较狭小时，容易使内容物发生嵌闭，除发生肠梗阻的病理变化还会发生肠坏死。新生儿有时可并发睾丸坏死。

（2）获得性因素

1）粘连性肠梗阻（adhesive intestinal obstruction）：以术后肠粘连最为常见，约占 60%，其次为腹腔内炎症性疾病。为肠袢间、肠袢与其他脏器、腹膜间有粘连或索带压迫而导致的肠内容物通过受阻。损伤、炎症或异物刺激导致炎症反应，致使肠管粘连，再经过肠管的蠕动牵拉引起肠管扭转。在粘连存在的基础上，任何原因刺激肠管蠕动亢进、节律紊乱，均可诱发急性肠梗阻。

2）蛔虫性肠梗阻（ascaris intestinal obstruction）：正常情况下，蛔虫在肠腔内分散且与肠管纵轴平行。当蛔虫在肠内扭转成团，可致不完全性肠梗阻，若梗阻时间过长，肠管持续痉挛，可演变为完全性肠梗阻，虫团长期压迫肠壁可发生坏死、穿孔。

2. 动力性肠梗阻　动力性肠梗阻为胃肠蠕动功能不良致使肠内容物传递运转作用低下或丧失，多因中毒、休克、缺氧及肠壁神经病变造成，常见于先天性巨结肠、麻痹性肠梗阻等。

（1）先天性巨结肠（congenital megacolon）：系先天性肠壁间神经节细胞缺如导致病变肠段呈痉挛性狭窄状态，近段肠管明显扩张，粪便通过障碍。多数病例痉挛段好发于直肠和乙状结肠远端，少数病例可累及结肠更高的部位，甚至全结肠和小肠均可受累。痉挛段以上肠管神经节细胞稀少为移行段，移行段以上肠管明显扩张、肥厚，称为扩张段；黏膜常有水肿，有时发生溃疡和坏死，肠管扩张加重可致穿孔及腹膜炎。临床分型可将先天性巨结肠分为短段型、常见型、长段型、全结肠型、全肠型。

（2）麻痹性肠梗阻：系由于交感神经过度兴奋所致，对肠道的作用为抑制性，肠管蠕动消失，吸收功能受到障碍，气体、液体滞留，肠管胀大，进一步失去动力，形成恶性循环。

【超声表现和诊断要点】

1. 超声表现　腹部超声是急腹症患儿首选的检查手段，对临床高度怀疑肠梗阻的患儿，超声检查应包括完整的胃肠道（胃、十二指肠、空肠、回肠、结肠及直肠肛管等），识别肠管扩张与萎瘪的位置，及肠管的缺血与蠕动情况，寻找导致肠梗阻的病因等。

（1）先天性肠闭锁及狭窄：十二指肠闭锁或狭窄显示胃及十二指肠近段扩张，梗阻处肠管突然变细，远端肠管塌瘪（图 22-9-1），膜状闭锁时扩张远端膜状组织可呈“风袋样”突向远端肠腔，十二指肠狭窄则可见梗阻处膜状物，其中间可见一小孔隙或开口，或十二指肠某段肠管缩窄，蠕动时偶见液体通过。

空、回肠闭锁或狭窄时，可见梗阻近段肠管不同程度扩张、积液，肠壁增厚，肠腔内容物潴留，远端小肠及结肠萎瘪，腔径细小；狭窄时远端肠管腔内充气减少或有少量积液（图 22-9-2），而闭锁时远端肠管腔内无充气或可见小斑片状呈“豆腐渣”样强回声（图 22-9-3）。

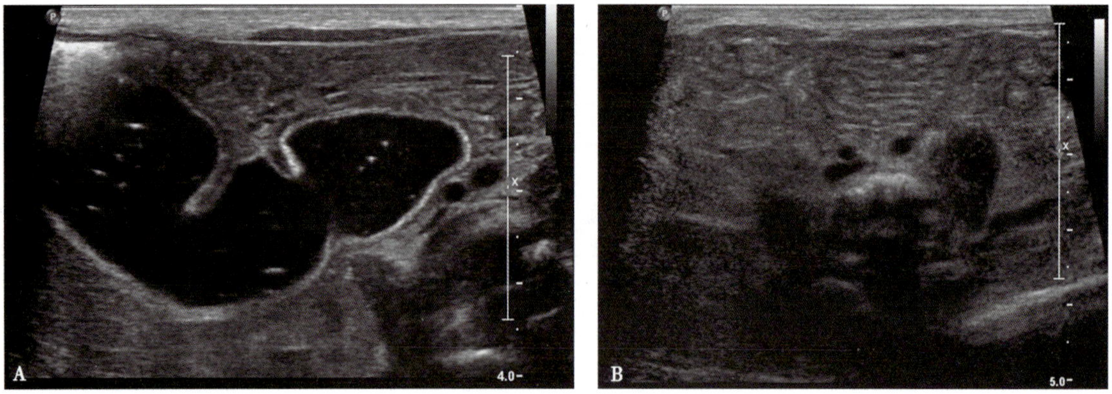

图 22-9-1 十二指肠闭锁

女，9 小时，生后呕吐、无排气排便。A. 十二指肠扩张、积液，扩张末端呈盲端；B. 远端肠管塌瘪

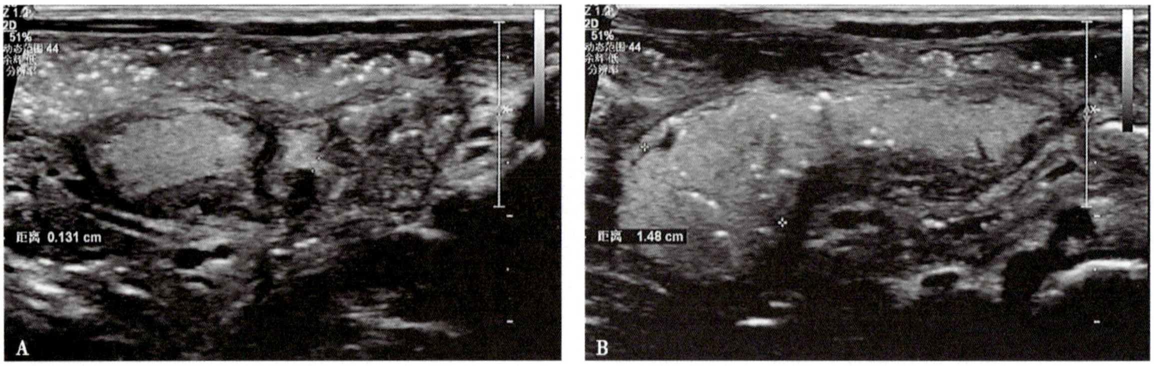

图 22-9-2 空肠狭窄

女，1 个月 19 天，呕吐、哭闹。A. 空肠腔径变窄约 0.13cm；B. 近端肠管扩张积液

结肠闭锁时全程空回肠及回盲部均积液、扩张，沿回盲部依次扫查结肠，可探及扩张肠管与萎瘪肠管交界的闭锁处，远端结肠呈细小的塌瘪状。

（2）环状胰腺：十二指肠降部上段扩张，下段肠管管腔突然变细，周围有胰腺组织环绕，狭窄管腔内可见液体通过，中下腹部肠管充气减少（图 22-9-4）。

（3）腹股沟嵌顿疝：疝入腹股沟管的腹腔内容物无法还纳入腹腔，导致肠梗阻，表现为肠管扩张积液、积气，多集中在下腹部，且腹部扩张肠管与嵌顿肠管相延续，并在内环口处变窄（图 22-9-5）。

（4）粘连性肠梗阻：①肠壁与肠壁粘连相贴，肠壁间呈纤维性粘连相贴，粘连相贴的肠壁显示增厚且回声增强。②肠壁与腹壁粘连相贴，部分肠壁与前腹壁粘连相贴于腹膜下，显示肠袢固定于腹壁某一处。③索带粘连，可见肠管间形成纤维性索带，超声显示呈带状强回声，也可为肠系膜粘连牵拉形成带状回声，有时可见血流信号。当索带或被牵拉的系膜压迫肠管时可导致肠壁不同程度的缺血性改变。④粘连性包块，严重粘连可形成包块，为肠管及系膜粘连成团，包块位置较固定，无明显边界，包块内粘连的肠管腔缩窄、肠壁增厚、局部肠蠕动减弱甚至消失，偶见气液流动；包块也可粘连于腹后壁、腹侧壁或前腹壁。⑤瘤性粘连，由于腹

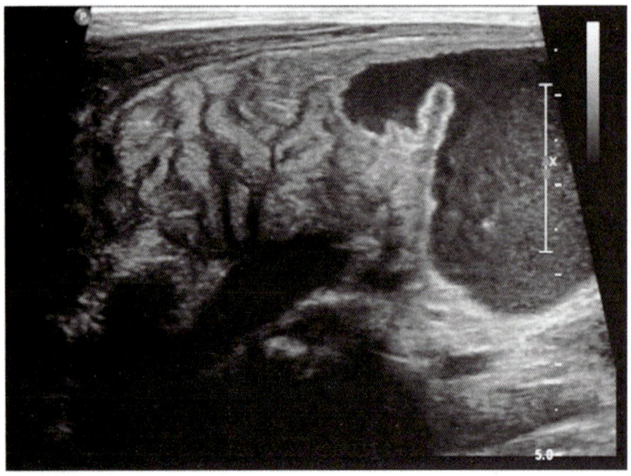

图 22-9-3 回肠闭锁

男，4 天，呕吐，生后不排便。可见回肠瘪陷无充盈，近端肠管扩张积液明显

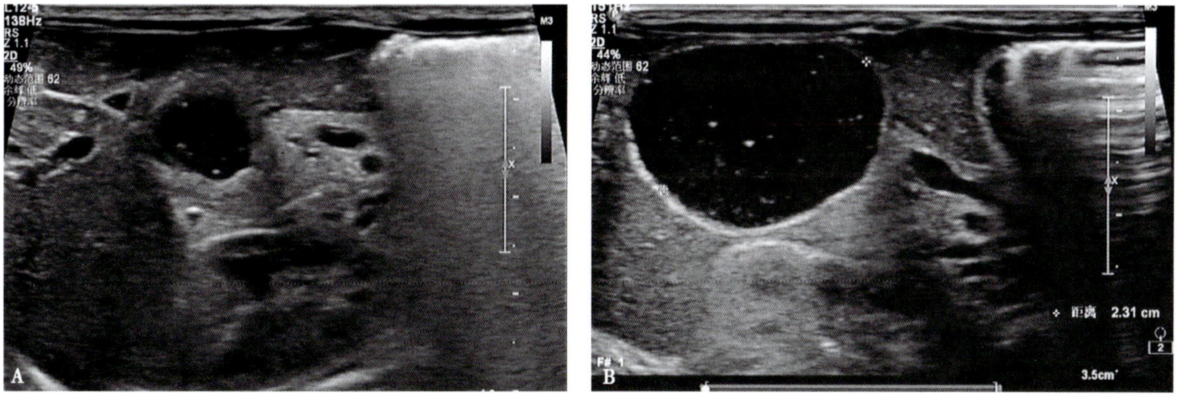

图 22-9-4　环状胰腺

女，3 天，呕吐。A. 十二指肠扩张末端可见胰腺组织回声环绕；B. 十二指肠一、二段明显扩张，较宽处约 2.3cm

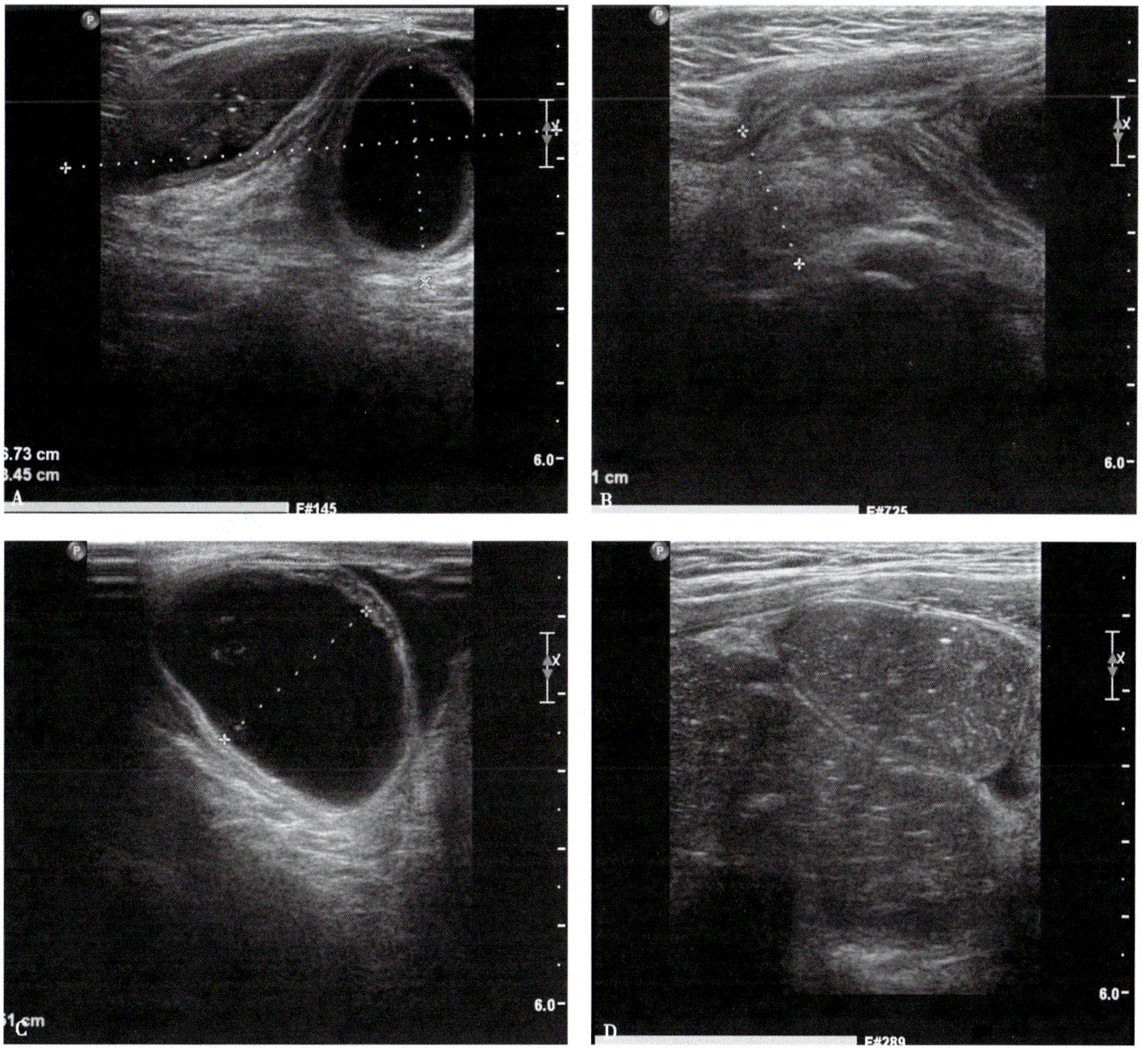

图 22-9-5　左侧腹股沟嵌顿疝并肠梗阻

男，6 岁 6 个月，左侧腹股沟包块，腹痛。A. 左侧腹股沟疝囊回声，内示有肠管及其内容物回声，肠管扩张积液，加压时左侧腹股沟疝囊内容物无明显移动；B. 疝囊内环口；C. 疝囊内肠管示有扩张积液征象；D. 腹腔肠管扩张、积液腔内原发肿瘤（包括原发性肠系膜及腹膜肿瘤）或腹腔内广泛转移性病变而导致的肠粘连称为瘤性粘连，超声显示粘连的肠管壁间或肠壁与腹膜及系膜、网膜间因肿瘤病灶融合呈低回声，部分肠管扩张、部分肠壁增厚伴内腔狭窄。

（5）蛔虫性肠梗阻：肠腔内蛔虫团堵塞，纵断面呈双线状强回声，横断面呈数个小圈，其间为高回声，粗 0.4～0.6cm。

（6）先天性巨结肠：超声显示痉挛段肠管内径 < 1cm，腔内仅显示细线状或条状气体回声或粪便回声，近端扩张肠管内有不同程度的积气积液、气粪混杂回声或粪石强回声，边缘不整，后方衰减明显等。

（7）麻痹性肠梗阻：表现为小肠、结肠肠管扩张、积液，肠蠕动明显减弱或无蠕动，肠内容物呈静态或仅随体位游动，肠腔内容物呈斑片样强回声。可由机械性肠梗阻发展而来，也可由肠炎、腹膜炎等疾病演变而来，如在超声追踪下声像图改变由机械性肠梗阻转化成麻痹性肠梗阻，表明梗阻恶化。

2. 诊断要点

（1）梗阻近端肠管显著扩张，小肠内径多 >3.0cm，肠腔内充盈大量液体，远端肠管塌瘪细小。

（2）梗阻近端肠管蠕动频繁、亢进，肠内液体可见逆向蠕动；麻痹性肠梗阻蠕动减弱或消失。

（3）扩张肠管肠壁可水肿增厚，肠袢纵断面黏膜皱襞清晰。

（4）扩张段及狭窄段肠管内外有无包块、索带、扭转。

（5）彩色多普勒超声观察肠系膜血管及肠壁的血流情况，以评价肠管的生机。

（6）新生儿肠梗阻常由先天性胃肠道畸形引起，可为单发，但多种畸形并存不少见，任何部位的超声检查时，均应仔细检查显示伴发畸形。

【鉴别诊断】

小儿常见肠梗阻的鉴别诊断见表 22-9-1。

【诊断价值】

超声检查对肠梗阻的诊断具有优势，已是儿童全消化道疾病的鉴别诊断首选影像方法。但有部分患儿肠管积气明显，给结构的显示和诊断增加了难度。对胃肠道梗阻的病因诊断需要与 X 线、CT、MRI、内镜等检查相互借鉴、配合，以实现准确的病因诊断。

表 22-9-1 小儿常见肠梗阻的鉴别诊断

原因	疾病	超声表现
先天因素	十二指肠闭锁或狭窄	胃及十二指肠近段扩张，远段肠管萎瘪；膜状闭锁时可见“风袋样”的膜状组织凸向远端肠腔；肠狭窄于狭窄段可见小孔
	空回肠闭锁或狭窄	空肠闭锁或狭窄多表现为上腹部及左上腹肠管扩张积液，下腹部及右下腹肠管广泛性萎瘪；回肠闭锁及狭窄多表现为右下腹扩张肠管间可见萎瘪的回肠及“蘑菇头”样回盲部
	结肠闭锁	全程空回肠及回盲部均积液、扩张，远端结肠细小
	先天性直肠肛管畸形	直肠管腔扩大，直肠盲端呈圆弧状，与肛管无沟通，有时可见瘘管
	肠旋转不良	上腹部横切面扫查可见“盘旋状”“螺旋状”团块回声
	环状胰腺	十二指肠降部周围可见胰腺组织包绕
	肠重复畸形	边界清晰的高张力囊性包块，壁呈“三环征”，与肠管关系密切
	先天性巨结肠	典型的先天性巨结肠自直肠开始扫查可见宽大的乙状结肠及部分降结肠，内呈气粪混杂强回声，小肠形态良好
	腹股沟斜疝、嵌顿疝，腹腔内疝	腹股沟疝囊内扩张肠管，且扩张肠管与腹腔内扩张肠管相延续，并在内环口处变窄；腹腔内疝可探及索带状低回声，扫查较困难
	胎粪性肠梗阻	较少见，好发于末端回肠及结肠
后天因素	肠套叠	“靶环征”“套筒征”
	蛔虫肠梗阻	肠腔内蛔虫团堵塞，纵断面呈双线状强回声，横断面呈数个小圈
	粘连性肠梗阻	有肠道手术史首先考虑粘连，有时可探及腹腔内感染征象
	肠管内异物及粪石梗阻	肠腔内可探及异物或粪石，粪石一般为弧形强回声，伴声影；异物一般为强回声，形态各有不同

第十节　急性阑尾炎

【概述】

急性阑尾炎（acute appendicitis）是小儿最常见的急腹症，6～12岁为发病高峰，2岁以下婴幼儿相对少见，新生儿罕见。小儿急性阑尾炎的病因包括：阑尾腔梗阻、细菌感染、神经反射等。临床表现以转移性右下腹痛、发热、恶心、呕吐等为主，麦氏点压痛是其可靠的体征。一般年龄越小，临床表现越不典型，病程进展越快。新生儿一般以腹胀为主，可表现为哭闹、呕吐、败血症、腹部拒按等；实验室检查白细胞计数、中性粒细胞比例、C反应蛋白等炎性指标显著增高。小儿阑尾炎以手术治疗为主，部分病程较长者，阑尾脓肿已形成的患儿可抗炎保守治疗。近年来，腹腔镜技术迅速发展，腹腔镜阑尾切除术已经广泛应用于小儿外科临床工作。

【病理】

急性阑尾炎病理类型包括急性单纯性阑尾炎、急性化脓性阑尾炎和急性坏疽性阑尾炎。急性单纯性阑尾炎以阑尾黏膜或黏膜下层病变较重。急性化脓性阑尾炎阑尾肿胀明显，浆膜高度充血，表面覆以纤维素性渗出物。镜下可见大量中性粒细胞弥漫浸润阑尾壁各层。急性坏疽性阑尾炎是一种重型阑尾炎，阑尾腔阻塞、积脓、腔内压力增高及炎症波及阑尾系膜静脉可导致阑尾发生血栓性静脉炎等，引起阑尾壁血液循环障碍，甚至阑尾壁缺血坏死导致阑尾穿孔，引起弥漫性腹膜炎或阑尾周围脓肿。阑尾也可因粪石、寄生虫等造成梗阻性阑尾炎。

【超声表现和诊断要点】

1. 超声表现

（1）正常阑尾呈细小盲管样结构，儿童阑尾外径<6mm（新生儿<4mm），长度一般为50～70mm。横断面呈“同心圆征”，阑尾壁表现为高-低-高三层回声结构，其中黏膜层及浆膜层呈高回声，肌层呈低回声（图22-10-1），加压可变形。彩色多普勒超声检查显示管壁无明显血流信号或少量血流信号。部分儿童因无阑尾增大，超声下正常阑尾可显示不清。

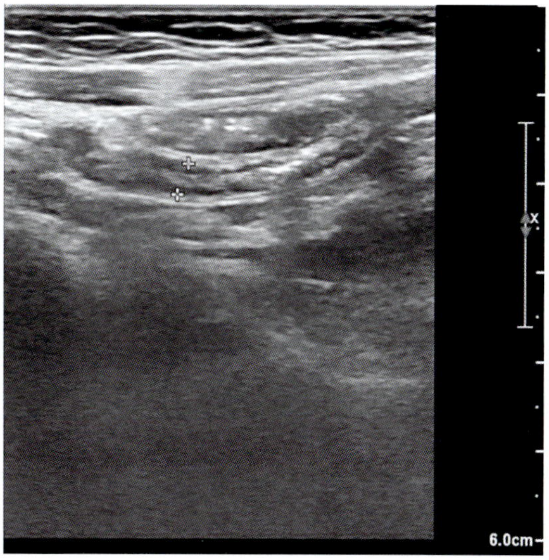

图22-10-1　正常阑尾声像图

男，6岁。正常阑尾长轴图，形态自然，各壁层层次清晰

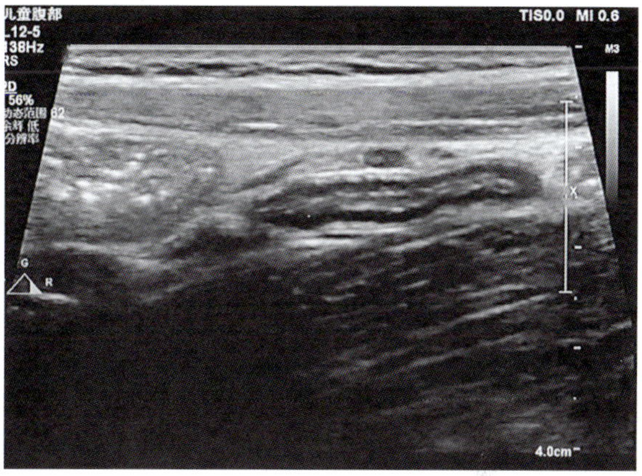

图22-10-2　急性单纯性阑尾炎

男，12岁，腹痛、发热。右下腹长约48mm，右下腹宽为5.5～6.0mm的阑尾回声，壁层次尚清晰，回声减低，黏膜层略不延续

（2）急性单纯性阑尾炎：超声显示阑尾呈蚯蚓或腊肠样增粗，外直径6～11mm，壁厚≥2mm，阑尾壁层次结构比较清晰完整，加压扫查不能改变其形态。彩色多普勒超声检查示阑尾壁有中等到丰富的血流信号。部分患者阑尾增粗不明显（图22-10-2），但彩色血流信号增加。

（3）急性化脓性阑尾炎：超声显示阑尾明显增粗，腔径多大于10mm，形态僵硬，呈“C”形或“屈指”状，阑尾壁层次结构显示欠清，管壁分层回声中断或消失，壁增厚、厚薄不均，腔内积液，内透声差。周围可见大网膜包绕，回声增强；部分阑尾腔内可见单发或多发粪石强回声；腹腔内可见游离性积液。彩色多普勒超声检查显示阑尾各部分丰富的血流信号，阑尾周围组织血流信号增加（图22-10-3）。

（4）急性坏疽性阑尾炎：超声显示阑尾形态僵硬、走行迂曲，阑尾黏膜界面回声或其他层次回声中断或消失，阑尾形状不规则、不对称，阑尾区可呈片状混合回声区，周围为强回声带，其中阑尾结构紊乱，部分可见阑尾残端，腔内回声强弱不等，呈“蜂窝状”。阑尾周围可伴有低回声区即积液或积脓。彩色多普勒超声检查显示部分残存阑尾有血流信号，而坏疽部分阑尾壁内血流信号消失(图 22-10-4)。

(5) 穿孔性阑尾炎：因阑尾穿孔脓液流出腔内压力缓解，最大外径可能正常，常形成阑尾周围混合性团块，超声可见右下腹低回声包块形成，阑尾

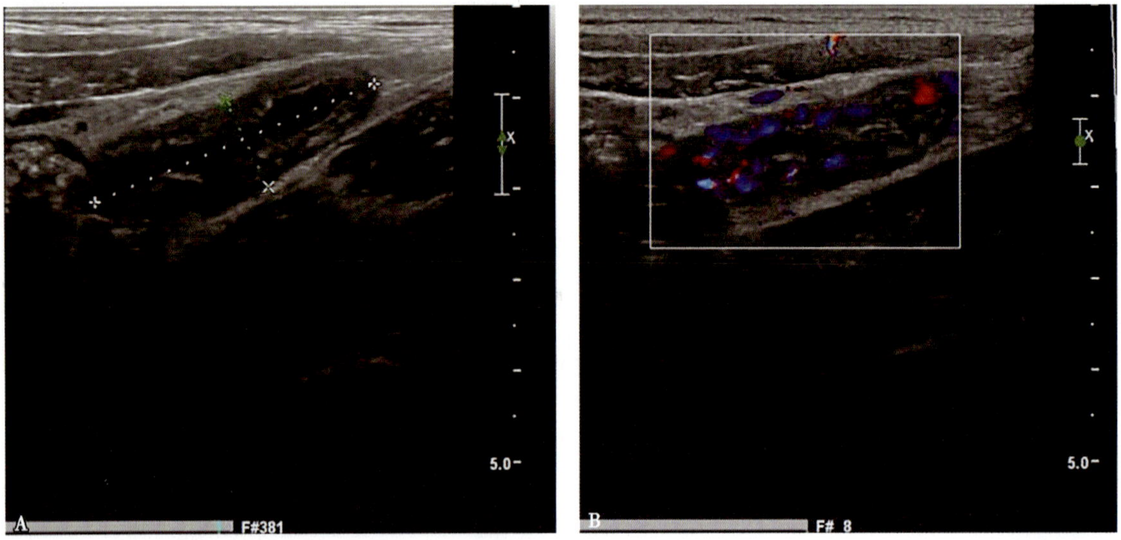

图 22-10-3　急性化脓性阑尾炎

男，11 岁 2 个月，腹痛、发热。A. 阑尾增粗，壁增厚、厚薄不均，管壁分层回声中断或消失，腔内积液，透声差；B. 增厚阑尾壁内示有丰富血流信号

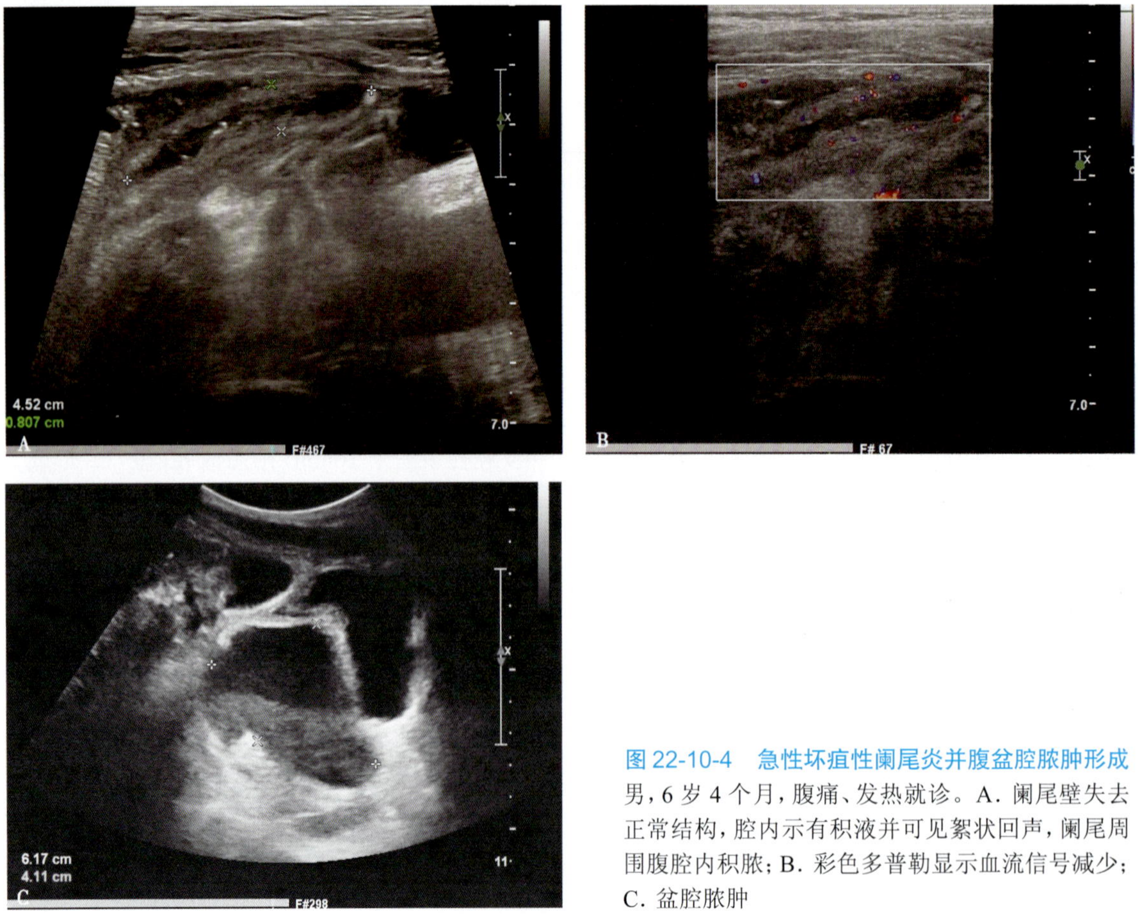

图 22-10-4　急性坏疽性阑尾炎并腹盆腔脓肿形成

男，6 岁 4 个月，腹痛、发热就诊。A. 阑尾壁失去正常结构，腔内示有积液并可见絮状回声，阑尾周围腹腔内积脓；B. 彩色多普勒显示血流信号减少；C. 盆腔脓肿

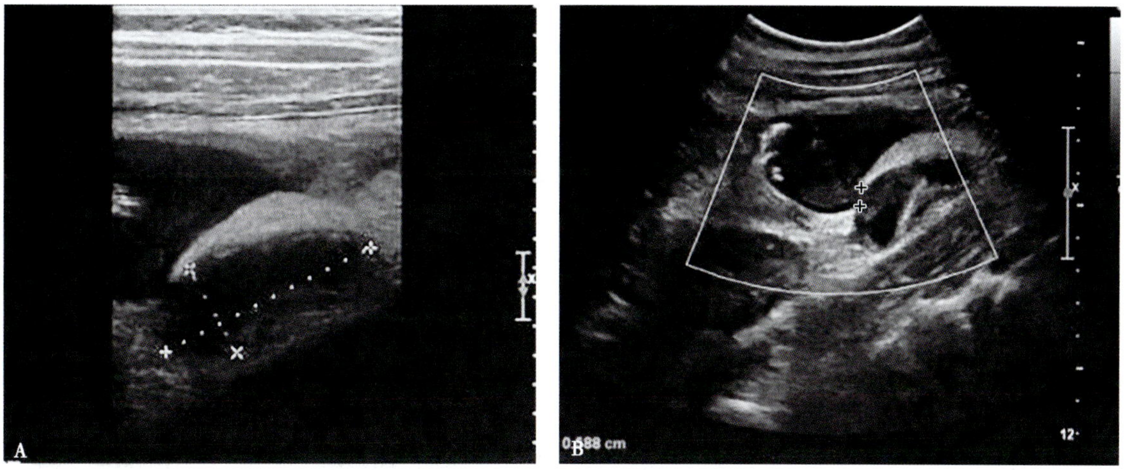

图 22-10-5　阑尾炎穿孔并周围脓肿形成

男，7 岁 5 个月，急性腹痛。A. 阑尾增粗，腔内积脓（光标所示）；B. 阑尾壁可见回声连续性中断（+ 所示），周围局限性液性暗区，内透声差

失去完整的形态，壁不连续，异常增粗或萎缩，腔内积液，内透声差，及腹腔肠间隙、盆腔陷窝甚至肝周均可见游离性脓性积液（图 22-10-5）。周围绕以大网膜高回声，部分患儿可因其与子宫卵巢粘连，而界限不清。少数患儿可出现少量的气腹，需要注意与其他部位的消化道穿孔相鉴别。彩色多普勒超声检查显示阑尾充血，穿孔部位显示稀疏或无血流信号，周围软组织或盆腔内血流信号丰富。

（6）梗阻性阑尾炎：超声显示阑尾明显肿胀，层次欠清晰，腔内可见粪石（图 22-10-6），或蛔虫。彩色多普勒超声检查显示阑尾壁内丰富血流信号。

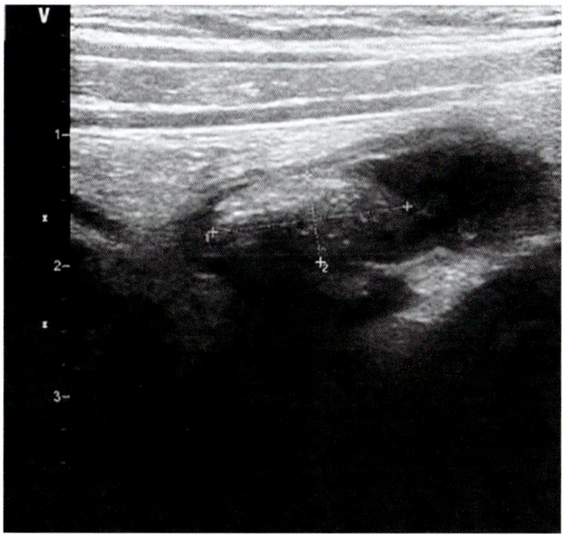

图 22-10-6　梗阻性阑尾炎

女，4 岁 6 个月，腹痛。阑尾腔内可见粪石（光标示），后方伴声影

（7）阑尾周围脓肿：超声显示右下腹或盆腔可见包裹性或游离性液性暗区，暗区内透声差，可见密集点状回声及絮状回声，部分暗区内可见粪石强回声，阑尾结构全部消失或仅存部分残端。周围大网膜炎性包裹显示强弱不均的回声带，并可见较丰富血流信号。部分患儿可出现肠管之间或肠管与肠系膜粘连，导致肠梗阻。

（8）新生儿阑尾炎：新生儿阑尾炎罕见，临床症状不典型，以腹胀为主，临床很难诊断。超声发现时多已经穿孔，阑尾壁不清晰、结构消失，右下腹可见局限性或游离性积脓，周围系膜回声增强。少数患儿发现及时，可见增粗的阑尾回声（图 22-10-7）。

（9）其他原因导致的阑尾炎：阑尾系膜较短，扭转较为少见，一旦发生系膜扭转，可导致阑尾缺血坏死。麦氏点扫查可见团块样回声，动态扫查可见增粗的阑尾伴随系膜及血管的旋转感（图 22-10-8）。

2. 诊断要点

（1）阑尾肿胀，壁增厚且层次模糊不清，腔内积液或有粪石回声。

（2）加压探头阑尾形态不改变。

（3）阑尾周围积液或周围网膜包绕。

（4）彩色多普勒超声显示阑尾壁及其周围组织血流信号丰富或无血流信号。

（5）急性阑尾炎的超声分型可为临床提供有价值的影像学依据。

【鉴别诊断】

1. 梅克尔憩室炎　梅克尔憩室有些憩室较窄，形似盲袋，当憩室引流不畅或有异物滞留时，可发生炎性改变，临床表现主要为脐周或右下腹痛，伴

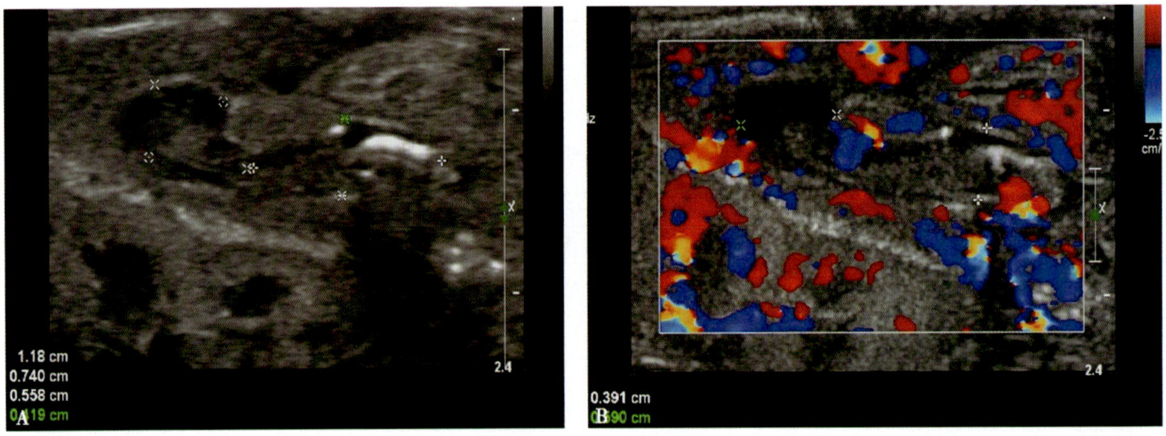

图 22-10-7 新生儿阑尾炎

女，7 天 11 小时，腹胀。A. 阑尾增粗，形态失常，壁层结构显示不清；B. 阑尾壁内及周围组织血流信号丰富

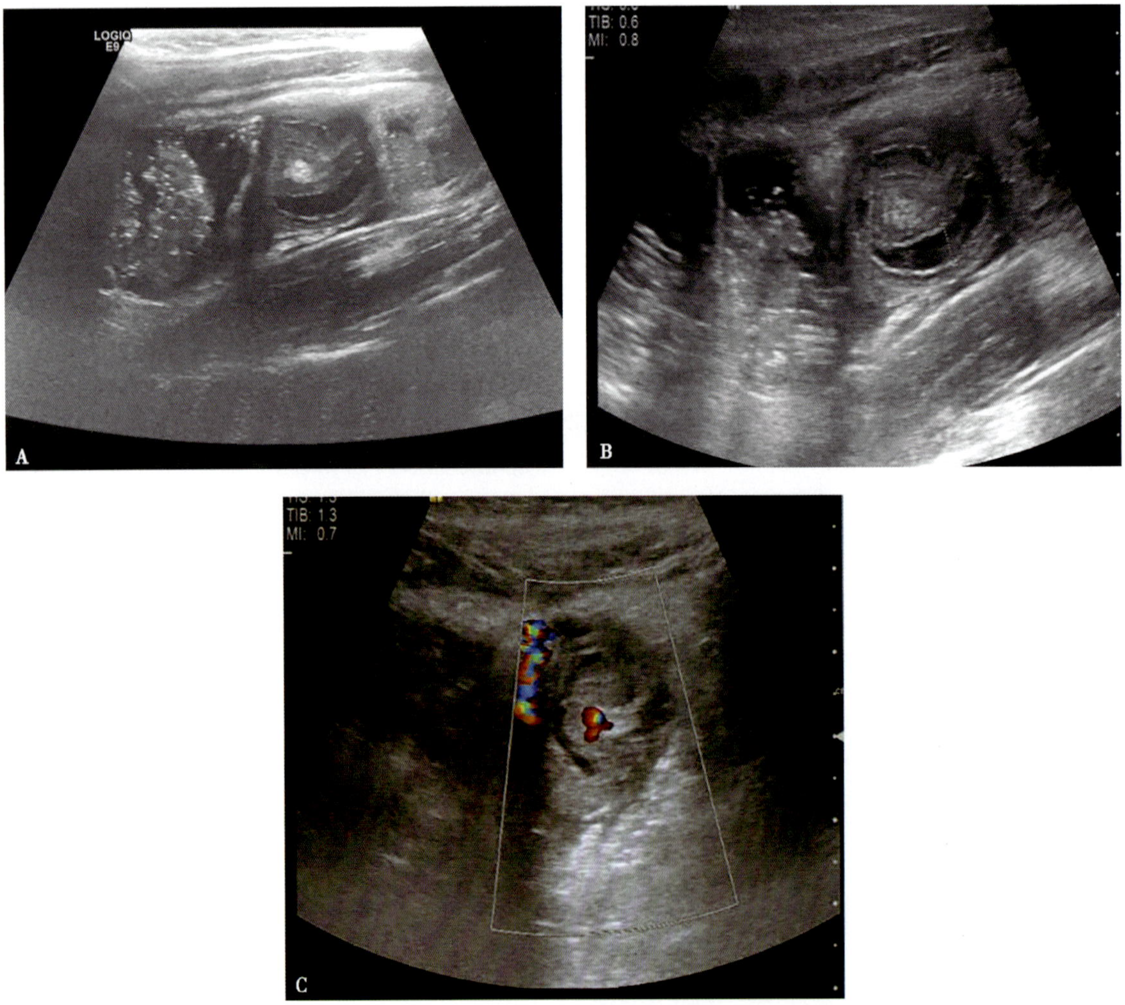

图 22-10-8 阑尾炎并阑尾系膜扭转

男，14 岁，发热、呕吐、腹部拒按。A. 右下腹可见靶环样低回声包块，内回声不均匀，包块中部为网膜样强回声，动态扫查包块可见明显旋转感；B. 周边可见管样肠管回声；C. 包块中部为网膜样强回声伴血管回声，包块中部可见动脉血流信号。术中探查阑尾系膜短，系牵拉后扭转

有恶心、呕吐等，与急性阑尾炎极为相似，超声表现为憩室比较厚，系膜增厚、粘连，但其周围网膜包绕强回声相对薄，仔细探测阑尾区可找到正常阑尾。而阑尾脓肿时阑尾炎穿孔形成阑尾周围脓肿，并被大网膜包绕，包块内可以显示阑尾或阑尾残端回声。

2. 卵巢囊肿扭转　卵巢囊肿扭转（ovarian cyst torsion）是小儿外科最常见的女性生殖系统急症，部分囊肿易因体位变化、位置的逐渐改变而发生蒂的扭转，可引起右下腹阵发性剧烈绞痛及腹肌紧张压痛。超声表现为右侧附件区囊性包块，壁厚，内可见分隔或无分隔，伴有出血时可见密集光点回声，彩色多普勒扫查可显示囊壁缺血征象。急性阑尾炎可显示肿胀阑尾，纵断面呈盲管状结构，横断面呈圆形或同心圆形，周围网膜强回声包绕，双侧附件区可显示正常卵巢组织回声。

【诊断价值】

超声对正常小儿阑尾显示率达 95% 以上，且方法简单无创伤，方便迅速，全方位观察阑尾及周围组织情况，结合彩色多普勒技术，对诊断阑尾炎具有不可替代的意义和价值，可以做到早发现、早诊断。

第十一节　胃肠道肿瘤

小儿胃肠道肿瘤以胃肠道息肉样病变、胃肠道淋巴瘤（lymphoma of gastro-intestinal tract）等最常见。超声对于胃肠道肿瘤有良好的显示能力，可以显示病变的范围、生长方式、内部结构，了解肿瘤的周围关系及浸润情况等。

一、胃肠道息肉样病变

【概述】

胃肠道息肉样病变主要包括幼年性息肉（juvenile polyp）、幼年性息肉病（juvenile polyposis coli）、黑斑 - 息肉综合征（Peutz-Jeghers syndrome，PJS）和家族性结肠息肉病等。单纯幼年息肉为良性含腺体的肉芽肿，临床以无痛性慢性血便为主，多能治愈，可经乙状结肠镜检及纤维结肠镜检下摘除息肉。幼年性息肉病息肉可遍及整个胃肠道，根据临床症状不同可分为 3 型：婴儿弥漫性幼年性息肉病、弥漫性幼年性息肉病、结肠型幼年性息肉。此病恶变率较高，要求患儿及家属的长期随访。黑斑 - 息肉综合征又称为胃肠道多发息肉综合征，是一种常染色体显性遗传病，临床表现常因肠梗阻、肠套叠等各种并发症就诊，一旦发生应及时手术治疗，但本病息肉广泛分布于胃肠道，有复发倾向，不能根治，应注意定期随访。家族性结肠息肉病是一种常染色体显性遗传性疾病，临床表现以腹泻和便血为主，属于腺瘤样病变，有癌变倾向，一经确诊应立即手术治疗，治疗原则应尽早切除病变的肠管。

【病理】

1. 幼年性息肉　可发生在消化道的任何部位，以结肠和直肠最多见，多为单发，一般无癌变可能。病理类型是错构瘤型。息肉为圆形或椭圆形肿物，色泽多为鲜红，表面可发生溃疡。一般认为是黏膜炎性病变和慢性刺激等导致息肉形成。

2. 幼年性息肉病　可遍及整个胃肠道，在大肠内 10 个以上甚至数百个散在分布，其大体病理和组织学与普通结肠息肉相似，但恶变率较高，其上皮化生可与腺瘤并存，重度化生可诊断为原位癌。

3. 黑斑 - 息肉综合征　息肉为多发性，可散发于全消化道，以空、回肠发病率最高，极少发生在胃和十二指肠、结肠，多为错构瘤性。此外，还伴有皮肤及黏膜色素斑，多分布于唇、颊黏膜、舌、齿龈、手掌、趾底等，颜色可以棕色或黑色，为线状、卵圆形或不规则的 1～5mm 的大小不等不融合的斑点，边界清楚，不突出皮肤。

4. 家族性结肠息肉病　息肉主要分布于直肠和结肠，多见于一段结肠内，甚至全部结肠，直肠受累者占 90%。开始发病时息肉数目可不多，逐渐发展为全结肠分布的 100 个以上至数千个密集的息肉，遮盖黏膜。息肉的组织结构为腺瘤性，有癌变倾向。

【超声表现和诊断要点】

1. 超声表现

（1）胃息肉表现为自胃黏膜层向胃腔内突出的低回声或中等回声团块，基底狭窄，呈蒂状，多为单发，也可多发，改变体位不能与胃壁分离，胃壁整个结构连续正常（图 22-11-1）。

（2）肠道息肉超声表现为肠腔内团块，大小不一，呈圆球状、乳头状或分叶状，借长蒂、短蒂或宽基底连于肠管壁上。①幼年性息肉表现为中等稍低回声团块内散在细小的液性小囊泡（图 22-11-2）；②黑斑 - 息肉病综合征可显示为呈树枝样分布的低回声（图 22-11-3）；③腺瘤样息肉回声较强，表面不光滑，内部回声不均匀。息肉的蒂两边为轨道样低回声、中心为条状稍高回声。息肉血供丰富，在蒂部血流表现为由肠壁向息肉内部延伸的长柱状血流信号，在息肉内部呈树枝状分布。肠道息肉可引起继发性肠套叠，易导致肠套叠复发。

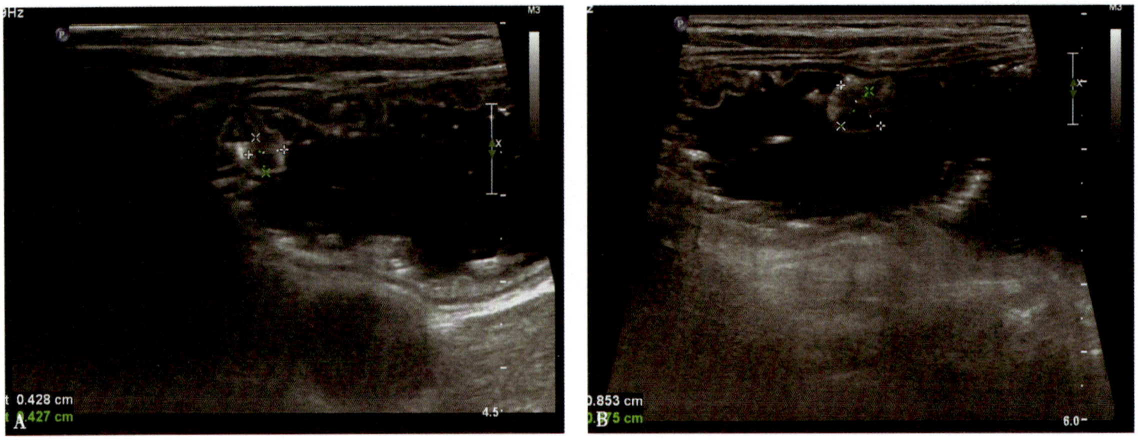

图 22-11-1 胃内多发息肉

女，6 岁。A、B. 凸向胃腔内的低回声团，团块借蒂连于胃壁

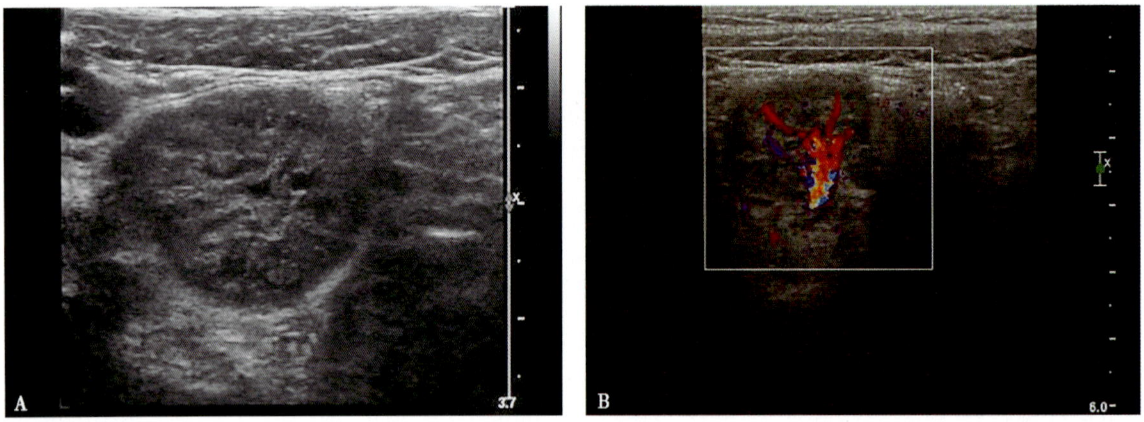

图 22-11-2 乙状结肠息肉

男，6 岁，大便带血。A. 乙状结肠腔内中等回声团块，内散在细小的液性小囊泡；B. 彩色多普勒可见蒂部条束状血流进入团块内

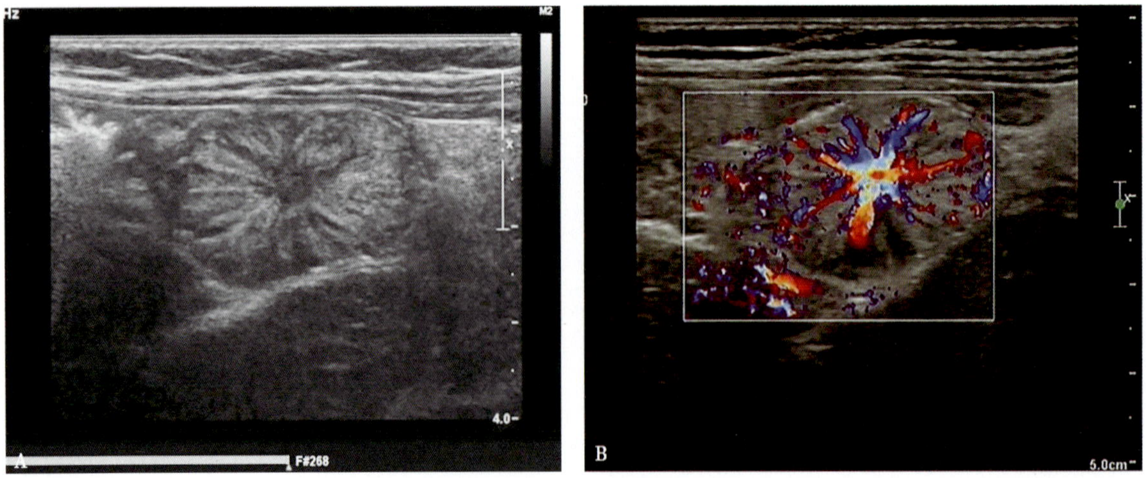

图 22-11-3 Peutz-Jeghers 综合征

男，3 岁，大便带血。A. 结肠脾曲低回声团块，内高低回声相间分布；B. 团块内丰富血流信号，呈“树枝状”分布

2. 诊断要点

(1) 息肉超声表现为胃肠腔内肿物，大小不一，呈圆球状、乳头状或分叶状，由蒂连于胃肠管壁上，可单发、也可多发。息肉血供丰富。

(2) 息肉可多发、复发，初次检查或术后复查时不要遗漏。

(3) 对肠套叠患儿，多次灌肠整复而又复发者，应注意有无息肉的存在。

【鉴别诊断】

1. 胃肠道淋巴瘤 胃肠道淋巴瘤是最常见的发生于淋巴结外的恶性肿瘤，它起源于胃肠道内淋巴组织，超声表现为肠壁或胃壁弥漫性增厚，呈低回声或近似无回声。

2. 结直肠癌（colorectal cancer） 结直肠癌在小儿罕见，男性略多于女性，多位于乙状结肠远段及直肠。大体病理形态分为肿块型、溃疡型、浸润型。临床表现是腹痛和排便异常、便血。超声表现为肠壁不规则增厚，呈不均匀低回声，局部肠壁正常结构层次破坏，病变处肠腔可见狭窄，严重者可出现肠梗阻征象。

【诊断价值】

超声显像通过观察息肉的部位、形态、大小、数目、回声及是否借蒂连于胃肠管壁上，辅以彩色多普勒超声对息肉的血流显像，不仅可发现胃肠道息肉样病变还可为息肉样病变的病理分型提供有价值的影像依据。经水灌肠后超声检查，具有无创与无射线损伤的优势，重复性好，有助于早期诊断。消化道内镜是诊断胃肠病变的传统金标准，但该项侵入性操作难以被儿童所接受。CT、MRI 有三维后处理功能，通过重建可得到整个消化道的影像，但两者对肠道准备要求极高，检查时间长，患儿耐受较差。

二、胃肠道淋巴瘤

【概述】

胃肠道淋巴瘤是最常见的发生于淋巴结外的恶性肿瘤，它起源于胃肠道内淋巴组织，沿胃肠道黏膜浸润生长，多为非霍奇金淋巴瘤，霍奇金淋巴瘤少见。胃内淋巴瘤以上腹痛、嗳气、消化不良等为主要症状。而肠淋巴瘤以腹痛、腹部包块、便血等为主要症状，缺乏特异性，类似于胃溃疡、胃炎、结肠癌等疾病。

【病理】

胃内淋巴瘤起源于黏膜下层的淋巴组织，大小不等，直径通常在 4cm 左右。可单发或呈分叶状凸起，也可表现为表浅的局部隆起，或呈脑回状凸起的粗大皱襞。肿瘤质地较软，内部常发生出血、坏死或囊性变。其黏膜面也可发生溃疡，易出血。肠道淋巴瘤是源于肠黏膜下淋巴组织的一种恶性肿瘤，好发于淋巴组织比较丰富的回肠末端和盲肠，可分为肉瘤型、浸润型、多结节型、肿块型及溃疡型。

【超声表现和诊断要点】

1. 超声表现

(1) 胃淋巴瘤：胃壁弥漫性或局限性增厚形成肿物，增厚的胃壁或肿物内部呈低回声或近似无回声，后方回声略增强，高频探头下可见肿物内部呈多结节状结构。肿物胃黏膜可显示溃疡凹陷以及不规则的增强回声斑。若无溃疡，则凹陷部位的胃黏膜层回声仍完整（图 22-11-4）。

(2) 肠道淋巴瘤：肠道淋巴瘤的超声表现分为弥漫型、结节型和巨块型。弥漫型表现为肠壁全层增厚，类似“假肾征”或“靶环征”，增厚的局部呈实质性不均匀低回声或近似无回声，层次消失，管腔变

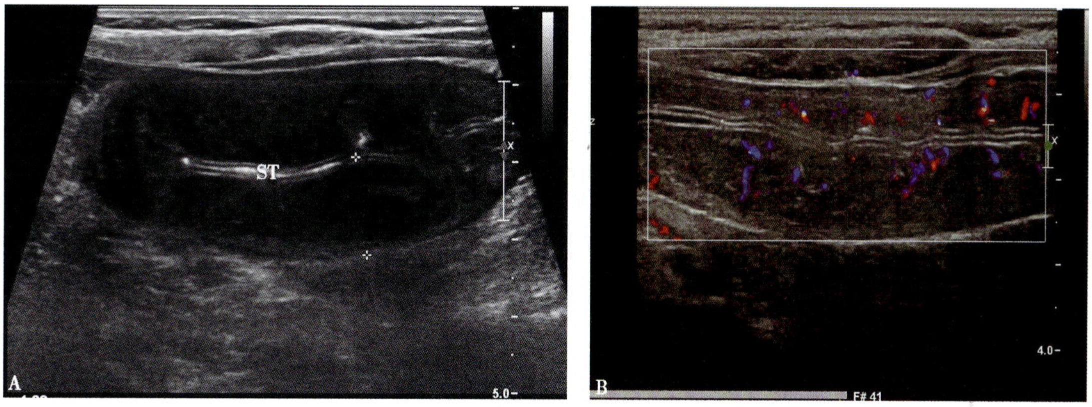

图 22-11-4 胃体部非霍奇金淋巴瘤 WHO 分型 Burkitt 淋巴瘤

男，7 岁 5 个月。A. 胃壁弥漫性增厚，呈低回声，胃黏膜回声增强；B. 增厚胃壁内丰富血流信号；ST：胃

窄或不变窄，可累及一段或数段肠管（图 22-11-5）。结节型表现为受累肠壁结节样或团块样增厚，呈低回声团块，突向肠腔内，常可以引起肠套叠。巨块型表现为肠壁局部的巨大实质性团块，常呈低回声。

2. 诊断要点

（1）肠壁或胃壁弥漫性增厚，呈低回声或近似无回声。

（2）发生在回盲部或回肠末段的小结节型肠淋巴瘤可引起肠套叠，对多次复发的肠套叠，要注意有无原发肿瘤病变的存在。

【鉴别诊断】

1. 胃畸胎瘤　胃畸胎瘤属生殖细胞肿瘤，由内胚层、中胚层、外胚层三个胚层组织的原始细胞发育异常而来，组织来源广泛，有上皮组织、毛发、神经细胞、软骨、骨组织等，在儿童畸胎瘤中不到1%，大多数为良性肿瘤，少部分为恶性肿瘤。超声表现为混杂回声团块，边界清晰，大部分肿瘤内可见大小不一的囊腔，也可见点状、斑片状强回声。部分肿瘤可清晰地观察到瘤体起源于胃壁，仅有少部分表现为与胃壁关系密切，后者常被误诊为其他组织器官来源的肿瘤。

2. 小肠血管瘤　小肠血管瘤（angioma of small intestine）是一种少见的良性血管病变，多为多发，累及肠壁全层多种组织及相邻的组织器官。小肠血管瘤可引起肠梗阻、肠坏死等并发症。小肠血管瘤一般起源于黏膜下血管丛。超声表现为病变肠壁增厚，呈梭形改变，回声局限性减低，层次消失，边界模糊，或呈结节样。彩色多普勒超声显示局部血流信号丰富。

3. 肠壁成纤维细胞瘤　肠壁成纤维细胞瘤是由肠壁黏膜下炎性肉芽组织增生形成的慢性局限性肿瘤样肿块，是一种罕见的间叶组织源性肿瘤，由炎性细胞和梭状肌成纤维细胞构成，可发生在肠

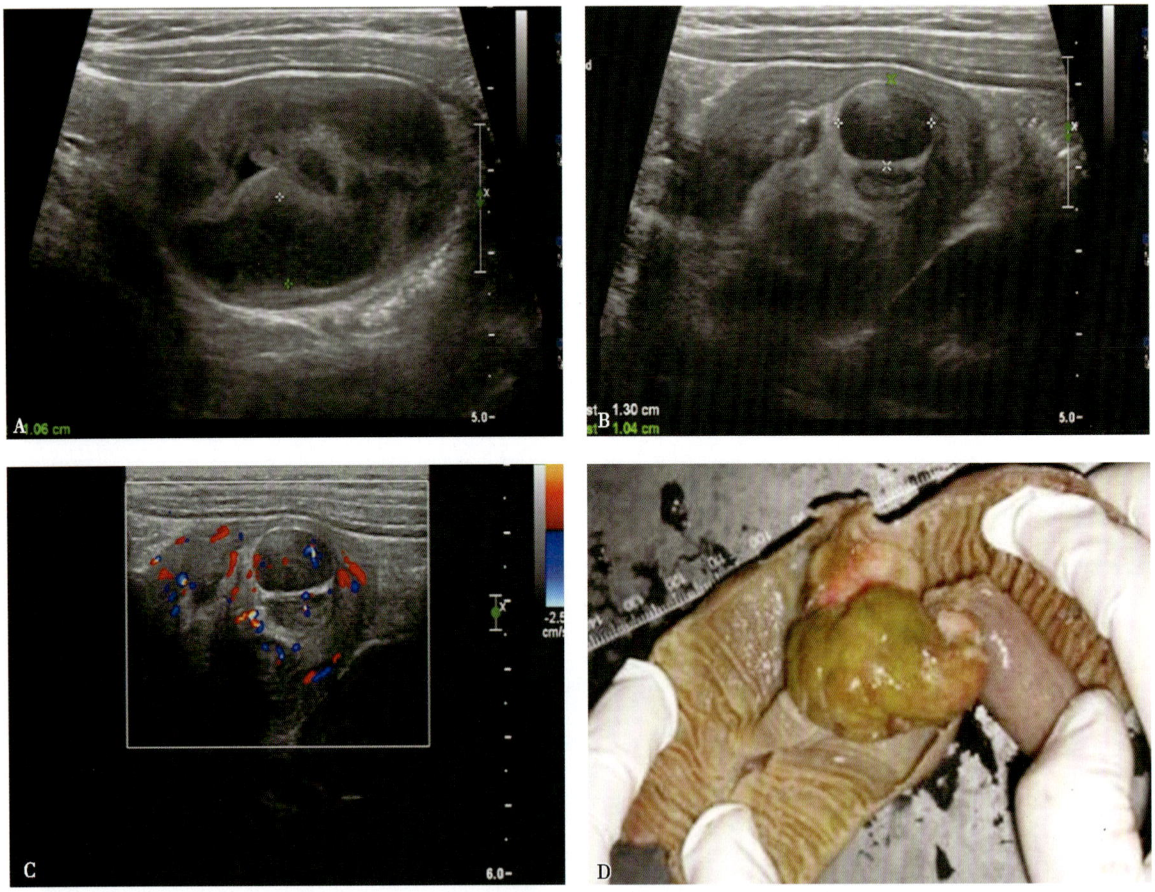

图 22-11-5　淋巴瘤并肠套叠

女，2 岁 3 个月，腹痛。A. 左腹部团块回声，其横断面呈“靶环”样征象，肠管壁局限性增厚，回声极低几近无回声；B. 套环内低回声结节，呈类圆形，回声极低近无回声；C. CDFI 显示结节内有散在点片状血流信号；D. 手术标本，非霍奇金淋巴瘤，WHO 分型 Burkitt 淋巴瘤

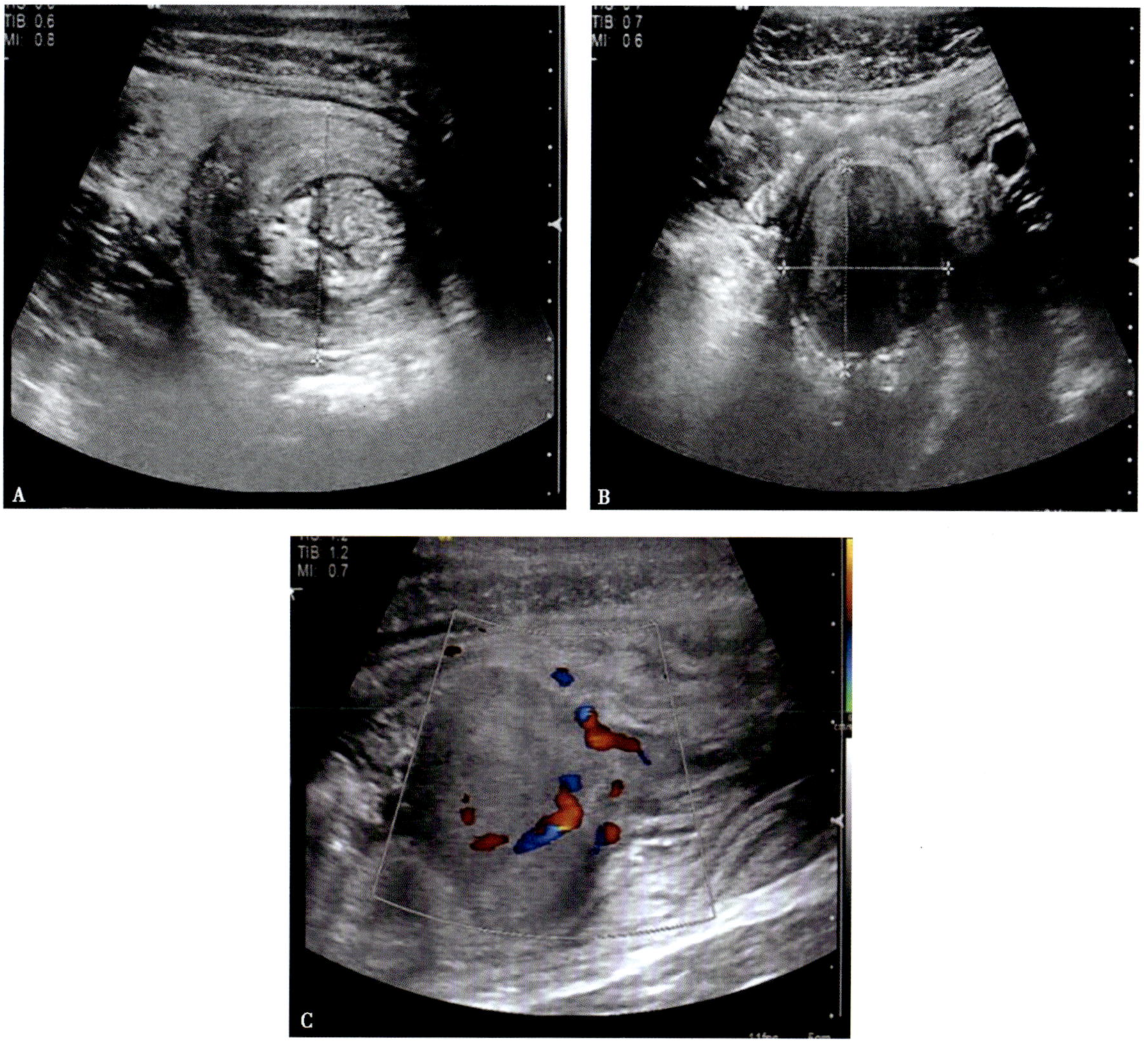

图 22-11-6　肠壁成纤维细胞瘤

男，18 岁，反复腹胀伴腹部绞痛 7 天，CT 提示左下腹可疑肠套叠。A. 上腹部“靶环样”低回声包块；B. 套头内显示一低回声结节，边界清，内回声尚均匀；C. 彩色多普勒显示结节内较丰富血流信号

管的任何部位，以小肠多见。超声表现为肠壁局部层次消失，肿块呈低回声，边界清晰，部分内部可见少许细条状及微小点状钙化，彩色多普勒超声显示局部血流信号丰富（图 22-11-6）。

【诊断价值】

超声检查可以显示胃肠道淋巴瘤的部位、范围、形态、内部回声、病变浸润深度及邻近器官有无转移等情况，并根据其回声特征提示诊断。超声检查无辐射、可实时动态观察，对于儿童原发性胃肠道淋巴瘤患者具有很大应用价值。但是超声无法对胃肠道淋巴瘤进行分期，多层螺旋 CT 可弥补这一缺陷，无论是对肿物本身还是对周围脏器的浸润情况，CT 的敏感性和特异性均较高。

（姜忠强）

第十二节　腹腔间隙综合征

【概述】

腹腔间隙综合征（abdominal compartment syndrome，ACS）的概念自 1984 年首次提出以来，得到临床重视。ACS 在重症监护的患者中的发生率为 32.1%，其中 4%～5% 的患者需要紧急处理。任何原因引起的腹内压增高，成年人持续性腹内压增高 >20mmHg，儿童 >10mmHg，并同时存在因此而引起的器官功能受损，包括心血管、肺、肾、胃肠以及颅脑等多器官系统的功能障碍，则可诊断为 ACS。ACS 可分为原发性、继发性、复发性。原发性 ACS 主要与腹腔或腹膜后间隙损伤出血有关。继发性

ACS 是由于大量液体复苏和内脏缺血再灌注损伤，引起器官水肿或腹水，常见于大量体液复苏的脓毒症和烧伤患者。复发性 ACS 见于出血或持续性积液的患者。

ACS 也是外科危重症的主要原因之一，除浆膜腔积液外，出现下列临床表现时应考虑 ACS 的诊断：①少尿或无尿（尿量 <30ml/h）；②呼吸困难、高碳酸血症、低氧血症，吸气压 >40cmH_2O（或 >35mbar），气道峰值压 >40cmH_2O，平均气道压升高；③低血压需要药物维持。

【病理】

ACS 的发生机制尚未完全阐明。目前认为主要与血管渗漏、缺血再灌注损伤、血管活性物质释放以及氧自由基等综合作用导致脏器水肿，细胞外液大量增加有关。特别是在需要大量输液复苏的患者由于血管通透性增加及内脏器官水肿而导致腹内压升高引起 ACS。

ACS 对器官的影响包括：①心血管系统，腹内压升高时，由于下腔静脉和门静脉受压，导致下腔静脉回流减少，心脏受到影响，胸膜腔内压的变化也引起血管、心脏受压，从而心输出量降低。②呼吸系统，压力引起膈肌向头侧位移和限制了膈肌向下运动和肺膨胀。患者表现出呼吸系统顺应性减低，低氧血症（相对或绝对），减少 CO_2 的间隙和扭曲的肺血流特性。③泌尿系统，肾功能不全表现为血清肌酐升高、少尿。外源性肾静脉受压，以及下腔静脉受压引起的静脉回流阻力增加，降低肾小球滤过，抗利尿激素的表达上调，肾素 - 血管紧张素系统的刺激激活。减少心输出量再次降低静脉回流也可能导致急性肾小管坏死。需要注意的是，肌肉挤压损伤导致的横纹肌溶解症也可能导致肾衰竭。当腹内压达到 15～20mmHg 时肾血流量减少，肾小球滤过率降至正常值的 25%。压力大于 20mmHg 时可发生无尿。④肝、胃肠道，同样处于低灌注，情况改善后再灌注损伤表现为内脏水肿。⑤脑，因有完整的血脑屏障的保护，受损比较少。

【超声表现及诊断要点】

1. 超声表现

（1）心脏：心室舒张末期容量减少，心输出量减少，舒张功能减退。可存在心包积液（图 22-12-1）、心包压塞。

（2）腹部大血管：轻度腹腔高压时，下腔静脉和门静脉的管径明显减小（图 22-12-2），但下腔静脉、门静脉、肝静脉以及髂外静脉血流速度则变化不明显。

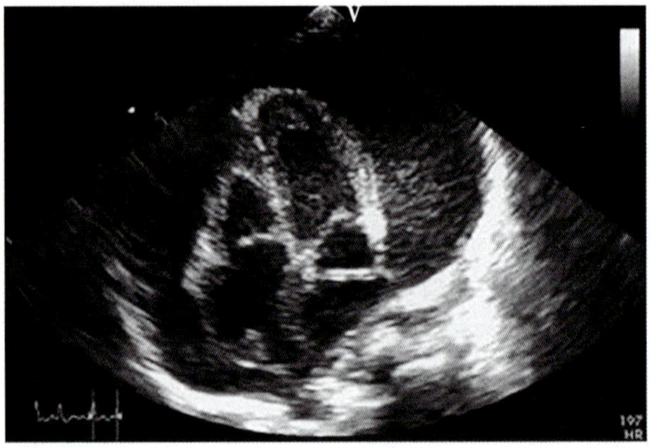

图 22-12-1　心包腔积液

心尖四腔图显示大量心包积液

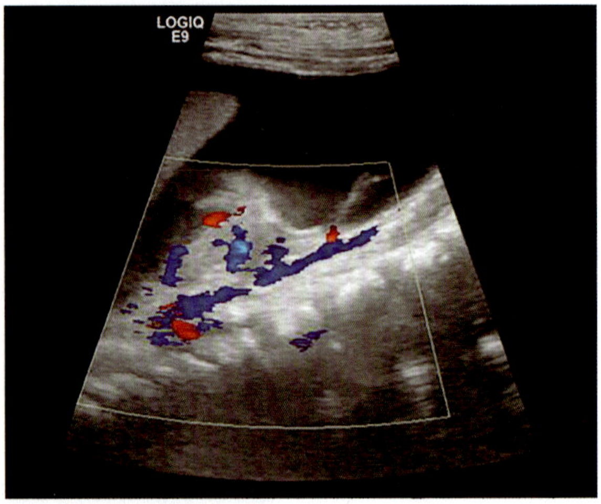

图 22-12-2　下腔静脉塌瘪

下腔静脉长轴图显示下腔静脉受压变扁

（3）肺：膈肌上抬，胸腔变小，肺水肿（图 22-12-3）、肺不张及肺实变（图 22-12-4），胸腔积液。

（4）肾脏：腹腔内高压与肾动脉血流的阻力指数（resistance index，RI）相关。儿童肾动脉 RI 的正常值上限约为 0.8，而 ACS 时，肾动脉血流的 RI 明显增高。随着 ACS 病情的进展，超声可显示肾脏实质回声增强，皮、髓质分界欠清或不清。腹腔内压力升高导致肾小球静脉回流受阻，进一步加剧肾动脉 RI 升高。典型的 ACS 患儿，肾动脉的流速曲线呈舒张期反向血流信号（图 22-12-5），或肾静脉血流信号消失。部分腹腔间隙综合征患儿可显示肾静脉血栓形成。

（5）肝脏、胃肠道：肝脏弥漫性增大、门静脉管径变细；肠管回声明显增强、塌瘪，蠕动消失；大量腹腔积液（图 22-12-6）。

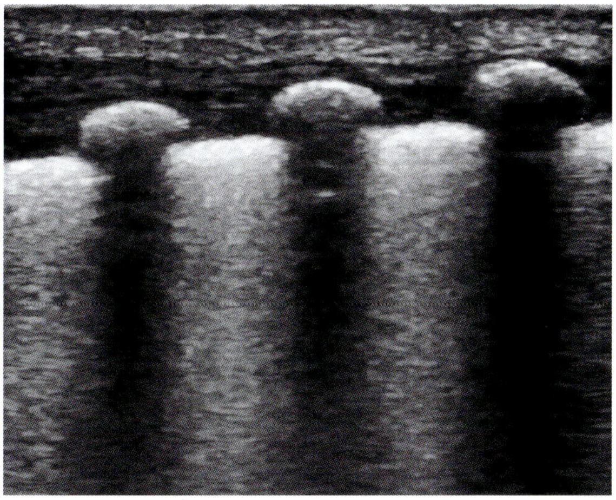

图 22-12-3　肺水肿
右上肺纵切图，弥漫性 B 线融合呈肺瀑布征

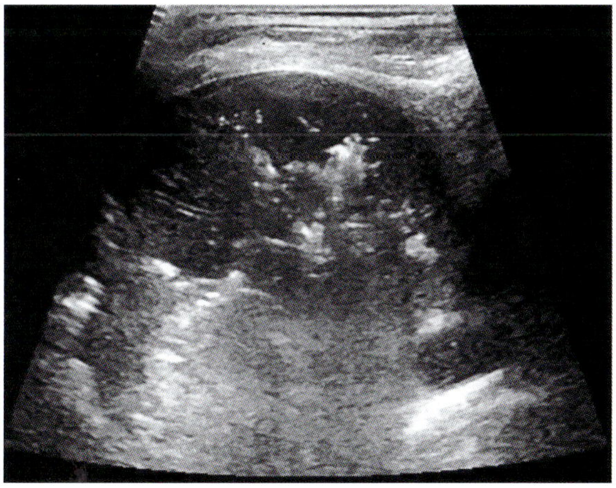

图 22-12-4　腹腔间隔综合征合并肺实变
左下肺大部分实变，内显示支气管充气征，后方肺组织显示密集 B 线融合成瀑布征

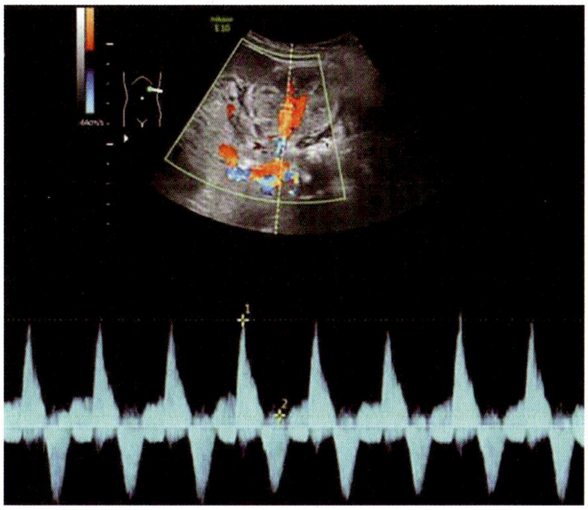

图 22-12-5　腹腔间隙综合征肾血流异常
肾脏血流信号肾段动脉呈舒张期反向血流信号

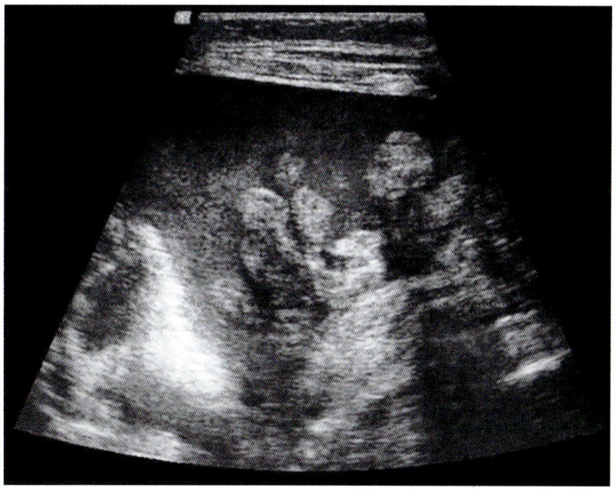

图 22-12-6　腹腔积液
大量的腹腔积液，肠管壁回声增强、蠕动消失

2. 诊断要点

（1）腹腔积液是 ACS 诊断的必要条件。

（2）综合评估心脏（心包腔）、肾血流和胃肠道声像。

（3）肾动脉血流 RI 增高、肾动脉舒张期反向血流信号和肠管回声增强、蠕动减弱或消失是典型表现。

（4）由于腹腔内压的升高对肾脏血流灌注的影响呈动态变化的过程，动态检测显示 RI 的变化趋势，比单次测定肾动脉的 RI 的结果更有意义。

【鉴别诊断】

1. 急性阑尾炎　阑尾穿孔形成周围脓肿，少有形成弥漫性腹膜炎。腹壁紧张，但腹腔积液量不至于引起腹内压的明显增高。临床表现为腹痛，伴有发热。

2. 化脓性胆管炎　患者起病急，突发性腹痛、寒战、高热、黄疸，逐渐意识障碍，血压下降。表现为肝内外胆管扩张，胆管壁回声增强、增厚，若脓性胆汁经肝内血窦进入血液循环，可引起脓毒血症和感染性休克。

3. 充血性心力衰竭　大多数患者有心脏病的病史，有效治疗病因可改善心衰预后。患者呼吸困难或乏力，下肢水肿，肺水肿。心脏功能减退，心输出量减少。超声心动图表现心脏收缩功能减低。

4. 尿路梗阻　泌尿系统的各种疾病以及邻近尿路其他脏器的病变，都可在尿路的不同部位造成梗阻。急性尿潴留者，下腹胀满，呈浊音。经超声检查可显示梗阻上段的尿路扩张。

5. 脓毒症　儿童脓毒症常继发于严重创伤后的感染和各种化脓性感染。一般起病急骤，病情重，变化快，常合并器官灌注不足。在抗感染的同时，注意纠正电解质紊乱和酸碱失衡，在没有明显腹腔压力增高情况下，也要及时评价心脏功能、肺实变、肾脏血流灌注损伤等。

【诊断价值】

根据逐渐增大的腹围，可以考虑到ACS。但对于肥胖、儿童体形腹部比例不协调者，难以判断腹围的变化。ACS除了引起腹胀外，也可以引起喘息、水泡音、呼吸频率增加、发绀、苍白面容。ACS会出现肾衰竭、呼吸窘迫或衰竭、颅内压增高、肠缺血、心力衰竭和顽固性休克等并发症，对多器官损伤的患儿，尽早评估腹腔间隙综合征，有助于早期识别，及时干预，改善预后。

（夏 焙）

第二十三章　泌尿系统超声检查

第一节　超声检查技术

【检查内容】

1. 肾脏超声检查内容　二维灰阶超声观察肾脏位置、轮廓、形态、内部结构及其回声，测量肾脏大小、肾实质和皮质厚度；彩色多普勒超声观察肾脏血管丰富程度及其分布走行情况；观察肾脏活动度及其毗邻脏器血管情况。

2. 输尿管超声检查内容　观察输尿管有无扩张，如有扩张则需测量输尿管扩张段长度和宽度，观察输尿管内有无异常回声及其蠕动情况，观察位于膀胱三角区两侧输尿管口的喷尿情况。

3. 膀胱超声检查内容　观察膀胱壁是否光滑、有无局限性增厚，内部有无异常回声；测量并计算膀胱容量和残余尿量。

4. 尿道超声检查内容　观察尿道壁是否光滑，观察尿道开放有无受限、尿道有无狭窄或异常扩张；观察尿道内有无异常回声。

【检查方法】

1. 患儿准备　检查时患儿需保持安静，对新生儿和小婴儿，检查时可尝试给予安抚奶嘴；对于幼儿，可在家长的劝慰安抚下进行检查；对于无法配合检查的婴幼儿，则需要镇静入睡后再接受检查。

肾脏检查一般无须特殊准备，如同时检查输尿管、膀胱、尿道者，则需在膀胱适度充盈状态下检查，家长可给婴幼儿哺乳或饮水，等待半小时左右，大部分婴幼儿膀胱能达到中度充盈状态，此时可达超声检查要求。膀胱残余尿量测定需在患儿排尿后立即检查测量。

2. 体位　泌尿系超声检查一般采用仰卧位，但有时会采用联合体位（如俯卧位、右前斜位和左前斜位）观察肾脏、输尿管和膀胱。此外，在膀胱和尿道检查，有时还需采用特殊体位，如采用截石位观察后尿道情况等。在某种病理情况下（如膀胱血块、结石，肾钙乳症），检查时需变换体位以观察病灶移动情况。

3. 检查仪器及调节

（1）仪器与探头的选择：仪器采用彩色多普勒超声诊断仪。探头频率和形状依据患儿年龄、胖瘦及检查部位而定。婴幼儿一般选择7.5MHz或以上的线阵探头，儿童可选择频率5MHz或以上的凸阵或线阵探头，对于青春期或体型肥胖者可用频率为3.5～5MHz的凸阵探头。男性患儿前尿道检查时需采用10MHz或以上的线阵探头。由于目前的探头多为宽频带探头，所以在具体应用时还可根据观察部位进行探头频率的调节。

（2）仪器调节：清晰的声像图是超声诊断的基础，在行肾输尿管和膀胱超声检查时，采用小儿腹部预设置条件，在行男性前尿道检查时则采用浅表条件。超声检查过程中还视情况随时调节总增益、深度增益补偿（DGC）或时间增益补偿（TGC）、聚焦点数及其位置，以获取清晰的二维灰阶声像图。

当行多普勒超声检查时，则应注意调节壁滤波、流速量程和彩色多普勒增益，使所观察的脏器或病灶组织达到最丰富同时不出现噪声。在流速测定时，应注意将声速与血流方向的夹角控制在60°范围内。

4. 肾脏超声扫查和测量

（1）肾长轴扫查：经右侧腰部从冠状切面显示右肾，经左侧腰部从冠状切面显示左肾。获得肾脏声像图后，微调探头方位和角度，使扫查平面与肾长轴平行，并平行移动探头获得一系列肾长轴切面的图像，同时注意观察肾脏周围组织。

（2）肾短轴扫查：在肾长轴扫查的基础上，探头旋转90°，可显示肾短轴切面。平行移动探头向肾脏上极或下极连续扫查可获得一系列肾脏短轴切面的声图像。在行肾脏血管检查时，可在肾门部寻找肾静脉和肾动脉的长轴切面，其中肾静脉位于肾动脉的前方。

（3）肾脏测量：在冠状切面、腹侧或背侧肾脏最大长轴切面上测量肾脏上下经（长径），在肾门水平肾脏短轴切面上测量肾盂的前后径。

（4）正常声像图表现：双肾正常位置位于双侧肾窝，左肾位于脾脏下方，右肾位于肝右叶下方

（图 23-1-1），左侧肾脏位置略高于右侧肾脏。小儿肾脏的大小随年龄增长而增大，其中 2 岁以内肾脏增大速度最快。部分新生儿肾脏形态呈分叶状，随着年龄增长肾包膜逐渐变平。

小儿肾皮质回声与其年龄有关，在新生儿期，肾皮质回声强度稍高，等同于肝脾实质回声，到出生 6 个月后，肾皮质回声逐渐减低，略低于肝脾回声，与成人接近。肾髓质回声均低于肾皮质，但各年龄髓质回声强弱有一定差异，其中新生儿肾髓质回声明显低于儿童和成人，此时的肾脏皮髓质分界明显；当出生 12 个月后肾髓质回声逐渐增高，接近肾皮质回声，但仍存在皮髓质分界。

新生儿、小婴儿肾窦脂肪含量少，肾窦回声增强不明显。随着年龄的增长，肾窦脂肪逐渐增多，回声也随之逐渐增高。正常婴幼儿肾盂可见一过性分离，此时肾盂内可显示少量无回声区，但其前后径不超过 10mm，且肾盏未见分离。

5. 输尿管、膀胱和尿道超声扫查和测量

（1）输尿管扫查及正常输尿管声像图表现

输尿管上段扫查：适当加压以肾脏为声窗做冠状切扫查，显示肾盂后，探头缓慢向内侧下方移动追踪显示输尿管。

输尿管中段扫查：在髂血管前方寻找输尿管，输尿管呈圆形或椭圆形管状结构，然后，探头旋转 90° 获取输尿管长轴，再向内侧深面往下追踪。

输尿管下段扫查：膀胱需适度充盈，探头置于在下腹部两侧行纵切和横切，以膀胱作为透声窗，显示输尿管盆腔段、输尿管壁间段和输尿管开口。

正常输尿管处于闭合状态，通常仅显示输尿管上段的一小部分及输尿管下段部分，当大量饮水后，部分婴儿可显示输尿管蠕动。当输尿管扩张时其显示率明显增加。输尿管开口位于膀胱颈部上方两侧，其声像图表现为在膀胱颈部稍上方的两侧膀胱壁见小圆状隆起，彩色多普勒超声在喷尿时可见自输尿管膀胱开口向膀胱内的条状彩色血流信号，即喷尿束（图 23-1-2）。

（2）膀胱扫查、膀胱容量测定及正常声像图表现：被检查者取仰卧位，探头置于耻骨上进行膀胱横切和纵切扫查。探头自头端向足端移动获取由膀胱顶到膀胱颈的系列横切；将探头旋转 90°，自右侧向左侧移动获取由膀胱右侧壁到尿道再到膀胱左侧壁的系列纵切。

膀胱最大横切面时测量膀胱的左右径；经尿道内口的膀胱纵切面，测量膀胱的上下径和前后径。膀胱壁厚度的测量是自浆膜层测到黏膜层。测定膀胱容量和残余尿量应用椭圆求积公式：$V = 0.52 \times$ 左右径 $\times$ 上下径 $\times$ 前后径。

新生儿膀胱的位置较成人高，大部分位于腹腔，随着年龄的增长，位置逐渐下移，在儿童期达成人位置。正常膀胱在充盈状态下，壁厚薄均匀（图 23-1-3），膀胱壁厚度随膀胱充盈程度而改变，其中膀胱排空后的膀胱壁厚于膀胱充盈时的膀胱壁。

（3）尿道扫查及正常尿道声像图表现：取仰卧位，探头置于耻骨上行膀胱纵切，轻压探头并稍向下倾斜取膀胱正中切面观察到尿道内口。此外，取截石位，经会阴部取尿道纵切面观察尿道内口及尿道。男性后尿道检查可在患儿排尿时尿道开放状态下观察有无瓣膜、狭窄及息肉等情况。男性前尿道超声扫查可将探头直接置于阴茎表面进行横断面或纵断面扫查。

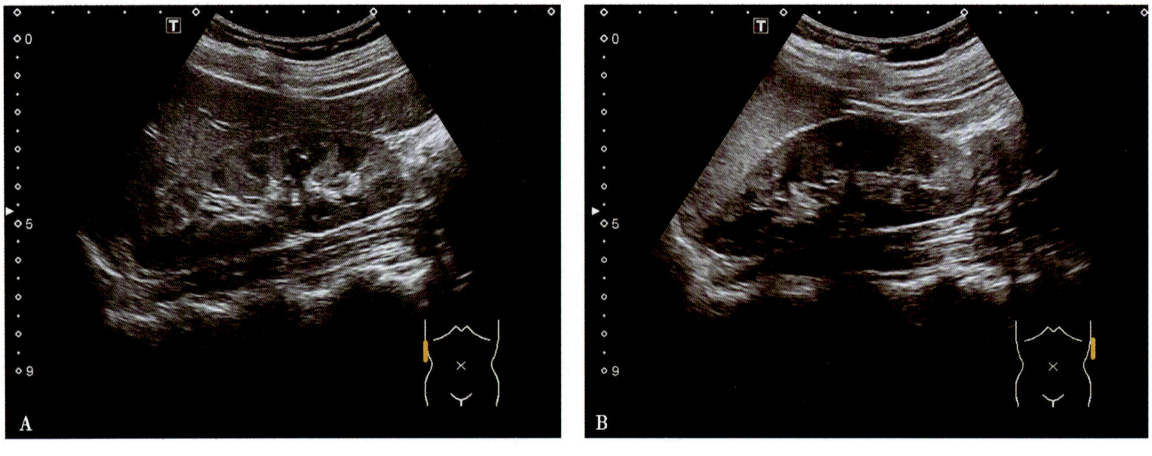

图 23-1-1 正常肾脏声像图

A. 右肾；B. 左肾

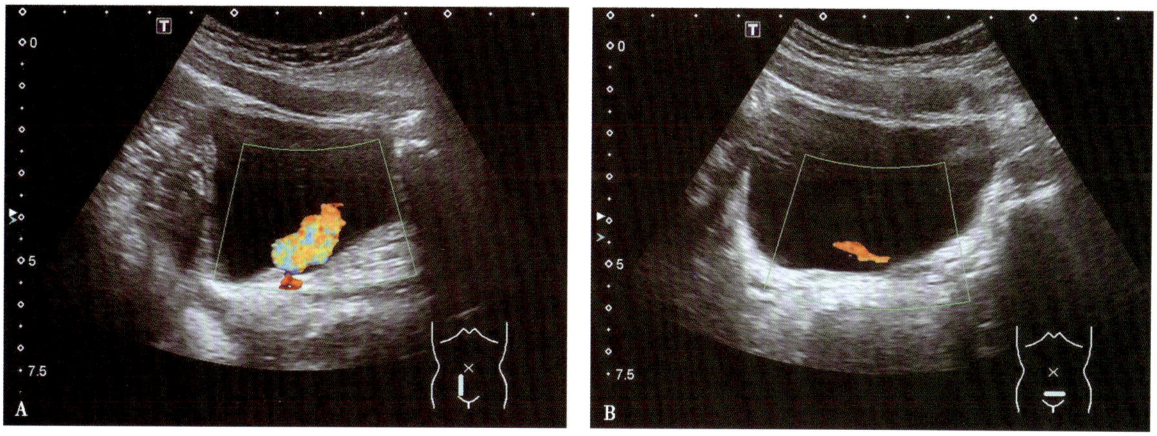

图 23-1-2　输尿管口喷尿声像图

A. 右侧；B. 左侧

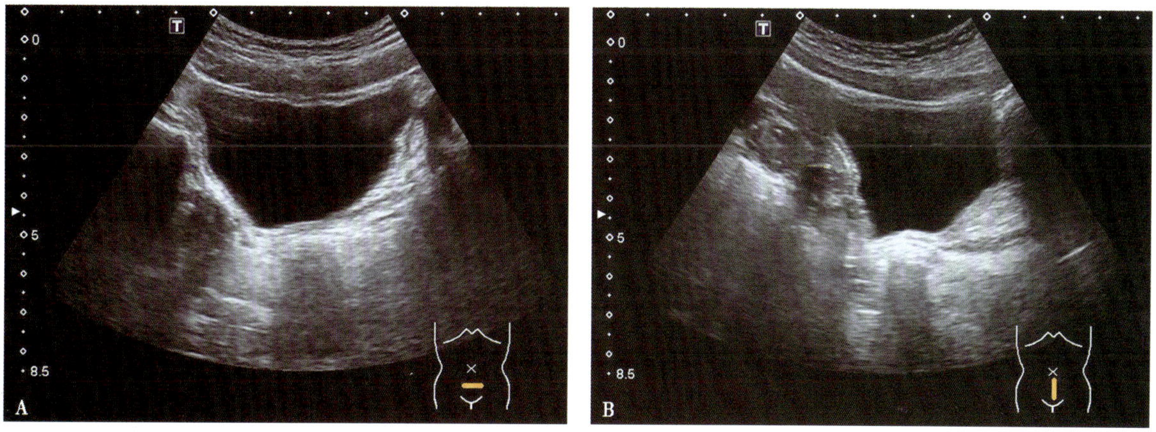

图 23-1-3　正常膀胱声像图

A. 横切面；B. 纵切面

【注意事项】

1. 肾脏

（1）肾脏超声扫查时需行肾长轴及短轴系列切面连续，采用二维灰阶超声、彩色或频谱多普勒等超声模式，以全面观察肾脏大小形态、内部回声及结构、肾脏血流等情况，避免漏诊或误诊。

（2）如一侧肾窝未找到肾脏组织，应询问有无手术史，进一步寻找有无异位肾，注意鉴别有无肾缺如、肾发育不良、肾萎缩等异常，以及有无伴发生殖系统畸形。

（3）肾长轴切面扫查时应注意显示相邻的肝脏和脾脏，比较肾脏与肝脾的回声强度。

2. 输尿管、膀胱及尿道

（1）行输尿管超声检查时，不同段的输尿管其扫查部位不同，即输尿管上段取侧腰部冠状位扫查，输尿管中段于左右下腹部扫查，输尿管下段则于下腹部耻骨上扫查。

（2）在观察输尿管开口时，可在彩色多普勒超声模式下观察其喷尿束，以正确辨析输尿管开口的位置、结构、以及喷尿功能评估。

（3）测量膀胱残余尿量前尽量排空膀胱，以免产生虚假残余尿量增加，必要时多次排尿后检查。

（4）在行男性前尿道检查时，如患儿配合，可尝试用手指夹闭尿道外口，嘱其排尿时检查，显示前尿道。或直接在婴儿排尿时检查。

（陈亚青）

第二节　先天性肾脏及输尿管畸形

先天性肾脏及输尿管畸形是指在胚胎发育过程中肾实质和集合管系统发育异常或胚胎肾迁移异常所引发的一系列疾病，其发生率在活产儿中为

1/500～3/500，约占产前诊断先天性畸形的30%。先天性肾脏输尿管畸形是小儿泌尿系统感染及终末期肾病的主要病因，占小儿肾功能衰竭的40%～50%。

一、先天性肾脏畸形

【概述】

先天性肾脏畸形（congenital renal malformation）包括先天性肾发育异常（如肾不发育、肾发育不全和肾发育不良）、融合肾、异位肾、双肾盂畸形等。

（一）肾不发育

【病理】

先天性肾不发育（renal agenesis）或称肾缺如，是因输尿管芽不发育或输尿管芽不能诱导后肾发生。其中单侧肾不发育发病率为1/2 000，而双侧肾不发育约为1/4 000～1/8 000，2/3的男性伴有同侧精囊囊肿，而女性常伴有子宫畸形。患儿一般无明显症状，常因其他原因行超声检查时发现。双侧肾不发育是一种致死性畸形，死产率达24%～38%，如即便是活产，在出生后几天也因肾衰竭和肺发育不良而夭折。双肾不发育也属Potter综合征中的经典型，患儿常有特殊面容，表现为眼睑裂间距大，鼻宽广，耳大位置低，小下颌，又称Potter面容。

【超声表现和诊断要点】

1. 超声表现 先天性单侧肾不发育超声表现为一侧肾窝无肾脏组织回声，且盆腔、膈下、胸腔及对侧肾窝等异位肾好发部位均未见肾脏组织回声，对侧肾窝可见肾脏组织回声，肾脏体积通常增大，但形态及内部结构同正常肾脏（图23-2-1）。双侧肾不发育者则在双侧肾窝、盆腔、膈下及胸腔等均无肾脏组织回声。

2. 诊断要点

（1）先天性单侧肾不发育和双侧肾不发育的超声声像图表现。

（2）其他影像学（如CT、MRI、IVP等）检查结果证实单侧或双侧肾不发育。

（二）肾发育异常

【病理】

肾发育异常（renal dysplasia）是肾单位发育失败或异常，即肾小球及肾小管发育不成熟及分化异常，导致肾脏大小、形状和结构异常。分为肾发育不全（renal aplasia）、肾发育不良（renal hypoplasia）和囊性病变三种类型。肾发育不全又称小肾畸形，是先天性肾胚基发育不完全所致畸形，体积常小于正常肾50%以上，可为单侧、双侧和节段性发育不全。单侧肾发育不全者可以无症状，也有些出现进行性高血压。节段性肾发育不全罕见，多为女性，有肾性高血压的症状。肾发育不良者患侧肾脏也小于正常，并且有明显的结构和功能异常；肾囊状发育不良者患侧肾脏失去正常形态，被不规则的大小囊肿所代替，患侧肾脏可无功能，并常伴有输尿管梗阻，对侧肾可有代偿性增大；临床表现为无症状性腹部肿块。双肾发育不良者患儿多早年死亡，如能维持生命者常有肾性佝偻病、侏儒症、肾功能不全等。肾发育异常者常合并有其他泌尿系及生殖系畸形。

【超声表现和诊断要点】

1. 超声表现 单侧肾发育不全表现为肾脏小于正常，声像图仍可显示正常肾脏的基本声像结构（图23-2-2A）；节段性肾发育不全表现为肾脏体积减小，伴有肾上段或下段局部包膜凹陷，呈疤痕样回声。肾发育不良表现为肾脏体积小、结构不清，

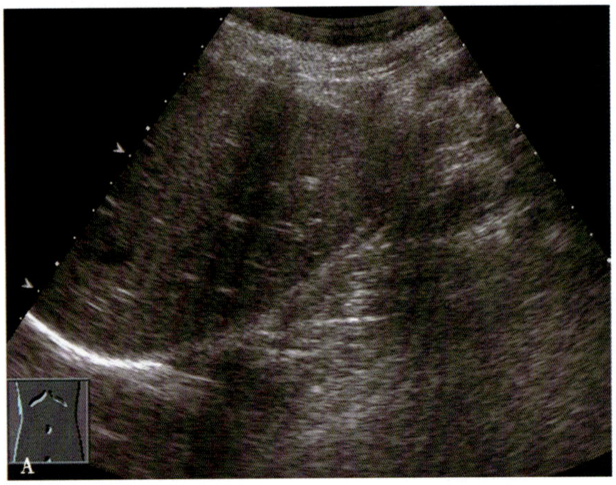

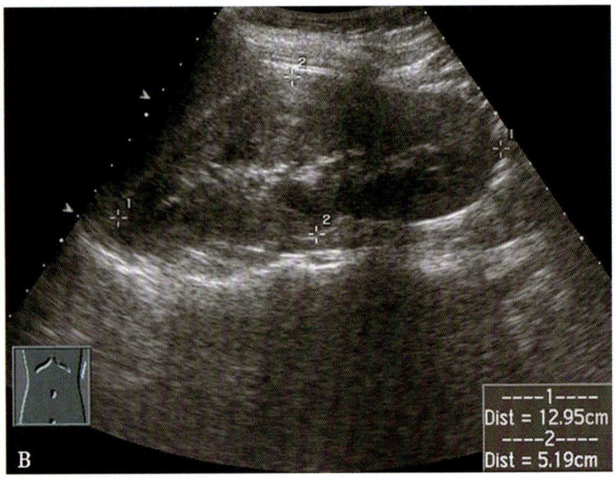

图23-2-1 先天性单侧肾不发育

A. 右侧肾窝未见右肾组织回声；B. 左肾代偿性增大，大小约130mm×52mm，形态、结构未见异常

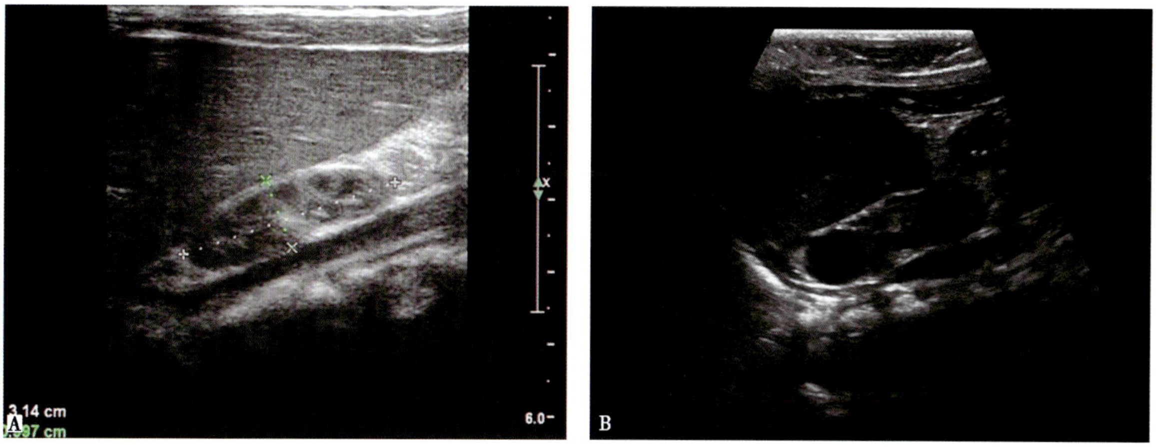

图 23-2-2　肾发育异常

A. 肾发育不全声像图，肾皮髓质回声基本正常；B. 肾发育不良声像图，肾脏回声增强，无明显皮质与髓质回声，伴小囊泡声像改变

肾实质回声增强而无明显的皮髓质分区，常伴有不同大小的囊性脏改变（图 23-2-2B）。声像图可显示同侧输尿管畸形。

2. 诊断要点

（1）肾脏小于正常。单侧病变者对侧肾脏增大。

（2）肾脏声像类似正常或异常，伴有大小不等多个囊泡回声。

（3）常伴有输尿管及生殖器畸形。

（三）融合肾

【病理】

融合肾（fused kidney）是胚胎早期两侧肾脏部分或完全融合，按融合方式不同分为马蹄肾、S 形肾、团块肾和横过性融合肾等。马蹄肾的发病率为 1/400，占融合肾的 90%，因两肾下极在脊柱前缘融合形似马蹄而得名。马蹄肾常伴肾旋转不良，部分患儿出现肾脏积水，主要是输尿管下行时受融合部（峡部）压迫所致。马蹄肾一般无临床症状，如伴有肾积水时可出现腰部酸胀等不适症状。

【超声表现和诊断要点】

1. 超声表现　两侧肾脏整体或局部肾组织相连是融合肾的基本声像图表现。马蹄肾峡部连接两侧肾脏下极，在腹主动脉前方呈低回声，肾门及肾下极偏前内侧，肾脏结构一般正常，如伴肾积水时集合系统见无回声（图 23-2-3、图 23-2-4）。S 形肾超声表现基本同马蹄肾，只是低回声的峡部连接一侧肾脏下极和另一侧肾脏上极。团块肾超声表

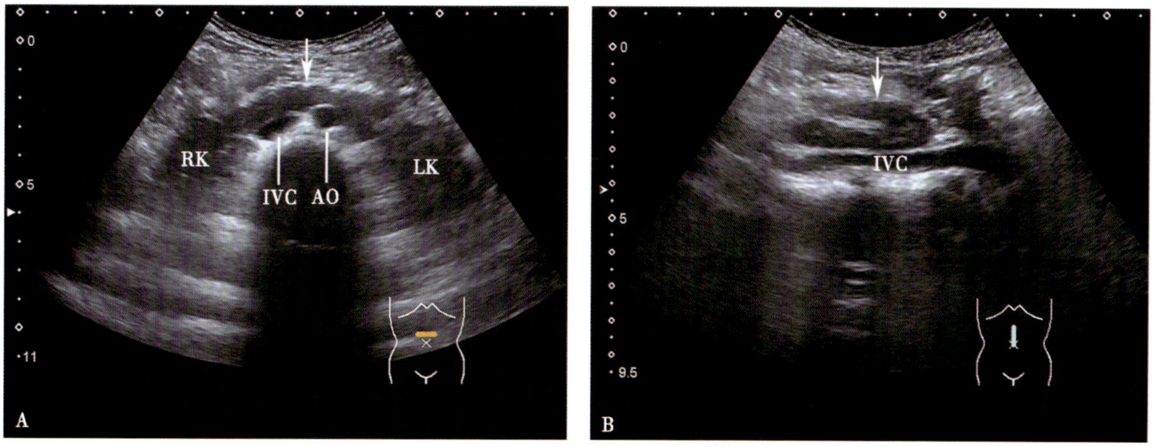

图 23-2-3　马蹄肾

双肾下极于腹部大血管前相连接，呈低回声的峡部（箭头，A. 横切面，B. 纵切面）。AO：腹主动脉；IVC：下腔静脉；RK：右肾；LK：左肾

现在脐周出现团块状肾脏结构回声，而双侧肾窝未见肾脏回声。横过性融合肾其两侧肾脏在同一肾窝内，见两套肾门血管，对侧肾窝未见肾脏结构回声。所有类型的融合肾其两侧输尿管在膀胱的开口位置均正常。

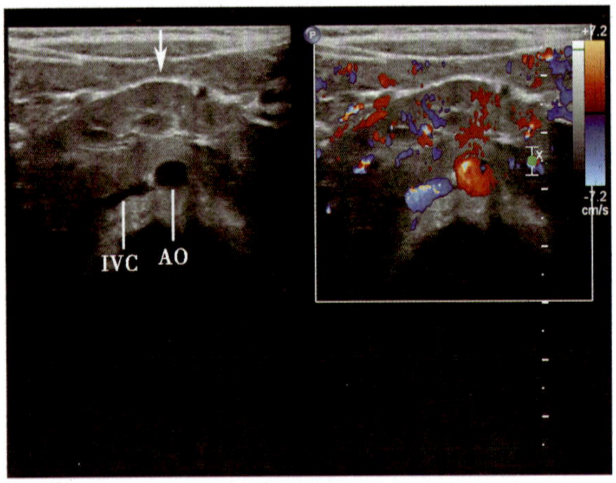

图 23-2-4　马蹄肾

马蹄肾峡部内可见高回声肾窦结构（箭头），内彩色血流与正常肾脏相似。AO：腹主动脉；IVC：下腔静脉

2. **诊断要点**　融合肾诊断主要依据超声或其他影像检查，不同类型的融合肾诊断主要是依据融合部位和融合后的形态。

（四）异位肾

【病理】

异位肾（ectopic kidney）是指胚胎期肾脏自盆腔底向肾窝上升过程中发生异常，而未能到达正常肾窝位置的畸形。异位肾的发病率约 1/3 000，90%发生于单侧。异位肾最常见的位置是盆腔，其次依次为髂部、腹腔及胸腔。异位肾一般无临床症状，多在体检或因其他疾病行超声检查时被发现，异位肾的肾脏体积一般略小于正常肾脏，但内部结构正常。

【超声表现和诊断要点】

1. **超声表现**　异位肾超声表现为同侧肾窝内未见肾脏组织回声，但在盆腔或肾窝外其他部位见肾脏回声，其大小通常略小于正常肾脏，但内部结构及其血流信号无明显异常（图 23-2-5）。此外，肾动脉非起源于腹主动脉亦是其声像图特征之一。

2. **诊断要点**　超声或其他影像检查发现肾脏位于肾窝以外部位，而肾窝内未发现肾脏。

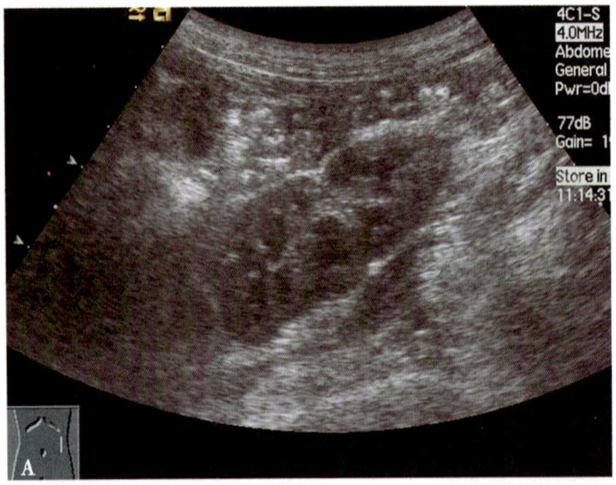

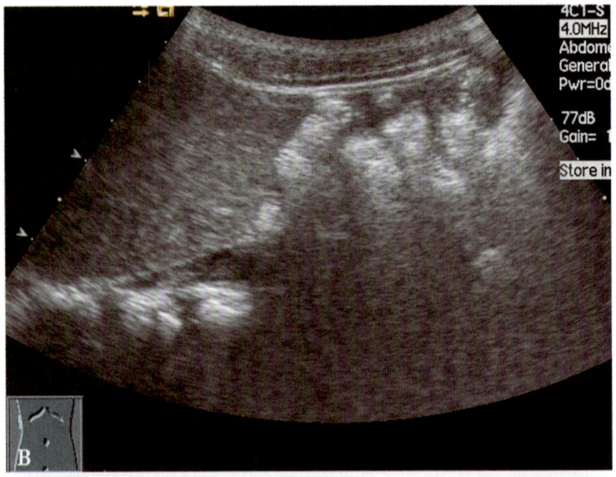

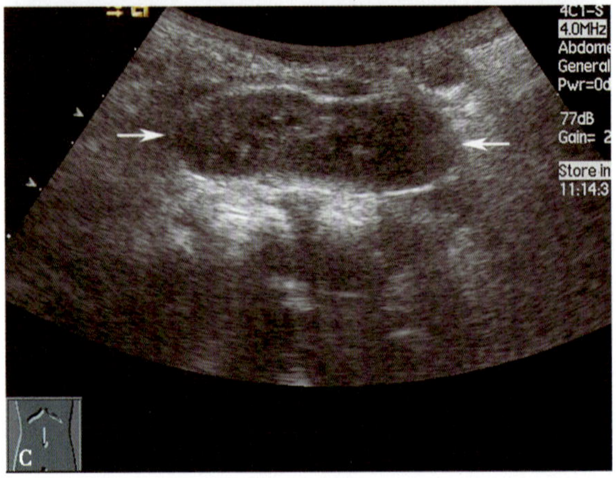

图 23-2-5　异位肾

A. 左肾位于左侧肾窝，大小约 63mm × 23mm；B. 右侧肾窝未见肾脏回声；C. 于腹腔中部见异位肾，大小约 51mm × 14mm（箭头）

（五）肾旋转不良

【病理】

肾旋转不良（renal malrotation）是胚胎期肾脏自盆底向肾窝区域上升的同时沿其长轴发生 90° 旋转，使肾门指向腹内侧，如肾脏旋转不足或过度旋转则导致肾旋转不良，其中肾旋转不足肾门朝向前侧，而旋转过度肾门朝向背侧。肾旋转不良可发生于单侧或双侧，常伴发于异位肾、融合肾、肾发育不良等。肾旋转不良可出现肾盂输尿管上段积水，为肾脏周围组织或血管压迫输尿管所致。

【超声表现和诊断要点】

1. 超声表现　肾旋转不良的超声表现主要是肾门指向位置出现异常，一般是肾门偏前，当输尿管出现压迫时，可同时出现肾积水超声表现（图 23-2-6）。

2. 诊断要点　影像检查肾门指向位置是否正常是肾旋转不良的主要诊断要点。

（七）双肾盂畸形

双肾盂畸形属于集合系统重复畸形范畴，详见本节“二、先天性输尿管畸形”中“（一）双输尿管畸形”。

【鉴别诊断】

在先天性肾脏畸形中，肾不发育、肾发育不良及肾发育不全需相互鉴别，肾不发育是一侧或双侧肾脏缺如；肾发育不良为肾脏结构不良，同时肾脏体积缩小；肾发育不全则为肾脏体积小于正常肾脏下限 2 个标准差，但其内部正常结构。三者在超声表现或其他影像检查上均有各自特征性的表现，故易于鉴别。

异位肾需与先天性肾不发育相鉴别，二者的共同点是肾窝（通常是单侧肾窝）内未见肾脏，但二者的区别是肾窝外有无肾脏组织，如有则为异位肾，反之为肾不发育，故通过影像检查可进行鉴别。

在融合肾畸形中，团块肾需与消化道肿瘤形成的“假肾征”相鉴别，后者与消化道关系密切，且双侧肾窝可见正常肾脏。同侧融合肾需和双肾盂双输尿管畸形鉴别，对侧有无肾脏及输尿管口数目和位置是二者的鉴别要点。马蹄肾和 S 形融合肾需与单纯的肾旋转不良鉴别，鉴别关键点是前者有两侧肾脏连接部分，后者则无连接部。这些特点在影像上均能反映，只要仔细观察不难鉴别。

【诊断价值】

超声检查不仅能明确有无肾脏畸形和畸形类型，还能通过测量肾脏大小和肾实质厚度，观察肾脏结构及肾内血流分布间接评估肾脏功能，为临床

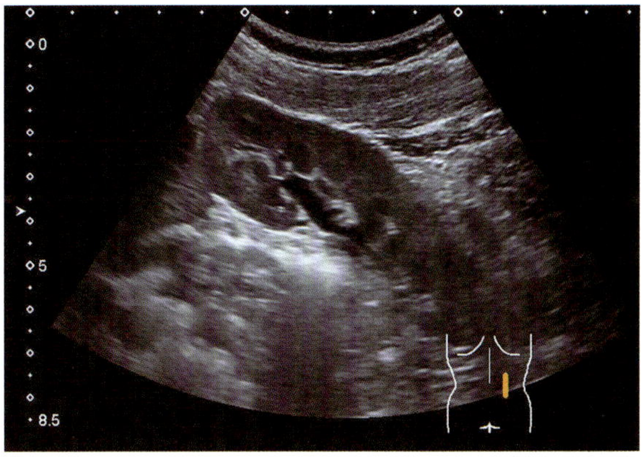

图 23-2-6　肾旋转不良

右肾旋转不良，右侧肾门指向前方，伴轻度肾积水

制定合理治疗方案提供信息。超声的无创无辐射特点是随访复查的主要方法，但超声的局部影像易发生漏诊和误诊，故仔细检查和结合其他影像结果可提高诊断准确性。

二、先天性输尿管畸形

【概述】

先天性输尿管畸形（congenital ureteral malformation）是指包括输尿管结构及功能异常的畸形，主要有双输尿管畸形、输尿管膨出、输尿管异位开口、下腔静脉后输尿管、先天性巨输尿管和膀胱输尿管反流等。

（一）双输尿管畸形

【病理】

重复输尿管（ureteral duplication）又名双输尿管是最常见的先天性尿路畸形，发病率约 1/125。胚胎发育中输尿管芽在进入后肾发育为肾输尿管，如果中肾管发出两支输尿管芽则形成完全性双输尿管畸形并伴有重肾。不完全性双输尿管畸形，其两条输尿管在进入膀胱前汇合成一条，完全性双输尿管畸形中的两条输尿管全程分开，其中下肾部输尿管开口于膀胱三角区，位置正常，而上肾部输尿管口的位置常低于下位输尿管口，且常合并输尿管膨出及异位开口（女性开口于尿道、前庭和阴道，男性开口于后尿道、精囊和射精管），这也是上肾部输尿管易发生梗阻的主要原因。双输尿管畸形是否出现临床症状取决于有无尿路梗阻伴感染、或有无输尿管口异位开口，前者可引发尿路感染症状，后者则出现漏尿遗尿症状。

【超声表现和诊断要点】

1. 超声表现　患侧肾脏体积增大，形态饱满

或失常，肾脏内出现两个互不相连的集合系统回声构成上肾部和下肾部，一般上肾部较小，仅占全肾的 1/4～1/3。两个肾部之间的肾包膜可出现内凹切迹。当尿路梗阻时则有肾输尿管积水超声表现，积水一般多见于上肾部及其输尿管，如积水严重，则肾上极可见一球形或椭圆形无回声"肿块"。当双输尿管畸形不伴有积水时，其输尿管常不显示，而伴有积水时，扩张输尿管呈条状无回声，在两条输尿管汇合处可呈"Y"形或"V"形管道状无回声结构，或两根条状无回声汇入膀胱内或汇入后尿道及阴道。如合并输尿管膨出则出现相应的声像图表现（图 23-2-7）。

2. 诊断要点

（1）典型的声像图表现、以及典型的 CT、MRI 和 IVP 等影像表现是双输尿管诊断的主要依据。

（2）患儿出现尿路感染症状及漏尿遗尿症状亦可协助诊断。

（二）输尿管膨出

【病理】

输尿管膨出（ureterocele）又称输尿管口囊肿，是因输尿管先天性狭窄、功能性挛缩或输尿管壁发育不全致输尿管下段形成囊袋状膨出突入膀胱，其发病率约为 1/4 000，女性及单侧为多见。输尿管膨出的内层与外层分别为输尿管黏膜和膀胱黏膜，之间为菲薄的输尿管肌层。按膨出部位不同分单纯型与异位型，前者的输尿管口位置正常，多见于成人，膨出较小。异位型输尿管膨出的输尿管口常位于膀胱颈、尿道或膀胱三角区外的膀胱内，膨出较大，常伴有重复输尿管畸形。

【超声表现和诊断要点】

1. 超声表现 输尿管膨出超声表现为膀胱内或尿道内间隙性出现圆形或类圆形无回声，与输尿管末端相连，壁薄呈环状高回声（图 23-2-7C）。无回声大小随输尿管蠕动而变化（图 23-2-7D）。如伴梗阻则出现相应的肾输尿管积水表现。

2. 诊断要点 膀胱内间隙性出现与输尿管末端相连的无回声，其大小随输尿管蠕动而变化。

（三）输尿管异位开口

【病理】

输尿管异位开口（ectopic ureter）是指输尿管口

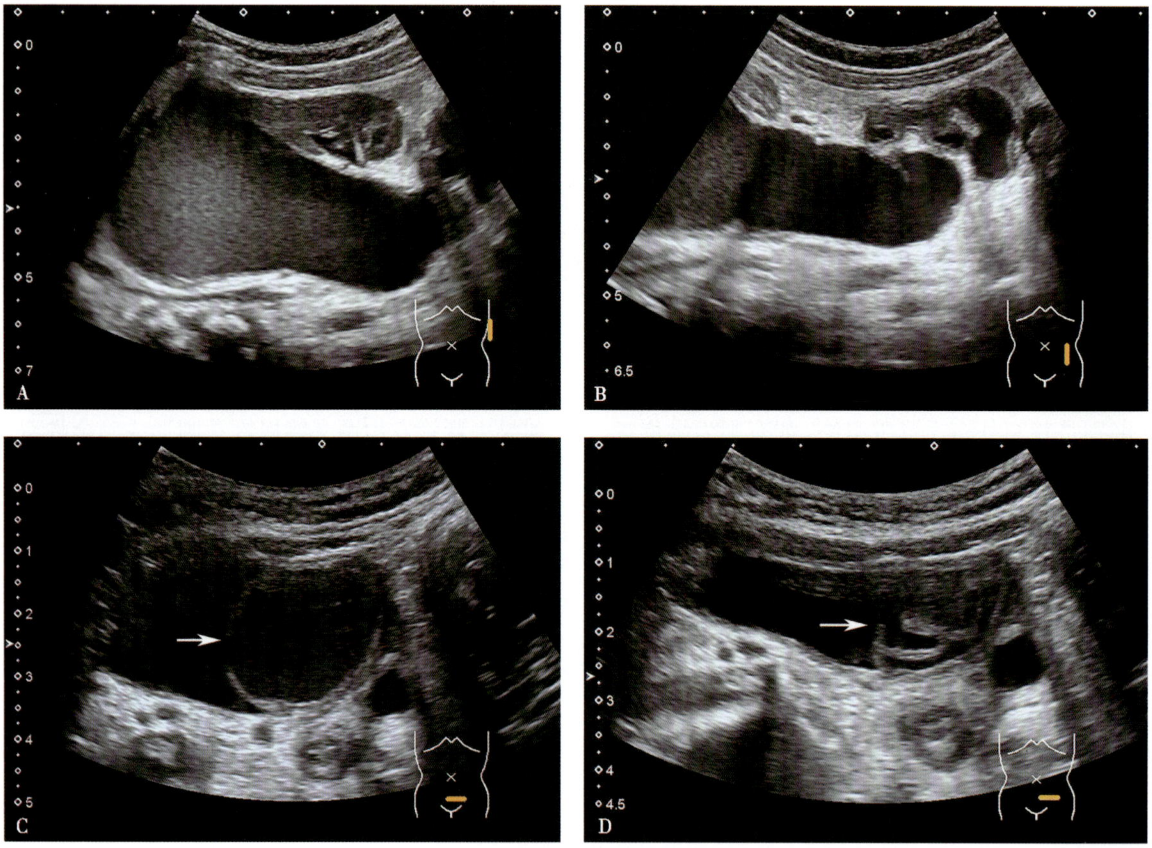

图 23-2-7 重复肾双输尿管畸形

A. 左侧重复肾双输尿管畸形，左上肾重度积水，肾皮质菲薄；B. 左上肾部输尿管全程迂曲扩张；C. 左侧上肾部输尿管膀胱开口处可见呈圆形无回声的输尿管口囊肿，大小约 25mm×21mm（箭头）；D. 其大小随输尿管蠕动而变化（箭头）

位于正常位置以外的畸形，其发病率约为 1/4 000，约 80% 的输尿管异位开口合并重复肾双输尿管畸形。依据输尿管异位开口的部位分为膀胱内异位与膀胱外异位，前者的输尿管开口于正常输尿管口位置以外的膀胱内，患儿一般无明显症状；而后者的输尿管则开口于膀胱外，其中男性常开口于后尿道、精囊和射精管，易发生泌尿生殖系统感染，而女性则异位开口于尿道、前庭和阴道，可出现为漏尿或遗尿等症状。

【超声表现和诊断要点】

1. 超声表现　输尿管异位开口的超声表现是正常输尿管口位置以外出现扩张的输尿管及其开口，纵切时呈逐渐变细的条状无回声，横切时为内径逐渐变细的圆形无回声（图 23-2-8）。如伴有双肾盂双输尿管畸形或肾输尿管积水时，则可出现相应的声像图表现。

2. 诊断要点　典型的超声声像图表现和是否伴有双肾盂双输尿管畸形是输尿管异位开口的主要诊断依据。患儿出现尿路感染和漏尿遗尿等症状以可帮助诊断。

（四）下腔静脉后输尿管

【病理】

下腔静脉后输尿管（retrocaval ureter）又称腔静脉后输尿管或输尿管前下腔静脉，发病率约 1/1 500，其形成机制主要是胚胎期由下主静脉或后主静脉取代上主静脉形成下腔静脉，在此过程中输尿管从形成的下腔静脉后方绕行一段后再转至前方继续下行。由于位于下腔静脉后方段输尿管易受压导致近段输尿管扩张及其肾脏积水，继而可继发感染和肾脏结石，出现相应的临床症状。

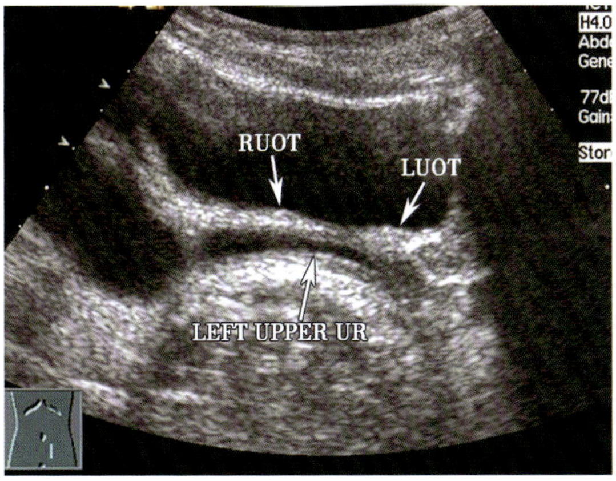

图 23-2-8　输尿管异位开口

左侧重复肾双输尿管畸形，左侧上肾部输尿管开口于尿道，右侧输尿管及左侧下位输尿管开口正常。RUOT：右侧输尿管膀胱开口处；LUOT：左侧输尿管膀胱开口处；LEFT UPPER UR：左侧上肾部输尿管

【超声表现和诊断要点】

1. 超声表现　下腔静脉后输尿管的典型声像图为积水的输尿管上段绕行于下腔静脉后方，并在此终止了输尿管积水，彩色多普勒及频谱多普勒可帮助诊断。此外，与下腔静脉交汇以上的输尿管及肾脏积水可作为其间接超声征象。

2. 诊断要点　由于肠腔气体干扰及下腔静脉与输尿管是绕行关系，超声难以获得下腔静脉后输尿管之典型声像图，因而临床采用 IVP、CT 和 MRI 检查获取诊断信息。

（五）原发性巨输尿管

【病理】

原发性巨输尿管（primary megaureter）是一种原因不明的巨输尿管畸形，其病理特点是仅输尿管明显扩张而膀胱及膀胱颈正常。原发性巨输尿管是新生儿和幼儿阻塞性尿路病变常见原因，男性多于女性，左侧多见于右侧，约 25% 患儿可累及双侧，单侧患者中约有 10%～15% 伴有对侧肾脏不发育或发育不良。

【超声表现和诊断要点】

1. 超声表现　原发性巨输尿管的声像图特征为单侧或双侧输尿管明显扩张，以盆腔段最为明显，同时伴输尿管走行迂曲，但膀胱壁间段输尿管无扩张。输尿管内径超过 10mm 是该病的诊断标准（图 23-2-9）。当单侧原发性巨输尿管伴对侧肾不发育或发育不良，则出现其相应的肾脏超声表现。

2. 诊断要点　输尿管内径大于 10mm 是原发性巨输尿管的超声诊断要点，静脉肾盂造影、同位素利尿肾图及排除继发性巨输尿管是证实原发性巨输尿管的诊断要点。

（六）膀胱输尿管反流

见本章第五节。

【鉴别诊断】

重复肾双输尿管畸形需与横过性融合肾相鉴别，鉴别要点见本节融合肾部分。重复肾双输尿管畸形伴上肾部严重积水时需与单纯性肾囊肿鉴别，前者的无回声与扩张的上肾部输尿管相连，而后者为孤立无回声，与输尿管不相通。

输尿管膨出需与膀胱憩室相鉴别，前者的无回声向膀胱内突出，且与输尿管相连，其大小随输尿管蠕动而变化；而膀胱憩室的无回声向膀胱外突起，与膀胱相通，但与输尿管不连，其大小随排尿而缩小。

原发性巨输尿管需与输尿管积水鉴别，鉴别要

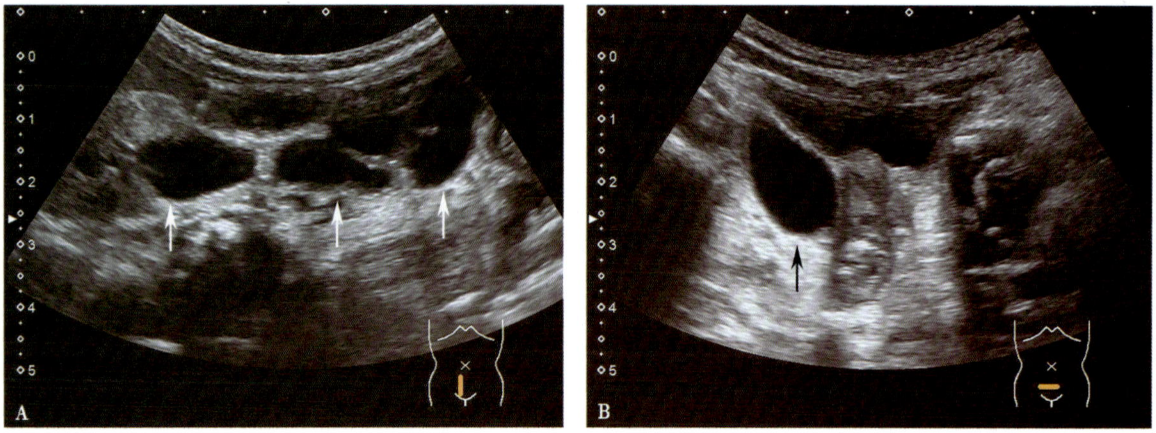

图 23-2-9 原发性巨输尿管

A. 右侧输尿管全程扩张，走行迂曲（箭头）；B. 较宽处位于盆腔段（箭头）

点为前者以盆腔段输尿管扩张为主，不累及膀胱壁间段输尿管。原发性巨输尿管还需与继发性巨输尿管鉴别，病史是二者鉴别关键点。

【诊断价值】

超声检查可追踪输尿管走行、评估输尿管扩张程度及其蠕动情况，从而进行诊断及鉴别诊断。此外，超声通过观察肾脏积水程度和肾实质厚度、集合系统无回声的清晰度等情况来评估患儿肾脏受累情况及是否伴有尿路感染，为临床治疗方案制定提供有效信息。超声无创无辐射也是随访复查首选的影像检查方法。

（陈亚青 夏 焙）

第三节 先天性膀胱及尿道畸形

先天性膀胱及尿道畸形是指胚胎发育过程中因脐尿管或尿生殖窦异常发育所致的系列畸形，也是引发儿童尿路感染和肾功能不全的重要原因之一。

一、先天性膀胱畸形

【概述】

先天性膀胱畸形（congenital bladder malformation）主要有脐尿管发育异常引起的包括脐尿管瘘、脐尿管窦、脐尿管囊肿及脐尿管憩室等其尿管畸形，以及因膀胱发育异常所致的畸形，如先天性膀胱憩室、重复膀胱及膀胱不发育等。

（一）脐尿管畸形

【病理】

脐尿管为胚胎期结构，由泌尿生殖窦的上部发育而来，在胎儿期连接于膀胱顶部与尿囊柄，在胚胎第 12 周左右脐尿管闭锁退化形成脐中韧带，位于腹中线腹壁与腹膜之间，如脐尿管在出生前仍未闭锁或退化不全则形成脐尿管畸形（urachal abnormalities）。脐尿管畸形的总体发病率约 1/7 500～1/5 000。依据闭锁不全的部位分为四型，其中脐尿管全程未闭称脐尿管瘘（patent urachus），脐尿管膀胱端闭合而脐端未闭合形成脐尿管窦（urachal sinus），脐尿管两端闭合而中间有囊腔残存则形成脐尿管囊肿（urachal cyst），脐尿管脐端闭合而膀胱端未闭合则形成脐尿管憩室（urachal diverticulum）。

【超声表现和诊断要点】

1. 超声表现 脐尿管畸形因类型不同超声表现不一，其中脐尿管瘘声像图表现为下腹部由浅入深的管状低回声，一端连于脐部，另一端与膀胱相通，通常情况下管腔萎瘪，只有在膀胱充盈时其管腔稍扩张呈无回声（图 23-3-1）。脐尿管窦的超声表现除了管状低回声不与膀胱相通外，余声像图与脐尿管瘘相同（图 23-3-2）。脐尿管憩室则在膀胱顶部出现膨突的无回声，与膀胱相通，但与脐部不通，当膀胱排空后无回声缩小（图 23-3-3）。脐尿管囊肿的声像图表现是下腹部的腹膜与腹壁之间出现圆形或椭圆形无回声，壁薄，边界清晰，后方回声增强，该无回声与脐部和膀胱均不相通（图 23-3-4）。当脐尿管囊肿伴感染时，其囊壁增厚，内壁不平整，内部见点状等回声漂浮于无回声中，此外，周围软组织肿胀增厚，回声增高、层次紊乱。

2. 诊断要点 在患儿的脐部与膀胱顶部之间出现异常管状回声，其回声形态及是否与脐部或膀胱相通是脐尿管畸形分类诊断要点。此外，患儿出现脐部异常溢液或脐部肿块对诊断亦有帮助。

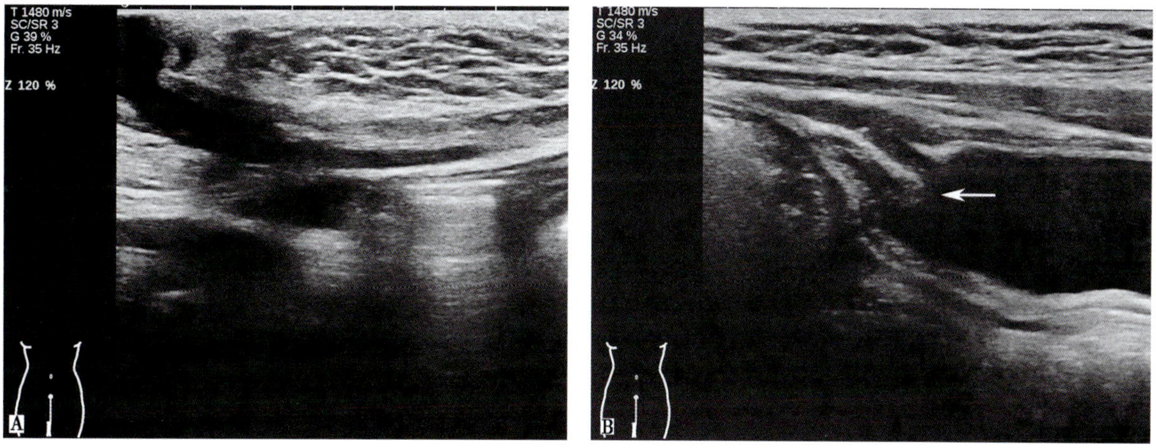

图 23-3-1 脐尿管瘘

脐部下方可见管状低回声管道自脐部向腹壁深层延伸（A），连于膀胱顶，并与膀胱相通（B，箭头）

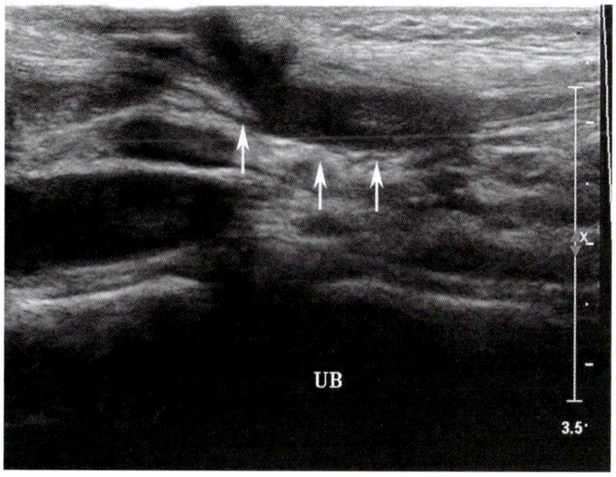

图 23-3-2 脐尿管窦

自脐部向腹壁深层延伸的厚壁管状低回声，不与膀胱顶相通（箭头）。UB：膀胱

（二）先天性膀胱憩室

【病理】

先天性膀胱憩室（bladder diverticulum）是指膀胱局部向外膨突所致，好发于膀胱底或输尿管口处，位于输尿管口又称为 Hutch 憩室，通常与膀胱输尿管反流有关。

【超声表现和诊断要点】

1. **超声表现** 膀胱底部或输尿管口处见膨出的圆形或椭圆形无回声区，与膀胱相通（图 23-3-5），排尿后无回声缩小。当憩室伴结石时，在无回声内出现强回声，后方伴声影，随体位改变移动。

2. **诊断要点** 典型的声像图特征和动态观察排尿前后无回声的大小变化为膀胱憩室的诊断要点。

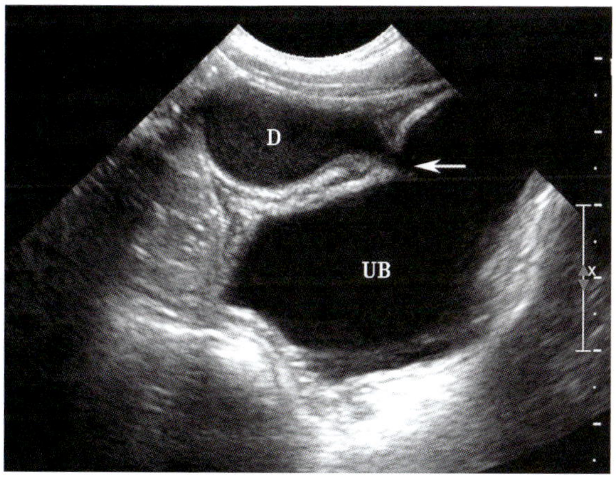

图 23-3-3 脐尿管憩室

膀胱顶部见膨突的无回声区，与膀胱相通（箭头）。UB：膀胱；D：憩室

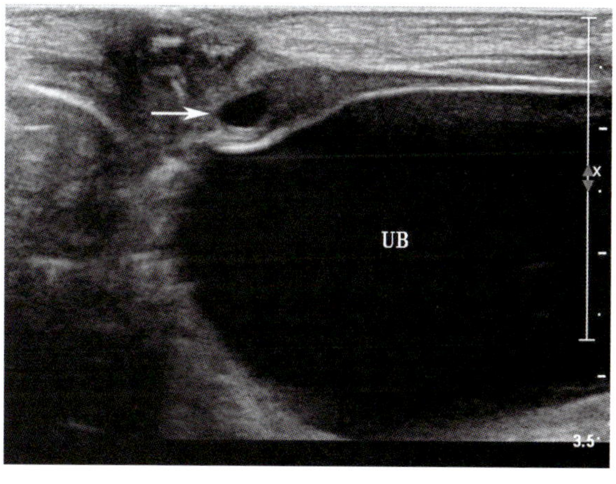

图 23-3-4 脐尿管囊肿

脐与膀胱之间见无回声区，形态规则，边界清晰，内部透声好，后方回声增强（箭头）。UB：膀胱

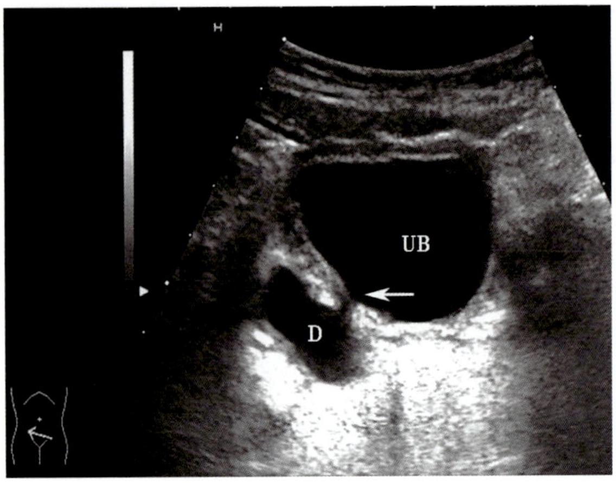

图 23-3-5 先天性膀胱憩室
膀胱底部见膨出的椭圆形无回声区，与膀胱相通（箭头）。UB：膀胱；D：憩室

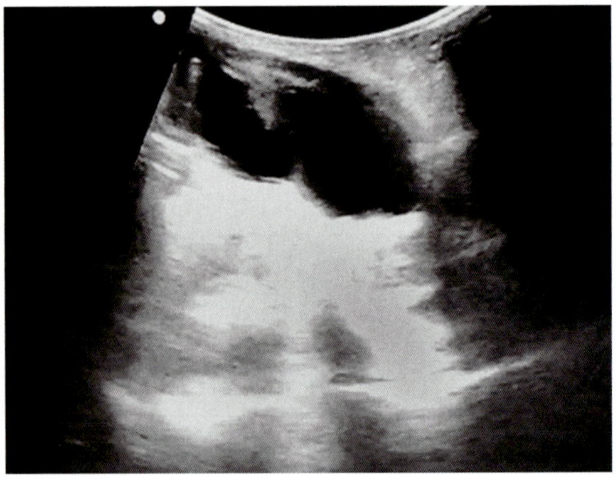

图 23-3-6 不完全性重复膀胱
盆腔内见不完全分隔的无回声

（三）重复膀胱

【病理】

重复膀胱（bladder duplication）是一种极为极为罕见的泌尿系畸形，其形成原因尚不明确，可能是因腹侧泄殖腔的泌尿生殖部和膀胱尿道部之间过度收缩或多余的泄殖腔隔膜分隔膀胱壁上皮所致。重复膀胱分为完全性重复膀胱和不完全性重复膀胱，前者具有完整隔膜致各膀胱间互不相通，且有各自的尿道；而后者的隔膜不完整，各膀胱间是相通的，整个膀胱只有一个共用的尿道。

【超声表现和诊断要点】

1. 超声表现 完全性重复膀胱的声像图表现为盆腔内可见两个相邻但完全独立的无回声区，每个无回声内均见尿道内口回声。不完全性重复膀胱则在盆腔内见两个相邻的无回声区，但其间的高回声隔膜部分中断（图 23-3-6），两个无回声内仅见一个尿道内口回声。

2. 诊断要点 盆腔两个相邻无回声区，内见输尿管口及尿道内口结构，根据是否完全分隔及是否伴有重复尿道鉴别完全性重复膀胱和不完全性重复膀胱。

（四）膀胱不发育

【病理】

膀胱不发育是少见的畸形，其发生机制尚不清楚，可能是由于中肾管和输尿管未能进入三角区，缺乏尿液扩张所致。膀胱不发育常合并双肾发育不良和神经骨骼畸形，致死率较高。

【超声表现及诊断要点】

1. 超声表现 超声表现为盆腔内未见膀胱声像图，如伴有肾发育不良则同时出现相应的超声表现。

2. 诊断要点 超声及其他影像检查未发现盆腔内膀胱组织结构是诊断的关键之点。

【鉴别诊断】

在先天性膀胱畸形中，位于输尿管口的膀胱憩室需与输尿管膨出鉴别，详见输尿管膨出段。位于底部的膀胱憩室有时需与前列腺囊鉴别，后者位于膀胱颈、位置固定、排尿前后其大小没有变化。重复膀胱需与盆腔囊性肿块相鉴别，无回声内有无输尿管口和尿道内口、以及排尿后无回声有无缩小或消失是二者鉴别的要点。

【诊断价值】

超声对软组织的高分辨率、以及实时动态观察特点，在小儿膀胱畸形诊断、分型及鉴别诊断方面有很大的优势，可成为小儿膀胱畸形诊断的首选影像检查方法。超声检查的无创、无痛、无辐射性更是疾病转归和治疗效果评价必不可少的影像检查方法。

二、先天性尿道畸形

【概述】

先天性尿道畸形（congenital anomalies of the urethra）主要包括后尿道瓣膜、尿道憩室及前列腺囊等。

（一）后尿道瓣膜

【病理】

后尿道瓣膜（posterior urethral valve）是男孩尿道梗阻最常见的原因，其发病率约 1/5 000～1/8 000。后尿道瓣膜是由来源于中肾管组织形成一厚的瓣膜结构，附着于精阜，并斜行至前列腺尿道的最远端。后尿道瓣膜可引起排尿受阻致瓣膜近段尿道扩张，此外，亦可出现膀胱颈和膀胱壁肌层代偿性肥厚、输尿管和肾脏积水等下尿路梗阻表现。

【超声表现和诊断要点】

1. 超声表现　后尿道瓣膜的超声表现为排尿时尿道内出现线样高回声，为后尿道瓣膜回声（图23-3-7），同时充盈的膀胱和扩张的近端后尿道组成“锁孔征”声像图特征。后尿道瓣膜常伴有下尿路梗阻超声表现，如膀胱壁增厚、小梁小房形成等。当后尿道瓣膜继发膀胱输尿管反流时则出现相应的超声征象（详见本章第五节）。

2. 诊断要点　排尿时后尿道内线样高回声伴后尿道扩张、膀胱壁增厚、小梁小房形成及较大量的残余尿甚至慢性尿潴留等超声特征，以及排尿困难、尿不尽等临床症状均为该病诊断要点。

（二）尿道憩室

【病理】

尿道憩室（urethral diverticulum）是阴茎海绵体局部发育不完全或尿道板局部不完全融合所致，其发病率为1/50 000，是引起男孩尿道梗阻第二常见原因。

【超声表现和诊断要点】

1. 超声表现　在尿道内出现与尿道相通的无回声区，该无回声在排尿时逐渐增大。

2. 诊断要点　在尿道内出现与尿道相连且排尿时增大的无回声是尿道憩室的诊断要点。

（三）前列腺囊

【病理】

前列腺囊（prostatic utricle）是胚胎发育过程中其副中肾管退化不全所形成的管状残迹。前列腺囊位于膀胱颈部后方，呈盲袋状，一端开口于后尿道。前列腺囊常与尿道下裂、软梅腹综合征等畸形同存。体积大的前列腺囊可出现排尿困难、尿不尽、尿线变细、充盈性尿失禁等尿道梗阻症状。

【超声表现和诊断要点】

1. 超声表现　膀胱后方前列腺内出现固定的椭圆形或管状无回声，其下端与后尿道相连。合并感染时无回声区明显增大，内部可见散在漂浮细小点状回声（图23-3-8，图23-3-9）。

2. 诊断要点　前列腺囊的诊断要点是依据其典型的超声声像图特征。

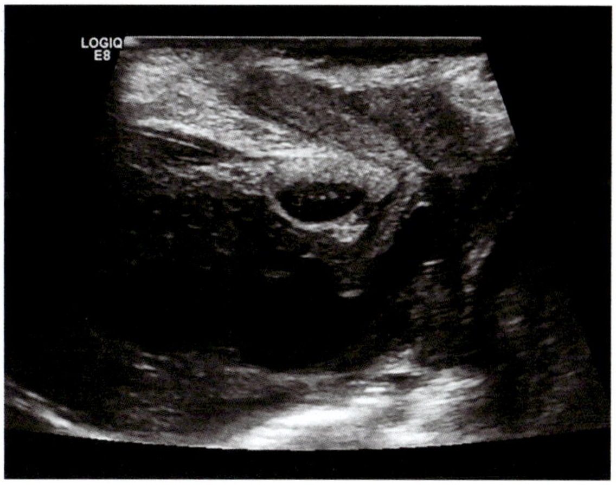

图23-3-7　后尿道瓣膜

排尿时尿道梗阻，后尿道扩张

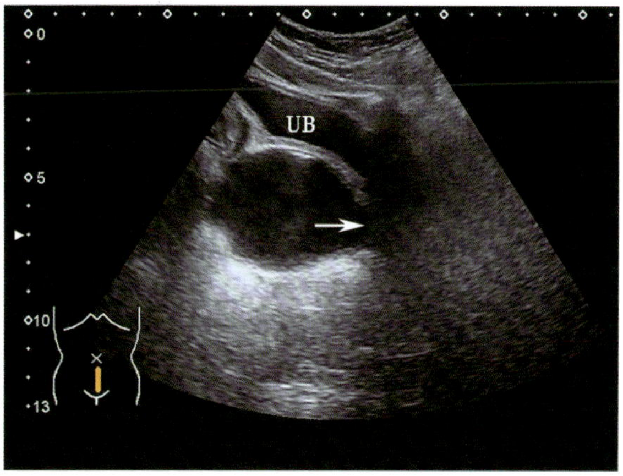

图23-3-8　前列腺囊

膀胱后方见无回声区，与后尿道相通（箭头）。UB：膀胱

【鉴别诊断】

在先天性尿道畸形中，后尿道瓣膜需与尿道狭窄相鉴别，病变发生的部位及声像图特征的不同可鉴别二者，其中后尿道瓣膜病变在后尿道，而尿道狭窄病变好发于前尿道；其超声表现为排尿时尿道狭窄段尿流变细，尿道黏膜表面不光滑，回声增强。前列腺囊还需与副中肾管囊肿相鉴别，鉴别要点在于前者与后尿道相连，而后者一般不与尿道相连。

【诊断价值】

尿液是其天然的造影剂，超声能清晰显示尿道结构，超声的实时性能可动态观察排尿时病灶变化情况，因而超声是先天性尿道畸形诊断的首选方法。此外，超声能给出膀胱壁厚度、残余尿多少以及肾输尿管是否存在积水，对尿道畸形是否合并下尿路梗阻提供信息。

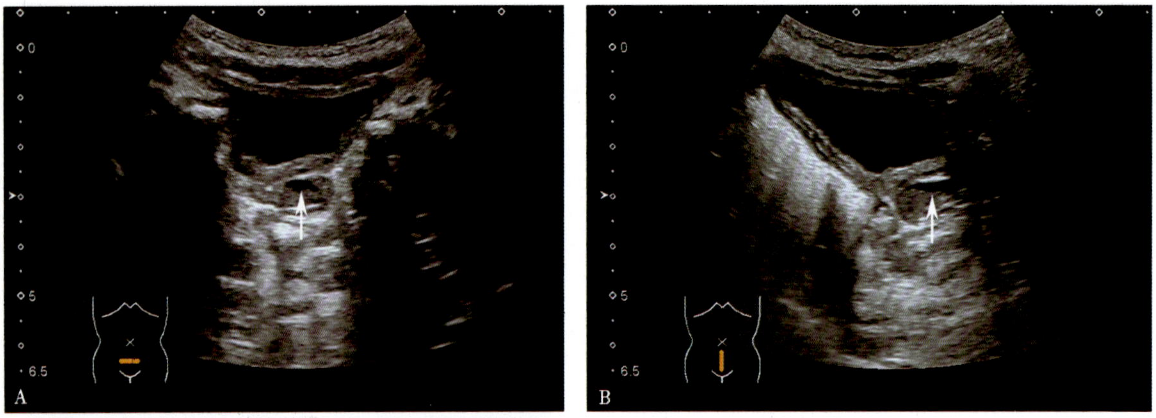

图 23-3-9 前列腺囊

膀胱后方可见管状无回声区，盲端向上，下端与后尿道相连（A. 横切面，箭头；B. 纵切面，箭头）

第四节 尿路梗阻

【概述】

尿路梗阻是指自肾盏肾盂至尿道外口的尿路因某种原因使尿路某个部位发生梗阻导致尿液流动不畅或中断。尿路梗阻按照梗阻部位分上尿路梗阻和下尿路梗阻，其中梗阻部位发生在膀胱输尿管开口以上的为上尿路梗阻，梗阻部位位于膀胱或以下的为下尿路梗阻。小儿尿路梗阻因病因不同可分为先天性尿路梗阻和继发性尿路梗阻，常以先天性尿路梗阻为主。小儿常见的先天性尿路梗阻原因有肾盂输尿管连接部狭窄、膀胱输尿管反流和膀胱输尿管连接部狭窄，其中以肾盂输尿管交界处狭窄最为常见。继发性尿路梗阻的常见原因有结石和肿瘤。尿路梗阻的临床表现因其梗阻原因、梗阻部位、梗阻持续时间和程度以及是单侧还是双侧梗阻而异。轻度肾积水一般无临床症状，多为患儿在产前检查发现或因其他疾病行影像学检查时偶然发现。随梗阻时间的持续和梗阻程度的加重，患儿可出现腹部包块、间歇性腹痛、尿路感染、血尿、排尿困难、尿失禁、胃肠道功能紊乱等临床症状。严重尿路梗阻者可出现高血压、尿毒症等肾衰竭相关症状。

【病理】

尿路梗阻的基本病理改变是梗阻以上尿路中的尿液流动受阻或中断，导致梗阻以上尿路积水、肾积水。其中持续性肾积水造成肾曲管内压力升高致曲管扩张，扩张的肾曲管不仅影响尿液分泌，而且压迫周围肾血管，使肾实质缺血性萎缩，最终导致肾脏功能衰竭。肾积水的病程进展可分为以下 4 个阶段：①肾盂扩大，肾盂壁变薄；②肾乳头萎缩；③肾实质进行性萎缩变薄；④肾衰竭。

尿路梗阻由于梗阻部位、性质不同，其结果预后各异。上尿路梗阻时，由于梗阻部位距肾近，肾积水发展迅速，但通常仅累及患侧肾脏，对于小儿来讲对侧肾常呈代偿性增大，故总肾功能可正常。下尿路梗阻时，膀胱逼尿肌为克服梗阻，收缩力增加，逼尿肌增厚，可导致膀胱小梁及假憩室形成。若梗阻持续存在，膀胱逼尿肌渐失代偿，收缩无力，则出现残余尿。当代偿功能完全丧失，此时膀胱输尿管瓣膜逐渐失去抗反流功能，出现尿液自膀胱向输尿管反流，引起双侧上尿路梗阻，导致双侧输尿管、双侧肾脏积水，继而发生双肾功能受损，最终导致的是总肾功能减退。

【超声表现和诊断要点】

1. 肾积水超声表现 二维超声声像图表现为肾窦回声分离，呈具有饱满感的无回声区。无回声区的形态与原来肾盂形态和积水程度有关，轻度积水可呈窄带状或菱角形、中度积水可呈烟斗形或花朵形、重度积水可呈调色碟形或巨大囊肿样改变（图 23-4-1～图 23-4-3）。彩色多普勒超声显示轻度肾积水时，患肾实质血流信号无明显改变，但可伴阻力指数升高；中 - 重度肾积水时，患肾实质血流信号减少、阻力指数明显升高。

2. 肾积水的超声分级 肾积水按积水程度分为轻度积水、中度积水和重度积水，其相应的声像图特征如下：①轻度肾积水超声显示肾盂扩张，或伴有肾盏轻度扩张呈窄带状或菱角形，肾脏大小正常，肾实质回声正常（图 23-4-1）；②中度肾积水超声显示肾盂肾盏扩张呈烟斗形或花朵形，肾脏轻度增大，肾实质稍变薄（图 23-4-2）；③重度肾积水超声表现肾盂肾盏显著扩张呈调色碟形或巨大囊肿样改变，肾脏明显增大，肾实质变薄甚至呈纸样或膜样（图 23-4-3）。

3. 上尿路梗阻超声表现 上尿路梗阻的超声表现因梗阻原因不同而异。

（1）肾盂输尿管连接部狭窄所致上尿路梗阻超声表现：肾盂输尿管连接部狭窄是引起上尿路梗阻的最常见原因，其所致肾积水程度与狭窄程度和持续时间有关。超声声像图表现为患侧肾盂输尿管连接部变细呈“鸟嘴样”改变，其远端输尿管无扩张，膀胱回声正常。患侧肾脏可表现为轻度、中度和重度的肾积水声像图改变（图 23-4-4）。

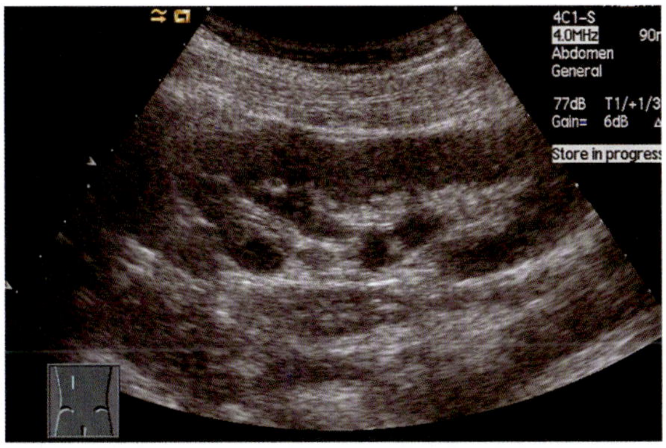

图 23-4-1 轻度肾积水

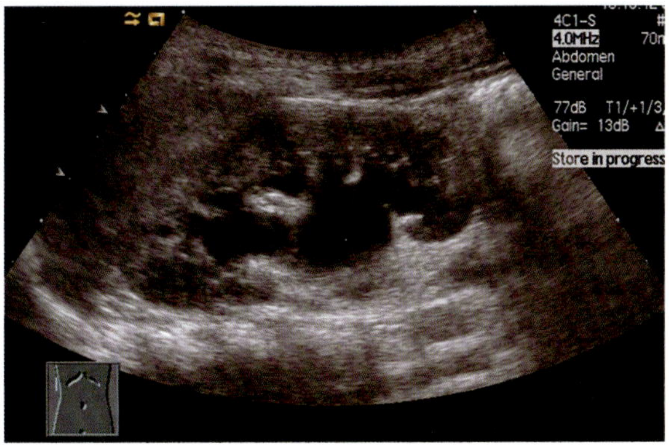

图 23-4-2 中度肾积水

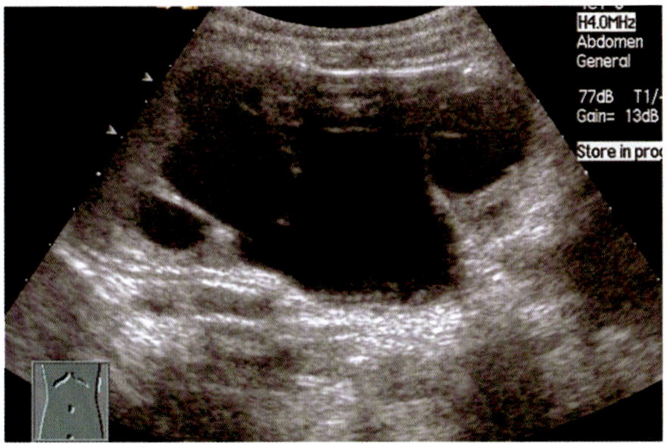

图 23-4-3 重度肾积水

（2）膀胱输尿管连接部狭窄所致上尿路梗阻超声表现：与肾盂输尿管连接部狭窄相同，梗阻程度也是与其狭窄的程度和持续时间相关。超声检查显示输尿管扩张以下段为主，邻近输尿管膀胱开口处的输尿管呈漏斗状移行，内径逐渐变细呈“鸟嘴样”改变。膀胱回声正常。患肾多呈轻至中度肾积水的声像图改变（图 23-4-5）。

（3）尿路结石所致上尿路梗阻超声表现：超声声像图表现为输尿管内弧形或团状强回声，后方伴声影；结石近端输尿管扩张，远端输尿管无扩张、膀胱回声未见异常。由于输尿管结石临床表现为血尿和腰痛，患儿得以早期就医，因而肾脏常呈轻度肾积水超声声像图改变（图 23-4-6）。

（4）尿路肿瘤所致上尿路梗阻超声表现：输尿管息肉是小儿最常见的良性尿路肿瘤，也是导致继发性上尿路梗阻的原因之一。输尿管息肉好发于肾盂输尿管连接部和输尿管上段。超声声像图特征表现为受累部位输尿管内见低回声肿块，附着于输尿管壁并向输尿管腔内突起，肿块边界清楚，形态尚规则，内部回声分布均匀。如息肉蒂长，在输尿管蠕动时可见息肉沿蠕动波方向摆动。彩色多普勒超声检查肿瘤内部可见少量血流信号。息肉近端输尿管扩张，肾脏一般呈轻度或中度积水，重度肾积水者少见（图 23-4-7）。

4. 下尿路梗阻超声表现 先天性下尿路梗阻的常见病因有后尿道瓣膜、尿道闭锁、前尿道瓣膜等，其中后尿道瓣膜最为常见，其超声声像图表现为后尿道内高回声膜状结构，明显扩张的后尿道腔

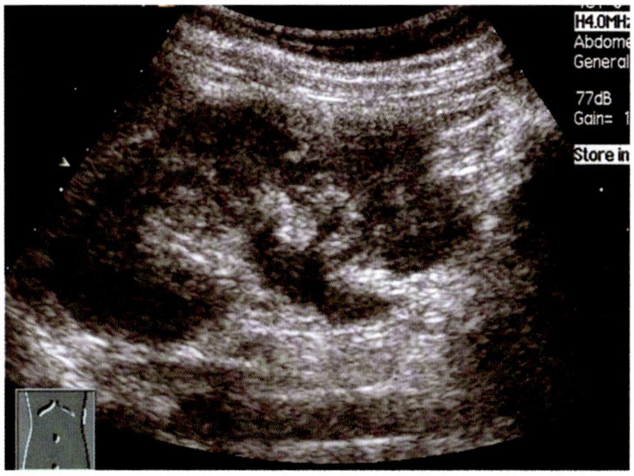

图 23-4-4 肾盂输尿管连接部狭窄
左侧肾盂输尿管连接部变细呈“鸟嘴样”改变，其远端输尿管无扩张，左肾呈轻度肾积水声像图改变

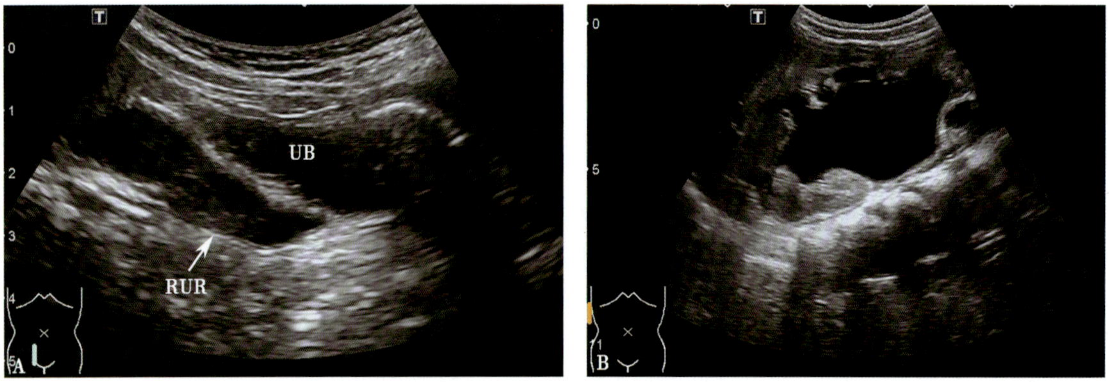

图 23-4-5　膀胱输尿管连接部狭窄

A. 右侧输尿管扩张以下段为主，邻近输尿管膀胱开口处的输尿管呈漏斗状移行，内径逐渐变细呈“鸟嘴样”改变；B. 右肾呈中度肾积水声像图改变；UB：膀胱；RUR：右侧输尿管

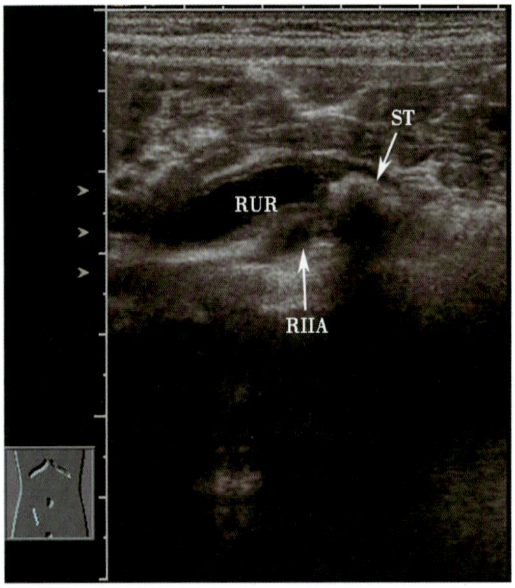

图 23-4-6　输尿管结石

右侧输尿管跨髂血管处见弧形强回声，后方伴声影（箭头）；结石近端输尿管扩张，远端输尿管无扩张；ST：结石；RUR：右侧输尿管；RIIA：右侧髂内动脉

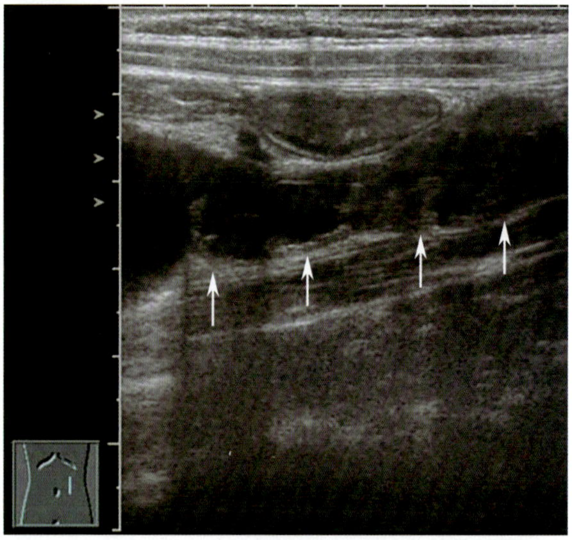

图 23-4-7　输尿管息肉

左肾盂输尿管连接处见条状低回声（箭头）

与膀胱相通；膀胱壁增厚，内壁不光整伴小房小梁改变，在二维灰阶声像图上表现为膀胱壁增厚及厚薄不均匀，在膀胱内（主要在膀胱侧壁及底部）出现长短不一的条状高回声，一端与膀胱壁相连，另一端凸向膀胱；条状高回声内无彩色血流信号（图 23-4-8）。长期梗阻的患儿可形成膀胱憩室，其声像图表现为膀胱内出现圆形或不规则无回声，与膀胱腔相通，相通处也称为憩室口。排尿后，膀胱出现残余尿，残余尿的多少与梗阻程度和梗阻持续时间有关。双侧输尿管迂曲扩张全程显示，双肾可呈不同程度的积水。

继发性下尿路梗阻可由下尿路结石或肿瘤引起，其中尿道结石和膀胱三角区横纹肌肉瘤是下尿路梗阻的常见原因。尿道结石的声像图表现为扩张的尿道腔内见弧形强回声，后方伴声影（图 23-4-9）。因尿道结石常伴有急剧的尿痛症状，患儿会及时就医诊疗并解除梗阻，故一般无肾脏和输尿管积水，亦无下尿路梗阻的膀胱伴随症状。横纹肌肉瘤好发于膀胱三角区，容易堵塞尿道内口导致下尿路梗阻，其典型超声声像图表现为位于膀胱三角区的等回声肿块，不随体位改变移动，边界清晰，形态不规则，表面凹凸不平呈葡萄状，内部回声欠均匀，可见较丰富的彩色血流信号。肿瘤常堵塞尿道内口出现不同程度的双肾积水、膀胱壁增厚等下尿路梗阻

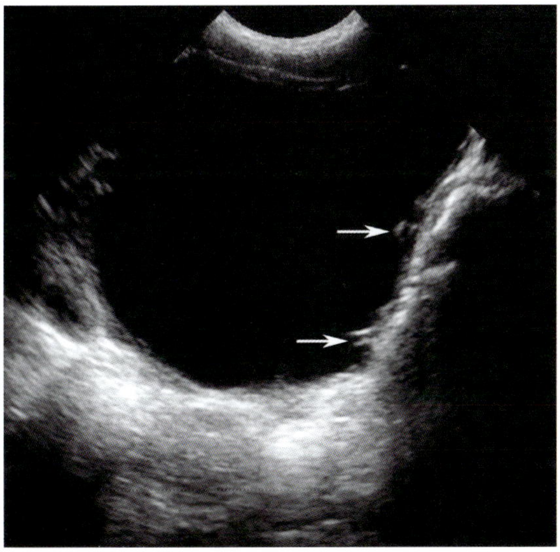

图 23-4-8 膀胱壁小房小梁
膀胱壁可见长短不一的条状高回声，一端与膀胱壁相连，另一端凸向膀胱（箭头）

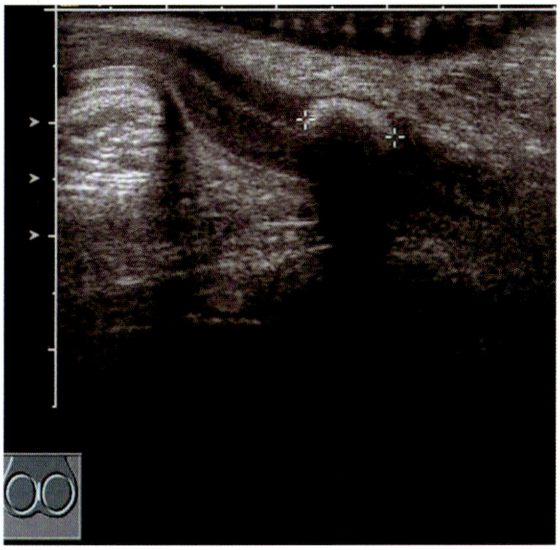

图 23-4-9 尿道结石
尿道腔内见弧形强回声，后方伴声影

超声声像图改变。如肿瘤仅堵塞单侧或双侧输尿管出口而未堵塞尿道内口，则超声检查可见一侧或双侧的上尿路梗阻超声声像图改变（图 23-4-10）。如肿瘤较大同时累及输尿管出口和尿道出口，则超声检查显示相应的下尿路梗阻超声声像图改变。

5. **诊断要点**

（1）上尿路梗阻诊断要点

1）肾窦回声分离呈具有饱满感的无回声区。

2）可伴或不伴输尿管扩张。

3）膀胱回声正常。

4）可显示先天性尿路狭窄、结石、肿瘤等梗阻原因相关的超声声像图表现。

（2）下尿路梗阻诊断要点

1）双肾双输尿管不同程度的积水表现。

2）膀胱壁增厚、内壁不光整伴小房小梁或憩室形成等异常膀胱声像图表现。

3）梗阻部位位于尿道者伴尿道扩张声像图改变。

4）可显示后尿道瓣膜、结石、肿瘤等梗阻原因相关的声像图表现。

【鉴别诊断】

1. 重度肾积水与常染色体显性遗传多囊性肾病的鉴别诊断 常染色体显性遗传多囊性肾病因囊肿大且多需与重度肾积水鉴别，鉴别要点是常染色体显性遗传多囊性肾病超声所见的肾内无回声区大小悬殊不一、排列散乱，各无回声区之间有中等或高回声包膜分隔、互不相通。而重度肾积水中的无回声超声表现实为扩张的肾盏，故各无回声区的大小相似且呈扇形排列，最主要的是各无回声区之间互相连通，其间仅见不完整的分隔回声。此外，常染色体显性遗传多囊性肾病的家族遗传史，以及肝、脾、胰等肾外脏器的囊性病变也有助于两者的鉴别诊断。

2. 重度肾积水与多囊性肾发育不良的鉴别诊断 多囊性肾发育不良超声表现为肾区大小不一的无回声囊性病灶，有时可与重度肾积水相混淆，其鉴别诊断要点是多囊性肾发育不良囊性病灶大小不一且互不相通，而重度肾积水各无回声区大小相似、呈扇形排列，且各回声区之间互相连通。此外，多囊性肾发育不良患儿对侧肾脏常表现为代偿性增大，或者伴发其他泌尿系异常也有助于两者的鉴别诊断。

【诊断价值】

超声检查能敏感地显示肾积水，并通过对肾、输尿管、膀胱及尿道的追踪检查，给出其梗阻部位。狭窄、结石、肿瘤均有其特征性声像图，所以超声检查技术在大部分情况下能进行梗阻的病因诊断。此外，超声能清晰辨析肾盂、肾盏结构，并可准确测量肾实质厚度，给肾积水分级奠定了基础。超声检查的简便无创特点可用于尿路梗阻患儿的病情进程监测或治疗后疗效评估。所以，超声检查方法可成为小儿尿路梗阻诊断、鉴别诊断及疗效评价的首选方法。

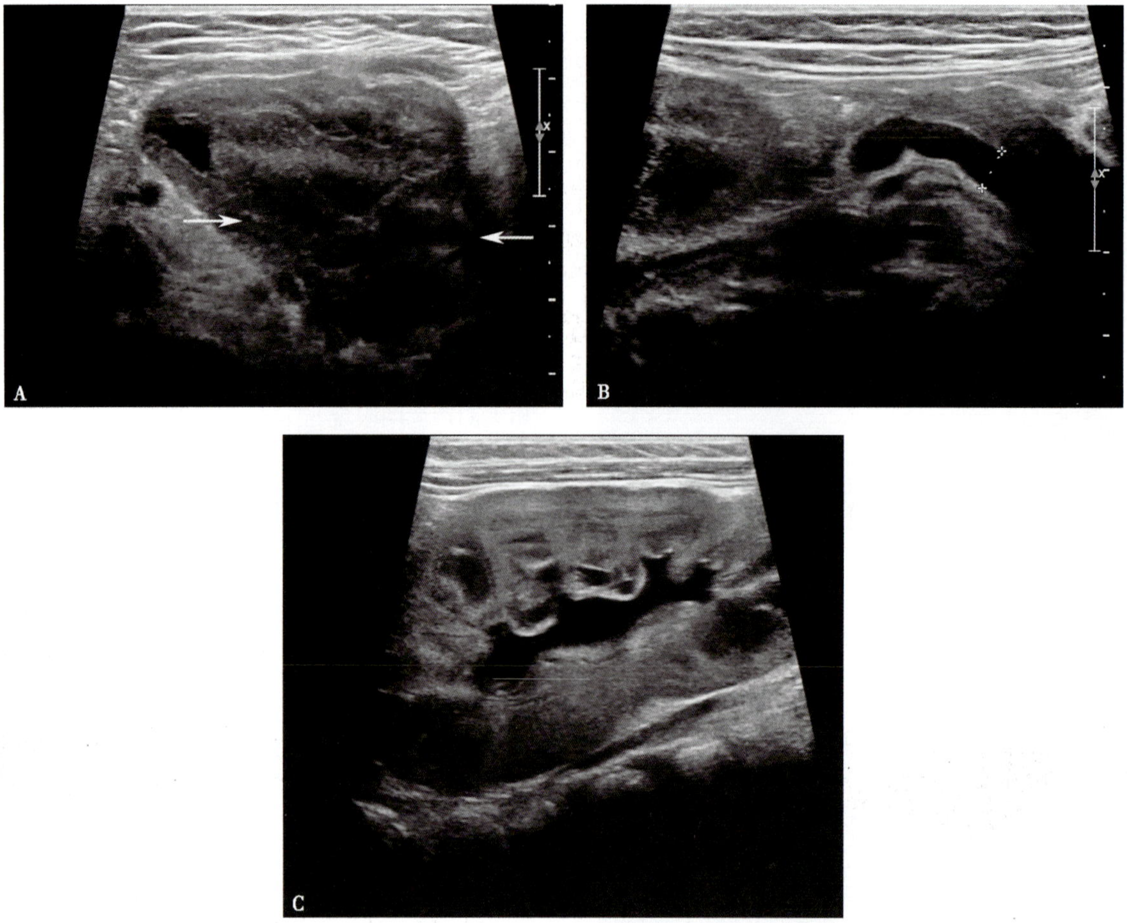

图 23-4-10 膀胱横纹肌肉瘤

A. 膀胱内见等回声肿块，形态不规则，内回声不均匀（箭头）；B、C. 肿瘤堵塞左侧输尿管出口致左肾积水

第五节 膀胱输尿管反流

【概述】

膀胱输尿管反流（vesicoureteral reflux，VUR）是指尿液非生理性的自膀胱反流入一侧或两侧输尿管甚至肾盂，其发病率为 25%～40%，为小儿泌尿系统常见病之一，也是小儿肾功能不全、肾衰竭和高血压的主要原因之一。VUR 患儿有无临床症状及其症状轻重与反流的程度有关。轻度反流患儿可无临床症状。长期反流的患儿常见尿频、尿急及尿痛等尿路感染症状，严重者可发生急性肾盂肾炎。膀胱输尿管反流后期可出现肾功能不全的症状，如高血压、蛋白尿、甚至儿童发育迟缓。此外，继发性 VUR 还可出现相应的下尿路梗阻症状，如排尿费力、排尿等待、迟疑、尿束纤细、无力等。对于轻度的膀胱输尿管反流主要采取治疗及预防尿路感染，而对于重度反流的患儿应当采用外科整形手术。

【病理】

膀胱输尿管反流是尿液非生理性的自膀胱反流入一侧或两侧输尿管甚至肾盂，使输尿管、肾盂出现积水。膀胱输尿管反流可分为原发性和继发性两种类型。其中，原发性膀胱输尿管反流是指正常输尿管膀胱连接部瓣膜功能先天性发育不全导致尿液反流；继发性是指由尿道瓣膜、神经源性膀胱等下尿路梗阻因素使膀胱张力持续增高致输尿管膀胱连接部瓣膜功能失常，最终破坏了输尿管膀胱连接部正常的抗反流作用。

膀胱输尿管反流，膀胱内尿液逆流进入肾盂输尿管，加之肾盂输尿管长期积水，易导致急、慢性肾盂肾炎。反复尿路感染可形成肾瘢痕，即“反流性肾病”，进而可导致肾衰竭。肾瘢痕可分为四级：A 级，仅有 1～2 个肾实质瘢痕；B 级，有较广泛的不规则肾瘢痕，有部分正常肾组织；C 级，全部肾实质变薄，伴广泛的肾盏变形；D 级，肾萎缩。

在膀胱输尿管反流分级方面，国际反流研究组

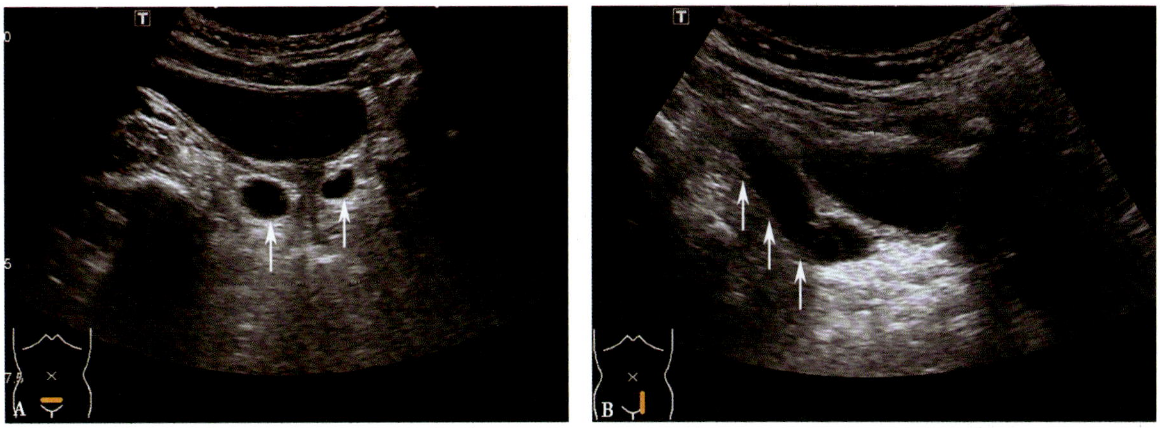

图 23-5-1　输尿管积水

A. 膀胱三角区的两侧后方可见无回声区，横切时呈类圆形（箭头）；B. 纵切时呈长条状（箭头）

（International Reflux Study in children，IRSC）根据排尿性膀胱尿道造影将膀胱输尿管反流的程度分为 5 级：

Ⅰ级，反流仅限于输尿管；

Ⅱ级，反流达肾盂肾盏，但无扩张；

Ⅲ级，输尿管、肾盂轻至中度扩张；

Ⅳ级，输尿管中度迂曲扩张，肾盂肾盏中度扩张，多数肾盏维持正常形态；

Ⅴ级，输尿管严重迂曲扩张，肾盂肾盏严重扩张，多数肾盏失去乳头形态。

【超声表现和诊断要点】

1. VUR 超声表现

（1）二维超声

1）输尿管积水：于膀胱三角区的两侧后方可见无回声区，其在横切时呈类圆形，纵切时呈长条状无回声区（图 23-5-1），输尿管蠕动可减弱甚至消失。长条状无回声区的长度与其反流程度有关，Ⅱ级以上的 VUR 患儿可见输尿管全程扩张。

2）肾积水：①轻度肾积水在声像图上出现肾盂分离，肾脏形态和肾实质无明显改变；②中度肾积水时肾盂肾盏腔均见分离，有时肾盂肾盏的形态因分离明显而呈“花朵”征或“烟斗”征，肾实质可有轻度受压表现；③重度肾积水时肾脏大小形态失常，肾盂肾盏明显扩大，肾实质萎缩变薄；④当并发急性肾盂肾炎时，除肾脏增大、形态饱满外，还表现为肾盂和输尿管的壁增厚，肾盂、输尿管及膀胱内的无回声尿液中伴有细小点状回声，并随探头加压或体位改变后漂动。

3）瘢痕肾：表现为肾脏体积缩小，肾表面不光滑，肾窦扩大，实质回声紊乱；疾病晚期呈萎缩样改变，表面高低不平，肾实质回声增强，皮髓质分界不清（图 23-5-2）。

（2）多普勒超声：部分患者可见自输尿管口至输尿管下段的彩色多普勒信号，代表其膀胱至输尿管末段的尿液反流（图 23-5-3）。

（3）脉冲多普勒超声：正常输尿管口处喷尿的频谱特点为双峰、三峰或者多峰，而膀胱输尿管反流的频谱特点为单峰。

（4）超声造影：行该检查时患儿需要插导尿管，经导尿管往膀胱内持续滴注超声造影剂，正常情况下由于膀胱输尿管连接处瓣膜起到抗反流作用，尿液不会反流至输尿管，因而输尿管及肾盂内不会见到造影剂充填；然而，当各种原因所致输尿管膀胱反流时，可在患侧的输尿管和肾盂内见到造影剂充填（图 23-5-4），并可根据造影剂反流的位置及肾盂输尿管的形态来评估膀胱输尿管反流的分级，其分级标准见表 23-5-1。

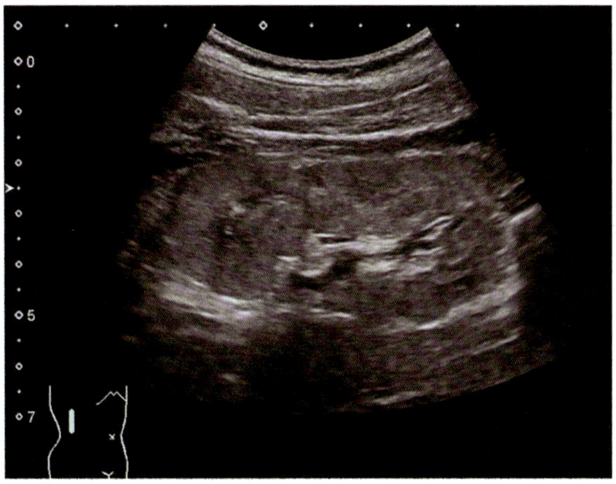

图 23-5-2　疤痕肾

右肾表面不光滑，肾实质回声明显增强

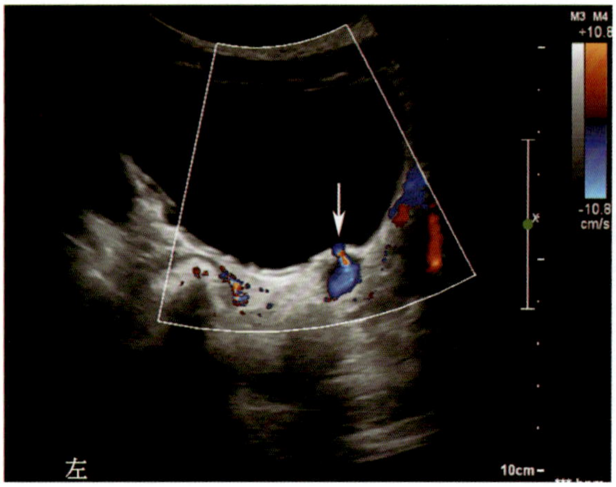

图 23-5-3 膀胱输尿管反流彩色多普勒超声声像图
显示自输尿管口至输尿管下段的彩色多普勒信号

2. 诊断要点

(1) 输尿管下段积水明显多于上段及肾盂积水；膀胱输尿管甚至肾盂中的尿液呈带点状漂浮回声的混浊液体；患侧肾脏体积缩小、结构不清、包膜不平整的肾瘢痕征象。

表 23-5-1 膀胱输尿管反流的超声造影分级标准

分级	超声造影表现
Ⅰ	仅患侧输尿管内可见造影剂充填
Ⅱ	患侧肾盂内可见造影剂充填，但肾盂扩张不明显
Ⅲ	患侧肾盂内可见造影剂充填，肾盂明显扩张，肾盏中度扩张
Ⅳ	患侧肾盂内可见造影剂充填，肾盂明显扩张，肾盏重度扩张
Ⅴ	患侧肾盂内可见造影剂充填，肾盂肾盏重度扩张，且肾盂失去正常形态，输尿管走行迂曲

(2) 多普勒超声及超声造影可观察到膀胱输尿管存在反流。超声造影依据造影剂出现的部位可对膀胱输尿管反流进行分级评估。

(3) 其他引发输尿管反流疾病的相应声像图特征。

【鉴别诊断】

1. 原发性巨输尿管 原发性巨输尿管也可引起输尿管及肾脏的扩张积水，尤其输尿管扩张较为

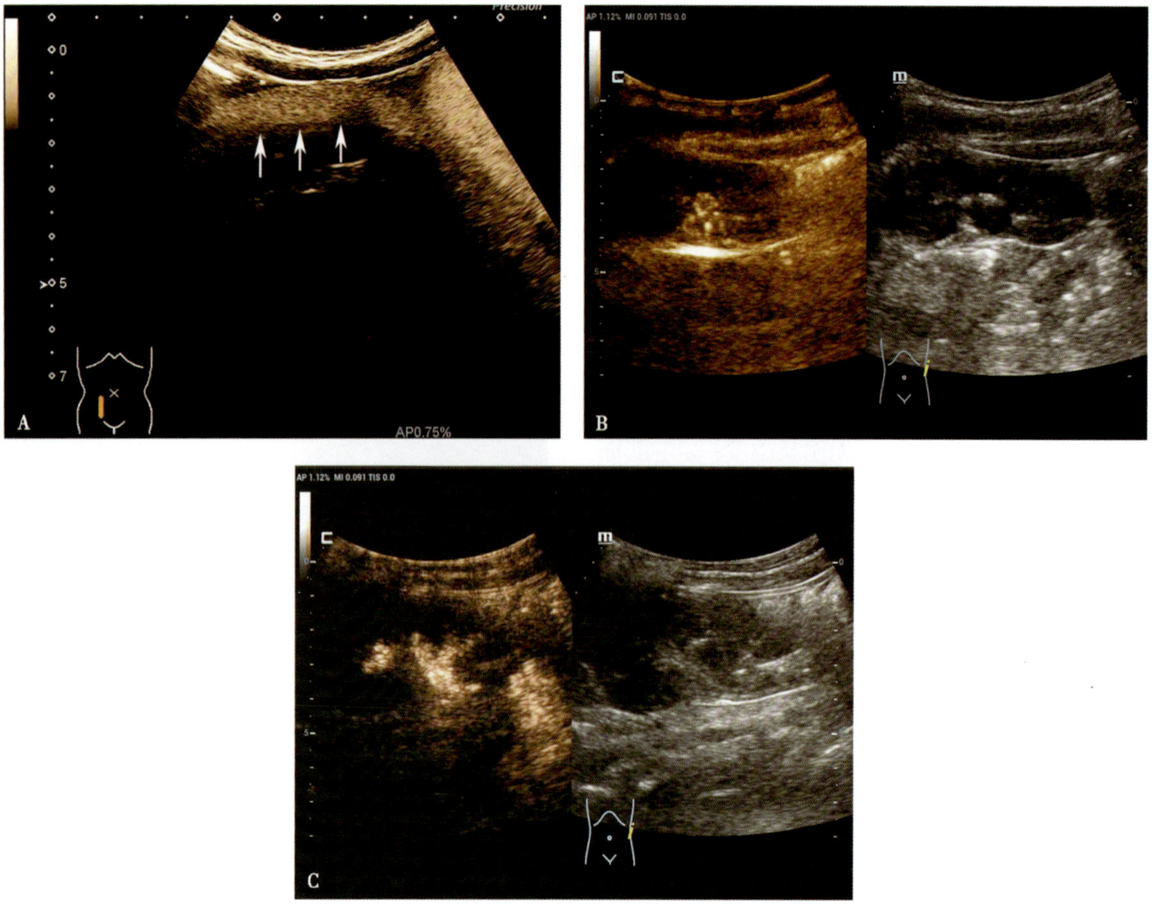

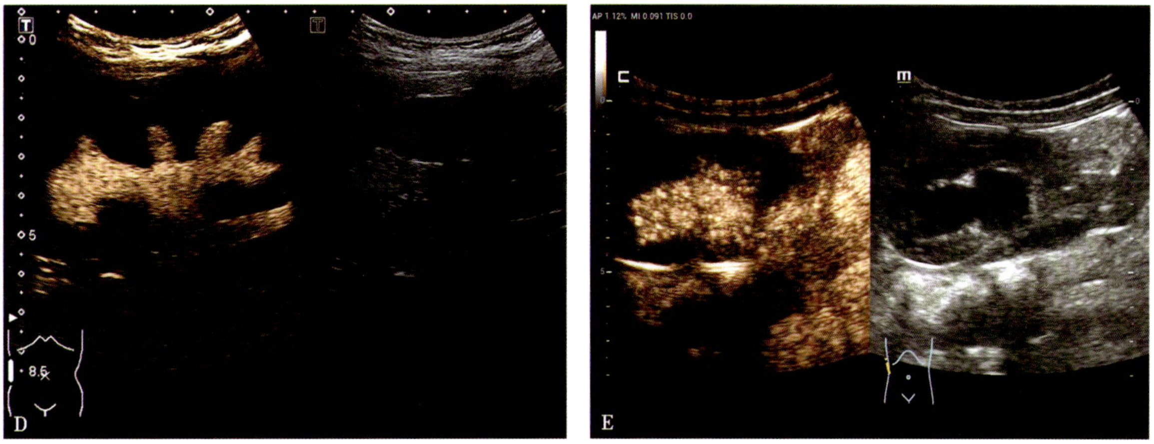

图 23-5-4　膀胱输尿管反流超声造影声像图

A. 膀胱输尿管反流超声造影Ⅰ级；B. 膀胱输尿管反流超声造影Ⅱ级；C. 膀胱输尿管反流超声造影Ⅲ级；D. 膀胱输尿管反流超声造影Ⅳ级；E. 膀胱输尿管反流超声造影Ⅴ级

显著，其临床表现与膀胱输尿管反流较为相似，两者在二维超声上也难以鉴别。但是彩色多普勒超声、脉冲多普勒超声和超声造影检查对两种疾病的鉴别起着关键性的作用，如是输尿管膀胱反流，则彩色多普勒超声上可见输尿管口至输尿管下段的反流彩色多普勒信号，脉冲多普勒超声可在输尿管膀胱开口处可测得单相频谱，超声造影可见经导尿管注射的造影剂出现在输尿管甚至肾盂内。

2. 输尿管息肉、结石　输尿管息肉、结石也可引起输尿管及肾盂肾盏的扩张积水，其积水部位与结石或息肉位置相关，即在息肉或结石以上的输尿管和肾脏发生积水；除积水外，超声扫查可发现息肉或者结石回声，其中结石的声像图特征是强回声后方伴声影；息肉的声像图特征是低回声结节，后方无声影，但结节内可见彩色血流信号，脉冲多普勒一般呈低速低阻的动脉信号。

【诊断价值】

超声是膀胱输尿管反流的主要影像学检查方法。通过二维超声可评估肾盂输尿管积水的程度、泌尿系统感染情况以及是否形成瘢痕肾。通过彩色多普勒超声上膀胱至输尿管末段的反流彩色多普勒信号以及频谱多普勒超声分析输尿管口处喷尿频谱可帮助建立输尿管膀胱反流的诊断。通过超声造影技术不仅直观显示输尿管膀胱口处是否存在反流，还能进行输尿管膀胱反流的分级诊断。超声检查的无创性、检查方法的多样性不仅能为临床诊断该病提供客观的有价值的信息，还可对输尿管膀胱反流严重程度进行正确评估，更是输尿管膀胱疾病疗效评估及随访复查的有效方法。

第六节　肾脏囊性病变

小儿肾脏囊性病变（renal cystic disease）是一组由基因突变、发育异常等多病因引发的疾病，临床表现呈多样性。肾囊性病变主要分为遗传性和非遗传性两大类。前者包括常染色体隐性遗传多囊性肾病、常染色体显性遗传多囊性肾病等；后者包括单纯性肾囊肿、多囊性肾发育不良、髓质海绵肾等。

一、常染色体隐性遗传多囊性肾病

【概述】

常染色体隐性遗传多囊性肾病（autosomal recessive polycystic kidney disease，ARPKD），即婴儿型多囊肾，平均发病率为 1/20 000，是一种单基因突变所导致的常染色体隐性遗传性疾病，致病基因为 *PKHD1*，定位于 6 号染色体。父母常无相关病史，但必然有携带遗传基因者；其兄妹发病率为 25%。ARPKD 累及双侧肾脏，并伴有先天性肝纤维化。患儿可出现不同程度肝、肾功能损害的相关症状。肾功能损害表现为无症状性肌酐增高、高血压、血尿和蛋白尿等；当出现肾衰竭时则出现恶心、呕吐、食欲不振、贫血、肾性骨病等尿毒症表现。肝功能损害主要表现为肝脾肿大、消化道出血等门静脉高压症状。

【病理】

ARPKD 可同时累及肾脏和肝脏，肾脏集合管弥漫性梭形囊状扩张和先天性肝纤维化是该病的基本病理变化。根据患儿发病年龄和肝肾病变程度分为四型：①围产期型，肾脏病变明显重于肝脏，在病理上有超过 90% 的肾实质受累，肾脏体积显著增大，常于出生后 6～8 周即发展为肾衰竭，预后极差。但该型的门静脉周围纤维化程度较轻。②新生儿型，约 60% 肾实质受累，肾衰竭常发生在 1 岁内，预后较差。该型肝脏门静脉周围纤维化较围产期型明显。③婴儿型，约 25% 肾实质受累，严重肝纤维化，如伴肝内胆管显著囊状扩张者被称为 Caroli 症，可存活到青春期。④少年型，以肝脏纤维化、门静脉高压为主要表现，肾脏病变较轻，肾实质受累少于 10%，预后相对较好，部分患儿可存活至中年。

【超声表现和诊断要点】

1. 超声表现 双肾体积明显增大，双肾实质尤其是髓质回声呈弥漫性不均匀性增强，而肾包膜下的肾皮质回声呈一微薄的低回声环，这也是该病特征性声像图表现，采用高频探头扫查可见无回声的微小囊状扩张区（图 23-6-1、图 23-6-2）。彩色多普勒超声检查双肾实质几乎无彩色血流信号显示。此外，肝脏表现为门静脉壁增厚、实质回声增强、肝内胆管扩张等声像图特征；弹性超声成像表现为肝脏硬度增加。

2. 诊断要点

（1）双肾体积明显增大、肾脏髓质回声弥漫性不均匀增强、肾包膜下微薄低回声环。

（2）伴随门静脉壁增厚、肝实质回声增强、肝内胆管扩张、肝脏弹性硬度增加。

（3）伴有 6 号染色体异常。

【鉴别诊断】

1. 常染色体隐性遗传多囊性肾病与常染色体显性遗传多囊性肾病的鉴别诊断 常染色体隐性遗传多囊性肾病患儿虽双肾体积增大但轮廓正常、表面光滑，双肾回声不均匀增高、肾内很少有较大的囊肿；而常染色体显性遗传多囊性肾病患儿双肾不规则增大、表面凹凸不平，肾内充满大小不等的

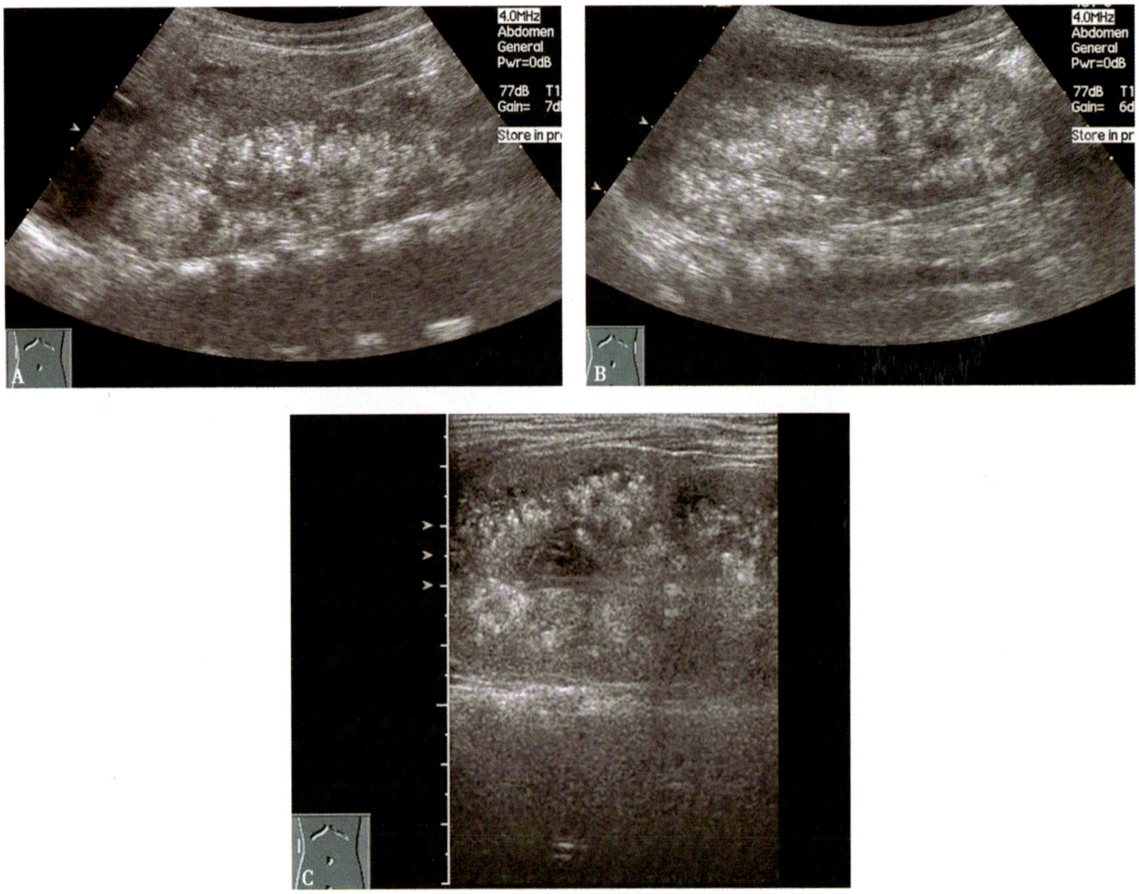

图 23-6-1 常染色体隐性遗传多囊性肾病

A、B. 双肾内密布点状强回声，肾包膜下可见呈低回声环的肾皮质（A. 右肾，B. 左肾）；C. 高频探头可显示髓质内微小管状囊腔

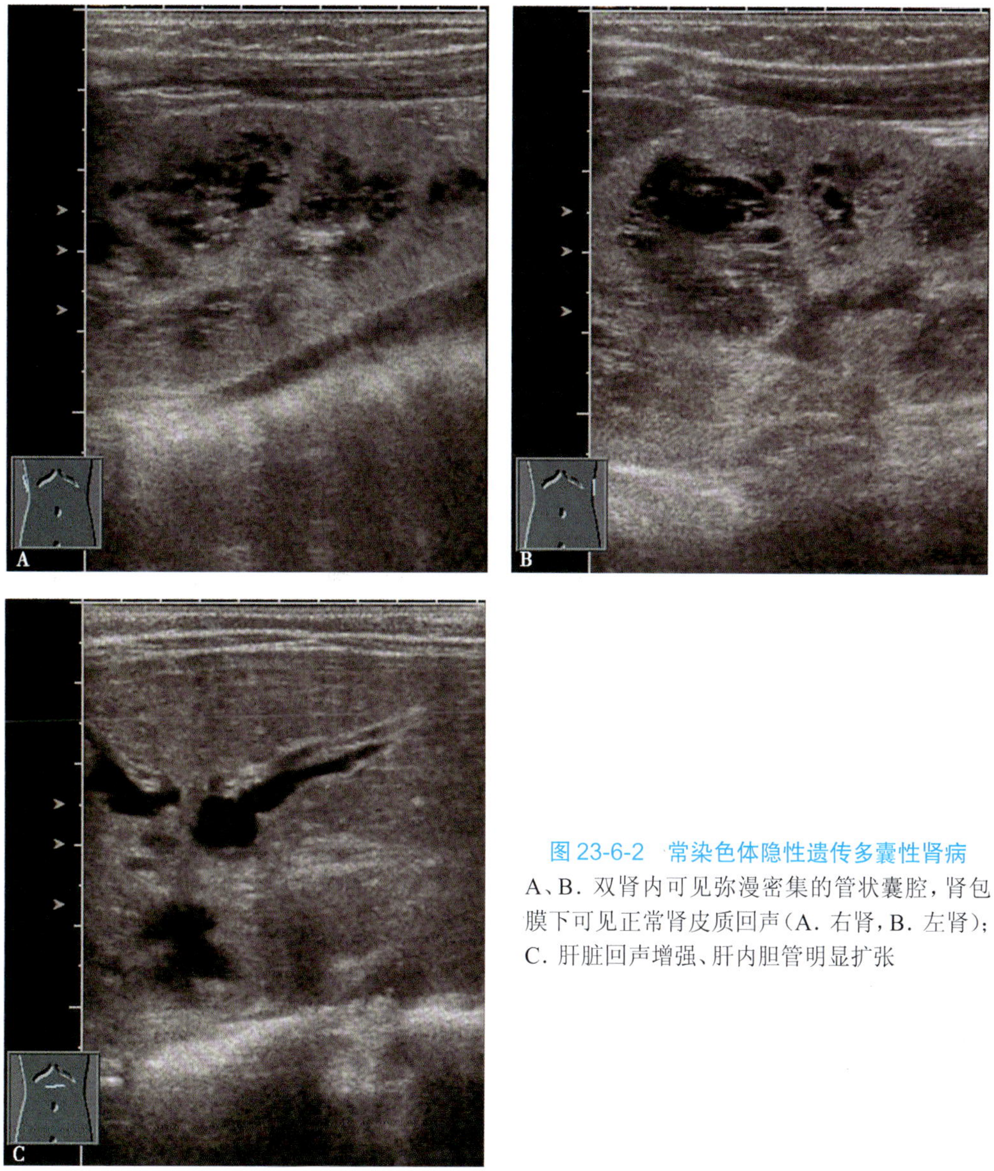

图 23-6-2　常染色体隐性遗传多囊性肾病
A、B. 双肾内可见弥漫密集的管状囊腔，肾包膜下可见正常肾皮质回声（A. 右肾，B. 左肾）；C. 肝脏回声增强、肝内胆管明显扩张

囊肿，无正常肾实质显示。从两者不同的超声声像图表现易于鉴别。对于新生儿期及婴儿期的常染色体显性遗传多囊性肾病患儿，因其超声也表现为双肾明显增大、回声增强的声像图，与常染色体隐性遗传多囊性肾病难以区分，此时，可借助肾外病变、家族史及染色体检查加以鉴别。常染色体显性遗传多囊性肾病常伴有多囊肝、多囊脾等其他脏器的囊性病变，且常有家族史，染色体检查可见16号或4号染色体的异常；而常染色体隐性遗传多囊性肾病则伴肝脏门静脉周围纤维化超声表现，患儿父母无相关病史，染色体检查可见6号染色体异常。

2. 常染色体隐性遗传多囊性肾病与慢性肾病的鉴别诊断　慢性肾病的声像图表现亦为双肾体积增大、肾实质回声增强，但与常染色体隐性遗传多囊性肾病不同的是慢性肾病多为皮质回声增强，除氮质血症和尿毒症外，一般皮髓质分界清晰；而常染色体隐性遗传多囊性肾病则表现为以肾髓质为主的肾实质回声不均性增强，无皮髓质分界。此外，常染色体隐性遗传多囊性肾病的肾包膜下低回声环、高频探头可见微小囊性无回声以及肝脏门静脉周围纤维化和肝内胆管扩张等声像图改变均为两者鉴别要点。当慢性肾病进展至肾功能不全期时，其超声声像图可表现为与常染色体隐性遗传多囊性肾病相类似，然而双肾体积缩小与否、病史及相关的实验室检查均可有助于两者的鉴别诊断。

【诊断价值】

超声检查对常染色体隐性遗传多囊性肾病具有较高的诊断敏感性和特异性，是诊断常染色体隐性遗传多囊性肾病首选的影像检查方法。此外，超声检查不仅可动态监测肾脏形态结构变化，还可评估肝脏纤维化导致的门静脉高压及其程度，为临床对常染色体隐性遗传多囊性肾病的病程进展判断提供有价值的信息。

二、常染色体显性遗传多囊性肾病

【概述】

常染色体显性遗传多囊性肾病(autosomal dominant polycystic kidney disease，ADPKD)即成人型多囊肾，平均发病率约为1/1 000，是一种单基因突变的常染色体显性遗传性疾病，常见的致病基因为*PKD1*和*PKD2*，分别定位于16号染色体和4号染色体。至少父母一方有患本病，兄妹发病率为50%。ADPKD通常累及双侧肾脏，且有40%～60%的患儿可同时伴有肝脏、胰腺、脾脏等其他脏器的囊性病变。患儿以腰痛、血尿和高血压为主要症状。此外，如肾脏囊肿巨大，患儿可出现腹部包块和上腹部胀痛表现；如伴有肾功能减退则可出现蛋白尿、多尿、夜尿等症状。

【病理】

本病为累及全身的系统性病变。累及肾脏的囊肿可起源于肾单位和集合管的任一部位，早期多分布在肾皮质区，进而累及髓质。囊性病变常累及双肾，但病变程度双侧可呈不对称性。虽然肾实质内布满大小不等的囊肿，但囊肿间组织可表现为正常。肾囊肿的发生、发展和数目随年龄逐年增加，肾脏亦随囊肿的增多增大而呈不规则增大。

【超声表现和诊断要点】

1. 超声表现 肾脏形态改变和增大程度取决于病程的长短和病变的严重程度。早期肾脏仅轻度增大，轮廓可保持规则。随年龄增长，囊肿增多增大，肾体积明显增大，形态不规则，肾表面凹凸不平(图23-6-3、图23-6-4)。双侧肾脏囊性病变的数量可从几个到无数个甚至布满双肾，可表现为双肾对称或不对称。孤立囊性病灶的声像图呈圆形或椭圆形无回声区，壁薄，后方回声增强，而弥漫分布于整个肾脏的囊性病变常因互相挤压、重叠，表现为无数大小不等、形态欠规则的无回声区。部分新生儿和婴儿患者可仅为双肾明显增大、肾实质回声增强，这主要是肾内无数微小囊肿之囊壁构成的超声反射界面。此外，超声检查时可发现并存的多囊肝、多囊脾等肾外脏器囊性病变。

2. 诊断要点

(1) 双肾形态不规则增大、肾内弥漫分布无数大小不等囊肿、无正常肾实质回声。

(2) 伴有肝、胰、脾等肾外囊性病变。

(3) 伴有16号或4号染色体异常及家族史。

【鉴别诊断】

1. 常染色体显性遗传多囊性肾病与常染色体隐性遗传多囊性肾病的鉴别诊断 见本节“常染色体隐性遗传多囊性肾病”鉴别诊断部分。

2. 常染色体显性遗传多囊性肾病与重度肾积水的鉴别诊断 见本章第四节“尿路梗阻”鉴别诊断部分。

3. 常染色体显性遗传多囊性肾病与多囊性肾发育不良的鉴别诊断 多囊性肾发育不良为单侧肾区的多房性囊性病变，对侧肾脏常为代偿性增生或伴发其他泌尿系发育异常，不伴有其他脏器囊性

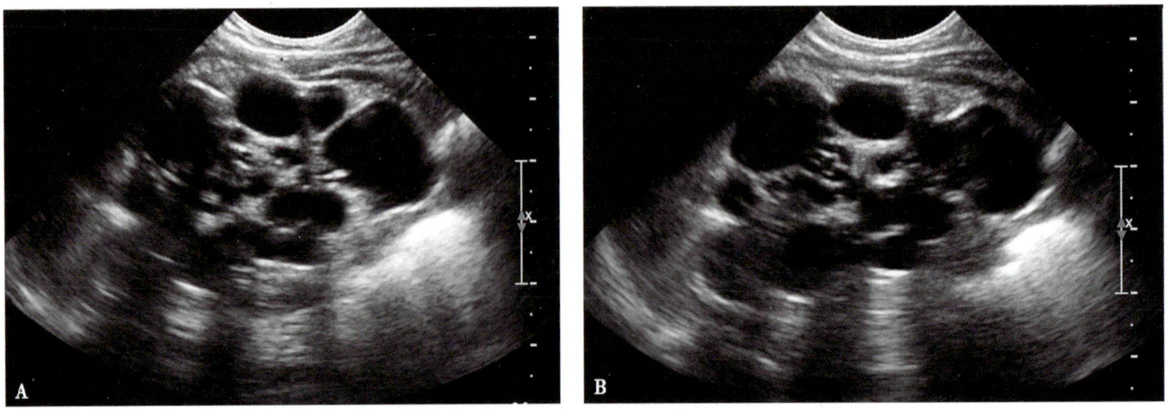

图23-6-3 常染色体显性遗传多囊性肾病

双肾增大，肾内多发大小不等囊肿，肾内正常结构消失。A. 右肾；B. 左肾

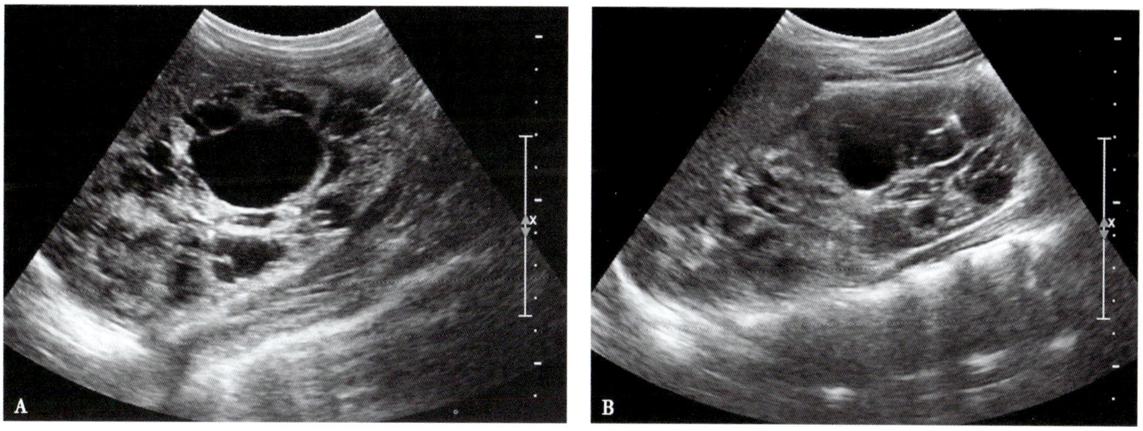

图 23-6-4　常染色体显性遗传多囊性肾病

双肾多发大小不等囊肿，左肾病变程度轻于右肾，左肾内可见较多残留肾实质回声。A. 右肾；B. 左肾

病变，无家族史，亦无染色体异常。而常染色体显性遗传多囊性肾病为双侧肾脏同时受累，常伴有多囊肝、多囊脾等其他脏器的囊性病变，且常有家族史，染色体检查可见 16 号或 4 号染色体的异常。

【诊断价值】

超声检查诊断常染色体显性遗传多囊性肾病的准确性在 95% 以上，且超声具有无创简单可重复性的优点，因而成为常染色体显性遗传多囊性肾病的首选检查方法。超声不仅可以估计肾损害的严重程度，而且也可以方便准确地动态监测病情进展，帮助临床作出是否进行囊肿去顶减压术或囊液穿刺抽吸减压术等手术干预的决策。此外，超声检查还可容易地检出肾外脏器的囊性病变，并可作为有效的筛选检查方法，对患者的家庭成员进行检查实现疾病的早期诊断。

三、单纯性肾囊肿

【概述】

单纯性肾囊肿（simple renal cyst）可发生于任何年龄，但多见于成年人，小儿少见，其发病率仅为 0.22%。单纯性肾囊肿患儿一般无明显临床症状，多数是在影像检查时偶然发现。只有囊肿巨大时可出现腰痛、腹部包块和血尿等症状。

【病理】

单纯性肾囊肿发病机制尚不清楚，可能与肾小管上皮增生尿液潴留、肾小管基底膜退化以及肾小管扩大有关。单纯性囊肿壁薄、内覆单层扁平细胞；囊液为浆液性，内含蛋白质、氯化物、胆固醇结晶等。如囊肿增长迅速压迫囊壁血管可出现囊内出血，部分患者囊壁可发生钙化。

【超声表现和诊断要点】

1. 超声表现　单纯性肾囊肿声像图特征为肾脏内出现圆形或椭圆形无回声，界清壁薄，后方回声增强，其内部无彩色血流信号（图 23-6-5）。肾脏形态可正常或增大，主要取决于囊肿大小及囊肿位置，如囊肿较小或囊肿位于肾脏内部，肾脏形态可保持正常；如囊肿较大或位于肾包膜处可表现为肾脏增大、形态失常。当囊肿合并出血和感染时，无回声内出现细小点状回声，且随体位改变沿重力方向漂浮。单纯性囊肿一般无肾积水，但当囊肿位于肾盂旁并压迫肾盂可引起肾积水。

2. 诊断要点

（1）典型的声像图特征为肾内单个圆形无回声区、界清壁薄，后方回声增强。

（2）无染色体异常病史。

（3）如肾内出现 2 个以上囊肿，则需在排除遗传性囊性肾病后方能诊断。

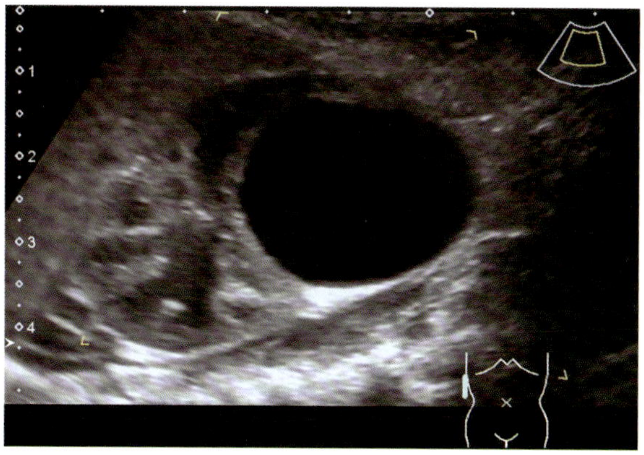

图 23-6-5　单纯性肾囊肿

右肾中下部圆形无回声区，界清壁薄，后方回声增强

【鉴别诊断】

1. 多发性肾囊肿与常染色体显性遗传多囊性肾病的鉴别诊断 当常染色体显性遗传多囊性肾病病变程度较轻时，肾脏的囊肿不多，此时需与多发性肾囊肿鉴别。两者的鉴别要点是常染色体显性遗传多囊性肾病没有完好的肾实质，即使是囊肿间残余的肾实质部分，其回声也明显增高。而多发性肾囊肿之间可见正常的肾实质回声。此外，常染色体显性遗传多囊性肾病常伴有肾外囊性病变，且常有家族史和染色体异常，这些也有助于两者的鉴别诊断。

2. 伴感染或出血的肾囊肿与肾实质性肿瘤的鉴别诊断 当肾囊肿伴反复感染或出血时可使囊内容物稠厚以致超声声像图显示为低弱回声而误诊为肾脏实质性肿瘤。但肾囊肿可见囊壁，边界清楚，锐利，后方无声衰减。而实质性肿瘤即使有清楚的边界也无囊壁的特征，后方可能有声衰减。彩色多普勒超声检查囊肿内部无血流信号，而实质性肿瘤内部常可见血流信号。此外，超声造影检查亦可作为鉴别两者的检查方法，注射造影剂后，囊肿内部无造影剂灌注，而实质性肿瘤内可见造影剂的灌注增强。

【诊断价值】

超声检查不仅可敏感地检出肾脏囊肿，而且能清晰显示囊肿数目、部位及与周围组织的关系，是肾囊肿首选的影像检查方法。另外，超声检查的无创简便可重复性可用于肾囊肿的动态观察随访。当肾囊肿增大出现腰痛、腹部包块和血尿等症状时，可行超声引导下肾囊肿穿刺抽吸治疗。

四、多囊性肾发育不良

【概述】

多囊性肾发育不良（multicystic dysplastic kidney，MCDK）是一种较少见的非遗传性肾发育异常性疾病，发病率约为1/4 300，男女发病比例为2.4∶1.0。该病以单侧发病为多见，左侧发生率高于右侧。多囊性肾发育不良常伴发其他泌尿系发育异常，如20%～50%的多囊性肾发育不良患儿可伴发对侧的膀胱输尿管反流、重复肾、肾盂输尿管连接处狭窄和原发性巨输尿管等发育异常。单侧性多囊性肾发育不良一般无明显临床症状，部分患儿因肾脏增大可于患侧腹部扪及包块；如同时伴发对侧肾输尿管发育异常，可表现为先天性泌尿系畸形的相应症状。双侧性多囊性肾发育不良、或单侧性多囊性肾发育不良伴对侧严重的泌尿畸形，患儿则表现为肾功能不全征象。

【病理】

多囊性肾发育不良系在胚胎发育期输尿管芽异常发育所致，主要是胎儿早期输尿管上段和肾盂的供血血管损伤，使肾盂输尿管发生闭锁或严重狭窄，导致同侧后肾退化，肾实质缺失，残存扩张的集合管被原始发育不良的组织分隔成大小不等的囊泡。同侧输尿管常为缺如或闭锁呈纤维索状，少数病例可伴巨输尿管、输尿管膨出或输尿管异位开口等同侧输尿管畸形。

【超声表现和诊断要点】

1. 超声表现 肾脏体积缩小，形态失常，内部无正常肾组织回声，被大小不一的无回声囊性团块所取代，常呈多发性，各囊之间互不相通（图23-6-6）。同侧输尿管常不能显示，少数病例可伴巨输尿管、输尿管膨出等输尿管畸形，巨输尿管的超声声像图表现为输尿管明显扩张，输尿管膨出的超声声像图表现为输尿管末端在膀胱内形成囊性无回声区，大小随喷尿而变化。对侧肾脏常表现为代偿性增大，结构正常。但如对侧肾输尿管存在发育异常，则可出现相应畸形的声像图表现。

2. 诊断要点

（1）患侧肾区仅见多发性无回声囊性肿块，正常肾脏声像图缺失。

（2）对侧肾脏常因代偿性增生表现为体积增大但内部结构声像正常。

（3）可伴有膀胱输尿管反流、重复肾、肾盂输尿管连接处狭窄和原发性巨输尿管等相应的临床及声像图表现。

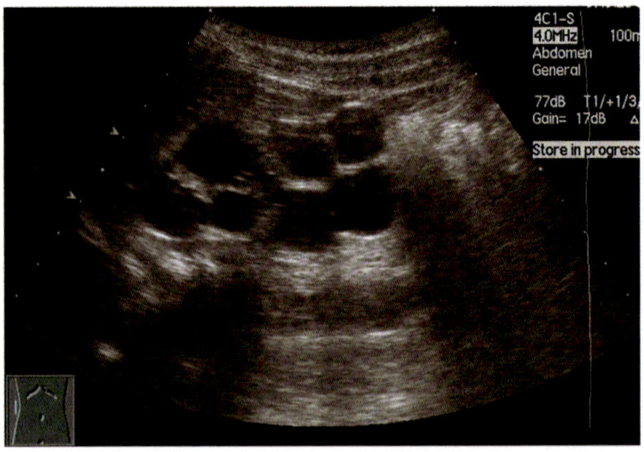

图23-6-6　多囊性肾发育不良

右侧肾脏形态失常，内部无正常肾组织结构，被大小不一的无回声囊性病灶所取代，各囊之间互不相通

【鉴别诊断】

1. 多囊性肾发育不良与多房性囊性肾瘤的鉴别诊断　多房性囊性肾瘤超声声像图也表现为多房性囊性病变，但正常肾实质的有无是多囊性肾发育不良和多房性囊性肾瘤的鉴别诊断要点，多囊性肾发育不良在肾区仅见多房性囊性肿块，无正常肾组织显示。而多房性囊性肾瘤超声显示除多房性囊性肿块外，还可见残余的正常肾组织声像图。

2. 多囊性肾发育不良与重度肾积水的鉴别诊断　见本章第四节“尿路梗阻”鉴别诊断部分。

【诊断价值】

多囊性肾发育不良的肾脏多因丧失功能而在静脉肾盂造影检查中不显影，但超声检查不受肾功能影响，能清晰显示囊性病变的存在并予以准确诊断。此外，多囊性肾发育不良患儿的生存和健康多系于对侧肾脏的功能完善，但其对侧肾脏又常伴有发育异常，超声可无创简便地了解对侧肾脏有无异常，如有异常还可动态观察随访其病变程度和进展，为临床制订正确的治疗方法提供有价值的信息。因此超声为多囊性肾发育不良患儿诊断和随访的首选影像学检查方法。

五、髓质海绵肾

【概述】

髓质海绵肾（medullary spongy kidney，MSK）是一种先天性良性肾髓质囊性病变，发病率为1/20 000～1/5 000，成年期发病多于儿童期。髓质海绵肾一般无临床症状，当合并感染或结石时，可出现血尿或尿路感染症状。多数患者肾功能正常，但当大量结石或反复感染可导致肾功能不全，出现恶心、呕吐、食欲不振、血尿、蛋白尿、贫血等肾衰竭表现。

【病理】

髓质海绵肾的确切病因尚不清楚，目前多数学者认为它是一种先天性肾脏发育异常性疾病。正常胚胎发育过程中，输尿管胚芽顶端膨大形成原始肾盂，然后不断分支形成肾大盏、肾小盏和集合管。髓质海绵肾患儿在输尿管胚芽分支形成集合管的过程中发育畸形导致最终所形成的集合管呈小囊状扩张。本病多为累及双侧肾脏，肾脏可局限性或全肾受累，但肾脏体积一般正常。病变位于肾髓质锥体内，可见集合管扩张形成无数大小不等的囊腔，囊内可含胶冻样凝块、钙质和小结石。在肾脏切面上髓质区可见多发小囊肿聚集成多孔状或海绵样囊状结构。

【超声表现和诊断要点】

1. 超声表现　双肾大小形态基本正常，肾脏内部回声及结构主要与病程长短有关。早期患儿集合管扩张所形成囊腔内尚无结石形成，仅表现为肾锥体回声增强，囊腔因微小致超声不能显示或偶可见小囊肿（图 23-6-7）；随病情进展，扩张集合管内小结石形成增多，表现为肾锥体呈团状高回声，围绕肾窦呈放射状排列，后方可伴或不伴声影。肾皮质回声正常（图 23-6-8）。彩色多普勒超声检查常显示肾皮质内血流信号无明显异常。

2. 诊断要点

（1）回声明显增高的肾锥体绕肾窦呈放射状排列。

（2）肾皮质回声正常。

【鉴别诊断】

1. 髓质海绵肾与肾钙质沉着症的鉴别诊断　肾钙质沉着症多发生于高钙血症患者，常与甲状旁腺功能亢进症、原发性肾小管酸中毒和慢性肾小球肾炎等疾病并存，是由于体内钙代谢异常导致肾髓质内不同程度的钙盐沉着，并不伴有集合管扩张和囊腔形成等病理改变。因而肾钙质沉着症发病初期超声表现为肾锥体边缘回声增强呈强回声环，肾锥体中心区为正常低回声。此声像图特征是与髓质海绵肾的鉴别要点。随病情进展，肾钙质沉着症的肾锥体也逐渐变为团状强回声，此时与髓质海绵肾的声像图难以区分，需结合临床病史和实验室检查加以鉴别诊断。

2. 髓质海绵肾与肾结核的鉴别诊断　肾结核的超声声像图表现具有复杂性和多样性，当其表现为肾内多发钙化时需与髓质海绵肾相鉴别，但肾结核钙化多较大且不规则，结石分布位置也不对称，与髓质海绵肾的特征性分布位置和形态有所不同。此外，结核相关实验室检查阳性结果也有助于两者的鉴别诊断。

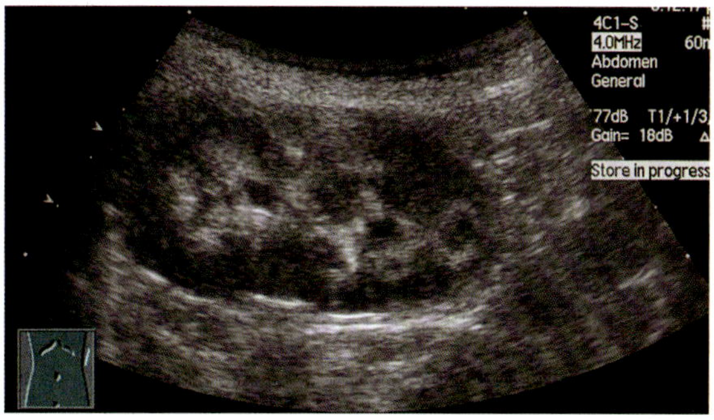

图 23-6-7　髓质海绵肾
肾锥体回声增强，肾皮质回声正常

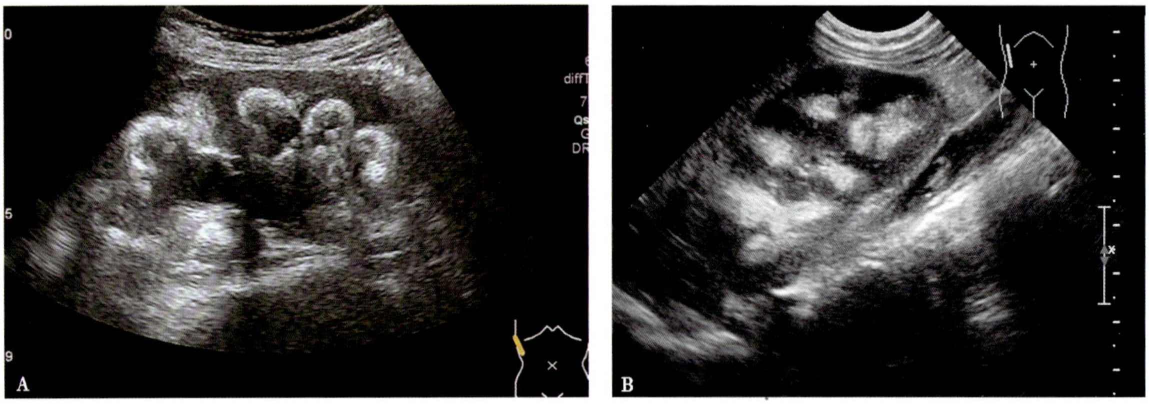

图 23-6-8 髓质海绵肾

双侧肾锥体呈团状高回声，围绕肾窦呈放射状排列，后方可伴声影（A）或不伴声影（B）

【诊断价值】

髓质海绵肾具有特征性超声表现，超声检查对其有很高的检出率，并能与其他疾病相鉴别。此外，由于髓质海绵肾有症状患者常表现为血尿、尿频、尿急等症状，常被误认为肾结石或尿路感染，超声检查常可明确提示本病的诊断，避免误诊。另外，超声检查由于具有无创简便可重复性的优点，可作为本病长期随访的必要和可靠手段。

第七节 肾母细胞瘤

【概述】

肾母细胞瘤又称为 Wilms 瘤，是儿童泌尿系统最常见的恶性肿瘤，其发病率约为 1/8 000。肾母细胞瘤可单侧肾脏起源，也可双侧肾脏起源，其中单侧起源的肾母细胞瘤平均发病年龄为 44 个月，男女发病比例相似；双侧发病者平均发病年龄为 31 个月，女性较为常见，男女发病比例约为 6∶10。肾母细胞瘤的主要症状是腹部包块，有时包块巨大，其下缘可达盆腔。除腹部包块外，还可有腹痛、血尿、高血压等症状，并可伴有发热、食欲缺乏和体重减轻等全身症状。此外如肿瘤侵犯下腔静脉可出现腹壁静脉曲张；肿瘤转移至肺可出现咳嗽、咯血等症状。肾母细胞瘤的治疗主要采用以手术治疗为主的综合治疗。大部分患儿的预后较好，五年生存率在 90% 以上。

【病理】

大部分肾母细胞瘤患儿仅出现肾母细胞瘤，不伴有先天性畸形综合征。但约有 10% 的肾母细胞瘤的发生与一些先天性畸形综合征有关，常见的先天性畸形综合征有以下 3 种：① WAGR 综合征，该综合征表现为肾母细胞瘤、虹膜缺失、泌尿生殖系统畸形及神经发育迟缓；② Denys-Drash 综合征，该综合征以男性两性畸形、慢性肾衰竭为特点，大部分患者可同时伴发肾母细胞瘤；③ Beckwith-Wiedemann 综合征，特点为侧身肥大、巨舌、脐膨出和脐疝，该综合征患儿在 10 岁以内好发肾母细胞瘤、横纹肌肉瘤及肝母细胞瘤。

肾母细胞瘤在大体病理上表现为单个实性或囊实性肿块，瘤体体积通常较大，肿瘤与周围组织境界清楚，有假包膜形成。肾母细胞瘤的显微镜下特征是具有不同胚胎发育阶段的肾小球或肾小管样结构，其细胞成分包括未分化胚芽细胞、上皮样细胞和间叶细胞等，也可见到骨骼肌和软骨等非肾性结构。约有 5% 的肾母细胞瘤的肿瘤细胞可发生间变，该部分患儿的预后较差。

肾母细胞瘤的分期主要采用 2011 年美国儿童肿瘤协作组（Children's Oncology Group，COG）的分期方法，共分 5 期。

Ⅰ期：肿瘤局限于肾脏内，肾包膜完整，约占所有患者的 43%。

Ⅱ期：肿瘤浸润至肾外，包括肾静脉侵犯，但可以完全切除，约占所有患者的 20%。

Ⅲ期：手术后有肿瘤残留，至少包括下列一种情况，约占所有患者的 21%。

（1）腹腔或盆腔淋巴结转移

（2）手术切缘阳性

（3）肿瘤直接蔓延、种植引发的腹膜广泛转移

（4）肿瘤部分切除

Ⅳ期，肿瘤通过血行转移至其他脏器，约占所有患者的 11%。

Ⅴ期，诊断时肿瘤累及双侧肾脏，约占所有患者的 5%。

【超声表现和诊断要点】

1. 原发肿瘤的超声声像图表现

（1）二维超声：①肿瘤起源于肾脏，肿瘤的一端或两端可见残余肾实质回声，在声像图上通常边界清晰，常可见假包膜（图 23-7-1）；②肿瘤内部回声可为实质性或者囊实性，小部分肿瘤在边缘可出现钙化（图 23-7-2）；③肿瘤累及肾盂，则肾盂内可见肿瘤充填，并伴肾盂肾盏积水（图 23-7-3）。

（2）彩色多普勒超声成像：肿瘤内彩色血流信号丰富（图 23-7-4），呈高阻的动脉血流信号，但也有肿瘤内血流信号一般，甚至不丰富，尤其是肿瘤内出现出血坏死时其内部血流信号往往不丰富；肿瘤周围血管受压绕行；残存肾实质内彩色血流信号未见明显异常。

2. 转移灶的超声声像图表现　肿瘤侵犯肾静脉或下腔静脉时可在内径增宽的静脉内出现低回声区（图 23-7-5），完全阻塞时受累段静脉呈低回声，其远端静脉扩张致内径增宽。彩色多普勒表现为受累静脉管腔内彩色血流信号局部变细或消失。当伴有肾门淋巴结转移时可在肾门处见低回声肿块（图 23-7-6），形态欠规则，似多个结节相融而成，同时出现患肾活动度减弱。

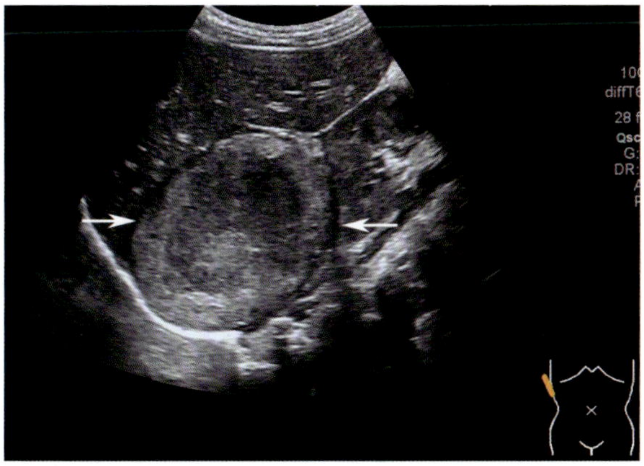

图 23-7-1　肾母细胞瘤假包膜

右肾上极不均质回声肿块。边界清晰，周边可见假包膜（箭头）

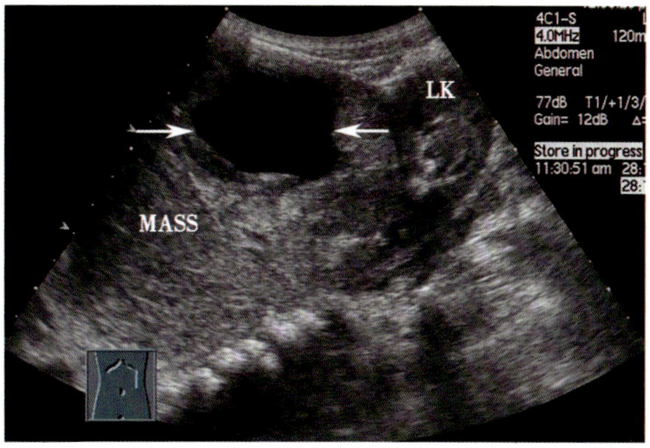

图 23-7-2　肾母细胞瘤囊性变

左肾巨大低回声肿块，内可见大片状无回声区（箭头）；LK：左肾；MASS：肿块

3. 诊断要点

（1）肿瘤起源于肾脏，内部回声可为实质性或囊实性，边界清晰，常可见包膜回声，肿瘤的一端或两端可见残余肾实质回声。

（2）彩色多普勒超声肿瘤内出现彩色血流信号，肿瘤周围血管受压绕行。

（3）出现肿瘤转移的征象，如肾门转移性淋巴结肿大、肾静脉及下腔静脉中出现瘤栓回声、对侧肾脏出现肿瘤回声。

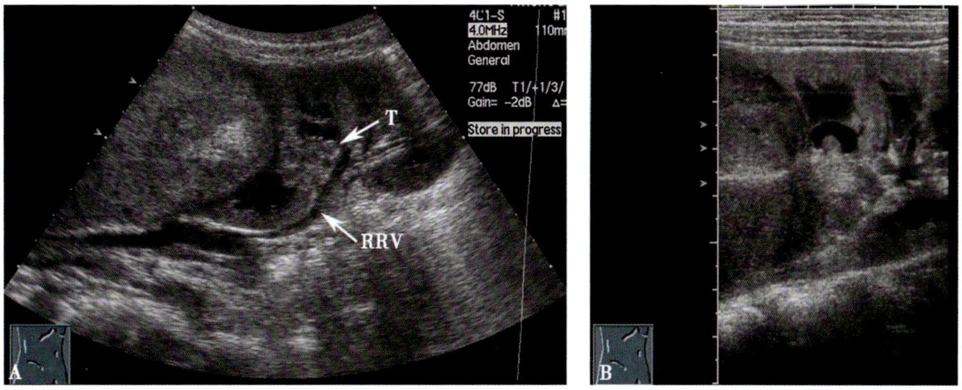

图 23-7-3　肾母细胞瘤侵犯肾盂

A. 右肾上极等回声肿块，局部侵犯肾盂，范围约 21mm × 16mm（箭头）；T：肿瘤；RRV：右侧肾静脉；B. 肾盂内见团状稍高回声区

【鉴别诊断】

1. 肾母细胞瘤与神经母细胞瘤的鉴别 神经母细胞瘤亦为儿童常见的肿瘤，尤其是位于肾上腺的神经母细胞瘤，其位置与肾母细胞瘤极为相似，

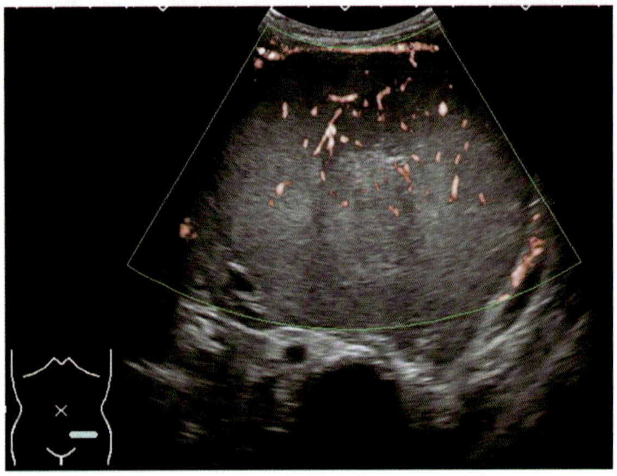

图 23-7-4 肾母细胞瘤彩色多普勒超声声像图

左肾巨大等回声肿块，内彩色血流信号较丰富

两者鉴别主要依据声像图特征，神经母细胞瘤在超声声像图上具有边界不清、瘤内钙化多见而囊变少见、包绕周围血管生长的特点；而肾母细胞瘤的声像图特征则为肿瘤边界清晰、瘤内钙化少见而囊变多见、肿瘤压迫周围血管而非包绕周围血管生长。肾母细胞瘤与神经母细胞瘤的鉴别要点见下表 23-7-1。

2. 肾母细胞瘤与其他肾肿瘤的鉴别 肾母细胞瘤需和肾细胞癌、先天性中胚叶肾瘤、横纹肌样瘤、透明细胞肉瘤及血管平滑肌脂肪瘤等少见小儿肾肿瘤相鉴别。大部分这类少见肾肿瘤具有特征性的声像图表现，发病年龄及临床特点又有所不同，因此可结合声像图表现及患儿临床资料做出诊断及鉴别。其中先天性中胚叶肾瘤是交界性肿瘤，其多发生于 3 个月以内的婴儿，在声像图上以囊变、低回声声晕及环状血流信号为特征；横纹肌样瘤多发生于 1 岁以内，声像图上以包膜下及瘤内出血较为常见；肾细胞癌好发于青少年，声像图特点是囊变及包膜回声；血管平滑肌脂肪瘤常合并结节

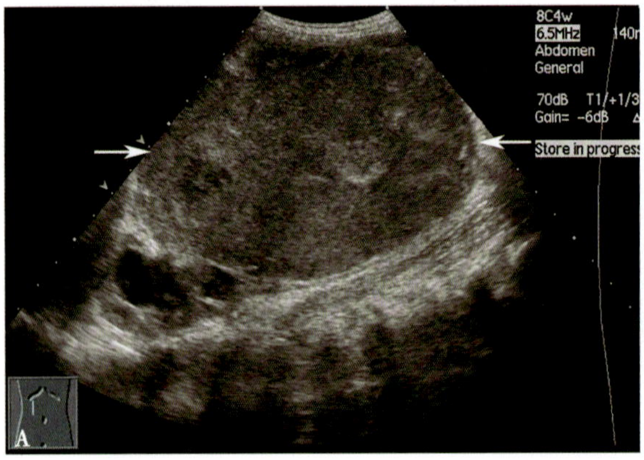

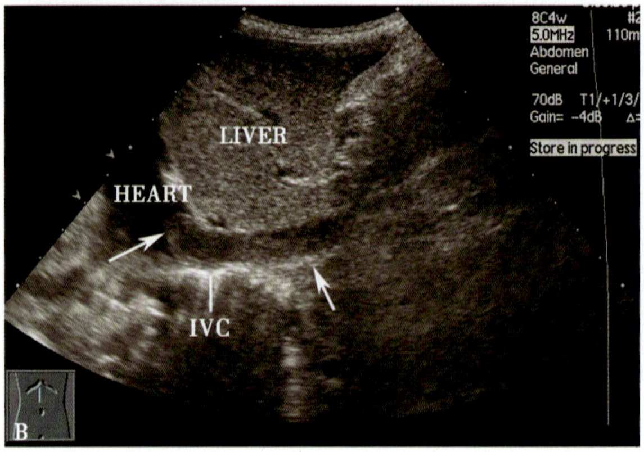

图 23-7-5 肾母细胞瘤下腔静脉转移

A. 右肾等回声肿块（箭头）；B. 下腔静脉内可见长条状低回声区（箭头）；IVC：下腔静脉；LIVER：肝脏；HEART：心脏

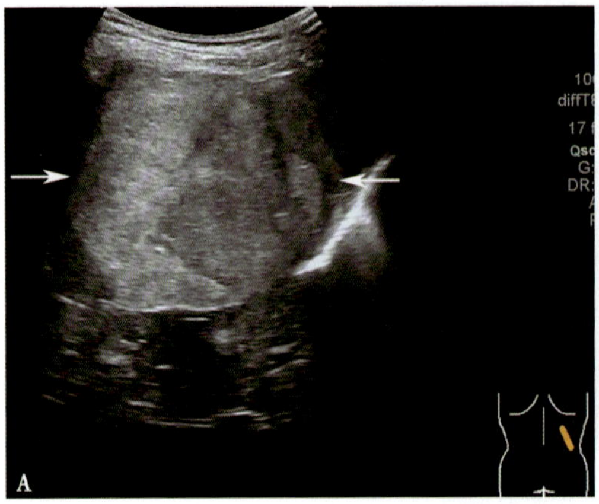

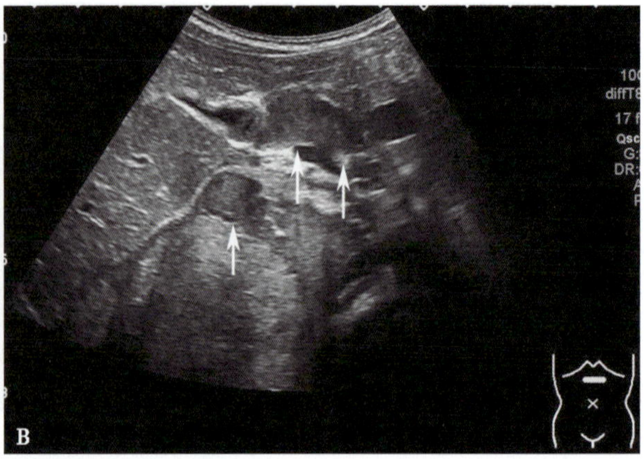

图 23-7-6 肾母细胞瘤肾门淋巴结转移

A. 右肾高回声肿块（箭头）；B. 伴右侧肾门及腹主动脉旁多发淋巴结转移（箭头）

表 23-7-1 肾母细胞瘤与神经母细胞瘤的鉴别要点

	神经母细胞瘤	肾母细胞瘤
年龄	年龄较幼，通常 <2 岁	年龄较长，3~4 岁好发
瘤内钙化	较为常见，80%~90%	少见，约 10%
肿瘤成分	以实质性为主，较少发生囊变	肿瘤内部囊变较为常见
肿瘤边界	肿瘤边界不清，部分可延伸至胸腔，位于肾上腺的神经母细胞瘤可使患者肾脏受压移位	肿瘤边界清晰，肿瘤周边可见残存的实质菲薄的肾脏可证实其起源于肾脏
血管累及	肿瘤包绕血管生长，可包绕腹主动脉生长使其远离脊柱	肿瘤可压迫血管使其移位，同时肿瘤可侵犯血管形成栓子

硬化，肿瘤以高回声多见，发生出血者可出现“葱皮样”改变。对于少部分难以诊断的肾肿瘤，如透明细胞肉瘤，可通过超声引导下穿刺明确其病理诊断。

【诊断价值】

超声是儿童肾母细胞瘤诊断的主要影像学方法，通过肿瘤起源于肾脏、边界清晰、内部回声实质性或囊实性及肿瘤周边血管受压绕行的声像图特征可帮助诊断肾母细胞瘤。通过肾门淋巴结肿大、肾静脉及下腔静脉栓子形成的征象可评估肿瘤的分期。对于手术无法切除的患儿可行超声引导下穿刺活检明确病理诊断，为进一步放化疗提供病理学依据。通过观察肿瘤的体积大小和血流丰富程度可评估肿瘤放化疗的疗效。超声检查不仅能为临床诊断肾母细胞瘤提供客观的有价值的信息，还可对肿瘤分期进行评估，更是肿瘤治疗后疗效评估及随访复查的有效方法。

（陈亚青）

第二十四章 肾上腺、腹膜后超声检查

第一节 超声检查技术

【检查内容】

腹膜后间隙为腹膜壁层与腹后壁之间的间隙。上以膈肌为界，下至盆膈（腹膜的骨盆反折处），前壁是后腹膜及腹内脏器的附着处，两侧以腰方肌外缘和腹横肌的腱部为界，后壁是腰部肌肉的前筋膜，内容物大多来自中胚层，主要组织器官有胰腺、肾脏、输尿管、肾上腺、肾脂肪囊、十二指肠（第二至第四段）、大血管（腹主动脉、下腔静脉）、神经组织、肌肉组织。腹膜后间隙由前向后分为3个间隙：肾前间隙、肾周间隙、肾后间隙。

【检查方法】

1. 患儿准备

（1）上腹部超声检查常规准备，减少食物和肠内气体干扰；

（2）镇静：哭闹不合作的患儿，镇静催眠后检查。

2. 体位 根据不同扫查部位相应地取仰卧位、侧卧位或俯卧位。

3. 仪器 儿童可选用腹部3～5MHz常规凸阵探头，新生儿和小婴儿可选用5～10MHz线阵探头；探头频率选择原则为在满足穿透力（深度显示）基础上，尽量选用频率较高的探头，以提高对细微结构的分辨率。

【注意事项】

患儿出现第二性征改变，尤其是女童，如果肾上腺区正常，应仔细检查卵巢有无肿瘤；胰尾、脾血管和胃可被误为左肾上腺，右膈脚易被误为右肾上腺，应注意鉴别。

第二节 先天性肾上腺皮质增生症

【概述】

先天性肾上腺皮质增生症（congenital adrenal hyperplasia，CAH）是一组由于肾上腺皮质激素合成途径中酶缺陷引起的疾病，属常染色体隐性遗传病。CAH患儿易漏诊或误诊，临床症状的复杂性，取决于酶缺陷的部位及缺陷的严重程度，主要有失盐症群（低血钠、高血钾、代谢性酸中毒）和雄激素过多症群（女性男性化、男性假性性早熟），患儿亦可伴有性发育疾病。误诊或晚治疗者常因雄激素升高促使骨龄加速而导致严重侏儒症，病情严重者可发生肾上腺皮质功能减退危象。CAH辅助检查包括生化、基因、染色体检测、肾上腺影像学检查。CAH治疗主要是皮质激素终生替代治疗。

【病理】

肾上腺皮质激素的合成过程需要多种酶的参与，当编码皮质激素合成必需酶基因突变导致肾上腺皮质激素合成的关键酶缺陷时，患儿的糖皮质激素和盐皮质激素合成不足，导致皮质醇缺乏，对于促肾上腺皮质激素（ACTH）的负反馈调节能力明显下降，ACTH分泌增加，刺激肾上腺皮质增生，并使雄激素和一些中间代谢产物增多。CAH主要缺陷的酶有21-羟化酶、11β-羟化酶、3β-羟类固醇脱氢酶和17-羟化酶等，先天性肾上腺皮质增生症90%～95%是由于21-羟化酶先天缺陷导致。典型21-羟化酶缺陷可出现失盐型表现，还可引起女性的性发育疾病和男性的性早熟。肾上腺受累多为双侧，腺体弥漫性增大，增大程度超过1倍以上；或呈圆形小结节样增生，结节直径多为数毫米，很少超过1.5cm。

【超声表现和诊断要点】

1. 超声表现 正常新生儿肾上腺声像图呈Y形、V形或三角形，边界较平直，周边脂肪为高回声，新生儿期可清晰分辨皮质与髓质图像，髓质为中央高回声带，边缘的皮质为低回声，其体积在出生后1～3周内会减小50%。正常2个月龄婴儿肾上腺呈细条状折线形，高频超声仍能清晰显示，随着年龄增长，肾上腺回声逐渐增强，皮髓质分界不清晰，儿童经冠状位扫查显示肾上腺呈下腔静脉与右肾上极之间的三角形高回声，或腹主动脉与左肾上极之间的高回声。新生儿肾上腺内可显示微量血流信号，较大儿童肾上腺血流难以经超声检出。正常新生儿及婴幼儿肾上腺长径≤30mm，厚径≤4mm，左侧、右侧无明显差别。

CAH 肾上腺整体形态失常，可呈折线形或者是较粗大的“人”字形扭曲状，表面为波浪状，边界清晰（图 24-2-1）；或呈高回声与低回声相间的凹凸不平脑沟回样增大，边界模糊，但皮髓质结构仍清晰；或于肾上腺内可见单个或多个增生结节，结节直径大小约 1cm 左右，无包膜，内呈中等或低回声；双侧肾上腺通常呈不同程度增大，但有少部分 CAH 病例超声显示肾上腺无明显增大。

2. 诊断要点

（1）双侧肾上腺通常呈不同程度增大。

（2）肾上腺形态失常扭曲，或出现增生性结节。

【鉴别诊断】

CAH 病变仅表现为单侧肾上腺结节样增大时，应与肾上腺腺瘤（皮质腺瘤或无功能皮质瘤）鉴别。肾上腺皮质腺瘤在小儿中少见，超声表现为肾上腺区圆形或类圆形肿块，直径为 2～3cm，边界清楚，多位于肾上腺近边缘处，腺瘤有较明显的包膜，内部多为均匀分布的低回声，与周围腺体组织的强回声差别较大。

【诊断价值】

我国已开展新生儿 CAH 筛查，高频超声检查可清晰显示肾上腺，CAH 超声图像具有特异性，可协助临床快速准确诊断和及时治疗，避免新生儿肾上腺危象发生，减少后遗症，降低病死率。

第三节 腹膜后脓肿、血肿

一、腹膜后脓肿

【概述】

腹膜后脓肿（retroperitoneal abscess）为腹膜后器官的损伤、炎症或其他因素致继发感染产生的严重并发症，多有手术史。本病常见症状有畏寒、发热、腹痛或腰痛，全身中毒症状较重，与腹部体征不符。治疗需进行充分引流并辅以有效的抗生素。

【病理】

腹膜后间隙部位深在，间隙大，组织疏松，局限能力差。丰富的疏松结缔组织填充其间，无明显的间隔，当相邻或其内脏器受到损伤及发生炎症反应时，累及腹膜后的感染易于扩散。

【超声表现和诊断要点】

1. 超声表现 腹膜后脓肿根据解剖位置可分为肾旁前间隙脓肿、肾周脓肿和肾旁后间隙脓肿。声像图表现为囊性包块，圆形、椭圆形或梭形，内部为无回声或混合回声，边缘不规则且壁厚，脓肿内可见斑点状或片状回声。肾旁后间隙脓肿多起源于脊柱病变，有髂腰肌脓肿和髂窝脓肿等。髂腰肌脓肿时，超声检查可见髂腰肌边界较健侧扩大，正常肌纤维纹理消失，内显示液性暗区伴后方增强效应（图 24-3-1），当脓液中含组织碎屑多时可出现密集点状强回声，后方增强效应可不明显。彩色多普勒血流显示液性暗区内无血流信号，周边血流信号较丰富。

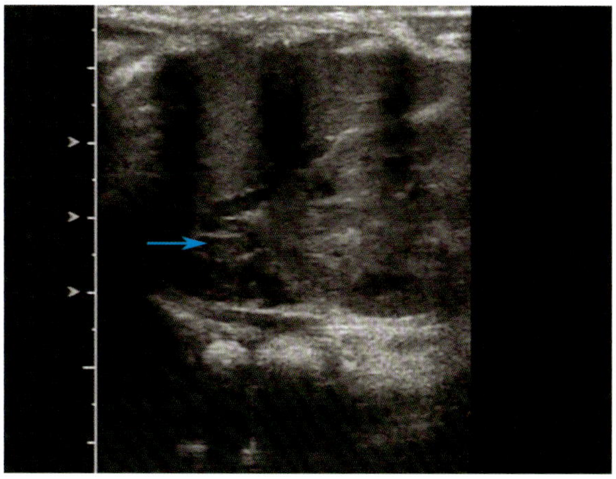

图 24-2-1 先天性肾上腺皮质增生症

二维声像图示肾上腺增大，形态失常呈扭曲状（箭头）

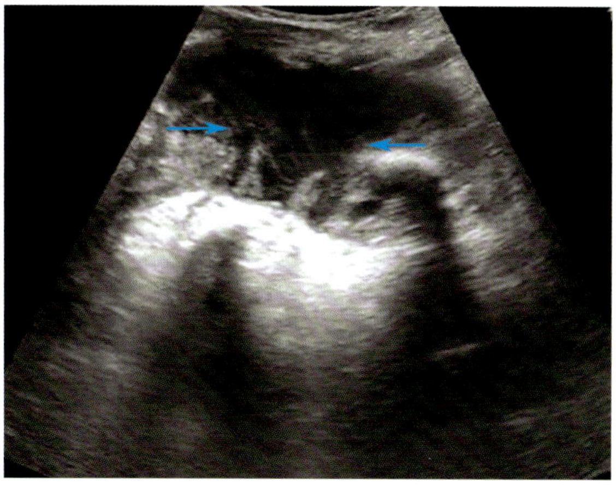

图 24-3-1 髂腰肌脓肿

二维声像图像显示右侧髂腰肌增厚、肌纤维纹理紊乱，内显示液性暗区（箭头）伴后方增强效应

2. 诊断要点

(1) 畏寒、发热、腹痛或腰痛，全身中毒症状较重。

(2) 腹膜后圆形、椭圆形或梭形囊性病变，边缘不规则，内部无回声或混合回声，病变内无血流信号。

【鉴别诊断】

1. 肾周血肿 通常有外伤史，无畏寒发热，声像图显示患侧肾周梭形或新月形无回声区，肾被膜回声可不连续，亦可合并肾实质损伤的声像图表现。

2. 腹膜后肿瘤 病变初期多无明显症状，肿瘤多为囊性或实性占位性病变，单纯囊性者较少。腹膜后囊性畸胎瘤多见于婴幼儿，有完整包膜，边界清晰，内偶有少许分隔或钙化成分。

【诊断价值】

腹膜后脓肿超声图像结合病史可以明确诊断，超声也可引导脓肿穿刺引流以协助治疗，并且是治疗后随访观察的良好手段。

二、腹膜后血肿

【概述】

腹膜后血肿(retroperitoneal hematoma，RH)是腹膜后间隙脏器、血管损伤及骨盆、脊柱骨折等出血所引起，无特异性临床表现，常常被其他脏器损伤的症状所掩盖，亦可见于腹部手术后。临床表现主要有剧烈腹痛、出血症状、腰背痛和肠麻痹等。肾上腺出血(adrenal hemorrhage)为新生儿常见病，多见于巨大儿或臀位出生儿，男性多于女性，右侧多于左侧。临床多表现溶血性黄疸；出血可沿腹膜后间隙、腹股沟管进入阴囊而形成阴囊血肿；严重出血者引起休克、肾上腺危象、贫血或腹部包块等。肾上腺出血无需手术治疗。

【病理】

腹膜后间隙部位深在，间隙大，组织疏松，局限能力差。丰富的疏松结缔组织填充其间，无明显的间隔，小儿后腹壁组织柔嫩、血运丰富，当相邻或其内脏器受到损伤时，易造成广泛的渗血形成血肿。

肾上腺出血患儿的母亲多有糖尿病史或维生素 K 缺乏；胎儿肾上腺体积相对较大，出生后皮质区胎儿层逐渐退化，以出生后 2～3 周最为显著。因胎儿层与过渡层的存在，新生儿肾上腺体积大，血液供应丰富，易受机械损伤或受血压影响而出血。产伤、围产期窒息、酸中毒、败血症、凝血功能障碍或肾静脉血栓等均可能导致肾上腺出血和肾上腺细胞变性坏死，形成血肿，血肿吸收后逐渐变小，最终可完全恢复肾上腺形态。

【超声表现和诊断要点】

1. 超声表现 腹膜后血肿声像图直接征象是腹膜后形态不规则的低回声团，边界欠清晰，内部回声不均匀，新鲜出血可显示液性暗区，彩色多普勒超声显示其内无明显血流信号。

肾上腺出血声像图显示肾上腺正常的 Y 形或 V 形回声消失，肾脏内上方腹膜后间隙内显示类圆形团块，边界清晰；团块大小、回声取决于出血量、出血时间。新鲜出血为无回声或低回声，血凝块形成后显示为高回声或混合回声；出血灶吸收过程中，团块范围逐渐缩小，血肿吸收 1～2 周后可显示肾上腺区钙化灶(图 24-3-2)。少数病例肾上腺血肿体积较大，形态多样，显示肾周、髂腰肌前方积

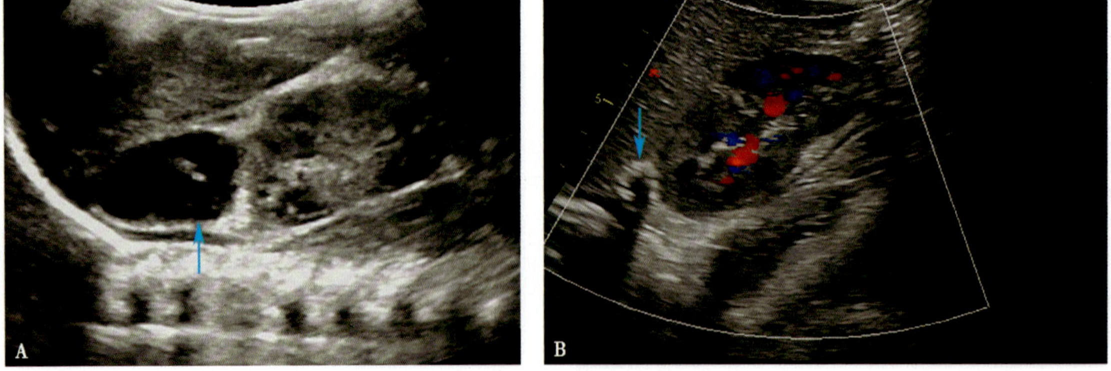

图 24-3-2 肾上腺出血

A. 新生儿期右肾上腺出血，表现为囊状无回声区，内回声不均，显示絮状高回声(箭头)；B. 同一患儿右肾上腺出血灶机化，病变缩小，以钙化成分为主(箭头)

血形成的团块，或可延伸至阴囊内，于鞘膜腔内显示液性暗区，暗区内显示散在点状回声。彩色多普勒血流显示团块内无血流信号。

2. 诊断要点

(1) 腹膜后方类圆形或不规则的类囊性病变，边界不清，囊内回声紊乱，彩色多普勒超声显示其内无明显血流信号。

(2) 患侧新生儿肾上腺正常回声消失，该区域显示类圆形团块，边界清晰，病变大小及内部回声均随病程变化，最后肾上腺可完全恢复正常形态。

【鉴别诊断】

新生儿肾上腺出血需与新生儿期肾上腺区肿瘤相鉴别。后者以神经母细胞瘤较为常见，肿瘤边界较为规整，超声检查可见肿块内有较丰富血流信号，前者彩色多普勒血流显示病变内无明显血流信号。两者鉴别困难时，可短期随访 3～4 周，观察肾上腺区病变大小形态及回声有无变化。

【诊断价值】

超声对腹膜后血肿结合临床病史及实验室检查可以明确诊断，对与腹膜后肿瘤鉴别诊断困难的病例可短期内超声随访病变大小形态及回声的变化，超声可显示腹膜后血肿逐渐吸收，协助临床做出准确诊断及时进行治疗。

第四节 神经母细胞瘤

【概述】

神经母细胞瘤（neuroblastoma，NB）是小儿常见的恶性实体肿瘤，占所有儿童肿瘤发生率的 8%～10%。NB 好发于婴幼儿期，5 岁以下约占 90%，约 30% 在 1 岁前发病，男性发病率稍高。神经母细胞瘤可发生于腹部、胸部、盆腔或头颈部等部位，最常发生于腹膜后（大部分在肾上腺髓质），其次为纵隔，其他部位少见。NB 恶性度极高，易复发，病死率较高，自然消退者常见于年龄为 6～12 个月的婴儿。85%～90% 的患儿尿中儿茶酚胺代谢产物增高。

临床表现取决于肿瘤的部位、大小、是否有转移等。或以原发部位的肿块为首发症状，或以发热、体重减轻为首发症状，或表现为疼痛、腹胀、腹泻、贫血、淋巴结病变。因肿瘤分泌儿茶酚胺，可引起类肿瘤综合征，导致高血压和心动过速。肿瘤位于盆腔可引起便秘或排尿困难。胸腔占位可导致吞咽困难、呼吸困难等。颈部病变压迫可导致 Horner 综合征。

【病理】

神经母细胞瘤与神经嵴发育异常有关，源于肾上腺髓质和神经外胚层交感神经节的原始神经嵴细胞，属于外周性神经细胞肿瘤，可合并神经纤维瘤病、先天性巨结肠等。神经母细胞瘤可经血行或淋巴结转移，早期即可发生转移，超过 1 岁的患儿 70%～80% 在诊断时就已经发生转移，常见转移部位为骨骼、骨髓、淋巴结、肝脏、硬脑膜和肺脏。

国际神经母细胞瘤分期系统按照肿瘤的原发器官及转移情况将其分为 4 期：1 期（局限于原发器官，无转移灶）、2 期（次全切除或全切除单侧肿瘤，对侧淋巴结无转移）、3 期（肿瘤跨中线侵袭，伴有双侧淋巴结转移）、4 期（肿瘤远处转移）。其中 4s 期是神经母细胞瘤分期的特殊类型，患儿年龄小于 1 岁，具有一个小的原发瘤，合并肝脏、皮肤软组织和 / 或骨髓转移，骨髓转移小于 10%。

【超声表现和诊断要点】

1. 超声表现 神经母细胞瘤声像图表现为实质性不均匀回声团块，常跨越中线生长，边界多不清楚，形态不规则，血流信号较丰富。因肿瘤内出血或坏死，实性回声的中央显示少量囊性无回声区，常有团状或点状钙化强回声，部分显示后方声影（图 24-4-1）。腹主动脉和下腔静脉、门静脉常受压，向前移位，病变可不同程度地包绕下腔静脉和腹主动脉，部分可包绕肠系膜血管和肾脏血管，但不侵犯血管腔。常推挤周围脏器，肾脏常被挤压、移位，但与肾脏分界清楚。呼吸状态下，肿瘤无位移，与肝脏之间的相对运动消失提示肝脏浸润。部分有胸水、腹水。神经母细胞瘤 4s 期图像分为原发瘤及转移征象，原发瘤较小，位于肾上腺，呈圆形或类圆形，边界清晰，回声不均，可见点状钙化灶；转移灶

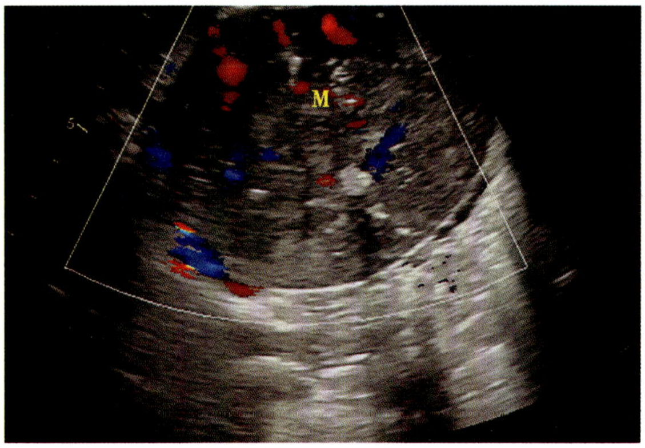

图 24-4-1 神经母细胞瘤

病变内可见团状或点状强回声钙化灶，部分显示后方声影

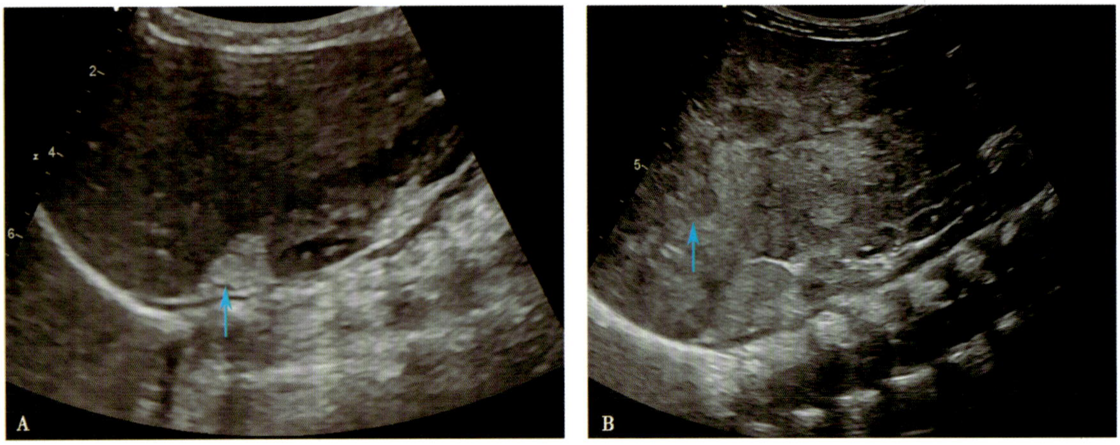

图 24-4-2 神经母细胞瘤 4s 期
A. 肾上腺区原发灶；B. 多发肝脏转移灶

以肝转移常见，肝脏明显增大，肝内显示弥漫分布的低回声或强回声结节，可融合成片，转移灶细小时分辨困难，需使用高频探头观察（图 24-4-2）。

2. 诊断要点

（1）腹膜后占位性病变，内为不均匀中等偏强回声，常伴有钙化，病变内血流丰富，多越过中线推挤周围脏器。

（2）肝转移常见，肝脏明显增大，肝内探及弥漫分布的低回声或强回声结节，可融合成片。

【鉴别诊断】

小儿腹膜后有各类肿瘤，包括肾母细胞瘤、畸胎瘤、淋巴瘤、嗜铬细胞瘤等，往往均具有与神经母细胞瘤类似的图像表现而易互相混淆，需结合临床病史、生化检查、影像学检查及病理检查对病变进行鉴别诊断。

1. 肾母细胞瘤 多位于肾内，肿瘤回声较均匀，边界较清楚，呈圆形或椭圆形，钙化较少，常侵犯血管引起瘤栓，但少见包裹血管的现象。NB 无肾脏转移时能显示完整的肾包膜结构，肾脏常被挤压、移位，但与肾脏分界清楚，可与其鉴别。

2. 畸胎瘤 多发生于腹部一侧，呈混合回声，内可见钙化、液化等，其包膜清楚完整易于分辨。

3. 恶性淋巴瘤 与较小的神经母细胞瘤很难区别，但恶性淋巴瘤多呈低回声，边界清楚形态规则，多无钙化，一般无大血管移位。

4. 嗜铬细胞瘤 也起源于肾上腺及交感神经链，肿瘤坏死囊变多见，钙化少见，临床上患者多以高血压就诊，血中儿茶酚胺增高。

【诊断价值】

超声是婴幼儿腹膜后神经母细胞瘤的首选影像学检查方法，可检查原发病灶及肝脏、淋巴结、椎管内的转移病变，可为诊断及鉴别诊断提供图像依据，诊断困难病例还可在超声引导下活检穿刺进行病理检查，亦可协助临床进行治疗后随访和疗效评估。

（王 荞）

第二十五章　肾血管超声检查

第一节　超声检查技术

【检查内容】

肾血管超声主要观察肾动脉主干及其分支和肾静脉走行位置、内径及其内部回声，血流充盈情况和有无紊乱血流，测量动脉收缩期峰值流速和舒张末期流速。

肾血管正常超声表现：肾静脉与肾动脉呈前后位置关系，彩色多普勒显示肾动脉血流信号均匀，肾静脉血流方向与肾动脉相反，脉冲多普勒显示动脉血流频谱为低阻型搏动血流信号，静脉为连续性血流信号，波形随呼吸运动改变。

【检查方法】

1. 患儿准备

(1) 通常无需特殊准备。

(2) 镇静：哭闹不合作的患儿，镇静催眠后检查。

2. 体位　根据不同的扫查部位相应地取仰卧位、侧卧位或俯卧位。

3. 仪器　儿童肾血管检查应选用 5～7MHz 凸阵探头，新生儿或婴儿可选用 7～10MHz 的线阵探头。

4. 声窗　经腹部正中横切扫查、右前腹肋间或肋缘下横切扫查、经侧腹部冠状面扫查。

【注意事项】

声束与血流之间的夹角小于 60 度；多普勒取样门不宜过宽；持续高血压的患儿检查中改变体位时应注意要缓慢小心且密切观测患儿生命体征；怀疑动脉血栓的患儿检查时按压血管动作要轻柔，以免造成血栓突然脱落。

第二节　肾动脉狭窄

【概述】

肾动脉狭窄（renal artery stenosis，RAS）是肾动脉主干或主要分支狭窄≥60%，一般以单侧发生较多。儿童 RAS 的主要临床表现为持续性高血压、肾功能不全、发热、关节疼痛等。肾动脉狭窄治疗的主要目的是控制血压以防止高血压的各种并发症；纠正严重的肾动脉狭窄以防止肾功能减退或使已受损的肾功能得到改善并恢复。治疗主要包括介入治疗、外科手术和内科药物治疗。

【病理】

儿童 RAS 的常见原因包括纤维肌性发育不良、多发性大动脉炎、川崎病肾动脉炎、肾动脉周围病变压迫、肾移植术后，或并发于 Turner 综合征、Marfan 综合征等的先天性 RAS。

纤维肌性发育不良是主要累及肾动脉，以及肾动脉以外的中小动脉，属于非粥样硬化、非炎症性的血管疾病，病变部位多位于主肾动脉及其分支。多发性大动脉炎病因不清，目前认为是感染引起的自身免疫性疾病，是一种非特异性血管炎，主要侵犯主动脉及其分支，肾动脉受累多位于起始部，主要病理表现为慢性渐进性全层动脉炎，动脉内膜增生、纤维化，中层弹力纤维断裂，外膜滋养血管壁增厚伴淋巴细胞浸润；由于血栓形成及机化，引起受累血管狭窄甚至闭塞。

【超声表现和诊断要点】

1. 超声表现

(1) 肾血管：彩色多普勒显示狭窄处血流速度增快，呈湍流信号；脉冲多普勒超声测得局部血流速度增快，阻力指数增大。狭窄后段血管内为五彩镶嵌血流信号，仍可测得高速射流。重度狭窄或闭塞者，患侧肾动脉内血流信号可明显减少或消失。狭窄肾动脉的远端肾内动脉分支血流频谱呈小慢波改变，频谱形态低平、圆钝，收缩期加速时间延长，流速减低，阻力降低（图 25-2-1）。

国内外尚没有一致的儿童 RAS 超声多普勒诊断标准。国内成年人应用的诊断标准可供参考：① RAS 多普勒诊断，肾动脉狭窄局部峰值流速≥180cm/s（严重肾动脉狭窄时肾动脉峰值流速可在正常范围内），肾动脉与腹主动脉峰值流速比值≥3.5，当腹主动脉流速峰值＜50cm/s 时不宜用比值指标。②重度 RAS（内径减少≥70%～80%），除①中的表现外，

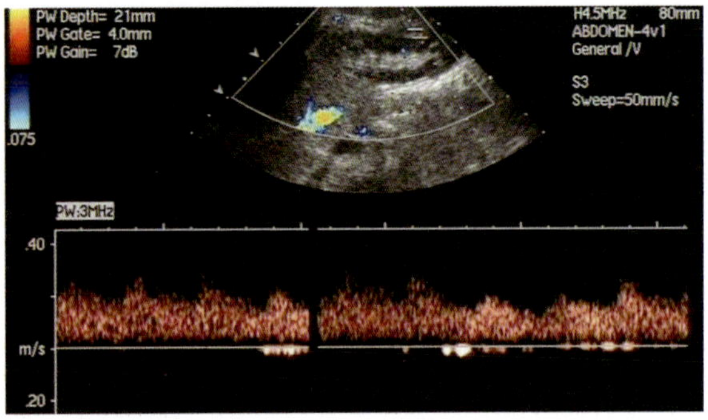

图 25-2-1 肾动脉狭窄

频谱多普勒超声图显示肾内叶间动脉血流曲线呈小慢波改变，频谱形态低平、圆钝，收缩期加速时间延长，流速减低，阻力降低

还包括肾动脉狭窄远端肾动脉分支血流曲线呈小慢波改变，表现为收缩早期波消失，曲线低平，收缩早期曲线斜率减低；收缩早期加速时间≥0.07s，曲线低。③肾动脉闭塞：肾动脉管腔内无血流信号（图 25-2-2），多普勒检测未显示血流信号；肾内动脉分支血流曲线亦出现小慢波改变。

（2）肾实质：持续重度 RAS 者，肾脏缩小，回声减低，对侧肾脏代偿性增大。川崎病一过性 RAS 者，肾脏大小可正常，随访复查肾脏无进行性变小。

2. 诊断要点

（1）肾动脉狭窄处显示湍流，血流速度增快，阻力指数增大，病情严重者患侧肾动脉内血流信号可明显减少或消失。

（2）狭窄肾动脉远端的肾内动脉分支血流频谱呈小慢波改变，频谱形态低平、圆钝，收缩期加速时间延长，流速减低，阻力降低。

（3）患侧肾脏缩小，回声减低，对侧肾脏代偿性增大。

【鉴别诊断】

1. 肾动脉血栓形成 小儿罕见，多由动脉导管插管引起的管壁损伤所致。患儿肾内动脉流速曲线均表现为低速低阻型，肾动脉血栓形成肾内可有局限性血流信号缺失。

2. 肾动静脉瘘 临床较少见，在肾血管疾患中，动脉狭窄并非产生高速血流的唯一原因。肾动静脉瘘血流为高速低阻型，邻近肾静脉内探及动脉样流速曲线更是本病的特征性表现；肾动脉狭窄则为高速高阻型流速曲线。

【诊断价值】

肾血管造影是本病诊断的金标准。肾血管超声是肾动脉狭窄的重要筛查方法，同时亦可作为肾动脉狭窄的术后疗效评估和随访的重要工具。但超声易受肾内外血液循环因素的影响，注意结合临床表现及其他影像学检查以减少误诊。

第三节 肾动脉血栓形成

【概述】

肾动脉血栓形成（renal arterial thrombosis）在小儿罕见，指肾动脉或其分支血栓形成后导致肾缺

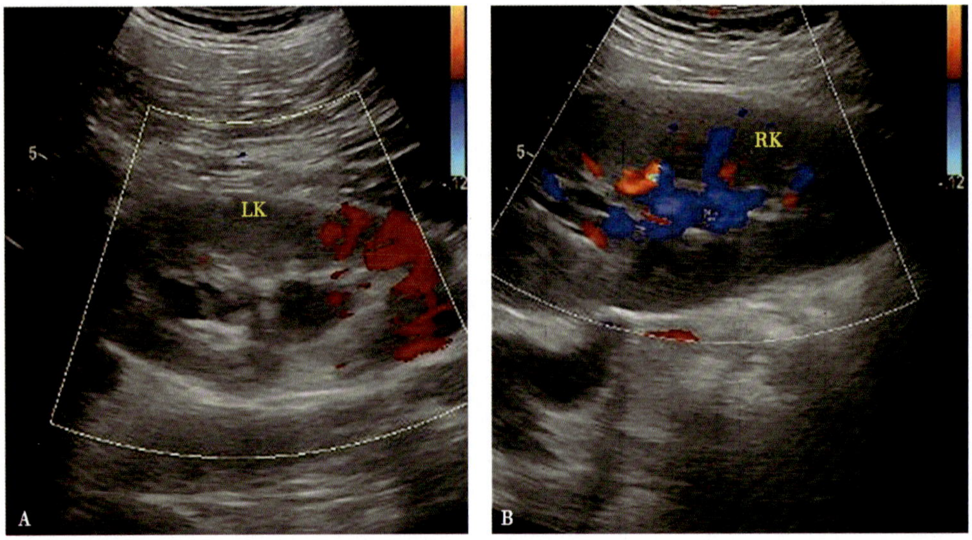

图 25-2-2 肾动脉狭窄

彩色多普勒超声图显示严重狭窄的左肾动脉管腔内无血流信号（A），右肾动脉血流信号正常（B）；LK：左肾；RK：右肾

血性损害甚至诱发肾梗死，出现腰痛、蛋白尿、血尿、高血压等一系列临床表现。

小儿肾动脉血栓形成多由动脉导管插管引起的管壁损伤所致，另可见于外伤、肾移植等，诊断主要依靠影像学检查，包括血管彩超、DSA等。治疗应以尽快恢复肾脏血流灌注为目的，尽可能保护肾功能，常用治疗方法包括外科手术取栓、肾动脉插管溶栓术或全身系统抗凝治疗等。

【病理】

肾动脉血栓形成肾缺血或缺血性坏死，坏死的严重程度、坏死范围与受累肾动脉的部位有关，如一侧肾动脉主干阻塞，则产生一侧肾脏广泛性坏死；肾动脉分支阻塞则该分支相应部位发生缺血性坏死，坏死区呈楔状。肾小球毛细血管淤血并扩张和出血，肾小管上皮坏死，最后栓塞、坏死区纤维化形成凹陷性瘢痕。

【超声表现和诊断要点】

1. 超声表现　二维声像图常难以直接显示血栓回声。主肾动脉形成血栓时，彩色多普勒显示局部血流信号变细或消失（图25-3-1、图25-3-2），脉冲多普勒显示血流速度减低。

肾动脉血栓形成早期，肾内尚未发生结构性改变，晚期由于肾组织的缺血性坏死，使肾脏局限性瘢痕收缩甚至整个肾脏萎缩，超声表现为肾脏形态失常，内部回声紊乱，彩色多普勒检查血流信号减少或消失。肾实质的彩色多普勒超声表现可归纳为三大类：①楔形的低或高回声区伴血流信号完全缺失；②二维声像图表现伴局部血流信号完全缺失；③二维声像图表现伴局部血流信号稀疏。但当肾由两支或两支以上动脉供血时非梗死动脉的供血区域彩色多普勒超声仍表现正常。脉冲多普勒表现为病变部位高阻力血流，但栓塞后期形成侧支循环时，呈低阻力型流速曲线。

2. 诊断要点

（1）患侧肾脏早期形态可正常，晚期出现形态失常，结构紊乱，萎缩，肾内血流信号减少或消失。

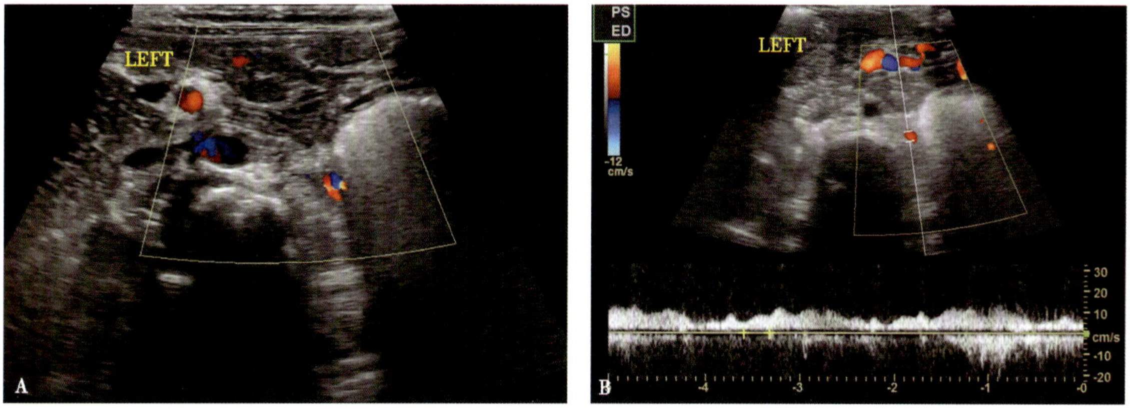

图25-3-1　肾动脉血栓

A. 腹部横切显示左肾动脉近段管腔内血流信号消失；B. 远段血流速度明显减低；LEFT：左侧

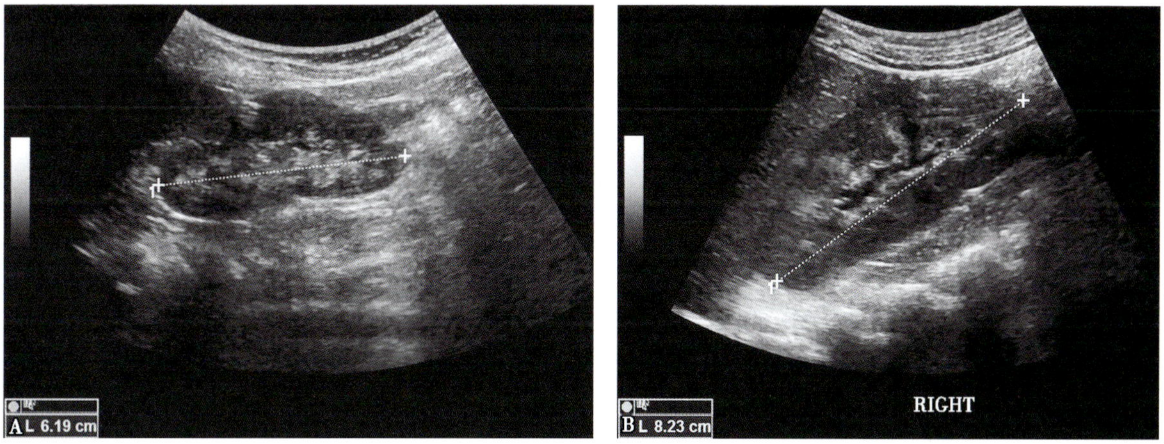

图25-3-2　左肾动脉血栓

A. 左肾动脉血栓栓塞患儿，左肾萎缩变小；B. 右肾大小正常；RIGHT：右侧

（2）主肾动脉血栓形成，彩色多普勒显示局部血流信号变细，脉冲多普勒显示血流速度减低。

【鉴别诊断】

1. 肾动脉狭窄　儿童肾动脉狭窄的常见原因包括纤维肌性发育不良、多发性大动脉炎，主要临床表现为持续性高血压、肾功能不全、发热、关节疼痛等。彩色多普勒显示狭窄处血流速度增加，呈湍流信号；脉冲多普勒超声测得局部血流速度增快，阻力指数增大，狭窄肾动脉的远端肾内动脉分支血流频谱呈小慢波改变。

2. 肾静脉血栓形成　新生儿期最多见，病因包括血液高凝状态、肾静脉受压、肾静脉血管壁受损。临床表现为腹痛或腰肋痛、肉眼血尿、蛋白尿、少尿或无尿、急性肾衰竭，部分小儿有明显贫血，出凝血时间延长，进行性血小板减少。超声表现为患侧肾脏增大，回声增强，结构紊乱，皮髓质界线不清，皮质变薄。肾锥体回声增强或减低、形态失常，肾皮质内显示斑片状低回声，提示肾梗死及出血。

3. 急性肾排斥反应　虽也可表现为肾内血流信号明显减少，但肾体积逐渐增大，肾内外动脉频谱均为高阻型。

【诊断价值】

超声是检测肾动脉血栓形成的主要而可靠的影像学方法之一，可作为血管造影前的筛查手段。彩色多普勒超声在肾脏疾病的检查过程中必不可少，当患者有明显肾区疼痛，排除肾脏其他疾病的情况下，超声应注意观察肾内血流分布，避免漏诊。肾动脉造影是诊断本病的“金标准”，MRI 和 CT 血管成像对本病的诊断有一定帮助。

第四节　肾动脉瘤

【概述】

肾动脉瘤（renal artery aneurysm）属内脏动脉瘤的一种，十分罕见，是由于动脉壁局部薄弱、结构破坏后所形成的永久性异常扩张和膨出。肾动脉瘤的病因主要是肾动脉中层弹性纤维先天性发育不良，其次为后天性疾病如创伤、感染、全身性疾病以及医源性病变有关等。根据瘤壁的结构分为两类：真性肾动脉瘤和假性肾动脉瘤。小儿真性肾动脉瘤多见于炎症、损伤等，包括川崎病肾动脉病变；假性肾动脉瘤多见于外伤和医源性损伤。肾动脉瘤根据部位可分为肾外动脉瘤和肾内动脉瘤，前者主要发生在肾动脉主干和第一分支，后者在肾实质内 2～3 级以上小动脉。肾动脉瘤多位于主肾动脉及段动脉。

临床常无症状，多为偶然发现，较大动脉瘤可引起破裂、血栓形成。部分患者以动脉瘤破裂为首发症状。肾动脉瘤破裂出血罕见，而一旦破裂死亡率较高。肾动脉瘤还可以引起肾血管性高血压。肾动脉瘤的治疗可根据其大小、位置采取不同的措施，以手术为主。

【病理】

假性肾动脉瘤系肾动脉壁全层或部分损伤后局部形成的囊袋样突出物，血管周围组织包绕形成瘤壁，可有一处或多处破口，由于囊壁为纤维组织，不易自然愈合，多数会逐渐增大，容易破裂出血；囊内血栓形成后有脱落风险，造成肾梗死；大瘤囊破裂后形成的血肿压迫邻近肾静脉，造成肾静脉回流障碍。真性动脉瘤管壁内膜不光滑，随着时间推移可以逐渐增大，瘤腔内可逐渐形成血栓，当血栓完全充填瘤腔后，变成一个实质性团块，即机化的血肿。肾动脉瘤甚至可能会侵蚀伴行的静脉，发展为肾动静脉瘘。

【超声表现和诊断要点】

1. 超声表现

（1）真性肾动脉瘤：瘤壁为动脉全层，超声表现为局部管腔呈囊状膨出、梭形或瘤样扩张，壁薄、光滑，与肾动脉相延续，有搏动感。彩色多普勒显示肾动脉瘤口为收缩期单向前向血流，脉冲多普勒显示为搏动性的动脉性血流速度曲线。肾动脉瘤内可合并血栓形成造成局部肾动脉狭窄，狭窄处彩色血流呈色彩倒错或五彩镶嵌状血流信号。

（2）假性肾动脉瘤：在二维声像图上表现为肾动脉旁类圆形无回声囊性团块，囊壁厚薄不均，瘤腔内可见血流自发显影（云雾状），典型者局部肾动脉管壁与囊性团块之间可见破口或瘘管。彩色多普勒可显示瘤体内五彩血流信号，或呈现红蓝双期双向色彩不同的血流信号，即一侧为收缩期流向远端的红色血流信号，流速较高；另一侧为舒张期返回近端的逆向蓝色血流信号，流速低。如果瘤内有附壁血栓形成，则瘤内彩色血流信号出现边缘或中心部充盈缺损。

2. 诊断要点

（1）真性肾动脉瘤：超声显示局部管腔呈囊状膨出、梭形或瘤样扩张，病变与肾动脉相延续，彩色多普勒显示肾动脉瘤口为收缩期单向前向血流，脉冲多普勒显示为搏动性的动脉血流速度曲线。

（2）假性肾动脉瘤：超声显示肾动脉旁类圆形囊性团块，囊壁厚薄不均，瘤腔内可见血流自发显影，彩色多普勒显示瘤体内五彩血流信号，或呈现红蓝双期双向色彩不同的血流信号。

【鉴别诊断】

肾动脉瘤通常发生在距肾动脉起点 1～2mm 到开始分支为段动脉的这段范围内，而肾脏内部的血管异常主要为动静脉瘘。肾动脉瘤无回声区内见湍流动脉血流信号，肾动静脉瘘具有静脉血流动脉化的特征性改变。

【诊断价值】

彩色多普勒超声是诊断肾动脉瘤的首选影像学检查方法。超声不仅能观察肾动脉瘤形态及与相邻血管的关系，且能提供肾动脉瘤及肾内动脉的血流动力学参数，协助临床诊断及选择合适的治疗方法。

第五节　肾静脉血栓形成

【概述】

肾静脉血栓形成（renal venous thrombosis，RVT）是肾静脉的主干或属支内血栓形成后导致肾静脉部分或完全阻塞引起的一系列病理改变和临床表现。新生儿期最多见，新生儿肾静脉血栓形成多见于男性，早产儿发病率更高。

临床表现为腹痛或腰肋痛、肉眼血尿、蛋白尿、少尿或无尿、急性肾衰竭，部分小儿有明显贫血，出凝血时间延长，进行性血小板减少。肾静脉血栓诊断的金标准为肾静脉造影。主要治疗方法包括抗凝、溶栓、介入治疗等。

【病理】

小儿肾静脉血栓形成常在下列情况中发生：①血液高凝状态；②肾静脉受压；③肾静脉血管壁受损。婴儿及新生儿因体液总量多，细胞外液相对增加以及肾浓缩功能不完善，最易脱水。新生儿肾静脉血栓形成多见于脱水、脓毒血症，也见于休克、急性失血、腹泻病及血管造影术后。胎儿期母体妊娠中毒症，母亲患有糖尿病的新生儿，容易发生肾静脉血栓。较大儿童见于肾病、下腔静脉血栓，或因肿瘤压迫所致静脉管腔狭窄，形成肾静脉、下腔静脉血栓。

肾静脉血栓形成常起自于肾脏弓形静脉或叶间静脉，起于肾静脉或其分支的较少见。血栓可从肾静脉延伸到下腔静脉、对侧肾静脉或肾上腺静脉。血栓形成后可使血流完全中断，引起该静脉引流的肾组织梗死、缺血部位出血，在肾小管和间质组织内可见大量红细胞。全部或局部的出血性肾脏梗死出现与否取决于病变静脉的大小、数目、侧支循环状态，以及静脉是否完全阻塞、血栓形成的缓急及是否再通。如整个肾脏发生出血性梗死，则导致萎缩与纤维化。晚期瘢痕形成及挛缩。

【超声表现和诊断要点】

1. 超声表现

（1）肾实质：患侧肾脏增大，回声增强，结构紊乱，皮髓质界线不清，皮质变薄。肾锥体回声增强或减低、形态失常，肾皮质内显示斑片状低回声，提示肾梗死及出血。常伴有肾包膜下积液。晚期肾脏萎缩，肾实质内显示多发条纹状或点状钙化强回声（图 25-5-1）。

（2）肾血管：主肾静脉血栓形成时，远端管腔扩张，在肾静脉内见到低至中等回声的血栓团块，肾静脉腔狭窄。严重者肾静脉腔全部为血栓阻塞，无腔隙。彩色多普勒超声显示肾静脉管腔内无血流信号或显示彩色血流束细窄（图 25-5-2），脉冲多

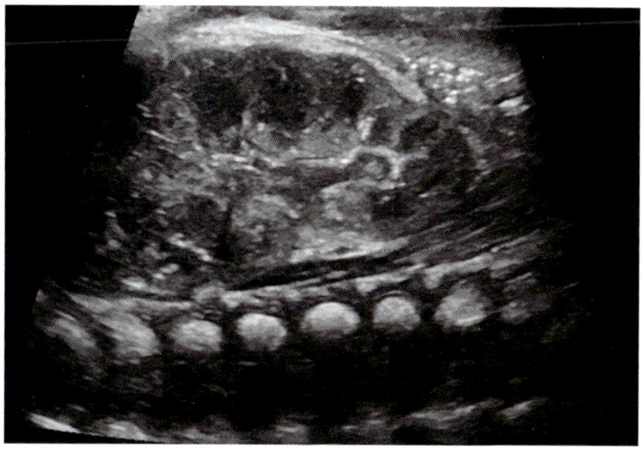

图 25-5-1　肾静脉血栓形成

二维声像图像显示肾静脉血栓形成晚期肾实质内多发条纹状钙化强回声

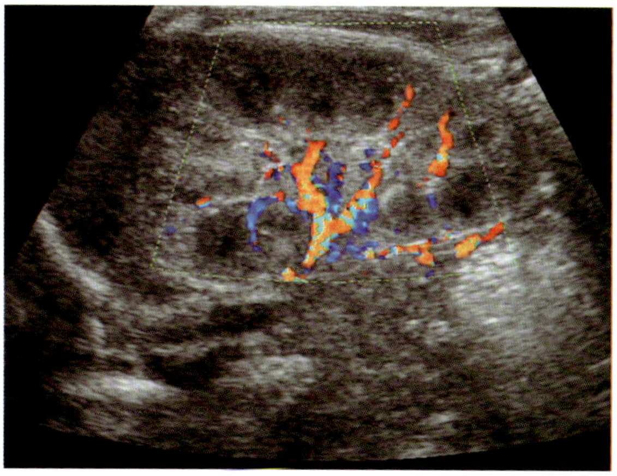

图 25-5-2　肾静脉血栓形成

彩色多普勒超声图像显示肾静脉血栓形成时肾静脉管腔内彩色血流束细窄，肾实质血流信号稀疏

普勒血流流速异常升高，或测不到静脉血流信号，仅可显示动脉血流信号。肾实质血流信号稀疏。脉冲多普勒肾内动脉血流阻力指数升高，为低速高阻型，甚至可出现舒张期反向血流信号。急性期之后彩色多普勒可以显示侧支循环血流信号。慢性期血栓机化时肾静脉主干变细。

2. 诊断要点

（1）病变早期患侧肾脏增大，回声增强，结构紊乱，肾皮质内斑片状低回声，晚期肾脏萎缩，肾实质内显示多发条纹状或点状钙化强回声。

（2）肾静脉管腔内异常实性回声和血流充盈缺损是 RVT 可靠的诊断依据。

【鉴别诊断】

本病需与肾动脉血栓形成鉴别，后者在小儿罕见，多由动脉导管插管引起的管壁损伤所致，超声显示患侧肾脏无增大，肾动脉管腔和肾脏内血流信号减少甚至消失。

【诊断价值】

超声检查可较清晰的显示肾静脉血栓形成时患侧肾脏形态及血流动力学改变，可协助临床做出明确诊断及随访观察治疗效果，彩色多普勒超声检查为本病的重要影像学检查方法之一。

第六节　左肾静脉压迫综合征

【概述】

左肾静脉压迫综合征（left renal vein entrapment syndrome）也称胡桃夹综合征（nutcracker syndrome），是左肾静脉受到挤压而引起的一系列改变，体型瘦长的青少年好发本病。左肾静脉受压严重时，可合并左侧精索静脉曲张、卵巢静脉综合征等，亦可与肾小球肾炎、高钙尿症等并发。随年龄增长，肠系膜上动脉与腹主动脉夹角处脂肪和结缔组织增加，或侧支循环建立，75% 患儿自动缓解，少数严重者需手术治疗。

【病理】

左肾静脉较粗且较长，在肠系膜上动脉下方横过腹主动脉前方，并接受左精索内静脉（男性）或卵巢静脉（女性）及左肾上腺静脉回流，并以交通支与半奇静脉吻合。左肾静脉的解剖特点导致左肾静脉容易受压，左肾静脉回流至下腔静脉途中在腹主动脉与肠系膜上动脉夹角处受到挤压最常见，又称为前方胡桃夹综合征；少见有左肾静脉经腹主动脉与椎体之间汇入下腔静脉，由此导致的左肾静脉受压称为后方胡桃夹综合征；或左肾静脉的前方受肠系膜上动脉压迫，后方受椎体压迫，称之为周围型胡桃夹综合征。由于肾静脉回流受阻，静脉压升高，肾内静脉壁变薄破裂，血细胞进入集合系统；或左肾静脉高压使静脉窦与邻近肾盏之间发生异常交通，可引起非肾小球源性血尿或直立性蛋白尿等。

【超声表现和诊断要点】

1. 超声表现　左肾静脉狭窄段内径和近肾门段内径测量以及两处的峰值血流速度是诊断左肾静脉压迫综合征的重要指标。①站立位或仰卧位时，腹主动脉与肠系膜上动脉之间的夹角变小，左肾静脉受压明显。因此受检者多采用仰卧位经中上腹部横切，于腹主动脉前方测量左肾静脉受压变窄部位的前后径，腹主动脉左侧近肾门处测量受压前扩张段内径，并计算其比值；亦可采用站立位的体位试验后再重复测量，即患儿靠墙站立，腰后垫枕，脚后跟与肩部贴近墙壁，站立 15～20 分钟。不能配合的小婴儿可于腰部垫枕，躺在检查床上完成。腹主动脉前方左肾静脉受压变窄，其近端扩张，扩张部位前后径与受压变窄部位前后径比≥4（图 25-6-1）；或站立位体位试验之前两者比值大于等于 3，体位试验后两者比值≥5。②彩色多普勒显示受压变窄部位血流速度增快，受压狭窄部位与近端扩张部位肾静脉峰值流速比例≥4。左肾静脉受压段血流频谱呈博动性，频带明显增宽的湍流频谱，与动脉频谱相似；左肾静脉受压远心段血管明显扩张，血流速度明显减慢，流速曲线呈收缩期流速降低，舒张期流速加快的搏动性平台状。③测量腹主动脉与肠系膜上动脉夹角也有助于诊断，正常此夹角应大于 45 度。④当临床怀疑“胡桃夹”现象者，若在腹主动脉与肠系膜上动脉间未见管道结构及血流信号，应于左肾门上下方及腹主动脉后方仔细寻找有无走行位置异常的左肾静脉。

2. 诊断要点

（1）腹主动脉前方左肾静脉受压变窄，其近端扩张，平卧位时扩张部位前后径与受压变窄部位前后径比≥4；站立位体位试验之前两者比值大于等于3，体位试验后两者比值≥5。

（2）彩色多普勒显示左肾静脉受压变窄部位血流速度增快。

【鉴别诊断】

左肾静脉受压所致肾静脉扩张的二维声像图酷似扩张的肾盂，彩色多普勒血流图及能量图显示扩张的肾盂内无血流信号显示。

【诊断价值】

目前，在影像诊断方法中，肾静脉造影可直接

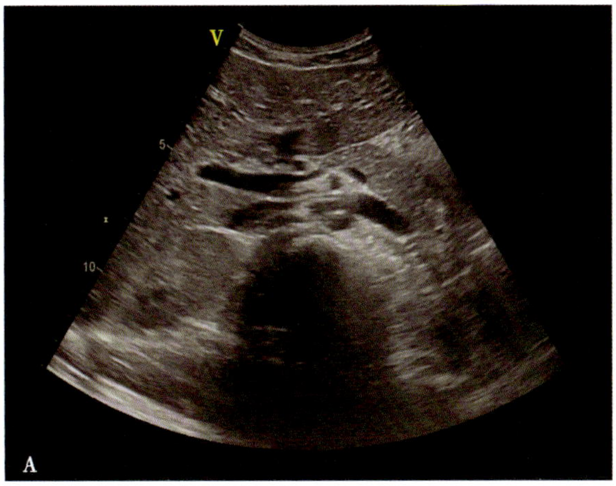

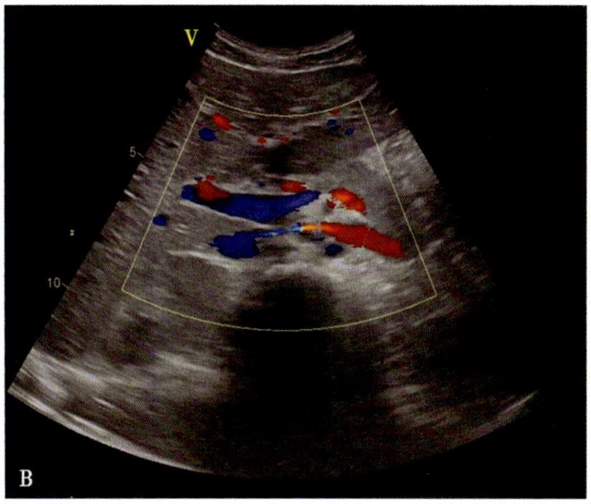

图 25-6-1　左肾静脉压迫综合征

A. 二维声像图；B. 彩色多普勒超声图均显示左肾静脉受压变窄，其近端扩张

观察左肾静脉受压和扩张，并可测量下腔静脉与左肾静脉压，提示左肾静脉受压，但阴性结果不能除外诊断；动脉数字减影血管造影（DSA）可证实受压左肾静脉远端扩张并可显示侧支循环；CT 图像可见左肾静脉被挤压，极端淤血扩张及侧支循环，但上述的检查均为有创伤性的诊断方法。超声可清晰显示并测量主动脉与肠系膜上动脉夹角和左肾静脉受压段及其近端的最大内径，为诊断提供可靠的图像依据；并可除外畸形、外伤、肿瘤、结石等造成的血尿；彩色多普勒血流曲线能提供更准确的血流动态变化，有助于诊断。

第七节　肾动静脉瘘

【概述】

肾动静脉瘘（renal arteriovenous fistula）是肾动静脉之间存在的异常通道，临床较少见。常见临床表现为血尿、腰痛、高血压、心力衰竭，腹部肾区可闻及血管杂音。小的动静脉瘘可无任何临床表现。治疗方法因病因不同而异，介入治疗及外科手术是目前治疗肾动静脉瘘的主要方法。

【病理】

肾动静脉瘘的确切病因不清楚，一般分为先天性、获得性和特发性三类。先天性肾动静脉瘘实为动静脉畸形，主要发生在肾中央区靠近肾门处，常累及肾动脉分支、节段、叶间动脉支；获得性肾动静脉瘘相对多见，最常见于经皮肾脏穿刺、外伤、手术或炎症等；特发性肾动静脉瘘的表现类似获得性肾动静脉瘘，较少见。

肾动静脉瘘患肾者由于肾动静脉之间存在异常通道，大量肾动脉血注入静脉内，使肾静脉压增高及病变远端肾组织供血减少。肾静脉血管平滑肌菲薄，肾静脉压增高后血管容易破溃引起出血，而远端肾组织供血减少，则易发生肾萎缩，肾功能严重下降，甚至无功能。同时肾静脉血管破溃及肾组织缺血可导致肾素分泌增多，引起血压升高。严重时，导致静脉回心血量增加，而高血压和静脉回心血流量增加又可引起相应心脏并发症。

【超声表现和诊断要点】

1. 超声表现　较小的动静脉瘘经二维声像图难以显示，彩色多普勒局部显示为“花彩”血流信号，较大的肾脏动静脉瘘显示为集合系统附近的囊性团块。脉冲多普勒显示瘘口近心端供血动脉流速增快，血流显示为高速低阻型流速曲线（图 25-7-1）；动静脉瘘口处为紊乱的血流信号，呈高速低阻型动脉样血流频谱；瘘口远端动脉缺血，如分流量较大的肾动静脉瘘可以导致肾萎缩。与瘘相连的静脉明显扩张，流速曲线显示静脉血流动脉化。三维超声有助于显示动静脉瘘的位置、动脉起源及其与周围结构的关系。

2. 诊断要点

（1）患侧肾脏集合系统附近显示囊性团块，彩色多普勒显示内为紊乱的血流信号，脉冲多普勒显示频谱呈高速低阻型动脉样血流频谱。

（2）分流量较大的肾动静脉瘘可以并发患侧肾萎缩。

【鉴别诊断】

1. 肾动脉狭窄　儿童肾动脉狭窄的常见原因包括纤维肌性发育不良、多发性大动脉炎，主要临床表现为持续性高血压、肾功能不全、发热、关节

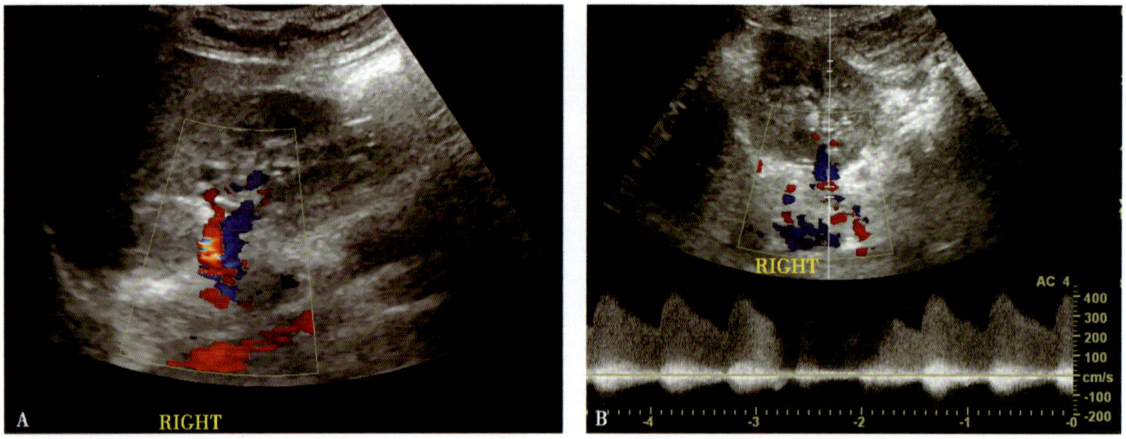

图 25-7-1 肾动静脉瘘

A. 彩色多普勒超声图显示肾动静脉瘘口处紊乱的血流信号；B. 脉冲多普勒超声图显示瘘口近心端供血动脉为高速低阻型流速曲线流速增快

疼痛等。彩色多普勒超声显示狭窄处血流速度增加，呈湍流信号；脉冲多普勒超声测得局部血流速度增快，阻力指数增大，狭窄肾动脉的远端肾内动脉分支血流频谱呈小慢波改变。

2. 肾动脉瘤 肾动脉瘤的病因主要是肾动脉中层弹性纤维先天性发育不良，其次为后天性疾病如创伤、感染、全身性疾病以及医源性病变有关等。临床常无症状，多为偶然发现，较大动脉瘤可引起破裂、血栓形成。部分患者以动脉瘤破裂为首发症状。典型者局部肾动脉管壁与囊性团块之间可见破口或瘘管。彩色多普勒可显示瘤体内五彩血流信号，或呈现红蓝双期双向色彩不同的血流信号。

【诊断价值】

超声可直接观察本病的血流动力学改变，协助临床诊断及治疗，但对瘘口部位、大小、附近血管扩张及侧支循环形成情况的观察不如血管造影检查精准。

（王 荞）

第二十六章　女性生殖系统超声检查

第一节　超声检查技术

【检查内容】

1. 子宫　对宫体、宫颈的长度及厚度进行测量评估，对子宫内膜的回声、轮廓和厚度进行评价。

2. 卵巢　各年龄段的卵巢内均可显示微囊样卵泡回声。在宫底横断面扫查时卵巢通常显示在子宫两侧，长轴切面显示在髂血管和膀胱之间。卵巢容积计算采用公式(0.523×长径×宽径×厚径)。新生儿期、婴儿期、静止期、学龄期和青春期(前)各期检查时，完整显示和定量卵巢的大小、容积，卵泡的大小、数量。卵泡的大小包括增大卵泡数量和最大卵泡直径。动态识别并观察是否有黄体生成及功能性卵巢囊肿。

3. 阴道　对阴道需整段检查，是否存在阴道积液、先天性阴道畸形、阴道肿瘤、阴道异物、输尿管阴道瘘、肛门直肠畸形等疾病。

4. 其他脏器及部位的检查　后腹膜、泌尿系、会阴部等。

【检查方法】

1. 患儿准备　小儿女性生殖系统超声检查多经腹壁，故需检查前排空大便，适度充盈膀胱，以膀胱为声窗，显示子宫卵巢等。对不合作的婴幼儿，必要时可先给奶，再用水合氯醛镇静后检查，以防止哭闹时排空膀胱。

2. 体位　经腹壁扫查采用平卧位，经会阴、直肠等部位检查可用膀胱截石位。

3. 仪器　经腹壁超声检查一般用凸阵探头(3～5MHz)，婴幼儿及新生儿可直接采用高频探头(6～9MHz)或宽频探头(4～9MHz)进行检查，扩展为梯形模式可有较好的显示范围。经会阴部超声检查一般采用频率在7～11MHz之间的高频线阵探头，大龄或肥胖女童亦可用宽频探头(4～9MHz)或环阵探头(5～8MHz)进行检查。

4. 扫查方法　根据检查方式的不同，超声检查女童盆腔的方法包括经腹壁超声、经会阴部超声。

(1) 经腹壁超声：经腹壁超声检查是最常用的检查方法。以膀胱为透声窗，扫查横断面及长轴切面，充分显示子宫、卵巢以及上段阴道(图26-1-1)，并进行测量评估。

(2) 经会阴部超声：经会阴部超声在显示会阴部软组织、尿道、下生殖道(宫颈和阴道)、直肠前壁有着非常好的效果(图26-1-2)。患儿采取截石位。使用线阵和扇形探头。将探头放置在尿道和阴道外口处，进行矢状切面以及旁矢状切面的扫查。

(3) 经直肠超声：对于部分肥胖女童经腹壁声窗欠清晰或部分难以憋尿的女童，应用经直肠超声进行检查，可更清晰显示子宫和卵巢的形态、大

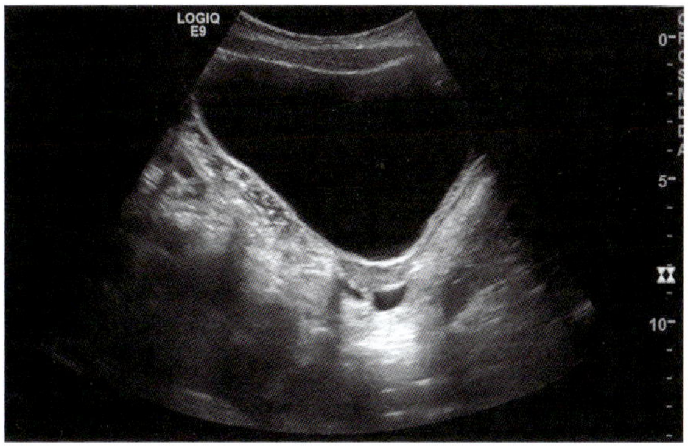

图26-1-1　正常子宫、宫颈及上端阴道
经腹壁超声检查长轴切面显示子宫、上段阴道

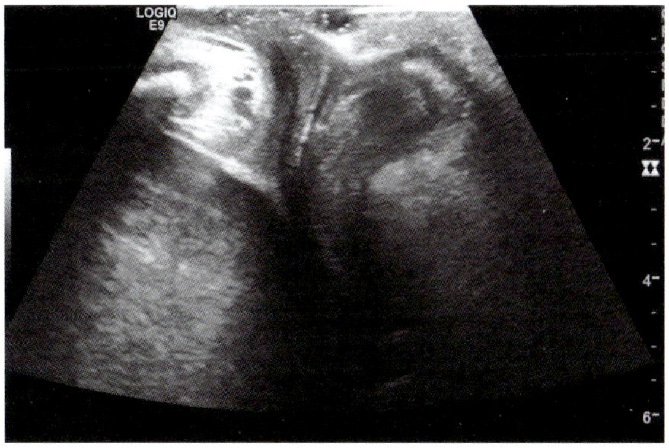

图26-1-2　正常女童子宫、上段阴道和直肠回声
经会阴部超声显示从前到后为尿道、阴道、直肠回声

小、血流信号。可做为评估女童性腺和性器官的重要辅助手段。

【注意事项】

仔细扫查及测量子宫、卵巢，双侧对比卵巢回声，形态。阴道检查时要完整显示阴道全程。对于首次进行盆腔超声检查的儿童，还应进行肾脏的超声检查。对于泌尿系畸形的患儿，也应进行生殖系统的检查。而对于性别分化异常和青春期发育异常的患者，还应进行肾上腺的超声检查。

第二节　先天性生殖道畸形

【概述】

先天性女性生殖道畸形非常常见，如果将所有轻度的畸形（发育不良和弓形子宫）计算在内，发病率可以达到7%～10%。患者在儿童期，由于激素水平的影响，临床难以发现，通常在新生儿期、青春期，或是在泌尿系畸形、性发育疾病、心血管畸形的检查中被检出而诊断。先天性女性生殖道畸形者在成年期，通常因为不孕、反复流产就医时确诊。

【病理】

在胚胎早期，女性胚胎体内的两侧副中肾管（Müllerian ducts）由尾端向头端逐渐融合，两侧未融合的头段发育为输卵管，中段及尾段融合部分发育为子宫和阴道上段2/3，尾端与尿生殖窦相连形成阴道下段1/3及处女膜。单侧或双侧副中肾管发育异常均导致子宫、阴道畸形（表26-2-1）。新的分类系统可用于复杂生殖道畸形的分类：全泌尿生殖嵴发育不全；中肾畸形，伴中肾管到尿生殖窦开口和输尿管芽发育缺如，引起子宫阴道重复畸形和半侧阴道阻塞伴同侧肾发育不全；孤立性副中肾管发育畸形；尿生殖窦畸形；混合性发育畸形。单发副中肾管发育异常导致的子宫畸形见图26-2-1。副中肾管发育畸形伴泌尿系畸形见图26-2-2。

表26-2-1　先天性子宫阴道畸形

单侧或双侧副中肾管发育不全	子宫发育不全 单角子宫 伴有残角子宫或不伴有残角子宫
副中肾管侧方融合缺陷	双子宫 双角子宫
副中肾管再通异常	单角子宫伴有一侧无内膜腔的残角子宫
中隔吸收障碍	完全性纵隔子宫 不完全性纵隔子宫 鞍状子宫 阴道纵隔 阴道斜隔
垂直融合缺损	阴道横隔
尿生殖窦的发育异常	阴道闭锁 阴道缺如 远端阴道发育不全 节段性阴道发育不全

引自《小儿超声诊断学》，夏焙主编，人民卫生出版社

先天性无子宫及子宫发育不全是胚胎期子宫停止发育。如果两侧副中肾管未向中线移行会合，则无子宫形成，并且无阴道形成，但可能有正常的输卵管与卵巢。两侧副中肾管在会合后即停止发育则形成始基子宫，无宫腔、无内膜生长，无月经来潮。妊娠晚期或胎儿出生后，子宫停止发育，则成为幼稚子宫。幼稚子宫的宫体小，宫颈相对较长，外口小，可造成青春期痛经、月经过少、闭经或不孕。

单角子宫由一侧副中肾管发育完好，形成一侧发育较好的单角子宫伴有同侧发育正常输卵管。另一侧副中肾管发育完全停止。残角子宫为一侧副中肾管发育正常，另一侧在发育过程中发生停滞，多数仅通过纤维条束与对侧的单角子宫联接。宫角残腔为两侧副中肾管发育均较好而其中一侧子宫未与阴道沟通。双子宫与重复子宫（对称型）畸形极相似，为副中肾管发育后完全没有融合，或中隔未吸收所致。双角子宫为两侧副中肾管尾端子宫底部会合不全，导致子宫两侧各有一角突出，在宫底表面有一个向内凹陷，根据不同程度，表现为马鞍形子宫、心形子宫、弓形子宫等。纵隔子宫为两侧副中肾管会合后，纵隔未被吸收，将宫体分隔为两半，子宫的外形完全正常，纵隔可为完全性或不完全性，常伴有阴道纵隔。

阴道斜隔综合征为双子宫双宫颈，个别为单宫颈合并子宫纵隔；起源于两个宫颈之间膜状组织，斜向附着于一侧的阴道壁，形成一个盲管，把该侧的宫颈遮蔽在内，隔的后方与宫颈之间有一个腔为“隔后腔”；另外，几乎均合并与斜隔同侧的肾脏及输尿管缺如。

Mayer-Rokitansky-Kiister-Hauser（MRKH）综合征是由于双侧副中肾管发育不良导致的先天性女性生殖系统畸形。主要表现为子宫和中上2/3阴道发育不全，而卵巢功能、第二性征发育正常。染色体核型为46XX，可合并泌尿系统、骨骼、听力等多系统异常改变，发病率约为1/4 500。

单纯生殖道畸形在幼儿期和少儿期往往无异常表现，直到青春期后无月经，下腹疼痛并进行性加重；或婚后性交不能、反复流产、不孕等就医才发现。而生殖道畸形合并输尿管异位开口、阴道膀胱瘘、阴道尿道瘘等畸形往往有则会有反复尿路感染、漏尿等症状。

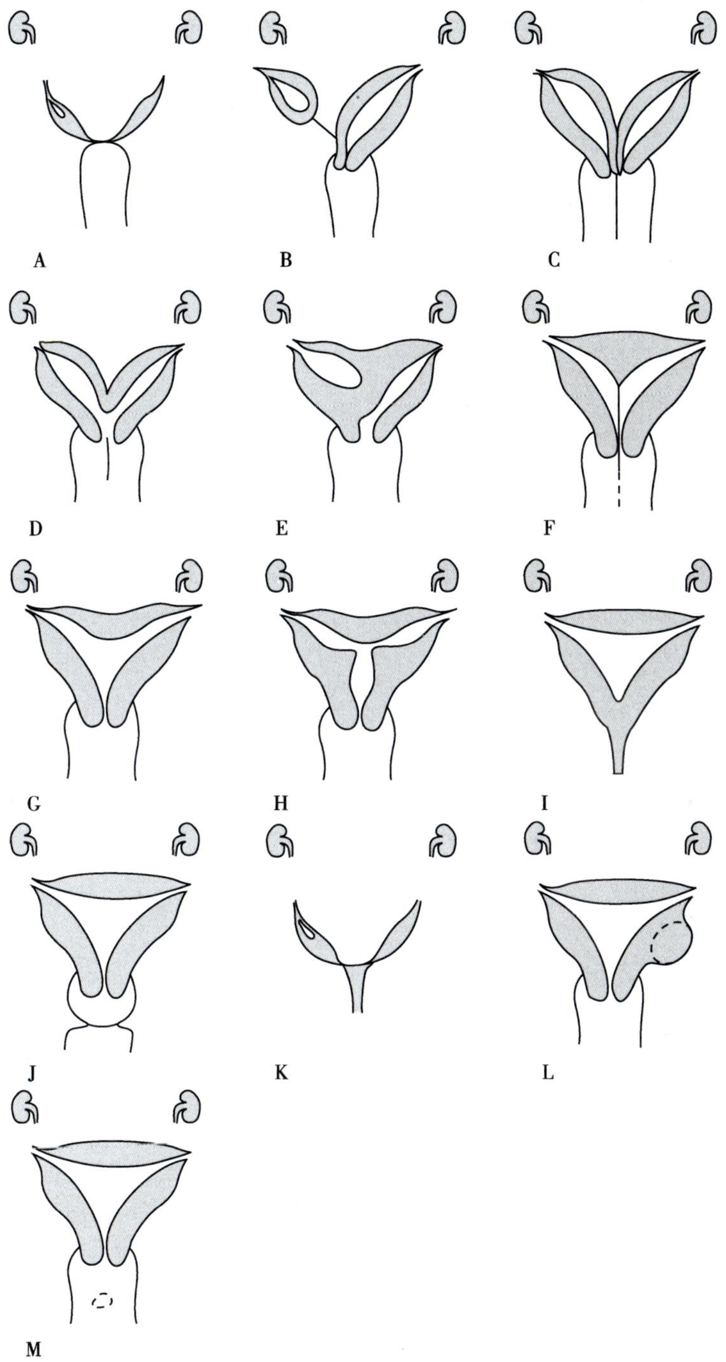

图 26-2-1 单发副中肾管发育异常导致的子宫畸形示意图

A. 苗勒氏管不发育；B. 单角子宫伴对侧闭锁的宫腔；C. 双子宫；D. 双角 - 单宫颈子宫；E. 双角子宫，伴有不相通的子宫角残腔；F. 纵隔子宫；G. 弓形子宫；H. 与 DES 综合征相关的畸形（与己烯雌酚相关的先天性宫颈管狭窄）；I. 完全性的阴道或宫颈 - 阴道发育不全或闭锁；J. 节段性阴道或宫颈 - 阴道闭锁；K. 完全性子宫 - 阴道闭锁；L. 子宫附件肿块和其他的引带功能不全；M. 无孔处女膜，永存泌尿生殖窦，先天性膀胱 - 阴道瘘（引自《小儿超声诊断学》，夏焙主编，人民卫生出版社）

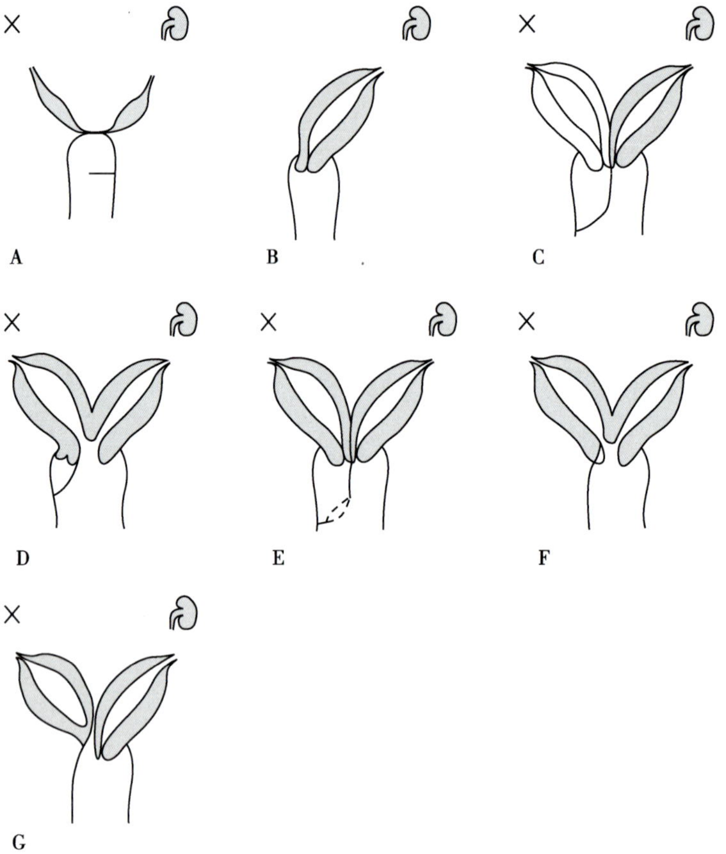

图 26-2-2 副中肾管畸形与肾脏关系示意图

A. 伴有对侧苗勒氏管发育不全；B. 单角子宫伴对侧肾不发育；C. 双子宫或双角子宫伴阴道闭锁和同侧肾不发育；D. 相通的双角子宫，闭锁阴道内积血和同侧肾不发育；E. 双角子宫或双角 - 双宫颈子宫伴有短的横隔或孔洞，和单侧肾不发育；F. 双角 - 双宫颈子宫伴有一侧角畸形和同侧肾不发育；G. 单角子宫伴对侧角不相连，但残角有宫腔，单侧肾不发育（引自《小儿超声诊断学》，夏焙主编，人民卫生出版社）

【超声表现及诊断要点】

1. 子宫发育畸形 子宫发育畸形包块以下 9 种类型。

（1）先天性无子宫：超声检查时盆腔内扫查不到子宫声像，常合并先天性无阴道，而双侧卵巢显示正常，并可见卵泡。

（2）始基子宫：超声表现为条索状肌性结构，无宫腔回声和内膜回声，宫体、宫颈常难区分。

（3）幼稚子宫：常呈极度前屈或后屈，子宫各径线明显小于正常。宫颈相对较长，宫颈与宫体比例仍为婴幼儿期的 2∶1。

（4）子宫发育不全：可显示正常的卵巢，子宫较小，无宫腔线回声，体与颈分界不清，或不显示子宫回声。

（5）单角子宫：显示子宫两个角不等大或子宫出现弯曲，单侧、狭长的子宫形态。发育正常侧的子宫角表现为正常的子宫结构声像图。

（6）双子宫畸形：双子宫，可见两个完全分开的子宫，横切面观察尤为清楚（图 26-2-3）。子宫狭长，左右对称。两子宫间有深的凹陷（长度≥1cm），均有内膜、肌层和浆膜层。多见横径较宽的双宫颈。两个宫颈管回声彼此相邻但完全分开，偶可为双子宫单宫颈。偶见阴道内有纵隔。

（7）双角子宫：声像图表现子宫外形异常，上段分开，下段仍为一体。横切面上可见两个分开的宫角，中央凹陷呈“Y”形（图 26-2-4）或“马鞍”形。宫腔内膜回声也呈“Y”形。经三维超声表现为冠状切面可以直观显示子宫底中央的凹陷（长度≥1cm）及两侧独立的子宫角，整个子宫外形呈“Y”形或呈蝶状、分叶状，宫腔内膜也呈“Y”形或蝶状。

（8）不完全纵隔子宫与纵隔子宫：超声表现为子宫横切图显示有两个相邻的内膜腔，中间由隔膜回声分开。三维超声冠状断面成像显示子宫底的外部轮廓呈现为凸面的、平的或轻微凹陷（≤1cm）。

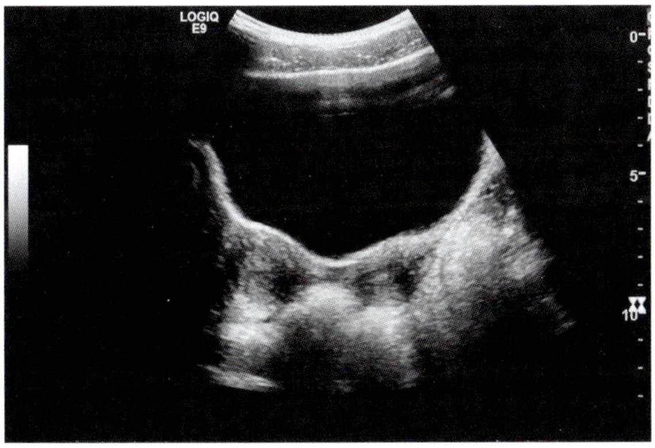

图 26-2-3　双子宫畸形

盆腔经腹壁超声横切面显示左右两个子宫

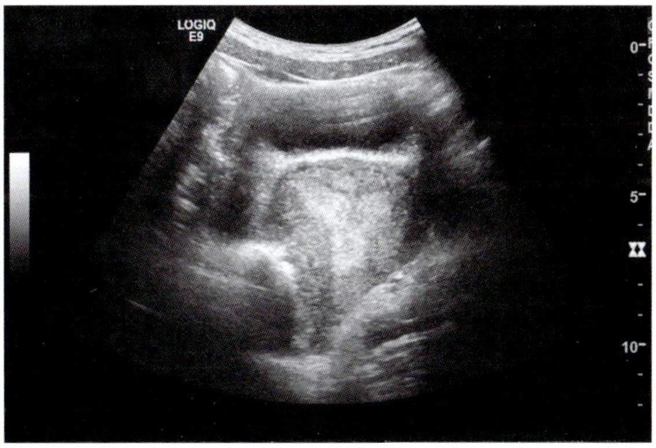

图 26-2-4　纵隔子宫

盆腔经腹壁超声横切图显示子宫内膜呈“Y”形

（9）弓形子宫：表现为正常的子宫外部轮廓，基底部轻微凹陷的单一内膜腔。

2. 阴道畸形　阴道畸形包括阴道隔膜、阴道积液或子宫阴道积液。

（1）阴道隔膜：导致阴道闭锁、阴道梗阻，引起阴道积液扩张或子宫阴道积液等。经腹部超声可以对阴道积液或子宫阴道积液做出诊断，并评价积液扩张的程度、范围（图 26-2-5）。经会阴部超声检查可以显示泌尿生殖道下段的纵轴和冠状切面图，测量扩张的阴道下端的盲端与会阴部的距离。

（2）阴道积液或子宫阴道积液：超声表现为膀胱后方中线部位管形的积液，或子宫积液经膀胱连与直肠之间扩张的阴道。可伴有宫腔扩张，扩张的阴道壁薄，而子宫有厚壁肌层结构。积液内可显示坏死组织、血液或液体分层。

3. 复杂畸形　复杂畸形有阴道斜隔综合征和 MRKH 综合征。

（1）阴道斜隔综合征：超声检查可提示双子宫及一侧的子宫积血、宫颈扩张。扩张的阴道内显示回声隔膜，并可同时提示一侧肾脏的缺如（图 26-2-6）。

（2）MRKH 综合征：经腹 B 型超声图像表现为在充盈的膀胱后方，不论纵切或横切均找不到正常子宫影像，仅可见弧形耻骨，上方有薄层组织，在两侧可看到正常的卵巢（图 26-2-7）。MRKH 综合征常合并泌尿系统的畸形，且始基子宫、卵巢可能存在异位，在经腹 B 型超声检查中需要同时检查泌尿系统，腹股沟区。

【诊断价值】

经腹部超声可以观察整个子宫外形、轮廓，对子宫外形的观察会更全面，同时可以进行泌尿系统的检查。经会阴部超声检查可以显示泌尿生殖道下段，测量扩张的阴道下端的盲端与会阴部的距离。因此，两者结合可提高对泌尿生殖系统畸形的诊断准确性，避免漏诊或误诊。三维超声成像提供子宫冠状面，能更准确、直观地显示宫腔内膜结构，较好地对纵隔子宫进行分型判断，为手术治疗

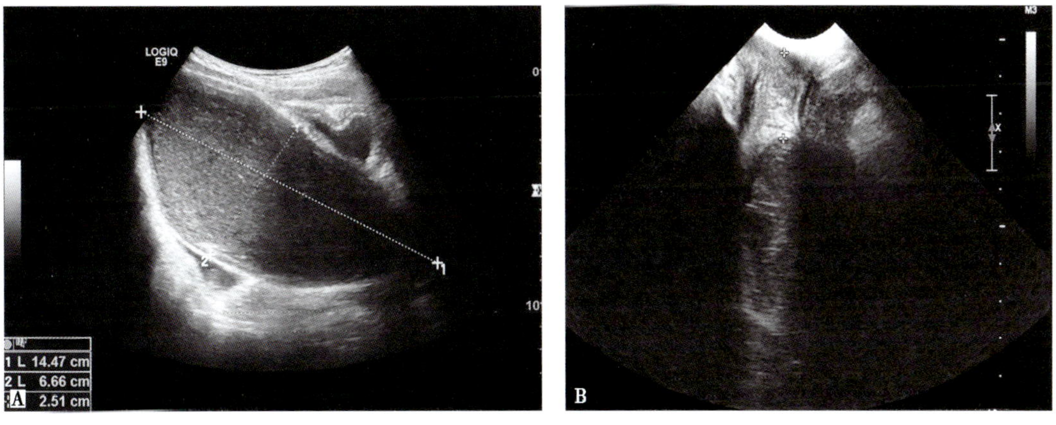

图 26-2-5　阴道积液

A. 经腹壁超声显示膀胱后方管状积液（光标注）；B. 经会阴部超声显示阴道积液

提供可靠的参考资料。成年人的经阴道探头更靠近子宫，对双角子宫、纵隔子宫及一些复杂子宫畸形观察更佳，但是在儿科应用有局限性。MRI检查具有优良的软组织分辨率及任意平面成像的特点，目前已成为临床显示女性盆腔结构及其病变的最佳影像学方法，可以用于对子宫及阴道的畸形进行准确的诊断和分型，为临床治疗和手术提供准确信息，同时可显示是否伴有肾脏及输尿管畸形，但是成像时间长。

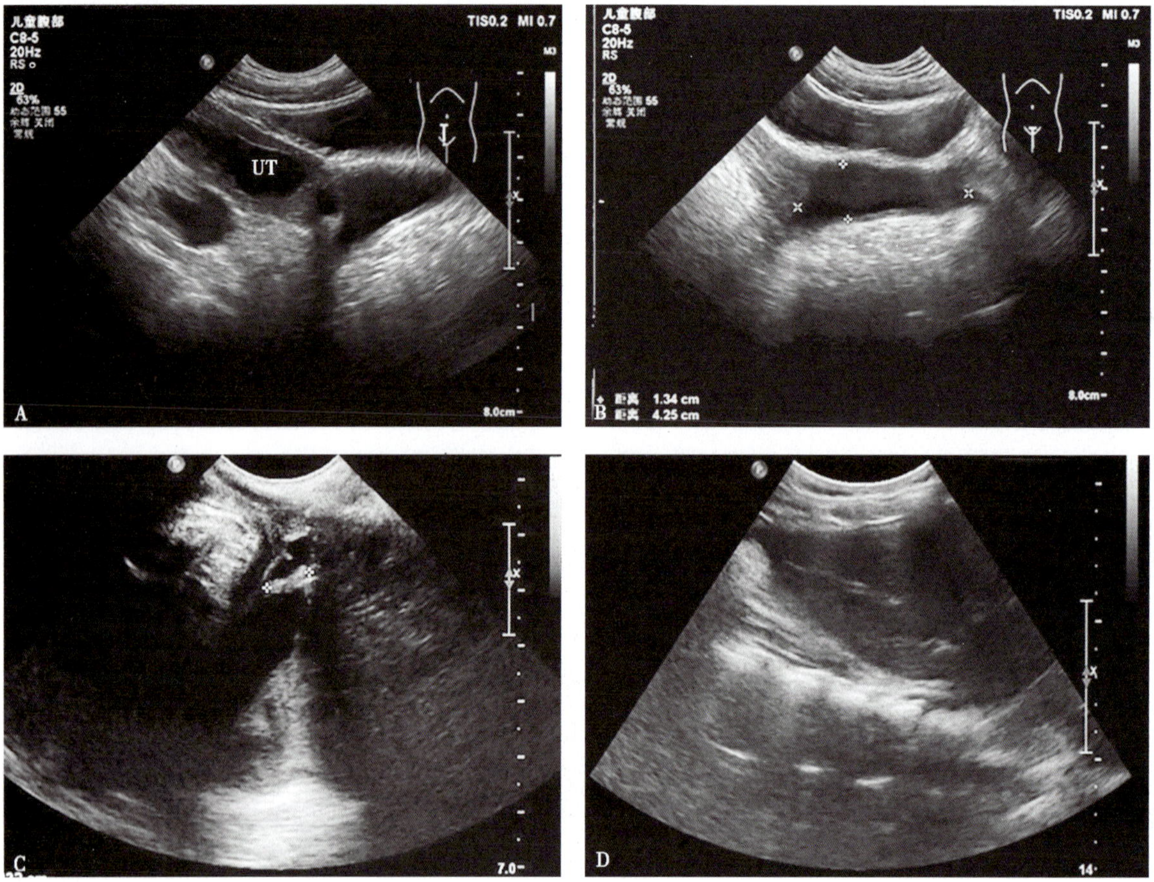

图 26-2-6　阴道斜隔综合征

A、B. 显示双子宫及一侧的子宫积血及阴道扩张；C. 经会阴部超声可显示阴道内隔膜；D. 经腹部超声提示一侧肾脏的缺如；UT：子宫

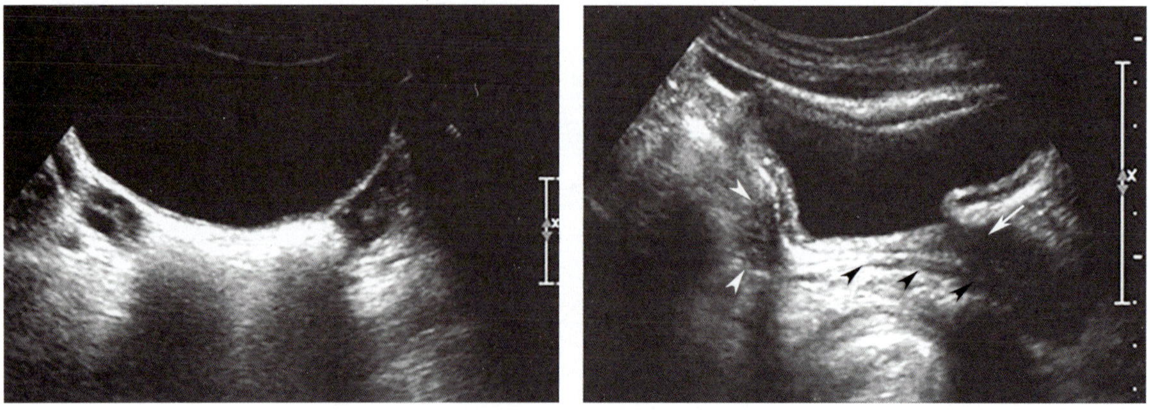

图 26-2-7　MRKH 综合征

经腹壁纵切或横切扫查下腹部均扫查不到膀胱后方（箭头）的子宫图像，双侧卵巢未见异常

第三节 中肾管囊肿

【概述】

中肾管囊肿（mesonephric duct cyst）是由于胚胎时期中肾管系统退化不完全，出生后在女性生殖道旁形成的残存囊肿，位于输卵管系膜、子宫内侧壁、宫颈侧壁、阴道前侧壁至阴道口，部分可见于腹膜后。以阴道侧壁的中肾管囊肿较为多见，亦称为 Gartner 囊肿。腹膜后的中肾管囊肿常伴有同侧肾脏发育异常。囊肿巨大时可压迫邻近器官，产生相应的症状。一般情况下，中肾管囊肿不易扭转。当少数位于输卵管伞部有蒂的囊肿，由于重力的作用易发生扭转，出现急腹症症状。当囊肿合并出血或感染时可出现腹痛、发热症状。

【病理】

中肾管囊肿内壁为单层立方上皮或低柱状上皮，上皮外可包有平滑肌组织。胚胎时期残留的中肾管组织可能会因为某些因素如上皮生长、管道阻塞、分泌物潴留等，导致管腔扩张形成中肾管囊肿。中肾管结构来源的囊肿一般较小，直径为 2～3cm，很少超过 10cm，呈圆形或长条形，囊肿多为单发，囊肿的囊壁较薄，囊内液体清亮透明但可以因出血而呈浅褐色。

【超声表现和诊断要点】

1. 超声表现 于输卵管系膜、子宫内侧壁、宫颈侧壁，阴道前侧壁、阴道口或腹膜后显示单房性囊肿，壁薄，呈圆形或长条形，内部呈均匀无回声。双侧卵巢结构无异常。

当囊肿合并出血或感染时囊肿体积会迅速增大。当卵巢旁的中肾管囊肿发生急性扭转时，超声表现为盆腔内子宫、卵巢旁囊性包块，透声变差，其壁薄或稍增厚，仔细检查可见扭转的螺旋形蒂，子宫及双侧卵巢声像正常。

2. 诊断要点 当附件、宫颈、阴道区出现囊肿时，要考虑该病。超声检查注意囊肿部位、形态、内部透声，囊壁厚度，确定囊肿是否扭转或感染、出血。位于阴道下段旁的中肾管 Gartner 囊肿可应用高频探头，经会阴部扫查，提高检出率。腹膜后的中肾管囊肿多为体积较大的孤立性囊肿，易合并同侧肾脏或输尿管发育异常。

【鉴别诊断】

1. 腹膜后淋巴管囊肿 腹膜后囊肿一般为淋巴管瘤，多呈网格状，形态欠规则，囊肿张力较低，无泌尿系统异常。而腹膜后中肾管囊肿一般为体积较大的孤立性囊肿，易合并泌尿系发育异常。

2. 输尿管扩张、输尿管囊肿 输尿管扩张，可见与之相连的输尿管回声，并可跟踪至肾脏，亦可发生肾积水。输尿管囊肿位于膀胱三角区，向膀胱内突起，随尿液排出大小可变化，可发生输尿管扩张，甚至肾积水。而中肾管囊肿均位于膀胱外，呈封闭的囊肿结构。

3. 卵巢囊肿或卵巢囊性畸胎瘤 卵巢内的囊性包块，呈圆形或类圆形，囊肿旁可见新月形卵巢组织或无卵巢组织。卵巢囊性畸胎瘤可有囊中囊表现。而中肾管囊肿可见双侧正常卵巢组织。

4. 阴道隔膜 阴道隔膜导致阴道闭锁、阴道梗阻，超声表现为膀胱后方中线部位阴道积液扩张，可伴有宫腔积液扩张，积液内因有坏死组织、血液而透声差。而中肾管囊肿位于阴道部前外侧壁，阴道内腔及子宫正常。

5. 副中肾管囊肿 副中肾管囊肿来源于残留的副中肾管上皮组织，可单个或多个发生在阴道壁的任何部位。而 Gartner 囊肿均位于阴道部前外侧壁。两者均为壁薄、透声佳的囊肿，超声鉴别困难时，可行 PAS 染色鉴别，中肾囊肿不含黏液，PAS 阴性，而副中肾囊肿者阳性。

【诊断价值】

超声对于诊断中肾管囊肿具有重要作用。对于鉴别困难者可以通过 CT 或 MRI 进一步检查；CT 增强扫描可显示病灶囊壁及囊内无强化。亦可进行输卵管造影加以鉴别，以清楚显示病灶与周围结构的关系。

第四节 先天性卵巢发育不全

【概述】

先天性卵巢发育不全即特纳综合征（Turner syndrome，TS），是由于其中 1 条 X 染色体的全部或者部分缺失所致，导致以性器官为主的多系统先天性畸形，是儿童最为常见的性发育异常。发病率为 25～50/10 万。患儿的外形表现为女性，身材矮小，体检特征包括内眦赘皮、多色素痣、发际线低、低位耳、高腭弓、小下颌、颈蹼、肘外翻、盾状胸、双乳间距宽、第四跖骨短小等。早期发现较少，晚期常以原发性闭经来诊。

【病理】

先天性卵巢发育不全的染色体畸形有多种，①单一型（45，X0）是典型的细胞核型，缺少一个 X 染色体；②嵌合型，如（46，XX/45，X）；③一条 X 染色体结构异常，如[46，X，i（xq）]；④含 Y 染色体核型（45，X0/46，XY）。

卵巢发育不良开始于母亲妊娠 18 周时，卵泡加速纤维变性。约有 1/3 的患者可以有自主性的青春期发育，尤其是嵌合型的患者，但是只有部分会有自发性的月经。同时卵巢功能不良引起雌激素缺乏，通过影响糖代谢平衡引起多种机制的改变，如内皮功能紊乱、胰岛素分泌减少、血脂异常、向心性肥胖及早发的动脉粥样硬化等。患者同时面临自身免疫性疾病的风险，包括甲状腺炎、乳糜泻、炎症性肠病、1 型糖尿病、Grave 甲亢、溃疡性结肠炎、克罗恩病、风湿性关节炎、银屑病、脱发及白癜风等。患者常伴有先天性心脏病与肾脏畸形，主要包括主动脉瓣二叶畸形、主动脉缩窄、部分型肺静脉异位引流、永存左侧上腔静脉、房间隔缺损和室间隔缺损等。特纳综合征的获得性心血管并发症主要包括主动脉夹层、主动脉扩张和高血压等。心血管并发症是造成特纳综合征患者死亡的重要原因。特纳综合征肾脏畸形主要为马蹄肾及肾脏结构的异常。

【超声表现和诊断要点】

1. 超声表现 超声检查子宫、卵巢发育情况是诊断本病的重要辅助检查手段。先天性卵巢发育不全者超声主要表现为各年龄期患儿双侧卵巢极小，常难以显示，青春期患儿难以显示卵巢内的卵泡回声，甚至大部分患儿超声检查未探测到卵巢，其中核型为（45，X0）的患儿超声显像探测到卵巢的可能性最低，卵巢和子宫的体积最小；嵌合型患儿的双侧卵巢显示率最高，卵巢容积最大，其中有 38.5% 有自然月经初潮。子宫发育不良，难以显示，始基子宫（图 26-4-1）或幼稚子宫；超声检查未显示卵巢的患儿，其子宫各径线均低于可显示卵巢的患儿。对于应用生长激素和雌激素替代治疗的患儿，超声还用于卵巢、子宫发育状况的动态评价（图 26-4-2）。

对于特纳综合征患者应常规进行心血管及肾脏超声检查。二叶式主动脉瓣、主动脉缩窄的超声心动图表现参见相关章节。年长儿童及成年期患者，超声心动图可显示高血压心脏病变、感染性心内膜炎、动脉瘤和主动脉夹层形成，可参见相关章节。

2. 诊断要点

（1）子宫大小、形态是否与年龄相符。

（2）卵巢大小、形态及回声是否与年龄相符。

（3）泌尿系超声检出肾脏畸形。

（4）超声心动图检测心脏畸形。

（5）激素治疗后动态复查。

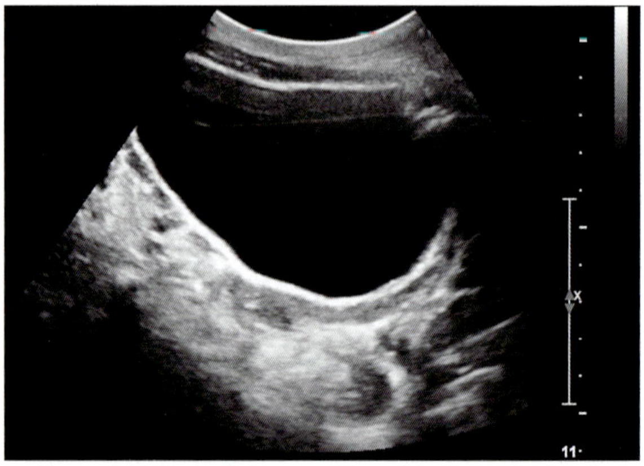

图 26-4-1 始基子宫

盆腔经腹壁纵切面扫查显示子宫径线明显小于同年龄正常值

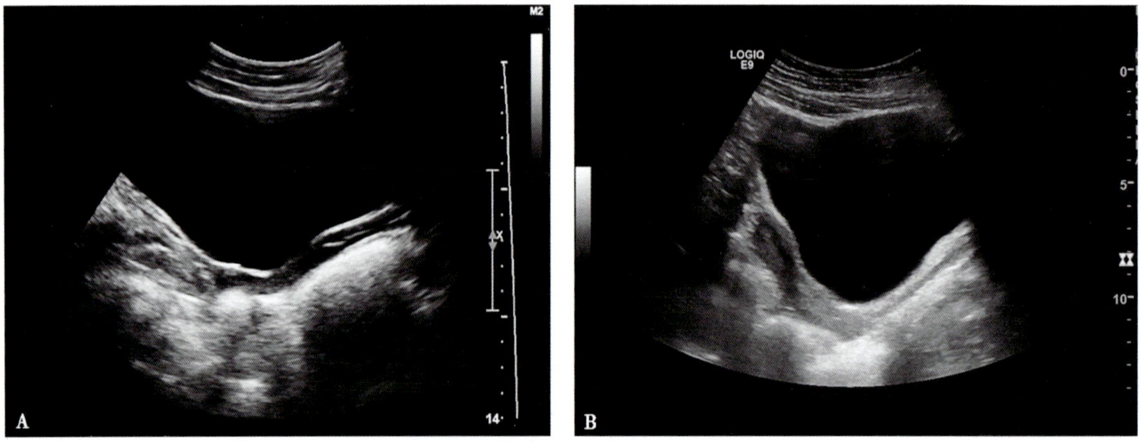

图 26-4-2 雌激素替代治疗中子宫的形态变化

A. 盆腔经腹壁纵切面扫查显示子宫径线明显小于同年龄正常值；B. 替代治疗后，盆腔经腹壁纵切面扫查显示子宫径线较治疗前明显增大

【鉴别诊断】

需结合临床排除脑垂体、下丘脑疾病引起的子宫、卵巢的发育异常。儿童也可因疾病或营养原因引起子宫、卵巢发育落后。小子宫、小卵巢可见于儿童时期盆腔接受过放射性治疗的患儿。

【诊断价值】

对于女童生长缓慢、或青春期月经未初潮者、或女性多系统畸形患者，应进行盆腔超声检查和染色体核型分析，以期早诊断和治疗先天性卵巢发育不良。超声心动图检出并发畸形。青春期时应用心脏 MRI 检查，可以发现部分肺静脉异位引流等超声不易检出的畸形。对于 TS 患儿，一旦确诊超声心动图可用于长期评估与监测。当超声无法鉴别性腺类型时，MRI 也不能提高性腺识别率。有必要多次超声复查来增加性腺的识别率。

第五节　性发育疾病

【概述】

性发育疾病（disorders of sex development，DSD）是由于性染色体畸形或单基因突变，或性发育遗传和内分泌途径的改变，导致的性腺的解剖与功能异常的一组异质性遗传病，其发生率为 1‰～3‰，既往称为两性畸形，2006 年欧洲及美国儿科内分泌学会建议更名为性发育疾病，通常表现为染色体性别、性腺性别和表型性别发育异常。DSD 涵盖了一系列生殖器的变异，如生殖器含糊不清、小阴茎、隐睾和先天性畸形综合征（如泄殖腔外翻）等。DSD 定义中不包括性早熟或青春期延迟。先天性肾上腺皮质增生症是胎儿或新生儿的（46，XX）性发育疾病的常见原因之一，导致女性假两性畸形。DSD 的临床表现可分为四类，包括女性假两性畸形、男性假两性畸形、真两性畸形和混合性腺发育不全。

【病理】

性发育异常分成三个类型：性染色体异常 DSD、46，XY DSD 和 46，XX DSD。DSD 的分类见表 26-5-1。性发育异常的病理结构在于性腺、生殖道的发育异常以及先天性畸形。

1. 性腺发育异常　46，XY DSD 时可见卵睾、隐睾。

表 26-5-1　性发育疾病（DSD）的分类

性染色体 DSD	46，XY DSD	46，XX DSD
A：47，XXY （Klinefelter 综合征及变体） **B：45，X** （Turner 综合征及变异） **C：45，X/46，XY** （混合性腺发育不全） **D：46，XX/46，XY（嵌合性）**	**A：性腺（睾丸）发育异常** （1）完全或部分性腺发育不全； （2）卵睾性 DSD； （3）睾丸退化 **B：雄激素合成或功能障碍** （1）雄激素合成障碍： LH 受体突变；Smith-Lemli-Opitz 综合征；类固醇生成急性调节蛋白突变；胆固醇侧链裂痕（CYPIIAI）；3β- 羟甾类脱氢酶 2（HSD3B2）缺陷；17α- 羟化酶 /17，20 裂解酶（CYP17）P450 氧化还原酶（POR）缺陷；17β- 羟甾类脱氢酶（HSD17B3）；5α- 还原酶 2（SRD5A2）缺陷； （2）雄激素功能障碍： 雄激素不敏感综合征；药物和环境因素 **C：其他** （1）男性性腺发育联合综合征（如泄殖腔畸形，Robinow，Aarskog，手 - 足 - 生殖器，腿弯部的翼状胬肉）； （2）持续性 Mullerian 管综合征； （3）无睾丸综合征； （4）孤立的尿道下裂（CXorf6）； （5）先天性的促性腺激素分泌不足的性腺功能不足； （6）隐睾病（INSL3，GREAT）； （7）环境影响	**A：性腺（卵巢）发育异常** （1）性腺发育不全； （2）卵睾性 DSD； （3）睾丸性 DSD（SRY 阳性，SOX9 和 RSP01 重复） **B：性激素过剩** （1）胎儿：3β- 羟甾类脱氢酶 2HSD3B2；21- 羟化酶（CYP21A2）；P450 氧化还原酶（POR）；11β- 羟化酶（CYPIIBI）； （2）胎儿胎盘分泌：芳香酶（CYP19）缺乏；氧化还原酶（POR）缺乏； （3）母体：母体的雄性肿瘤；雄激素类药物 **C：其他** （1）联合综合征（如泄殖腔畸形）； （2）中肾管发育不全； （3）子宫畸形（如 MODYS）； （4）阴道闭锁（KcKusick-Kaufman 综合征）； （5）阴唇粘连

2. 生殖道发育异常 常见于子宫、卵巢、阴道的发育异常。

3. 先天性畸形 包括生殖道畸形及会阴部畸形，包括尿道下裂、阴道发育不全、阴道闭锁及阴茎性尿道。

【超声表现和诊断要点】

1. 超声检查部位 DSD 超声检查部位主要有盆腔、双侧腹股沟、会阴部等。

（1）盆腔扫查：盆腔扫查可显示子宫、卵巢回声，合并或不合并子宫发育畸形，如双角子宫。或者未探及子宫，显示一侧为卵巢另一侧为卵睾。卵睾指同时具有睾丸和卵巢两种性腺组织。子宫及双侧卵巢均未探及者见于 46XY DSD 雄激素不敏感综合征。

（2）双侧腹股沟扫查：双侧腹股沟区显示有无睾丸或者卵睾回声，显示睾丸发育情况。卵睾超声表现为卵圆形的不均质团块，内显示小囊样回声。

（3）会阴部扫查：会阴部区检查有无阴道和阴茎海绵体。可显示阴道回声，可合并阴道闭锁。或者显示阴茎海绵体和尿道海绵体。

2. 超声表现 不同 DSD 的超声表现亦不同。

（1）46，XX/46，XY 嵌合型 DSD：超声可显示子宫、卵巢及阴道，同时可显示睾丸和阴茎海绵体，可伴有子宫发育畸形、睾丸发育不良（图 26-5-1）。

（2）45，X0/46，XY 嵌合型 DSD：超声未显示正常的子宫，性腺显示为卵睾回声，或者一侧为卵巢、对侧为睾丸或卵睾（图 26-5-2）。

（3）46，XY DSD 雄激素不敏感综合征：患者外形为女性，可因女童双侧腹股沟肿块或因青春期无月经来潮就诊，超声发现腹腔、腹股沟或会阴部睾丸回声，盆腔内未显示子宫、卵巢回声，可有部分阴道显示（图 26-5-3）。

（4）46，XX DSD：见于先天性肾上腺皮质增生症或母体摄入外源性雄激素过多或母体的男性化功能性肿瘤，超声可显示正常子宫、卵巢和阴道者，未见睾丸，偶可见尿道海绵体。

3. 诊断要点 识别盆腔内、腹膜后、腹股沟有无子宫、卵巢声像，或者显示卵睾回声。经会阴部检查有无阴道回声、睾丸大小和尿道回声。

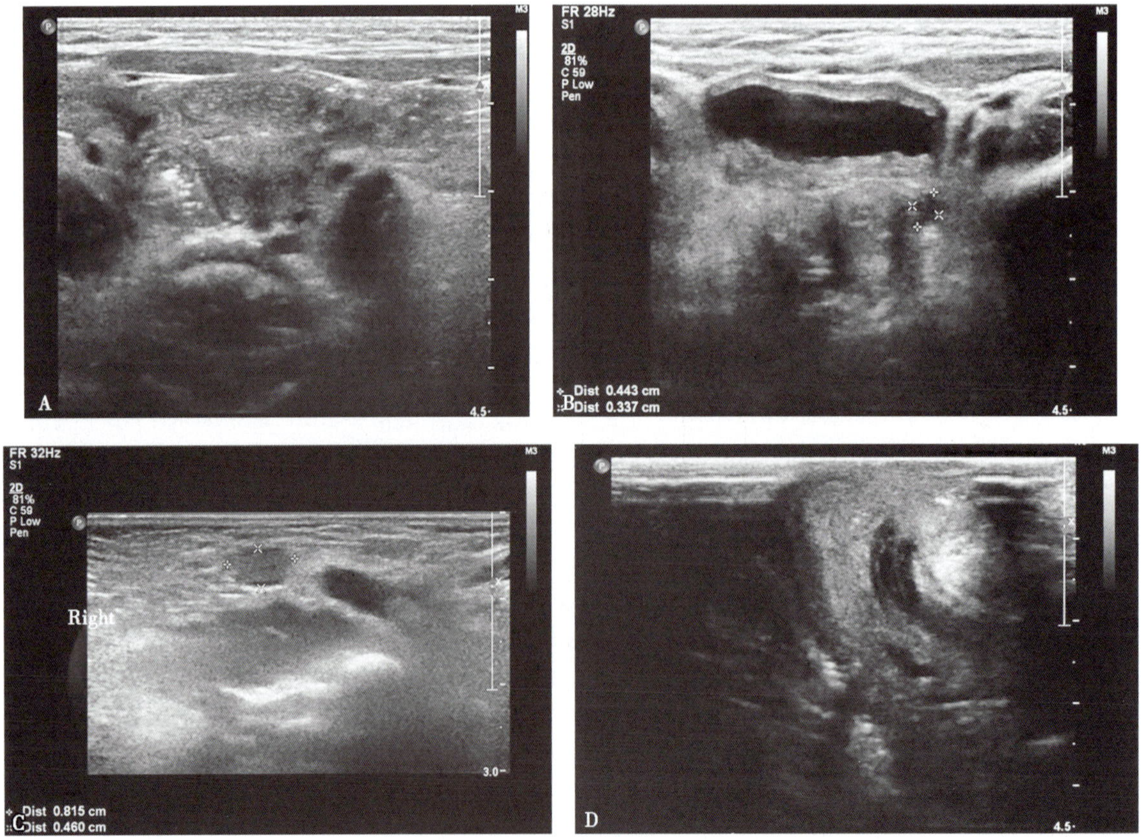

图 26-5-1 46，XX/46，XY 嵌合型 DSD

A. 盆腔经腹壁扫查子宫横断面显示双角子宫；B. 盆腔经腹壁扫查显示卵巢；C. 双侧腹股沟扫查显示发育不良的隐睾；D. 经会阴部超声显示阴道，阴道远端闭锁

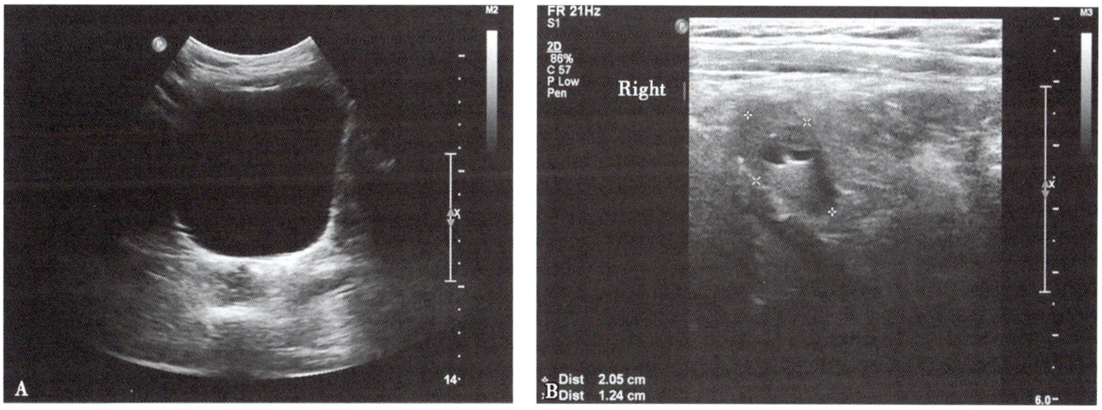

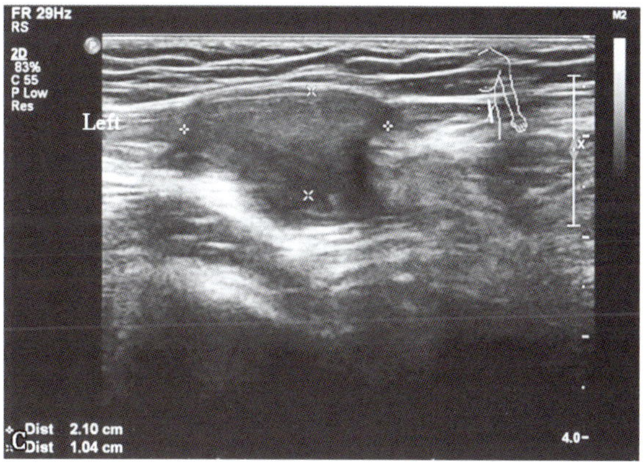

图 26-5-2　45，XO/46，XY 嵌合型 DSD

A. 盆腔扫查未显示子宫；B. 右侧腹股沟扫查显示卵睾回声；C. 左侧腹股沟扫查显示睾丸回声

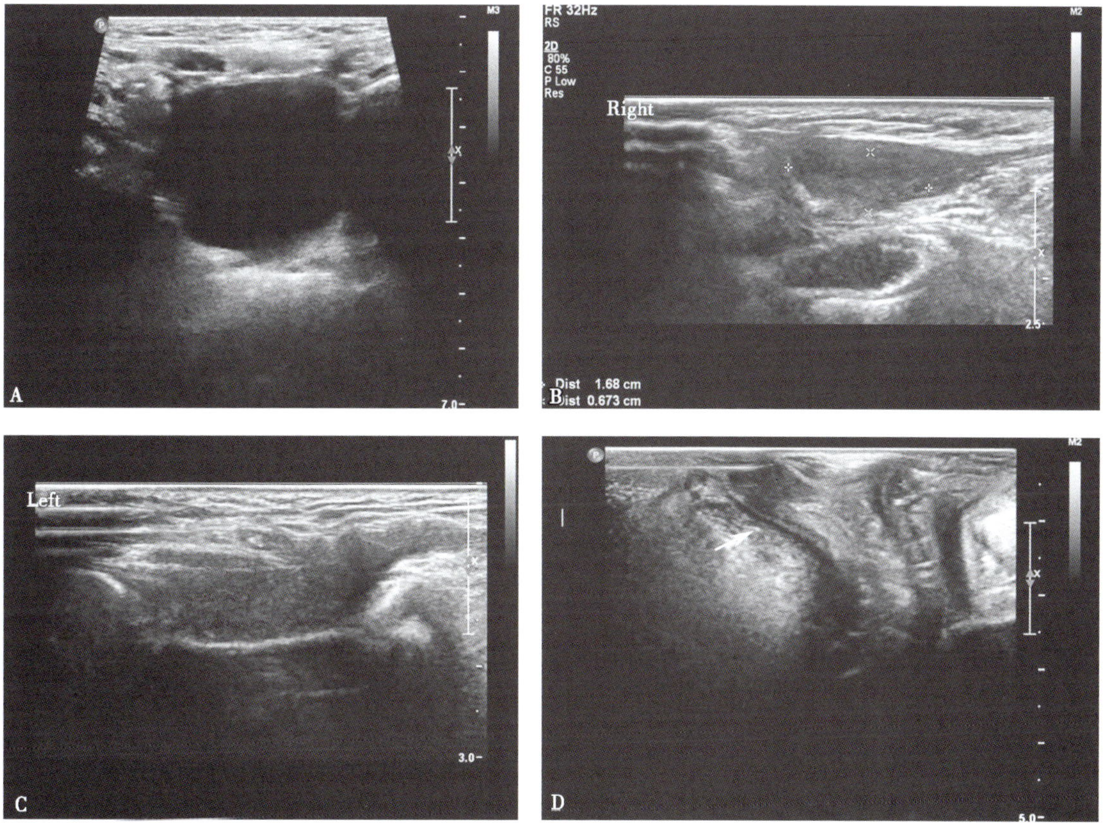

图 26-5-3　46XY 雄激素不敏感综合征 DSD

A. 盆腔扫查未显示子宫、卵巢回声；B、C. 双侧腹股沟扫查显示睾丸回声；D. 经会阴部扫查显示下段阴道（箭头）

【鉴别诊断】

1. 卵巢发育不良 卵巢发育不良者常因闭经或月经不来就诊，多次检查无法显示卵巢声像，子宫发育不良或落后，应与DSD相鉴别。应多次检查盆腔，并对后腹膜、腹股沟进行详细的扫查，以发现子宫、卵巢、睾丸。

2. 腹股沟肿瘤 对于位于腹股沟的卵睾，特别是社会性别为女性，不能随意当成肿瘤处理。而肿瘤一般发生于发育不良的隐睾，超声表现为血流信号丰富的实质性占位，或者血流信号偏少的囊实性或囊性团块。

【诊断价值】

超声可非创伤性的提供盆腔及腹股沟等部位是否存在性腺及性腺的性质，从而对性别畸形的推测和诊断提供解剖学上的直接依据，也为性腺的活检提供依据。超声不仅用于性别畸形术前及治疗前的诊断，在术后及治疗后也有一定的应用价值，可在随访中评估性腺的发育及治疗的有效性。

第六节 多囊卵巢综合征

【概述】

多囊卵巢综合征（polycystic ovary syndrome，PCOS）是下丘脑-垂体-卵巢轴功能失常，与肾上腺功能紊乱、遗传、代谢等因素相关的一种复杂的内分泌及代谢异常所致的疾病，与多基因遗传有关。多囊卵巢综合征者以慢性无排卵（排卵功能紊乱或丧失）、多囊卵巢和高雄激素血症（体内男性激素产生过剩）为特征。患者主要临床表现为月经周期不规律、不孕、肥胖、多毛和/或痤疮，同时可伴有肥胖、胰岛素抵抗、血脂异常等代谢遗传病，是2型糖尿病、心脑血管病和子宫内膜癌发病的高危因素。成年女性发病率为6%～8%。PCOS的诊断需排除导致雄激素过多的其他疾病，包括先天性肾上腺皮质增生症、库欣综合征、分泌雄激素的肿瘤、大量外源性雄激素作用、严重胰岛素抵抗综合征、甲状腺功能异常、低促性腺激素性性腺功能减退和卵巢早衰等。

【病理】

自1935年首次发现这一疾病以来，国际上先后出现了3个诊断共识，分别是美国国立卫生研究院（National Institute of Health，NIH）提出的NIH标准；欧洲生殖和胚胎医学会（European Society for Human Reproductionand Embryology，ESHRE）与美国生殖医学会（American Society for Reproductive Medicine，ASRM）提出的鹿特丹（Rotterdam）标准以及美国雄激素学会（Androgen excess society，AES）提出的AES标准。

2003年的鹿特丹的PCOS诊断标准包括：①稀发排卵或无排卵；②高雄激素的临床表现和/或高雄激素生物化学征象；③卵巢呈多囊样声像：一侧或双侧卵巢中直径2～9mm的卵泡≥12个，和/或卵巢体积>10ml；以上3项中具备2项，并排除其他疾病。我国专家于2006年在鹿特丹标准基础上，推出了《中国PCOS诊断和治疗专家共识》。该标准提出，月经稀发、闭经或不规则子宫出血是诊断的必需条件。另外，再符合下列2项中的1项，即可诊断为疑似PCOS：①高雄激素的临床表现或高雄激素血症。②超声表现为卵巢呈多囊样声像。具备上述疑似PCOS诊断条件后还必须逐一排除其他可能引起高雄激素的疾病和引起排卵异常的疾病才能确定诊断。

青春期PCOS的诊断尚无统一标准。有学者建议具备以下5条中的4条才能确诊：临床表现为高雄激素；生化检查为高雄激素血症、出现胰岛素抵抗及高胰岛素血症；持续2年以上的月经稀发；超声显多囊卵巢改变。

【超声表现和诊断要点】

1. 超声表现 卵巢呈多囊样声像，超声检查显示一侧或双侧卵巢中直径2～9mm的卵泡≥12个，和/或卵巢增大，体积>10ml。大量增大的卵泡分布在卵巢包膜下，卵巢回声增强。在月经规则患者中，应选择在月经周期第3～5天超声检查。稀发排卵患者若有卵泡直径>10mm或有黄体出现，应在下个周期进行复查。

2. 诊断要点 注意双侧卵巢的大小、卵泡数目、卵巢回声情况。

【鉴别诊断】

卵巢呈多囊样声像并非PCOS所特有。正常育龄妇女中20%～30%可有卵巢呈多囊样声像。正常青春期卵巢也可以显示有多囊泡样声像，与PCOS卵巢的多囊样改变相似。卵巢呈多囊样声像也可见于下丘脑性闭经、高PRL血症及分泌生长激素的肿瘤等。

【诊断价值】

经腹部超声检查对卵巢结构的分辨率和显示的卵泡数量明显低于经阴道超声。在实际操作中，在满足穿透力的前提下，尽量采用高频率探头扫查。正常育龄妇女、正常青春期卵巢也可显示卵巢呈多囊样声像，因此PCOS的诊断需符合诊断标准。

第七节 卵巢肿瘤

【概述】

卵巢肿瘤是儿童及青少年生殖器肿瘤中最常见的肿瘤，大部分为良性；恶性卵巢肿瘤仅占卵巢肿瘤的10%～20%。卵巢肿瘤的临床主要表现为腹痛、腹部包块及其他一些非特异性症状。最常见的并发症是卵巢扭转。部分肿瘤可分泌性激素从而出现性早熟，恶性胚胎细胞肿瘤产生β-绒毛膜促性腺激素（β-HCG）和甲胎蛋白（AFP）。

【病理】

卵巢肿瘤可分为生殖细胞性、上皮性（浆液性、黏液性囊腺瘤）、性索基质或混合型肿瘤。青少年、儿童卵巢肿瘤以生殖细胞肿瘤为主，占80%。生殖细胞性卵巢肿瘤根据组织亚型分类为畸胎瘤（实质性、囊性和囊实性）、内胚窦瘤（又名卵黄囊瘤）、无性细胞瘤、胚癌、多胚瘤及绒毛膜癌。儿童及青少年卵巢良性肿瘤以成熟型畸胎瘤最为常见，占卵巢良性肿瘤的90%。畸胎瘤多表现为无痛性腹部包块，体检时发现，若畸胎瘤内发生出血、扭转或破裂，可引起急腹症。卵巢恶性肿瘤中，胚芽细胞肿瘤（畸胎瘤、内胚窦瘤、混合型恶性胚胎性肿瘤、胚胎癌）占60%～90%，以恶性畸胎瘤最常见，占恶性肿瘤的38.5%。间质细胞癌（Serrtoli-leydig细胞瘤、颗粒细胞瘤和尚未分类的肿瘤）占10%。上皮细胞癌（浆液性或黏液性）占5%～11%。性腺发育不良的儿童发生生殖细胞癌的发病率增加。卵巢恶性肿瘤可直接向邻近组织浸润，或经血行、淋巴结向远处转移，常见为肝脏和肺。表现为盆腔内肿块、大量腹水、肝脏内转移病灶。

【超声表现和诊断要点】

超声检查目前已经广泛应用于卵巢肿瘤的诊断和良恶性肿瘤的鉴别。为确保卵巢恶性肿瘤患者获得适当的治疗以改善肿瘤预后，术前描述卵巢肿瘤良恶性至关重要。

2008年，国际卵巢肿瘤研究组（International Ovarian of Tumor Analysis，IOTA）提出了简单法则，通过使用标准化的术语和定义描述了卵巢肿瘤的良性征象和恶性征象，并将卵巢肿瘤分为良性、恶性和不确定性3类，适合初步判断卵巢良恶性肿瘤。良性征象：B1，单房性囊肿；B2，存在实性部分（最大径＜7mm）；B3，存在声影；B4，光滑的多房性肿瘤（最大径＜100mm）；B5，无血流信号。恶性征象：M1，不规则实性肿瘤；M2，腹腔积液；M3，存在至少4个乳头状结构；M4，不规则、多房囊性肿瘤（最大径≥100mm）；M5，丰富的血流信号。其中存在1个或多个良性征象且无恶性征象者判断为良性肿瘤；存在1个或多个恶性征象且无良性征象者判断为恶性肿瘤；既无良性征象也无恶性征象，或既有良性征象又有恶性征象者判断为不确定性肿瘤。文献报道，应用简单法则的适用率为76%～89%，敏感性为73%～95%，特异性为91%～97%。

妇科影像报告与数据系统（gynecologic imaging reporting and data system，GI-RADS）分类也是新近提出的卵巢肿瘤分类诊断方法。1类：确定良性，即正常附件；2类：良性可能性大，为功能性组织；3类：可能良性肿瘤，为良性赘生性卵巢肿瘤；4类：可疑恶性肿瘤，除外2～3类病变，且有以下1～2个恶性表现者：大乳头状突起物、厚壁分隔、实性区较明显，内部血流较丰富、合并腹腔积液、最低阻力指数＜0.50；5类：恶性肿瘤可能性大，有3个及以上4类病变所列恶性表现者。其中将GI-RADS 1～3类病变定义为良性肿瘤，4～5类病变定义为恶性肿瘤。在儿童和青春期卵巢肿瘤患者，正常卵巢组织的“新月征”往往提示良性肿瘤（图26-7-1）。

1. 卵巢畸胎瘤 多为单侧发病，也可双侧发病，双侧占10%～20%。卵巢囊性畸胎瘤为成熟型畸胎瘤，是儿童期及青少年期最常见的卵巢肿瘤，占卵巢良性肿瘤的90%。卵巢的恶性畸胎瘤占约10%。畸胎瘤组织学检查可分为成熟性（囊性、约占畸胎瘤的90%）、未成熟型（胚胎性神经组织）、恶性。临床表现腹部无痛性肿块。偶尔畸胎瘤内出血、扭转或瘤体破裂，引起急腹症。

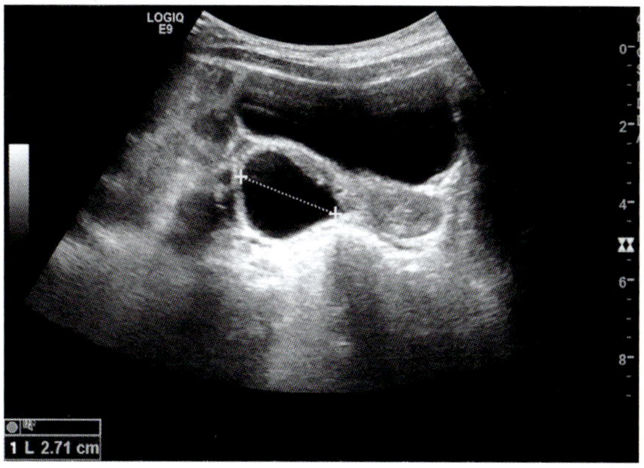

图26-7-1 卵巢“新月征”
盆腔经腹壁扫查显示右侧卵巢组织的“新月征”

成熟型畸胎瘤呈圆形或椭圆形的肿块，囊性成分占多数，伴有不同量的脂肪和钙化，声像图表现因瘤内含毛发、皮脂、钙化或脂肪的比例不同而不同（图 26-7-2）。内部回声可以呈低回声、等回声、高回声或强回声，或镶嵌存在。高回声或强回声多数为脂肪、毛发或牙齿，往往形态不规则，呈现面团征或声影。肿块内部脂质与液性部分之间形成较为清楚的分界线，并随体位变化，即脂液分层征。肿块内部及边界无血流信号。由于畸胎瘤内部回声与肠曲相似，混于肠曲中，超声下容易漏诊。2%～4% 可发生恶变。未成熟畸胎瘤则以实质性成分占多数（图 26-7-3）。

2. 卵巢功能性囊肿 功能性囊肿是卵巢最常见的囊性团块，包括卵泡囊肿和黄体囊肿。好发于新生儿期和青春期。新生儿受母体雌性激素的刺激，卵泡过度增大。巨大卵泡囊肿可达上腹部。无并发症的囊肿直径一般小于 4cm，于出生 3～4 个月后可自行消失。黄体囊肿为卵泡未排卵而黄体化，或排卵后黄体囊肿未消退所致。合并出血时囊肿突然进行性增大，易发生扭转，引起急性腹痛。黄体囊肿一般于 1～2 个月经周期后完全消失。囊肿直径大于 5～6cm，不能自主消退者，则需引流或外科手术治疗。

卵泡囊肿声像图表现为壁薄、单房的无回声，可显示子囊征，即囊内可见小囊样回声。囊肿内无血流信号。囊肿合并出血囊肿可突然变大，囊内透声差，见细小点状回声（图 26-7-4）。囊肿发生扭转可引起急腹症。黄体囊肿囊壁较卵泡囊肿稍厚。这种囊肿一般会自行消失但所需时间较长。直径大于 4cm 的功能性囊肿，若经超声检查不消退，应与卵巢囊性肿瘤鉴别，必要时手术治疗。

3. 卵巢囊腺瘤 卵巢囊腺瘤包括浆液性和黏液性囊腺瘤。儿童期浆液性囊腺瘤多于黏液性囊腺瘤。囊腺瘤体积较大，直径为 4～20cm，巨大囊腺瘤易发生扭转。浆液性囊腺瘤声像图表现为圆形或椭圆形的低回声或无回声区，单房或多房，肿块形态规则，边界清晰，囊壁厚薄均匀，囊壁光滑（图 26-7-5）。有时在囊壁内侧见小的乳头状突起，

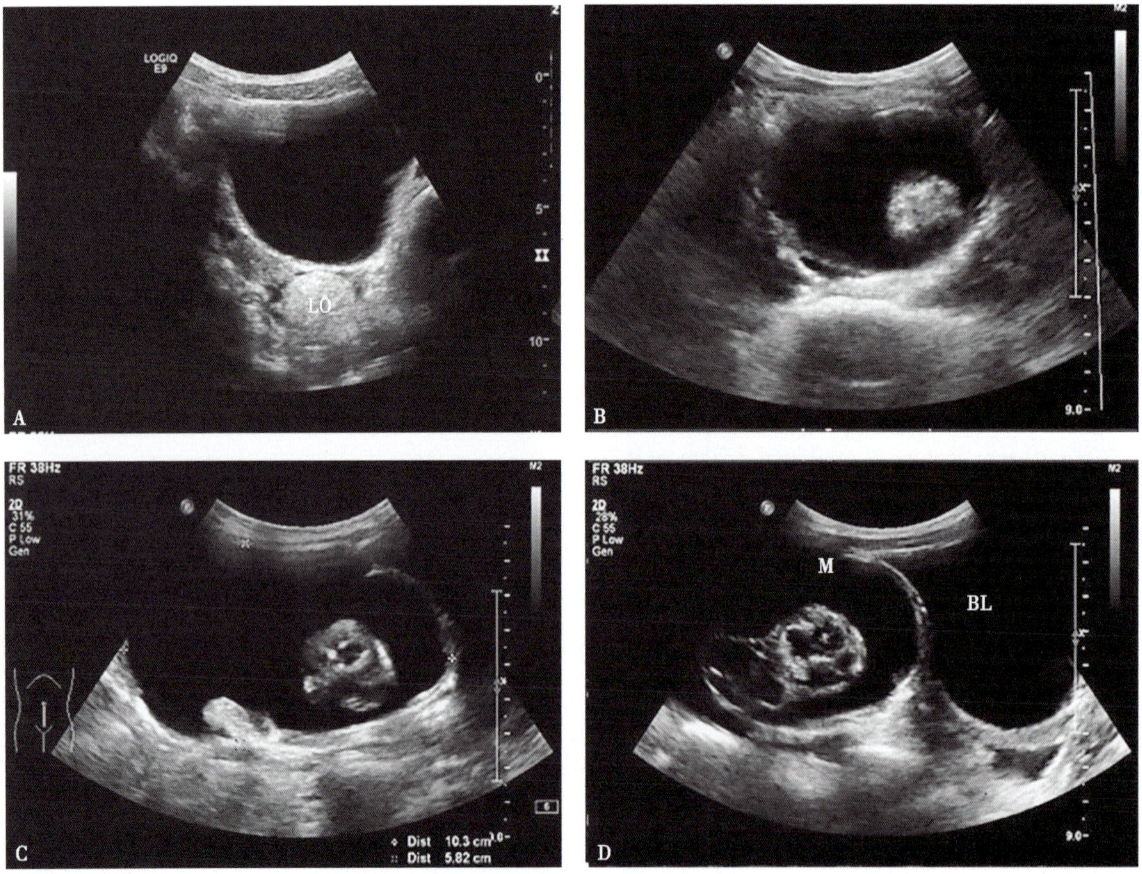

图 26-7-2 卵巢成熟畸胎瘤

盆腔多个切面扫查显示卵巢成熟畸胎瘤因内容物不同显示不同的回声表现；LO：左侧卵巢；BL：膀胱；M：肿瘤

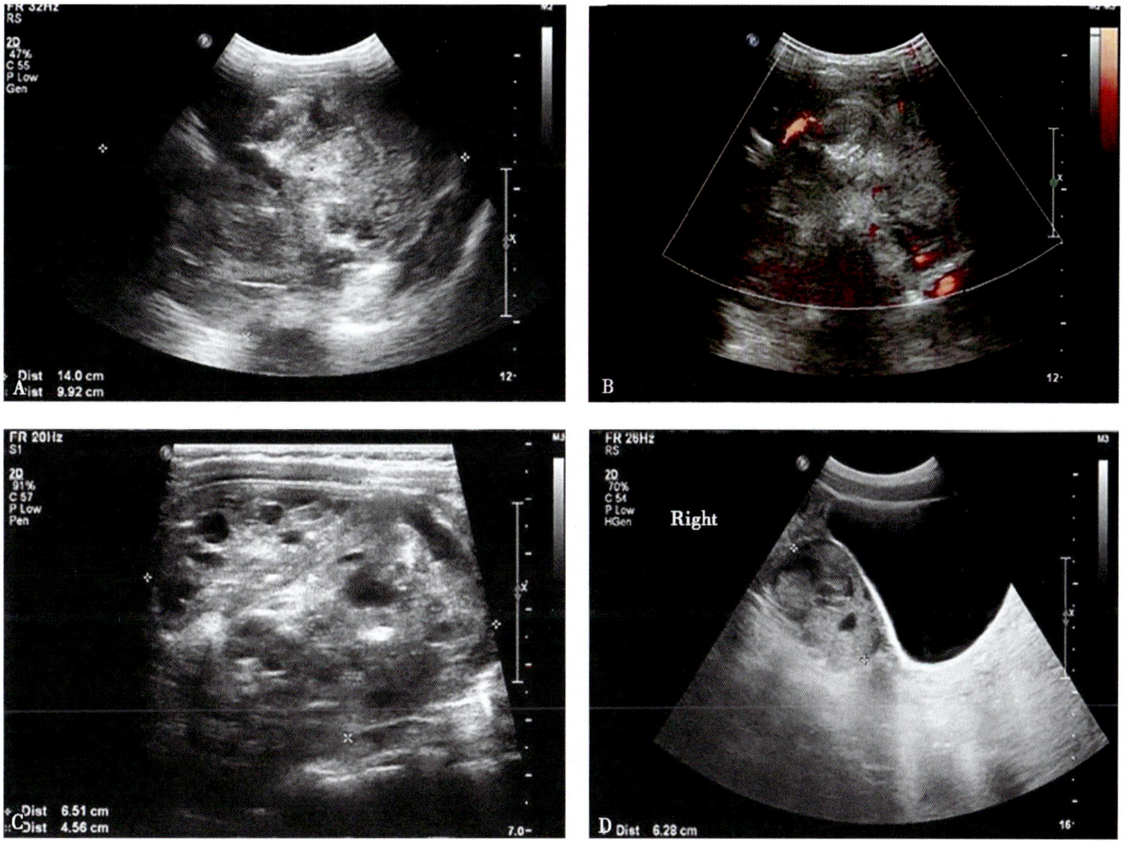

图 26-7-3　卵巢恶性畸胎瘤

盆腔扫查显示恶性畸胎瘤呈囊实性包块，内见较丰富血流信号，可合并腹腔积液

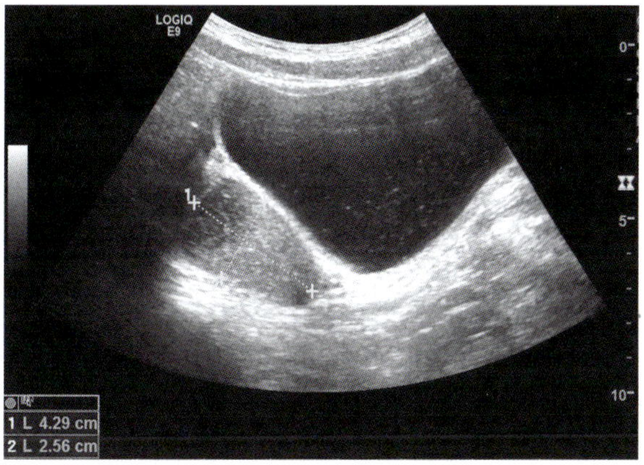

图 26-7-4　黄体囊肿伴出血

盆腔经腹壁超声纵切面显示右侧卵巢黄体囊肿内细小强光点

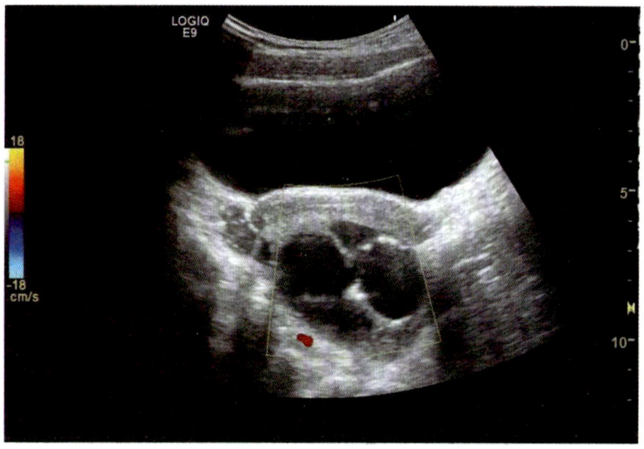

图 26-7-5　卵巢浆液性囊腺瘤

盆腔经腹壁超声横切面显示左侧卵巢内呈囊性多房性改变

形态规则，内部回声均匀，内部血管分布稀少。黏液性囊腺瘤有分隔，呈小而多的囊腔，内可含较多光点（图 26-7-6）。

4. 内胚窦瘤　内胚窦瘤好发于青春期，恶性程度高，肿块体积较大。表现为实质性为主的混合性肿块。囊性部分囊壁厚薄不均。实质部分形态不规则，呈分布均匀的等回声区，内见不规则小囊腔。血管分布紊乱，血管扩张，阻力降低。

5. 无性细胞瘤　来源于生殖细胞的肿瘤，好发于青春期，恶性程度高，是胚胎细胞肿瘤中分化最

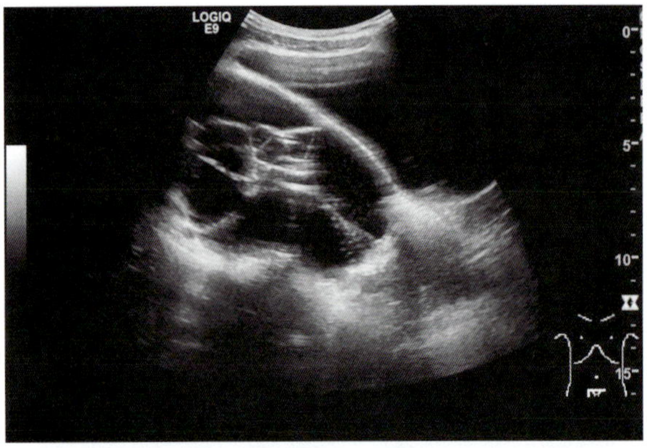

图 26-7-6　卵巢黏液性囊腺瘤

盆腔经腹壁超声横切面显示右侧卵巢黏液性囊腺瘤内小而多的囊腔

差的类型。对放疗敏感。肿瘤多为单侧性，10%～15% 的无性细胞瘤双侧卵巢受累。肿瘤声像图呈圆形或椭圆形，形态规则，边界清晰。少数肿瘤形态不规则，边界欠清。肿瘤呈实质性，内部回声不均，见高回声分隔，将肿瘤分成分叶状。肿瘤内部缺血坏死形成不规则囊腔，实质部分血管扩张，阻力降低。

6. 颗粒细胞瘤　颗粒细胞瘤属低度恶性肿瘤。肿瘤直径为 3～32cm 不等。因肿瘤细胞分泌雌激素，导致女性假性性早熟。可导致子宫内膜增生，近 10% 为子宫内膜癌。肿瘤可自行破裂，导致腹腔积血或肿瘤内出血。除颗粒细胞瘤外，卵巢泡膜细胞瘤也产生大量的雌激素，导致性早熟。

声像图表现为圆形或椭圆形团块，呈实质性或囊实性，内部回声均匀。极少数肿瘤内部由于缺血坏死，形成不规则小囊腔（图 26-7-7）。内部血管扩张，血管阻力下降。

7. 转移性卵巢肿瘤　转移性卵巢肿瘤在儿童和青少年少见。如果患儿有白血病病史，双侧卵巢异常增大，考虑可能为白血病卵巢浸润。

8. 诊断要点

（1）卵巢内肿物大小、形态、内部回声特点。

（2）病变卵巢有无继发扭转。

（3）有无合并盆腔积液、远处转移。

【鉴别诊断】

由于新生儿和婴儿的卵巢包块往往为囊性，因此需与囊肿型肠重复畸形、淋巴管瘤、肠系膜囊肿、胆总管囊肿、大网膜囊肿、囊肿型胎粪性腹膜炎、肾或输尿管囊肿、肝囊肿、脐尿管囊肿和子宫阴道积水等疾病相鉴别。青春期卵巢囊肿应与子宫或输尿管畸形、异位妊娠、子宫内膜异位和性传播疾病的后遗症等相鉴别。卵巢肿块的常见并发症为卵巢扭转、肿块内出血、肿瘤破溃、肿瘤压迫所致的梗阻症状，需与急腹症鉴别。

【诊断价值】

超声是盆腔肿块的首选检查方法。CT 和 MRI 检查是为了进一步描述肿块的特点，明确它的来源及范围，并对卵巢恶性肿瘤进行分期。超声影像对判断肿瘤大小、质地、与盆腔各脏器之间的关系，特别对盆腔和主动脉旁淋巴结增大有一定价值。

第八节　阴道异物

【概述】

女童阴道异物并不少见，由于各种原因导致的

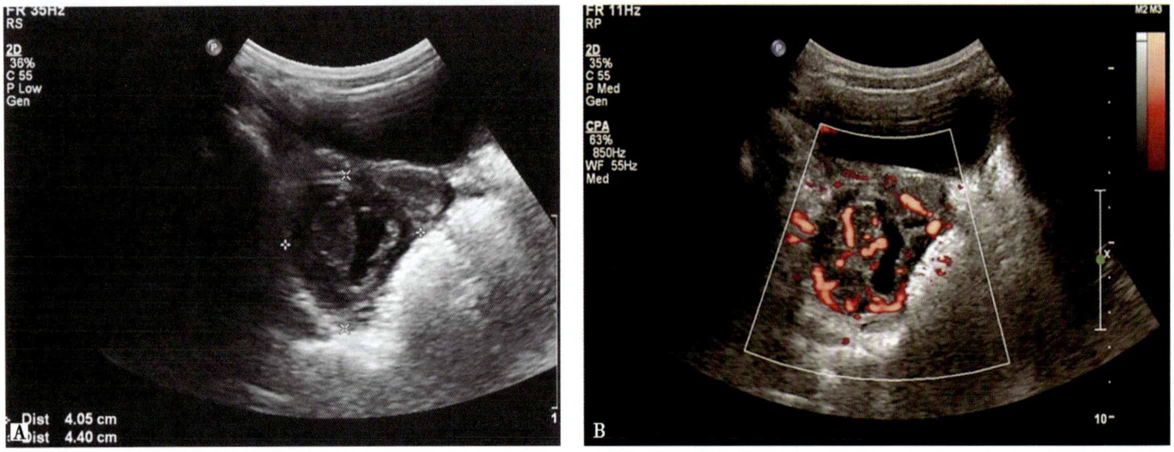

图 26-7-7　右侧卵巢颗粒细胞瘤

盆腔经腹壁超声横切面显示右侧卵巢颗粒细胞瘤呈囊实性，血流丰富

异物滞留阴道内，好发于4～10岁女童。患儿常因阴道出血、阴道分泌物增多和感染就诊。长期滞留异物未能取出者，可引起泌尿生殖道瘘、阴道溃疡、盆腔脓肿、结石等。幼女阴道异物在发生的当时或短时间内多无任何痛苦，或遗忘异物塞入史，导致诊断困难。

据文献报道，最常见的阴道异物为卫生纸，其他异物为各种小珠子、玩具小零件、蜡笔、笔帽、火柴棒、棉花、纽扣电池等。曾有纽扣电池滞留阴道内导致阴道溃疡的报道。

【超声表现和诊断要点】

1. 超声表现 经腹壁结合经会阴部超声检查对于诊断阴道异物的敏感性可以达到81%。经腹壁扫查需要充盈膀胱，可以清晰地显示上段阴道。经会阴部扫查可以清晰显示下段阴道，对于距离阴道口较近的异物具有很高的诊断率。阴道异物一般表现为各种形态的强回声。根据阴道异物种类的不同，阴道异物有着不同的声像图特征。玻璃和金属异物表现为明亮的强回声伴彗星尾征，塑料、棉花、木制品为一般的强回声伴声影，较大的卫生纸（≥5mm）表现为强回声不伴声影，小的卫生纸（<5mm）表现为不伴声影的细小强回声光点（图26-8-1）。

2. 诊断要点

（1）阴道有无异物，大小及数量。

（2）有无合并阴道损伤、积液。

（3）询问有无异物滞留史。

【鉴别诊断】

阴道异物需与阴道肿瘤鉴别。女童阴道肿瘤罕见，较常见的是内胚窦瘤和葡萄状横纹肌肉瘤。内胚窦瘤多发于3岁以内女童，合并AFP增高。阴道肿瘤一般表现为阴道内低回声占位，呈圆形或类圆形，内回声尚均匀，可合并宫腔积血（图26-8-2）。

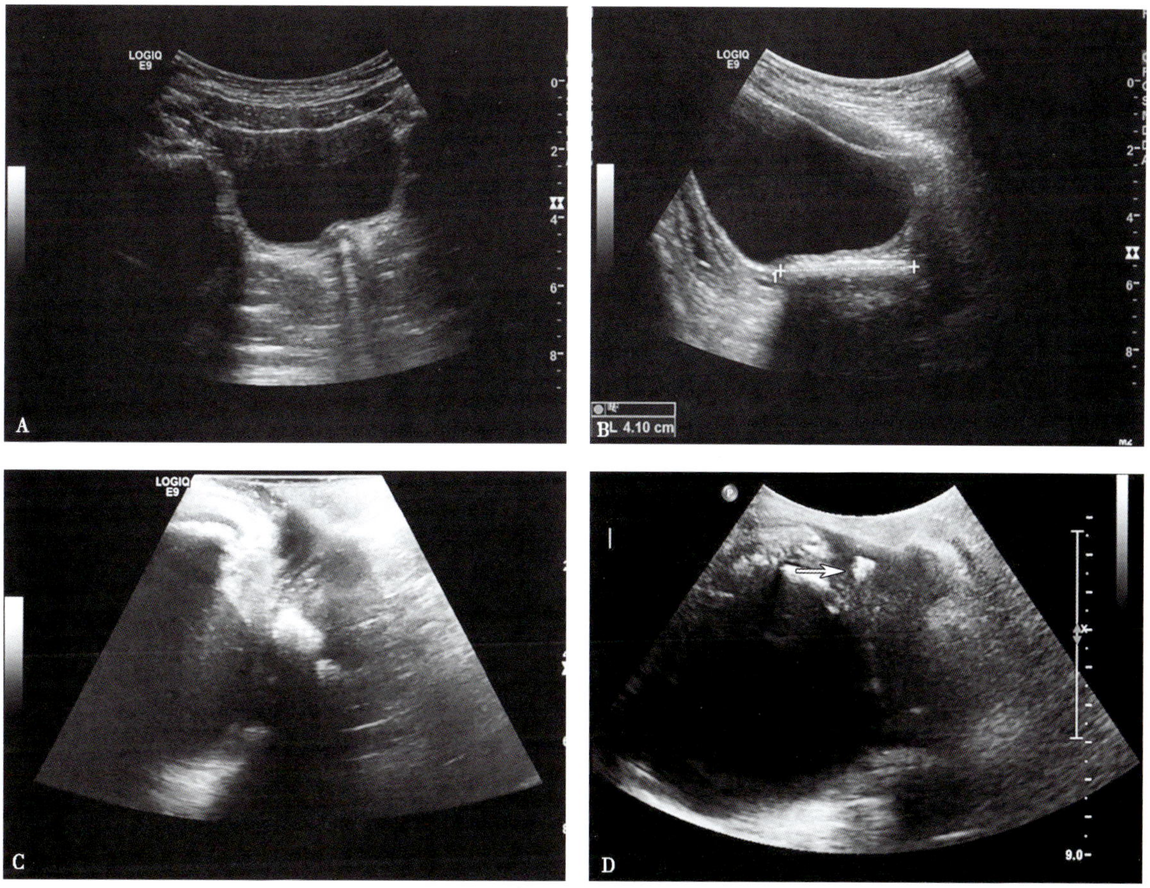

图26-8-1　超声扫查显示阴道内各种异物

A. 经腹壁超声显示阴道内玻璃珠为明亮的强回声伴彗星尾征；B. 经腹壁超声显示阴道内塑料蜡笔为一般强回声伴声影；C. 经会阴部超声显示阴道内棉球为强回声伴声影；D. 经会阴部超声显示阴道内较大卫生纸（≥5mm）为强回声不伴声影（箭头）

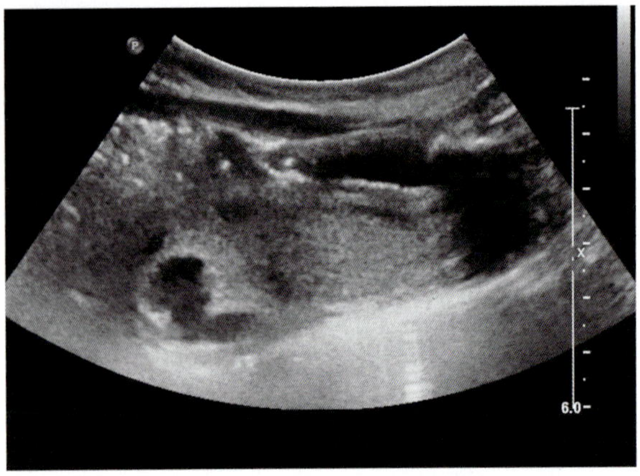

图 26-8-2　阴道内胚窦瘤

经腹壁超声显示阴道内胚窦瘤为中等偏低回声，合并宫腔积血

【诊断价值】

超声可以作为怀疑阴道异物患儿的首选检查方法。X 线检查对于不透 X 线的阴道异物具有很高的特异性。MRI 对于软组织的显示非常清晰，但是其高昂的价格限制其广泛的应用。目前仅有少数个案报道应用 MRI 诊断阴道异物。

（叶菁菁）

第二十七章　腹股沟、阴囊、睾丸超声检查

第一节　超声检查技术

【检查内容】

对阴囊及腹股沟进行横断面及纵断面的全面扫查，观察睾丸、附睾、阴囊壁及精索有无异常，测量睾丸和附睾大小，观察睾丸、附睾血供情况。

【检查方法】

1. 患儿准备　一般无需特殊准备，充分暴露阴囊及腹股沟部位，隐睾患儿适当充盈膀胱有利于盆腔内隐睾的寻找。对哭闹剧烈的患儿，观察睾丸血供情况时可采用水合氯醛镇静后检查。

2. 体位　常采用仰卧位进行检查；稍大孩子可采用站立位，以避免阴囊根部睾丸诊断为隐睾；精索静脉曲张和腹股沟疝的检查辅以站立位或瓦氏动作。

3. 仪器　采用实时超声仪线阵探头（频率 7～14MHz）进行横断面和纵断面扫查。睾丸检查的机械指数 MI＜0.7，过高易造成睾丸损伤。

【注意事项】

睾丸和附睾的大小、回声和血流情况均应双侧对比。若阴囊内未发现睾丸，应扫查双侧腹股沟区、会阴部、盆腔和腹膜后。同时还应评估附睾及阴囊壁。若怀疑睾丸扭转，应扫查精索。检查睾丸血流情况时，应选用低速量程参数。采用彩色或能量多普勒超声进行对比检查时应使用同一多普勒参数。

第二节　隐　　睾

【概述】

隐睾（cryptorchidism）是指睾丸未下降至阴囊，多发生于单侧，包括睾丸下降不全和睾丸异位，睾丸异位又包括同侧异位和横过异位，是男孩泌尿生殖系统中最常见的先天畸形。临床上绝大多数隐睾为睾丸下降不全，出生后 6 个月以内大多数隐睾可以自然下降，随着年龄增加，下降概率减小。

【病理】

睾丸发育及睾丸的移行下降影响因素很多，睾丸下降不全发生机制尚不明确。目前认为有以下原因：睾丸引带发育异常、中肾管及副中肾管的发育异常、内分泌因素、遗传因素和环境因素。睾丸异位是睾丸发育下降时，由于睾丸内引带异常及阴囊入口被纤维组织遮挡，未降至阴囊底而是经外环后，下降达会阴部或股部的皮下层，多为单侧。隐睾常有不同程度的睾丸发育落后，表现为睾丸体积小于正常。隐睾可以导致患儿青春期后其生精功能下降，从而成为导致男性不育的原因之一。隐睾手术时间越晚，继发的睾丸病理改变越重，2 岁以后手术者睾丸曲细精管病变及间质纤维化较为普遍。隐睾患儿的睾丸肿瘤及睾丸扭转的发病率增加，而早期手术可以降低这一风险。

【超声表现和诊断要点】

1. 超声表现　隐睾的超声表现主要为患侧阴囊内无睾丸显示，患侧腹股沟区、阴囊根部或盆腔、髂血管周围等区域显示椭圆形、实质性、均匀低回声团（图 27-2-1），边界清晰，多较健侧睾丸体积小；若睾丸发育不良，则显示精索末端低回声团块，形态不规则，实质回声不均匀，精索通常较健侧细小，彩色多普勒血流图多显示其内血流信号较健侧稀少。睾丸异位最常位于腹股沟皮下软组织内；睾丸横过异位，则两个睾丸位于同侧阴囊内。寻找隐睾时要常规扫查对侧，以免漏诊。

隐睾缺乏固定结构，活动度大，在腹股沟管内滑动易扭转，合并扭转时，睾丸体积增大，回声不均匀，彩色多普勒无血流信号显示（图 27-2-2）。

2. 诊断要点　单侧或双侧阴囊内无睾丸显示，寻找腹股沟区、阴囊根部、盆腔、髂血管周围及对侧相应区域有无睾丸回声显示，注意睾丸形态、大小、回声及有无血流信号。

【鉴别诊断】

1. 回缩性睾丸　小儿因提睾肌反射比较活跃，受到某些刺激，如寒冷后，提睾肌收缩，可将本来位于阴囊内的睾丸提至阴囊近端，甚至进入腹股沟

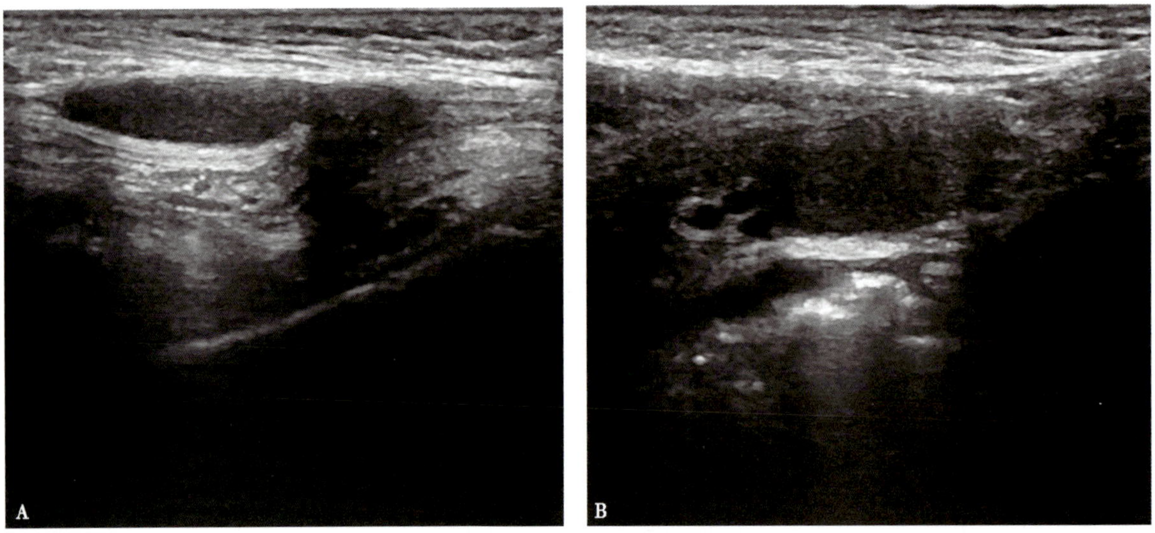

图 27-2-1　睾丸下降不全

A. 经腹股沟纵切面显示睾丸位于腹股沟；B. 经髂窝斜切面见睾丸位于髂血管旁

管内，临床表现颇似隐睾，但这些睾丸易被推回阴囊，并在阴囊内停留，不是隐睾。

2. 睾丸缺如　又称单睾症，腹膜后、腹腔、腹股沟区、阴囊及皮下均无睾丸，超声诊断隐睾时，若超声反复扫查仍未探及隐睾，也不可轻易做出睾丸缺如的诊断，因受腹腔气体干扰，加之隐睾体积小，较难显示。需经手术或腹腔镜证实才能做出睾丸缺如的诊断。

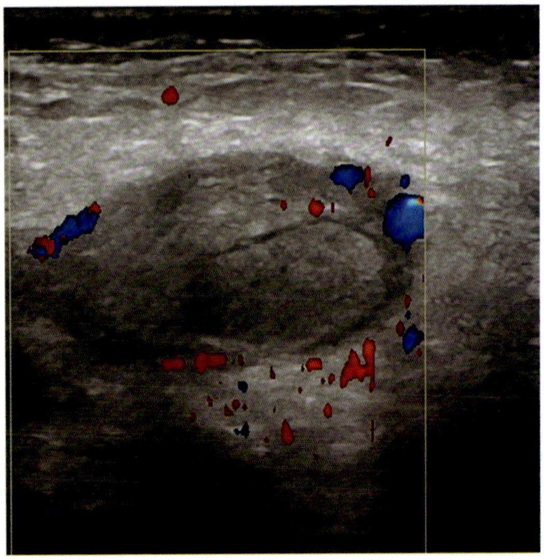

图 27-2-2　睾丸下降不全伴扭转

经腹股沟纵切面显示睾丸实质回声不均，彩色多普勒显示睾丸内未见血流信号

【诊断价值】

超声作为首选检查方法，可以明确诊断，评估睾丸发育及有无合并扭转、睾丸肿瘤等情况。

第三节　睾丸缺血性病变

【概述】

睾丸扭转（testicular torsion）是小儿睾丸缺血性坏死常见的原因，也是小儿常见的阴囊急症。睾丸扭转时因精索发生扭转而致睾丸血液循环障碍，可引起睾丸缺血、坏死，造成成年后的生育障碍。睾丸扭转可发生在任何年龄，好发于新生儿期及青春期，常在睡眠、剧烈运动、外伤等情况下发生。

临床表现在年长儿童呈急性发作的一侧阴囊部位剧烈疼痛，并有向下腹部及腹股沟的放射痛，疼痛逐渐加重。部分患儿伴恶心、呕吐及低热。体格检查阴囊红肿、触痛，部分可触及高位横向睾丸。新生儿表现为阴囊增大、红肿，部分新生儿睾丸扭转可无明显临床表现，或双侧睾丸扭转者仅表现为单侧症状。

继发睾丸缺血性病变常发生于腹股沟嵌顿疝患儿。腹股沟斜疝嵌顿时，阴囊部可有剧烈的疼痛，并伴有明显的压痛，且伴有恶心呕吐、停止肛门排便及排气等症状。长时间嵌顿疝压迫精索动脉，睾丸持续缺血，可导致睾丸不可逆性坏死，睾丸萎缩。

睾丸扭转一经诊断，须急诊手术以最大可能的挽救睾丸。睾丸的保留取决于缺血的程度与时间，扭转发生 6 小时内手术，睾丸存活率 100%；扭转发生后 6～12 小时手术，睾丸存活率 70%；睾丸扭转发生 24 小时以上手术，睾丸多无存活可能。对拟诊为睾丸扭转的患者，应尽快手术治疗，还应同时行对侧睾丸固定术。

【病理】

睾丸扭转的病理类型：

1. 鞘膜外型　也称精索扭转，是腹股沟管内精索固定不良所致，睾丸、附睾及其鞘膜一同全部发生扭转，扭转度数多数在 360 度以上，多见于新生儿或胎儿期。此型较少见，早期不易诊断，发现时睾丸往往已经坏死。

2. 鞘膜内型　此型最常见，占睾丸扭转的 90% 以上，正常睾丸鞘膜包绕睾丸、附睾的大部分而非全部，睾丸和附睾的后部与阴囊后壁附着，使睾丸位置相对固定。如鞘膜包裹整个睾丸使其失去与阴囊后壁的附着，使睾丸悬吊在精索末端而在鞘膜腔内可以自由旋转，则易发生睾丸鞘膜内扭转。

3. 睾丸系膜型　此型罕见，扭转发生于睾丸顶部与附睾之间的组织。

【超声表现和诊断要点】

1. 超声表现　睾丸缺血性病变是一个动态变化过程，Ⅰ期睾丸增大，Ⅱ期睾丸回声不均，Ⅲ期睾丸液化，Ⅳ期睾丸萎缩，不同时期具有相应声像图表现。发病小于 6 小时，睾丸大小正常或轻度增大，实质回声均匀或减低，睾丸旁可出现高回声团块，部分可见“漩涡”征。彩色多普勒显示睾丸内血流信号较对侧减少。随着时间的推移，扭转睾丸充血、出血和梗死，表现为睾丸回声不均匀，出现散在片状极低回声或液性暗区（图 27-3-1），常有鞘膜积液形成，睾丸内无血流信号。附睾肿大，回声

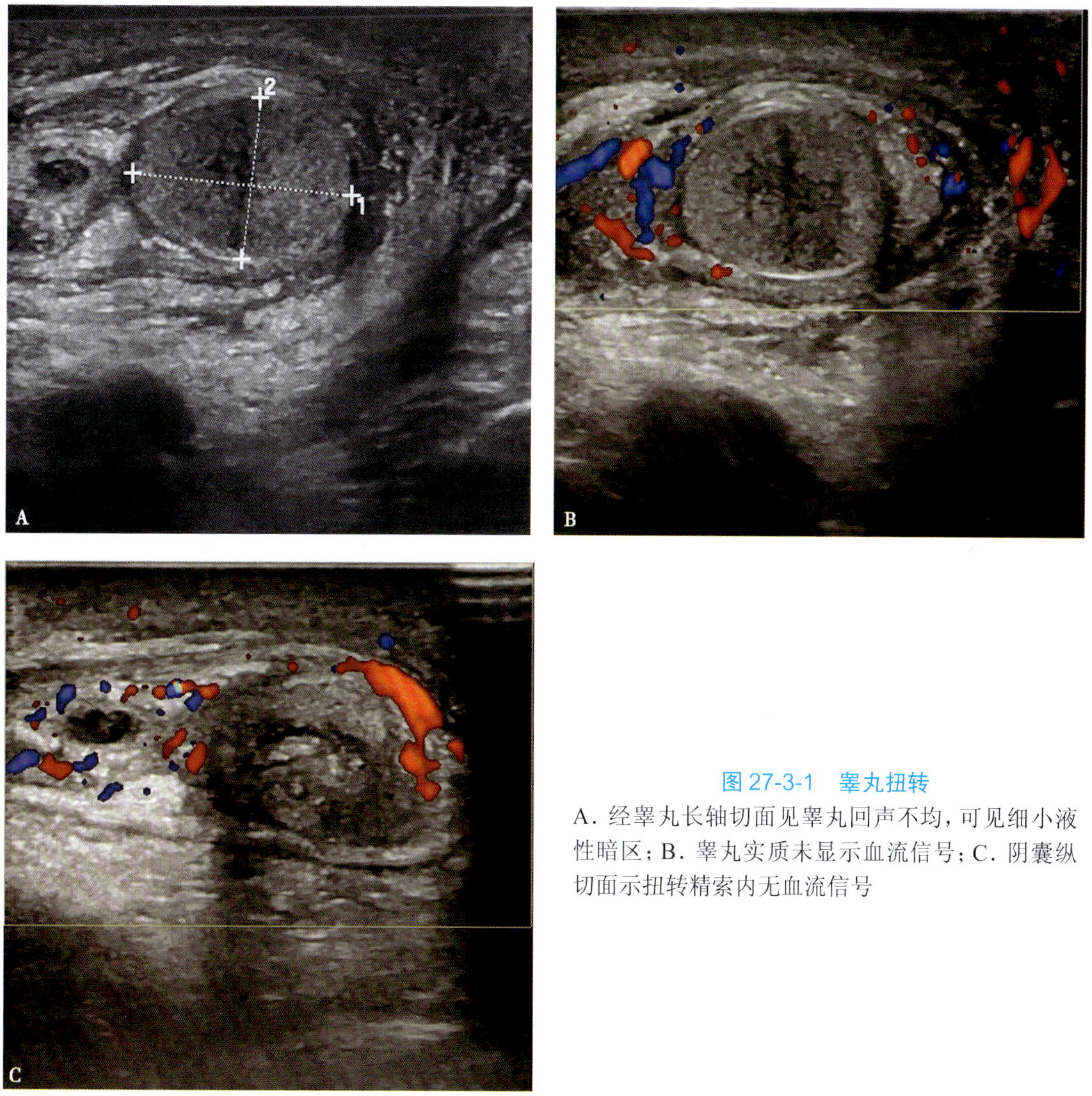

图 27-3-1　睾丸扭转

A. 经睾丸长轴切面见睾丸回声不均，可见细小液性暗区；B. 睾丸实质未显示血流信号；C. 阴囊纵切面示扭转精索内无血流信号

不均。继续发展，睾丸缩小，实质呈低回声，不均匀，可伴有钙化。

部分患者存在睾丸扭转短暂发作、自发复位，复位后可出现睾丸血供明显增多，此现象为缺血组织血流再灌注，易与急性睾丸附睾炎混淆。睾丸扭转时，可发现睾丸位置较对侧抬高，横位。附睾位置异常，不在睾丸上方。

腹股沟嵌顿疝继发性睾丸缺血，腹股沟区可见嵌顿疝的内容物，同时睾丸可出现缺血性声像图改变。

2. 诊断要点　注意睾丸位置、大小、形态、回声，以及血流信号；注意精索回声、形态，有无"漩涡"征，以及血流信号；观察附睾的位置。

【鉴别诊断】

青少年患者如有突发一侧阴囊痛应考虑本病的可能，应与如下疾病鉴别：

1. 急性睾丸炎及附睾炎　可有睾丸疼痛等症状，伴发热、白细胞增高，多见于成人，发病较慢，疼痛症状较轻，但在小婴儿上可发病较急，进展较快，超声显示睾丸及附睾内血流信号增多。睾丸扭转时血流减少或消失，值得注意的是当睾丸扭转松解时，可发生局部充血性改变，这是缺血组织血流再灌注的"反跳反应"。

2. 输尿管结石　表现为突发性腰腹部绞痛，可放射至腹股沟、会阴部及阴囊，伴恶心、呕吐，超声可显示输尿管结石伴梗阻，肾脏积水，但阴囊及其内容物检查均正常。

3. 睾丸附件扭转　睾丸附件扭转的临床症状与睾丸扭转相似，但发病一般较缓和，在一两天内逐渐加重，但也有疼痛剧烈、急性发作者。体格检查可在睾丸的上极触及肿块，托起阴囊可使症状得到缓解。超声表现为睾丸与附睾头之间或者两者旁不均质高回声结节，睾丸、附睾血流轻度增多，睾丸扭转时血流减少或消失。

【诊断价值】

超声是睾丸扭转的首选检查手段，其二维和彩色多普勒及能量多普勒对阴囊睾丸扭转的诊断能提供完善的信息。特别是小儿患者，超声检查技术简便、低价，没有辐射、对软组织结构的分辨率高，可在短期内重复检查以观察睾丸扭转的发展。CT 和 MRI 不推荐用于阴囊急症的检查。

对这类患儿进行为期 3 个月的随访有重要的临床意义。随访中要观察睾丸的形态、回声和位置，应用彩色多普勒血流成像或者能量多普勒显示睾丸内有无血流信号，评估治疗结局。

第四节　睾丸附件扭转

【概述】

睾丸附件扭转（testicular appendage torsion）是引起儿童急性阴囊痛的最常见原因之一，可发生于任何年龄，但好发于青少年，以 6～12 岁的儿童发病率最高。临床症状与睾丸扭转相似，但程度较轻，表现为一侧阴囊突然肿大，皮肤红肿触痛，透光试验阳性，有些病例在睾丸上端可发现压痛点，阴囊皮肤可见暗蓝色小结，或可触及痛性结节，可同时伴有鞘膜积液。

睾丸附件扭转的治疗：目前对睾丸附件扭转的治疗存在争议，有的学者主张手术治疗，也有学者主张保守治疗。主张保守治疗的学者认为睾丸附件扭转是自限性疾病，当附件缺血坏死后，疼痛逐渐消失，预后较好。主张早期诊断、早期手术治疗的主要原因有：附件扭转不易与睾丸扭转鉴别，而且保守治疗症状不易缓解以及坏死的附件组织形成无菌性炎症，刺激睾丸鞘膜腔造成鞘膜积液，使鞘膜腔内压力增高，影响正常睾丸血供，可能导致远期睾丸、附睾功能损害。

【病理】

睾丸附件是胚胎时期中肾管或副中肾管的残留结构。阴囊内 4 个主要附件包括：①睾丸附件，多位于睾丸上极；②附睾附件，位于附睾头；③精索附件，位于精索远端；④输精管附件，位于附睾体、尾之间。目前认为解剖异常是睾丸附件发生扭转的内在条件，而剧烈运动或直接暴力是外在因素。

【超声表现及诊断要点】

1. 超声表现　正常睾丸附件声像图表现为睾丸上极有圆形、椭圆形或乳头状突起，呈实质中等回声，正常情况下超声不易显示。当周边有鞘膜积液时易于显示（图 27-4-1）。

睾丸附件扭转直接征象：睾丸上方出现稍强回声或弱回声结节，边界清晰，形态规则，内可呈"筛网状"，内无血流信号（图 27-4-2）。

睾丸附件扭转间接征象：患侧睾丸大小正常或稍增大，睾丸内血供正常或较对侧稍丰富，附睾头稍肿大，血供较丰富，精索可稍增粗，睾丸鞘膜有少量积液，阴囊壁增厚。

2. 诊断要点　睾丸附件扭转患儿睾丸无扭转表现。注意观察睾丸与附睾间异常结节的大小、回声及血流，异常结节的个数，附睾的大小、回声及血流，以及睾丸周围积液情况。

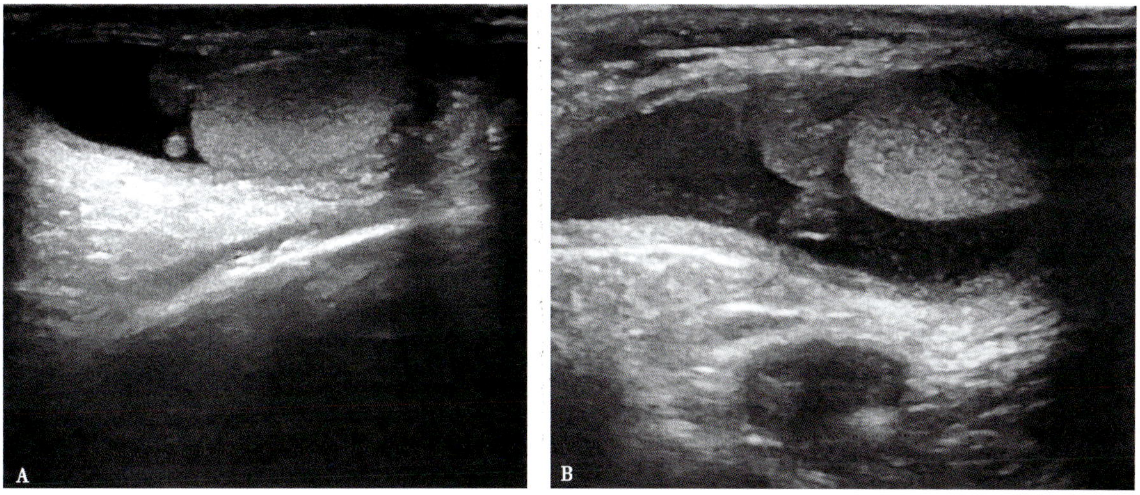

图 27-4-1　正常附件

A. 呈结节状的正常附件；B. 呈三角形的正常附件

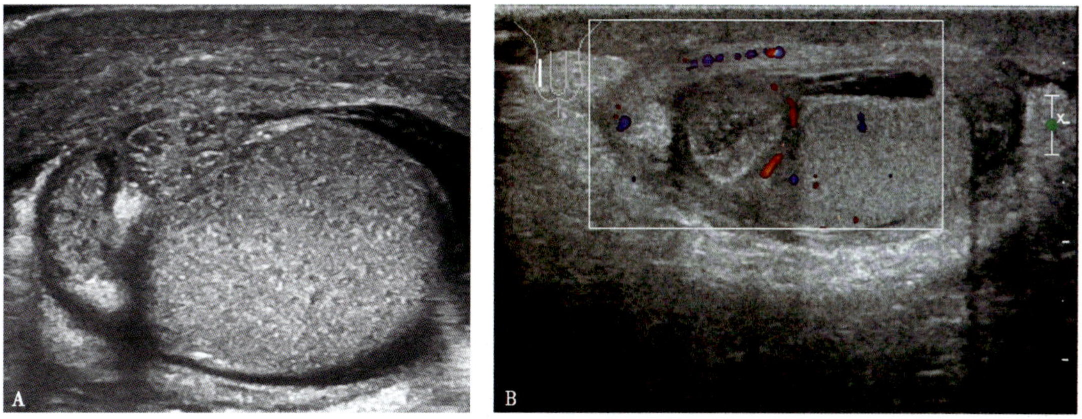

图 27-4-2　睾丸附件扭转

A. 经阴囊纵切面见扭转附件呈筛网状结节；B. 彩色多普勒显示扭转附件内无血流信号

【鉴别诊断】

1. 睾丸扭转　睾丸位置异常，内部回声不均匀，内部无血流信号或较健侧明显减少，附睾显示不清，扭转成团的精索是特异性征象，形成“镶嵌征”。

2. 急性附睾炎　儿童少见，多见于成人，常伴全身症状，如发热及血象升高，阴囊明显肿大，皮肤发红，附睾明显增大，与睾丸界限不清，伴明显触痛。超声表现为附睾增大，以附睾头部增大为主，回声减低或增高，睾丸正常大小，阴囊壁增厚，CDFI 附睾内部血流信号丰富。

【诊断价值】

超声是睾丸附件扭转的首选检查手段，可以快速将其与睾丸扭转进行鉴别。

第五节　鞘 膜 积 液

【概述】

正常鞘膜腔内有少量液体，使睾丸在鞘膜腔内有一定的滑动范围，如果鞘膜腔内液体积存过多，即为鞘膜积液（hydrocele）。临床表现为一侧或两侧的阴囊或腹股沟无痛性包块，体格检查包块呈囊状，透光试验阳性。鞘膜积液一般在 1 岁以后仍有临床症状者应手术治疗。

【病理】

鞘突管在胎儿出生前依次由腹股沟内环、腹股沟管外口和管中央闭合，两端的闭合早于中间段，精索段鞘状突形成纤维索，仅在睾丸处留有鞘膜间隙，成为睾丸固有鞘膜腔，与腹腔不通。鞘突管的闭合异常，使睾丸鞘膜腔与腹腔之间有不同程度的沟通，腹腔内液体经未闭合的鞘状突积聚，形成鞘膜积液。鞘膜积液根据鞘膜突未闭合部位的不同，临床分为4型：

1. 睾丸鞘膜积液 最常见，鞘状突闭合正常，但睾丸鞘膜囊内有较多积液，呈球形或卵圆形。原发性睾丸鞘膜积液原因不明，继发性多由于炎症、外伤引起。

2. 精索鞘膜积液 鞘状突的两端闭合，而中间的精索鞘膜囊未闭合且有积液，积液与腹腔、睾丸鞘膜囊都不相通。

3. 婴儿型鞘膜积液 即睾丸精索鞘膜积液，鞘状突在内环处闭合（近心端），精索处（远心端）未闭合，并与睾丸鞘膜囊连通，呈梨形，与腹腔不相通。

4. 交通性鞘膜积液 鞘状突完全未闭合，鞘膜囊的积液可经一小管与腹腔相通。

【超声表现和诊断要点】

1. 超声表现 阴囊或腹股沟区椭圆形或片状的无回声区，透声好（单纯性），偶可合并感染而表现为鞘膜不均匀增厚，鞘膜腔内液性暗区伴密集粗大点状、絮状回声浮动，部分呈蜂窝状回声。

（1）睾丸鞘膜积液：睾丸鞘膜积液超声表现为阴囊明显增大，阴囊内充满无回声区，无回声区的大小取决于鞘膜积液量；睾丸附着于鞘膜囊的一侧，不随体位改变而变动，液体三面包绕睾丸（图27-5-1A、图27-5-1B）。单纯性鞘膜积液时睾丸、附睾形态、大小、内部回声无异常，而继发于炎症、外伤时无回声区常见浮动的点状回声或细线样或多分隔状不规则回声。

（2）精索鞘膜积液：精索鞘膜积液超声表现为阴囊的上方或腹股沟区可见椭圆形或梭形的无回声区，与睾丸鞘膜腔不相通（图27-5-1C、图27-5-1D）。

（3）睾丸精索鞘膜积液：睾丸精索鞘膜积液超

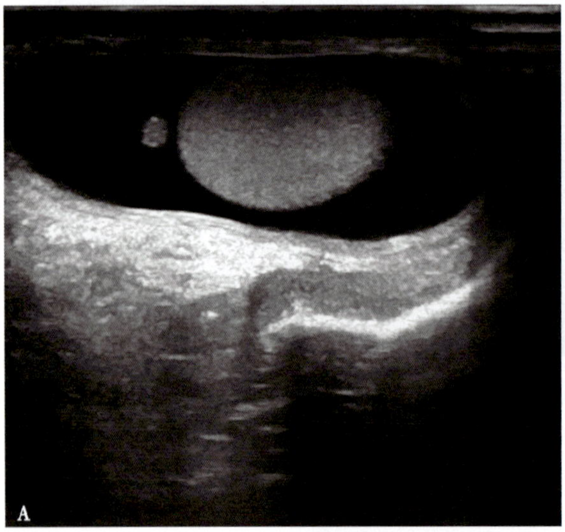

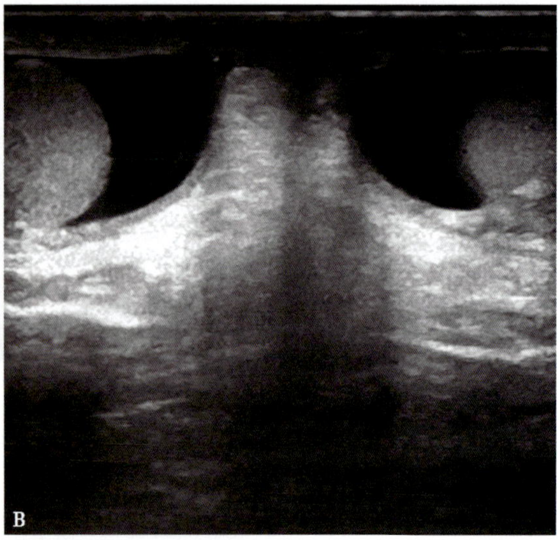

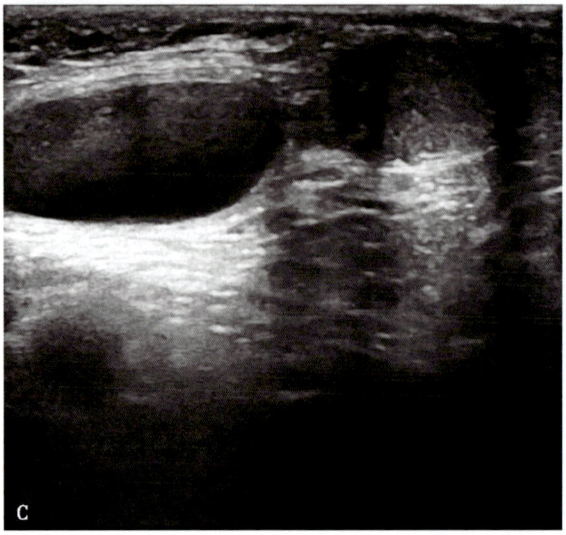

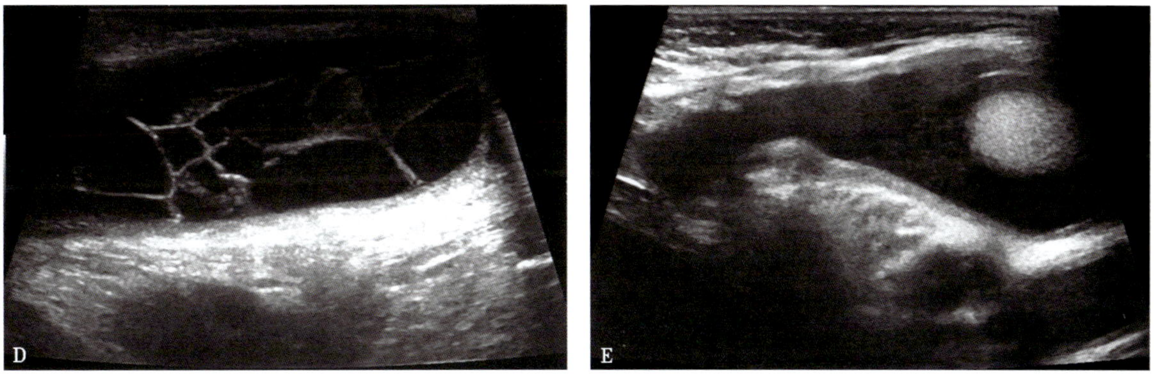

图 27-5-1　鞘膜积液

A. 阴囊纵切面见睾丸鞘膜积液；B. 阴囊横切面见双侧睾丸鞘膜积液；C. 经阴囊及腹股沟纵切面见精索鞘膜积液；D. 经腹股沟纵切面见精索鞘膜积液呈网格样；E. 经阴囊及腹股沟纵切面见睾丸精索鞘膜积液

声表现为液体从三面包绕睾丸，并延伸到精索部位，其纵断面呈梨形，上端较窄，与腹腔不相通（图 27-5-1E）。

（4）交通性鞘膜积液：交通性鞘膜积液超声表现为无回声区大小随体位变化而改变其大小，无回声区与腹腔相通，仰卧时探头加压暗区缩小，站立位时暗区变大。

2. 诊断要点　鞘膜积液的位置、透声、平躺后是否减少。

【鉴别诊断】

1. 精索鞘膜积液需与附睾头囊肿鉴别　附睾头囊肿壁较薄，仔细观察可见残存的附睾组织。

2. 与腹股沟斜疝鉴别　疝囊内含肠管或网膜等组织，鞘膜积液则不含。

3. 腹股沟淋巴管瘤　少见，位于腹股沟软组织内，可见大小不等的分隔，分隔上可见血流信号。

【诊断价值】

超声是鞘膜积液的首选检查手段，可以简便、快速地将其与疝进行区分。超声检查时可测量积液大小，同时可评估睾丸发育情况。

第六节　阴囊与睾丸损伤

【概述】

阴囊与睾丸损伤（scrotal and testicular trauma）的常见致伤原因为直接暴力，儿童多见于踢伤、运动损伤、骑跨伤等，分为开放性损伤和闭合性损伤，大多数为闭合性损伤。患儿阴囊肿胀疼痛，阴囊内容物触诊不清楚，临床难以准确判断损伤程度。

外伤后，可能会引起睾丸脱位。睾丸脱位指外伤后睾丸脱离阴囊而滑入阴囊周围皮肤下，可分为浅部脱位和深部脱位，浅部脱位常位于皮下脂肪组织、腹股沟区、耻骨前、阴茎根部、大腿内侧及会阴部或阴茎头部冠状沟附近，深部脱位可至腹股沟管、股管及腹部，多见于精索鞘膜闭锁不良患者。对于外伤后，阴囊空虚者，要考虑睾丸脱位的可能。

【病理】

外伤后，阴囊壁水肿充血或形成血肿，睾丸鞘膜积液或积血。睾丸损伤可分为钝挫伤、挫裂伤和破碎。损伤时，可合并附睾及精索损伤。如处理不当，会引起睾丸坏死、缺血萎缩、生精障碍及睾酮合成障碍等。

【超声表现和诊断要点】

1. 超声表现

（1）阴囊壁挫伤：阴囊壁挫伤（图 27-6-1）超声表现为局部阴囊壁肿胀增厚，回声不均匀。阴囊壁挫伤可引起阴囊壁血肿，壁内出现含有密集细点状回声的液性区，形态不规则。

（2）睾丸钝挫伤：睾丸钝挫伤（图 27-6-2）白膜完整，睾丸可正常大或不同程度增大。损伤区早期表现不规则高回声，继而表现为不均匀低回声区，边界不清晰。可引起睾丸白膜内出血（图 27-6-3），超声表现为白膜下不规则弧形或梭形液性暗区回声或极低回声。睾丸出血显示睾丸实质内液性暗区。损伤区多无血流信号显示，周围实质血流信号可增多。

（3）睾丸挫裂伤：睾丸挫裂伤（图 27-6-4）超声表现为睾丸增大，实质回声不均匀，形态不完整，白膜回声连续中断，其周围鞘膜腔内出现回声不均匀、形态不规则团块，为溢出的睾丸内容物和 / 或血块。可出现鞘膜积血，表现为鞘膜腔内显示液性暗区伴密集点状回声。彩色多普勒血流显示睾丸实质血流信号分布不均，部分血流信号缺失。尤其要注意的是睾丸白膜损伤时，睾丸组织膨出可成疝。并且需注意有无附睾挫裂伤。

（4）睾丸破碎：睾丸破碎时，阴囊内结构杂乱，睾丸附睾显示不清，或间有不规则液性区，多无血流信号显示。

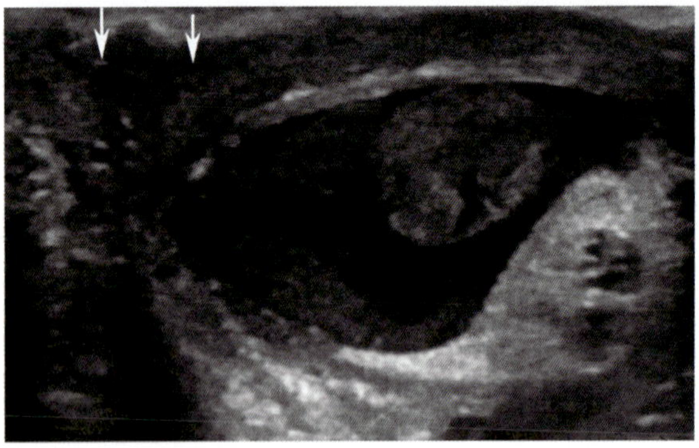

图 27-6-1　阴囊壁挫伤

阴囊横切面阴囊壁增厚，回声减低、不均，可见细点状液性回声（箭头）

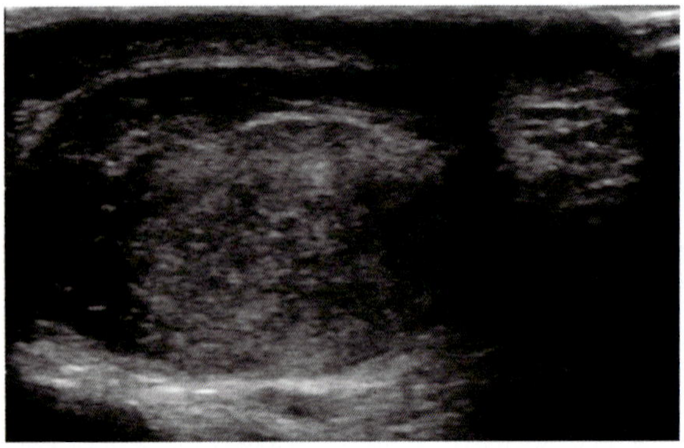

图 27-6-2　睾丸钝挫伤

阴囊横切面睾丸内回声不均匀

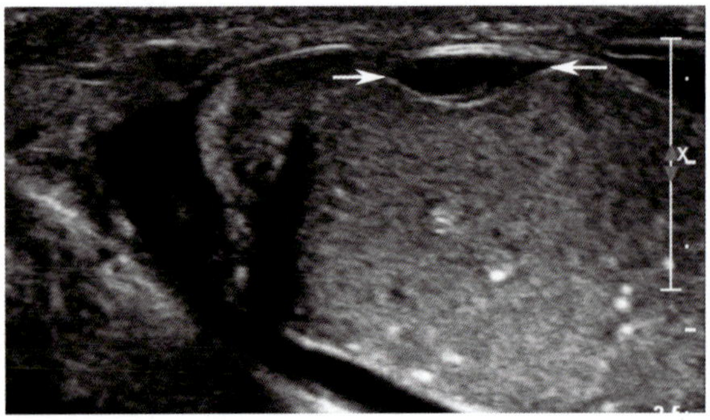

图 27-6-3　睾丸白膜内出血

阴囊纵切面睾丸白膜内出血呈长梭形极低回声区（箭头），其上方亮条为白膜

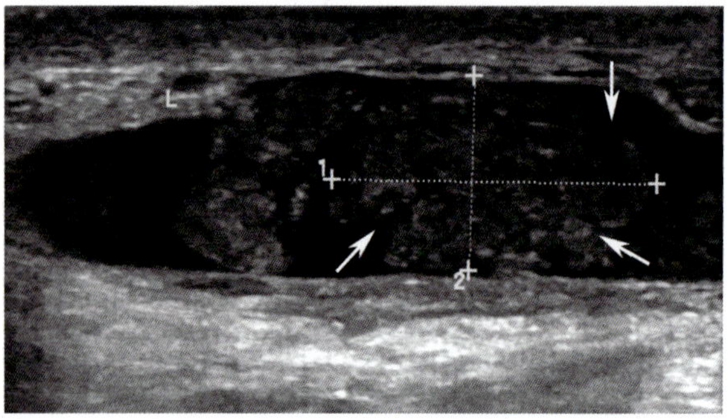

图 27-6-4　睾丸挫裂伤

阴囊纵切面白膜回声连续中断（箭头），实质回声不均匀，其周围鞘膜腔内出现回声不均匀、形态不规则的溢出的睾丸内容物。鞘膜积血，鞘膜腔内液性暗区伴密集点状回声。睾丸左侧显示增大、回声不均的附睾，提示附睾亦有挫裂伤

2. 诊断要点　全面检查阴囊壁、睾丸、附睾、精索的回声、形态、血流，明确损伤的部位及程度。睾丸外伤后可导致睾丸扭转及附件扭转，注意睾丸及附件的形态、大小、回声、血供。还需注意睾丸位置，横切阴囊时需同时显示两个睾丸位于阴囊内，如一侧或双侧阴囊空虚，警惕睾丸脱位。

【鉴别诊断】

1. 睾丸附睾炎　睾丸附睾炎亦有睾丸附睾疼痛及阴囊肿胀，睾丸正常或增大，局灶性或弥漫性回声减低或增强，附睾增大，回声减低或增强，不均匀。睾丸及附睾内多数血流丰富。血常规可有炎症表现，没有外伤史。

2. 睾丸肿瘤　睾丸肿瘤无外伤史，一般无疼痛感，占位感强，周围正常睾丸组织有压缩感。AFP及HCG等肿瘤标记物检查有时可呈阳性。

3. 腹股沟嵌顿疝　腹股沟斜疝嵌顿一般有可复性阴囊、腹股沟肿物病史，伴有肠梗阻表现，超声可发现睾丸回声未见明显异常。

4. 睾丸白膜内出血、阴囊壁血肿　睾丸白膜内出血位于白膜内，睾丸鞘膜积液伴感染位于白膜外，阴囊壁血肿位于阴囊壁。鉴别要点积液部位不一样。

5. 过敏性紫癜　过敏性紫癜是一种免疫球蛋白引起的小血管睾丸附睾炎性损伤，发生率国内为2%～15.5%，平均为4.4%，最常累及的部位依次是：阴囊、附睾、睾丸、睾丸附件、精索及阴茎，生殖器损伤甚至可以成为过敏性紫癜的首发症状。可发生在双侧或单侧，国内双侧多见。最多见为阴囊肿胀，表现为阴囊壁增厚，皱纹消失，透亮而有

光泽，颜色可发红，局部皮温较高。生殖器肿痛均在皮肤紫癜后，多出现在病程的第2～21天。

【超声诊断价值】

超声对阴囊及睾丸损伤的诊断和术前评估有高度的敏感性和特异性，对是否手术及术式选择有重要的参考意义。超声检查提示需手术治疗的指征包括：①一侧或双侧睾丸破裂或睾丸结构显示不清；②中等量鞘膜积血；③单纯睾丸内血肿较大，或经超声动态观察血肿无缩小或继续增大者。

睾丸白膜内出血或阴囊内血肿可产生局部高压，导致睾丸缺血坏死及继发感染，一旦确诊需及时手术治疗，尽可能挽救睾丸。对保守治疗者，需用超声密切随访。

但是超声对睾丸白膜显示能力较差，CT及MRI扫描能清晰显示睾丸白膜，对睾丸破裂诊断提供很大帮助。

第七节 睾丸肿瘤

【概述】

原发性睾丸肿瘤（primary testicular tumor）是指起源于生殖细胞和非生殖细胞的肿瘤。小儿原发性睾丸肿瘤发病率不高，约占小儿实体肿瘤的2%。良性肿瘤比例远较成人高，占50%以上，以畸胎瘤多见，其次为表皮样囊肿；恶性肿瘤以卵黄囊瘤多见，精原细胞瘤在小儿极为罕见。儿童睾丸肿瘤可发生在任何年龄中，3岁之前和青春期前是两个发病高峰，约75%发生于2周岁以前，2岁达到顶峰。往往单侧发病，左右无差异。先天性睾丸发育障碍与睾丸肿瘤关系密切，隐睾患儿睾丸恶性肿瘤发生率为1.5%～30%。

临床多以单侧无痛性阴囊增大或肿块就诊。若为隐睾发生肿瘤，多于腹部、腹股沟等处触及肿块伴同侧阴囊空虚。90%以上的卵黄囊瘤血清AFP升高，而大部分畸胎瘤AFP不高。卵黄囊瘤的临床分期：Ⅰ期，肿瘤局限于睾丸，睾丸完全切除后AFP正常；Ⅱ期，经阴囊睾丸切除，阴囊或高位精索（距近段5cm以内）内存在微小病变，腹膜后淋巴结小于2cm，或持续AFP升高；Ⅲ期，腹膜后淋巴结大于2cm；Ⅳ期，腹膜后以外远处转移。

【病理】

小儿原发性睾丸肿瘤80%以上为生殖细胞肿瘤（卵黄囊瘤、畸胎瘤、表皮样囊肿等），发生于曲细精管的生殖上皮，组织类型复杂。

卵黄囊瘤（yolk sac tumor）又称内胚窦瘤，是一种来源于原始生殖细胞的具有胚体外卵黄囊分化特点的高度恶性肿瘤。小儿睾丸卵黄囊瘤以单纯型多见，肿块为实质性，部分瘤内出血、坏死呈单发小囊肿或弥漫性散在小囊肿。80%左右属于Ⅰ期病变，大部分经血液途径转移。因卵黄囊瘤保持胎儿期合成AFP的能力，故其血清含量异常升高，AFP可作为其肿瘤标志物。

畸胎瘤（teratomas）是来源于生殖细胞具有2～3个胚层分化的肿瘤，依病理形态分为成熟畸胎瘤、未成熟畸胎瘤、恶性畸胎瘤。在青春期前，成熟畸胎瘤、未成熟畸胎瘤这两种肿瘤均表现为良性。

表皮样囊肿（epidermoid cyst）是一种特殊类型的良性单胚层畸胎瘤，显微镜下表现为富含毛发、角化物的囊肿伴有皮肤附属器结构。

非生殖细胞肿瘤发生于睾丸的性索间质如粒层细胞瘤、支持细胞瘤、间质细胞瘤，少见，多为良性。

【超声表现和诊断要点】

1. 超声表现 恶性肿瘤声像图以实质性多见，血流信号增多，良性肿瘤以囊实性或囊性多见，血流信号减少或无血流信号。睾丸肿瘤可并发鞘膜积液。

（1）卵黄囊瘤：单侧睾丸内边界尚清的类圆形实质性肿块，回声接近正常睾丸实质回声（图27-7-1A），肿块内亦可见单发或散在多发大小不等无回声区（图27-7-1B），可呈囊实性，但是无钙化，实质肿块周围可显示新月形残存睾丸回声。彩色多普勒显示肿块内血流信号丰富（图27-7-1C）。单侧睾丸明显增大、血流丰富时，即使回声与正常睾丸类似，也需排除卵黄囊瘤。睾丸卵黄囊瘤患儿精索可增粗。

（2）畸胎瘤：睾丸实质内显示混合性团块，多数表现为囊实性，内部显示大小不等液性暗区，内见后方伴声影的强光点、强光斑（图27-7-2A），亦可表现为回声不均匀的实质性团块（图27-7-2B），实性部分可见血流信号，但血流信号偏少甚至无血流信号（图27-7-2C、图27-7-2D）。隐睾畸胎瘤表现为一侧阴囊空虚，同侧腹股沟或腹腔内可见混合性占位。腹腔内隐睾畸胎瘤见图27-7-2E、图27-7-2F。

（3）表皮样囊肿：睾丸实质内低回声团块，边界清晰，包膜完整，内部特征性表现为带状、层状、洋葱皮样回声（图27-7-3）。部分囊壁显示斑块状或点状钙化，后方伴声影。彩色多普勒显示团块内无血流信号。

2. 诊断要点 需注意睾丸位置、大小、形态，以及精索、鞘膜腔情况；睾丸内肿块大小、形态、回声、

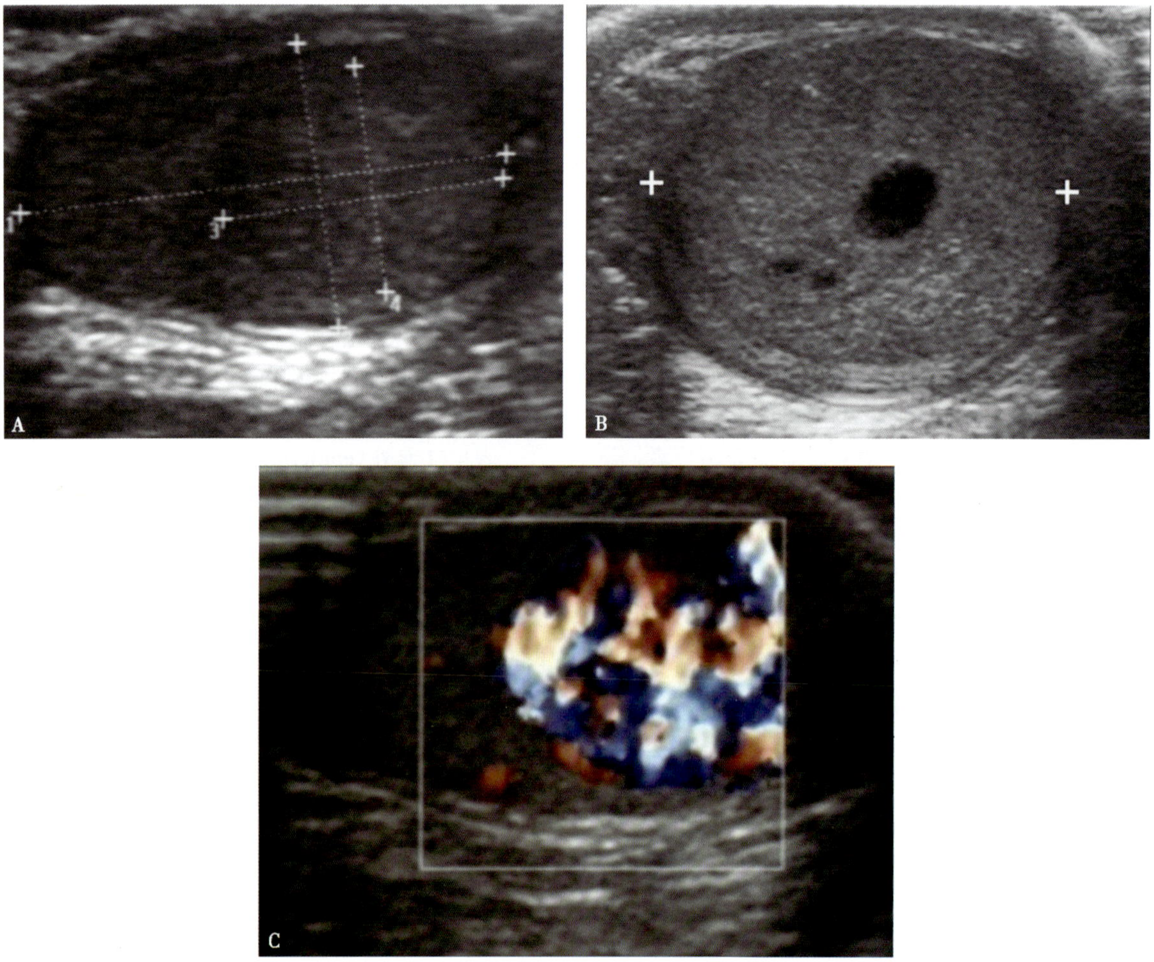

图 27-7-1 卵黄囊瘤

A. 阴囊纵切面显示单侧睾丸内边界尚清的类圆形实质性肿块，回声接近正常睾丸实质回声；B. 阴囊横切面显示肿块内见多发大小不等无回声区，肿块周围可显示新月形残存睾丸回声；C. 彩色多普勒显示肿块内血流信号丰富

血流，与周围组织的关系；同时需注意腹股沟、腹腔、后腹膜等部位检查。

【鉴别诊断】

1. 睾丸肿瘤之间的鉴别

（1）睾丸畸胎瘤与睾丸卵黄囊瘤：睾丸畸胎瘤超声多为混合性或囊性，内可见钙化灶，睾丸形态多不规则。血清 AFP 多正常。睾丸卵黄囊瘤形态多规则，回声均匀，类似正常睾丸回声，血供丰富。血清 AFP 多升高。

（2）睾丸精原细胞瘤：罕见于儿童，发生于隐睾的概率较正常位的儿童高几十倍。患儿单侧睾丸明显增大，呈实质性低回声区，早期分界欠清，晚期内可见不均匀混合性回声。

（3）非生殖细胞肿瘤：睾丸间质细胞瘤、睾丸粒层细胞瘤和睾丸支持细胞瘤属于非生殖细胞肿瘤。睾丸间质细胞瘤是最常见的性索 / 间质肿瘤，多见于 5～10 岁青春期前儿童，患儿因肿瘤细胞分泌雄性激素而表现为性早熟。超声表现为实质性低回声团块（图 27-7-4A），可伴囊性或高回声斑，多数内部及周围血流信号丰富（图 27-7-4B）。睾丸粒层细胞瘤罕见（女性卵巢较好发），分为成人型（95%）和幼年型（5%），肿瘤细胞可分泌雌性激素。超声表现为囊实性肿块，边界尚清，实性部分回声不均（图 27-7-5A），实性部分呈少到中量血流信号（图 27-7-5B）。睾丸支持细胞瘤平均发病年龄为 6 个月，多数无激素活性。超声表现为睾丸实质性中等回声团块，包膜完整，内可见中量血流信号。

（4）睾丸肾上腺残余瘤：睾丸肾上腺残余瘤（testicular adrenal rest tumor，TART）是一种特殊的睾丸内肿瘤，在先天性肾上腺皮质增生症（CAH）患者中并不少见，儿童和青少年 CAH 患者中发生率约为 20%，成人 CAH 患者中高达 90% 以上。TART

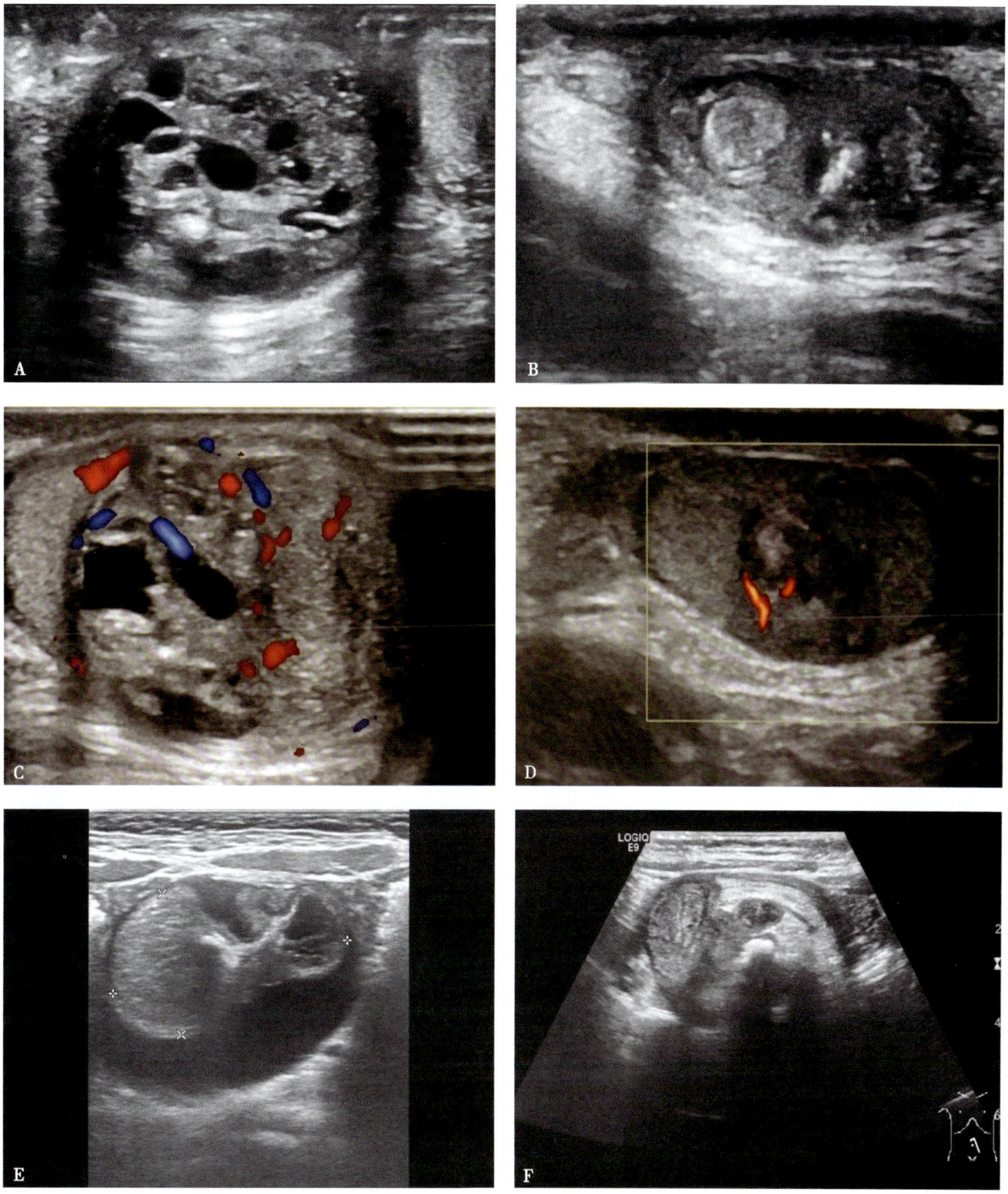

图 27-7-2 睾丸畸胎瘤

A. 阴囊横切面显示睾丸内囊实性包块，内见强光斑，后方伴声影；B. 阴囊纵切面睾丸内回声不均匀的实性为主肿块；C. 阴囊纵切面显示睾丸内囊实性肿块，实性部分可见中量血流信号；D. 阴囊纵切面显示睾丸内肿瘤实性肿块，内可见少量血流信号；E. 左下腹腔内可见隐睾畸胎瘤；F. 左中腹腔内隐睾畸胎瘤

是睾丸内异位的肾上腺皮质残余细胞过度增殖性良性病变，不发生恶变。残余瘤位于睾丸纵隔旁和睾丸网上，瘤体可堵塞精小管，使睾丸功能受损，是导致男性患儿成年后睾丸功能障碍及生育力降低的原因之一，早期诊断和治疗可避免不可逆的睾丸功能损害。80% 以上患儿双侧睾丸受累，睾丸内单发病灶，位于睾丸门或围绕睾丸纵隔生长，对睾丸正常组织和形状破坏较少。病灶形态多变，可呈分叶状，边界清楚，无包膜，以均匀或不均匀低回声为主，病灶内血供丰富，但走行不杂乱（图 27-7-6）。

当合并先天性肾上腺皮质增生症时，可明确诊断。

（5）继发性睾丸肿瘤：见于急性白血病、淋巴瘤、肾胚胎瘤和神经母细胞瘤等，以白血病、淋巴瘤睾丸浸润多见，占小儿睾丸肿瘤的 2%～5%，常

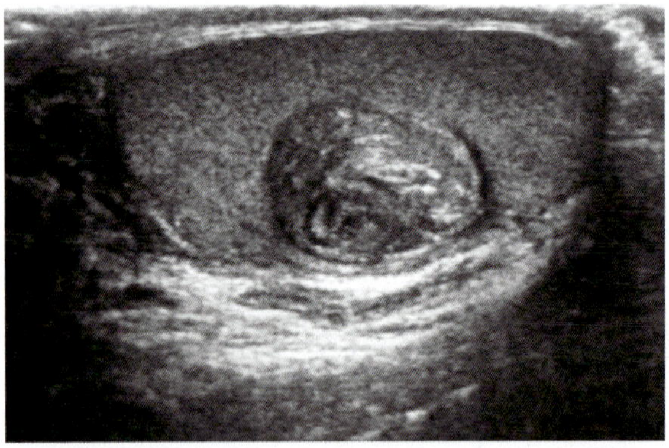

图 27-7-3 表皮样囊肿

阴囊纵切面显示睾丸实质内低回声团块，边界清晰，包膜完整，内为带状、层状、洋葱皮样回声

累及双侧。白血病睾丸浸润表现为阴囊红肿、胀痛。睾丸弥漫性增大伴实质内回声异常减低。超声显示整个睾丸回声均匀减低，或睾丸内不规则散在极低回声，血流丰富（图 27-7-7）。

2. 睾丸肿瘤与睾丸其他疾病的鉴别 睾丸肿瘤需与睾丸炎、睾丸外伤、睾丸扭转及睾丸不对称等相鉴别。原发性肿瘤呈球形占位，多偶尔发现，无疼痛。睾丸炎一般无明显球形感，形态不规则，有相应的炎症症状和体征；睾丸外伤有明确的外伤史，有疼痛感；睾丸扭转有急性阴囊疼痛，短时间内回声变化明显，睾丸内无血流信号。睾丸不对称，如青春期睾丸，隐睾术后等，可表现为两侧睾丸大小不一，但睾丸回声均匀，血流不丰富，血清 AFP 正常。超声造影有助于诊断睾丸肿瘤，使其与其他疾病的鉴别更加有特异性。

3. 睾丸肿瘤与其他阴囊内肿物的鉴别

（1）睾丸旁肿瘤：最常见睾丸旁肿瘤为脂肪瘤，超声表现为阴囊内睾丸旁中等回声团块，边界清晰，内回声均匀，彩色多普勒显示点状血流。最常见睾

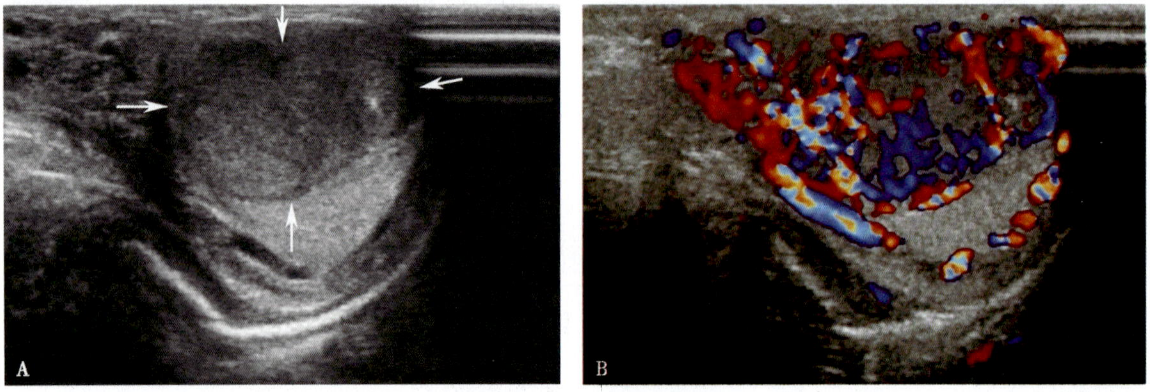

图 27-7-4 睾丸间质细胞瘤

A. 阴囊斜切面显示睾丸内实质性低回声团块（箭头）；B. 彩色多普勒显示内部及周围血流信号丰富

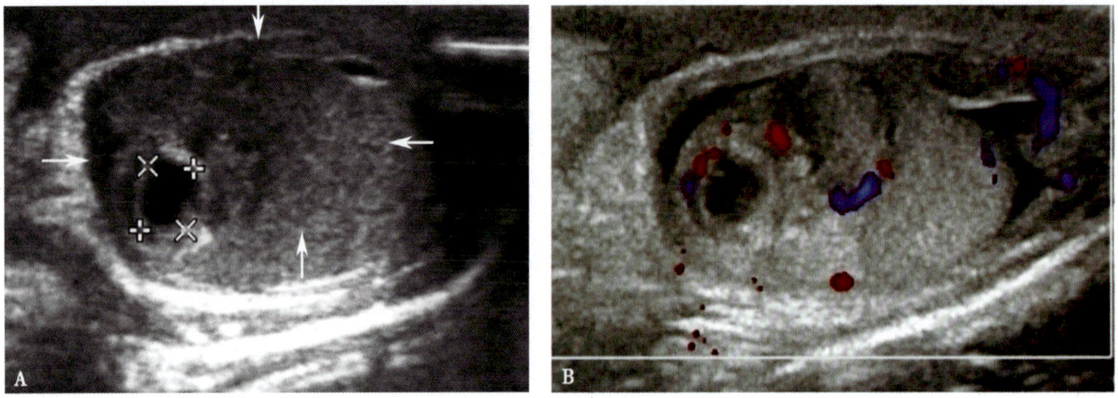

图 27-7-5 睾丸幼年型粒层细胞瘤

A. 阴囊纵切面显示睾丸内囊实性肿块，实性部分回声不均（箭头）；B. 彩色多普勒显示实性部分少量血流信号

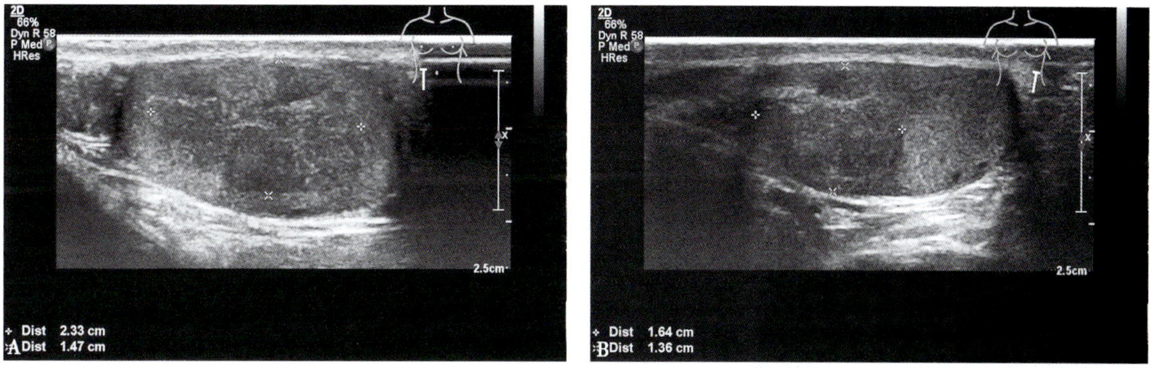

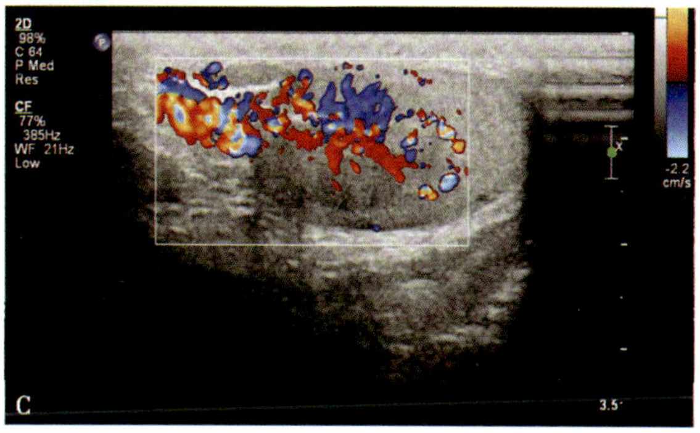

图 27-7-6　睾丸肾上腺残余瘤

A. 阴囊纵切面显示右侧睾丸内实性不规则低回声区，回声不均；B. 阴囊纵切面显示左侧睾丸内实性不规则低回声区，回声不均；C. 阴囊纵切面彩色多普勒显示睾丸内低回声区丰富的血流信号

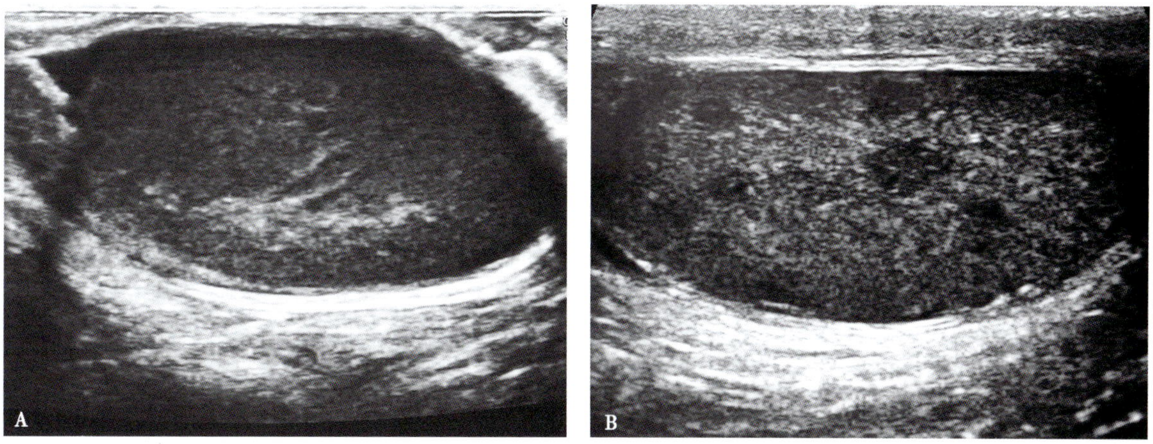

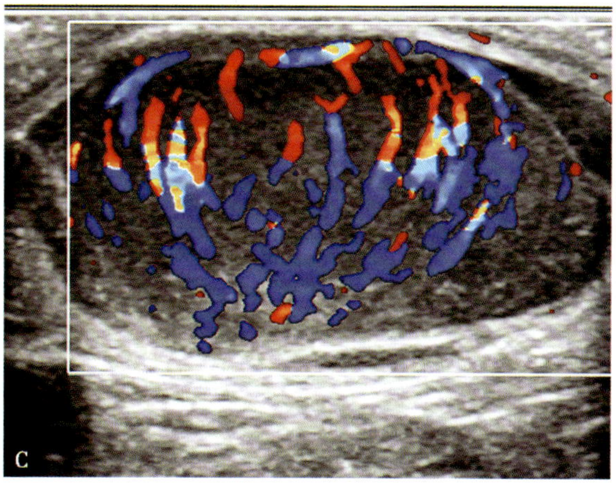

图 27-7-7　白血病睾丸浸润

A. 睾丸实质回声弥漫性减低；B. 睾丸实质内散在片状回声减低；C. 彩色多普勒血流显示低回声区血流信号丰富（引自《小儿超声诊断学》第 2 版，夏焙主编，人民卫生出版社）

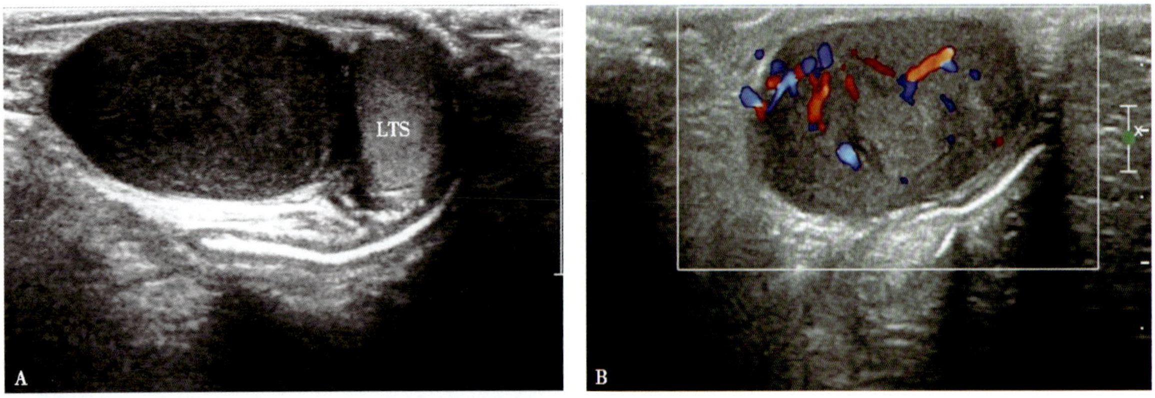

图 27-7-8　睾丸旁横纹肌肉瘤

A. 阴囊斜切面显示睾丸旁实质性低回声区，回声欠均匀；B. 彩色多普勒显示血流丰富；LTS：左侧睾丸

丸旁恶性肿瘤为横纹肌肉瘤，发病高峰年龄 3～4 个月和 16 岁，超声表现为阴囊内睾丸旁实质性低回声团块（图 27-7-8A），一般边界清晰，包膜完整，内部回声欠均，较大者可伴有液性暗区。彩色多普勒显示血流信号丰富（图 27-7-8B）。

（2）脾性腺融合：脾性腺融合是一种罕见病，其中以脾睾丸融合较多，脾卵巢融合极其稀少。绝大多数发生于左侧，多数以阴囊无痛性包块就诊。表现为左侧阴囊或腹股沟内未探及正常睾丸，而探及一低回声肿物，回声均匀，同脾脏，可见散在筛孔样小结节，该低回声通往腹腔，甚至连于脾脏。彩色多普勒显示血流较丰富。少数亦可表现为睾丸内局限性低回声，边界清晰，包膜完整，回声同脾脏。

【超声诊断价值】

超声检查对小儿睾丸肿瘤诊断率高，是首选及随诊的主要影像学方法。CT 对小儿睾丸肿瘤良恶性的判断优于超声，但因射线对儿童生殖系统有影响限制了其临床应用。超声造影已经应用于成人睾丸肿瘤中，但在儿童中刚刚起步。最近研究表明在儿童中应用造影剂是安全的，这将加速超声造影诊断小儿睾丸疾病，有利于睾丸肿瘤的诊断及良恶性的鉴别，提高超声诊断的特异性。

第八节　睾丸微石症

【概述】

睾丸微石症（testicular microlithiasis，TM）指睾丸内弥漫性分布的微小钙化灶。儿童多见于隐睾、睾丸发育不良、Klinefelter 综合征、McCune-Albright 综合征、男性假两性畸形、21- 三体畸形、精索静脉曲张、遗传性疾病（家族性肿瘤样钙盐沉着症、弹力纤维性假黄瘤、脆性 X 综合征）等，也见于正常儿童。总体患病率为 0.6%～20%，平均 3.3%，无症状儿童人群中患病率为 1.9%。临床上无特异的症状与体征，多因阴囊其他病变行超声检查时偶然发现。病变累及单侧或双侧，以双侧多见。

【病理】

睾丸微石症是由睾丸曲细精管萎缩、上皮细胞脱落和钙盐沉着所形成，结石散在分布于双侧睾丸曲细精管内，呈球形，其中心为曲细精管上皮细胞的碎屑，糖蛋白和钙盐呈环形分层沉积在碎屑上，外周有数层胶原纤维样组织，约 20%～60% 的曲细精管有退化现象。退化的曲细精管影响精子产生，萎缩的曲细精管、细胞碎片和微石妨碍精子运动，造成男性不育。

【超声表现和诊断要点】

1. **超声表现**　双侧睾丸实质内细小、均匀散在分布的点状强回声，直径 1～2mm，后方无声影。超声分型：根据一个超声图像视野中结石数量的不同分为经典型和有限型。经典型：5 个或 5 个以上；有限型：少于 5 个。彩色多普勒睾丸实质血流信号无明显异常改变（图 27-8-1）。

2. **诊断要点**　睾丸内钙化点的大小、分布及数量，同时需注意睾丸大小、形态、回声，是否合并其他异常，如肿瘤。如检查发现有睾丸微石症，需定期复查，以防睾丸肿瘤发生。

【鉴别诊断】

1. **睾丸肿瘤**　部分肿瘤内伴有不规则钙化灶，如畸胎瘤、表皮样囊肿。睾丸肿瘤内钙化灶呈局灶性分布，表现为不均回声或囊实性回声内斑块状、短棒状、小片状强回声，后方可见声影。

2. **阴囊壁结石**　阴囊壁内强回声团，后方伴声影。多见于感染或出血，或有新生儿胎粪性腹膜炎病史。

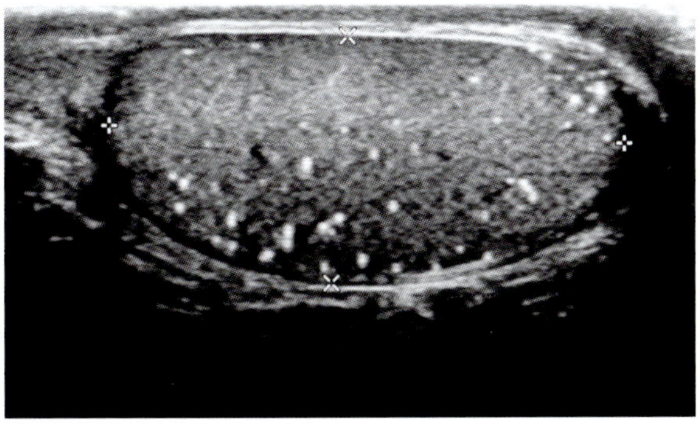

图 27-8-1　睾丸微石症
睾丸纵切面显示睾丸实质内细小、均匀散在分布的点状强回声

【诊断价值】

高频超声是诊断睾丸微石症的首选影像学检查方法，超声检查容易明确诊断。因睾丸微石症可能与肿瘤、不育等有关，需定期超声随访，评估睾丸发育，早期发现肿瘤。

第九节　腹股沟疝

【概述】

腹股沟疝（inguinal hernia）指腹腔内容物通过腹股沟孔隙或薄弱点向体表突出所形成的疝，分为腹股沟斜疝与腹股沟直疝。小儿均为腹股沟斜疝。

腹股沟斜疝是因腹股沟管内腹膜鞘状突未闭而导致腹腔内容物进入腹股沟，甚至阴囊内。发病率为 0.8%～5.0%，男女比例为 5∶1。单侧腹股沟斜疝占 2.5%～86.0%，右侧多于左侧，其比例约为 2.4∶1。腹股沟鞘状突未闭，但腹腔内容物未进入腹股沟，称之为隐匿腹股沟斜疝。腹腔镜扫查隐匿性腹股沟斜疝概率达 20.0%～39.7%。腹股沟斜疝患儿，对侧发生隐匿性腹股沟斜疝的比例较正常儿童高。

腹股沟斜疝主要表现是腹股沟区出现可还纳性的包块，咳嗽与哭吵时有冲击感。腹股沟疝嵌顿多见于新生儿和小婴儿，主要表现为疼痛，疝块突然增大、变硬、不能回纳、有触痛，皮肤红肿，嵌顿内容物为肠管时可出现肠梗阻表现，如肠管发生缺血、坏死，可进一步发展为绞窄疝。如发现腹股沟斜疝嵌顿需紧急处理，并且一周后复查睾丸血供情况，观察有无睾丸继发性缺血性改变。

腹股沟斜疝 6 个月后自行愈合可能性不大，建议 1 岁左右手术。经典手术是经下腹横纹小切口疝切开术，内环结扎术。目前最先进技术为单孔腹腔镜技术，是真正意义上的微创手术。

【病理】

胚胎期睾丸发育、下降，腹膜鞘状突随之下降进入阴囊，睾丸部分的鞘膜形成睾丸固有鞘膜。在出生前，鞘状突先从内环部闭合，之后睾丸上部的鞘状突闭合，最后整个精索部的鞘膜闭塞，萎缩成纤维索。若鞘状突未闭，在腹内压力作用下，腹腔内容物进入腹股沟管内，形成腹股沟斜疝。

腹股沟斜疝疝内容物多样。男性患儿疝内容物多为肠管及网膜组织，前者多见于婴幼儿，后者多见于学龄前及学龄期儿童。女性患儿疝内容物为卵巢及网膜组织，前者多见于小婴儿，后者多见于学龄前及学龄期儿童。另外少见的疝内容物有盲肠、阑尾、膀胱、子宫、盆腔肿瘤等。

巨大的腹股沟斜疝持续时间长，可压迫精索血管，引起睾丸血供障碍，引起睾丸发育不良；可压迫髂腹股沟神经，引起髋关节疼痛。嵌顿疝易引起肠、网膜等疝内容物坏死，可引起睾丸附睾缺血。严重者疝内容物长时间压迫精索血管，睾丸淤血、缺血、坏死，多见于婴儿。缺血区域对细菌侵袭敏感，容易诱发睾丸、附睾炎症，甚至化脓。女婴儿腹股沟斜疝卵巢嵌顿并不少见，嵌顿的卵巢有扭转的危险，加重卵巢的缺血坏死。

【超声表现和诊断要点】

1. 超声表现

（1）腹股沟疝：腹股沟管增宽，内环口增大，鞘状突入口显示腹腔内容物向腹股沟管延伸，甚至达阴囊。疝内容物为肠管时，局部声像图表现为回声杂乱，伴有气体强回声、液体回声，有时可见肠管扩张、肠管蠕动（图 27-9-1）。疝内容物为网膜时表现为均匀条状高回声，无蠕动（图 27-9-2）。疝内容物为卵巢，可显示多个囊泡的低回声团，有时周围可见积液（图 27-9-3）。疝内容物为子宫（图 27-9-4）、膀胱、阑尾、盆腔肿瘤等，均表现为疝内组织与盆腔内组织相连。可复性疝时，疝内容物血流信号无明显异常。

（2）腹股沟斜疝嵌顿：斜疝嵌顿时，疝内容物不能滑动，血流信号可先一过性增加，然后消失。嵌顿疝内容物为肠管时表现为疝内肠管壁增厚，蠕动减弱或消失。女婴儿腹股沟斜疝卵巢嵌顿坏死时表现为腹股沟区内明显增大的类似于马蜂窝样不均回声，卵巢内无血流信号，卵巢周围可见积液。

（3）并发症：腹股沟斜疝嵌顿者不仅可引起疝内容物缺血、坏死，同时亦可引起腹腔肠管、同侧睾丸附睾缺血、坏死，以及对侧腹股沟炎症等。

1）腹腔肠管表现：腹腔内呈肠管梗阻表现，肠

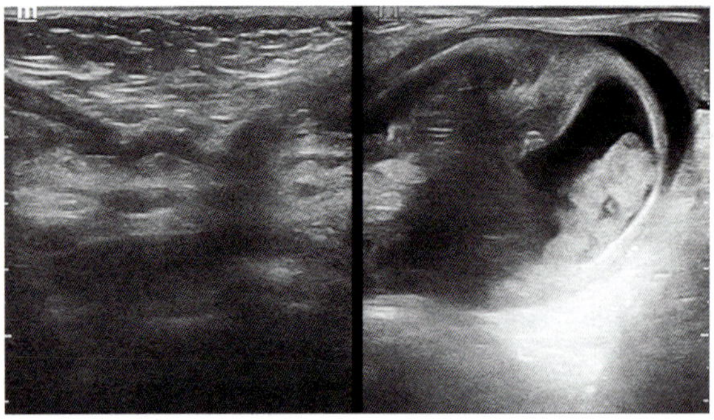

图 27-9-1 腹股沟斜疝

腹股沟、阴囊纵切面显示腹股沟斜疝，内容物为肠管

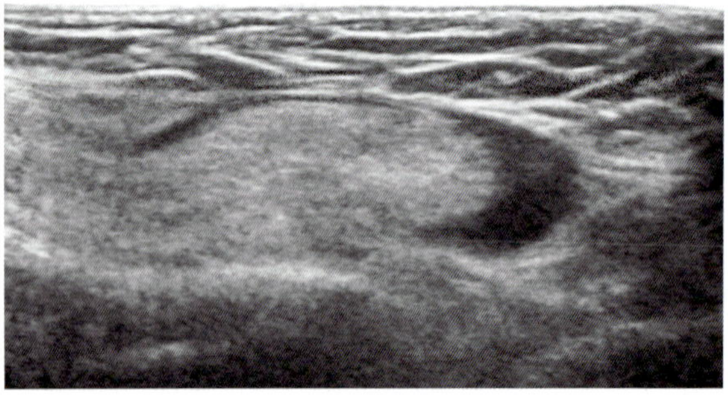

图 27-9-2 腹股沟斜疝

腹股沟纵切面显示腹股沟斜疝，内容物为网膜

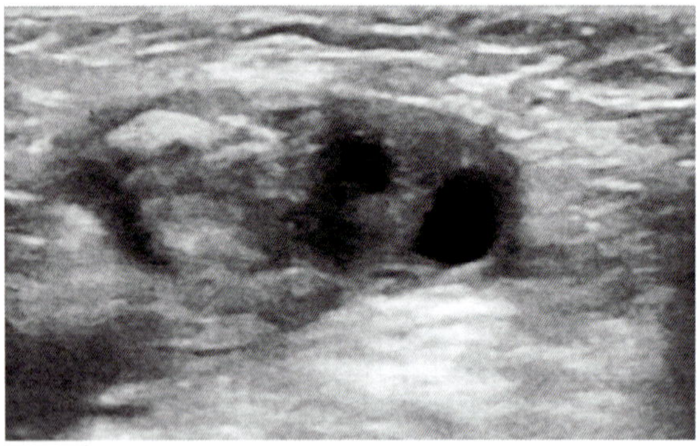

图 27-9-3 腹股沟斜疝

腹股沟纵切面显示腹股沟斜疝，内容物为卵巢及其肠管

管扩张明显，腹腔游离液体；嵌顿较长时间未解除，可引起肠管坏死，甚至穿孔。

2）睾丸附睾缺血、炎症、坏死：嵌顿疝可引起睾丸附睾缺血、炎症，严重者可出现睾丸急性淤血、缺血、坏死（多见于婴儿）。超声表现为阴囊壁增厚，睾丸正常或增大，局灶性或弥漫性回声减低或增强（图 27-9-5），附睾整体轮廓模糊或清晰，附睾增大、回声减低或增强。睾丸及附睾内血流可增多，亦可减少。当脓肿或脓腔形成时，在肿大睾丸及附睾内可见不规则液性回声，壁厚，大小不等。

3）对侧腹股沟炎症：对侧隐匿性腹股沟斜疝受累时，表现为对侧腹股沟积液，透声较差，精索组织炎症水肿，血流增多。

2. 诊断要点

（1）腹股沟斜疝疝内容物的鉴别：要注意腹股沟斜疝的疝内容物是什么，疝内容物是一种，还是多种。

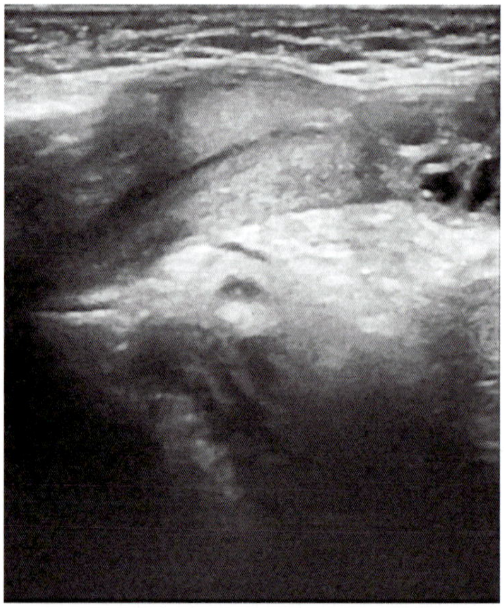

图 27-9-4 腹股沟斜疝

腹股沟纵切面显示腹股沟斜疝，内容物为子宫与卵巢

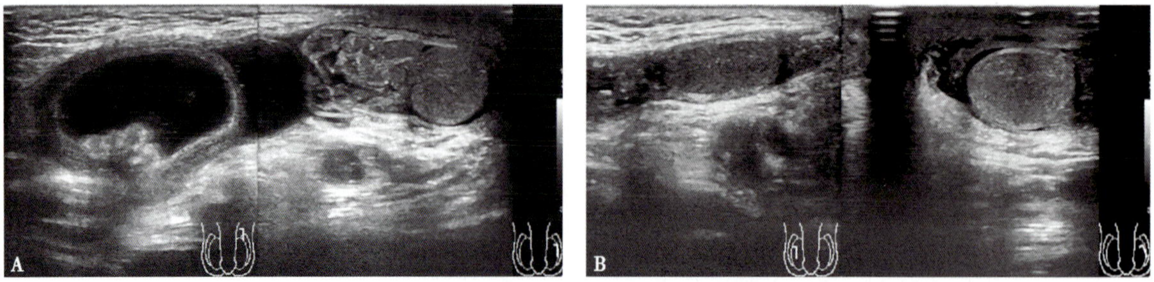

图 27-9-5 腹股沟斜疝嵌顿后，睾丸缺血性改变

A. 腹股沟、阴囊纵切面显示腹股沟斜疝嵌顿引起睾丸增大，回声增强；B. 腹股沟、阴囊纵切面显示两侧睾丸

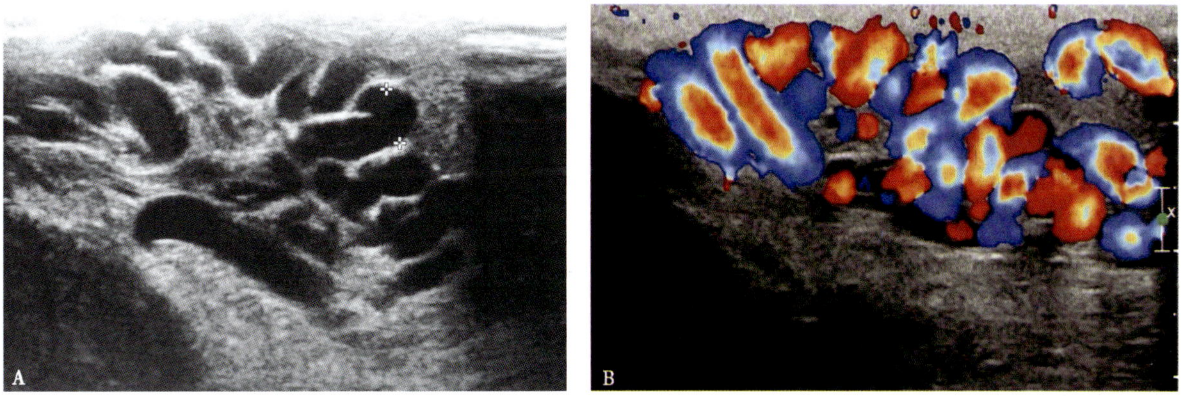

图 27-9-6　精索静脉曲张

A. 腹股沟、阴囊纵切面显示睾丸上方和后方迂曲、扩张管状无回声；B. 彩色多普勒显示管状无回声红蓝相间血流信号

（2）腹股沟斜疝嵌顿时诊断要点：腹股沟斜疝嵌顿时，要注意观察疝内容物回声、形态、血流情况。女性婴儿卵巢疝入时，注意卵巢形态、大小以及血流，是否合并疝内卵巢扭转、坏死。注意观察腹腔肠管、网膜以及疝内容物来源组织器官的情况。

（3）睾丸附睾情况：腹股沟斜疝时男性患儿注意观察睾丸附睾形态、大小、回声以及血供情况，是否存在睾丸缺血、炎症、坏死等情况。

（4）腹股沟斜疝嵌顿复位后检查要点：腹股沟斜疝嵌顿复位后，需定期复查睾丸形态、大小、回声以及血供情况，是否存在睾丸变小、萎缩等情况。

【鉴别诊断】

需与睾丸下降不全（本章第二节）、精索鞘膜积液（本章第五节）、精索静脉曲张等多见疾病鉴别，也需与术后腹股沟及阴囊血肿、腹股沟肿瘤、脾睾丸融合（本章第七节）等少见疾病鉴别。上述疾病均表现为腹股沟或阴囊上方肿块，但均为非可复性，无“疝柄”，亦无咳嗽冲击感。

1. 精索静脉曲张　精索静脉曲张（varicocele）是精索蔓状静脉丛的延长、扩张和迂曲，导致睾丸及附睾的血液回流障碍性病变。绝大多数发生于左侧，右侧和双侧少见。左侧精索内静脉较长，几乎呈垂直汇入左肾静脉，回流容易受阻，而右侧精索内静脉以锐角汇入下腔静脉。因先天性瓣膜功能不全、血管畸形等因素，使精索内静脉回流受阻，形成原发性精索静脉曲张。腹膜后占位性病变、巨大肾积水、异位血管等压迫，精索内静脉回流受阻则形成继发性精索静脉曲张。

小儿精索静脉曲张多无症状，呈亚临床型。少数较大儿童主诉在站立或行走过久之后阴囊有坠胀隐痛，活动时加重，平卧后消失。体格检查患侧阴囊较对侧低垂，触诊似蚯蚓团块状。精索静脉曲张临床表现可分为三级：Ⅰ级，触诊不明显，但Vasaval试验后出现；Ⅱ级，触诊扪及扩张的静脉，但外观不明显；Ⅲ级，触诊和外观均明显，曲张静脉呈蚯蚓团块状。世界卫生组织将0级或亚临床型列入分级内，为自然状态、或Vasaval试验时体格检查均无精索静脉曲张，但经多普勒超声检测存在静脉内反流，强调对亚临床型应密切随访。

超声表现为睾丸上方和后方迂曲、扩张管状无回声，呈“蚯蚓状”，内径≥0.25cm。Valsalva动作时可见静脉内反流。彩色多普勒显示管样回声内充填红蓝双向血流信号（图 27-9-6）。

2. 术后腹股沟及阴囊血肿　腹股沟斜疝或鞘膜积液术后可出现腹股沟区及阴囊区肿胀，血肿形成。超声可见内环口闭合，精索呈中高回声，回声混杂不均，内可见不规则积血区。

3. 腹股沟肿瘤　腹股沟肿瘤因组织结构不同而回声多变，有时连于腹腔，呈现蒂样改变，但无咳嗽冲击感，非可复性，血流杂乱，可伴有腹股沟及盆腔淋巴结增大。

4. 脾睾丸融合　睾丸或附睾与正常位置脾脏之间有带状结构相连，或异位于阴囊的副脾与睾丸、附睾相连或融合。绝大多数发生于左侧，回声均匀，同脾脏，彩色多普勒血流信号较丰富。

【诊断价值】

高频超声是诊断腹股沟斜疝的首选影像学检查方法，能帮助临床鉴别腹股沟肿块性质，以及疝内容物结构。单侧腹股沟斜疝术后，应警惕对侧隐匿性腹股沟斜疝的可能。腹腔镜检查是诊断腹股沟疝的“金标准”。

（叶菁菁）

第二十八章　肌骨、关节超声检查

第一节　超声检查技术

【检查内容】

1. 髋关节　经髋关节前侧、外侧的横切图和纵切图动态连续扫查，显示髋关节局部软组织、滑膜、软骨及骨表面的形态和结构层次。

2. 膝关节　经膝关节前侧、内侧、外侧及后侧的横切图和纵切图动态连续扫查，显示膝关节局部软组织、滑膜、软骨及骨表面的形态和结构层次，获得腘窝血管的彩色多普勒血流图。

3. 踝关节　经踝关节前侧、内侧、外侧及后侧的纵切图，动态连续扫查，显示踝关节局部软组织、滑膜、软骨及骨表面的形态和结构层次。

4. 肩关节　经肩关节前侧、外侧、后侧及腋下的横切图和纵切图，动态连续扫查，显示肩关节局部软组织、滑膜、软骨及骨表面的形态和结构层次，获得腋窝血管的彩色多普勒血流图。

5. 肘关节　经肱桡关节和肱尺关节前侧纵切图、横切图及后侧纵切图，动态连续扫查，显示肘关节局部软组织、滑膜、软骨及骨表面的形态和结构层次。

6. 发育性髋关节发育不良的超声　经髋关节中立位及屈髋位，取冠状图和横切图连续动态扫查，清晰显示股骨干骺端、大转子、股骨颈、骨性髋臼、盂缘（软骨性髋臼）、Y 形软骨、股骨头、滑膜折返点等声像，获得标准测量切面图，评估髋臼和股骨头的发育情况，并进行轴向稳定试验、Barlow 稳定试验和 Ortolani 稳定试验，评估髋关节的稳定性。

【检查方法】

1. 患儿准备　室内温暖，根据检查需要暴露患儿双上肢或双下肢，通常在安抚下完成检查，不合作的患儿，必要时采用水合氯醛口服或灌肠，在睡眠状态下接受检查。

2. 仪器　采用彩色多普勒超声诊断仪，线阵探头，频率 5.0～12.0MHz 或更高，在满足深度的情况下，尽量选择高频率探头。

3. 体位　一般关节超声检查：中立位、关节屈曲位。根据关节检查的需要摆放体位。

发育性髋关节发育不良超声检查：

（1）中立位：仰卧位，屈髋屈膝各 45°、膝关节平肩宽。

（2）屈髋位：仰卧位，屈髋屈膝 90°、膝关节平肩宽。

（3）轴向稳定试验：仰卧位，屈髋 45°、膝关节平肩宽。

（4）Barlow 稳定试验：仰卧位，屈髋屈膝 90°、内收加压。

（5）Ortolani 稳定试验：仰卧位，屈髋屈膝 90°、外展。

【注意事项】

对比检查，首先检查健侧，并注意两侧的对比；检查时手法注意尽量一致。注意根据不同的关节部位，选择相应的体位。

第二节　婴儿发育性髋关节发育不良

【概述】

婴儿发育性髋关节发育不良（developmental dysplasia of hip，DDH）既往曾称之为先天性髋关节脱位（congenital dislocation of the hip，CDH）和髋关节发育不良（dysplasia of hip），1992 年北美小儿矫形外科学会建议改名为 DDH，已得到广泛认可。DDH 是由于各种外在（异常体位、肌病等）和内在因素（骨化延迟、关节囊松弛等），引发的髋关节发育不良，进而发生髋关节脱位等病变。婴儿期临床表现主要为臀或股皮纹不对称，双下肢不等长，患侧下肢缩短，下肢弹响等。儿童一侧髋关节脱位出现跛行，双侧髋关节脱位表现为鸭步，臀部明显后突。

【病理】

头臼同心是髋关节正常发育的基本条件。早产儿及新生儿早期关节囊松弛，股骨头可自发地半脱或全脱出髋关节。如果关节不稳定，半脱位或脱位持续存在，使髋臼盂唇外翻、扁平，骨性髋臼发育不良而变浅，关节畸形。持续脱位时髋臼内被脂肪纤维组织充填，关节囊受牵拉变长，呈葫芦状，与髂骨及股骨颈粘连，阻碍股骨头复位。股骨头逐渐发育变得细小，骨化中心出现迟缓，股骨头由球形进展为不规则形。髂骨翼受脱位股骨头刺激出现凹陷，关节囊在此处粘连形成假髋臼。髋关节周边肌肉发生挛缩。这一系列病理变化可动态加重，或经治疗而逆转，恢复正常的结构与功能。

髋关节的形态学表现可分为骨性髋臼发育成熟、骨性髋臼发育不成熟、骨性髋臼发育不良、髋关节脱位、股骨头发育不良；髋关节的稳定性表现可分为稳定型髋关节、不稳定型髋关节、脱位可复位型髋关节、脱位不可复位型髋关节。

【超声表现和诊断要点】

1. 正常婴幼儿髋关节超声表现　新生儿、小婴儿、幼儿和学龄儿童的股骨头切面形态，均呈类圆形。新生儿的股骨头尚未骨化，呈均匀低回声，而小婴儿随年龄增长可显示股骨头逐渐增大的骨化强回声（次级骨化中心），伴有后方声影。髋臼由骨性部与软骨部组成，骨性部在大部分足月儿和小婴儿发育成熟，少部分足月儿与早产儿发育尚不成熟；髋臼软骨部呈低回声。髋臼各骨化中心之间的Y形软骨呈低回声。股骨头对应髋臼凹面，与其构成同心圆关系，旋转髋关节时可显示股骨头在髋臼内活动及其位置关系。

中立位时，经髋臼正中冠状切面图（图 28-2-1），标准的图像需清晰显示股骨干骺端、大转子、滑膜返折点、盂唇、髋臼软骨部、髋臼骨性部、髂骨下缘点、Y形软骨及平直的髂骨体等，此切面图主要用于生物测量，评估髋关节的发育情况。

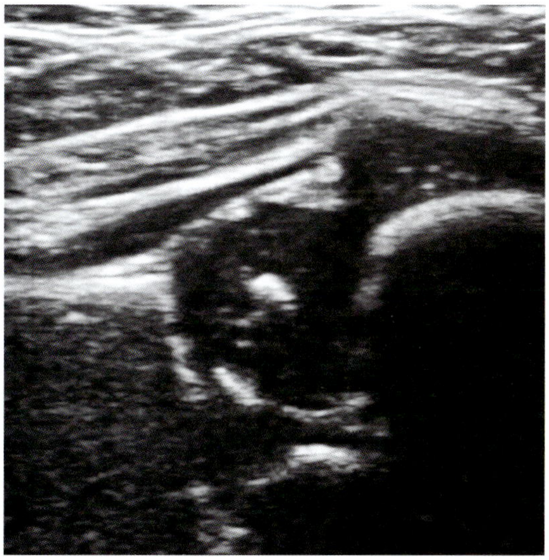

图 28-2-1　中立位经髋臼正中冠状切面图

经髋关节外侧横切图（图 28-2-2），显示骨性强回声，其前后分别为耻骨与坐骨的骨化中心，其间的低回声为髋臼的Y形软骨。股骨头位于髋臼正中，耻骨与坐骨的骨化中心之间。此图像用于测量耻 - 头距、坐 - 头距，可显示髋关节向前、后、外侧或高位的脱位。

经屈髋后外侧横切图（图 28-2-3），显示坐骨与耻骨的骨化中心，股骨头位于髋臼内，股骨头表面的弧线与髋臼的弧线重叠，此图像用于测量头 - 耻

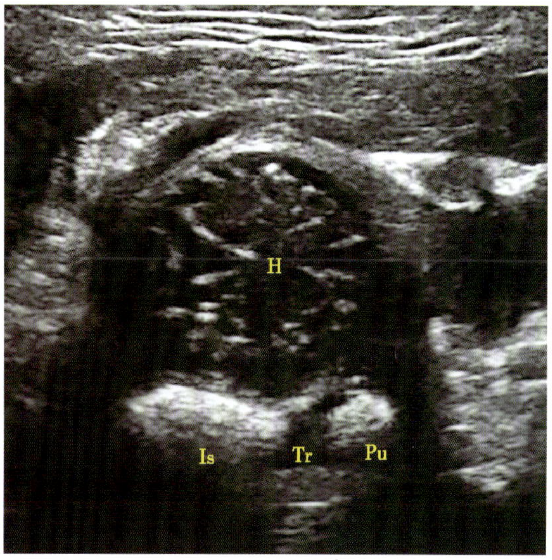

图 28-2-2　中立位经髋关节外侧横切图

H：股骨头；Pu：耻骨；Is：坐骨；Tr：Y形软骨

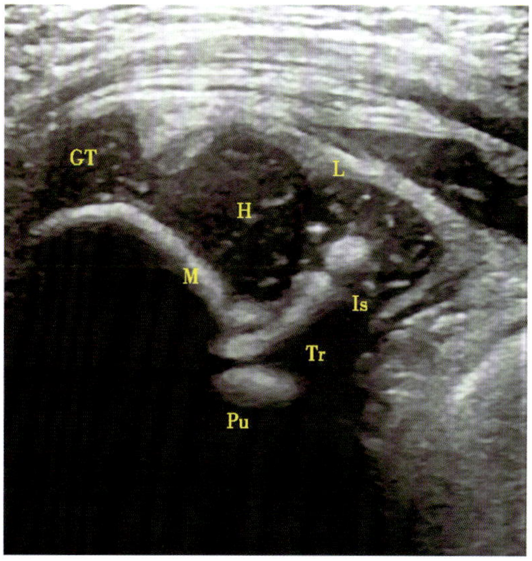

图 28-2-3　屈髋后外侧横切图

L：盂唇；H：股骨头；Is：坐骨；Tr：Y形软骨；Pu：耻骨；M：干骺端；GT：大转子

距，可显示股骨头与髋臼的位置关系。

屈髋外展位，经髋关节内侧横切图（图 28-2-4），显示股骨头与髂骨骨化中心的位置关系。旋转股骨可显示股骨头顶着髋臼转动。此切面图主要适用于髋关节“人”字形石膏固定患儿的超声随访复查。

2. 髋关节的分型

（1）髋关节形态学分型及其表现

1）骨性髋臼发育成熟：股骨头位于髋臼窝内且α角≥60°，股骨头覆盖率≥50%（图 28-2-5）。

2）骨性髋臼部发育不成熟：出生纠正月龄≤3个月，股骨头位于髋臼窝内，α角<60°，股骨头覆盖率40%～49%。

3）骨性髋臼部发育不良：出生纠正月龄>3个月，股骨头位于髋臼窝内，α角<60°；或任何年龄α角<49°，股骨头覆盖率40%～49%（图 28-2-6）。

4）髋关节脱位：股骨头部分或完全脱出髋臼窝，股骨头覆盖率分别为10%～39%（半脱位）、<10%（全脱位）（图 28-2-7）。

5）股骨头发育不良：股骨头变小，形态不规则（与健侧比较）。

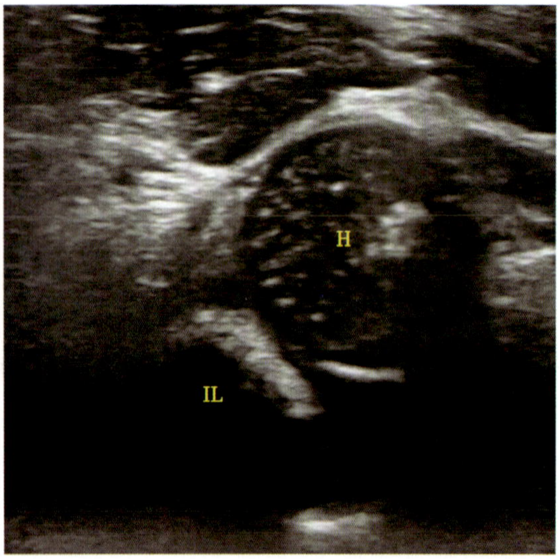

图 28-2-4 屈髋外展位髋关节内侧横切图
H：股骨头；IL：髂骨

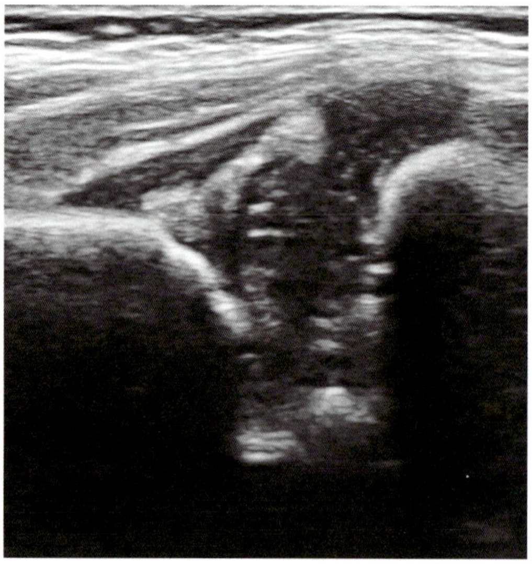

图 28-2-6 骨性髋臼部发育不良中立位冠状切面图
显示股骨头位于髋臼内，骨缘圆钝

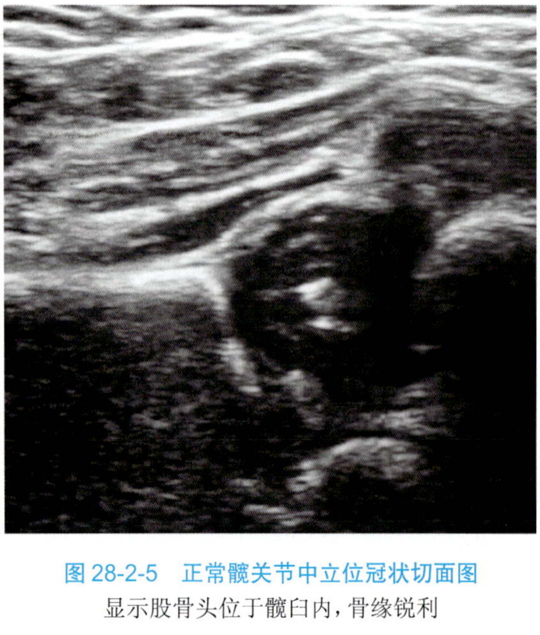

图 28-2-5 正常髋关节中立位冠状切面图
显示股骨头位于髋臼内，骨缘锐利

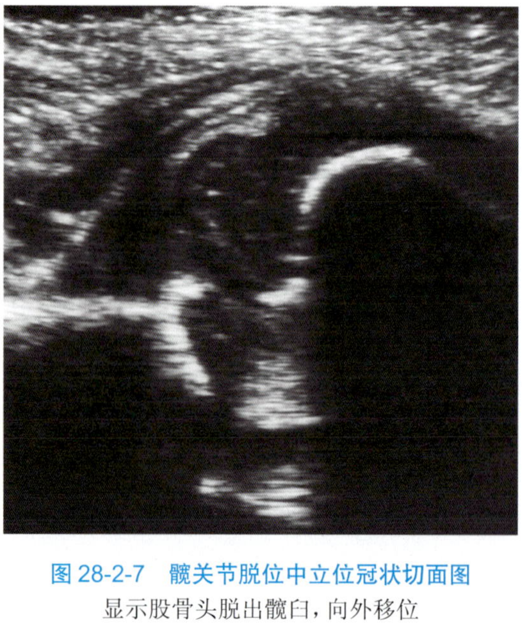

图 28-2-7 髋关节脱位中立位冠状切面图
显示股骨头脱出髋臼，向外移位

（2）髋关节稳定性分型

1）稳定型髋关节：轴向稳定试验及 Barlow 稳定试验时，未显示股骨头脱出髋臼窝、无头耻距增大。

2）不稳定型髋关节：轴向稳定试验及 Barlow 稳定试验时，股骨头覆盖率减低＜50%；部分脱出髋臼窝。

3）脱位可复位型髋关节：轴向稳定试验及 Ortolani 稳定试验时，脱位的股骨头可复位于髋臼内。

4）脱位不可复位型髋关节：轴向稳定试验及 Ortolani 稳定试验时，脱位的股骨头均不能回位于髋臼内。

3. DDH 的诊断标准　目前 DDH 的超声检查方法主要包括 Graf 法、Terjesen 法和 Harcke 法，Graf 法主要用于评估髋臼的发育情况，Terjesen 法主要用于评估股骨头与髋臼的位置关系，Harcke 法主要用于评估髋关节的稳定性。

（1）Graf 法分型标准：Graf 法髋关节声像图的获取，是定量测量可重复性的关键（表 28-2-1）。标准声像图见图 28-2-1。首先画出三条测量线，包括基线、骨性髋臼线和软骨髋臼线；基线是髂骨体的平行线或切线；骨性髋臼线是髂骨转折点与髂骨下缘点的切线；软骨髋臼线是髂骨转折点与盂缘的连线。当髂骨的髋臼骨缘呈圆钝状时，折返点应定在骨性髋臼的凸面与凹面的交界点。测算出骨性部髋臼的 α 角和软骨部髋臼的 β 角。α 角反映了骨性髋臼的发育，β 角反映了软骨髋臼的发育情况。α 角越大，即骨性髋臼越深，髋关节越稳定；反之，α 角越小则骨性髋臼越浅，股骨头易滑出，髋关节稳定性越差；β 角越小越好，提示股骨头大部分被髋臼的骨性部覆盖，髋关节稳定性好；反之，β 角越大，髋臼软骨部的承受力有限，髋关节的稳定性越差。

（2）Terjesen 法分型标准（表 28-2-2）：Terjesen 法是在中立位冠状切面基础上，测量覆盖率和侧头距（图 28-2-1），反映股骨头与髋臼的位置关系。此方法的优点是在婴儿可用覆盖率评价髋臼对股骨头的覆盖率，在股骨头骨化后，还可以用侧头距定量关节位置变化，这种方法与 X 线的平片可做对应的比较，使年龄较大儿童也可以进行超声髋关节的检查。

（3）Harcke 法诊断标准：髋关节发育成熟即 α 角≥60°，髋关节发育不良即 α 角＜60°。对头 - 臼同心的髋关节施加内收的力量，股骨头未脱出髋臼外，提示髋关节稳定（Barlow 试验阴性）；股骨头脱出髋臼外，提示髋关节不稳定（Barlow 试验阳性）。对股骨头与臼不同心的髋关节，施加外展的力量，

表 28-2-2　Tejesen 髋关节的分型

骨性髋臼覆盖率	分型
≥50%	正常髋关节
40%～49%	新生儿发育不良伴不稳定 大于 4 个月发育不良髋关节
10%～39%	半脱位
＜10%	脱位

表 28-2-1　Graf 髋关节的分型与超声表现

分类	Graf 分型	骨性臼顶	髋臼骨缘	软骨臼顶	α	β
正常	Ⅰ型 成熟髋关节	好	锐利	窄，覆盖股骨头	＞60°	—
不成熟髋	ⅡA 型 生理不成熟，适于年龄＜3 个月	良好	圆钝	宽，覆盖股骨头顶部	50°～59°	—
DDH	ⅡB 型 骨化发育延迟，＞3 个月	发育不良	圆钝	宽，覆盖股骨头顶部	50°～59°	—
	ⅡC 型 临界髋，无年龄限制	发育不良	圆钝	宽，覆盖股骨头	43°～49°	＜77°
	D 型 不稳定髋（条件脱位）	发育不良	圆钝—扁平	移位	43°～49°	＞77°
	Ⅲ型 偏心髋（脱位）	无髋臼凹陷	扁平	被向上挤压，近端软骨膜的方向朝上	＜43°	—
	Ⅳ型 离心髋（脱位）	无髋臼	平直	被向下挤压，近端软骨膜的方向为水平或向下	＜43°	—

股骨头回纳髋臼内（Ortolani 试验阳性），提示髋关节脱位可复位；若股骨头不可回纳髋臼内，提示髋关节脱位不可复位。

4. 诊断要点

（1）经髋臼正中的冠状切面，需要清楚显示平直的髂骨体、骨化髂骨的最下缘点、盂唇。

（2）在正确的切面上，正确测量 α 角、β 角、股骨头覆盖率。

（3）掌握髋关节稳定试验的操作手法及判断标准。

【鉴别诊断】

化脓性髋关节炎是新生儿和小婴儿常见的关节感染性炎症疾病，常因关节囊内积液，导致髋关节不稳定，甚至脱位。超声检查显示关节囊内积液，伴有点状回声漂浮，关节囊周围软组织增厚，各结构层次显示不清晰。

【诊断价值】

90% 新生儿期发育不成熟的髋关节随后在 3 个月时，可逐渐发育为正常成熟髋关节；部分小婴儿髋关节发育不良也可未经治疗而自愈；但持续发育不良可进一步加重形成半脱位与完全脱位。部分新生儿期未显示明显异常者，可因髋关节的不稳定，逐渐发育畸形。定期、规范的超声检查可早期检出这部分患儿，减少畸形的发生。另外，在 DDH 的束带治疗过程中，超声可用于监测股骨头位置，确保股骨头无移位，减少不必要的 X 线检查，随访评估股骨头血供情况，观察有无股骨头缺血性坏死。

第三节　髋关节暂时性滑膜炎

【概述】

髋关节暂时性滑膜炎（transient synovitis of the hip，TSH）又称髋关节一过性滑膜炎，是滑膜的急性自限性炎症，儿童最常见的关节疾病。该病见于各年龄段的儿童，好发于 3～8 岁，男女之比约 2∶1。髋关节暂时性滑膜炎是儿童髋关节疼痛最常见的原因，预后良好。

髋关节暂时性滑膜炎多为单侧发病，急性起病，突发患侧髋关节、腹股沟或大腿前侧及膝关节不同程度的疼痛，患儿拒绝负重或跛行。髋关节呈不同程度的活动受限，尤以外展及内旋活动受限最为明显。经治疗临床症状及关节腔积液多在病程 8～10 天后逐渐消退。

【病理】

髋关节暂时性滑膜炎病因尚不明确，主要与感染、过敏反应和损伤有关。近半数患儿发病前有病毒或类流感病史；17%～30% 患儿有外伤史；部分患儿抗组胺药物、类固醇治疗有效。

髋关节暂时性滑膜炎的病理表现为滑膜组织非特异性、非感染性炎症反应，滑膜组织充血、水肿、增厚，渗出增多，关节腔积液，关节腔穿刺液检查及培养均无病原微生物检出，局部软骨及骨质均无明显病理改变。

【超声表现和诊断要点】

1. 正常儿童髋关节的超声表现　在儿童的髋关节超声检查中，经髋关节前侧股骨颈的矢状切面图最为常用，可清晰显示前侧关节囊、股骨头及其关节面软骨、股骨颈等结构。正常髋关节前矢状切面声像图，髋臼显示为杯口状强回声，股骨头显示为圆弧状强回声带；股骨头表面为软骨形成的极低回声；股骨颈显示为弧形强回声带，伴后方声影；股骨头骺板表现为股骨头与股骨颈之间的无回声凹陷或无回声带；髂腰肌位于髋关节前侧，声像图表现为跨越髋关节前侧的低回声带。前侧关节囊可分为前壁及后壁，声像图上表现为髂腰肌与股骨颈之间的低回声带，正常情况下，关节囊前壁凹陷，与股骨颈相平行（图 28-3-1）。前侧关节囊厚径的测量方法是关节囊前壁外缘至股骨颈前侧骨皮质的最大前后径。儿童前侧关节囊前后径通常小于 5mm。

2. TSH 的超声表现　髋关节暂时性滑膜炎声像图表现为股骨颈前滑膜囊增宽、前壁隆起，前侧关节囊厚径大于正常或与健侧相比增厚 1mm 以上，关节腔内显示积液，表现为前侧关节囊前壁与后壁

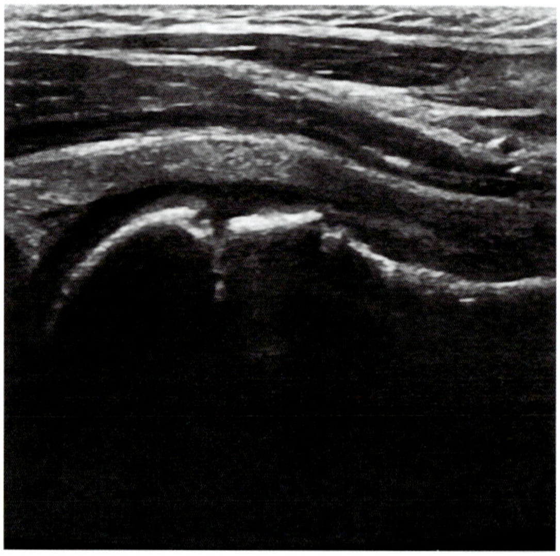

图 28-3-1　髋关节前侧股骨颈矢状切面图

间的无回声区，积液多为无回声，病程较长者，组织碎屑沉积可形成积液内的少量点状回声（图 28-3-2）。少数患儿可有关节囊前壁的局限性膨出，可能是由于局部关节囊较薄弱，关节腔积液、压力增高时，局部滑膜囊壁膨出（图 28-3-3）。

3. 注意事项　髋关节超声检查时，患儿双下肢应完全放松，置于平肩宽的位置。下肢屈伸、肌收缩可能导致滑膜囊增宽的假阳性诊断。

【鉴别诊断】

本病需要与 Perthes 病和化脓性关节炎相鉴别。经超声动态复查，显示髋关节滑膜炎声像持续超过 4 周时，应注意对比检查股骨头软骨回声的

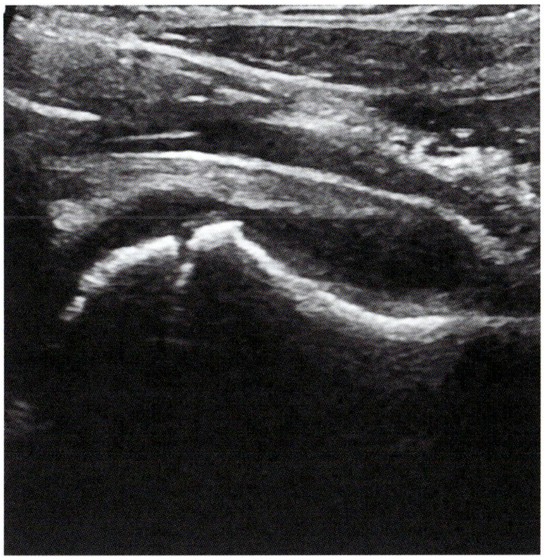

图 28-3-2　髋关节前侧股骨颈矢状切面图
显示关节腔积液

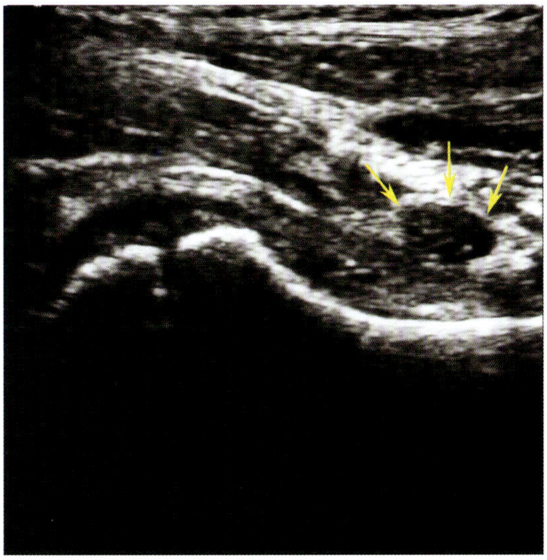

图 28-3-3　髋关节前侧股骨颈矢状切面图
显示局部滑膜囊壁呈囊状膨出（箭头）

对称性，以及股骨头骨化中心的形态，除外 Perthes 病。除滑膜囊积液外，滑膜囊回声紊乱，股骨颈骨化强回声不光滑者，高度提示化脓性髋关节炎，应结合临床表现，动态复查。

【诊断价值】

髋关节暂时性滑膜炎的超声诊断与复查，主要目的是早期识别 Perthes 病。Perthes 病的早期主要表现为滑膜炎。部分滑膜炎患儿因关节囊的压力作用，影响股骨头的血供，可导致形成 Perthes 病。

第四节　儿童股骨头缺血性坏死

【概述】

Perthes 病是导致儿童发育的股骨头缺血性坏死的特发性髋关节病变，即儿童股骨头缺血性坏死。早在 1910 年 Legg（美国）、Calve（法国）及 Perthes（德国）三位学者各自独立报道了该病，文献常称 Legg-Calve-Perthes 综合征，可造成永久性的股骨头畸形，成年后可继发骨关节炎而致残。

本病多见于 5～8 岁儿童，男女之比约 5∶1，10%～15% 患者为双侧发病。本病起病隐蔽，病程持续数月至数年不等，症状无特异性，通常表现为患侧髋关节、大腿前侧及膝关节间歇性疼痛或跛行，髋关节活动受限，以外展及内旋受限为著。部分患者下肢屈曲内收挛缩。随着病程发展可出现下肢肌肉萎缩及肢体缩短。

【病理】

Perthes 病的病理过程呈股骨头缺血坏死，继之死骨吸收和新骨形成以及股骨头重塑形等。包括：①初期，即滑膜炎期，关节囊肿胀，滑膜充血水肿，关节液渗出增多，持续 1～3 周。②缺血坏死期，股骨头缺血坏死，骨小梁碎裂、压缩，骨骺骨化中心的骨化受到抑制，关节面表层软骨由滑液营养可继续生长。缺血坏死期历时数月不等。此期股骨头形态尚无明显变化。③碎裂或再生期，由于死骨的刺激，坏死区内毛细血管增生和单核细胞浸润，坏死的骨碎片吸收，髓腔内纤维组织增生。成骨细胞活动增强，形成正常的类骨质。这个阶段新生的骨质强度较低，塑形受应力作用影响，形成股骨头的畸形，即“生物性塑形”。过程约历时 2～3 年。④愈合或畸形残存期，新生骨逐渐替代死骨，股骨头完成重构，股骨头呈扁平状或马鞍状畸形，髋臼变大、变浅，成年后继发骨关节炎。

Waldenström 根据病理与 X 线表现的关系将 Perthes 病分为初期、碎裂期、再骨化期和残余期。

初期主要表现为股骨头的骨化中心较小、密度增高以及轻度扁平，关节间隙增宽。碎裂期主要表现为骨化中心密度不均、碎裂，进一步变扁平。再骨化期主要表现为股骨头坏死骨吸收，新骨形成，部分患者股骨头形状有改善，部分变形。残余期坏死骨吸收完成，股骨头密度恢复正常。

【超声表现和诊断要点】

1. 超声表现 Perthes 病的超声检查重点显示髋关节间隙、股骨头和股骨颈滑膜囊的形态结构。早期股骨头形态无明显改变时，超声检查股骨头无明显异常，主要为滑膜炎样声像图改变，表现为前侧关节囊增宽，滑膜增厚，关节内积液。Perthes 病的滑膜炎及滑膜囊积液持续时间较长，至少 3～6 周。随着病程发展，声像图显示关节软骨增厚，股骨头骨化中心扁平（图 28-4-1），骨化中心及骨骺形态不规则、碎裂，以及股四头肌萎缩。对不同年龄的儿童，超声检查时采用双侧对比，声像图改变更明显，可早期显示轻微的结构异常，减少漏误诊。

2. 诊断要点

（1）早期主要为滑膜炎样声像改变。

（2）关节软骨增厚，股骨头骨化中心扁平，骨骺形态不规则、碎裂，以及股四头肌萎缩。

【鉴别诊断】

Perthes 病主要须与髋关节暂时性滑膜炎相鉴别，尤其在 Perthes 病早期，具有与髋关节暂时性滑膜炎相同的临床症状及声像图表现。因此，对髋关节滑膜炎、滑膜囊积液患儿，应定期超声复查，对比股骨头软骨回声的厚径、股骨头骨化中心强回声的形态、大小，尽早识别 Perthes 病。对滑膜炎声像改变持续时间超过 3～6 周者，应高度怀疑 Perthes 病。双侧对比检查有助于发现 Perthes 病关节软骨增厚及骨骺形态改变等征象，鉴别暂时性滑膜炎。

第五节 化脓性关节炎

【概述】

化脓性关节炎（septic arthritis）为小儿常见病，可发生各年龄段，以 3 岁以下儿童最多见。本病最常见下肢受累（占 75%～80%），好发于髋关节和膝关节，其次为踝关节、肘关节及肩关节。

临床表现为发热及关节疼痛，关节红肿，局部温度升高、压痛，关节主动活动及被动活动时均有疼痛、活动受限。患儿因疼痛拒绝活动关节，出现假性瘫痪。下肢关节受累时，患儿拒绝负重或出现痛性跛行。婴幼儿可能仅表现为关节被动活动时哭闹。

【病理】

化脓性关节炎最常见的病原菌为金黄色葡萄球菌，其次为 A 组 β- 溶血性链球菌及肺炎链球菌。B 组链球菌及革兰氏阴性肠道杆菌感染多见于婴幼儿。小儿化脓性关节炎多为血源性感染，儿童滑膜血运丰富、缺乏基底膜保护，病原体易于侵入关节。年龄小于 18 个月的幼儿骺板有血管穿过，干骺端的骨髓炎可经骺板播散至关节腔。关节外伤或邻近软组织感染播散亦可发生化脓性关节炎。化脓性关节炎早期病变主要表现为滑膜充血水肿、渗出液

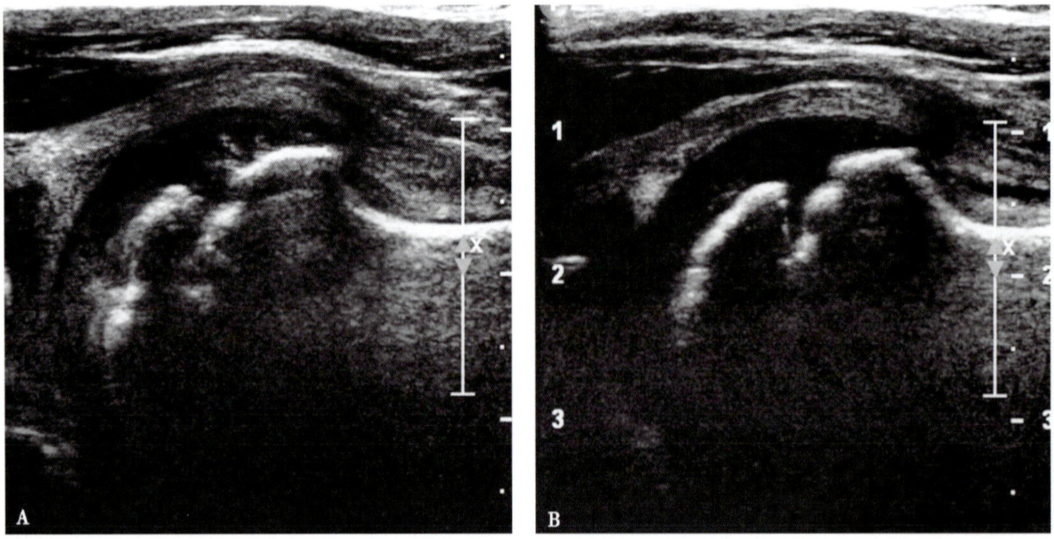

图 28-4-1 髋关节前侧股骨颈矢状切面图

A. Perthes 病，显示股骨头骨化中心扁平，形态不规则；B. 正常髋关节

增多，关节腔增宽，关节腔积液初为混浊液，之后为黏稠脓液。感染 3 天内即可出现关节软骨及骨的广泛破坏，可继发病理性骨折和关节脱位。

【超声表现和诊断要点】

化脓性髋关节炎声像图显示关节滑膜增厚、回声增强，关节腔增宽，关节腔内积液。积液内往往存在大量坏死组织及碎屑，声像图表现为积液内的点状及絮状回声，但部分患者积液表现为无回声。关节周边软组织可出现水肿、充血。关节软骨及骨破坏时，声像图显示为关节软骨表面不光滑，回声不均，骨皮质回声缺失（图 28-5-1）。如伴发病理性关节脱位，声像图可显示关节内骨位置关系的异常。由于骨骺端的骨化因年龄不同而异，超声检查应双侧对比，有助于发现细微病变声像。声像图不典型者，可经超声引导下关节腔穿刺抽吸确诊（图 28-5-2）。与单纯滑膜囊积液不同，化脓性关节炎声像图显示关节的各结构层次模糊，回声紊乱，关节囊边界不清。

【鉴别诊断】

1. 化脓性肌炎　化脓性肌炎（pyomyositis）是罕见的骨骼肌化脓性炎症，导致肌局部脓肿形成。该病多见于骨骼肌的创伤或撕裂伤后，大多患儿有

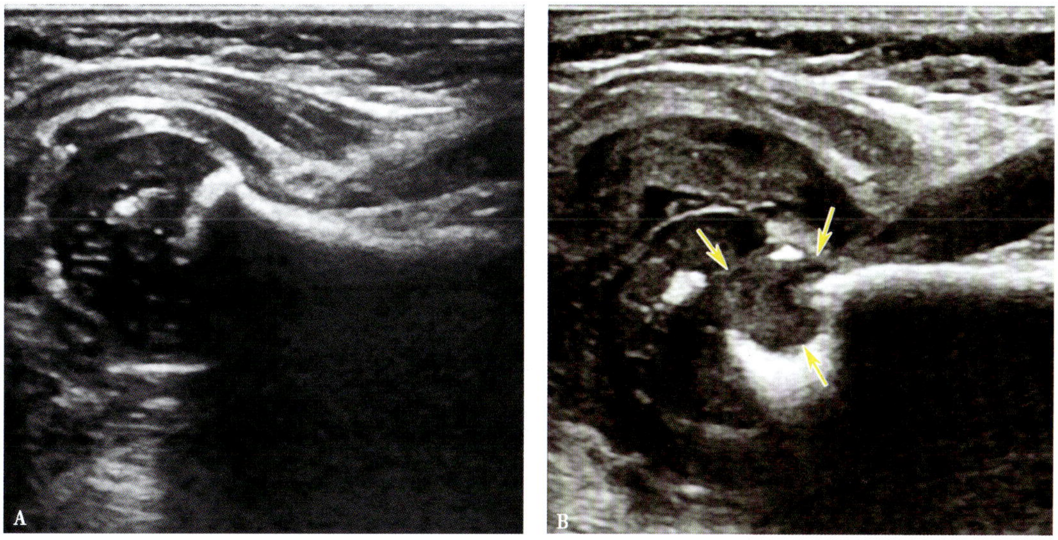

图 28-5-1　肩关节前侧纵切图

A. 正常肩关节；B. 化脓性肩关节炎，显示肩关节腔积液，肱骨干骺端骨质破坏及脓腔形成（箭头）

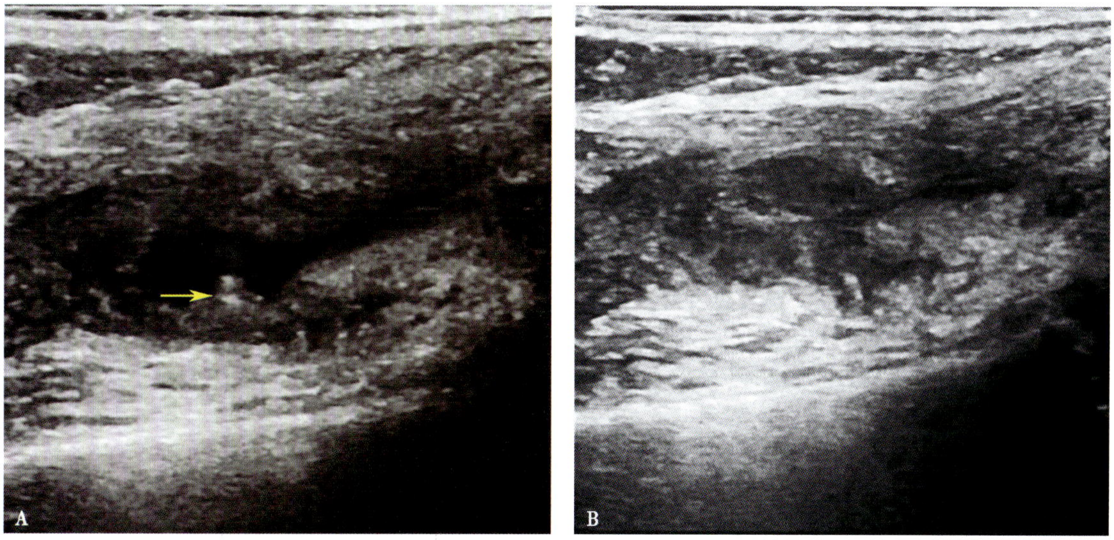

图 28-5-2　化脓性膝关节炎，髌上滑膜囊纵切图

A. 关节穿刺抽吸前，显示关节腔积液，穿刺针针尖位置（箭头）；B. 关节穿刺抽吸后，关节腔积液消失

运动或运动损伤史。以金黄色葡萄球菌感染最常见，约占90%。临床表现起病较缓，逐渐出现局部疼痛、发热、肿胀和活动受限。以股四头肌、臀肌、脊旁肌、腰大肌和腓肠肌最常受累。超声是诊断该病的首选影像学方法。超声早期表现为局部肌回声不均匀增强，逐渐呈低回声，脓肿液化则形成局部液化暗区。彩色多普勒检查显示脓肿周围肌间血流信号丰富。肌间脓肿患儿因肢体不协调运动，可伴发关节腔滑膜增厚、少量积液，但关节回声清晰，超声复查无关节积脓声像。

2. 浅筋膜软组织感染　浅筋膜软组织感染亦表现为局部红肿、疼痛及发热，邻近关节部位则可表现关节活动受限。超声显示仅有浅筋膜软组织水肿、充血而显示的回声弥漫性增强，关节声像无异常。超声检查显示无关节腔积液者，可基本排除化脓性关节炎，无关节腔积液的化脓性关节炎罕见。但化脓性关节炎的积液内含点状回声，实时超声检查时应采用加压法注意辅助识别。

3. 非感染性关节腔积液　非感染性关节腔积液见于髋关节暂时性滑膜炎、Perthes 病等，结合临床表现、实验室检查及声像图可作出鉴别。临床表现不典型者，可通过超声引导下关节腔穿刺抽吸明确诊断。

第六节　髂腰肌脓肿

【概述】

髂腰肌脓肿（iliopsoas abscesse）是髂腰肌的化脓性感染。小儿髂腰肌脓肿不常见，在各年龄组均可发病。起病隐匿，临床症状无特异性，常常导致诊断延迟。典型临床表现包括发热、背部或髋关节疼痛以及跛行。若未及时治疗，严重者可出现感染性休克或中毒性休克。为缓解疼痛，患儿喜仰卧位、膝关节屈曲、髋关节轻度外旋。髂腰肌脓肿多为单侧发病。

【病理】

小儿髂腰肌脓肿可分为原发性与继发性。原发性髂腰肌脓肿为血源性播散所致，少数为创伤性出血后缓慢形成脓肿。继发性髂腰肌脓肿多继发于脊柱及骶髂区感染、外科手术并发症、泌尿系感染及腹腔炎症扩散，如阑尾炎、Crohn 病。绝大多数原发性髂腰肌脓肿的病原菌为金黄色葡萄球菌，其他病原菌包括链球菌、大肠杆菌、结核分枝杆菌等。若确认为肠道大肠杆菌感染，须注意除外阑尾炎穿孔等肠道疾病继发的髂腰肌脓肿。

【超声表现和诊断要点】

1. 正常髂腰肌的超声表现　小儿髂腰肌经腹壁超声可清楚显示结构位置关系。超声检查简单快捷，有助于早期确诊，必要时超声引导下穿刺引流。髂腰肌由腰大肌、髂肌及腰小肌组成，位于腹膜后间隙。腰大肌起自第12胸椎至第5腰椎，沿骨盆边缘下行，经腹股沟韧带深部跨越髋关节囊前方与起自髂骨内缘的髂肌汇合形成肌腱止于股骨小转子。腰小肌起自第12胸椎及第1腰椎，止于髋骨的髂耻隆起及髂筋膜，约40%正常人腰小肌缺如。正常髂腰肌经下腹部及腹股沟区的长轴声像图，表现为均匀的长条状中等回声，其内显示呈条纹状高回声的肌纹理，彩色多普勒检查可显示肌层内血流信号；髂腰肌腱在髋关节的股骨颈前显示为致密的偏高回声。经下腹部及腹股沟的横切图分别可显示髂腰肌与肾脏的位置关系、与股血管的位置关系，经髋关节的横切图可显示位于关节囊浅层的髂腰肌腱回声。应用宽景成像可显示髂腰肌的完整长轴声像图。

2. 超声表现　髂腰肌脓肿早期声像图表现为髂腰肌弥漫性增厚、回声增强，局部肌纹理紊乱、其内可有局限性回声减低区，为肌肉的严重水肿或坏死早期，因肌肉弥漫性充血，彩色多普勒显示血流信号丰富，双侧对比有助于病变的检出。脓肿形成时，声像图表现为增厚的髂腰肌回声减低，内出现不规则液性暗区，部分患者脓腔内可显示分隔或存在多个脓腔（图28-6-1）。脓腔内为无回声、等回声或高回声，后方回声增强。脓液黏稠者，可通过加压探头观察液体浮动识别脓液。彩色多普勒显示脓肿壁及其周边软组织充血、血流信号丰富。位于腰大肌水平的脓肿推挤，使肾脏向腹侧位移（图28-6-2）。较大的髂腰肌脓肿的范围可由肾脏后方向下延伸，达腹股沟、髋关节水平，或突向前内侧包绕股血管。超声检查可显示脓肿与髂血管、股血管的位置关系，引导脓肿穿刺，能准确显示进针部位、方向及深度。超声动态扫查了解脓腔变化情况，为临床诊断及治疗提供帮助。

3. 诊断要点

（1）早期髂腰肌弥漫性增厚、回声增强。

（2）脓肿形成期髂腰肌内出现不规则液性暗区，伴有分隔及点、絮状回声。

（3）彩色多普勒显示其血流信号丰富，液化坏死区血流信号缺失。

（4）髂腰肌周边软组织因炎症刺激，可出现增厚、回声增强等改变。

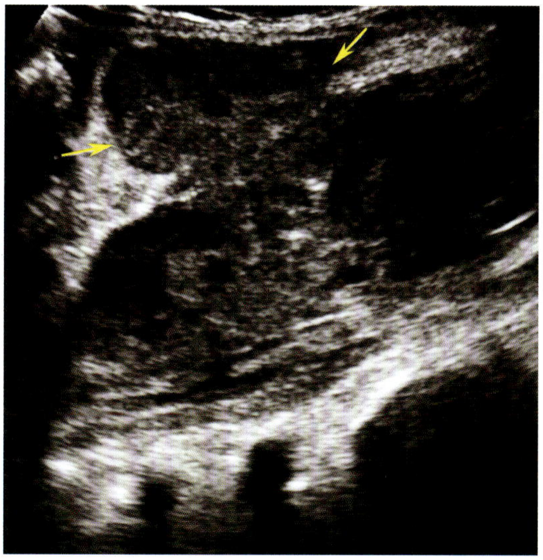

图 28-6-1 髂腰肌纵切图

显示髂腰肌弥漫性增厚，回声减低，其内脓腔形成，部分向外膨突（箭头）

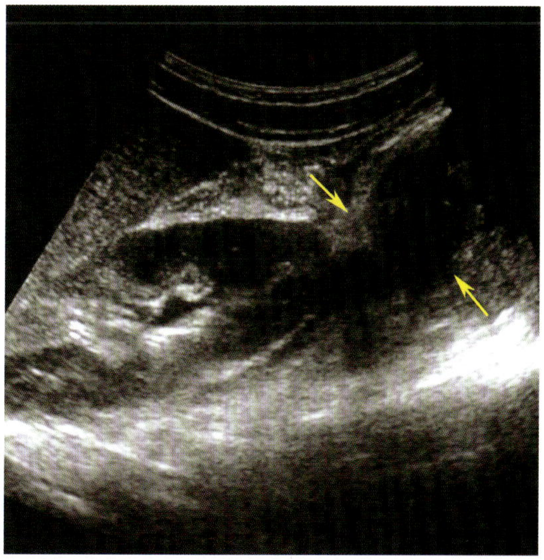

图 28-6-2 髂腰肌纵切图

显示髂腰肌脓肿（箭头）与肾脏的位置关系

【鉴别诊断】

1. **髂窝淋巴结炎** 髂窝淋巴结炎临床表现与髂腰肌脓肿相似。髂窝淋巴结炎的声像图主要表现为髂窝淋巴结增大、可有液化及脓肿形成。髂腰肌可因炎症刺激肿大，但其内无脓肿形成。超声随访有助于鉴别。

2. **阑尾周围脓肿** 阑尾周围脓肿是阑尾穿孔伴有网膜包裹形成的局限性炎症，常位于髂腰肌的前方、髂血管的外侧。脓肿与髂腰肌分界清楚，部分患儿可伴有局部髂腰肌回声增强。

3. **髂腰肌血肿** 髂腰肌血肿声像图表现与髂腰肌脓肿声像图酷似。髂腰肌血肿患儿有创伤史或血友病等血液病史。超声引导定位穿刺，可根据穿刺液的性质加以鉴别。腹膜后血肿常因腹部钝性损伤，引起肾脏挫裂伤所致。表现为腹膜后间隙的混合低回声，应用高频探头仔细沿长轴扫查，可显示髂腰肌完整声像。

第七节 骨 髓 炎

【概述】

骨髓炎（osteomyelitis）是骨及骨髓的细菌性感染病变，以进行性的骨破坏及死骨形成为特征，是儿童常见的感染性疾病之一，好发于5岁以下的男性，多急性起病，迁延不愈则发展为亚急性及慢性骨髓炎。急性骨髓炎多见于单侧的长骨，包括股骨、胫骨、肱骨等，双侧受累者仅占约10%。临床主要表现为肢体长骨干骺端局部软组织肿胀，疼痛及压痛，皮温升高，邻近关节活动受限，全身症状主要为败血症表现，包括高热、易激惹和嗜睡。亚急性及慢性骨髓炎全身症状较轻，表现为病变部位红肿、疼痛及窦道形成。婴幼儿常以全身症状为主，容易疏漏局部病变。

【病理】

小儿骨髓炎多为血源性感染，也见于骨损伤的干骺端微小血肿继发感染，或开放性损伤、外科手术以及邻近软组织感染扩散所致。新生儿长骨感染时，骨膜穿孔，易蔓延到周围组织，形成化脓性关节炎和骺板生长的永久性损伤。髋关节和肩关节是骨髓炎累及关节的最常见部位。婴幼儿骨膜增厚、干骺端毛细血管逐渐萎缩，逐渐减少了干骺端的感染向骺板和关节腔扩散的风险，而形成骨膜下脓肿。年龄较大儿童和青少年骺板及关节较少受累，感染较少超出骨膜，较为局限。骨髓炎的病理改变包括Brodie's脓肿、骨膜下脓肿。儿童骨膜与骨皮质附着疏松，局部骨膜掀起，因炎症刺激形成新骨，即骨包壳，部分或完全包绕病灶；骨膜坏死区的骨包壳缺失，脓液及死骨经窦道排出体外。

【超声表现和诊断要点】

1. **超声表现** 急性骨髓炎早期声像图显示局部软组织因充血水肿而增厚、回声增强，骨膜下脓肿形成时骨膜增厚，骨膜掀起呈拱桥样抬高，骨膜与骨皮质之间显示积液暗区，积液可为无回声或显示密集点状回声，积液黏稠时，可通过加压探头观察液体浮动，通过彩色多普勒血流成像鉴别积液与增厚的软组织。骨髓炎的声像图改变最早可在感染后48小时内出现，而X线表现则延迟至2～3周。出现骨质破坏时，骨皮质回声不规则或回声中断(图28-7-1)。骨膜下脓肿是骨髓炎特征性的超声表现，结合临床症状，可确定骨髓炎的诊断。超声可引导骨膜下脓肿的穿刺抽吸，帮助明确诊断及明确病原菌。慢性骨髓炎骨皮质不规则，表面凹凸不平、厚薄不均，显示骨皮质缺失及窦道形成。死骨的声像图表现为孤立性不规则强回声团，伴后方声影。

应用二维超声宽景成像可显示骨干的病变与相邻关节的关系(图28-7-2)，全面评价病变累及的范围。应用三维容积超声断层成像，可从不同角度显示病变全貌，评估病变范围及其与周边组织关系。

2. 诊断要点

(1) 早期局部软组织增厚、回声增强。

(2) 骨膜下脓肿形成，骨膜增厚，骨膜掀起呈拱桥样抬高，骨膜与骨皮质之间显示积液暗区，为骨髓炎特征性表现。

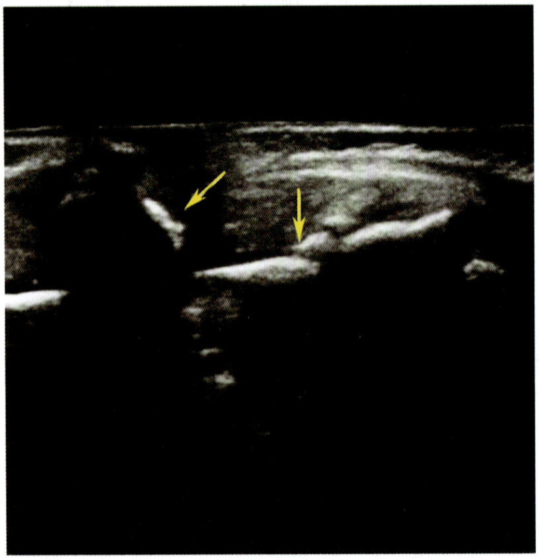

图28-7-1 股骨骨髓炎，股骨下段纵切图
显示骨皮质回声不规则、中断，以及死骨形成(箭头)

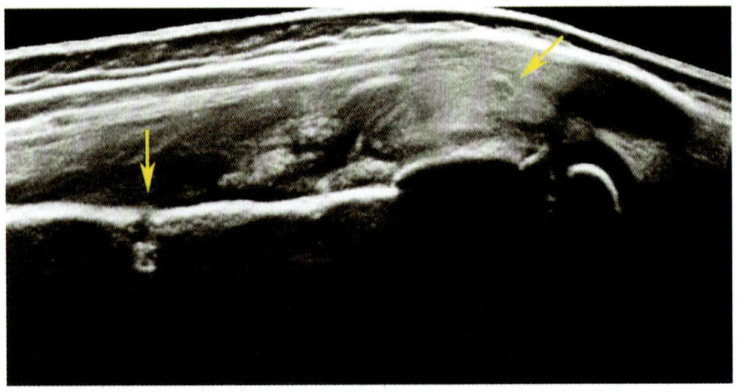

图28-7-2 股骨骨髓炎并膝关节炎股骨下段宽景成像
显示骨皮质回声不规则、中断(左侧箭头)，以及髌上滑膜囊积脓(右侧箭头)

(3) 骨质破坏，骨皮质回声不规则或回声中断。

(4) 慢性骨髓炎骨皮质不规则，表面凹凸不平、厚薄不均及回声缺失，伴窦道形成。死骨的声像图表现为孤立性不规则强回声团块，伴后方声影。

【鉴别诊断】

小儿急性或慢性骨髓炎应注意与蜂窝织炎、化脓性关节炎、滑膜炎、血栓性静脉炎、外伤、骨折、风湿性疾病(类风湿关节炎)等鉴别。

1. 肿瘤 白血病骨浸润及骨转移瘤患者，原发病变表现不明显而以局部肿痛为首发症状者，声像图可显示局部骨质破坏，须结合病史及实验室检查与骨髓炎相鉴别，必要时可行超声引导下穿刺抽吸及活检检查明确诊断。

2. 神经母细胞瘤 小儿神经母细胞瘤临床表现以发热为首发症状者，部分伴骨关节疼痛，原发腹膜后肿瘤的症状不明显，可显示有明显的骨关节异常声像。超声表现为骨皮质回声中断、缺失，显示碎片状骨回声，部分可伴有骨膜反应，仅声像图难以与慢性骨髓炎或化脓性关节炎相鉴别，需仔细查找原发肿瘤，常规进行腹膜后、纵隔扫查。

第八节 骨 折

【概述】

骨折(fracture)为骨的完整性和连续性中断，是小儿常见的损伤，多发生于四肢长骨及锁骨。新生儿产伤骨折多见于锁骨和肱骨。主要临床表现有疼痛，主动或被动活动疼痛加剧，骨折周围软组织肿胀，开放性骨折可见骨折断端，伤处肢体出现成角畸形及功能障碍，合并血管损伤可表现肢端缺血、血肿，合并神经损伤可出现肢体的感觉及功能障碍。

【病理】

小儿骨折的常见类型包括：①青枝骨折，一侧骨皮质断裂而对侧骨皮质连续，骨折有成角，但无移位，骨端没有完全分离。②骨膜内骨折，属于无移位骨折，骨折处微小成角，局部骨皮质外凸，骨膜仍完整。③骨骺损伤，见于骨骺分离、骨骺骨折、骨骺部骨折和干骺端骨折及骨骺板挤压伤。儿童骨骺分离及骨骺骨折比关节韧带损伤更常见。部分骨折断端间可发生软组织的嵌入，影响骨折的复位及愈合。骨折后常伴骨膜出血及血肿形成。骨膜下出血多于7～10天后发生钙化，此时X线检查有助于对可疑骨折病变的确诊。

【超声表现和诊断要点】

1. 正常长骨超声表现 超声检查主要用于显

示早期X线难以诊断的患儿，如骨骺、软骨的骨折。小儿长骨干已骨化，因超声不能穿透骨皮质，正常长骨声像图表现为骨表面呈连续光滑的强回声带。骨骼尚未完全骨化时，其骨骺及软骨在声像图上表现为均匀的低回声或无回声结构，骨骺内的骨化中心表现为团块状的强回声，骺板表现为骨骺与骨干间的低回声或无回声带。

2. 骨折超声表现　骨骺分离表现为骨干的强回声与骨骺的低回声连续中断、分离或交错；骨折的声像图表现包括骨折处骨皮质不规则、局部成角；或骨折段骨皮质出现回声中断，两断端可出现移位，骨折端不同程度分离或重叠，骨折断端有软组织嵌入时，两断端间可显示软组织回声（图28-8-1）。骨折的横切面可显示两条平行短光带，即"双线征"。粉碎性骨折在骨折断端附近可显示碎骨所形成的强回声团，伴后方声影。骨膜下出血表现为局部骨膜下的低回声或无回声区，肌肉或软组织出血表现为不规则无回声区，其内可显示点状回声。骨折周边软组织增厚、回声增强。骨折后的骨痂形成初期表现为细小低回声覆盖于骨折断端之间，随后骨痂呈梭形扩大并覆盖骨折处，连接骨折断端，随病程增加，骨痂内钙化程度增加，骨痂后方声影明显，最终骨折处形成骨性连接。

超声对长骨及骨骺单纯性骨折的诊断具有良好的敏感性及特异性，但由于受穿透力的限制，超声对不规则骨损伤及复杂骨折的诊断尚有一定局限性。

【鉴别诊断】

对外伤史不明确的小儿，骨声像异常应与骨的良性肿瘤鉴别。骨软骨瘤（osteochondroma）是发生于骨表面，表面覆以软骨帽的疣状骨性隆起，

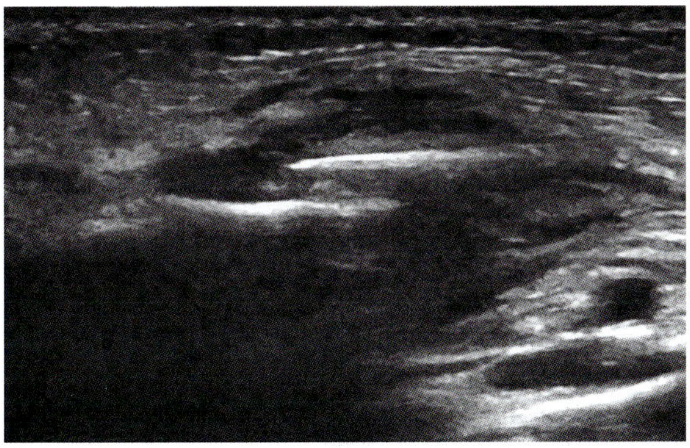

图28-8-1　锁骨骨折

右侧锁骨中段骨皮质连续性中断，两断端骨皮质分离，周围显示不规则极低回声区，局部软组织增厚，回声增强、不均

单发者多见。多发性者为常染色体显性遗传性疾病，多伴有骨发育不良及弯曲或缩短畸形。骨软骨瘤好发于长骨的干骺端，以股骨下端、胫骨上端最常见。骨软骨瘤结构可分三层，表层为纤维性软骨膜，与相邻骨膜相连续，中层为透明软骨组成的软骨帽，基底部为肿瘤的主体，由海绵状松质骨组成，下方与正常骨相连。声像图表现为骨干骺端突出于骨表面的骨性隆起，边界清晰，基底呈宽基型或长带型，内部为强回声，与邻近正常骨质相似，顶端软骨帽呈低回声带，覆盖于肿瘤表面，其厚径通常小于1cm。因骨软骨瘤为局部隆起，长骨无弯曲，与骨折声像有显著的不同。

第九节　先天性肌性斜颈

【概述】

先天性肌性斜颈（congenital muscular torticollis，CMT）是胸锁乳突肌挛缩所形成的畸形，是小儿常见先天性肌骨系统疾病，发病率为0.3～2%。多数为单侧病变，右侧多于左侧，偶有双侧病变者。胸锁乳突肌位于颈部两侧，起自胸骨柄前缘及锁骨内1/3上缘，上止于颞骨的乳突，位于颈动脉鞘前外侧及甲状腺的外侧。一侧胸锁乳突肌收缩使头向同侧偏倒，下颌转向对侧。

临床表现为新生儿或小婴儿颈部无痛性肿块，肿块呈圆形或椭圆形，质地坚硬。出生后3～4个月肿块逐渐自行消失，大多在6个月～3岁发生胸锁乳突肌挛缩。因胸锁乳突肌挛缩，患者头部偏斜，颅面、眼和脊柱的发育异常，严重导致颈椎及胸椎侧弯、面部不对称。

【病理】

肌性斜颈的病因尚不完全清楚，可能与宫内血管功能障碍、胎位不正、分娩损伤、骨筋膜间室综合征及胸锁乳突肌原发性肌病有关。30%～60%患儿有难产史，例如臀位分娩和产钳分娩，胸锁乳突肌受压、坏死，继而纤维化；或因胸锁乳突肌的静脉回流受阻，局部水肿、坏死和纤维化所致。

【超声表现和诊断要点】

1. 超声表现　正常胸锁乳突肌声像图呈条带状低回声，其内显示线样高回声的肌束膜沿肌肉长轴走行，左右对称。肌性斜颈的声像图表现呈多样性，因病程不同声像图有明显变化。

肌性斜颈的声像图可表现为团块型、肥厚型和挛缩型。团块型即肌性假瘤，声像图表现为胸锁乳突肌内实质性团块，团块可以表现为局限性或弥漫

性，多累及胸锁乳突肌的下 2/3 段，或局限于胸骨束、锁骨束，可表现为高回声、等回声、低回声（图 28-9-1）。团块外周围绕着正常肌回声。动态观察显示团块随胸锁乳突肌同步运动。

肌性假瘤于 2～3 个月后逐渐退缩，局部呈弥漫性或局限性回声增强，团块型逐渐变为肌肥厚型声像。于 1 岁前，患侧胸锁乳突肌回声仅显示比对侧增厚。随着年龄增长，患儿胸锁乳突肌由增厚变为变薄，呈回声增强的挛缩型（图 28-9-2）。部分团块型或肥厚型患儿经治疗可缓解，而挛缩型常症状持续存在，需手术治疗。

2. 诊断要点

（1）先天性肌性斜颈声像图表现为肿块期、假正常期和挛缩期等，声像图表现呈动态的变化过程。

（2）受骨骼肌收缩牵拉的影响，肌的厚径和应变会发生变化，因此在操作检查时，注意规范统一的体位。

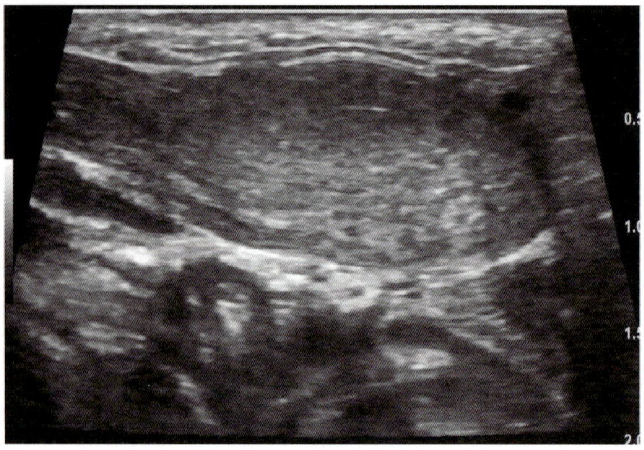

图 28-9-1 肌性斜颈团块型

右侧胸锁乳突肌中下段明显增粗，呈结节样，肌纹理回声紊乱

（3）超声弹性成像有助于识别二维声像图不明显的肌病。

【诊断价值】

超声检查可动态评价先天性肌性斜颈的预后和疗效。

第十节 桡骨小头半脱位

【概述】

桡骨小头半脱位（radial head subluxation），又称为牵拉肘、保姆肘、桡骨头脱臼、环状韧带撕裂、环状韧带位移等，是肘关节伸直、前臂旋前位突然受到纵向牵拉时，桡骨小头离开正常位置，环状韧带撕裂或嵌顿于肱桡关节间隙形成的半脱位。本病是一种儿童特有的损伤，发病率高，以 1～6 岁患儿多见。临床表现为局部疼痛，肘关节处于伸展位而不能旋后和屈曲。

【病理】

桡骨小头半脱位的原因是多方面的，如骨的解剖特点、关节囊松弛、受伤方式、受伤时关节内的负压增加以及外力作用等。与成人相比，小儿的环形韧带较薄，且小儿的桡骨小头呈椭圆形，矢状面直径较冠状面直径更大，关节不稳定。当伸肘、前臂受到旋前位牵拉时，桡骨小头直径短的部位转为前后位，无论环状韧带是否撕裂，桡骨小头均易自环状韧带中脱出，而环状韧带嵌至关节中间。桡骨小头关节面并非完全垂直于桡骨的长轴，而是与桡骨长轴呈一定的倾斜度，倾斜的程度与前臂旋转活动有关。桡骨小头关节面的倾斜度变化可影响环状韧带的上下活动，在前臂旋转后，这种倾斜度的可变性使之易发生半脱位。小儿环状韧带较松弛

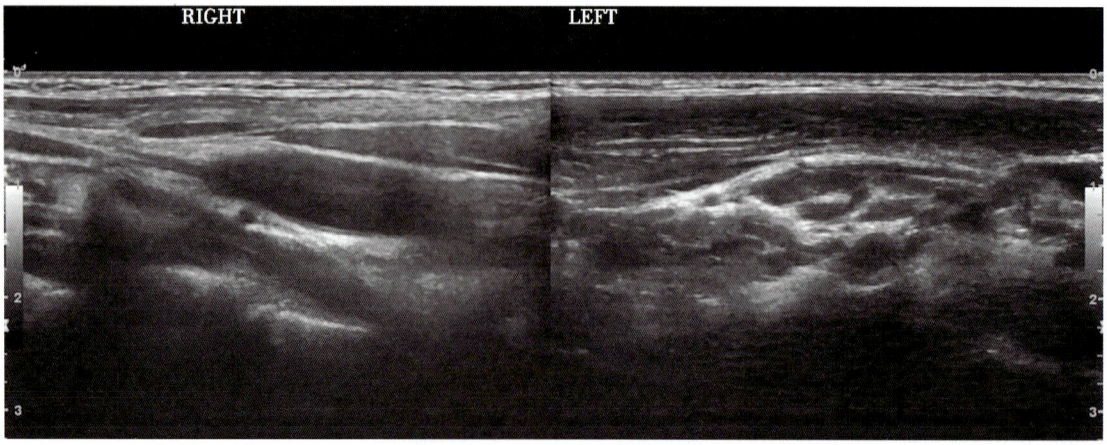

图 28-9-2 肌性斜颈挛缩型

右侧胸锁乳突肌较左侧明显变薄，回声增强

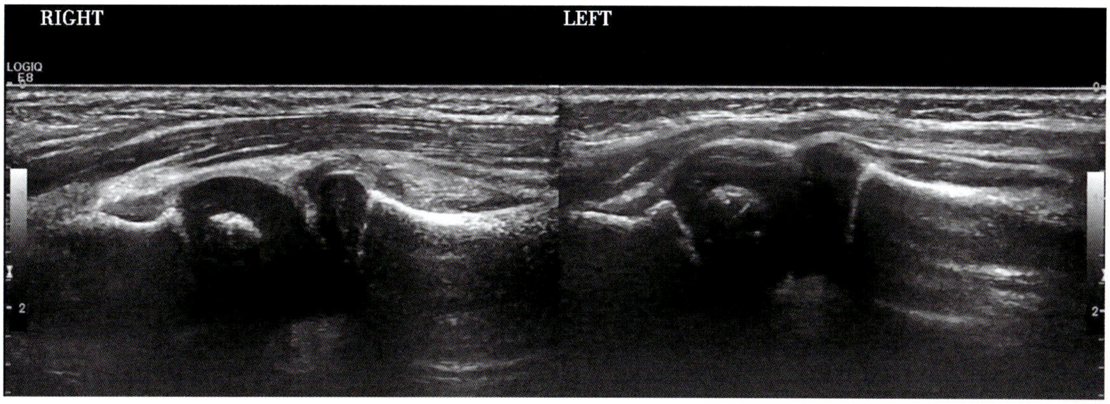

图 28-10-1　桡骨小头半脱位

双侧对比，显示右侧肱骨小头与桡骨间距增大，内显示软组织嵌顿

是桡骨小头半脱位发病的解剖条件，前臂处于旋前位是发病的基础条件，受纵向牵拉是发病的主要外力条件。

【超声表现和诊断要点】

1. 超声表现　常规行双侧肘关节多切面、对比超声扫查，观察内容包括：①于肱桡关节前矢状位纵切面，观察桡骨小头相对于肱骨小头的位置变化，测量肱桡间距；观察旋后肌与桡骨小头的位置关系；观察环状韧带是否存在嵌顿。②于肱桡关节前矢状位横切面，观察关节间隙及回声变化。③于肱骨下段前矢状位纵切面，观察周围的软组织及滑膜声像图表现。

发生桡骨小头半脱位时，肱骨小头与桡骨位置关系异常，间距增大。肱骨与桡骨间可显示软组织嵌顿（图 28-10-1）。肘关节腔可出现积液、积血（图 28-10-2），合并骨折时，可显示骨质回声中断或缺失。

2. 诊断要点

（1）肱桡间距增大，环状韧带嵌顿是典型桡骨小头半脱位的声像表现。

（2）桡骨小头与桡骨干延续正常是鉴别干骺端骨折的主要依据。

【鉴别诊断】

1. 干骺端骨折。

2. 关节炎。

【诊断价值】

临床常根据病史、体格检查及 X 线检查对桡骨小头半脱位做出诊断，但对年幼的患儿，仅通过病史和体格检查很难与骨折及软组织损伤相鉴别。年幼患儿发生桡骨小头半脱位后，虽表现为哭闹不止，但部分患儿病史不详，体格检查时难以配合，从而给临床诊断带来困扰。桡骨小头半脱位的标准正

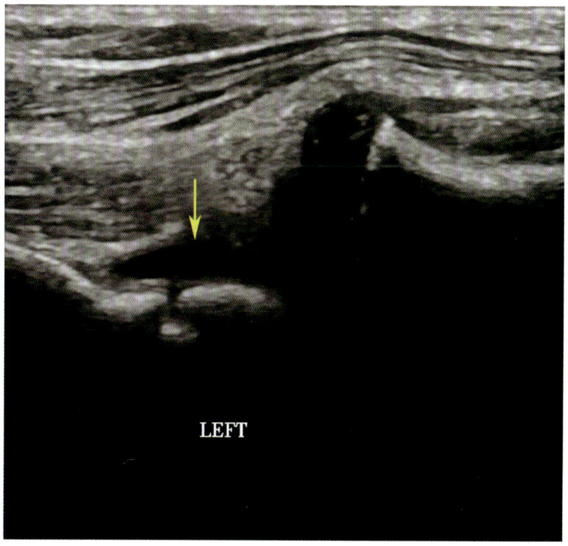

图 28-10-2　桡骨小头半脱位关节腔积液

左侧肘关节腔显示液性无回声区（箭头）

位及侧位 X 线检查，主要表现为桡骨纵轴延长线偏离肱骨小头骨化中心点，但多数桡骨小头半脱位患儿不能配合检查，常因体位不标准导致所拍摄的 X 线图像中骨性结构严重重叠，导致 X 线假阴性结果。超声检查主要用于显示 X 线检查阴性的桡骨小头半脱位，高频超声通过对肘关节多切面动态连续扫查，可清晰显示肘关节及周围软组织的情况。

第十一节　外伤性骨化性肌炎

【概述】

骨化性肌炎（myositis ossificans，MO）是指正常肌组织发生钙化，亦称异位骨化，是软组织的无菌性炎症反应，为一种良性、局限性、含非肿瘤性

钙化或骨化的软组织肿块。骨化性肌炎的类型包括：外伤性骨化性肌炎（PTMO）、非创伤性和/或假恶性骨化性肌炎和先天性进行性骨化性肌炎。Kusuma 等将骨化性肌炎分类为：外伤性骨化性肌炎、进行性骨化性纤维发育不良（进行性骨化性肌炎）、截瘫后骨化性肌炎和局限性骨化性肌炎等。各类骨化性肌炎中以 PTMO 最常见，占 60%～75%。大部分患者有外伤史，包括直接或间接创伤或重复发生的轻微创伤，约 29% 的患者无明显外伤史。PTMO 好发于易受碰撞的部位，最常见于下肢。除发生于肌肉组织外，临床亦见于皮肤、皮下组织、筋膜、肌腱、血管壁、韧带、骨骼肌、关节附近的纤维组织内。因肌纤维损伤，早期 PTMO 患儿的血清碱性磷酸酶升高，为 PTMO 的表现之一，提示临床进一步检查确诊。

【病理】

骨化性肌炎是一种组织内异位性骨化，是人体损伤修复的一种特殊形式。骨化性肌炎的病理过程常经过 3 个阶段：早期创伤（病程 2 周内）：肌肉组织严重炎症或坏死出血，形成肿块类软组织，周围软组织肿胀增生，但尚未形成钙化、骨化。中期：肉芽组织钙化（一般在创伤后 3～4 周开始），病变组织边缘出现点状、带状、花边状及蛋壳状逐级加重的骨化、钙化（统称离心性钙化）。骨化及钙化过程从病灶的外周向中央发展。到病程 5～6 周时，病变周围多形成规则或不规则的环形骨化，显微镜下组织呈典型带状分布，外围带为成熟组织，骨小梁排列规则，中间带为富有细胞的类骨组织，形成不规则互相吻合的小梁；中央带为增生活跃的成纤维细胞，可有核分裂象；此期肿块可明显增大，但周围软组织肿胀减轻。后期：肿块全部骨化。由于病灶及其周围软组织的肿胀逐渐消散，在肌肉组织内部应力作用下塑形，形成椭圆形或菱形的类骨块。骨化明显的 PTMO 肿块为成熟期，此期肿块呈典型的 3 层分布，中心为出血层，可见间充质细胞、吞噬细胞和含铁血黄素；中间层为萎缩肌纤维层，以成纤维细胞、内皮细胞为主；外层为骨化层，有骨细胞和破骨细胞共同构成骨的重建。儿童 PTMO 与成年人 PTMO 病理形态相似。

Abate 等采用彩色多普勒半定量法评估 PTMO 肿块的新生血管：0 级，为多普勒信号的缺失；1 级，1 个或 2 个细小血流信号；2 级，高达 50% 的血流信号；3 级，显示 50%～90% 的彩色血流信号；4 级，90%～100% 彩色血流信号。用半定量方法评价血流信号的分布发现，随着 PTMO 的成熟过程，血流信号从早期的丰富到逐渐消失，反映了 PTMO 的病理变化过程。

【超声表现和诊断要点】

1. 超声表现 不论成人或儿童，PTMO 的主要临床表现均为外伤处明显的肿块，各阶段超声及放射影像有其特征性表现。① PTMO 早期，超声表现为受创肢体肌间肿块，中心为低回声，可见散在点状高回声，中央通常为成纤维细胞的坏死伴出血（图 28-11-1），外层周边部出现具有特征意义的薄层骨化强回声带或环，无钙化，周围为正常肌回声。②成熟期则在肿块中央显示形成骨的强回声斑块；由内层不成熟骨和外周成熟板层骨组成。成熟期肿块呈不规则多层较密集强回声团，边缘不清，有明显声影（图 28-11-2）。③由于 PTMO 早期病变与成熟期病变的声像常混杂存在，多次超声复查可以动态显示这一变化的病理过程。

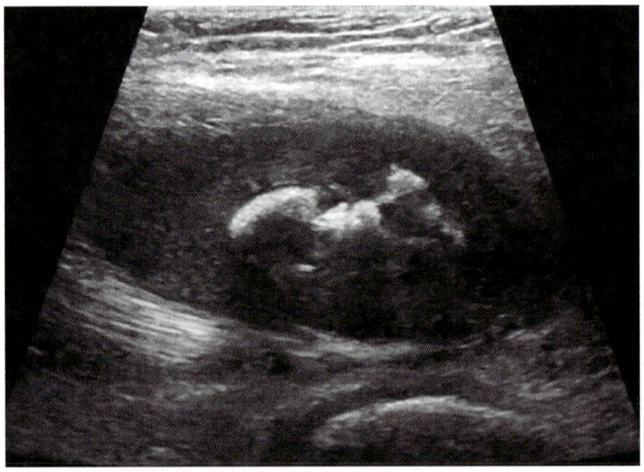

图 28-11-1 PTMO 早期
左大腿肌间低回声，其内显示斑片状高回声

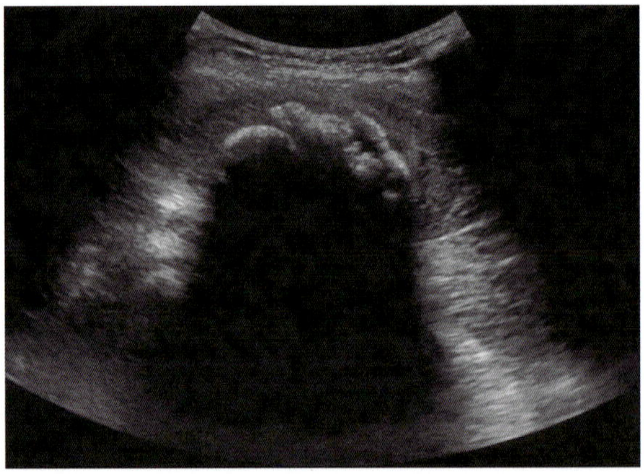

图 28-11-2 PTMO 成熟期
左大腿不规则多层较密集强回声团，边缘不清，有明显声影

2. 诊断要点

（1）早期表现肌间的不均匀肿块，中央可有液性暗区，周围高回声。

（2）后期呈典型中央骨样或团块状钙化样强回声，而周围肌回声可以完全正常。

（3）混杂的回声应与原发胫骨肿瘤鉴别。

【鉴别诊断】

1. 骨肿瘤　PTMO 超声检查时应重点与其他具有骨化病变的肿瘤鉴别。早期 PTMO 超声显示为中心区的低回声及外周无明确边界的外板层；成熟阶段显示放射状云雾状骨化，随病程进展出现多发骨化强回声和放射状的中心，与相邻的深部骨无连接，这些特征有助于 PTMO 与骨的恶性肿瘤鉴别，但与骨外肉瘤的鉴别仍需病理检查确诊。

2. 进行性骨化性肌炎　PTMO 与进行性骨化性肌炎不同，PTMO 病变发生于局部，极少累及骨端和关节，而进行性骨化性肌炎是一种常染色体显性遗传，渐进性发展的结缔组织疾病。进行性骨化性肌炎主要特征表现为拇指畸形及出生后全身多部位软组织进行性异位骨化，常于出生后几岁被发现患病，可出现多组肌肉、肌腱、韧带依次相继受累现象。轻微的外伤就可促使病情加重或显现。

第十二节　横纹肌肉瘤

【概述】

原发性恶性骨肿瘤在儿童时期少见，其中 60% 为骨肉瘤，主要发生在青春期和青年人，但受声窗影响，超声较难显示。儿童时期最常见的软组织肉瘤是横纹肌肉瘤（rhabdomyosarcoma，RMS），占儿童恶性肿瘤的 7%、软组织肉瘤的 40%，男性发病率略高于女性。由于横纹肌肉瘤起源于胚胎期的间质细胞，因此可发生在身体的任何部位，成年人多发生于四肢骨骼肌，而儿童则多发生于体内非骨骼肌（如泌尿系膀胱、胆管等），以头颈部、腹膜后和泌尿生殖道最常见，四肢仅占约 20%。横纹肌肉瘤的临床表现因肿瘤的发生部位各异，多表现为无痛性肿块。眼眶横纹肌肉瘤出现眼球突出，泌尿生殖系症状包括阴道肿物，膀胱出口梗阻、血尿、便秘或会阴部肿块。肿瘤常全身转移迅速导致疲劳、体重减轻、低血容量等。婴儿首次就诊已发生转移者占 10～20%，包括局部淋巴结转移或肺、骨髓转移，罕见有乳腺、睾丸、皮下软组织转移者。

【病理】

横纹肌肉瘤的组织学分型包括胚胎型、小泡型、葡萄型和多晶型。儿童 RMS 为小泡型和胚胎型，胚胎型为主，好发于 10 岁以下。小泡型 RMS 占约 20%，见于儿童和青春期，好发于躯干和四肢。横纹肌肉瘤患儿的生存率很低，7%～70% 不等。按横纹肌肉瘤协作组分期方法可分为四期：Ⅰ期肿瘤局限于肌肉或原发器官，无邻近区域淋巴结转移；Ⅱ期肿瘤除局部病变外，伴区域淋巴结或邻近器官侵犯；Ⅲ期肿瘤为不能完全切除或进行了活体组织检查者；Ⅳ期肿瘤已向远处转移，如转移至肝脏、骨、骨髓、脑及远离肿瘤的肌肉或淋巴结。常见横纹肌肉瘤的综合征包括神经纤维瘤病 1 型、Beckwith-Wiedemann 综合征、Costello 综合征、Li-Fraumeni 综合征；好发因素包括父亲吸烟、母亲年龄大、宫内放射线辐射、抗生素应用（母亲或小儿）、视网膜母细胞瘤放射治疗后等，有先天性畸形和家族成员癌症者发病率增高。

【超声表现和诊断要点】

1. 超声表现　横纹肌肉瘤常位于肌层或肌层周围，声像图表现为低回声或高回声团块，边界基本清晰，无包膜，团块内部回声均匀或不均匀，彩色多普勒显示血流信号丰富。肿瘤侵犯周围骨骼使骨皮质厚薄不均。因生长部位不同，声像图也有各自表现。膀胱底部、三角区的横纹肌肉瘤（图 28-12-1），可显示向膀胱腔内膨突的葡萄样团块，局部血流信号丰富；膀胱颈部的横纹肌瘤可导致尿潴留。眶内横纹肌肉瘤表现为眶壁上实质性团块，眼球受挤

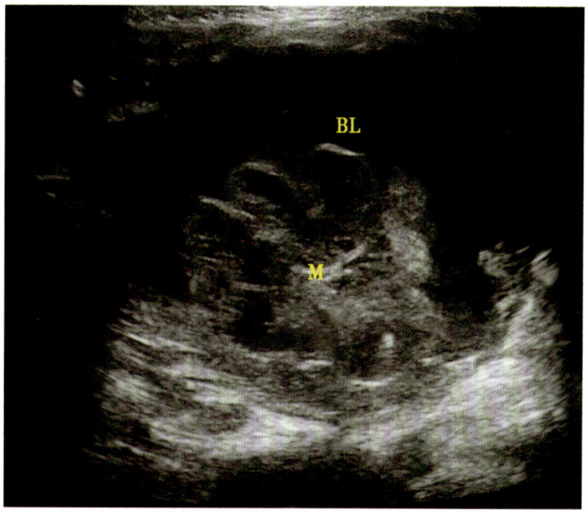

图 28-12-1　膀胱横纹肌肉瘤

膀胱横切图显示膀胱壁不规则增厚，膀胱内不规则低回声团块。M：肿瘤；BL：膀胱

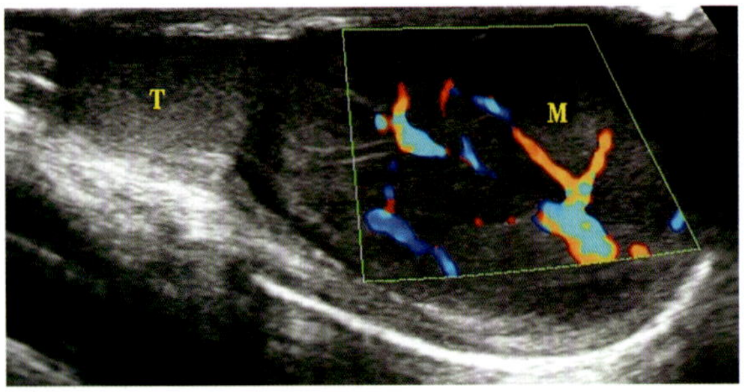

图 28-12-2　阴囊横纹肌肉瘤
阴囊内显示睾丸旁低回声团块，血流信号丰富。M：肿瘤；T：睾丸

压，可伴有局部骨回声缺损。睾丸旁横纹肌肉瘤以5岁和16岁为高发期，声像图呈回声均匀的实质性团块（图 28-12-2）。子宫横纹肌肉瘤多见于年长儿童，表现为宫腔内多分叶状的低回声团。胆管横纹肌肉瘤是小儿最常见的胆管实质性占位病变，声像图显示为肝门部囊实性或实质性团块，伴有肝内胆管扩张。子宫、睾丸旁横纹肌肉瘤常有腹膜后、盆腔淋巴结转移，显示淋巴结增大，呈类圆形极低回声；四肢横纹肌肉瘤则为腹股沟淋巴结转移性增大。

2. 诊断要点

（1）横纹肌肉瘤的声像图表现不具有特征性，但都表现为实质性占位病变，呈低回声，或呈分叶状。

（2）较少部位的横纹肌肉瘤合并有出血或囊性变，而呈囊实性，包括胆囊、肝脏的横纹肌肉瘤。

（3）必要时行超声引导穿刺活体组织检查。

【鉴别诊断】

横纹肌肉瘤分布较广，不同部位的肿瘤声像图表现各异，常与其他软组织肿瘤难以鉴别。

第十三节　血友病关节病变

【概述】

血友病是X染色体连锁的隐性遗传性疾病，是由于凝血因子缺乏所致的一种常见的遗传性出血性疾病，可分为血友病A和血友病B。前者为凝血因子Ⅷ缺乏，后者为凝血因子Ⅸ缺乏，均由相应的凝血因子基因突变引起。由于凝血因子缺乏导致关节、肌肉、内脏自发性、反复出血。反复发作的关节腔出血，可引起血友病性关节炎（hemophilic arthropathy，HA），包括滑膜增厚、关节腔积液、关节软骨及骨质损伤、关节重构，最终导致关节畸形和强直。

【病理】

血友病性关节炎可分为3期：急性关节出血期、慢性滑膜炎期及退行性关节炎期。急性关节出血表现为关节疼痛，继之肿胀，关节活动受限。出血可诱发滑膜的炎症反应和增生，增生的滑膜和血管较为脆弱，轻微损伤即可引起再次出血，容易进入出血-滑膜增生-再出血的恶性循环。慢性滑膜炎持续6个月以上可引起关节的退行性改变，慢性炎症持续刺激骨骺，可使儿童骨骺过度增生，关节增大变形，软骨的进行性损伤使关节间隙变窄，并累及软骨下骨组织，出现骨组织缺损、软骨下囊性变、骨质疏松和关节面不平整。最终造成关节强直和畸形，关节功能部分或近乎完全丧失。

急性关节出血最早的病理表现为滑膜绒毛内出血，破入关节腔，形成血肿，引发血管的炎症反应。B型滑膜细胞增生、肥大，向关节腔内形成绒毛状突起，出血后数周内，A型细胞吞噬和裂解关节腔内的红细胞，含铁血黄素等物质沉着于内膜下，过量的铁最终可导致滑膜细胞和软骨细胞破裂，释放出溶酶体，与白细胞和血浆中的酶类物质、细胞因子等共同作用，引起滑膜的炎症反应和增生。反复的出血可造成滑膜炎症反应绵延持续，滑膜炎释放的炎症物质，可造成软骨及骨质的损伤、破坏。

【超声表现和诊断要点】

1. 超声表现

（1）关节腔积液：部分积液内可有细小点状回声，滑膜增厚、回声减低。急性炎症期，彩色多普勒血流图可显示滑膜血流信号增加（图 28-13-1）。

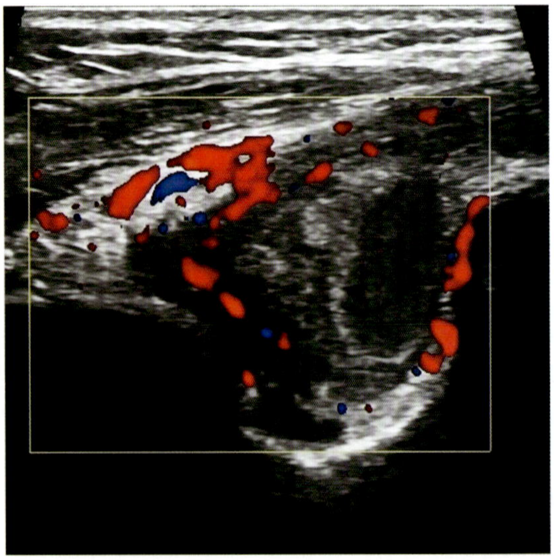

图 28-13-1　血友病肘关节病变
肘关节后侧纵切图显示鹰嘴窝积液，局部滑膜增厚，血流信号丰富

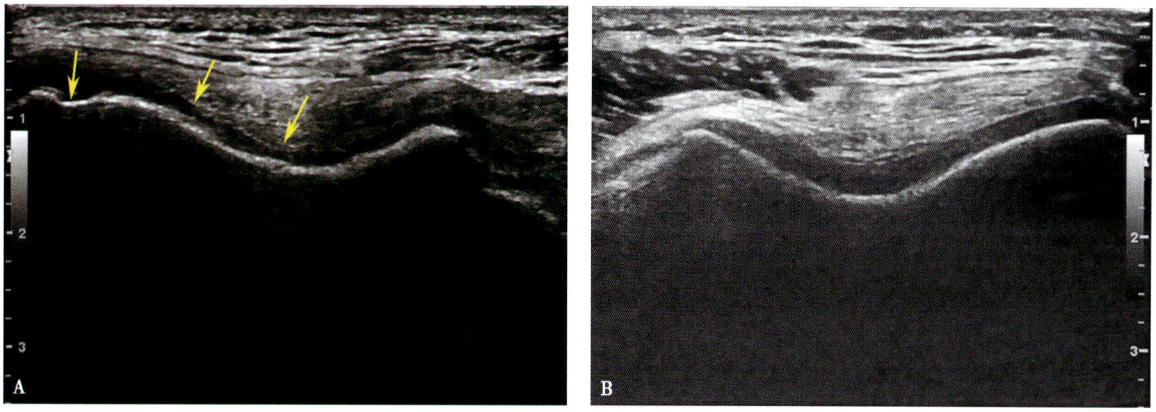

图 28-13-2　膝关节血友病

膝关节股骨滑车横切图，双侧对比显示病变侧软骨变薄、不规则以及骨质破坏（箭头）；A. 右侧；B. 左侧

（2）软骨及骨损伤表现为软骨及骨表面不光滑，软骨变薄，骨皮质不规则破坏，呈虫蚀状（图 28-13-2），可有骨赘形成，双侧对比有利于发现病变。

（3）关节重构时，可显示关节面形态不规则，关节间隙变窄。

2. 诊断要点

（1）显示关节滑膜腔积液、滑膜增生。

（2）关节软骨面的不光滑、变薄，骨质不规则损伤。

（3）关节重构显示为关节面形态不规则、关节腔隙变窄或消失。

【鉴别诊断】

国际风湿病学联盟儿科常委专家组将儿童时期不明原因关节肿胀、疼痛持续 6 周以上，统一定为幼年特发性关节炎（juvenile idiopathic arthritis，JIA），从而取代幼年类风湿关节炎和幼年慢性关节炎。JIA 是小儿时期常见的结缔组织病，以慢性关节炎为主要特点，并伴有全身多系统的受累。关节病变主要包括滑膜炎、骨及软骨的损伤，仅以声像图表现难以鉴别，须结合临床表现、实验室检查进行鉴别。

（夏　焙）

第二十九章　四肢血管超声检查

第一节　超声检查技术

【检查内容】

1. 四肢动脉超声检查内容　从锁骨上窝开始，依次对上肢动脉进行长轴切面和短轴切面检查，获得锁骨下动脉、腋动脉、肱动脉、桡动脉、尺动脉的二维声像图、彩色多普勒血流图及脉冲多普勒图像，并测算血流动力学指标。

从腹股沟开始，依次对下肢动脉进行纵切面和横切面检查，获得股总动脉、股浅动脉、股深动脉、腘动脉、胫前动脉、胫后动脉、足背动脉的二维声像图、彩色多普勒血流图及脉冲多普勒图像，并测算血流动力学指标。

2. 四肢静脉超声检查内容　对上肢静脉进行长轴与短轴动态连续扫查，并获得上肢深静脉（包括锁骨下静脉、腋静脉、肱静脉、桡静脉、尺静脉）、上肢浅静脉（包括头静脉、贵要静脉）的二维声像图、彩色多普勒血流图及脉冲多普勒图像，观察静脉血流的脉冲多普勒形态，采用探头加压法观察上肢静脉管腔变化。

对下肢静脉进行长轴与短轴动态连续扫查，并获得下肢深静脉（包括股总静脉、股浅静脉、股深静脉、腘静脉、胫前静脉、胫后静脉、腓静脉）、下肢浅静脉（包括大隐静脉、小隐静脉）的二维声像图、彩色多普勒血流图及脉冲多普勒图像，观察静脉血流速度分布形态，采用探头加压法观察下肢静脉管腔变化情况。

【检查方法】

1. 检查仪器及探头选择　采用带有彩色及脉冲多普勒功能的超声诊断仪，频率为7～10MHz的线阵探头。

2. 仪器调节

（1）二维灰阶超声检查时，注意图像深度的调节，使被检查的血管位于声像图的中央位置；由于患儿尤其是新生儿四肢血管较细，检查时可将图像放大或局部放大，易于观察血管内的结构或病变情况；并调节增益，避免增益过大或过小影响二维图像的质量。

（2）彩色多普勒检查时，彩色增益一般在60%～80%范围内调整，过大或过小均会影响彩色图像的质量，并调节彩色取样框的方向与血管长轴平行，调节取样框的大小尽量覆盖所要观察的血管。

（3）脉冲多普勒检查时，保持取样线与血流方向间夹角≤60°，取样容积放在血管中央，长度为管径的1/3～1/4，以准确测量血流动力学指标。

3. 体位　上肢血管超声检查：患儿仰卧位，上肢外展外旋45°～90°，手心向上，使上肢内侧充分暴露。

下肢血管超声检查：患儿仰卧位，暴露下肢，大腿略外展外旋，膝关节微屈，俯卧位或仰卧位检查腘部血管；检查足背动脉时，可根据患儿情况采取仰卧位或坐位并屈髋屈膝足平放的体位。

4. 操作方法　按照先上肢后下肢、先右侧后左侧、从近端血管到远端血管的顺序依次进行扫查，每段血管都要进行横切面和纵切面扫查。首先进行二维灰阶超声检查，观察血管的形态走向、血管壁结构、血管腔内回声及其与周围组织的关系；然后在二维图像基础上启动彩色多普勒血流模式，了解血管的血流方向、血流速度及血流性质等血流动力学信息；最后在二维和/或彩色血流图像引导下，启动脉冲多普勒模式，观察血流速度曲线形态，并进行定量分析。

【注意事项】

1. 检查过程中患儿需暴露四肢，房间内温度不宜设置过低。

2. 患儿需在安静或睡眠状态下进行四肢血管超声检查。对于新生儿和小婴儿，检查时可试着哺乳或给予安抚奶嘴；对于幼儿，可在家长的劝慰、安抚下进行检查。但对于无法配合检查的患儿，需给予药物镇静。

（陈亚青）

第二节　先天性脉管畸形

小儿脉管疾病包括脉管畸形与血管瘤两类。先天性脉管畸形是婴幼儿最常见的血管及淋巴管发育异常，是由于胚胎发育过程中，淋巴管、毛细血管、静脉和动脉系统的发育异常所致。血管瘤是以内皮细胞增生为生物学特征的真性肿瘤。由于血管瘤可以并存有脉管畸形，或者是畸形综合征的组成内容之一，两类病变的临床表现有相似和重叠之处，因而临床上容易混淆。

1996年国际脉管畸形研究协会（International Society for the Study of Vascular Anomalies，ISSVA）采纳了汉堡分类方法；2009年国际静脉学联盟（International Union of Phlebology，IUP）发布了关于脉管畸形与血管（肿）瘤的诊断与治疗专家共识（Diagnosis and Treatment of Venous Malformations. Consensus Document of the International Union of Phlebology（IUP）-2009）；2013年IUP对脉管畸形与脉管肿瘤的诊断与治疗临床实践指南（Guideline. Diagnosis and Treatment of Venous Malformations. Consensus Document of the International Union of Phlebology（IUP）：Updated-2013）进行了更新，强调了根据胚胎期脉管畸形的发生分类为干外型（extratruncular-subtypes）与干内型（truncular-subtypes）等亚型的重要性。脉管畸形的分类基于胚胎学发育，融合了畸形的胚胎起源、形态差异、独有的特点、预后及复发率等因素，结合血管造影数据，确定了脉管病变的血流动力学特征，静脉引流的解剖路径，有助于开展多学科综合治疗的评估。脉管畸形具有临床表现复杂、临床过程难以预测、非特异性药物治疗效果不稳定、复发率很高、对激素治疗无效等特点。

在先天性脉管畸形中，干外型病变发生于胚胎早期，干内型病变形成于胚胎晚期，形成不同类型和不同程度的脉管的发育不全、畸形增生、狭窄梗阻、扩张（局部的或弥漫性）等病变。按照解剖部位可分为动脉畸形、静脉畸形、动-静脉畸形、淋巴管畸形、毛细血管畸形和混合性脉管畸形。其中淋巴管畸形、毛细血管畸形和静脉畸形属于低流速脉管畸形；动脉畸形、动-静脉畸形属于高流速脉管畸形。毛细胞血管类的畸形可形成葡萄酒色斑、毛细血管扩张症、血管角质瘤等病变；静脉畸形类包括普通散发型静脉畸形、蓝色橡皮泡痣综合征、家族性皮肤和黏膜静脉畸形、静脉血管球瘤畸形、多发性内生软骨瘤合并多发性血管瘤等；淋巴管畸形的类型包括淋巴水肿、局限性淋巴管瘤、海绵状淋巴管瘤、囊状淋巴管瘤等；动脉畸形类包括动脉畸形、动静脉瘘、动静脉畸形等；混合性畸形有毛细血管-静脉畸形、毛细血管-淋巴畸形、毛细血管-动静脉畸形、毛细血管-淋巴-静脉畸形、淋巴-静脉畸形、动静脉-淋巴畸形等复合病变。

一、淋巴管畸形

【概述】

淋巴管畸形（lymphatic malformation，LM）是由于胚胎期原始淋巴管发育异常导致的淋巴管扩张，传统上称之为淋巴管瘤。淋巴管畸形可在出生时或儿童早期表现为正常皮下的软肿块，单纯的淋巴管瘤无搏动性。在头颈部，躯干、四肢、胸部和腹腔内均可发生。

【病理】

LM的组织学表现为扩张的多囊性淋巴管及其纤维间隔，腔内含有淋巴液、蛋白质物质或血液。发生在大网膜和肠系膜则分别形成大网膜囊肿和肠系膜囊肿。囊肿可因合并出血而快速增大。

【超声表现及诊断要点】

1. 超声表现　LM的超声表现可分为巨囊型和微囊型。巨囊型的LM二维超声表现为多分隔的囊状低回声（图29-2-1），囊腔内径多大于1cm，囊腔内散在细小回声提示合并有囊内出血（图29-2-2）。微囊型因多个小腔分隔形成的多次反射界面，回声增强明显（图29-2-3），囊腔内径多小于1cm。LM的CT成像显示为充满液体的低密度影，偶尔液体内显示急性或亚急性出血，CT增强成像可显示分隔和外围边缘增强明显。淋巴管畸形的MRI在各序列均表现为多囊有液体信号，含有多分隔和脂肪成分，信号强度因囊液内的蛋白质或出血性成分而不同。微囊型病变因囊腔太小，从而显示为软组织团块；磁共振增强成像显示分隔和外周壁的轻微增强。

2. 诊断要点

（1）尽量采用高频率探头，注意对微囊型淋巴管畸形的识别。

（2）淋巴管畸形常沿筋膜间隙呈浸润性生长，形态不规则居多。

（3）注意合并动静脉、毛细血管的混合型畸形，超声可显示血流信号。

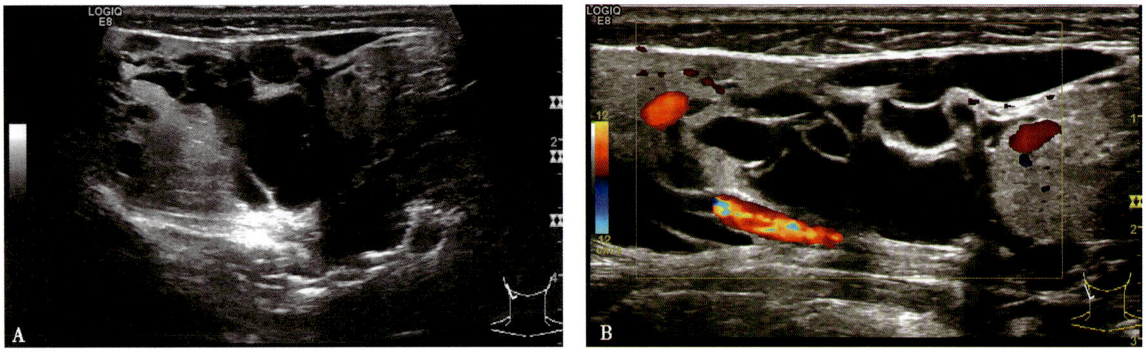

图 29-2-1 右面部巨囊型淋巴管畸形

A. 二维声像图，显示多分隔囊性团块；B. 彩色多普勒血流图，囊腔内未显示血流信号

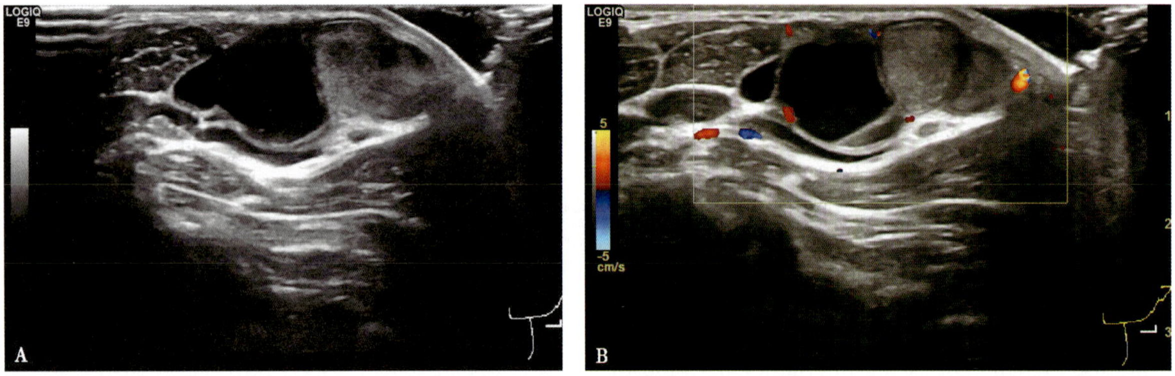

图 29-2-2 淋巴管畸形合并出血

A. 部分囊腔内出血，显示为密集点状低回声；B. 彩色多普勒血流图，显示部分分隔上稀疏点状血流信号

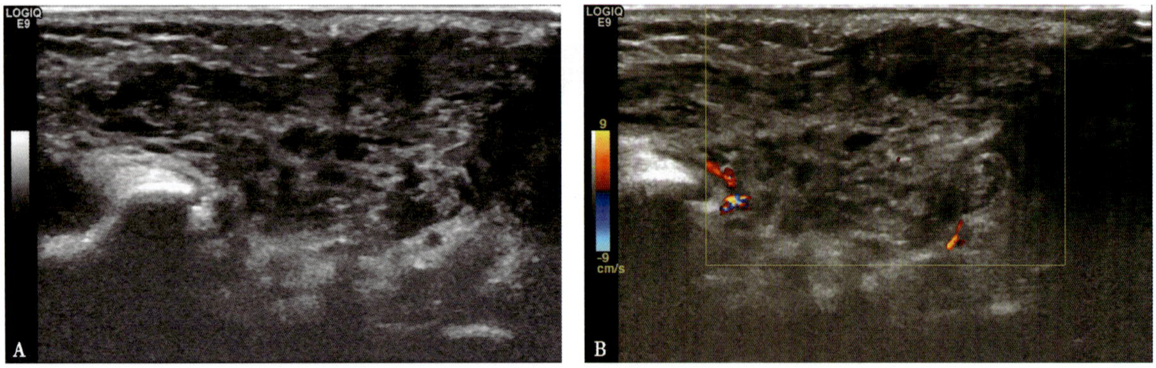

图 29-2-3 微囊型淋巴管畸形

A. 二维声像图，显示蜂窝状无回声，囊腔内径小；B. 彩色血流图，团块内未显示明显血流信号

二、毛细血管畸形

【概述】

毛细血管畸形（capillary malformations，CM）单发病变少见，常伴有其他低流速脉管畸形。临床表现的病变包括葡萄酒色斑（port-wine stain，PWS）、毛细血管扩张症（telangiectasia）和血管角化瘤（angiokeratoma）等，常发生在头颈部的中线部位。PWS出生就存在，表现为扁平粉红色斑，随年龄增长逐渐颜色加深、厚度增加，80% 发生在头颈部。在20～30岁后，表皮的毛细血管畸形可逐渐出现鹅卵石样结节病变。

【病理】

毛细血管畸形主要由薄壁的毛细血管扩张或

畸形的网状毛细血管组成，常伴有一定程度的微静脉和/或淋巴管畸形。微静脉畸形是由乳头丛内的毛细血管后微静脉组成。

【超声表现及诊断要点】

1. 超声表现 在病变早期，用高频率超声探头扫查时，毛细胞血管畸形的声像图可显示为皮层增厚、回声增强；彩色多普勒血流成像显示皮肤和皮下丰富的血流信号。随着病程进展，病变向体表隆起，声像图显示非均匀的团块，血流信号丰富。脉冲多普勒显示为静脉血流信号（图 29-2-4）。

2. 诊断要点

（1）尽量采用高频率探头，显示低速血流信号。

（2）注意检出并发于皮下的静脉和淋巴管畸形。

三、静脉畸形

【概述】

静脉畸形（venous malformation，VM）是大小不等的静脉扩张，呈血窦样结构，既往称之为海绵状血管瘤。静脉畸形在出生时就有，但不是很明显，与生长同步增长，最常发生在头颈部（40%），其次为四肢（40%）和躯干（20%）。临床表现为皮肤或黏膜下的蓝色或青紫色肿块、容易压缩。病变的大小和颜色随活动而增加（如低垂、哭闹或挣扎时增大），质地柔软，无杂音和搏动。病变的大小不等，较大的浸润性病变常累及多层软组织。病变可伴有毛细血管扩张、静脉曲张。静脉畸形常为单发病变，也可表现为脉管畸形综合征。

【病理】

静脉畸形的管壁内衬有成熟内皮细胞及周围网状组织，但缺乏完整的内弹力膜，无或者有不规则的平滑肌团块。年龄较大儿童，病变管腔内可见静脉结石形成。扩张的管腔内血液淤滞，部分患儿可发生局限性或弥漫性的消耗性凝血功能障碍。

据静脉扩张程度及其进展，将病变分为四型：Ⅰ型，早期病变，血管直径 50～80μm，临床呈现浅或深粉红色斑，在强光 6 倍透射电镜下观察可看到血管；Ⅱ型，脉管直径 81～120μm，临床呈现浅红色斑；Ⅲ型，脉管直径 121～150μm，病变呈深红色斑；Ⅳ型，脉管直径 >150μm，病变常呈紫色、深紫色，并出现鹅卵石样结节。

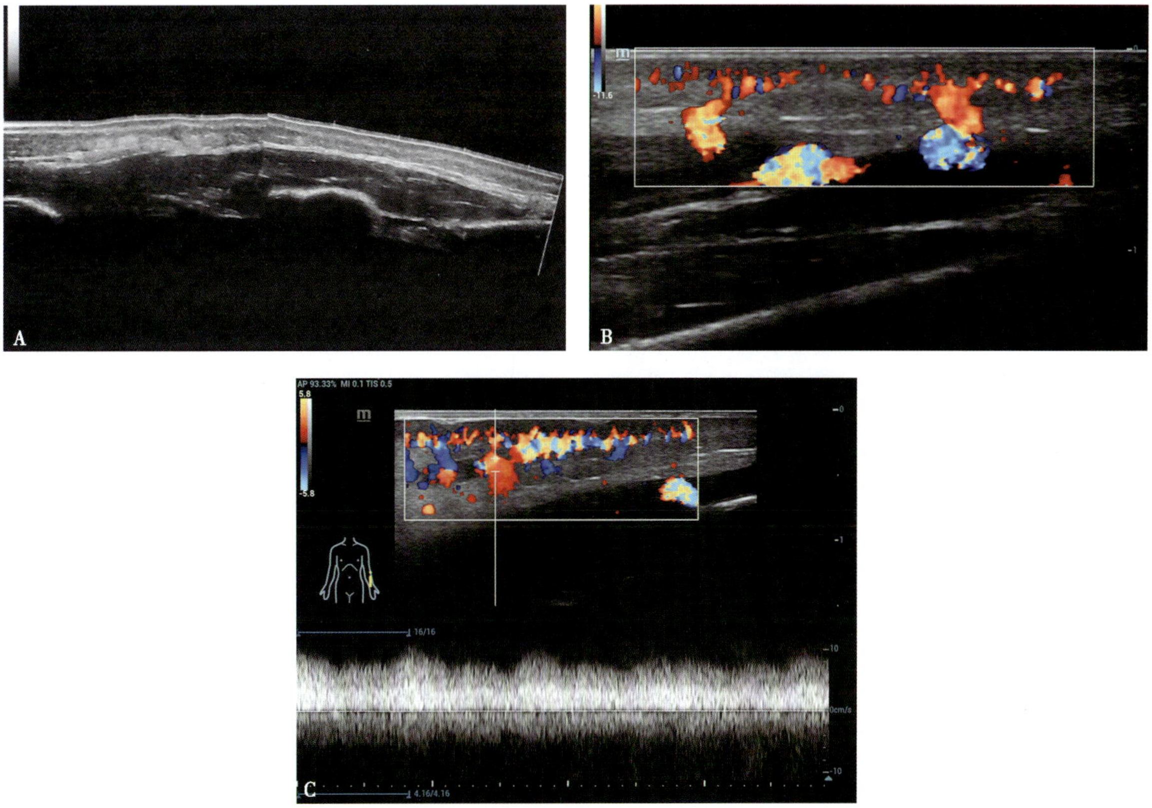

图 29-2-4 毛细血管畸形

A. 二维声像图显示皮肤及皮下软组织层增厚，回声增强；B. 彩色多普勒显示增厚软组织层血流信号稍丰富；C. 脉冲多普勒测得静脉流速曲线

Klippel-Trenaunay 综合征是一种原因不明的畸形，临床表现为葡萄酒色斑（毛细血管畸形）、静脉曲张或静脉畸形、软组织肥厚、骨过度增长。本病发病机制尚不明确，部分学说认为中胚层发育异常，胚芽异常发育及胚胎血管退化推迟，导致患肢血流量增加，皮温升高，浅静脉数量及内径增加。

蓝色橡皮泡痣综合征（blue rubber bleb nevus syndrome，BRBN）表现为多个凸起、呈分叶状、不同大小的皮肤病变，合并有胃肠道和肌肉骨骼系统的静脉畸形。家族性皮肤黏膜静脉畸形综合征（mucocutaneous familial venous malformation syndrome）具有 BRBN 类似表现，但没有胃肠道受累。静脉血管球瘤畸形综合征（venous glomus malformation syndrome）是一种罕见的综合征，皮损具有鹅卵石外观，触诊质地比典型的静脉畸形硬，病变局部有触痛。

【超声表现及诊断要点】

1. 超声表现　静脉畸形在二维声像图上均表现为可压缩的均匀低回声病灶，边界不规则。显示静脉石及其声像对诊断静脉畸形具有高度特异性（图 29-2-5），但仅占病变的 16%。彩色流多普勒常显示滋养血管，并可检测出 78% 为单时相（收缩期）血流信号、6% 为双相时相（收缩期与舒张期），16% 无血流信号。双时相的血流提示为动静脉混

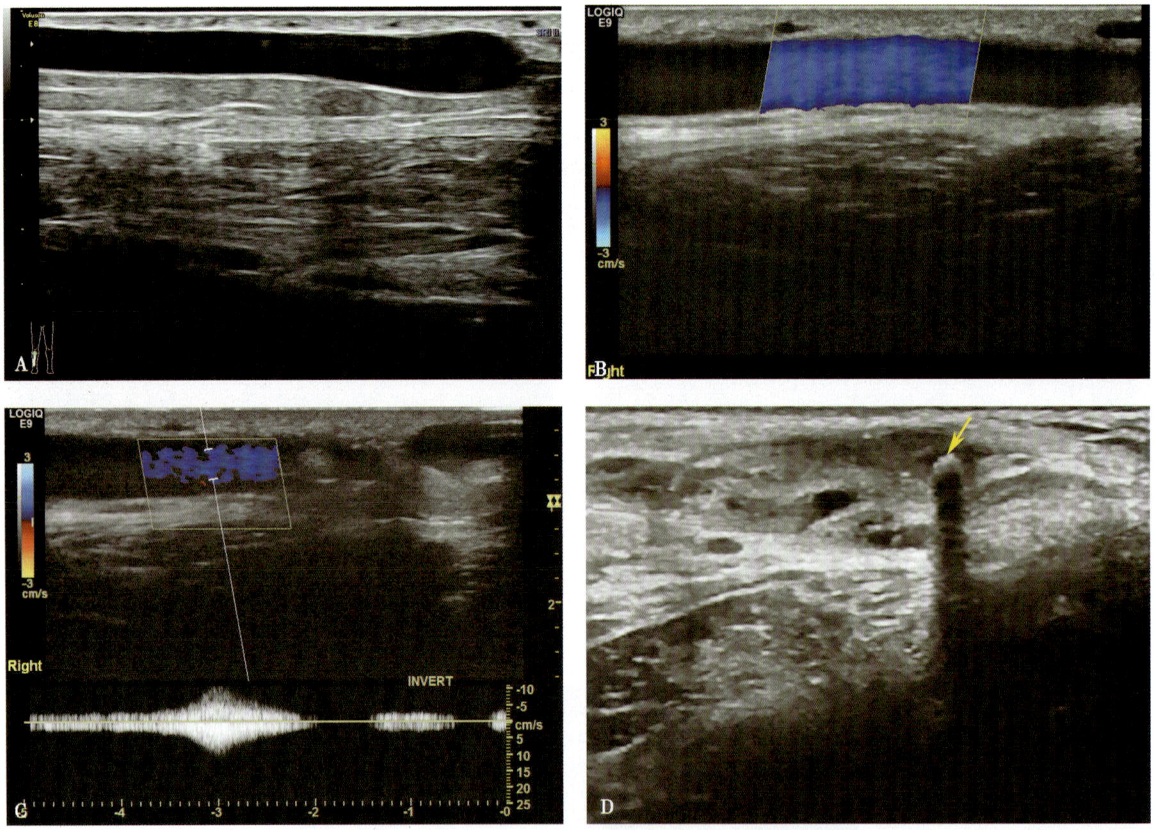

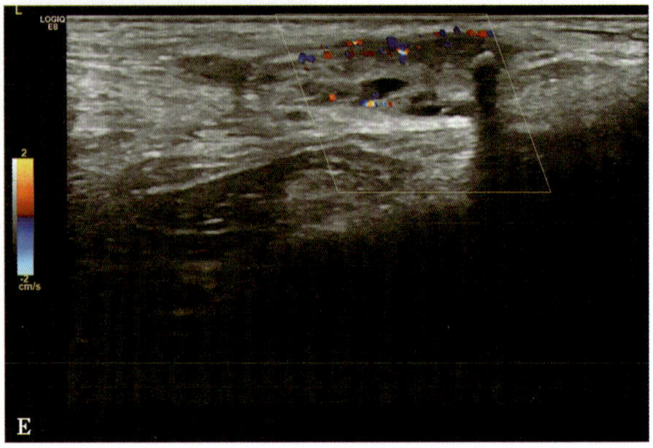

图 29-2-5　静脉畸形

A. 二维声像图显示右小腿浅静脉扩张、内径增宽；B. 彩色多普勒显示曲张静脉内血流信号充盈；C. 脉冲多普勒测得静脉流速曲线；D. 低回声团内显示静脉石强回声（箭头），伴声影；E. 低回声团内显示稀疏点状血流信号

合病变；无血流信号可提示血栓形成或血流速度低于可检测极限。

Klippel-Trenaunay 综合征超声表现为患侧肢体浅静脉曲张，深静脉畸形（变细、闭锁或部分缺如）；部分伴外侧静脉畸形，表现为患肢从远心端至近心端外侧部浅静脉的扩张、曲张（图 29-2-6）。

2. 诊断要点

（1）沿静脉走行区域为主要分布的静脉扩张、曲张，内为低速血流信号。

（2）超声检查时，轻触病变表面，挤压后静脉腔塌瘪而不易显示。

（3）注意有无动静脉瘘，以及对各类静脉畸形综合征的识别。

【鉴别诊断】

1. 单发下肢静脉曲张　单发下肢静脉曲张在儿童罕见，超声检查重点识别静脉畸形。

2. 下腔静脉阻塞综合征　儿童下腔静脉阻塞综合征多见于腹腔内或腹膜后肿瘤压迫，或因肿瘤栓子阻塞下腔静脉所致。超声检查可显示下腔静脉受压或腔内的瘤栓回声，梗阻远端静脉扩张，常

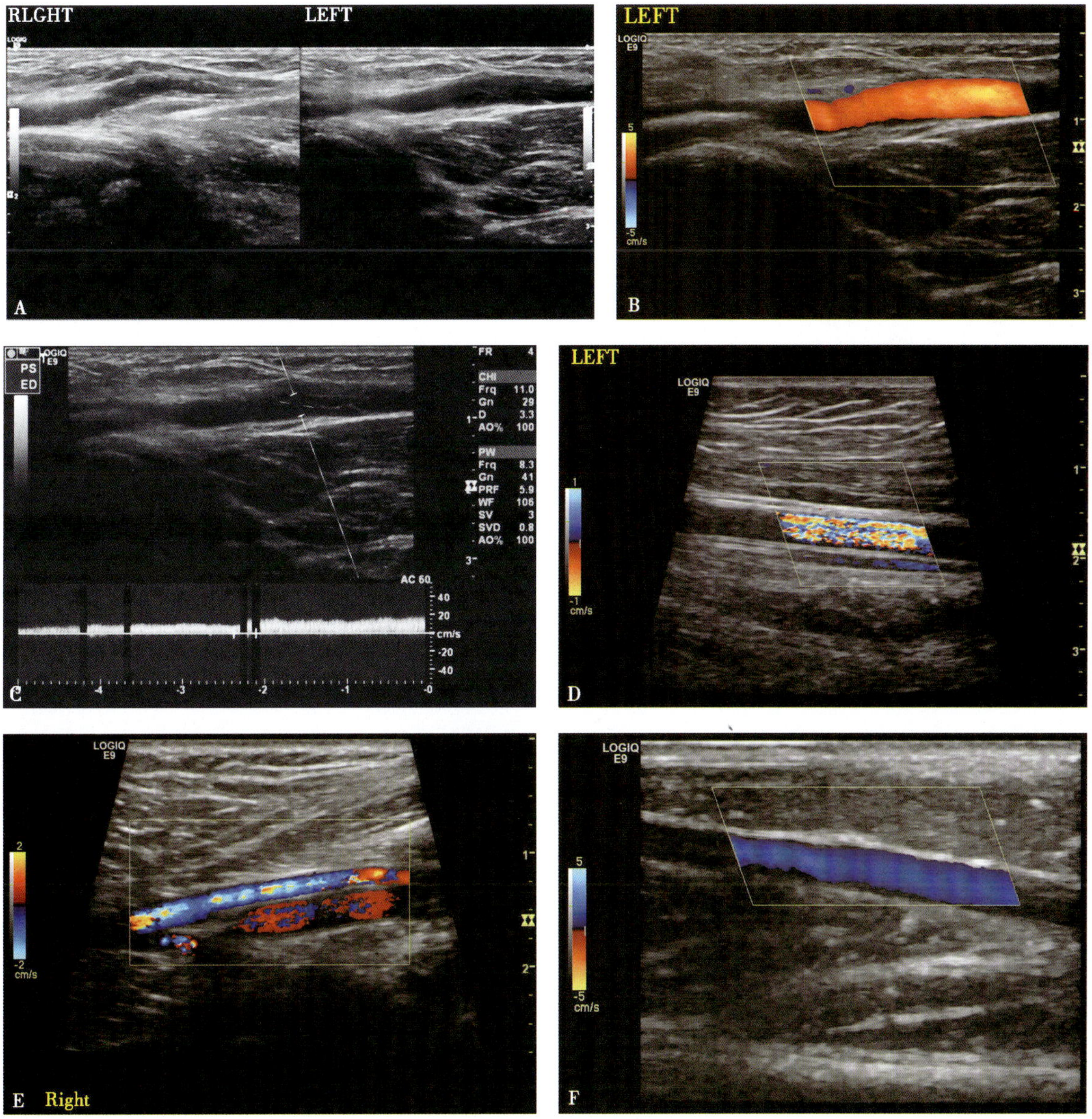

图 29-2-6　Klippel-Trenaunay 综合征（左下肢）

A. 二维声像图双侧对比显示左侧大隐静脉扩张、内径增宽；B. 彩色多普勒显示扩张大隐静脉内血流信号充盈；C. 脉冲多普勒未显示明显反向血流信号；D. 左侧股浅静脉远段内径变窄，血流信号变细；E. 右侧腘静脉内径正常，血流信号充盈良好；F. 左侧外侧静脉扩张

常表现有双下肢静脉回流受阻、扩张，血流速度减低，受呼吸影响的变异消失。

四、动静脉畸形

【概述】

先天性动静脉畸形（arteriovenous malformation，AVM）是由于胚胎第 4～6 周血管发育期，形成异常形态的动脉和静脉，动脉血管经微瘘、中瘘和大瘘直接与静脉相通形成局部分流。动静脉畸形在脉管畸形中发生率相对较低，主要发生在面部中部，例如颊、耳、鼻等，也可发生在软组织并侵及骨结构。病变的早期表皮正常，之后可变红，触之发热，有震颤，听诊有杂音。肢体的动静脉畸形可产生“盗血”现象，远端组织供血不足。严重的动静脉瘘导致高心排出量的心脏功能损伤等。动静脉畸形的临床表现具有较大差异，现代影像诊断方法的应用，可早期检出动静脉瘘病变。

【病理】

针对动静脉畸形临床过程，在 1990 年国际脉管畸形会议上有学者提出了对动静脉畸形的分期：Ⅰ期，稳定期（见于婴幼儿和儿童期），其临床特点为动脉血流量较小，皮肤呈现正常或暗红色，表现类似于毛细血管畸形或可消退的血管瘤。Ⅱ期，扩展期（见于青春期），除了Ⅰ期的描述，触诊动脉搏动更加有力，听诊可闻吹风样杂音，静脉曲张，质地较硬，无明显压缩感，皮肤温度升高。Ⅲ期，破坏期，除了Ⅱ期的描述，还有皮肤营养不良改变、溃疡、出血、持续疼痛、组织坏死，骨的动静脉畸形可引起骨髓腔溶解。Ⅳ期，失代偿期，动静脉瘘通过分流引起充血性心力衰竭、心动过速、心室肥大。

【超声表现及诊断要点】

动静脉畸形的多普勒超声具有明显的特征性，在动脉与静脉的分流处，经脉冲多普勒可显示连续性、高速度和低阻力的动静脉瘘血流信号（图 29-2-7），即可诊断。

五、脉管畸形与血管瘤的鉴别诊断

脉管畸形与血管（肿）瘤的区别在于脉管畸形病变的内皮细胞正常，无增殖，排列正常，周围有网状结缔组织包绕，可见平滑肌组织，但有管腔的

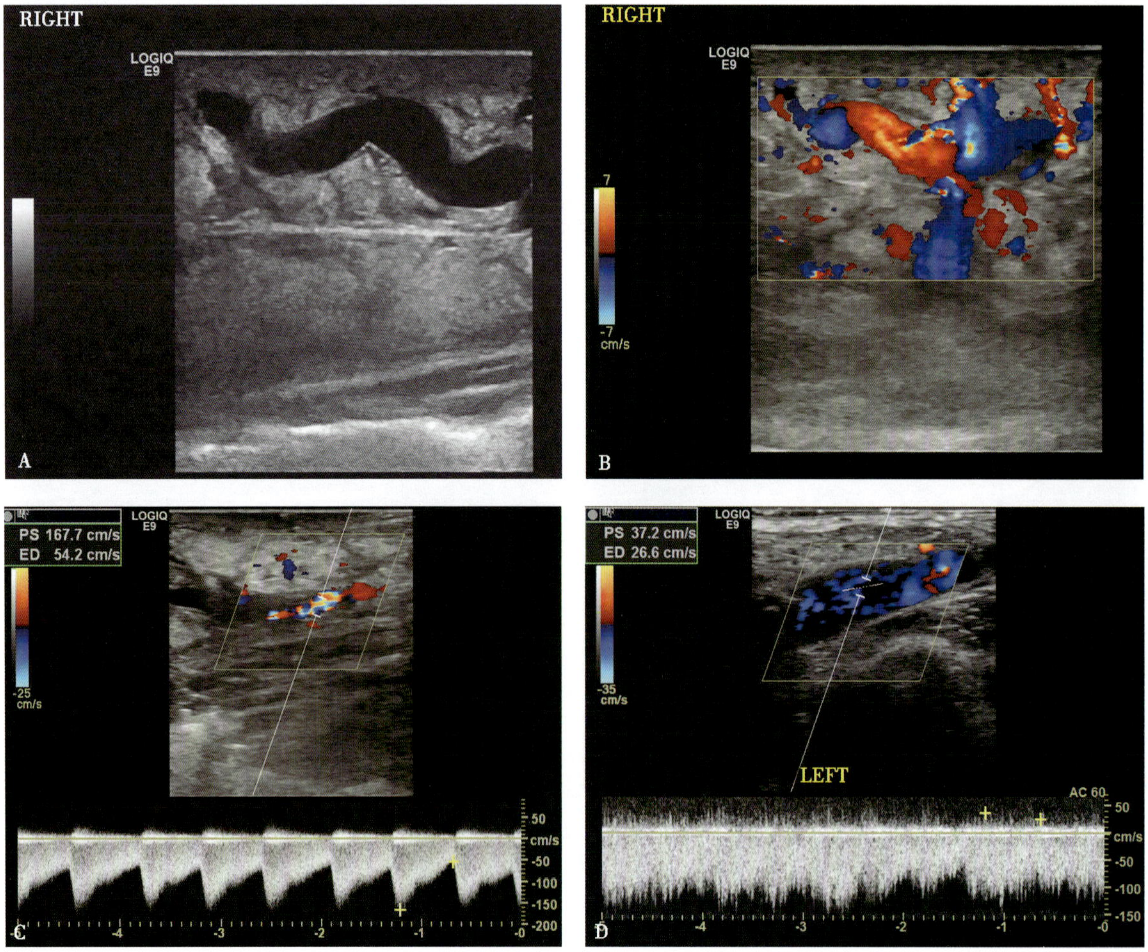

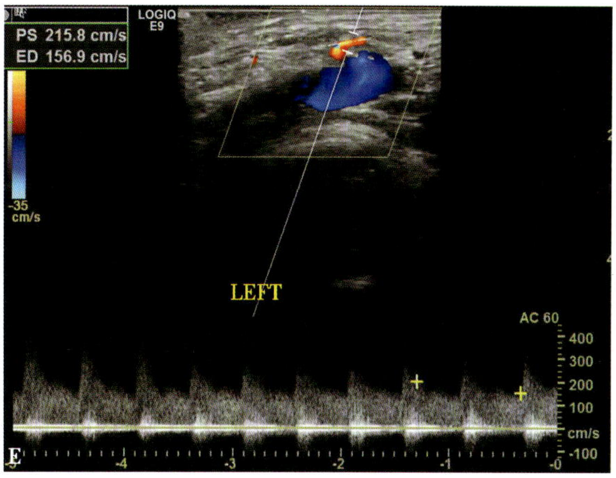

图 29-2-7　动静脉畸形(腹壁)

A. 二维声像图显示腹壁浅静脉明显迂曲扩张；B. 迂曲扩张浅静脉内显示血流信号充盈，部分呈花彩样；C. 脉冲多普勒可测得动静脉瘘流速曲线；D. 左侧大隐静脉增宽，脉冲多普勒测得血流速度增快；E. 脉冲多普勒测得动静脉瘘流速曲线，为股动脉 - 大隐静脉瘘；LEFT：左侧

扩张等结构异常；而血管瘤的血管内皮细胞具有增殖特性，是血管源的肿瘤。

根据病灶出现时间、增长速度、外观等，可以区分大部分脉管畸形与血管瘤。影像学检查有助于确定病灶的累及范围、血流的脉动性、并发症，以及评估脉管畸形与血管瘤的结构，有助于选择治疗方法。超声检查是识别婴幼儿脉管畸形与血管瘤首选的非侵入性成像方法，尤其是位于皮下、肌间的深部血管瘤，其临床表现与脉管畸形相似时，有必要应用仪器检查以鉴别两种疾病。考虑脉管畸形与血管瘤有着不同的生物学特性，过度治疗或不适当治疗，有可能导致后遗症，在采取超声引导下注射药物硬化治疗之前，需要对两类疾病进行准确鉴别(表 29-2-1)。

表 29-2-1　婴儿型血管瘤与脉管畸形的鉴别诊断与治疗

特点	婴儿型血管瘤	脉管畸形
首发年龄	生后 2～8 周	刚出生(临床上未必能发现)
性别患病率	好发于女性(5∶1)	无性别差异
发生的过程	开始 6～12 个月进展迅速然后缓慢退化	与身体的生长速度成正比，不会退化
导致发红的因素	没有	创伤，体内激素的变化
听诊，触诊	无震颤，杂音或者振动	有震颤、杂音，有时可触到振动
诊断	病史，形态，磁共振血流成像术、多普勒超声	血管成像：磁共振血流成像术、多普勒超声成像术、血管造影
磁共振血流成像术	边界清晰的肿瘤，有流空现象	静脉和淋巴管脉管畸形 T_2 高信号
细胞学的改变	上皮细胞增生，肥大细胞数目增生，基底膜增厚	正常的上皮细胞，肥大细胞数目正常，基底膜厚度正常
免疫组织化学	GLUT-1 阳性 增生期血管瘤：PCNA +++，VEGF +++，bFGF +++，胶原酶Ⅳ-ve，尿激酶 ++，TIMP-1 +++，LYVE-1/CD31-ve	GLUT-1 阴性 难以检测：PCNA，VEGF，bFGF，尿激酶 多重染色：TIMP-1 阴性染色：胶原酶Ⅳ
治疗	未治疗组(观察)直到青春期预期发生退化；90% 的此型血管瘤会在 9 年内自行退化。考虑功能和美观要求，可采用激光治疗，瘤内注射硬化剂(鱼肝油酸钠，车前子油酸，糖皮质激素，干扰素 α)，手术切除或者放射疗法	依据部位，大小，分期和症状 低速血流：从保守治疗到激光治疗、硬化治疗，加上或者不加手术切除，或者仅用手术切除术； 高速血流：从保守治疗到栓塞加上手术，或者仅用手术

bFGF：碱性成纤维细胞生长因子，GLUT：葡萄糖转运蛋白，LYVE：淋巴管内皮透明质酸受体，PCNA：增殖细胞核抗原，TIMP：基质蛋白酶的组织抑制剂，VEGF：血管内皮生长因子

第三节　血　管　瘤

血管瘤（hemangioma）包括良性血管瘤与恶性血管瘤。良性血管瘤是婴幼儿最常见的肿瘤，由血管内上皮细胞等组成，伴有或不伴管腔。血管瘤根据其生长特性可分为婴儿型血管瘤（infantile hemangioma，IH）与先天性血管瘤（congenital hemangioma，CH）。先天性血管瘤又分为快速消退型（rapidly involuting congenital hemangioma，RICH）和非退化型（non-involuting congenital hemangioma，NICH），以及特殊类型的小儿血管瘤，包括簇（丛）状血管瘤、卡波西样血管内皮瘤、卡梅综合征、梭形细胞血管内皮瘤。恶性血管瘤主要有血管肉瘤和上皮样血管内皮细胞瘤。血管瘤除发生在体表外，还可发生于全身各脏器，是婴幼儿肿瘤或局灶性病变鉴别诊断的重要内容之一。

一、婴儿型血管瘤

【概述】

IH 具有增生性和自限性特征，最终自然消退。患病率在亚洲人群中占约 1.7%，女性多于男性，超过 3∶1。IH 在围生期的高风险因素包括先兆子痫、多胎、低出生体重。婴儿期 80% 以上为单发病灶，其余少数为多发病灶。受累部位在头部和颈部区域最多，达 50%～60%，其次是躯干（25%）、四肢（15%）。临床可表现为“草莓状血管瘤”，但并非所有草莓状斑块都是血管瘤，也可以是毛细血管的脉管畸形。大多数婴幼儿血管瘤具有可预测的生物学行为，即出生时就显现出来，继而呈增生与消退的临床过程。新生儿期呈鲜红小点，出生 2～4 个月时红点增多范围扩张，形成高出皮面的红色块物，出生 6～12 个月时进入持续快速增殖期，在 1 岁达到最大，随后转为缓慢的消退期。不经治疗，达到最大的自然消退在 5 年约占 50%、7 年 75%、9 年 90%。对于增生期巨大且影响外观，以及并发溃疡等病变，应用普萘洛尔治疗高危血管瘤，可抑制血管瘤生长并诱导其消退。

【病理】

婴儿型血管瘤根据其不同时期其病理表现不同：①快速增殖期：6 月龄内增长速度最快，镜下表现卡波西血管内皮细胞瘤。②稳定期：6 月龄后增长缓慢，镜下表现为内皮细胞团扩大变缓，边界开始模糊，其中内皮细胞排列较疏松，可见较多免疫细胞，核分裂象明显减少，同时出现较多凋亡细胞。③消退期：1 岁左右进入消退期，镜下表现为内皮细胞团界限模糊，纤维脂肪组织填充其中，可见较多免疫细胞，部分内皮细胞团出现不规则血窦样，部分形成密集微血管团。其消退是从真皮向皮下发展。消退完成后部分血管瘤可遗留真皮内毛细血管扩张、色素沉着或瘢痕。

【超声表现及诊断要点】

1. 超声表现　超声表现为主要分布于表皮的低回声团或中等实质性回声团，尤其在增殖期。约有 15% 病变表现为实质性高回声团。彩色多普勒显示病变局部血流信号丰富（图 29-3-1）。婴幼儿型血管瘤常合并有微小动静脉畸形，脉冲多普勒可显示低速、低阻、搏动性血流信号（图 29-3-2）。如合并有低速、粗大的静脉畸形则可显示微小血窦样回声。

2. 诊断要点

（1）团状低回声以表皮和皮下浅筋膜层分布为主。

（2）彩色多普勒显示血流信号丰富，常伴的深部血管畸形，以微小动静脉瘘最常见。

（3）具有生长、退缩的自然过程，因此需要动态超声复查。

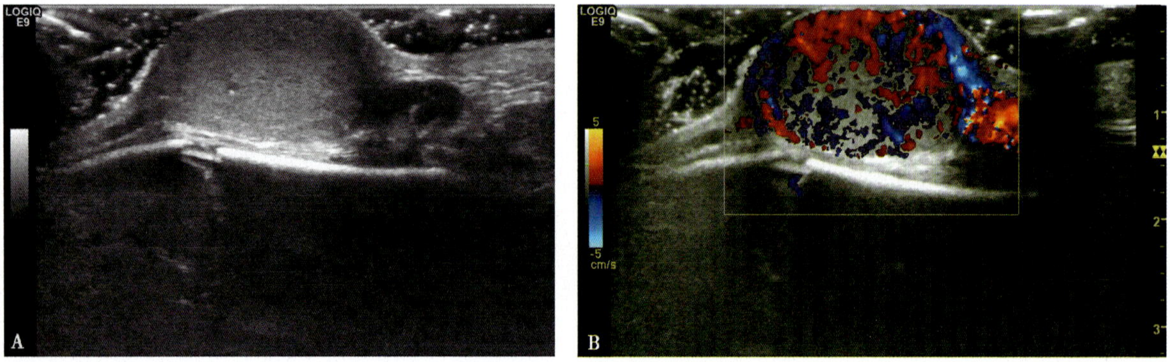

图 29-3-1　颞部血管瘤

A. 二维声像图显示低回声团，回声尚均匀；B. 彩色多普勒血流图显示团块内血流信号丰富

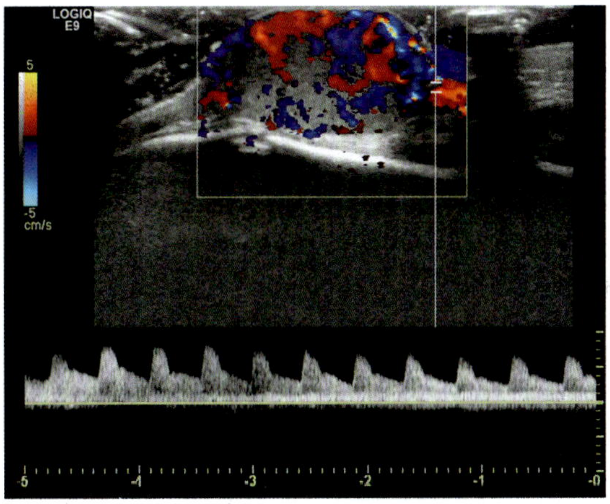

图 29-3-2 颞部血管瘤脉冲多普勒

脉冲多普勒显示低速低阻动静脉瘘样血流信号

【诊断价值】

与传统意义的血管瘤不同，血管肿瘤是具有上皮增生特性的肿瘤。因此超声检查的意义在于识别血管瘤与血管畸形，评估动静脉畸形，动态显示血管瘤在应用普萘洛尔药物治疗后的变化。对部分患儿可行超声引导药物局部硬化治疗，减轻肿瘤远期瘢痕、肿瘤压迫等并发症。

二、先天性血管瘤

【概述】

非退化型先天性血管瘤多为单发，好发于头部及四肢关节附近，无性别好发趋势。常常表现为椭圆形，紫蓝色，局部皮肤毛细血管扩张，外围苍白或有浅晕。NICH 随年龄而增长，但无回缩和消退，无中央溃疡、瘢痕或结节形成。RICH 病灶常见较大的单发病灶呈灰色或紫蓝色皮块，可以是扁平的或凸起的，伴有毛细血管扩张。巨大的 RICH 在消退期伴有中央溃疡形成。NICH 和 RICH 病变均可导致器官梗阻、血小板减少症和充血性心衰。

【病理】

HE 染色镜下可见真皮及真皮下层增生的小血管形成大小不等小叶状结构，或无明显小叶结构。小叶内充满大小不等的薄壁血管，管径略大于正常毛细血管。小叶中央可见薄壁引流血管，部分小叶结构存在不同程度退化，残留较多纤维成分及粗大引流血管。小叶被粗大的纤维束分隔，间隔内可见粗大迂曲的薄壁引流静脉。小叶内部分区域血管内皮细胞肿胀，细胞核大小不一，核 / 浆比增大，胞核浓染，但无明显异型性。

先天性血管瘤和婴儿型血管瘤均可观察到小叶结构，后者增殖期由大量肿胀内皮细胞构成小叶，缺少纤维间隔。先天性血管瘤均有小叶中心的引流血管，婴儿型血管瘤无小叶中心引流血管；NICH 和 RICH 可见特征性的钉突样内皮细胞；3 种先天性血管瘤内皮细胞葡萄糖载体蛋白 1（glucose transporter 1，GLUT1）染色均为阴性，而在婴儿型血管瘤为阳性，这是鉴别先天性血管瘤与婴儿血管瘤的可靠指标。

【超声表现及诊断要点】

1. 超声表现 先天性血管瘤的超声表现均为软组织的非均匀性团块回声。婴儿型血管瘤彩色多普勒超声显示有血流信号（图 29-3-3），并且呈低阻力型搏动血流。与婴儿型血管瘤相反，NICH 和 RICH 在二维声像图上显示有更丰富的管腔结构，更为不均匀并伴有钙化声像。

2. 诊断要点

（1）具有血管瘤血流丰富的二维及彩色多普勒的表现。

（2）可显示瘤内的管网状回声及钙化强回声。

三、卡波西血管内皮细胞瘤

【概述】

卡波西血管内皮细胞瘤（Kaposiform hemangioendothelioma，KHE）具有与婴幼儿血管瘤相似的外观，但生物学特性和临床表现差异很大。大多数病变在出生 2 年内显现出来，男女患病率相等，可分布在身体的任何部位。KHE 无自发性消退倾向，呈侵袭性生长。患儿出生时皮肤呈红色或棕色改变，随生长出现瘀斑或青紫色肿物，呈离心性，皮温高，病灶较大 > 8cm、血小板 < 10 000/μl 者。可出现皮肤紫癜。肿块有触痛，容易形成溃疡合并感染。其他部位瘀斑、青紫、明显的出血倾向。合并 Kasabach-Merritt 综合征时，死亡率增加。

卡梅综合征（Kasabach-Merritt syndrome，KMS）即血小板减少性紫癜的毛细血管瘤综合征，伴随着慢性局限性血管内凝血。患儿因单发或多发的巨大血管瘤伴全身紫癜、血小板及凝血因子减少，FDP（纤维蛋白降解产物）增多。在血管瘤患者发生率为 1%，多发生于小婴儿，出生后第 1 年发生率高达 80%，死亡率高达 10% 以上。卡梅综合征的发病机制与大量血液在微血管中潴留，高浓度的血小板和凝血因子聚集，导致微血管内凝血。红细胞在微血管内聚集、老化、物理破坏、降解，出现不同程度贫血和凝血因子的消耗。

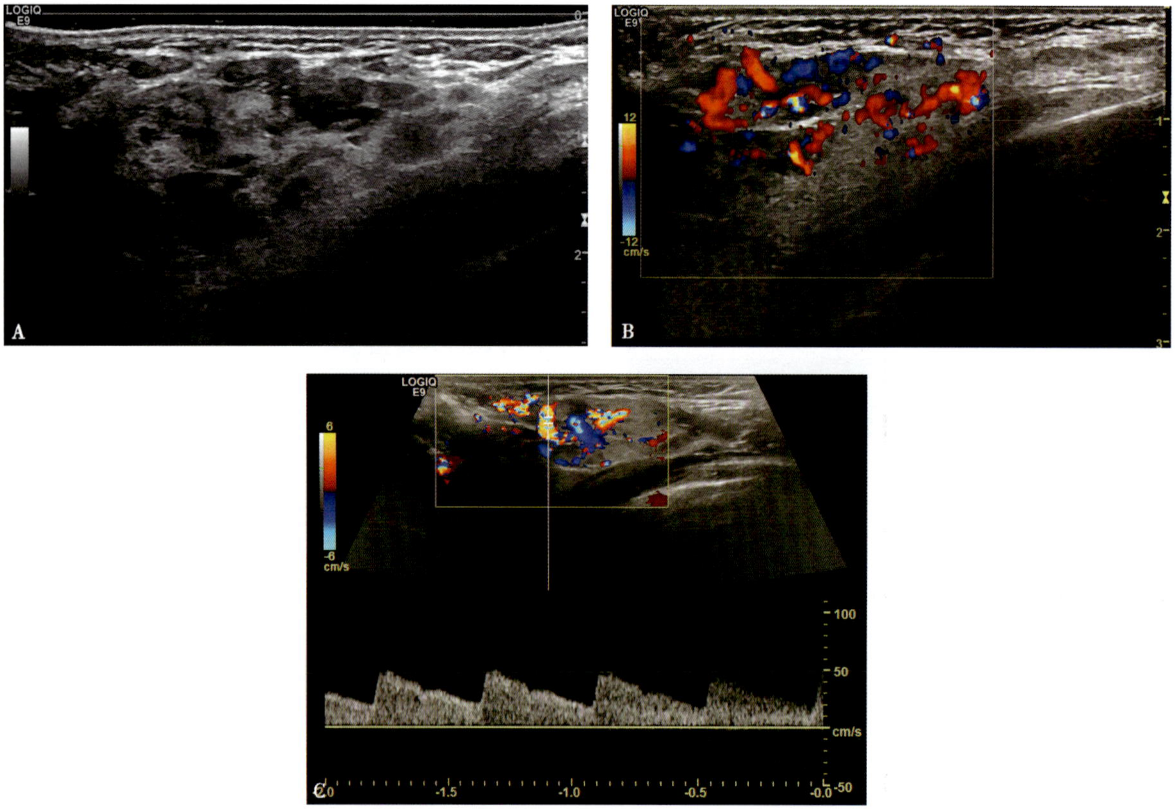

图 29-3-3 胸壁先天性血管瘤

A. 二维声像图显示胸壁中等回声团，内回声不均匀；B. 彩色多普勒血流图显示血流信号较丰富；C. 脉冲多普勒显示团块内低阻型搏动性血流信号

【病理】

肿瘤由毛细血管及梭形细胞组成，结节状生长，部分区域形成特征性的“肾小球”样结构，小球一侧为血管裂隙形成的囊样结构，伴有扩张的淋巴管结构。部分肿瘤细胞呈上皮样，细胞胞质内可有含铁血黄素细颗粒和透明小球，常伴血小板减少。卡波西血管内皮细胞瘤通常不会自然退缩，因组织学结构有利于血小板聚集、活化和消耗，可导致 Kasabach-Merritt 综合征。KHE 常常向周围浸润性生长，手术难以完整切除。

【超声表现及诊断要点】

1. 超声表现 卡波西血管内皮细胞瘤超声表现为弥漫性回声增强的软组织团块，边界不清，累及多层组织，回声变化较多样，部分类似血管瘤的表现。脉冲多普勒检测显示在团块内会有不同类型流速的血流信号，既有高阻力血流信号，又有低阻力血流信号（图 29-3-4）。

2. 诊断要点

（1）因 KHE 的组织生长特性，软组织团块的边缘不易识别，声像图对病变的累及范围评估有一定局限性，需进行 MRI 检查。

（2）磁共振表现：T_1 加权成像呈边界不清的非均质性信号，高于或低于肌信号；T_2 加权成像显示为不明确的边界高信号，累及皮下，增强后呈不均匀强化，病灶内见流空血管影。与常见血管瘤相比，肿瘤内有细小血管。

（3）巨大血管瘤，突发体积增大伴一系列凝血功能异常要注意除外卡梅综合征。卡梅综合征患儿应常规行心脏超声检查，除外高输出量引起心力衰竭。

（4）脉管肿瘤和脉管畸形均可引起血小板减少和凝血紊乱，注意卡梅现象。

【鉴别诊断】

软组织的感染性炎症，可形成与 KHE 相似的声像图表现，例如炎症肿块的中央坏死。超声检查的重点是显示异常声像的分布、边界，显示有无动静脉瘘血流信号。

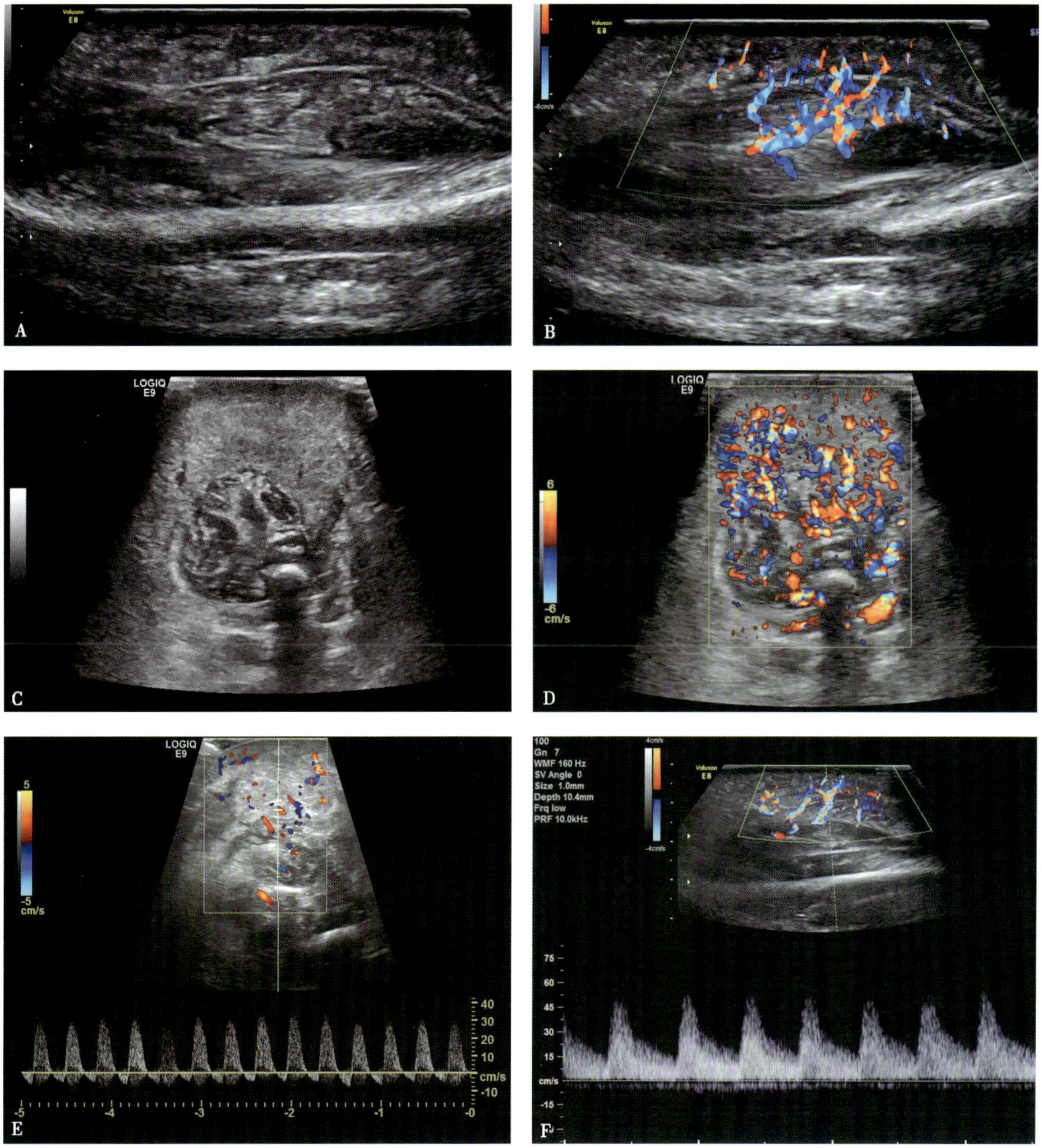

图 29-3-4　右大腿卡波西血管内皮细胞瘤

A. 显示右大腿的中等回声团（长轴图）；B. 局部长轴方向的彩色多普勒血流图；C. 右大腿的短轴二维图；D. 局部短轴方向的彩色多普勒血流图，显示丰富点条状血流信号；E. 脉冲多普勒测得团块内高速高阻血流信号；F. 脉冲多普勒测得团块内低阻血流信号

四、簇（丛）状血管瘤

【概述】

2014 年国际脉管畸形研究学会（ISSVA）将簇（丛）状血管瘤（tufted hemangioma，TA）定义为良性脉管肿瘤，较少见。根据 TA 的临床表现，可分为无并发症 TA、有卡梅现象 TA 和无血小板减少症但有凝血紊乱型 TA。先天性 TA 多见于 5 岁以下小儿，男女发病率相当。好发于躯干上部和颈部，为大小不等的、淡红色或紫红色缓慢扩展的斑疹或结节。绝大多数自然退缩，随访观察可能是最佳选择。成人病例好发于 30～60 岁，手术切除效果较好。

【病理】

先天性 TA 与 KHE 有许多生物学相似性，可能代表一种疾病的不同阶段，依据病理组织学表现鉴别诊断。TA 的组织学表现为真皮及皮下散在界限清楚的丛状或簇状毛细血管样聚集体，聚集体内毛细血管及短梭形血管内皮细胞排列紧密，成同心漩涡，细胞分化成熟。TA 具有与卡波西血管内皮细胞瘤相同的免疫表型，即梭形肿瘤细胞均表达 D2-40、CD31 和 CD34，不表达 GLUT1。典型的病理改变为真皮全层散在分布多个结节或团块，由增生的血管内皮细胞、血管周围细胞和充血的毛细血管组成。毛细血管内皮细胞呈同心漩涡状或炮弹样生长，紧密排列的内皮细胞突入管腔，使管腔呈裂隙状、半月形，部分可见间质纤维化。小叶周围可见新月形或半月形扩张的淋巴管。

【超声表现及诊断要点】

1. 超声表现 先天性 TA 的超声表现为局限于皮肤的团块；多普勒检测显示为高速血流信号。

2. 诊断要点 簇（丛）状血管瘤多局限于表皮层，随访复查大多自然消退。

【鉴别诊断】

与卡波西血管内皮细胞瘤，依据病理组织学鉴别诊断。

五、血管瘤的并发症

血管瘤的并发症与肿瘤的大小、发生部位及程度有关（表 29-3-1）。常见并发症包括破溃、占位效应、出血、骨病变等。面部节段性血管瘤发生畸形综合征的概率增加，例如 PHACES 综合征，由血管瘤伴有颅后窝畸形（P，posterior fossa malformations）-（面颈部）血管瘤（H，hemangiomas）- 动脉异常（A，arterial anomalies）- 心脏缺损（C，cardiac defects）- 眼部异常（E，eye abnormalities）（如白内障、视神经发育不全）- 胸骨裂和脐上囊肿（S，sternal cleft and supraumbilical raphe）等综合征，这是涉及多个系统畸形的先天性皮肤疾病。

表 29-3-1 婴幼儿血管瘤的并发症

血管瘤部位	并发症
眶周及球后	视轴遮挡、散光、弱视
鼻尖、耳、（大）面部	毁容，瘢痕
口周、唇	溃疡，进食困难，毁容
会阴、腋窝、颈部	溃疡
“胡子”区域、颈	气道血管瘤
肝脏（大瘤）	高输出量心功能衰竭
（大）面部（节段）	PHACES 综合征
多发性血管瘤	内脏受累（肝脏和胃肠道最常见）
中线骶尾部	脊髓栓系、脊髓血管瘤、椎管内脂肪瘤、泌尿生殖系统异常

婴幼儿血管瘤的并发症中，应注意以下几点：

（1）在“胡子”区域和颈部的节段性分布血管瘤，可能伴发气道血管瘤，引起通气障碍，甚至危及生命，应进行通气功能评估，确诊后采取积极的治疗措施，减轻气道梗阻。

（2）面部巨大血管瘤患儿，瘤体挤压邻近骨，可造成鼻外形偏斜、颅骨凹陷、眶区扩大等。

（3）巨大血管瘤的腔内，血小板聚集和消耗，导致外周血中的血小板减少，引起急性出血危及生命。血管瘤局部的反复破溃慢性失血也可导致贫血。

（4）对于内脏的血管瘤，需要与局部相关的肿瘤鉴别。

【诊断价值】

1. 多发的、直径大于 5mm 的表皮血管瘤，合并内脏血管瘤的概率增加，胃肠道血管瘤可引起婴幼儿继发性肠套叠、胃肠道出血等，应采用超声常规筛查肝脏、胃肠、肾脏等，可检出血管瘤。反复肠套叠的患儿，在腹部胃肠道超声检查时，采用高频率高分辨率超声仔细检查，同时应用水灌肠，有助于除外胃肠道的血管瘤等原发病变。

2. 身体中线骶尾部的表皮血管瘤可能合并有隐性脊柱畸形、脊髓血管瘤，应用骶尾部脊柱和泌尿系超声检查，可识别并除外脊髓栓系和椎管脂肪瘤。

3. 对于高危血管瘤患儿，采用普萘洛尔口服药物治疗时，可采用超声动态观察肿瘤对周围组织压迫、血管结构的变化，以及治疗期间的并发症发生。

4. 对于部分高危患儿，可行超声引导下肿瘤药物硬化局部介入治疗，参见相关章节。

（夏 焙）

第四节 动脉血栓栓塞性疾病

【概述】

四肢动脉血栓栓塞性疾病（arterial thromboembolic disease，ATED）是指四肢动脉内血栓形成，血栓阻塞动脉管腔而引起四肢、脏器、组织缺血的病理过程和一系列症状，严重者可以出现组织器官的坏死。小儿 ATED 发病率较静脉血栓低，主要发生在股动脉，大部分为医源性所致，最常见的是经动脉插管引起血栓，其他引起动脉血栓的原因有休克、大动脉炎、先心病、血液病、创伤、肿瘤、肾病、长期卧床等；而新生儿动脉血栓形成的主要病因有窒息、败血症、早产、DIC、先心病等。

小儿四肢动脉血栓的临床表现主要取决于栓塞的部位、受累动脉痉挛程度、继发血栓的范围和侧支循环状况。当动脉血栓未完全阻塞血管时，可引起局部器官或组织缺血，若完全阻塞血管而又无有效的侧支循环时，可引起局部器官或组织缺血性坏死，主要表现为无脉（pulselessness）、疼痛（pain）、苍白（pallor）、麻木（paralysis）、感觉异常（paresthesia），称为"5P"征。栓塞远端动脉搏动减弱或消失，肢体脉搏的突然消失提示急性动脉栓塞或血管闭塞。慢性动脉血栓栓塞多有慢性肢体缺血症状，如肢体麻木、发凉、间歇性跛行等。

临床治疗可使用抗凝血药物抑制凝血和溶栓药物增强纤溶系统作用，其中抗血小板药物溶栓治疗是动脉血栓栓塞性疾病治疗的重要手段之一，可改善和消除动脉血栓引起的临床症状。

【病理】

血液中存在凝血系统和抗凝血系统，在生理状态下保持平衡状态，既保证了血液潜在的可凝固性，又维护了血液的流动状态。然而，当这动态平衡被打破，随即触发凝血过程，此时血管内血液发生凝固或血液中某些有形成分凝集形成固体质块，便可形成血栓。

小儿四肢动脉血栓的主要原因是动脉插管，造成动脉内膜内皮细胞损伤，激活了内源性和外源性凝血过程形成了血栓；晚期恶性肿瘤癌细胞可释放出促凝因子，DIC 时一系列因素所诱发的凝血因子激活和组织因子释放导致血液处于高凝状态，休克可导致血液浓缩，血中纤维蛋白原、凝血酶原及其他凝血因子（Ⅶ、Ⅻ）含量增多，以及血中补充大量幼稚的血小板，其黏性增加，易发生黏集形成血栓，这些因素都促使血栓的形成。虽然心脏和动脉内的血流速度快，不易形成血栓，但在二尖瓣狭窄时的左心房、动脉瘤内和血管分叉处血流缓慢或出现涡流时，则易并发血栓形成。

动脉内血栓形成后，管腔内血流部分或完全中断，由于缺血和动脉痉挛、内弹力层断裂、血小板聚集，使栓塞动脉内继发血栓形成，进一步加重了组织的缺血。

【超声表现和诊断要点】

1. 超声表现 小儿 ATED 的超声表现因病程长短而不同，分急性动脉血栓和陈旧性动脉血栓。

急性动脉血栓声像图表现为无回声的动脉管腔内出现极低回声或低回声，受累管腔狭窄变细或闭塞呈低弱回声。低回声尤其是低弱回声血栓容易被忽视而漏诊，但彩色多普勒显示动脉管腔内血流信号不充盈或消失可帮助诊断（图 29-4-1）。

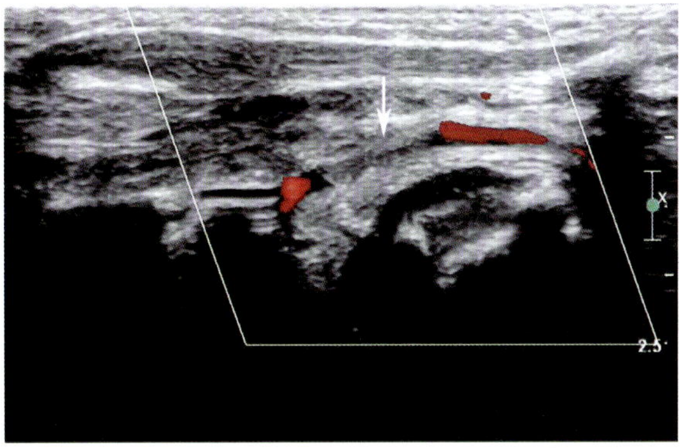

图 29-4-1 动脉血栓形成

右侧锁骨下动脉中段管腔内可见低 - 中等回声，血流信号中断（箭头）

陈旧性动脉血栓声像图表现为管腔内出现不均匀中等回声或强回声，常伴有内膜毛糙欠光滑，连续性消失，管腔伴有不同程度狭窄。彩色多普勒表现为狭窄部位的血流变细，流速增快，完全闭塞时动脉管腔内血流信号消失。

当动脉被血栓完全阻塞时，病变处及远端动脉测不到动脉流速曲线，其近端动脉流速曲线一般无明显变化；当不完全阻塞时，在狭窄处可测到流速曲线形态呈单相、流速较快，远端动脉呈单相、频窗充填、波峰圆钝的低速正向流速曲线。

2. 诊断要点

（1）二维超声声像图显示病变动脉管腔内出现低回声或中等回声，管腔狭窄或闭塞。

（2）彩色多普勒显示病变动脉管腔内血流束变细，闭塞时管腔内无血流信号。

（3）当动脉被血栓完全阻塞时，病变处及远端动脉测不到动脉流速曲线，其近端动脉流速曲线一般无变化；当不完全阻塞时，狭窄处流速加快，而远端动脉流速曲线呈阻塞性，流速减低。

（4）临床出现"5P"征。

【鉴别诊断】

1. ATED 与在原有动脉病变基础上（如动脉硬化等）发生的血栓鉴别 前者发病急骤，肢体脉搏减弱或消失；后者多发生在成人，超声检查除了显示血栓外，还可发现动脉粥样硬化斑块，这是两种疾病鉴别关键点。

2. ATED 与急性静脉血栓鉴别 由于后者引起动脉反射性痉挛，使远心端动脉搏动减弱，皮温降低，皮肤苍白，可被误诊为动脉血栓栓塞，超声显示静脉管腔内低回声血栓，动脉血流畅通，为正常的动脉流速曲线；而动脉血栓超声显示为动脉管腔内血栓形成，而静脉通畅，表现为正常的静脉流速曲线。

【诊断价值】

小儿四肢动脉急性血栓栓塞可引起远端肢体缺血坏死，早期诊断及时治疗与能否保留肢体存活密切相关，超声检查可以明确动脉管腔内是否有栓子、栓子的部位和大小、受累血管阻塞情况以及远端肢体血流情况，为临床制订正确的治疗方案以及治疗效果的评价提供可靠的依据。

第五节 静脉血栓栓塞性疾病

【概述】

静脉血栓栓塞性疾病（venous thromboembolic disease）是指静脉管腔内血栓形成，并沿静脉管腔延伸，引起管腔完全性或不完全性栓塞而出现的一系列临床症状。四肢静脉血栓可以发生全部或部分脱落，随血流运行至全身各脏器并引发相应脏器的栓塞，如栓子进入肺动脉引起肺栓塞可危及生命。小儿由于处于生理性的低凝状态，静脉血栓发生率远较成人低，新生儿和青春期是发病的高峰期，在新生儿重症监护病区的发病率较高，达 24/10 000。病因包括先天性和获得性因素。其中获得性静脉血栓最常见，以中心静脉插管术为主，分别占新生儿静脉血栓的 90%、儿童静脉血栓的 50% 以上；其次为围产期窒息、感染、先心病和低血容量等。白血病患儿经中心静脉导管化疗，静脉血栓的发生率占儿童肿瘤并发症的首位。小儿先天性静脉血栓形成的原因主要有第Ⅴ因子异常、凝血酶原异常、C/S 蛋白缺乏、抗凝血酶Ⅲ缺乏、高同型半胱氨酸血症、高脂血症等。

下肢静脉血栓的发生率高于上肢静脉，主要发生在髂静脉、股静脉、股浅静脉。由于血流在上肢的行程短，且上肢经常活动，静脉不易发生血流淤滞，加之上肢静脉内皮细胞的纤溶活性是下肢的 4 倍，所以上肢静脉血栓发病率较低，主要发生在腋 - 锁骨下静脉。近年来，随着外周中心静脉导管（PICC）的广泛应用，上肢浅静脉血栓的发生率呈上升趋势。

小儿四肢静脉血栓起病急骤，表现为血栓水平以下的肢体持续性肿胀，伴患肢皮温升高、组织张力升高及浅静脉曲张。新生儿静脉血栓的临床表现为肢体肿胀、疼痛、发绀或充血。早产儿、围产期窒息、重症患儿和经股静脉中心静脉置管者，应高度警惕有无血栓形成。在血栓急性期间，常因伴有静脉壁的炎症引发患肢痉挛、疼痛和局部压痛，静脉壁的炎症也可加速静脉血栓的形成。如血栓致肢体静脉回流受阻时，其组织张力极高可致肢体缺血坏死，这也是四肢静脉血栓中最为严重的情况。静脉血栓除了可随血流方向继续延伸增大和产生局部阻塞外，血栓脱落并随血流运行至肺动脉可引起肺栓塞而危及生命。

【病理】

与成人四肢静脉血栓形成相同，小儿四肢静脉血栓形成的原因也是静脉血流缓慢、静脉壁损伤和高凝状态。长期肢体制动、全身麻醉、感染等可致静脉血流缓慢，严重者甚至出现血流淤滞；化学药物、机械性或感染性损伤可导致静脉壁破坏，使其血流动力学发生改变，促进血栓的形成；各种大型手术、严重脱水感染以及先天遗传性疾病等可使静脉血呈高凝状态，为血栓形成创造了条件。静脉血栓形成后可形成侧支循环以改善肢体局部血供问题；当静脉血栓形成但尚未建立有效的侧支循环时，则可引起受累肢体局部淤血、水肿、出血甚至坏死。

【超声表现和诊断要点】

1. 超声表现

（1）二维超声：静脉血栓分急性期、亚急性期和慢性期，不同期的静脉血栓其声像图表现各异。

急性期指血栓形成的 2 周内，超声显示病变部位的静脉管腔扩张，管腔内出现极低回声或低回声区（图 29-5-1），血栓形成后的几小时到几天之内因栓子多呈极低回声而容易漏诊，仔细左右对比可增

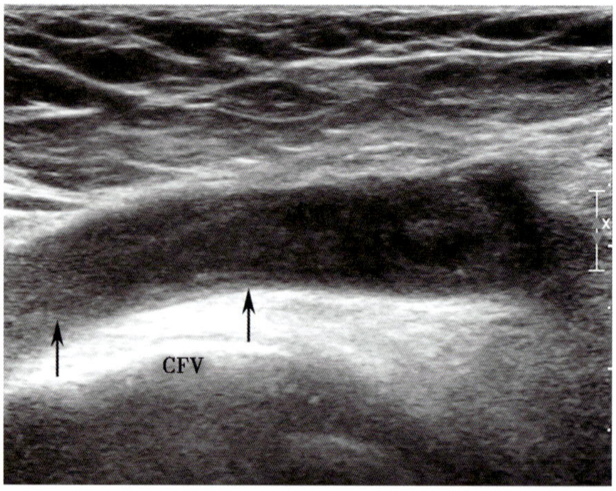

图 29-5-1 股总静脉血栓

左侧股总静脉管腔内可见低 - 弱回声（箭头），加压后管腔无明显变化；CFV：股总静脉

加识别率。此外，对受累血管进行加压及Valsalva试验，其管腔内径无变化。

亚急性期指血栓形成的2周～6个月内，管腔内血栓回声较急性期增强，其声像图表现为受累血管内出现中等回声区。

慢性或陈旧性血栓是指血栓形成时间大于6个月，超声声像图表现为静脉管腔内径变细，血管壁增厚，管腔内出现中等偏高回声的血栓。如血栓机化则呈高回声，此时血栓与静脉壁混成一体。静脉瓣可出现增厚、瓣尖粘连及关闭不全征象。另外在血栓的周围可见侧支血管建立。

（2）彩色多普勒：急性期血栓累及的静脉管腔内可表现为无血流信号或仅有少量血流信号（图29-5-2）。亚急性期因血栓收缩致静脉管腔部分再通，彩色血流信号增多。慢性期血栓进一步收缩，血管腔进一步开通，静脉管腔内血流信号进一步增多，如受累静脉完全再通则静脉管腔内基本充满彩色血流信号。

（3）脉冲多普勒：当静脉管腔完全闭塞时，病变部位的管腔内检测不到静脉信号，阻塞远端血流速度减慢甚至消失，Valsalva试验及挤压远端肢体放松后血流速度改变不明显。当静脉管腔不完全阻塞时，根据阻塞程度的不同，静脉血流速度可呈减低、正常或增加改变，其远端的血流也可以出现从完全阻塞到正常的中间类型的改变。在血栓后期，管腔再通，静脉内重新出现随呼吸而变化的血流信号，但由于静脉瓣继发受损，多普勒可发现静脉瓣功能不全，即出现病理性的反流信号，此时Valsalva试验可使反流加重。

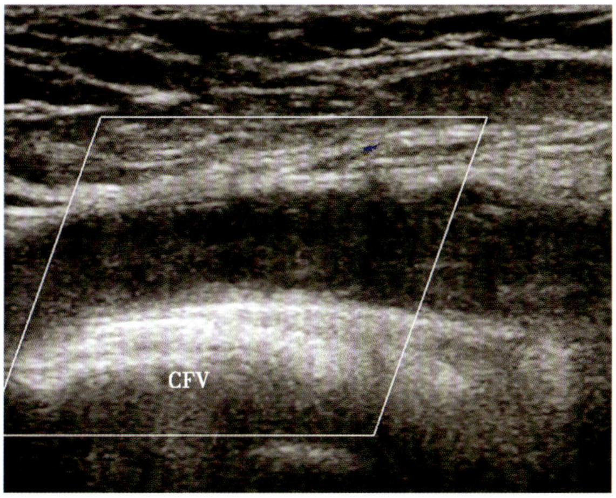

图29-5-2　股总静脉血栓

左侧股总静脉管腔内可见低弱回声血栓，管腔内无血流信号；CFV：股总静脉

2. 诊断要点

（1）受累静脉管腔内出现弱回声、低回声、等回声，且上述回声中无彩色血流信号；出现静脉内径增宽、壁增厚等血管形态结构变化；加压时管腔不能被压瘪。

（2）受累静脉管腔内血流信号充盈缺损或消失。

（3）受累静脉管腔内静脉血流信号无法测及或速度减低，以及静脉瓣出现病理性反流信号。

（4）临床出现患肢疼痛、肿胀、皮温升高、组织张力升高。

【鉴别诊断】

1. 静脉血栓需与静脉血流缓慢鉴别　当静脉管腔内血液流动缓慢时，超声亦可呈现静脉管腔内呈云雾状低弱回声，与血栓回声尤其是急性期血栓回声难以鉴别，此时，可采用加压试验或Valsalva试验鉴别，通过观察静脉管腔内径有无变化来加以鉴别。

2. 四肢静脉血栓与四肢淋巴水肿鉴别　淋巴水肿是指淋巴液回流受阻或淋巴液反流所引起的患肢变粗的病理状态，临床表现与静脉血栓相似，但淋巴水肿时只出现软组织的水肿增厚，其静脉声像图中无异常回声、管壁回声正常、静脉血流信号和速度正常为鉴别要点。

3. 四肢静脉血栓与动脉血栓鉴别　静脉血栓超声显示静脉管腔内低回声血栓形成，动脉血流畅通，为正常的动脉流速曲线；动脉血栓的超声特征为动脉管腔内血栓形成，而静脉通畅，表现为正常的静脉流速曲线。脉冲多普勒是鉴别静脉血栓和动脉血栓的关键方法。另从临床表现来讲，静脉血栓的临床症状是肢体水肿、皮温升高、脉搏存在，而动脉血栓则以皮温降低、脉搏消失为临床特征。

【诊断价值】

小儿静脉血栓栓塞可引起肢体肿胀、疼痛，严重者可合并肺动脉栓塞，因而及时发现静脉内有无血栓栓塞是临床及时采取有效的干预措施、预防严重并发症发生的关键。二维灰阶超声和多普勒超声可显示血管内有无血栓、血栓的部位、范围以及静脉管腔内血流情况，为临床及早治疗血栓、预防肺动脉栓塞的发生提供必要的可靠依据。早期静脉血栓因其栓子回声极低，二维灰阶超声不易发现而易漏诊，如疑似静脉血栓则需结合彩色多普勒血流及脉冲多普勒加以鉴别。此外，在进行四肢静脉超声检查时，正确调节仪器成像条件是减少静脉血栓假阴性率和假阳性率的关键。

（陈亚青）

第三十章　介入性超声

介入性超声是超声影像技术与各种外科操作技术相结合的诊断方法，包括介入性诊断穿刺与活检、穿刺造瘘与置管引流、介入性治疗（如囊肿硬化、肿瘤消融）等。小儿介入性超声是在超声影像监视或引导下，完成各种小儿疾病所需的穿刺活检、抽液、穿刺置管引流、穿刺注药、血管穿刺、脏器或组织造影等操作，可以避免某些外科手术，以获得最大的手术安全性。超声在小儿介入诊疗中具有极好的图像分辨率、实时性、快速、便捷、价廉及安全等优势，临床应用领域日益广泛。

小儿介入性超声的主要适应证包括：①组织活检；②积气积液引流；③造瘘；④局部药物注射治疗（囊肿、血管畸形、关节腔等）；⑤术中定位（异物、肿瘤等）；⑥建立静脉通路引导；⑦脏器或组织造影；⑧肝脏肿瘤及转移瘤热消融治疗。主要禁忌证包括：①严重凝血功能障碍（凝血酶原时间 PT 或部分促凝血酶原激酶时间 PPT 延长 1.3 倍以上，或血小板 $<50\times10^9/L$）；②恶病质或多器官功能衰竭者；③穿刺点局部或全身感染；④高血压未有效控制者；⑤正在进行溶栓治疗的患儿。

第一节　介入性超声技术

【方法选择的原则】

因小儿疾病的生理、病理特点，其介入性超声方法选择与成年人不尽相同。

1. 麻醉方法选择原则　对能充分配合的患儿，可采用局部麻醉的方法；而年龄小不能充分合作的患儿，需要全身麻醉后进行介入手术；若操作时间短，可采用吸入式麻醉。麻醉应严格执行小儿麻醉技术规范，在满足介入操作要求的前提下，尽量减少麻醉用药量，降低麻醉并发症和预防麻醉意外。

2. 知情同意原则　各项介入性超声手术前均必须与监护人签署知情同意书，向监护人充分讲解手术的目的、方法、并发症和风险处理预案等。

3. 安全性原则　术前超声介入医生应亲自检查患儿，明确本次介入实施的目的和意义，与麻醉医生、临床医师进行充分的术前讨论，综合分析可能的风险，建立相应的技术规范和并发症处置预案。术中应熟悉仪器和各种介入针具的规格、性能，严格执行超声介入手术规范，力求一次穿刺成功，以降低并发症的发生率和缩短手术时间。术后做好患儿术后处理和标本核对送检，重视患儿各项生命体征的观察和随访工作。

4. 探头、介入针具与导管选择原则　小儿介入超声应尽量选择体积小、分辨力高的高频线阵或小微凸探头。在满足诊断和治疗要求的前提下，尽量选择小规格介入针具和导管。

5. 穿刺路径选择原则　应遵循路径最短原则。上腹部穿刺应避免损伤肺或胸膜腔；腹部穿刺应避免损伤消化道；腹膜后各种脓肿的穿刺抽液或置管引流要避免污染腹膜腔；经腹膜腔做腹膜后穿刺时，原则上应当避免损伤肺及胸膜腔、胆囊、肾脏及大血管。

【术前准备】

1. 了解患儿病史，复习相关影像、检验资料，明确本次介入操作的目的。

2. 询问药物过敏史及抗凝药物使用情况。

3. 常规检查血常规、凝血功能四项，以及血清四项（HBsAg、HCV-Ab、HIV-Ab、TPHA）。

4. 向监护人介绍本次介入手术的目的、意义、可能并发症及防范措施，并签署知情同意书。

5. 向能配合手术的患儿耐心解释，消除紧张情绪，对精神紧张者，必要时术前给予镇静药。

【并发症】

1. 发热　穿刺活检者中发生率约 0.07%，低于 38.5℃一般常规观察，无须药物处理。

2. 疼痛　多为穿刺局部轻至中度疼痛，一般无须治疗，会日渐减轻。如患儿疼痛日益加重，须高度重视，查出原因及时处理。

3. 出血　在成人，超声引导穿刺活检出血的发生率肝为 0.35%，肾为 3%～10%，主要是穿刺部位出血或形成血肿。造成出血的主要原因包括：①穿刺针误伤较大正常血管或病灶内较粗动脉分支血管；②肝、肾包膜被穿刺针尖划伤；③穿刺后局部压迫止血的方法不正确或压迫时间太短；④穿刺失败同一部位反复穿刺；⑤患儿凝血功能异常。小儿超声引导穿刺应尽量使用高频探头，穿刺针道内应用彩色多普勒血流显像避开大血管及病灶内粗大动脉分支。同时，目标病灶显示不清晰及穿刺针尖显示不清时切忌盲目进针、穿刺。

4. 感染　介入超声的操作是微创并非无创，因此存在感染的风险。首先，应严格按照术前准备要求和无菌操作规范进行介入操作。其次，严格对介入器具、超声探头、穿刺引导装置等进行灭菌消毒，最好使用一次性介入耗材。术中注意避免胃肠道损伤，膈下感染性病灶穿刺时注意不要经过胸膜腔，后腹膜感染性病灶穿刺时注意不要经过腹腔。介入围手术期预防性使用抗菌药物视具体情况而定。

5. 肿瘤细胞针道种植　恶性肿瘤穿刺针道播散种植的发生率为 0.02%～1.9%，满足病理检查条件下减少穿刺针数和采用套管针进行穿刺可减少肿瘤细胞针道种植的发生。

6. 麻醉并发症　常见并发症有麻醉后苏醒延迟、上呼吸道梗阻、喉支气管痉挛、通气不足、心律失常、低氧血症、低血压、高血压、术后躁动及恶心呕吐等，心搏骤停是麻醉期间最严重并发症。小儿麻醉并发症的发生与麻醉前准备不足、麻醉方法选择不当或药物逾量、麻醉期间观察监测不够及输液输血不当等有关。

第二节　超声引导下经皮穿刺组织活检术

超声引导下经皮穿刺组织活检术适用于需病理明确诊断的患儿，常见适应证包括：①弥漫性组织病变的病理诊断及分型，如弥漫性肝病、肾病；②占位性病变病理诊断，如肝脏肿块、腹腔肿块、后腹膜肿块、浅表软组织肿块；③局灶性病变的鉴别诊断；④肺的外周型肿块病理诊断；⑤浅表淋巴结病理诊断。本节重点介绍临床应用较多的超声引导下小儿肝、肾穿刺活检。

一、超声引导下经皮肝穿刺活检术

超声引导下经皮小儿肝穿刺活检术避免了传统盲穿法穿刺的不足，极大地提高了穿刺阳性率和减少了并发症的发生率。

【适应证】

主要适应证包括：①系统性、遗传代谢性疾病的肝脏组织病理诊断；②肝脏弥漫性病变需明确诊断或疾病进展评价者；③原发或转移性肝肿瘤需组织病理学诊断者；④肝移植术后排斥反应的确定。

【禁忌证】

超声引导下小儿经皮肝穿刺活检术没有绝对禁忌证，但是应严格按照要求做好术前准备及术后处理，下列情况者，暂不做穿刺：①凝血功能异常；②有中等量以上腹水，尤其是肝前有明显腹水者；③重度阻塞性黄疸；④局部感染；⑤淤血性肝大。

【术前准备】

1. 常规准备　介入超声患者行术前常规准备。

2. 穿刺路径模拟设计　对弥漫性病变，穿刺路径以最短路径为宜，需避开血管及胆管；对占位性病变，穿刺路径还需通过一段正常肝组织（>1cm）后再进入病灶进行活检。

3. 穿刺活检术前常规针具及药品准备　肝穿刺宜采用 16～20G 自动活检针，徒手或穿刺架引导穿刺。

【操作步骤】

1. 体位　仰卧位或左侧卧位，可用体位垫使体位稳定，同时使靶目标位于最高点。

2. 常规消毒、铺巾，穿刺点局部麻醉（全麻患儿不需要）。

3. 穿刺　弥漫性肝病穿刺活检，穿刺针尖刺入皮肤、腹壁，清晰显示针道和针尖，针尖抵达肝包膜时迅速进入肝包膜下 1cm 左右后激发活检枪，并迅速退针（图 30-2-1）；肝占位性病变穿刺活检，针尖到达病灶边缘后再激发活检枪（图 30-2-2）。可选择不同区域进行取材，以取得 2～3 条满意组织标本为宜。

4. 标本处理　推出活检针芯，观察切割槽内组织的颜色、质地和长度，判断所取组织是否满意或是否为肿瘤组织。将组织条置入 10% 甲醛溶液中固定送检。

【术后处理】

穿刺完毕，穿刺点局部压迫 5 分钟。复查彩超，了解肝内穿刺区域及肝包膜周围情况。确认患儿生命体征平稳，肝内穿刺区域及腹腔内无出血，患儿即可返回病房。

注意事项和并发症如下：

1. 肝脏随呼吸有一定移动度，为减少肝脏移动对穿刺准确性的影响和避免穿刺针尖划伤肝包膜，在穿刺活检过程中，对能配合的患儿应嘱其暂时屏气，避免深呼吸和咳嗽等剧烈运动，迅速完成操作；对全麻患儿，穿刺针尖抵达肝包膜后应迅速进针，不可停留。

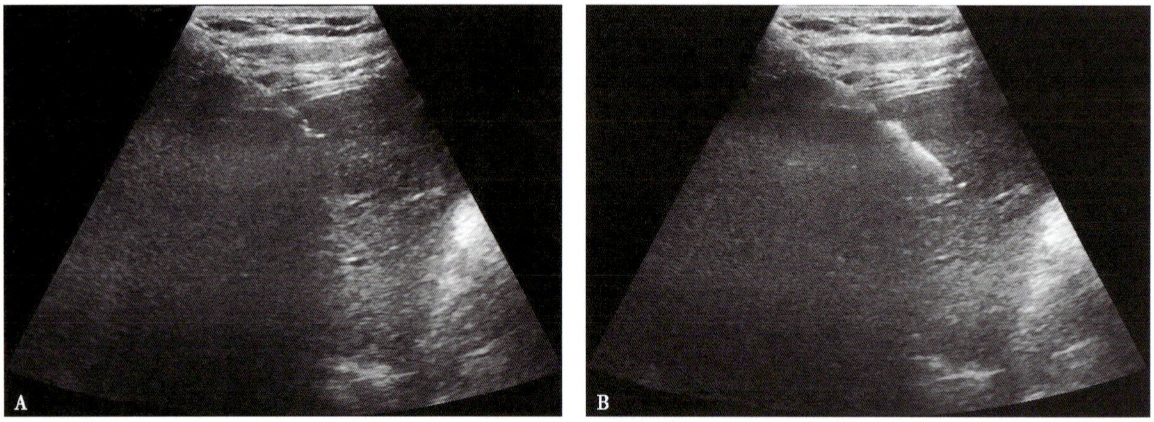

图 30-2-1 弥漫性肝病肝穿刺活检

A. 穿刺针尖位于肝包膜下 1cm 左右深处; B. 活检枪激发后穿刺针道

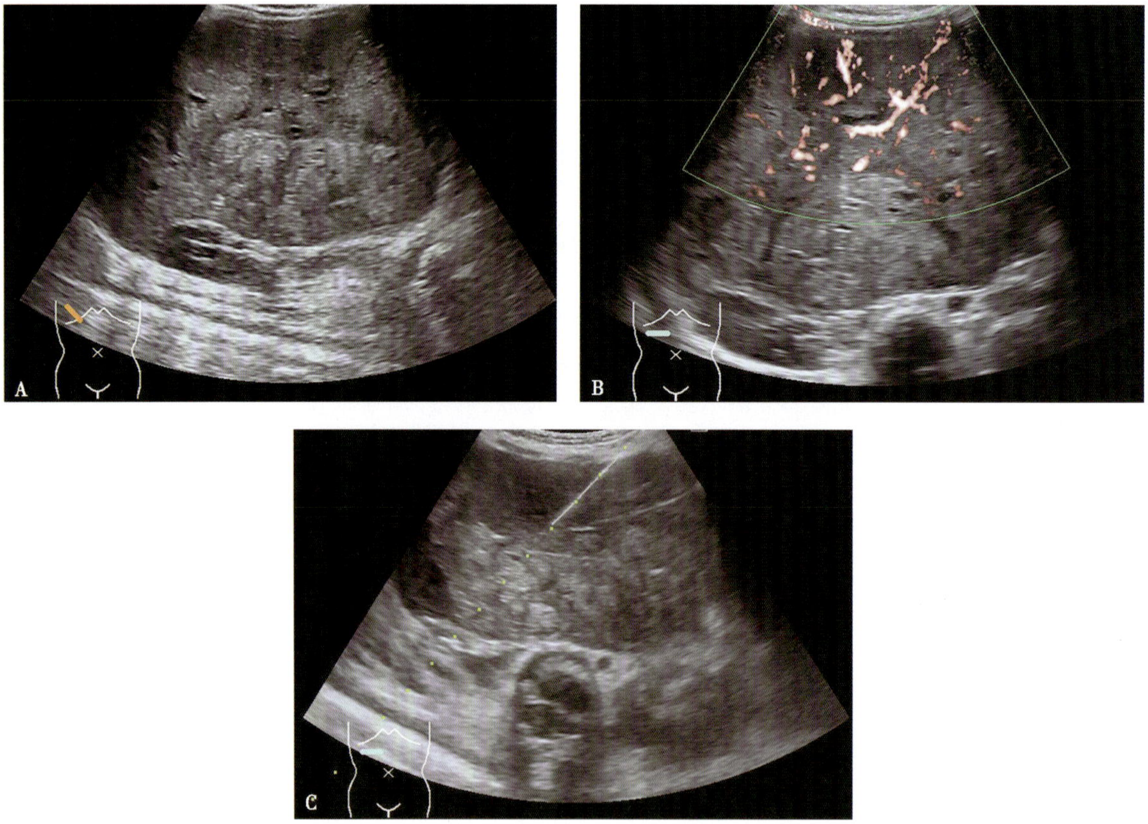

图 30-2-2 肝占位性病变穿刺活检

A. 肝右叶巨块型占位，内部回声不均匀; B. 肝肿块能量多普勒显像; C. 沿穿刺引导线的穿刺针道

2. 弥漫性病变肝活检，取材部位一般位于右肝包膜下 1～2cm，避开较大胆管和血管分支，不能针尖抵达肝包膜即激发活检枪，以防组织缺损后增加出血风险。位于肝表面的肝占位性病变不能直接穿刺病变，应经过一段正常肝实质穿刺。位于膈下的病灶还要注意不能损伤肺组织，以防发生气胸。

3. 对于较大肿瘤应多方向、多部位取材，利用彩色多普勒血流显像或增强影像确定肿瘤活性区域，取材避开坏死组织，以免影响病理诊断。

4. 手术并发症多出现在术后 1～2 小时内，以肝脏局部血肿最常见，腹腔游离性积血等严重并发症仅占 1%。

二、超声引导下经皮肾穿刺活检术

【适应证】

主要适应证包括：①肾炎或肾病的鉴别和分型；②累及肾的全身免疫性疾病（如红斑狼疮等）；③不明原因的肾衰竭；④高血压伴肾功能损害原因不明者；⑤肾实质占位性病变；⑥移植肾怀疑排斥反应。

【禁忌证】

主要禁忌证包括：①严重凝血功能异常；②萎缩性小肾；③未控制的高血压；④上尿路感染；⑤大量腹水、肾周积液者；⑥孤立肾或对侧肾已丧失功能者应慎穿；⑦多囊性肾病者慎穿。

【术前准备】

1. 常规准备　介入超声患者行术前常规准备。

2. 穿刺路径模拟设计　术前对患儿进行超声检查，了解双肾情况。弥漫性肾病取样部位一般为右肾下极皮质较厚处，确定皮肤进针点、进针角度，设计穿刺路径。

3. 穿刺活检术前常规针具及药品准备　肾穿刺宜采用18～20G自动活检针，徒手或穿刺架引导穿刺。准备电镜、免疫荧光、特殊染色等病理检查所需标本固定液。

【操作步聚】

1. 体位　俯卧位，可用体位垫置于腹下使背部抬高，避免穿刺时肾脏移位。

2. 常规消毒、铺巾，穿刺点局部麻醉（全麻患儿不需要）。

3. 穿刺　超声引导下徒手或经过穿刺引导架进针至肾表面，嘱患儿屏气（全麻患儿不需要），进针至肾包膜内后激发活检枪，迅速退针。尽量选择肾下极不同区域进行取材，以取得2～3条满意组织标本满足病理检查所需为宜（图30-2-3）。

4. 标本处理　推出活检针芯，将组织条固定后送检。送光镜检查用10%甲醛溶液固定，送电镜检查用戊二醛固定，送免疫荧光检查用专用冷凝固定剂（OCT包埋剂）固定。

【术后处理】

穿刺完毕，穿刺点局部压迫5分钟。复查彩超，了解肾内穿刺区域及肾包膜周围情况。确认患儿生命体征平稳，肾内穿刺区域无出血，腹带加压包扎后患儿即可离开。穿刺后当天留尿标本，以后每日留尿，做尿常规检查，观察有无肉眼血尿或镜下血尿，直至恢复至术前水平。

注意事项和并发症：

1. 小儿肾脏随呼吸移动幅度较大，因此，在穿刺过程中，当针尖抵达肾包膜后对能配合的患儿应嘱其暂时屏气，迅速进针完成操作；对全麻患儿，穿刺针尖抵达肾包膜后应迅速进针完成操作，不可停留。

2. 应避免同一部位多次穿刺取样，特别是穿刺引导架角度固定的时候，可改变穿刺引导架引导角度或侧动探头后再次取样。

3. 血尿是肾穿刺活检术的最常见并发症，几乎所有患儿都有镜下血尿，可持续数小时至2天，无需特殊处理；肉眼血尿多为一过性，应嘱患者多饮水，延长卧床时间，约2～3天后可转为镜下血尿。持续大量肉眼血尿应超声复查排除肾撕裂伤，并密切随访。

4. 肾穿刺后出血包括穿刺点出血、肾包膜下出

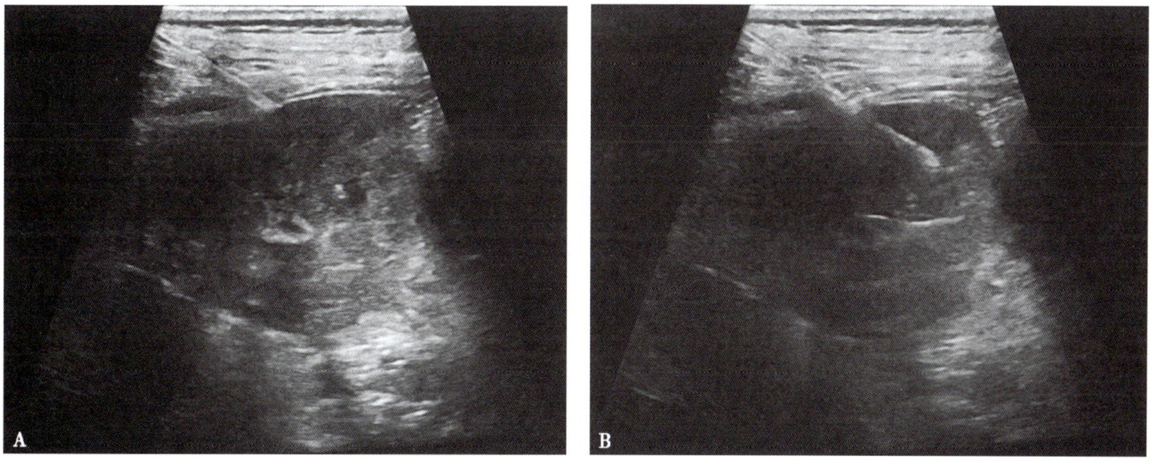

图30-2-3　肾穿刺活检
A. 穿刺针尖抵达肾包膜；B. 穿刺进针至肾包膜内后激发活检枪

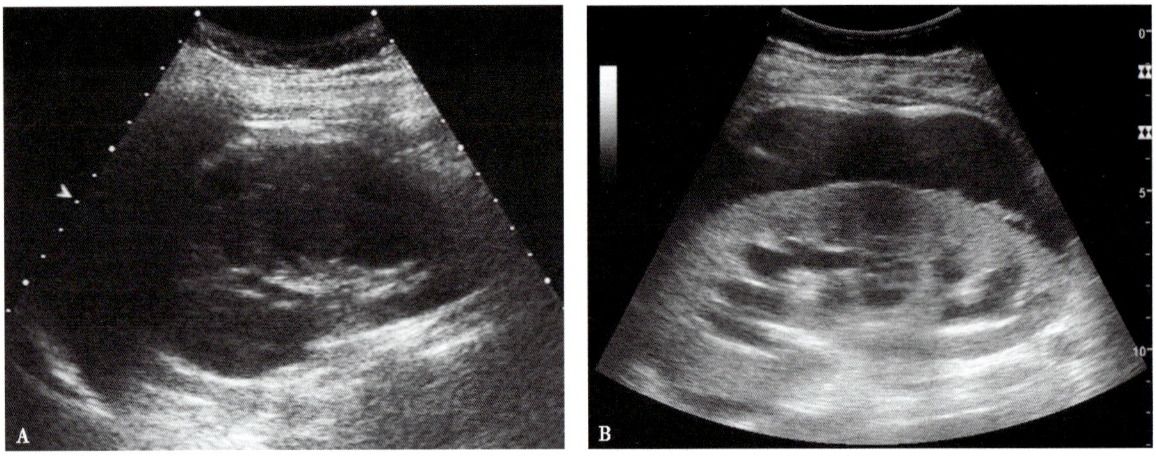

图 30-2-4 肾穿刺活检术后肾周血肿

A. 肾包膜下血肿，肾外侧包膜下弧形液性无回声区；B. 肾周筋膜内血肿，肾外侧包膜外弧形液性无回声区

血及血肿形成。肾周血肿发生率约 1%，常在术中穿刺后即刻出现，表现为肾下极周围弧形液性无回声区（图 30-2-4）。患儿多无明显症状，部分患儿可有肾区疼痛。通常小范围血肿 1 周后可吸收消失，较大范围血肿需考虑肾撕裂伤可能。如超声动态复查血肿无进行性增大，患儿各项生命体征稳定，可药物止血、抗感染和卧床休息。如血肿进行性增大、血压持续下降，则必须外科或介入手术止血。

第三节 超声引导下穿刺抽吸及置管引流术

小儿心包、胸、腹腔等浆膜腔积液临床常见，可由多种疾病引起并导致一系列临床表现，其中心脏压塞可危及生命，过多的胸腔积液会引起胸闷、胸痛和呼吸困难症状，而大量腹腔积液则可引起腹胀和下肢水肿等症状。积液的穿刺和引流不仅是重要的缓解和抢救措施，还能通过积液常规、生化、细胞学及肿瘤标志物等检查来提示病因，达到诊断和治疗的双重目的，同时对临床制订治疗方案也有重要指导意义。超声引导下穿刺抽吸及置管引流安全可靠、成功率高，原则上适用于身体任何部位的积液引流，已得到临床广泛认可和普遍应用。

【适应证】

适应证主要有：①积液需明确性质病因者需诊断性穿刺；②中大量积液引起心脏压塞、呼吸困难、腹胀，需引流以抢救或暂时缓解症状者；③需进行药物注射或冲洗治疗者；④恶性积液置管持续引流者；⑤脓性积液置管引流或脓腔注药治疗者。

【禁忌证】

禁忌证主要有：①严重凝血功能异常；②心包积液穿刺点处积液深度 < 1cm；③不能配合操作者（可全麻下进行）；④无安全穿刺路径者；⑤合并严重心肺疾病不能耐受手术者。

【术前准备】

1. **常规准备** 介入超声患者行术前常规准备。

2. **穿刺路径模拟设计** 术前应进一步完善超声检查以确定穿刺体位及路径。心包积液根据超声心动图检查结果可选择半卧位或坐位（剑突下穿刺）、左侧卧位（心尖区穿刺）或平卧位（胸骨旁穿刺）；胸腹腔积液应先明确积液有无包裹及分布情况，胸腔积液根据积液分布情况可选端坐位或高半卧位，腹腔积液一般取平卧位。体位确定后选择穿刺路径，心包积液穿刺点首选胸骨旁 5 或 6 肋间，因为胸骨旁穿刺能直接进入心包腔，较其他途径安全；胸腔积液穿刺点端坐位时一般选择肩胛线与腋后线之间，半卧位者可选择腋中线处，如置管引流还应根据具体情况尽量偏前穿刺，以免患儿仰卧时压迫引流管；腹腔积液穿刺点可根据患者实际情况确定。

3. **常规针具及药品准备** 积液穿刺抽吸可选用带塑料鞘管的 18G EV 导管针，置管引流可选择 6～8F 猪尾引流管或中心静脉管。依据不同治疗目的准备相应的注射药物（抗肿瘤药物、抗生素、激素等）及抢救药品。

【操作步骤】

1. **体位** 采用术前模拟穿刺时确定的体位。

2. 常规消毒、铺巾，穿刺点局部麻醉（全麻患儿不需要）。

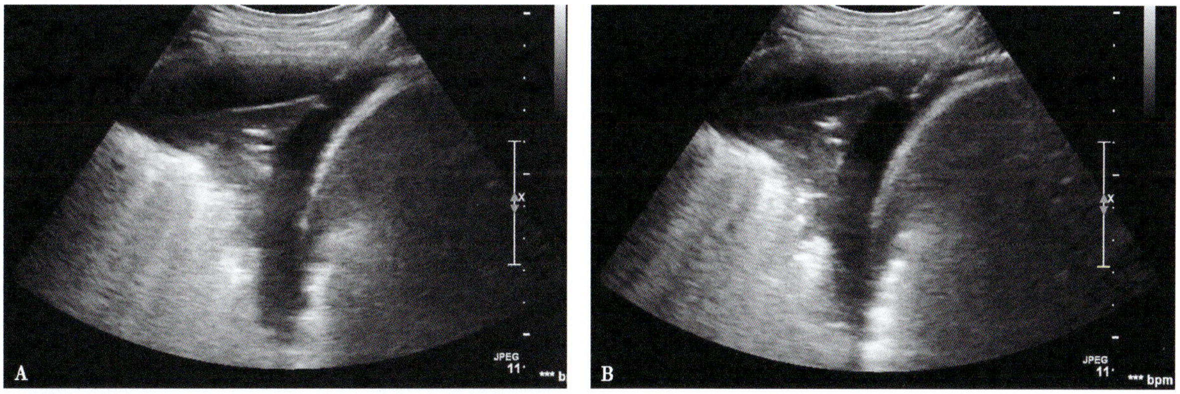

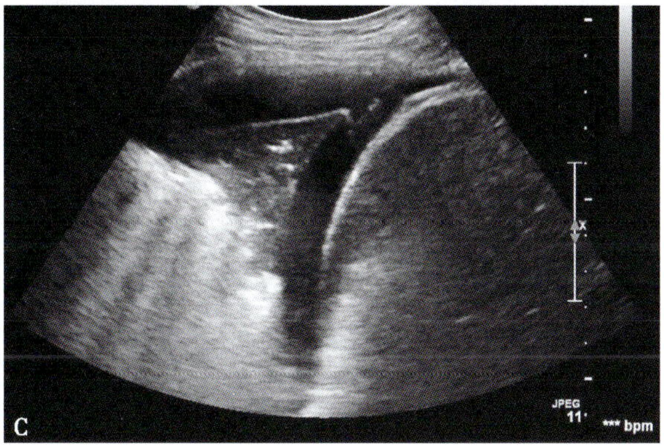

图 30-3-1　胸腔积液诊断性穿刺抽液

A. 右肋膈角处进针，穿刺针尖抵达壁层胸膜；B. 穿刺进针至胸腔积液腔内；C. 退出 EV 针芯，继续插入塑料鞘管至合适深度

3. 诊断性穿刺抽液　超声引导下徒手或经过穿刺引导架进针，穿刺针尖进入液腔后，拔出 EV 针芯，同时将塑料鞘管插入合适深度连接注射器进行抽液（图 30-3-1）。

4. 置管引流

（1）一步法：首先用刀尖于穿刺点处皮肤做一 2～3mm 左右切口，将猪尾引流管按预定穿刺路径穿刺进入积液腔内，退出针芯，见积液流出，此时将引流管连同针鞘继续插入至合适深度，拔出鞘管，继续送入引流管，确保引流管前端侧孔部分全部位于液腔内，拉紧引流管固定线，缝线或使用引流管固定器固定引流管，外接引流袋（图 30-3-2）。

（2）二步法：穿刺针按预定穿刺路径穿刺进入积液腔内，见积液流出即插入导丝，导丝超过针尖进入液腔后，一手固定导丝，另一手退出穿刺针。于导丝皮肤入口处做 2～3mm 切口，再沿导丝旋转推进扩张管，扩张皮肤肌肉层至液腔通道，拔去扩张管，沿导丝送入含针鞘猪尾引流管（无针芯）。当引流管前端进入液腔后，一手将鞘管和导丝一并拔出，另一手继续送入引流管，确保引流管前端侧孔部分全部位于积液腔内，拉紧引流管固定线，缝线或使用引流管固定器固定引流管，外接引流袋（图 30-3-3）。

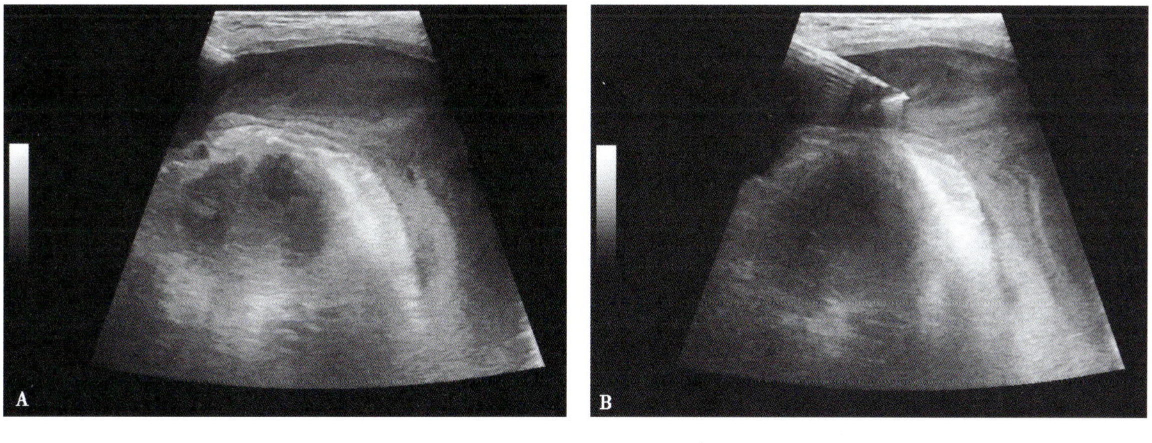

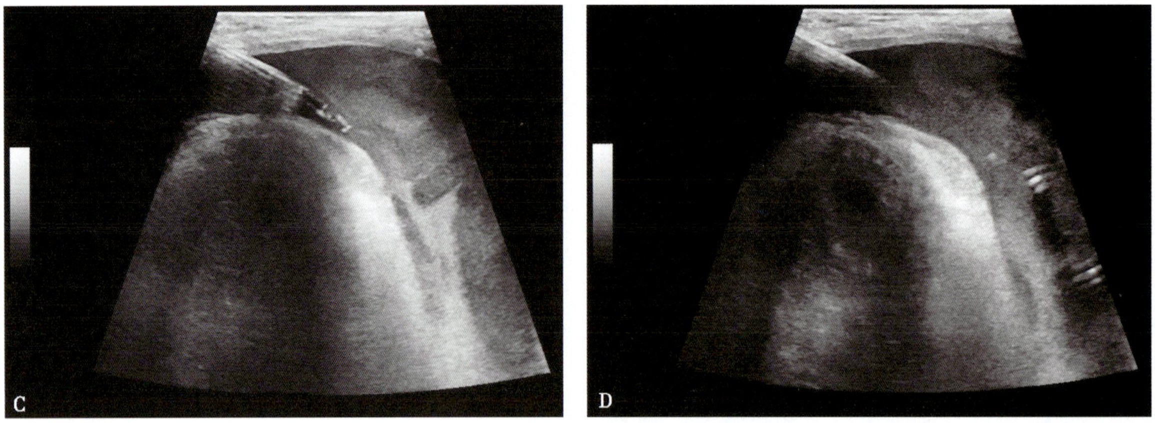

图 30-3-2　一步法心包积液穿刺置管引流术

A. 穿刺针尖抵达心包膜；B. 穿刺进针至心包积液腔内；C. 退出针芯，继续插入引流管至合适深度；D. 拔出鞘管后继续送入引流管，引流管末端呈猪尾状卷曲

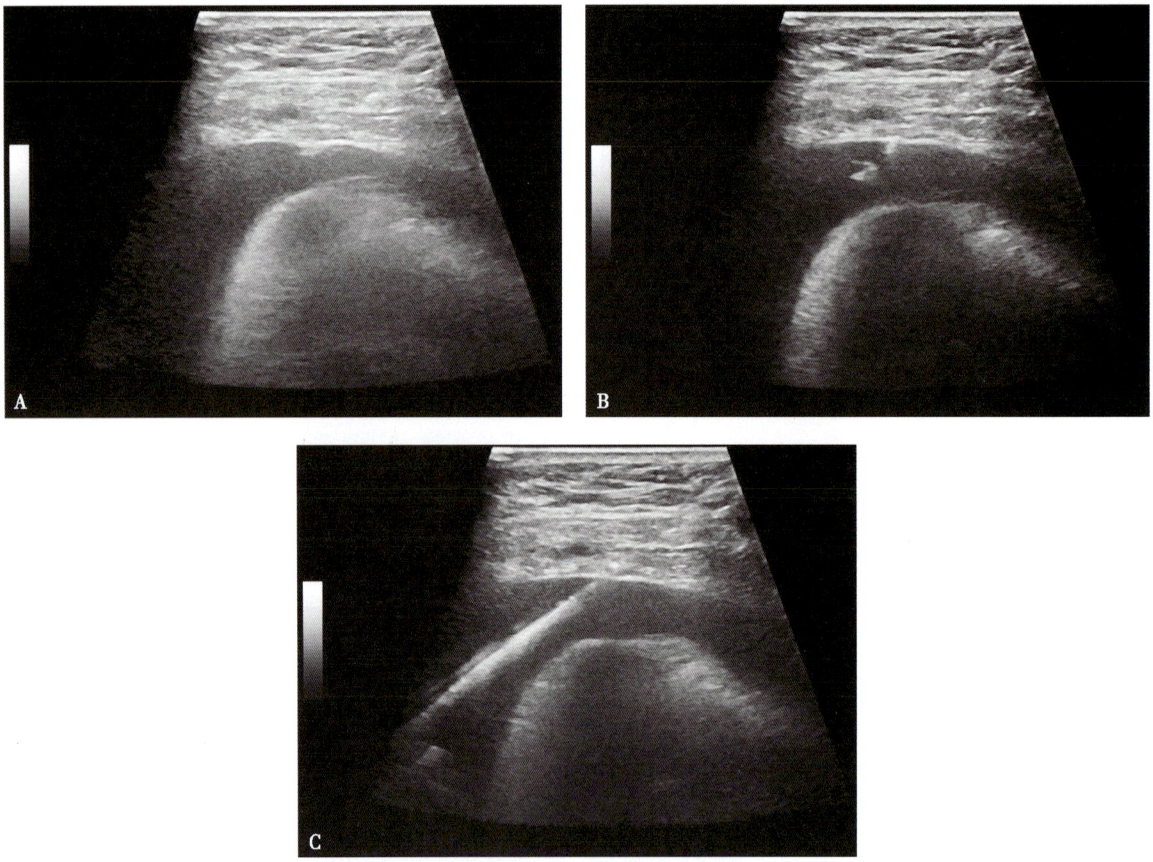

图 30-3-3　二步法心包积液穿刺置管引流术

A. 穿刺针尖抵达心包膜；B. 穿刺进针至心包积液腔内；C. 插入导丝并退出穿刺针

【术后处理】

1. 术后诊断性穿刺积液标本按医嘱送检。

2. 术后注意观察患儿呼吸、脉搏和血压，注意引流液颜色变化。

3. 术后穿刺点局部压迫 5 分钟，覆盖无菌纱布包扎。引流管应妥善固定，防止引流管折叠、滑脱。必要时复查超声，重点观察引流管位置。

4. 注意事项和并发症

（1）少量积液诊断性穿刺抽吸时应注意避免邻近脏器损伤：心包积液穿刺应避开胸膜腔，注意紧贴胸骨旁肋间隙进针；胸腔积液穿刺肋膈角进针应避免损伤膈肌及肺叶；腹腔积液穿刺由于腹膜的韧性穿刺针尖较难突破，应把握合适穿刺力度，避免穿刺针突破腹膜时损伤深部组织和肠管。

（2）注意血管损伤：心包积液和胸腔积液穿刺注意避免损伤肋间动脉，穿刺前可用彩色多普勒超声观察肋间动脉走行及有无变异；腹腔积液穿刺注意避免损伤腹壁下动脉。

（3）注意抽液及引流量不宜过多、过速：小儿心包积液除急性心脏压塞外，抽液宜慢，以免心包腔压力突然下降引起心脏急性扩张或急性肺水肿；胸腹腔积液初次抽液量不宜过多，视患儿具体情况而定。

（4）置管引流一般7天拔管，以防感染。

（5）超声引导各部位积液穿刺抽吸及置管引流的并发症除出血、疼痛和感染外，心包积液穿刺过程中冠状动脉和心肌损伤为严重并发症，掌握适应证和超声实时准确引导可有效避免；胸腔积液穿刺时发生胸膜反应为较严重并发症，由迷走神经反射引起，清醒患儿沿肋骨上缘逐层充分局部麻醉或全麻下进行可减少胸膜反应的发生。

第四节　超声引导下经皮肾盂穿刺置管术

肾盂输尿管连接部梗阻（ureteropelvic junction obstruction，UPJO）是小儿先天性肾积水最常见的原因，常导致肾发育不良和肾萎缩。早期肾盂穿刺置管引流有助于恢复肾实质血流灌注，促进肾脏发育，为实施肾盂输尿管成形术做准备。

【适应证】

适应证：① UPJO引起重度肾积水，皮质功能有望恢复者术前挽救肾功能；②急性上尿路梗阻；③肾盂积脓，不能立即手术治疗，先引流以控制感染者；④尿道损伤性尿外渗，临时性肾造瘘转移尿流方向；⑤手术误扎输尿管引起肾盂积水，不宜立即做重建手术者。

【禁忌证】

禁忌证：①严重凝血功能异常；②全身脏器功能衰竭者。

【术前准备】

1. 常规准备　介入超声患者行术前常规准备。

2. 穿刺路径模拟设计　选择穿刺体位及进针点，穿刺部位宜选择扩张的下盏或中盏，避开肾柱，穿刺点宜选择腋中、后线之间，以免患儿仰卧时压迫引流管。

3. 置管引流术前常规针具及药品准备　引流管以6～8F猪尾引流管为宜。

【操作步聚】

1. 一步法　首先用刀尖于穿刺点处皮肤做一2～3mm左右切口，将猪尾引流管按预定穿刺路径穿刺进入肾盂，退出针芯，见尿液流出，此时将引流管连同针鞘继续插入至合适深度，拔出鞘管，继续送入引流管，确保引流管前端侧孔部分全部位于肾盂内，拉紧引流管固定线，缝线或使用引流管固定器固定引流管，外接引流袋（图30-4-1）。

2. 二步法　穿刺针按预定穿刺路径穿刺进入肾盂，见尿液流出即插入导丝，导丝超过针尖进入肾盂后，一手固定导丝，另一手退出穿刺针。于导丝皮肤入口处做2～3mm切口，再沿导丝旋转推进扩张管，扩张皮肤至肌肉层通道，拔去扩张管，沿导丝送入含针鞘猪尾引流管（无针芯）。当引流管前端进入肾盂后，一手将鞘管和导丝一并拔出，另一手继续送入引流管，确保引流管前端侧孔部分全部位于肾盂内，拉紧引流管固定线，缝线或使用引流管固定器固定引流管，外接引流袋（图30-4-2）。

【术后处理】

术后引流管应妥善固定，防止引流管折叠、滑脱。必要时复查超声，重点观察引流管位置、肾内和肾周情况、肾脏大小及肾实质厚度，以及肾实质

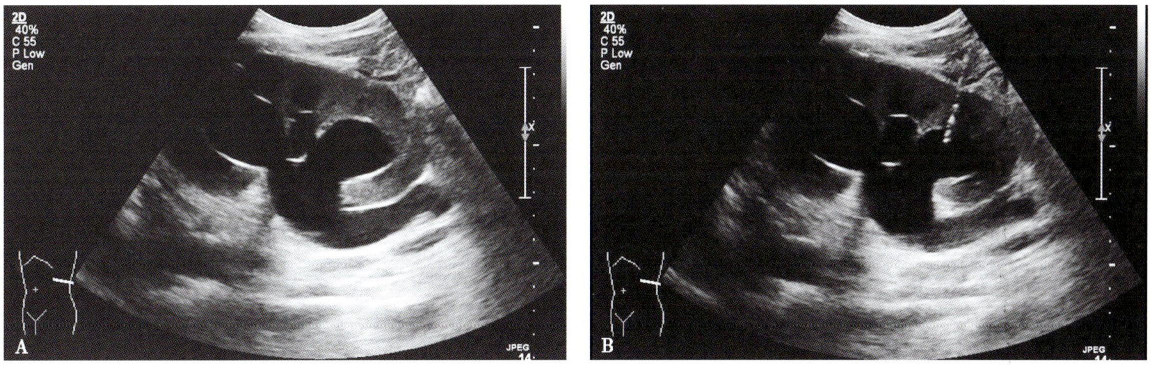

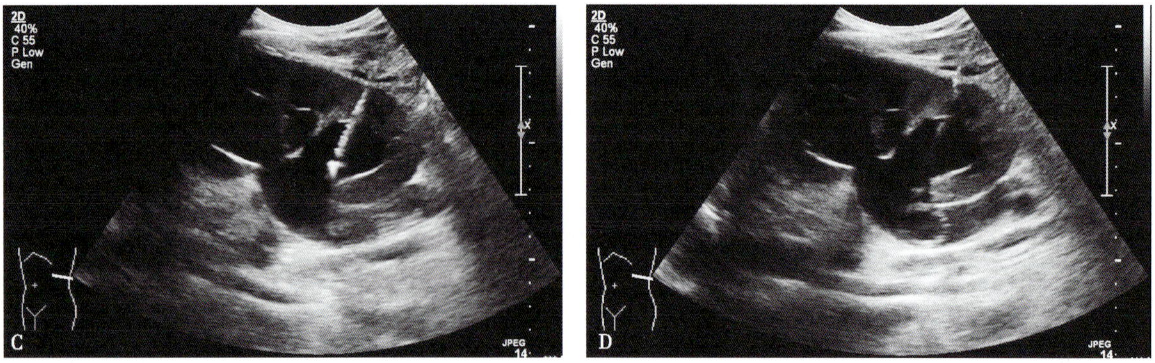

图 30-4-1 一步法肾穿刺造瘘术

A. 穿刺针尖抵达肾包膜；B. 穿刺进针至肾下盏；C. 退出针芯，继续插入引流管至合适深度；D. 拔出鞘管后继续送入引流管，引流管末端呈猪尾状卷曲

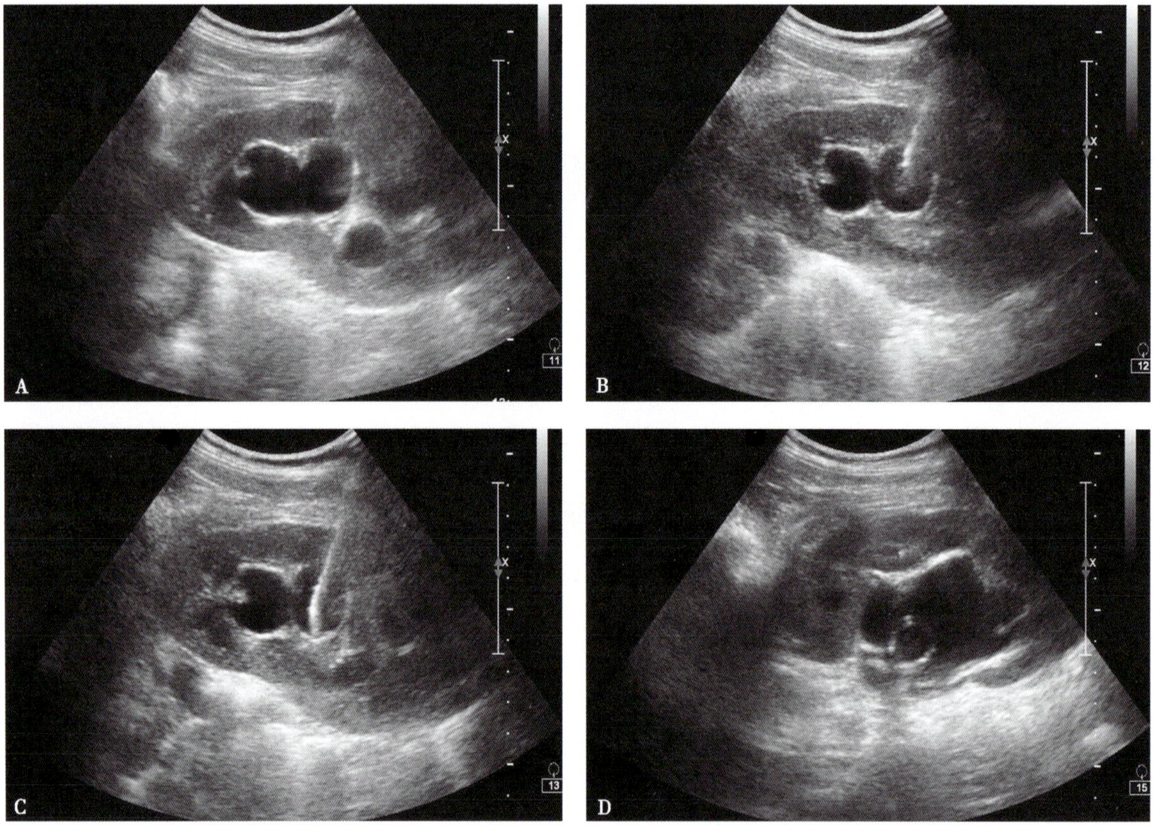

图 30-4-2 二步法肾穿刺造瘘术

A. 穿刺针尖进入肾实质；B. 穿刺进针至肾中盏；C. 插入导丝，退出穿刺针；D. 沿导丝送入含针鞘猪尾引流管后拔除鞘管，引流管末端呈猪尾状卷曲

内血流信号分布情况。

注意事项和并发症如下：

1. 肾盂穿刺置管引流术并发症少见，主要有尿瘘、出血、疼痛和感染等。

2. 穿刺点选择中下盏，避开血供丰富的肾柱区域，可有效减少术后出血。

3. 引流管前端侧孔部分应全部置入肾盂内。如部分侧孔位于肾盂外，易引起尿瘘或肾周尿液囊肿；如部分侧孔位于肾实质内，易导致持续血尿或形成凝血块阻塞引流管。

（戚庭月）

第五节 超声引导下经外周静脉穿刺中心静脉置管

【概述】

经外周静脉穿刺中心静脉置管(peripherally inserted central venous catheter，PICC)是将中心静脉导管经由外周静脉穿刺置入，使导管末端位于上腔静脉、下腔静脉近右房开口处或右房内。PICC用于需要长期静脉用药、肠外营养者、重症患者血流动力学监测以及输注化疗药物等患儿。PICC可以减少患者反复静脉穿刺的痛苦；减少短期置管的并发症；避免化疗药物与外周静脉直接接触，加上大静脉的血流速度较快，可以迅速稀释化疗药物，减轻药物对血管的刺激。1973年PICC首次应用于小儿，近年来在儿科临床运用逐渐增加，特别是用于新生儿重症监护(NICU)患儿。

【静脉选择】

选择弹性及显露性好的静脉，上肢常选用贵要静脉、肘正中静脉或头静脉，颈部选用颈内静脉或锁骨下静脉，下肢选用股静脉。由于上肢静脉行程较下肢短，右侧较左侧短，静脉表浅易寻，因此多选择右上肢浅静脉穿刺置管，经腋静脉到达上腔静脉，其中经贵要静脉约占70%左右。股静脉是重症患儿PICC的常用路径，并发症比锁骨下静脉和颈内静脉低。股静脉及颈内静脉均存在解剖学变异，变异率为10%～20%，PICC前超声检查仔细甄别并协助选择穿刺路径可降低操作风险。

【适应证】

(1)需长期静脉输液，但外周浅静脉条件差，不易穿刺成功者；

(2)需反复输入刺激性药物，如化疗药物；

(3)需长期输入高渗透性或黏稠度较高的药物，如高糖、脂肪乳、氨基酸等；

(4)需每日多次静脉抽血检查者；

(5)需反复输入血液制品，如全血、血浆、血小板等。

【禁忌证】

(1)患者身体条件不能承受插管操作，如凝血机制障碍、免疫抑制；

(2)已知或怀疑患者对导管所含成分过敏；

(3)既往在预定插管部位有放射治疗史；

(4)既往在预定插管部位有静脉炎和静脉血栓形成史、外伤史或血管外科手术史；

(5)局部组织因素影响导管稳定性或通畅。

【操作步聚】

以超声引导下经锁骨下静脉置入中心静脉导管术为例：患儿仰卧位头偏向对侧，手臂垂放于身体两侧以充分暴露锁骨下静脉，操作者站立于患儿头端右侧，常规铺巾消毒，应用高频线阵探头在锁骨上区先显示颈总动脉和颈内静脉短轴图；然后缓慢摆动探头显示锁骨下静脉，选择最佳穿刺点，避开静脉瓣、分支静脉及血管内其他不良因素，将探头向腹侧上抬，显示锁骨下静脉，用穿刺针沿声束平面从定位点插入锁骨下静脉，显示引导针位于锁骨下静脉内，其后方为肺组织。

【超声表现和诊断要点】

1. 超声表现

(1)PICC导管超声表现：为静脉血管内双线状强回声，中心贯穿的无回声带为管腔，追踪管腔延续至锁骨下静脉、上腔静脉、下腔静脉或右心房(图30-5-1)。彩色多普勒显示静脉管腔内血流信号充盈完整，无明显的充盈缺损区。

(2)PICC并发症超声表现：PICC并发症主要有血管炎、血栓形成、留置管移位或位置异常、插管操作并发症等。

1)PICC血管炎超声表现：为血管壁不同程度增厚、内膜欠光滑，彩色多普勒显示管壁血流信号丰富(图30-5-2)。

2)PICC血栓形成：声像图表现为导管处的静脉管径增粗，血管压缩性消失，管腔内或导管附壁显示实质性低回声或中等回声(图30-5-3)。彩色多普勒显示管腔内血流信号充盈缺损，血流频谱失去期相性改变，挤压远端肢体，局部管腔内血流信号无增强。导管相关血栓可分为4种类型：导管尖端血栓，堵闭导管腔；导管外的纤维鞘覆盖尖端，呈球瓣样；导管上或静脉腔的附壁血栓形成，静脉腔无闭塞；附壁血栓自导管远段伸至尖端，静脉腔完全闭塞。除局部血栓并发症外，血栓脱落可导致严重的肺栓塞。

3)PICC留置管移位或位置异常，导管在血管腔内反折。

4)插管操作并发症，局部软组织血肿。

2. 诊断要点

(1)PICC导管超声表现为双线状强回声，中心贯穿的无回声带为管腔，正常末端位置为右心房或腔静脉与右心房交界处。

(2)急性静脉血栓可位于导管内、外和尖端，呈低回声，彩色多普勒局部血流信号缺失。

(3)陈旧性血栓表现血管壁局部增厚，管腔内显示中、高回声团，局部静脉管腔变细、血流速度减慢。

（4）导管过深时尖端位于右心室或三尖瓣水平；导管插入损伤可显示胸腔积液（血）、心包积液（血）；拔管后断管可显示断残管的位置和长度。

【诊断价值】

置管前超声检查可显示静脉解剖变异、内膜及管腔内回声等情况，静脉管腔内是否有自发性血流信号及血流充盈情况，静脉内有无血栓及评估静脉瓣功能等。超声引导下进行 PICC 的成功率和安全性显著提高，声像图能清晰显示静脉血管的深度和内径，可有针对性地选择导管型号、穿刺角度及部位，减少管壁损伤和血栓形成，减少对静脉血管的反复穿刺，避免穿刺损伤相邻动脉。术中实时检查导管末端位置是否位于上腔静脉与右房交界处，及时调整导管高度，可提高一次性置管的成功率，减少二次置管。置管后超声连续动态监测静脉血管内膜、血流速度和导管位置、有无血栓形成。

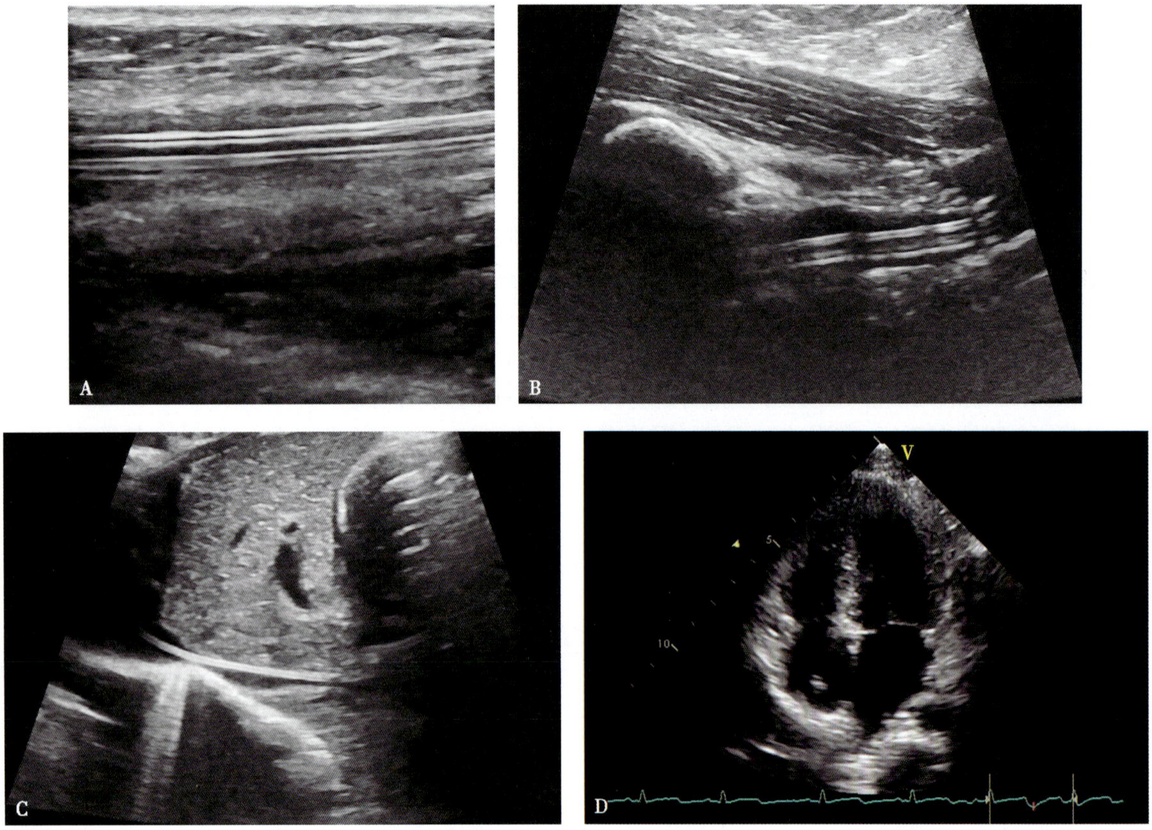

图 30-5-1 正常 PICC 导管的超声表现

PICC 导管超声表现为血管内双线状增强回声，A. 贵要静脉；B. 锁骨下静脉；C. 下腔静脉；D. 右房内

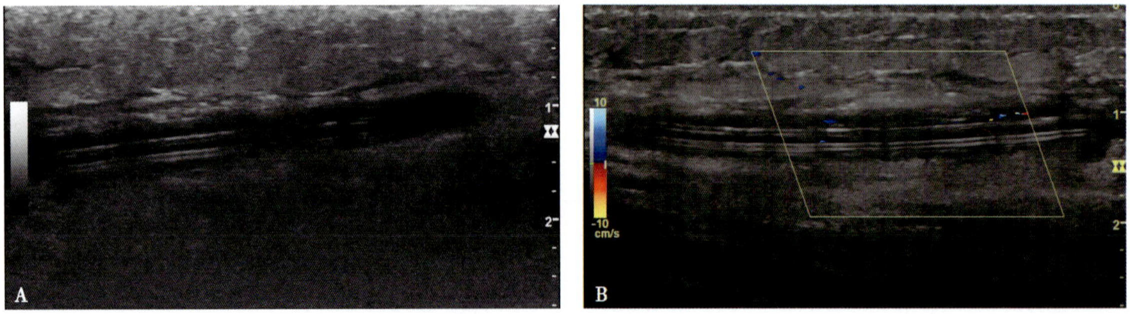

图 30-5-2 PICC 血管炎

A. 贵要静脉长轴图显示局部血管壁增厚、不光滑；B. CDFI 管壁血流信号稍丰富

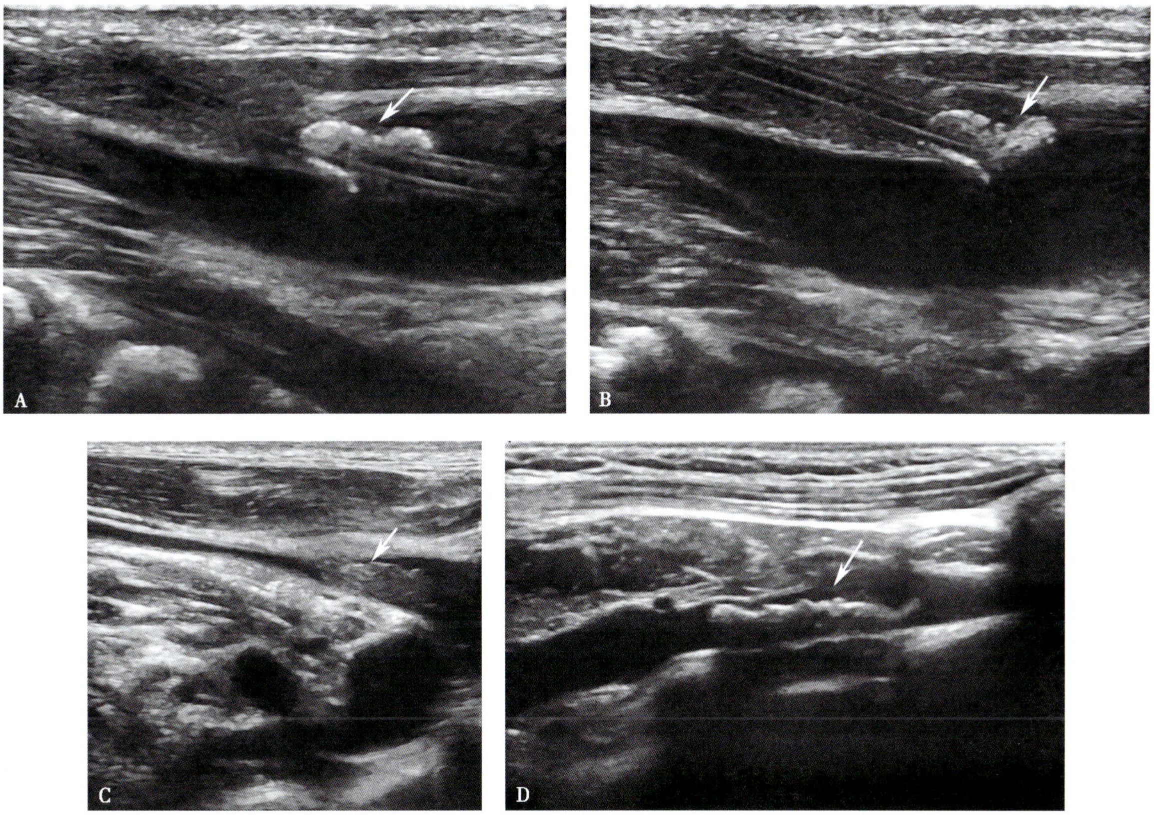

图 30-5-3　PICC 血栓形成

A. 导管附壁血栓；B. 导管头端血栓；C. 拔管后血管附壁血栓；D. 拔管后血管壁血栓；箭头示血栓

（于红奎　夏　焙）

第六节　超声引导下脉管畸形、血管瘤药物注射术

脉管疾病可分为血管瘤和脉管畸形。在儿童中，最常见的脉管畸形源于静脉或淋巴系统。这类脉管异常形态多样，多见于四肢和颜面部，常呈侵袭性生长，并影响功能和容貌，手术常难以完整切除。药物注射硬化治疗能使低流量型血管瘤畸形静脉数量减少，改善患儿症状，同时具有一定的美容效果；对淋巴管瘤，硬化治疗可使囊腔闭塞、消失，或在手术摘除前使之缩小。

【适应证】

适应证：①低流量型血管瘤（海绵状血管瘤、蔓状血管瘤）；②囊性淋巴管瘤；③高流量型血管瘤（动静脉瘘）经动脉途径实施有效栓塞治疗后。

【禁忌证】

禁忌证：①高流量型血管瘤（存在动静脉瘘）未有效栓塞治疗；②严重凝血功能异常；③脉管畸形血栓性静脉炎急性期；④局部或全身感染者。

【术前准备】

1. 介入超声患者术前常规准备。

2. 复习病灶影像学资料，了解目的病灶性质、范围、邻近组织解剖关系等。

3. 药品　血管瘤和淋巴管瘤均可采用平阳霉素、聚桂醇和无水乙醇等硬化剂治疗，其中聚桂醇为新型泡沫硬化剂，临床使用日益广泛。聚桂醇与空气按液 - 气比 1∶4 配制泡沫硬化剂治疗血管瘤；淋巴管瘤直接使用聚桂醇原液，使用量为抽出液量的 1/4～1/10。

4. 器械　血管瘤注射治疗使用 5ml 或 10ml 注射器，淋巴管瘤注射治疗宜使用 18G EV 导管针。

【操作步聚】

1. 血管瘤　术中再次确认血管瘤流量类型，选择瘤体一端最粗大血管作为穿刺目标血管。超声引导下进针后回抽可见静脉血，此时缓缓推注配制好的聚桂醇泡沫硬化剂，直至整个瘤体血管管腔内充满高回声泡沫硬化剂（图 30-6-1）。

2. 淋巴管瘤　术中确认穿刺点后，超声引导下使用 EV 导管针穿刺囊腔，进针至囊腔中心部位后拔出针芯，外接注射器进行抽液，抽尽囊液后按抽出液量的1/4～1/10注入聚桂醇注射液（图30-6-2）。如淋巴管瘤呈多房性，应每个隔腔均抽尽囊液分别注射硬化剂。

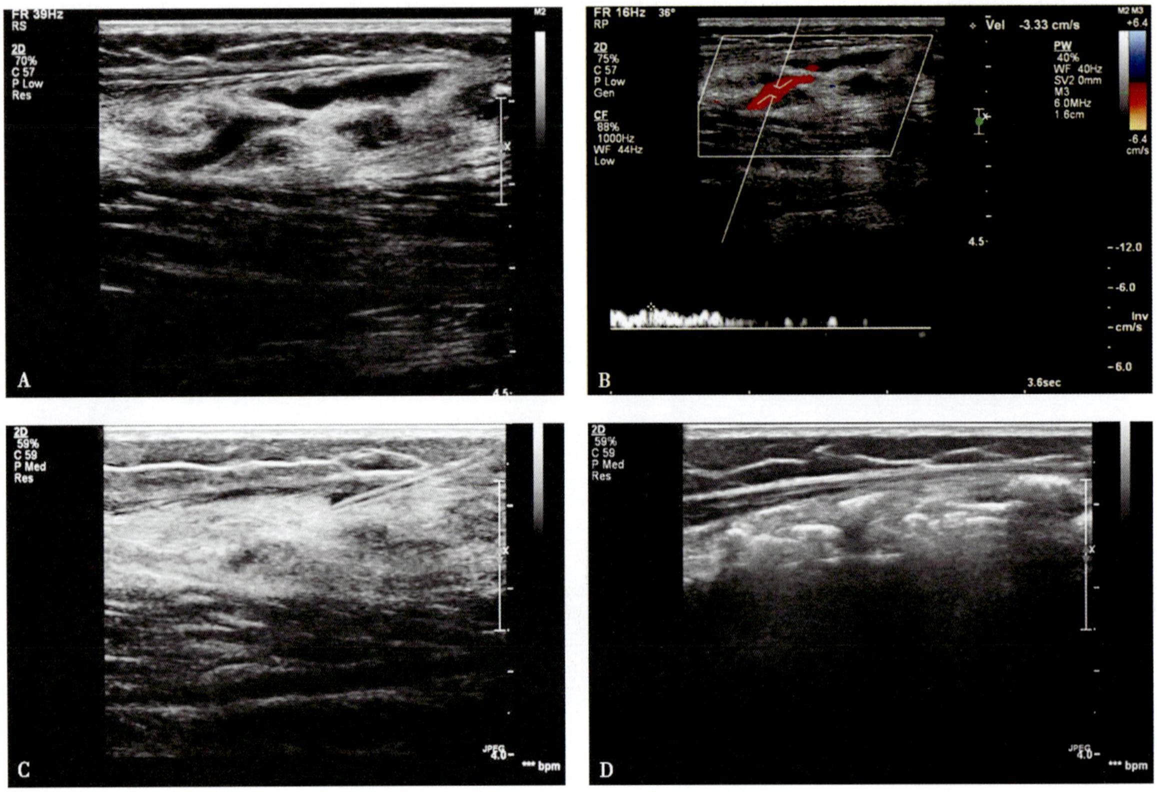

图30-6-1 超声引导下血管瘤穿刺药物注射术

A. 左小腿皮下软组织内血管瘤，可见迂曲血管腔；B. 脉冲多普勒显示为低速静脉血流信号；C. 穿刺针鞘管留置于血管腔内；D. 高回声聚桂醇泡沫硬化剂在瘤体内沿畸形血管弥散

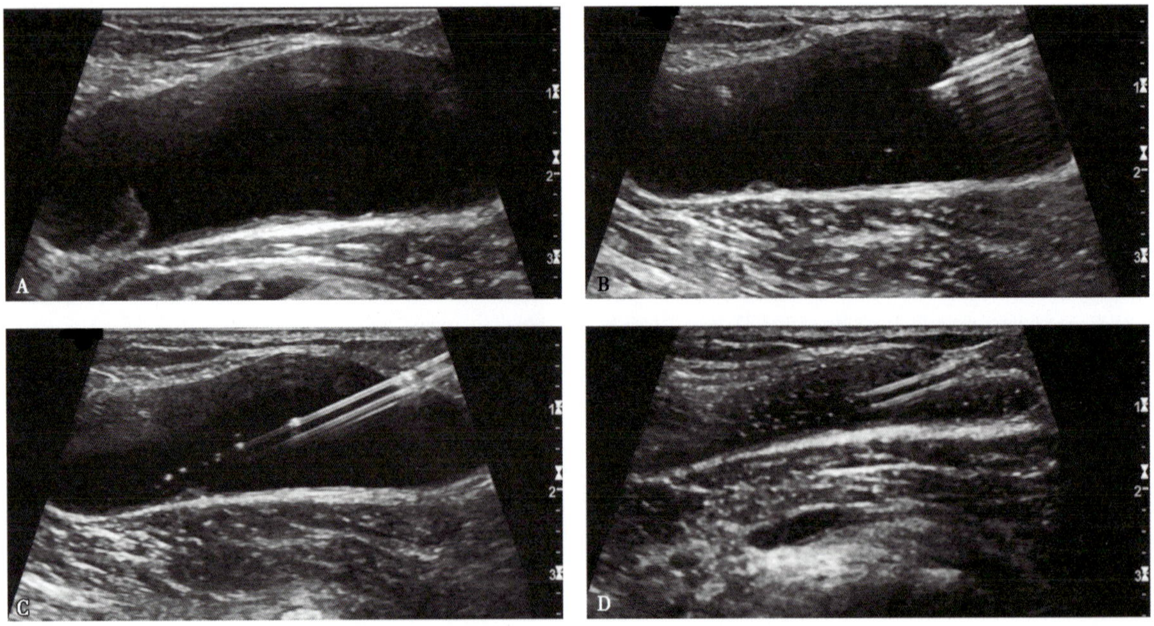

图30-6-2 超声引导下淋巴管瘤穿刺药物注射术

A. 淋巴管囊肿包膜完整，内部透声好；B. 带鞘管穿刺针刺破囊壁；C. 拔出针芯，鞘管留置于囊腔内；D. 抽尽囊液后注入适量聚桂醇硬化剂留置于囊腔内

【术后处理】

血管瘤硬化治疗术后加压包扎 48 小时，2～4 周治疗一次。

注意事项和并发症：

(1) 血管瘤硬化治疗应严格掌握适应证，识别血管瘤流量类型及有无动静脉瘘。

(2) 硬化治疗过程中，适当压迫深部静脉以增加硬化剂在瘤体血管内潴留时间，可明显提高疗效。

(3) 多数病例门诊即可完成，新生儿及范围较大的病变，用药剂量大时可住院治疗。一般不需麻醉，婴幼儿或不合作的小儿，可考虑基础或全麻下进行。

(4) 常见并发症为术后局部疼痛，多较轻微，2 天后多能自行缓解。药物过敏反应少见，术前建立静脉通道，给予抗过敏治疗。严重呛咳、面唇轻度发绀，与药物用量、推注速度及大量气体入血有关。

（戚庭月）

第七节　超声引导下肠套叠水灌肠复位术

肠套叠是婴幼儿常见的急腹症之一，可迅速引起肠梗阻、肠穿孔等严重并发症。原发于婴儿的肠套叠可能在 1 周内多次复发，需要多次治疗。部分患儿在手术治疗后仍有复发的现象，因此，超声下水灌肠复位术成为肠套叠治疗的常用方法。

【适应证】

1. **肠套叠**　需灌肠复位。

2. **鉴别及辅助诊断**　是否由原发病变引起的继发性肠套叠。

【禁忌证】

1. 出现休克、腹膜炎、高热、肠道中毒等临床表现。

2. X 线提示腹腔有游离积气。

3. 超声显示肠坏死声像表现；或腹腔显示游离积气，提示肠穿孔者。

【术前准备】

1. **物品（责任护士）**　测压计、三通管、16 号双腔气囊导尿管、50ml 注射器、输液器、温热 0.9% 生理盐水 500ml 或 250ml 多袋。

2. **知情同意**　与家长谈话并告知操作风险，获取患者家长的配合及理解，取得签署知情同意书。

3. **药物**　术前 10 分钟注射阿托品 0.01～0.02mg/kg 或其他胃肠解痉药物。

【灌水压力与水量的估计】

经肛门插入球囊双腔管后，应用液体的重力作用，将加温的生理盐水或平衡液快速地注入直肠内。在高度 145cm 时，500ml 液体排放时间约 3 分钟；高度 130cm 时 500ml 排放时间为 3.5 分钟。当肛门无液体外溢时，测压计可显示肠管内的压力大小。灌注时液体平面与直肠之间的垂直高度反映了与压力的关系。高度与肠腔内压力的关系为 110cm～60mmHg、130cm～80mmHg、145cm～100mmHg 和 170cm～120mmHg。套叠肠管复位时，所需要的注水量因患儿的年龄而异。婴儿肠套叠复位时，通常注水量为≤100ml/kg，最大注水量为 800～1200ml；年长儿童腹腔及肠腔的容量较大，灌注液体量可适当增大。常用压力为 80～100mmHg（可高至 120mmHg，1kpa = 7.5mmHg）；当液体灌注量与压力升高不一致时，应注意是否存在肛门漏液。

【操作流程】

1. **插导尿管**　经肛门向直肠内插入双腔导尿管，深 7～10cm，球囊充气 30～50ml，回拉固定。

2. **灌注**　经导尿管开放滴注温热生理盐水。

3. **压力**　灌肠过程中注意压力变化、肛门有无漏液并观察患儿的反应。

4. **手法复位**　灌注的同时在患儿腹部辅以手法复位。

5. **超声实时扫查**　超声实时扫查动态监测肠腔充盈的情况，并动态存图；观察肠套叠部位的动态变化；动态监测肝肾间隙、脾肾间隙、盆腔及腹腔内有无游离积液、积气。

6. **终止**　达到终止标准后，停止灌注，拔除导尿管；保持卧位休息，观察 10 分钟；操作中注意患儿保暖。

7. **术后**　停止灌注术后，复查并记录病变部位声像图变化；观察腹腔内有无游离积液、积气回声。

【终止标准】

1. 肠套叠解除。

2. 达到最大注水量及压力，远端肠管进行性扩张，而套入部位无松解进展。

3. 达到明确诊断及鉴别诊断的目的。

4. 出现肠穿孔并发症。

【超声表现】

1. **超声表现**　超声下水灌肠可清楚显示肠套叠声像，在静水的压力作用下，梗阻远段肠管逐渐扩张，内显示液性暗区，向回盲部延伸（图 30-7-1）；套筒样团块逐渐缩短、消失（图 30-7-2）；当液体通过回盲瓣进入回肠末端，显示回肠末端肠腔内液体时，提示解套成功。因肠壁的水肿，解套后常可显示回盲瓣和局部肠壁回声增厚（图 30-7-3）。

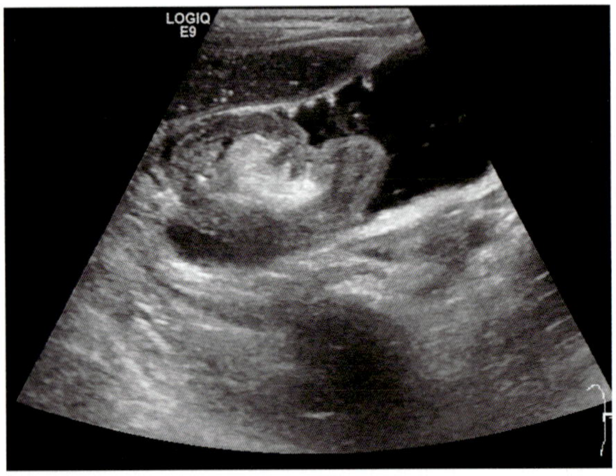

图 30-7-1 肠套叠水灌肠复位术
结肠内液体充盈到达套头

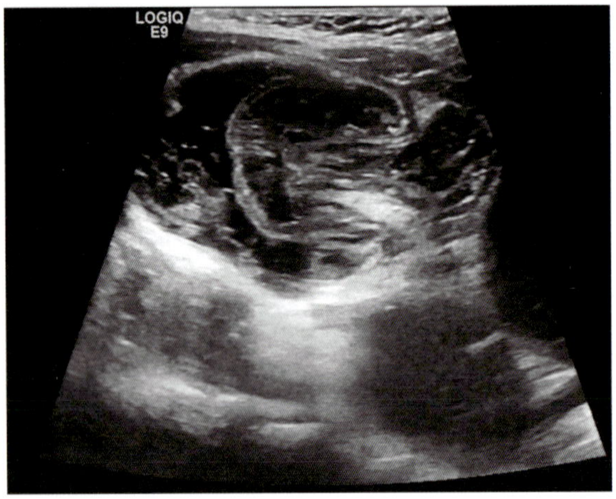

图 30-7-2 肠套叠水灌肠复位术
结肠内套叠的肠管变短，仅在回盲瓣水平余留一小段

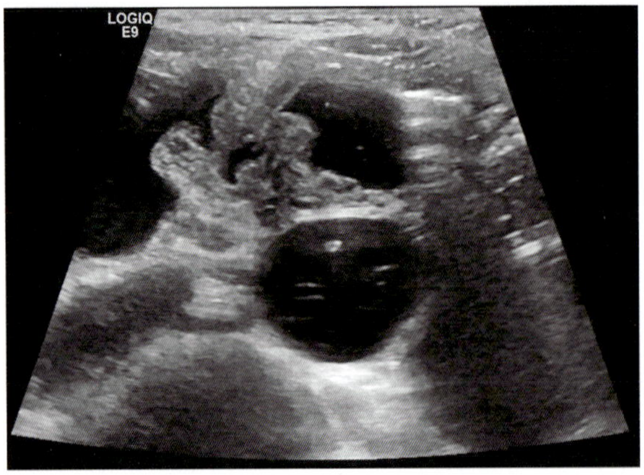

图 30-7-3 水灌肠套叠解除后
液体充盈回肠末端，回盲瓣因局部水肿而增厚

继发性肠套叠多见于梅克尔憩室、肠重复畸形、肠息肉（图 30-7-4）、淋巴瘤等，液体充盈肠腔后，可起到造影作用，清楚显示肠腔内占位性病变。肠内占位性病变显示为中等或低回声实质性团块，末端可与肠壁相延续、分界不清。彩色多普勒显示团块血流灌注来源于肠壁。如果占位性病变源自肠管壁，则显示实质回声与肠腔的关系，可诊断肠壁的弥漫型或巨块型的占位性病变，例如肠非霍奇金淋巴瘤；而源自肠管外的病变因消除了肠气的干扰，可清楚显示病变与肠壁的分界关系。

2. 肠坏死与肠穿孔的识别 正常肠管壁呈“强-弱-强”分层声像表现。肠缺血坏死时，肠壁的分层声像消失、回声紊乱，肠管壁可显示气体高回声（图 30-7-5），常伴有腹腔内游离积液回声，彩色多普勒显示肠管壁局部血流信号明显稀疏或消失。

肠穿孔发生时，临床表现为患儿突然哭闹、腹痛难忍、腹胀等腹部症状和体征。声像图腹腔内可

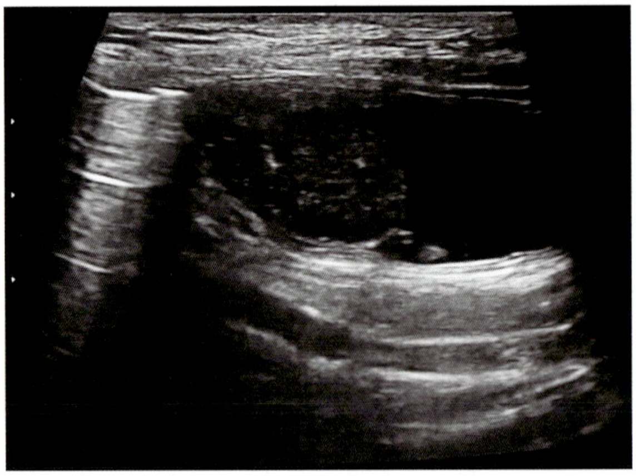

图 30-7-4 肠息肉合并肠套叠经水灌解除肠套叠后，管腔内液体充盈，显示肠息肉团块

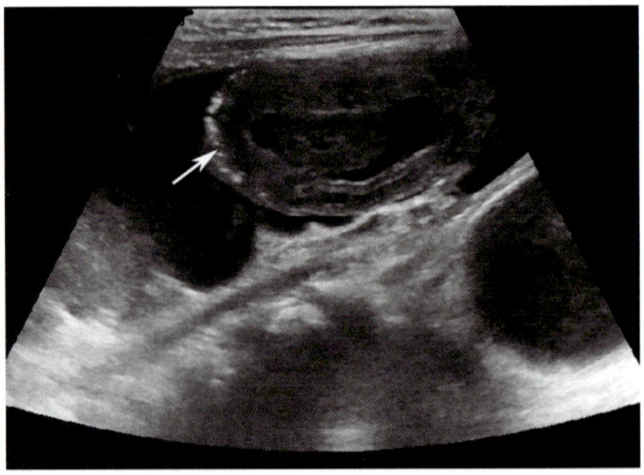

图 30-7-5 套入部肠壁的分层声像消失、回声紊乱，肠管壁可显示气体高回声（箭头）

显示游离积气回声，膈下或前腹壁下气体强回声形成的 A 线（图 30-7-6），游离积气位置与体位有关，可随体位的改变而移动，振铃效应在肠腔外，常伴有腹腔游离积液。

【并发症与处理】

1. 不良反应　部分患儿可在术后便意频繁、便水，轻微肛门及肛周不适等，无需特殊处理，嘱家长保持肛门及肛周清洁即可。

2. 肠穿孔的处理　①立即停止灌液，尽量抽出肠内液减压。②吸氧保暖，并监测患儿体温、呼吸、脉搏、血压等生命体征变化情况。③转外科手术治疗。

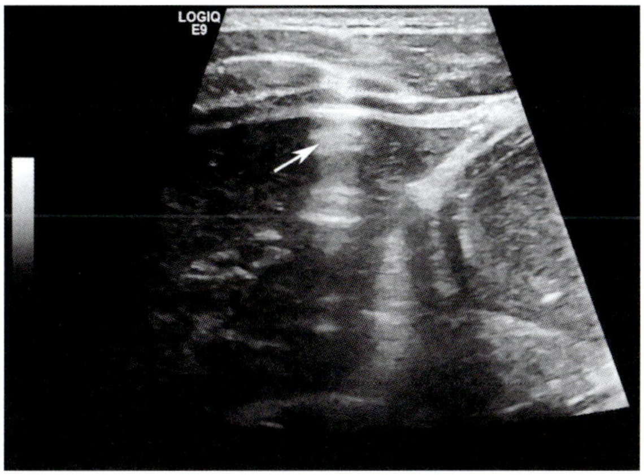

图 30-7-6　肠套叠合并肠穿孔

经上腹部肝区扫查，显示肝前间隙内游离气体强回声，形成 A 线（箭头）

3. 导尿管固定不良　灌肠时出现漏液，提示导尿管滑移松动，容易导致灌肠失败，应注意反复检查。

4. 导管折叠　插入导尿管时，可因大便堵塞，导尿管折叠，致使液体滴注不畅或停止，需拔出重插。再次插导尿管时，先肛门指诊，推移开直肠内粪便。

5. 解套失败的主要原因

（1）回结型肠套叠，多层次套叠不易解套。

（2）继发性肠套叠（肠息肉、梅克尔憩室、肠重复畸形、淋巴瘤等），肠管不易通过回盲瓣口。

（3）肠管套叠较长（例如回肠套入达结肠脾曲者）、肠壁水肿严重、伴肠坏死者。

（4）X 线或超声提示有小肠梗阻。

（5）套筒内肠间有渗液、腹腔积液较多者。

【应用价值】

婴儿肠套叠的治疗包括 X 线下空气灌肠、超声下水灌肠和手术治疗等方法。采用 X 线透视下空气灌肠复位术，患儿需要承受多次 X 线辐射，不符合 ALARA 原则；超声监测下水灌肠复位术的成功率与空气法相近，水灌肠解套的成功率已达到 95%，而且并发穿孔的发生率更低。当存在继发性肠套叠时，水灌肠后提高原发病变的检出，从而及时进行针对原发病的手术治疗。超声下肠套叠水灌肠复位术自 1982 年开始应用以来，已经广为临床采纳。

（夏　焙）

第三十一章　体外膜式氧合的超声评估

第一节　ECMO 概论

【概述】

体外膜式氧合（extracorporeal membrane oxygenation，ECMO）是将血液从体内引流到体外，经膜式氧合器（膜肺）氧合后，再用泵将血液灌注体内，用于心脏和呼吸衰竭患儿的长时间体外生命支持。ECMO 的应用，可使患儿心肺得到休息，为功能恢复赢得治疗的时间。ECMO 应用时，经膜式氧合器进行有效的二氧化碳排出和氧的摄取，驱动泵趋使血液在机体内流动，全身器官的供氧和血流动力学处在相对稳定的状态。ECMO 已可以在重症监护病房、心导管室、急诊科及手术室建立。超声心动图已广泛用于 ECMO 患儿的全程监测。

【ECMO 组成】

ECMO 循环的基本组成包括血管插管、管道（引流管和灌注管）、驱动（血）泵、氧合器、恒温调节器、空氧混合调节器等。引流管将血液从静脉引出，经驱动血泵推动，在膜式氧合器中仿生肺的呼吸作用下氧合，释放出二氧化碳，再经恒温处理，由灌注管将经氧合后的血液输回体内（经静脉或动脉）。驱动泵是 ECMO 血液流动的直接驱动力，适应并维持体内血流量和血流动力学要求。膜式氧合器模仿生物肺的呼吸模式工作，气血各走一边，经空氧混合调节器调节氧合的气体交换功能，用通气量和氧浓度分别控制血液中二氧化碳分压和氧分压，实现体外氧合功能。

【ECMO 模式】

ECMO 的实施包括从静脉引流血液，经过氧合器氧合并排出二氧化碳，使静脉血变成动脉血，最终回流至人体的静脉或动脉系统。

1. 静脉 - 动脉（VA）模式　VA-ECMO 对患者的心脏和肺均有支持作用，是经静脉插管将患儿的静脉血引流到氧合器，然后将氧合后血液经大动脉泵入体内，保证机体血供，所以患者动脉血的氧含量和二氧化碳含量是体外与体内两种来源的血液混合的结果。VA-ECMO 的插管路径可分为中心插管（右心房、升主动脉）和周围大血管插管（股动脉、股静脉和颈内静脉、颈总动脉）。

2. 静脉 - 静脉（VV）模式　VV-ECMO 仅对患者的肺有支持作用，经氧合器氧合后的血液，泵入患者静脉系统，与体循环回流的静脉血混合，提高右心房血液的氧分压，降低二氧化碳分压。VV-ECMO 的插管和转流方式可有两种：①两点 VV-ECMO 是经颈内静脉引流，股静脉回输；或经股静脉引流，颈内静脉回输。②单点 VV-ECMO 是应用双腔插管放置在右房内，在同一位置实现血液的引出和回输。

3. 动脉 - 静脉（AV）模式　近年来 AV-ECMO 逐步在临床上使用，属于无泵驱动型。该模式采用动脉与静脉之间的压力差驱动血液流经膜肺，完成体外气体交换。AV-ECMO 主要用于患儿的呼吸支持，患儿需要能够耐受动静脉分流和心排出量的增加。这种模式使血液流经氧合器，可以增加二氧化碳的排出，降低机械通气条件。

【适应证】

1. 新生儿适应证

（1）新生儿肺部疾病引起的呼吸衰竭：胎粪吸入性综合征（meconium aspiration syndrome，MAS）、肺透明膜病（hyaline membrane disease）、先天性膈疝（congenital diaphragm hernia，CDH）、新生儿持续性肺动脉高压（persistent pulmonary hypertension of neonate，PPHN）等。

（2）呼吸窘迫综合征：各种原因（外伤性、感染性、手术后、肺移植前后）导致的、内科治疗无效的严重急性呼吸窘迫综合征。

（3）败血症。

（4）新生儿辅助指征：

1）估计孕周≥32 周、患儿出生体重≥1.6kg：因 ECMO 辅助需要持续应用肝素，孕周＜32 周的早产儿辅助时颅内出血风险高。

2）无明显凝血性疾病或出血并发症。

3）无严重颅内出血。

4）机械通气≤14天、肺部病变可恢复。

5）无未纠正的心脏畸形。

6）无致命的先天畸形。

7）无不可恢复性脑损伤的证据。

8）符合以下1个标准即可进行ECMO治疗：①肺泡气一动脉血氧分压差（$A\text{-}aDO_2$）为605～620mmHg［$A\text{-}aDO_2$=（大气压－47）×FiO_2－PaO_2－$PaCO_2$］，持续4～12小时；②OI/PaO_2＞35～60［OI（氧合指数）=平均气道压×FiO_2×100］，持续0.5～6.0小时；③PaO_2＜35～50mmHg，持续2～12小时；④酸中毒或休克，pH＜7.25超过2小时或伴低血压；⑤呼吸功能急剧恶化，PaO_2＜30～40mmHg。

2. 儿童适应证

（1）任何急性、危急生命、可逆的心肺衰竭，最大限度药物治疗无效者。

（2）肺损伤纳入指征：

1）OI（氧合指数）＞40，且持续6小时以上。

2）患者机械通气时间12小时～7天，预计死亡率达70%。

3）PaO_2/FiO_2＜50mmHg，或者$P(A\text{-}a)O_2$＞600mmHg提示严重的呼吸衰竭。

4）顽固的呼吸性酸中毒患者，pH＜7.15。

5）伴有高碳酸血症。

6）静态肺顺应性＜0.5ml/（cmH_2O•kg）。

7）持续漏气综合征患者。

（3）心脏和败血症休克患者纳入标准：

1）急性、危及生命，但潜在可逆的心血管失代偿状态，采用最大限度药物治疗无效者。

2）进行性低血压，与同龄血压相比＜2倍标准差。

3）左房或者右房压力超过20mmHg，持续6小时以上。

4）继发于可恢复性药物中毒导致的快速或者慢速心律失常，或者心排量下降。

5）SVO_2＜60%。

6）持续酸中毒，pH＜7.15。

7）CI＜2.0L/m^2。

8）超声心动图提示严重的双心室衰竭，EF＜30%，并且合并终末脏器灌注不足。

9）肿瘤/骨髓移植者，最大限度药物治疗基础上，仍然存在酸中毒、低血压、心肺衰竭，但是必须考虑原发肿瘤的生存概率。

10）上述各种情况下，肾脏功能不全［尿量＜1ml/（kg•h）］。

【禁忌证】

1. 新生儿禁忌证

（1）不可恢复的中枢神经系统损伤。

（2）不可控制的出血与凝血病。

（3）严重慢性肺疾病，机械通气超过14天，长时间暴露于高吸入氧浓度状态下为相对禁忌证。

（4）严重颅内出血，颅内出血≥Ⅲ级。

（5）多器官衰竭。

（6）严重的染色体异常（13-三体或18-三体畸形）。

2. 儿童禁忌证

（1）年龄/机械通气天数：①＜2岁儿童，机械通气＞10天；②2～8岁儿童，机械通气＞8天；③＞8岁儿童，机械通气＞7天。

（2）氧中毒或者气压/容量损伤引起的原发性肺损伤，引起不可逆肺损伤。多数中心一致认为PEEP＞15cmH_2O，平均气道压＞25cmH_2O，吸气峰压＞45cmH_2O，持续7天以上，会造成不可逆肺损伤。

（3）致命的大出血（不包括肺出血）或严重凝血病。

（4）免疫抑制状态为相对禁忌证。

（5）急性或者慢性严重的中枢神经系统损伤包括：脑炎、持续植物人状态、脑病、脑膜炎、缺氧缺血性脑病和顽固的癫痫等。

（6）原发病为严重的慢性肺疾病。

（7）肺血管阻力居高不下。

（8）严重的染色体畸形（13-三体或18-三体染色体畸形）。

（9）有代谢病或者肿瘤疾病，并且原发疾病预后很差。

（10）严重主动脉瓣反流和主动脉缩窄为相对禁忌证。

（11）不可控制的感染性休克、没有纠正的DIC状态以及持续的心脏停搏状态等，需根据具体情况进行评估。

（12）长时间缺氧缺血性损伤。

第二节　ECMO超声心动图评估

超声心动图（echocardiography，ECHO）是实施体外膜式氧合术前、期间及术后重要的、常规的检查，尤其是在ECMO用于循环支持时。超声心动图对ECMO患儿的管理起到基础性作用，包括选择合适的患者、引导插管定位、监测并发症和提示终止 ECMO 指征等。ECHO 的突出优势在于提供心脏解剖、血流及功能等多方面的信息，并且方便、无创或微创，是除 X 线平片外，唯一能够走入手术室、监护室床旁的影像学方法。

【超声心动图方法】

多种超声心动图的方法均可在 ECMO 中应用。ECMO 独特的工作环境要求，使各种超声心动图技术的应用各具特点。ECMO 心脏超声检查有以下 4 种方法。

1. 经胸超声心动图技术 经胸超声心动图技术（transthoracic echocardiography，TTE）为 ECMO 的常规检查方法，声窗取决于患者体位、是否开胸及插管部位，可经胸壁及剑突下采集图像。

（1）TTE 技术的优点及缺点

1）优点：无创、可以避免侵入无菌区、扫查角度多，部分病例剑突下图像更满意。

2）缺点：胸壁透声的干扰因素多，尤其是心脏手术后早期患者的扫查声窗往往很差、图像不清晰，且胸骨正中切口的患者（心脏正中切口手术和/或中心置管）前胸壁有较多的敷料、管道等若干医疗器材遮盖。

（2）改善声窗及图像的方法：可与外科医师协商，常规采用如下方法，以获得尽可能好且足够的声窗，以方便和保证每天 1 次甚至数次的检查：手术切口敷料维持适当宽度；将静脉插管置于患者中线右侧；将动脉插管放置时，先沿左锁骨向左至腋前线、再向下，固定；用聚乙烯薄膜覆盖表皮及动、静脉管道，并使之紧密地贴附于患者的皮肤，中间不留有空隙，以增加透声。聚乙烯薄膜本身有很好的透声性，这样，在其覆盖的心前区可以有足够的扫查区域，在不干扰手术切口、避免触动 ECMO 管道的情况下，获得标准或相当标准的心尖区图像。虽然胸骨旁各切面图像往往不尽标准，但对心脏各结构的显示基本能够满足观察。另外，剑突下扫查要注意避免触动引流管及起搏导线。

2. 经食管超声心动图技术 经食管超声心动图技术（trans-esophageal echocardiography，TEE）是将专门的超声探头置于食管或胃底部，从心脏后方对其进行扫查。全平面 TEE 探头换能器可以做 180° 旋转，因此能够很好地满足对几乎心脏所有部位的扫查。

TEE 技术的优点：突出优势在于不受胸壁等因素干扰、探头频率高，图像更为清晰，尤其是心脏后部结构，如房间隔、左心瓣膜等；对有胸壁正中切口者，不影响无菌切口区域的护理。

TEE 技术的缺点：TEE 为一种半侵入性检查，有一定的并发症，如咽痛、吞咽困难、牙齿损伤、食管、胃底黏膜出血，严重者甚至食管穿孔，对机械辅助呼吸的小儿可能会干扰气道通气。

3. 经心外膜超声技术 经心外膜超声技术（epicardial echocardiography，EE）是指将超声探头直接在心脏及大血管表面获取图像。使用普通体表探头，将之消毒后使用；或表面涂以耦合剂，然后用无菌套包裹后使用。

EE 的优点是：①几乎无禁忌证；②几乎无并发症；③对心脏前部结构扫查好；④无胸壁、管道等干扰等声窗的问题，可以使用高频探头，因而可以获得高清晰度图像。

EE 主要缺点是：①需要侵入无菌区；②心脏的搏动对探查有一定的影响，要有一定的检查技巧；③检查时手法要轻柔，注意避免压迫心脏。

EE 主要是作为 TTE 和 TEE 的补充或后备手段，用于：①置入 TEE 探头禁忌或置入探头失败；②某些情况下未关闭胸壁的患者。

4. 心腔内超声 心腔内超声（intracardiac echocardiography，ICE）是一项与心导管检查相结合的超声诊断技术，即在心导管的顶端安装微型超声换能器，经血管插入心腔内进行心脏解剖结构和生理功能检查的超声显像方法。ICE 主要应用于局麻或诱导下行心脏介入手术，当经胸超声图像质量较差，而经食管超声要求全麻时。心腔内超声一般耐受性好，图像质量优，为手术提供足够的信息。在导管室，常规用于卵圆孔未闭、房间隔缺损和室间隔缺损的封堵，也可用于经皮主动脉瓣和肺动脉瓣的置入。ICE 还可用于房间隔穿刺二尖瓣球囊扩张术和左心耳封堵。将探头置于心包表面获得清晰图像，用于评价左右心室功能。

【ECMO 术前评估】

1. 完整超声心动图 在启动 ECMO 支持之前，应对患儿进行全面的超声心动图检查，评价心脏血流动力学（表 31-2-1），协助临床明确导致循环不稳定的心源性因素，例如左室或右室心功能减退，除外需手术矫治的异常，例如严重的器质性瓣膜病变、残余分流等。在极端的情况下，在难治性心脏骤停的体外心肺复苏期间，超声心动图可快速诊断可逆的病因，例如心脏压塞。

2. 血管超声 ECMO 术前超声应评价颈部血管的结构及其解剖变异，测量血管内径。右侧颈内静脉的分支变异将影响静脉插管成功率，影响引流管的通畅性。约有 15% 正常人存在颈总动脉的解

表 31-2-1　ECMO 前超声心动图检查内容

左心	
形态	大小、室壁厚度
收缩功能	射血分数、室壁运动异常、二尖瓣环 S 波、左室流出道速度时间积分
舒张功能	二尖瓣口 E/A 比、二尖瓣环 E/e 比
左心房	大小和容积
瓣膜评估	诊断和量化有无潜在的主动脉瓣或二尖瓣关闭不全或狭窄
右心	
形态	右室舒张末期面积 / 左室舒张末期面积、右室壁厚度
收缩功能	三尖瓣环收缩期位移、三尖瓣环组织多普勒、肺动脉瓣 PW
舒张功能	三尖瓣口 E/A 比
室间隔	有无运动异常、偏心指数
三尖瓣反流	评估右心室收缩压
瓣膜评估	有无瓣膜病变
右心房	大小和容积
其他	
卵圆孔未闭	彩色多普勒血流
右心房	扩张的冠脉窦
血管	血栓形成、狭窄、主动脉夹层、严重动脉粥样硬化

剖变异，表现为颈动脉起源共干、左颈总动脉起源于右侧头臂干等。对存在这种解剖变异的小婴儿插管，可能导致对侧颈动脉血流梗阻，术前超声时应重点评价这类解剖变异。

【ECMO 支持中评估】

1. 心脏功能评估　ECMO 支持期间应常规进行每日至少 1 次全面的超声心动图检查(表 31-2-1)。主要通过定期观察、前后对比，判断心脏功能恢复情况。心脏功能恢复的主要表现为心肌收缩增强、心室舒张末径减小、心室射血分数增加。

(1) VA-ECMO：ECMO 支持开始后，血流动力学的变化取决于 ECMO 的流量调整、插管位置、心脏功能等。外周型 VA-ECMO 启动后，因从肺的回心血流量减少，左室的前负荷下降，但后负荷因灌注管回流的压力作用而增加。因此，在 VA-ECMO 治疗早期，心脏功能可发生一过性下降，左室和右室的心搏量下降可超过 50%。同时由于冠状动脉的血液仍由混合静脉血灌注，供氧相对不足，也影响了心脏功能，导致心脏功能指数下降。超声心动图可显示左室舒张末期容积、FS 和 EF 的变化。严重左室功能减退者，彩色多普勒显示主动脉瓣反流，甚至主动脉瓣无开放，左室腔内血流呈自发显影，血栓形成的风险增加。ECMO 启动 72 小时后心脏功能将恢复到 ECMO 前水平，而后逐渐达到理想的血流动力学状态。

(2) VV-ECMO：这种模式的体外的灌注未对右室的前负荷及左室的后负荷产生明显影响，流经肺和升主动脉的氧饱和度增加，降低了肺血管的阻力，改善了冠脉循环，间接改善左室心功能。超声心动图可定量主动脉血流速度、左室内径、左室短轴缩短率。肺动脉高压的婴儿，VV-ECMO 治疗 72 小时后，肺动脉平均血流速度、峰值速度和达峰时间均有明显改善。因受右心房导管的高速血流灌注的影响，不应采用三尖瓣反流估算肺动脉收缩压，而应采用心脏功能指数，评价右心功能的变化。

2. 插管位置的评价

(1) VV-ECMO：VV 模式的引流管的尖端，应放置在心房的下腔静脉端，或下腔静脉与右心房交界处；灌注管的尖端应置于右心房中，使回流方向正对三尖瓣；如果灌注管离腔静脉太近，或引流管与灌注管间距太近，则氧合血引流入肺循环和体循环的流量减少，脏器灌注不足。双腔管的顶端应放置在右心房的下 1/3 处，以确保双腔管的侧孔都在右心房内。超声心动图可清楚实时地显示引流管与腔静脉、房间隔、三尖瓣的位置关系，及时调整插管的位置，提高血流动力学效率。在插管操作过程中超声实时监视，可显示插管的尖端的指向，避免导管经卵圆孔入左心房、或插入冠状静脉窦、或跨过三尖瓣口。插管过程中出现新的或心包积液增加，提示可能有心脏损伤。

(2) VA-ECMO：VA 模式引流管的尖端应置于右心房中，距三尖瓣约 5mm 处，管口朝向右心房的侧壁，使静脉血流充分、通畅地引入膜肺，减少心房水平的右向左分流。彩色多普勒血流图可显示流经插管的血流速度、方向。灌注管尖端进入主动脉弓部，切忌将动脉灌注管尖端指向主动脉瓣口方向，否则高速灌注的血流冲击主动脉瓣，加重左心室后负荷，导致心脏过度膨胀。

3. 监测并发症　因 ECMO 患儿原发病、抗凝治疗、血流动力学变化等因素，可能导致血栓形成、导管位移或心脏压塞。上腔静脉、下腔静脉和右房是血栓形成的好发部位，活动性早期血栓脱落可导致肺栓塞。严重上腔静脉血栓的栓塞可导致上腔静脉综合征。因无明确的预测血栓形成的指征，ECMO 支持中，患儿均应每日常规超声心动图检查。超声心动图显示灌注管回流的血流速度减低和血流充盈不饱满，提示导管内有活动的血栓。导管周围形成的血栓，在静脉 ECMO 导管拔除时可能会脱落，遗留在心脏内。

【ECMO 撤机评估】

尚无终止 ECMO 的特异性超声心动图指标。以下超声心动图指征可用于 ECMO 撤除的参考依据，包括左室射血分数大于 35%～40%，左心室流出道血流速度积分大于 10cm，无左室扩张，无心脏压塞。ECMO 撤机后，应根据患儿的血流动力学状况进行全面的超声心动图检查(表 31-2-1)，判断心功能恢复情况。同时，监测 ECMO 并发症，排除心腔内血栓形成、心包积液等。

【超声价值】

超声心动图可以实时观察心室收缩和舒张情况、房室壁厚度、室间隔运动、心内血栓形成及畸形矫治情况。动态观察更加有意义，可以反映心功能恢复趋势，判断 ECMO 预后。

第三节　ECMO 血管超声评估

ECMO 血管超声主要评估插管位置、显示血管走行及变异、监测管道内血流状况，及时发现管道及外周血管血栓及栓塞，监测远端肢体有无缺血发生。

【ECMO 插管评估】

1. 插管部位的选择　ECMO 的插管技术包括：两点的静脉 - 静脉 ECMO、单点的静脉 - 静脉 ECMO、股动脉 - 股静脉 ECMO 及股静脉 - 升主动脉 ECMO。

(1) VV-ECMO 模式新生儿和婴幼儿，主要选择右侧颈内静脉插管。体重 >25kg 的儿童或成人，可选择右侧颈内静脉插管或股静脉插管。

(2) VA-ECMO 模式新生儿及体重 <25kg 的儿童，主要选择右侧颈动脉、颈静脉插管。体重 >25kg 的儿童或成人，可选择股动脉、股静脉插管。

2. 插管方法

(1) 经皮穿刺置管法：对于儿童，穿刺部位可选择右侧颈内静脉；对于成人而言，穿刺部位即可选择左侧或右侧股静脉，也可选择右侧颈内静脉。经皮插管的优点在于损伤小、操作时间短，同时可避免完全阻断血管而导致的血流异常。

(2) 半切开插管：切开局部皮肤及皮下组织，暴露动脉或静脉血管后，采用直视血管穿刺技术插入置管。该方法插管确切，组织损伤较小，可作为全切开置管到经皮穿刺置管的过渡。

(3) 外科全切开插管：需要有经验的 2 名血管外科医生完成。根据体重大小，心脏术后患儿可选择经胸右心房 - 升主动脉插管建立 ECMO，或经腹股沟切口股动脉、股静脉切开插管。有助于确保插管位置合适，静脉引流充分，动脉插管端口无阻力，管道经切口引出后固定可靠。

【ECMO 术前】

ECMO 术前应常规超声检查插管的目标血管。超声检查的内容包括血管的起源、走行及其与周围的关系，血管壁连续性，血管腔内有无狭窄或扩张、异常回声，与邻近动脉、静脉有无直接通道。彩色多普勒超声显示血流信号充盈整个管腔。

1. 基本要求　血管超声在确定血管位置和测量血管直径方面是非常有价值的，特别是经皮穿刺置管，需要显示血管走行及准确测量血管内径，指导插管的选择和置入，正确的插管位置是实现 ECMO 理想功能的必要条件。插管选择的标准，因血管的大小而定。通常引流管的大小不能超过血管直径的 2/3，只有这样才能保证远端的血液能够从插管周围回流，而不影响远端肢体的血液循环。当进行股动脉插管时，插管大小的选定原则显得更加重要，以保证下肢远端的血液供应。此外超声引导股动脉置管时，应注意置管位置，插入点应在股深动脉距离股动脉分叉口 5cm 处，以保证下肢远端的血供需求。

2. 颈血管变异　颈血管的变异往往在常规超声心动图检查时易被发现。在 ECMO 插管前，可采用线阵或凸阵探头，从甲状腺水平开始，连续向下扫查，显示颈静脉与锁骨下静脉的汇合处，以及颈动脉与主动脉弓的连接，评价颈部血管的结构变异。

【ECMO 支持中评估】

1. ECMO 置管监测　在 ECMO 插管术中，应用超声显示插管的位置是否正确，可有效地减少二次插管的概率。应用超声显示主动脉内管口的方向、走行，确认静脉插管尖端的位置，保证管口无阻力、走行无扭曲、股静脉插管到位、不因置管梗阻而影响远端的静脉回流。

(1) VV-ECMO 模式：引流管的尖端应放置在下腔静脉靠近心房处，或与右心房交界处；灌注管的尖端应置于右心房中，使回流方向正对三尖瓣；双腔管的顶端应放置在右心房的下 1/3 处，以确保双腔管的侧孔都在右心房内。

(2) VA-ECMO 模式：引流管的尖端应置于右心房中，距三尖瓣约 5mm 处，管口朝向右房的侧壁，使静脉血充分、通畅引入膜肺，减少房水平右向左分流。灌注管尖端进入主动脉弓部，切忌将动脉灌注管尖端指升主动脉，否则启动ECMO后，影响主动脉瓣开放，加重左心室后负荷，心脏过度膨胀而易形成心腔血栓。

2. 置管并发症　置管后的并发症主要有血管损伤、局部出血、血肿、血栓、缺血、神经并发症等。

（1）血管损伤：插管导致血管损伤，局部血管破裂。插管口径与血管口径不匹配，操作中静脉血管容易撕裂，动脉血管容易产生夹层。

（2）血肿形成：由于ECMO支持期间需要进行全身肝素化抗凝，穿刺操作可能造成局部血肿形成。

（3）血管内膜剥脱、血管穿孔：插管过程中遇到阻力时，暴力插管极易捅穿血管，有时产生不易发现的大出血，包括纵隔出血、血胸、腹膜后血肿等。

（4）急性血栓形成：ECMO期间抗凝不足、管道长期刺激等导致血栓形成。超声可显示急性动脉血栓形成，表现为血管腔内的极低回声与低回声，或仅为附壁血栓，显示为管壁毛糙而无明显管腔狭窄。血栓梗阻血流，局部动脉管腔狭窄，彩色多普勒血流信号局部异常或缺失。

（5）假性动脉瘤、动静脉瘘：假性动脉瘤是动脉壁破裂，周围软组织包裹形成的局限性血肿，血流通过破裂口来往于动脉与假腔之间。超声表现为动脉旁无回声或混合性回声区，瘤壁无完整的血管壁回声。压迫瘤体局部时，瘤体缩小。彩色多普勒表现为瘤体内显示血流信号，收缩期血流入瘤体，舒张期瘤体血反向流回动脉。动静脉瘘多普勒超声检查也显示为局部高速低阻的血流信号，相邻的静脉腔内显示搏动性的血流信号，局部动脉管腔无明显的瘤样扩张。

（6）肢体血流异常：在体重＞25kg的儿童或成人，经周围动静脉插管时，远端肢体的并发症主要有动脉缺血和静脉回流障碍两种病变。①股动脉血管痉挛，插管占据大部分管腔，造成远端肢体产生缺血、坏死。动脉供血不足的临床表现多为下肢皮温低，动脉搏动减弱或者消失，缺血区域皮肤出现淡紫色花斑，甲床苍白。严重缺血时肢体肿胀，形成下肢骨筋膜综合征，甚至肌肉坏死、截肢等并发症。下肢缺血超声表现为足背动脉、腘动脉、胫前、后动脉血流速度减低，阻力指数减低。彩色多普勒血流信号充盈欠佳。②静脉回流障碍原因包括静脉插管本身过粗等致使静脉血流减少，远端静脉回流变慢；在抗凝不足的情况下静脉血栓形成，导致静脉回流障碍。静脉回流受阻多表现为与对侧肢体比较，皮温稍低，可见暗紫色瘀斑，下肢肿胀，甲床发绀，随着肿胀加重皮肤可能出现水疱。静脉血流速度变化和血栓形成，可经超声多普勒检测显示出来。因此对经外周插管的ECMO患儿，有必要针对局部灌注不良或回流不畅者进行实时、有效的全面监测。

【ECMO拔管后评估】

经静脉的插管拔出后，经皮穿刺者局部可以直接按压包扎，也可以采取切开修复。动脉插管的拔管较复杂。经皮穿刺的动脉插管可以直接按压。动脉插管越粗大，越可能引起血管内膜损伤、形成假性动脉瘤或动脉狭窄。另一种方法是静脉补片血管成形术，用于切开置入动脉的拔管。其方法是用血管钳阻断血管，拔出动脉插管，将一片钻石形的静脉补片缝在缺口上。这种方法既关闭了破口又可防止修复部位的狭窄。

ECMO治疗结束拔管后，颈内静脉永久性结扎，颈总动脉进行结扎或吻合重建。结扎多用于小婴儿或新生儿。有研究表明，术后结扎血管可出现同侧的缺血性脑损害，并影响患儿的中枢神经系统正常发育。对ECMO病程长、动脉肿胀严重、血栓形成、动脉开放后局部无血流溢出者，将局部受损段血管切除后，吻合牵拉性张力较大，则不适于直接吻合重建。条件允许，对采用端对端血管吻合者，超声检查应重点显示局部有无血肿、管腔内有无血栓形成，吻合口的血流信号充盈度及血流速度。ECMO术后近期、术后半年和4年者，颈总动脉的血流狭窄率逐渐增高，管腔正常率逐渐减低，分别约为95%、75%和45%。吻合口狭窄的声像图表现为管腔或内壁形态不规则，内膜呈结节样增厚，吻合口管壁活瓣或形成夹层等，脉冲多普勒显示局部血流速度增快。

ECMO拔管后采用颈内静脉修补者，多普勒超声重点显示有无明显远期狭窄形成，这类患儿静脉血栓的发生率增加。血栓多位于颈内静脉或上腔静脉，超声显示急性血栓可能为无回声，而后随着纤维素沉积而回声逐渐增强。应用彩色多普勒超声可显示管腔内附壁的血流信号充盈缺损，有助于识别早期附壁血栓。血栓的存在使静脉血管扩张、静脉的可压缩性减弱或消失。新形成的血栓可经溶栓治疗而缓解。若血栓持续存在，则在周围形成丰富的侧支循环。ECMO静脉血栓的严重并发症为肺栓塞，超声动态监测血栓的形成，有助于减少肺动脉栓塞的发生。

ECMO撤除后，应用血管超声定期随访局部血管情况，尽早发现局部血管狭窄、动静脉瘘及局部血肿、血栓，有助于早期处理，减少并发症。

第四节 ECMO 肺超声评估

近年来，超声在胸部的应用已不再局限于传统意义上对胸腔积液的检查，更多用于肺部病变的诊断和随访。肺超声的诊断原理是基于肺泡内空气与水（组织）比例的变化，使肺表面的透声传导性发生改变，反映了肺脏的病理变化，成为超声影像诊断肺部疾病的依据。肺超声在评估胸腔积液、气胸、肺水肿、肺实变、肺脓肿、肺不张 / 肺复张等病变时，可以减少对床旁胸部 X 线和胸部 CT 检查的依赖，减少儿童的辐射应用。肺超声也能够评估各种原因引起的肺通气变化，诊断急性呼吸窘迫综合征，指导机械呼吸的参数调节，动态监测肺复张，判断膈肌功能等。对于 ECMO 运行中患儿，由于极其复杂的管道系统和血流动力学的不稳定，不适合搬动，床旁肺超声判断患肺的病理变化，减少转运风险，在影像学方法中具有一定的优势。

【操作方法】

胸腔、纵隔及肺检查时，应尽量包含双侧胸部的前后和左右侧。探头沿各肋间隙及剑突下、胸骨上窝和心前区，采用横向、纵向移动，垂直或倾斜摆动探头扫查。检查中需双侧对比。超声扫描的顺序：从左侧的前胸部开始，从胸骨旁线到腋后线；后背部从椎旁线到腋后线，由上至下逐一肋间隙，先纵向（探头与肋骨垂直）扫查，再横向（探头沿肋间隙）扫查；最后经剑突下和胸骨上窝扫查。

横膈检查，首先使用凸阵探头置于剑突下，声束指向头和双肩方向由背侧向前侧摆动探头扫查。以左侧的脾脏、右侧的肝脏为声窗，连续显示膈上和膈下区域。发现病变后，可应用高频线阵探头补充扫查。

【超声表现】

1. 正常肺声像表现 正常肺超声特征性声像表现为 A 线、肺滑动和肺搏动。

（1）肺超声 A 线：因胸膜下气体的全反射，在探头与胸膜脏层之间形成多次反射，呈混响伪像（reverberation artifact）。此伪像表现为多条平行于胸膜的高回声横线，横线的间距相等，即多重反射。此高回声横线随着深度增加逐渐变短，回声消弱，即为 A 线。

（2）肺滑动：静置探头实时超声显示肺的呼吸运动时，表现为脏层胸膜及肺表面的上下移动，即为肺滑动（Lung sliding）。

（3）肺搏动：肺搏动是双侧肺上段受心脏及大血管搏动的影响所致。声像图显示为肺组织回声随心跳搏动，即为肺搏动。

2. 异常肺声像表现

（1）B 线：起自胸膜脏层、垂直于胸壁的束带状的高回声，边界清晰呈束射状，一直延伸到图像底部不减弱，称之为 B 线。B 线可遮盖 A 线，随呼吸而运动。B 线是由肺表面局部液性区域在周围气体包围下，声波在局部反复振荡形成的振铃伪像（ring-down artefact）融合而成的。

（2）肺水肿：心源性肺水肿和血管外性肺水肿均表现为双侧对称的、弥漫分布的 B 线回声，严重者卧位下前胸也呈瀑布征、肺实变。

（3）肺实变：肺呈实质性中等回声，形态不一，大小不等，可呈小叶实变和大叶状实变。声像图表现类似于肝脏或脾脏。病因包括：肺炎、肺不张、肺水肿、肺纤维化等。

（4）胸膜腔积液（pleural effusion，PE）：简称胸腔积液，按性质可以分为渗出性和漏出性两大类。胸腔积液显示为无回声液性暗区，或液性暗区内显示点状、絮状、分隔状回声。

【ECMO 术前评估】

ECMO 术前肺超声判断肺内病变严重程度（肺水肿、肺实变、肺不张等），胸腔或心包腔积液，评估患者病情的变化趋势，动态监测肺部病变变化。特别对于呼吸窘迫综合征的新生儿 ECMO 治疗前进行全面肺超声评估。急性呼吸窘迫综合征超声表现为双肺弥漫性、胸膜下肺小叶内及小叶间隔膜增厚。由双肺广泛分布的 B 线融合形成瀑布征，A 线消失，肺滑动征减弱或消失，肺搏动增强。部分伴有肺实变，呈实质性低回声，其内可伴有支气管充气征。常有胸膜增厚、少量胸腔积液。

【ECMO 支持中评估】

ECMO 过程中肺部相关并发症包括胸腔出血、气胸、肺水肿、肺出血、肺不张及肺部感染等。ECMO 期间动态监测肺部超声，评估患者病情变化趋势，对治疗效果做出评估。对于严重呼吸衰竭新生儿，在 ECMO 期间可继续使用外源性表面活性物质治疗，需动态评价肺部充气情况。如果发现气胸，尤其张力性气胸时，需紧急置管胸腔引流，否则造成静脉回流受阻，影响 ECMO 运行。

1. 胸腔出血 ECMO 过程中不同程度的全身性抗凝治疗和凝血因子的消耗，容易导致凝血功能障碍，可能出现胸腔内出血和肺组织内出血。前者如胸腔引流不畅可导致肺组织膨胀受限和肺不张；肺出血可直接引起肺组织实变，加重换气功能障碍。

2. 气胸　颈内静脉插管有导致气胸的风险。气胸（pneumothorax）是指气体进入胸膜腔，造成积气状态。超声表现为胸膜腔内的气体也产生混响伪像，即A线，但此A线比较固定，不随呼吸运动而移动，M型超声显示为“冰冻回声”，与正常肺的“毛玻璃样”声像不同。超声可在侧卧位检查，在胸腔壁的最高处显示少量气胸，并根据“肺点”的位置大致估算气胸的大小。此时的“肺点”是指气胸产生的A线与正常肺滑动的交界点。

3. 肺水肿　新生儿动脉导管未闭时，VA-ECMO经动脉导管的持续左向右分流，降低体循环有效循环血流量，增加了肺循环的灌注，可能导致肺水肿；ECMO转流前体循环缺血或缺氧导致肺组织供血或供氧不足，ECMO转流后肺组织的再灌注或再氧合损伤引起肺毛细血管通透性增加，也可以导致肺水肿。肺水肿超声表现为双侧对称的、弥漫分布的B线回声，严重者可能形成肺实变。

4. 肺不张　长时间使用机械辅助通气，患儿处于镇静状态，痰液或气道出血易引起气管或支气管梗阻，可导致梗阻性肺不张；梗阻性肺不张表现为楔形的中等回声，内部回声不均匀，由于分泌物填充可显示支气管充液征，表现为管状无回声。大量胸腔出血、胸腔积液引流不畅则导致压迫性肺不张。压迫性肺不张表现为与肺门相连的实质性肺。实性肺随呼吸运动在胸腔积液内浮动，吸气时可有部分通气，表现为中央气体回声。

5. 肺部感染　全身性炎性反应在肺部的表现尤为明显，表现为肺组织毛细血管的功能及结构受损，导致肺组织炎性渗出、肺水肿、肺出血，并可进一步并发肺部感染。肺部感染声像图表现因肺炎的病理类型、并发症、病变（实变）的程度、范围而有较大的差异。主要的声像图表现为大小不等、形态各异的实质性低回声，可位于脏层胸膜下、或呈片状散在于肺的A线之间。肺实变的特征性改变为低回声区域内散在斑点状及短条状或等号状高回声，后方无声影，高回声为肺内各级支气管的气体回声。

【ECMO脱机后评估】

ECMO拔管后，超声监测肺部病变的转归，动态观察对反映肺功能恢复趋势，对判断ECMO预后更有意义。患者可能因采用高压、高容量或高氧浓度机械通气治疗后，导致肺纤维化和呼吸机相关肺损伤，需要关注ECMO远期并发症的监测。超声显示肺纤维化病变常位于后肺基底部，声像图表现为局部胸膜线不规则、胸膜线增粗伴有局部胸膜下肺实变。

第五节　ECMO肾超声评估

ECMO体外生命支持期，体循环血流动力学变化将对肾脏的血流供应产生不同程度的影响，血流灌注减低或再灌注等，均可能导致急性肾功能损伤，严重者产生肾功能不全。新生儿和儿童ECMO支持治疗者，不同程度的肾脏并发症发生率为17%～25%。肾血流量（renal plasma flow，RPF）是指单位时间内流经双侧肾脏的血浆流量，目前主要测定方法包括有：①对氨基马尿酸清除率（CpAH）测定；②肾小球滤过分数（GFF）测定。ECMO术中采用肾脏血流动力学监测，在临床上尚未常规开展，但长时间机械辅助循环，肾小球清除率下降时，采用超声多普勒监测肾血流灌注是必要的。超声多普勒动态检测，可以及时了解ECMO期间肾血流灌注的变化，采取预防性肾保护措施，有助于减少ECMO肾功能不全并发症的发生。

【超声表现】

足月新生儿肾脏位于肾窝，右肾略低于左肾，肾脏表面凹凸不平呈分叶状。

新生儿肾脏表面凹凸不平。新生儿肾皮质回声强度等同肝脏和脾脏，或稍增高；出生6个月后肾皮质回声逐渐减低，低于脾脏。新生儿髓质锥体回声比儿童和成人低，呈明显低回声，皮髓质分界明显；在出生12个月后锥体回声逐渐接近皮质。部分正常新生儿早期髓质回声可一过性增强，为肾钙质沉积，1～2周后消失。各年龄小儿肾髓质的锥体回声均低于皮质。新生儿、小婴儿肾窦脂肪含量少，肾窦回声增强不突出，随年龄增长，肾窦脂肪增多，中央肾窦回声逐渐增高，青春期接近成人水平。1岁后婴儿的肾脏表面逐渐平滑，大体形态结构基本接近成年人。

正常小儿肾动脉血流呈低阻力型，血流速度随年龄增长而增加，血流阻力逐渐减低；肾脏的多普勒血流速度和阻力指数由主肾动脉、段动脉、叶间动脉依次递减，但肾动脉的加速度时间（AT）呈相对恒定值；男性与女性、左侧与右侧的血流速度基本一致。

【ECMO术前评估】

ECMO辅助前应常规行全面肾脏结构及肾

血流检查，除外肾脏结构畸形、肾血流灌注异常。ECMO 辅助前部分患儿已处于低心排状态，全身器官血流灌注不充分，或存在败血症，血管活性药物用量大，以及药物的不良反应等情况，均可出现肾功能不全。ECMO 术前肾脏检查了解肾脏的基本血流灌注情况，以利于治疗后的比较。

ECMO 辅助前肾功能正常患者，辅助后出现急性肾损伤的发病率较低，但一旦发生，死亡率高达30%～50%。ECMO 前存在肾功能不全患者，血肌酐＞2.0mg/dl，ECMO 并发急性肾脏损伤的发病率和死亡率均呈指数递增。因此应关注 ECMO 术前肾功能，超声全面检查肾脏结构、形态、大小、回声、肾血管、肾血流灌注及肾血管阻力指数等情况。

【ECMO 支持中评估】

新生儿 ECMO 启动后，会发生短暂的肾脏功能不全。ECMO 前的缺氧、低血压和液体复苏，以及 ECMO 运行后的炎症反应，都是肾脏功能不全的原因。大多数病例在 ECMO 启动 48～72 小时内，肾功能不全现象会自行缓解。超声显示肾脏回声可无明显变化，或有皮质回声稍增强；肾实质血流信号减少，肾血管阻力减低。

急性肾损伤是一种常见的临床综合征，是突发和持续的肾功能突然下降，表现为氮质血症、水电解质紊乱和酸碱失衡，以及全身各系统症状，伴有少尿或无尿。急性肾损伤是 ECMO 支持期间严重并发症之一。早期肾脏功能降低与肾脏血流量减少和肾小管堵塞有关。急性肾功能损伤的超声表现主要为肾脏回声增强，肾实质血流减少，肾动脉血流的阻力指数增加。肾脏实质血流信号随病程加剧而减少，反映了病变程度；肾血管阻力指数与肾功能损害程度成正相关。肾前性急性肾衰竭的早期，及时纠正低血容量，提高肾脏的灌注压，肾功能是有可能恢复的。但若肾脏缺血时间过长，就可能发展成肾实质性损害，即肾性肾衰竭，超声表现为双肾较正常小，肾锥体缩小，肾皮质变薄，肾皮质回声明显增强，肾皮质血流信号明显减少，包膜下无血流信号区域增加，肾动脉呈低速高阻血流信号。ECMO 支持期间左心房内形成的附壁血栓碎片，可以随血液循环进入肾小动脉，引起肾血管栓塞，较为少见。肾动脉的小分支阻塞多无症状，主肾动脉或大分支阻塞引起肾梗死。超声检查在二维声像图上常难以显示血栓回声。主肾动脉内血栓时，彩色多普勒显示局部血流信号变细，脉冲多普勒显示血流速度减低。肾动脉血栓的肾实质超声表现可分为三大类：①楔形低回声或高回声区，伴血流信号完全缺失；②二维声像图无明显异常，但局部血流信号完全缺失；③二维声像图无明显异常，伴局部血流信号稀疏。造影增强超声可敏感地检出肾动脉栓塞病变。

【ECMO 脱机后评估】

ECMO 撤机后，肾脏血流灌注恢复并保持有效的灌注压，部分患者肾脏功能是可以恢复的。在肾衰竭期间采取必要的肾脏支持治疗，也能取得较好疗效。大多数药物是经肝脏和肾脏代谢清除的，肝、肾功能的改变对于患儿的药代动力学具有明显的影响。ECMO 患儿的肝、肾功能均存在不同程度的损害，ECMO 建立后，随着器官组织的供氧供血不断改善，多数患儿肝、肾功能的逐渐恢复；但随着 ECMO 支持治疗时间的延长，血液破坏程度加重，导致肝脏、肾脏代谢负荷加重，后期可能表现不同程度的肝、肾功能不全，并成为影响 ECMO 长期疗效的主要因素。因此 ECMO 撤机后常规行肾脏超声检查、动态监测肾脏等重要器官的声像及其血流灌注的变化很有必要。

（夏　焙）

参 考 文 献

[1] Louis DN, Perry A, Reifenberger G, et al. The 2016 World Health Organization Classification of Tumors of the Central Nervous System: a summary. Acta Neuropathol, 2016, 131: 803-820.

[2] Rudà R, Reifenberger G, Frappaz D, et al. EANO guidelines for the diagnosis and treatment of ependymal tumors. Neuro Oncol, 2017, 20(4): 445-456.

[3] Wang L, Feng L, Yao Y, et al. Optimal optic nerve sheata diameter threshold for the identification of elevated openingpressure on lumber puncture in a chinese population. PLoOne. 2015, 10(2): e0117939.

[4] Liu Q, Li SY, Chen X. Relation between ultrasonographic characteristics of pathologic myopia posterior staphyloma andretinoschisis. Chin J ophthalmol. 2017, 53(1): 46-52.

[5] Dighe M, Barr R, Bojunga J, et al. Thyroid Ultrasound: State of the Art. Med Ultrason, 2017, 19(1): 79-93.

[6] Serap D, Afra Y, Refika, et al. The Role of Ultrasonography for Differentiating and Management of Malignant Cervical Lymph Nodes. Eur J Gen Med, 2016, 13(1): 7-15.

[7] Welleweerd JC, den Ruijter HM, Nelissen BG, etal. Management of extracranial carotid artery aneurysm. Eur J Vasc Endovasc Surg, 2015, 50(2): 141-147.

[8] Eksioglu AS, Senel S, Cinar G, etal. Sonographic measurement criteria for the diagnosis of internal jugular phlebectasia in children. J Clin Ultrasound, 2013, 41(8): 486-492.

[9] Gao Y, Saksena MA, Brachtel EF, et al. How to approach breast lesions in children and adolescents. Eur J Radiol, 2015, 84: 1350.

[10] Valeur NS, Rahbar H, Chapman T. Ultrasound of pediatric breast masses: what to do with lumps and bumps. Pediatr Radiol, 2015, 45: 1584.

[11] Nishigami K. Point-of-care echocardiography for aortic dissection, pulmonary embolism and acute coronary. J Echocardiogr, 2015, 13(4): 141-144.

[12] Raimondi F, Rodriguez Fanjul J, Aversa S, et al. Lung Ultrasound for Diagnosing Pneumothorax in the Critically Ill Neonate. J Pediatr, 2016, 175(8): 74-78.

[13] Desjardins MP, Weerdenburg KD, Fischer JW, et al. Emergency Point-of-Care Ultrasound Diagnosis of Diaphragmatic Hernia in the Pediatric Emergency Department. Pediatr Emerg Care, 2016, 32(10): 685-687.

[14] Wheeler R, Steeds R, Rana B, et al. A minimum dataset for a standard transoesphageal echocardiogram: a guideline protocol from the British Society of Echocardiography. Echo Res Pract, 2015, 2(4): G29-G45.

[15] 黄国英，马晓静．先天性心脏病的无创性影像学诊断进展．中华妇幼临床医学杂志(电子版)，2014，10(6)：704-707.

[16] 黄国英．小儿超声心动图学．上海：上海科学技术出版社，2015.

[17] Arlettaz R. Echocardiographic Evaluation of Patent Ductus Arteriosus in Preterm Infants. Front Pediatr, 2017, 5: 147.

[18] Wyman W. Lai, Luc L. Mertens, Meryl S. Co hen et al. Echocardiography in Pediatric and Congenital Heart Disease. New Jersey: John Wiley & So Ltd, 2016.

[19] Fonseca BM. Perioperative imaging in hypoplastic left heart syndrome. Semin Cardiothorac Vasc Anest, 2013, 17(2): 117-127.

[20] Booker OJ, Nanda NC. Echocardiographic assessment of Ebstein's anomaly. Echocardiography, 2015, 32 Suppl 2: S177-S188.

[21] 任卫东，张玉奇，舒先红．心血管畸形胚胎学基础与超声诊断．北京：人民卫生出版社，2015.

[22] 李静雅，王芳韵，金兰中，等．完全性肺静脉异位连接超声心动图诊断价值及局限性．中华医学超声杂志(电子版)，2013，10(2)：129-133.

[23] 王剑鹏，孙妍，李慧，等. 无脾综合征患者体肺静脉回流特点分析. 中华医学超声杂志（电子版），2015，2：160-164.

[24] 余正春，马小静，夏娟，等. 主 - 肺动脉间隔缺损及右肺动脉起源于升主动脉合并主动脉弓离断的影像学诊断. 中国临床医学影像杂志，2016，27（4）：260-262，274.

[25] Feltes TF，Bacha E，Beekman RH 3rd，et al. Indications for cardiac catheterization and intervention in pediatric cardiac disease：a scientific statement from the American Heart Association. Circulation，2011，123（22）：2607-2652.

[26] Haider N，Sheikh A S，Wazir R，et al. Clinicodemographic features and outcome of acute myocarditis in children admitted at tertiary care hospital. International Journal of Cardiology，2016，221：42-45.

[27] 崔云，张育才，黄敏. 儿童急性暴发性心肌炎诊治进展. 中国小儿急救医学，2017，45（9）：742-662.

[28] Zamorano J L，Lancellotti P，Rodriguez Muñoz D，et al. 2016 ESC Position Paper on cancer treatments and cardiovascular toxicity developed under the auspices of the ESC Committee for Practice Guidelines：The Task Force for cancer treatments and cardiovascular toxicity of the European Society of Cardiology（ESC）. European heart journal，2016，37（36）：2768-2801.

[29] Cardinale D，Colombo A，Bacchiani G，et al. Early detection of anthracycline cardiotoxicity and improvement with heart failure therapy. Circulation，2015，131（22）：1981-1988.

[30] 王新房，谢明星. 超声心动图学. 5 版. 北京：人民卫生出版社，2016.

[31] Veress G，Ling L H，Kim K H，et al. Mitral and tricuspid annular velocities before and after pericardiectomy in patients with constrictive pericarditis. Circ Cardiovasc Imaging，2011，4（4）：399-407.

[32] Yacoub M，Mayosi B，Elguindy A，et al. Eliminating acute rheumatic fever and rheumatic heart disease. Lancet，2017，390（10091）：212.

[33] Galiè N，Humbert M，Vachiery J，et al. 2015 ESC/ERS Guidelines for the diagnosis and treatment of pulmonary hypertension. European Respiratory Journal，2015，46（4）：903-975.

[34] Delmo Walter EM，Javier MF，Sander F，et al. Primary Cardiac Tumors in Infants and Children：Surgical Strategy and Long-Term Outcome. Ann Thorac Surg. 2016，102（6）：2062-2069.

[35] Brown LM，Duffy CE，Mitchell C，et al. A practical guide to pediatric coronary artery imaging with echocardiography. J Am Soc Echodardiogr，2015，28（4）：379-391.

[36] McCrindle BW，Rowley AH，Newberger JW，et al. Diagnosis，Treatment，and Long-Term Management of Kawasaki Disease. Circulation，2017，135：e927-e999.

[37] Zhang Y，Wang XL，Li SX，et al. Ultrasonographic dimensions of the common bile duct in Chinese children：results of 343 cases. J Pediatr Surg，2013，48（9）：1892-1896.

[38] Ye JJ，Shao YC，Shu Q. Imaging findings of multiple infantile hepatic hemangioma associated with cardiac insufficiency. World J Pediatr，2014，10（4）：368-370.

[39] 夏焙. 小儿超声诊断学. 2 版. 北京：人民卫生出版社，2013.

[40] Di Saverio S，Birindelli A，Kelly MD，et al. WSES Jerusalem guidelines for diagnosis and treatment of acute appendicitis. World J Emerg Surg，2016，11：34.

[41] Zhou LY，Li SR，Wang W，et al. Usefulness of Sonography in Evaluating Children Suspected of Malrotation：Comparison With an Upper Gastrointestinal Contrast Study. J Ultrasound Med，2015，34（1825）：1832.

[42] Erik Beek，Rick R van Rijn. Diagnostic Pediatric Ultrasound. New York：Thieme Publishers，2016.

[43] Muller LS. Ultrasound of the paediatric urogenital tract. Eur J Radiol，2014，83：1538.

[44] Bhatt S，Ahmad M，Batra P，et al. Neonatal adrenal hemorrhage presenting as "Acute Scrotum"-looking beyond the obvious：a sonographic insight. JUltrasound，2017，20（3）：253-259.

[45] Solovyov AE，Morgun VV，Paholchuk AP. NEUROBLASTOMA IN PEDIATRIC PATIENTS. Klin Khir，2015，（6）：59-61.

[46] Yoo R，Alomari AI，Shaikh R，et al. Catheter-Directed Thrombolysis in child with Bilateral Renal Artery Graft Thrombosis. J Vasc Interv Radiol，2017，28（8）：1184-1188.

[47] Bidadi B，Nageswara Rao AA，Kaur D，et al. Neonatal renal vein thrombosis：role of anticoagulation and thrombolysis--an institutional review. Pediatr Hematol Oncol，2016，33（1）：59-66.

[48] Acién P, Acién M. The history of female genital tract malformation classifications and proposal of an updated system. Hum Reprod Update, 2011, 17(5): 693-705.

[49] Li XY, Ye JJ, Jiang GP. Sonographic Diagnosis of Splenogonadal Fusion in a 2-year-old Boy. J Clin Ultrasound, 2017, 45(3): 179-182.

[50] Rosado E, Riccabona M. Off-label use of ultrasound contrast agents for intravenous applications in children: analysis of the existing literature. J Ultrasound Med, 2016, 35(3): 487-496.

[51] Johnson KN, Thomas T, Grove J, et al. Insertion of peripherally inserted central catheters in neonates less than 1.5 kg using ultrasound guidance. Pediatr Surg Int, 2016, 32(11): 1053-1057.

[52] Liu B, Zhou L, Huang G, et al. First Experience of Ultrasound-guided Percutaneous Ablation for Recurrent Hepatoblastoma afterLiver Resection in Children. Sci Rep, 2015, 18(5): 16805.

中英文名词对照索引

Alagille 综合征	Alagille syndrome	334
Dandy-Walker 综合征	Dandy-Walker syndrome	33
Ebstein 畸形	Ebstein anomaly	238
LV 偏心指数	left ventricular eccentricity index，LVEI	319
Shone 综合征	Shone syndrome	218
Williams 综合征	Williams syndrome	228
Z 评分	*Z* values	142
Z 值	*Z* score	142

B

斑点追踪法	speckle-tracking echocardiography，STE	162
暴发性心肌炎	fulminant myocarditis，FMC	278
标准化	standardizing or normalizing	142
标准评分	standard value	142
标准正态检验	standard normal test	160
标准值	standard score or normal score	142
表皮瘘	epidermal fistula	44
并发性小眼球	complicated microphthalmos	50
病毒性心肌炎	viral myocarditis	278
布 - 加综合征	Budd-Chiari syndrome	350
部分性肺静脉异位引流	partial anomalous pulmonary venous connection，PAPVC	246

C

肠梗阻	intestinal obstruction	383
肠套叠	intussusception	379
肠系膜上动脉压迫综合征	superior mesenteric artery compression syndrome	366
肠系膜上静脉	superior mesenteric vein，SMV	363
常染色体显性遗传多囊性肾病	autosomal dominant polycystic kidney disease，ADPKD	422
常染色体隐性遗传多囊性肾病	autosomal recessive polycystic kidney disease，ARPKD	419
持续性胚胎血管症	persistent fetal vasculature，PFV	52
重复膀胱	bladder duplication	410
川崎病	Kawasaki disease，KD	328

D

大动脉调转术	arterial switch operation，ASO	272
大动脉转位	transposition of great artery，TGA	206
大脑大静脉动脉瘤样畸形	vein of Galen aneurysmal malformation，VGAM	33，38
大网膜及肠系膜囊肿	omental cyst and mesenteric cyst	377
单纯性肾囊肿	simple renal cyst	423
单纯性小眼球	nanophthalmos	50
单独的二尖瓣裂缺	isolated cleft mitral valve	225
单室性房室连接	univentricular atrioventricular connection	193
单心室	single ventricle，SV	193
胆道闭锁	biliary atresia，BA	334
典型二尖瓣狭窄	typical mitral stenosis	222
动力性肠梗阻	dynamic intestinal obstruction	383
动脉导管未闭	patent ductus arteriosus，PDA	185
动脉血栓栓塞性疾病	arterial thromboembolic disease，ATED	508
动态范围	dynamic range	9
短轴缩短分数	fractional shortening，FS	161
对比超声心动图	contrast echocardiography	175
多囊卵巢综合征	polycystic ovary syndrome，PCOS	454
多囊性肾发育不良	multicystic dysplastic kidney，MCDK	424
多普勒组织成像	Doppler tissue imaging，DTI	165
多乳头	polythelia	84
多乳腺畸形	polymastia	84
多形性腺瘤	pleomorphic adenoma	62

E

儿童甲状腺癌	thyroid cancer in children	71
二尖瓣瓣上环	supravalvular mitral ring	222
二尖瓣腱索断裂	rupture mitral chordae tendineae	225
二尖瓣脱垂	mitral valve prolapse	225

F

发育不良型二尖瓣狭窄 dysplastic mitral stenosis 222
法洛四联症 tetralogy of Fallot, TOF 198
反向脉冲成像技术 pulse inversion imaging 15
房间隔膨出瘤 atrial septal aneurysm 174
房间隔缺损 atrial septal defect, ASD 174
房室隔缺损 atrioventricular septal defect, AVSD 188
非热效应 non-thermal effect 5
肥厚型心肌病 hypertrophic cardiomyopathy, HCM 287
肺不张 atelectasis 103
肺动脉闭锁伴室间隔缺损 pulmonary atresia with ventricular septal defect, PA/VSD 203
肺动脉闭锁伴室间隔完整 pulmonary atresia with intact ventricular septum, PA/IVS 201
肺动脉吊带 pulmonary artery sling, PAS 259
肺动脉高压 pulmonary hypertension, PH 317
肺动脉环缩术 pulmonary artery banding, PAB 272
肺动脉起源于主动脉 aortic origin of pulmonary artery, AOPA 261
肺动脉栓塞 pulmonary artery embolism 104
肺动脉狭窄 pulmonary stenosis, PS 241, 266
肺隔离症 pulmonary sequestration 98
肺梗死 pulmonary infarction 105
肺静脉异位引流 anomalous pulmonary venous connection, APVC 246
肺脓肿 pulmonary abscess 102
肺头比 lung-to-head ratio, LHR 119
肺血管阻力 pulmonary vascular resistance, PVR 320
肺炎 pneumonia 99
风湿性心脏病 rheumatic heart disease, RHD 313
幅度调制成像 amplitude modulation imaging, AMI 16
副甲状腺 accessary thyroid gland 67
腹股沟疝 inguinal hernia 475
腹膜后脓肿 retroperitoneal abscess 431
腹膜后血肿 retroperitoneal hematoma, RH 432
腹腔间隙综合征 abdominal compartment syndrome, ACS 395

G

干燥综合征 Sjogren syndrome, SS 59
肝母细胞瘤 hepatoblastoma, HB 340
肝脏畸胎瘤 hepatic teratoma 345
肝脏间叶性错构瘤 hepatic mesenchymal hamartoma, HMH 343
感染性心内膜炎 infective endocarditis, IE 305
睾丸附件扭转 testicular appendage torsion 464
睾丸扭转 testicular torsion 462
睾丸肾上腺残余瘤 testicular adrenal rest tumor, TART 470
睾丸微石症 testicular microlithiasis, TM 474
戈谢病 Gaucher disease, GD 351
膈麻痹 diaphragmatic paralysis, DP 120
个体实测值 measured value 143
功能性单心室心脏 functional univentricular heart, FUH 194
巩膜葡萄肿 scleral staphyloma 54
共同动脉干 truncus arteriosus 212
骨骼热指数 thermal index for bone, TIB 4
冠状动脉病变 coronary artery abnormalities 155
冠状动脉疾病 coronary artery disease, CAD 328
冠状动脉瘘 coronary artery fistula 253
冠状动脉起源异常 anomalous origin of coronary artery 255
冠状静脉窦型房间隔缺损 coronary sinus atrial septal defect 174
国际反流研究组 International Reflux Study in children, IRSC 416
过敏性紫癜 anaphylactoid purpura 381

H

核性白内障 nuclear cataract 51
黑斑 - 息肉综合征 Peutz-Jeghers syndrome, PJS 391
横波 transverse wave 1
喉囊肿 laryngeal cyst 93
后巩膜葡萄肿 posterior scleral staphyloma 54
后尿道瓣膜 posterior urethral valve 410
胡桃夹综合征 nutcracker syndrome 440
化脓性肌炎 pyomyositis 485
环状胰腺 annular pancreas 352, 365
换能器 transducer 7
蛔虫性肠梗阻 ascaris intestinal obstruction 383

J

机械性肠梗阻 mechanical intestinal obstruction 383
机械指数 mechanical index, MI 3
极性白内障 polar cataract 51
急性病毒性腮腺炎 acute viral parotitis 58
急性会厌炎 acute epiglottitis 95
急性阑尾炎 acute appendicitis 387
急性细菌性甲状腺炎 acute bacterial thyroiditis, ABT 69
急性细菌性腮腺炎 acute bacterial parotitis 60
急性心包炎 acute pericarditis, AP 309
急性胰腺炎 acute pancreatitis, AP 353

脊髓脊膜膨出 meningomyelocele 44
脊髓栓系 tethered cord 44
脊髓纵裂 diastematomyelia 44
脊柱裂 spina bifida 44
继发孔型房间隔缺损 ostium secundum defect 174
甲状舌管畸形 thyroglossal anomalies 65
甲状腺功能亢进症 hyperthyroidism 68
甲状腺腺瘤 thyroid adenoma 73
间歇谐波成像 intermittent harmonic imaging 15
剪切波弹性成像 shear wave elastography，SWE 5
降落伞型二尖瓣 parachute mitral valve 222
降落伞样非对称型二尖瓣 parachute-like asymmetric mitral valve 223
交叉肺动脉 crossed pulmonary artery 260
结节性甲状腺肿 nodular goiter 73
结直肠癌 colorectal cancer 393
经食管超声心动图 transesophageal echocardiography，TEE 135，175
颈部转移性淋巴结 metastatic cervical lymph nodes 75
颈内静脉扩张症 internal jugular phlebectasia 80
静脉窦型房间隔缺损 sinus atrial septal defect 174
静脉血管球瘤畸形综合征 venous glomus malformation syndrome 500
静脉血栓栓塞性疾病 venous thromboembolic disease 510

K

卡波西血管内皮细胞瘤 Kaposiform hemangioendothelioma，KHE 505
卡介苗 Bacillus Calmette Guerin vaccine，BCG vaccine 74
卡梅综合征 Kasabach-Merritt syndrome，KMS 342
柯萨奇病毒B组 coxsackievirus B，CVB 278
空间峰值声强 spatial-peak intensity，I_{sp} 3
空间平均声强 spatial average intensity，I_{sa} 3
扩张型心肌病 dilated cardiomyopathy，DCM 283

L

蓝色橡皮泡痣综合征 blue rubber bleb nevus syndrome，BRBN 500
淋巴管畸形 lymphatic malformations 63
淋巴结 lymph node 57
淋巴瘤 lymphoma 76
流行性腮腺炎 epidemic parotitis，EP 58
颅骨热指数 thermal index for cranial bone，TIC 4
颅外颈动脉瘤 extracranial carotid artery aneurysm，ECAA 77
卵巢囊肿扭转 ovarian cyst torsion 391
卵黄囊瘤 yolk sac tumor 469
卵圆孔未闭 patent foramen ovale，PFO 174

M

慢性复发性腮腺炎 chronic recurrent parotitis 59
梅克尔憩室 Meckel diverticulum 375
美国儿童肿瘤协作组 Children's Oncology Group，COG 426
门静脉高压症 portal hypertension，PH 350
门静脉海绵样变性 cavernous transformation of portal vein，CTPV 348
迷走甲状腺 aberrant thyroid gland 67
膜性白内障 membranous cataract 51

N

脑穿通畸形 porencephaly 34
脑积水 hydrocephalus 30
脑室内出血 intraventricular hemorrhage，IVH 26
脑室周围白质软化 periventricular leukomalacia，PVL 28
内镜逆行胰胆管造影术 endoscopic retrograde cholangiopancreatography，ERCP 355
内脏异位综合征 heterotaxy syndrome 365
黏液表皮样癌 mucoepidermoid carcinoma 62
黏液瘤 myxoma 324
尿道憩室 urethral diverticulum 411

P

膀胱输尿管反流 vesicoureteral reflux，VUR 416
皮肤窦 dermal sinus 44
平均右心房压力 mean right atrial pressure，MRAP 173

Q

脐尿管窦 urachal sinus 408
脐尿管畸形 urachal abnormalities 408
脐尿管瘘 patent urachus 408
脐尿管囊肿 urachal cyst 408
脐尿管憩室 urachal diverticulum 408
气胸 pneumothorax 112
前列腺囊 prostatic utricle 411
前脑无裂畸形 holoprosencephaly 36
桥本甲状腺炎 Hashimoto thyroiditis，HT 69
缺损性小眼球 defective microphthalmia 50
缺氧缺血性脑病 hypoxic ischemic encephalopathy，HIE 39

R

热指数 thermal index，TI 3

人类疱疹病毒 6 human herpes virus 6, HHV6 278
融合肾 fused kidney 403
乳腺导管囊状扩张 breast duct capsular ectasis 89
软组织热指数 thermal index for soft tissue, TIS 4

S

腮腺血管瘤 parotid hemangioma 61
鳃裂畸形 branchial cleft deformity 63
三房心 cor triatriatum 219
三尖瓣反流 tricuspid regurgitation, TR 319
舌下腺囊肿 sublingual gland cyst 61
射血分数 ejection fraction, EF 161
神经母细胞瘤 neuroblastoma, NB 433
肾动静脉瘘 renal arteriovenous fistula 441
肾动脉瘤 renal artery aneurysm 438
肾动脉狭窄 renal artery stenosis, RAS 435
肾动脉血栓形成 renal arterial thrombosis 436
肾发育不良 renal hypoplasia 402
肾静脉血栓形成 renal venous thrombosis, RVT 439
肾上腺出血 adrenal hemorrhage 432
肾旋转不良 renal malrotation 405
肾盂输尿管连接部梗阻 ureteropelvic junction obstruction, UPJO 519
肾脏囊性病变 renal cystic disease 419
声带麻痹 vocal cord paralysis 91
声带息肉 polyp of vocal cord 92
声辐射力 acoustic radiation force, ARF 5
声辐射力成像 ARF imaging 5
声门下血管瘤 subglottic hemangioma 94
声强 sound intensity, I 2
声压 preasure 2
视网膜母细胞瘤 retinoblastoma, RB 55
室间隔缺损 ventricular septal defect, VSD 179
输尿管膨出 ureterocele 406
输尿管异位开口 ectopic ureter 406
双孔二尖瓣 double-orifice mitral valve 225
双入口不定型心室 double-inlet indeterminate ventricle, DIIV 194
髓质海绵肾 medullary spongy kidney, MSK 425
缩窄性心包炎 constrictive pericarditis, CP 311

T

特纳综合征 Turner syndrome, TS 449
体表面积 body surface area, BSA 142
体静脉畸形引流 anomalous systemic venous drainage, ASVD 250
体外膜式氧合 extracorporeal membrane oxygenation, ECMO 281, 528

W

完全性白内障 total cataract 51
完全性肺静脉异位引流 total anomalous pulmonary venous connection, TAPVC 246
伪像 artifact 17
胃肠道淋巴瘤 lymphoma of gastro-intestinal tract 391

X

细小病毒 B19 parvovirus B19, PVB19 278
下腔静脉后输尿管 retrocaval ureter 407
下腔静脉塌陷指数 inferior vena cava collapse index, IVCCI 173
先天性白内障 congenital cataract 51
先天性膀胱畸形 congenital bladder malformation 408
先天性膀胱憩室 bladder diverticulum 409
先天性肠闭锁 congenital intestinal atresia 383
先天性肠狭窄 congenital intestinal stenosis 383
先天性肠旋转不良 congenital malrotation of intestine 362
先天性胆管扩张症 congenital cholangiectasis 337
先天性二尖瓣关闭不全 congenital mitral insufficiency 222
先天性二尖瓣狭窄 congenital mitral stenosis 222
先天性肥厚性幽门狭窄 congenital hypertrophic pyloric stenosis, CHPS 361
先天性肺气道畸形 congenital pulmonary airway malformation, CPAM 96
先天性膈疝 congenital diaphragmatic hernia, CDH 118
先天性甲状腺畸形 congenital thyrod abnormality 66
先天性巨结肠 congenital megacolon 383
先天性脉络膜缺损 congenital coloboma of choroid 55
先天性尿道畸形 congenital anomalies of the urethra 410
先天性肾上腺皮质增生症 congenital adrenal hyperplasia, CAH 430
先天性肾脏畸形 congenital renal malformation 402
先天性输尿管畸形 congenital ureteral malformation 405
先天性小眼球 congenital microphthalmia, CMIC 49
先天性血管瘤 congenital hemangioma, CH 504
先天性直肠肛管发育畸形 congenital anorectal malformation 366
纤维瘤 fibroma 323
纤维腺瘤 fibroadenoma 88
限制型心肌病 restrictive cardiomyopathy, RCM 292

消化管重复畸形 duplication of digestive tract 370
小肠血管瘤 angioma of small intestine 394
小儿肝移植 pediatric liver transplantation, PLT 358
小儿头颈部淋巴结炎 pediatric head and neck lymphadenitis 73
心动过速性心肌病 tachycardia induced cardiomyopathy, TCM 286
心肌炎 myocarditis 278
心肌致密化不全 noncompaction of the ventricular myocardium, NVM 294
心内膜弹力纤维增生症 endocardial fibroelastosis, EFE 297
心输出量 cardiac output, CO 161
心脏横纹肌瘤 cardiac rhabdomyomas 323
新生儿持续性肺动脉高压 persistent pulmonary hypertension of the newborn, PPHN 320
新生儿呼吸窘迫综合征 neonatal respiratory distress syndrome, NRDS 105
新生儿缺氧缺血性脑病 hypoxic ischemic encephalopathy, HIE 39
性发育疾病 disorders of sex development, DSD 451
胸膜腔积液 pleural effusion, PE 109
胸腺 thymus 73
血管瘤 hemangioma 323, 504
血流紧缩法 blood flow constriction 195
血友病性关节炎 hemophilic arthropathy, HA 494

Y

亚急性甲状腺炎 subacute thyroiditis, SAT 70
样本标准差 standard deviation, SD 143
样本平均数 sample mean 143
胰母细胞瘤 pancreatoblastoma 355
胰腺实性-假乳头状瘤 solid pseudopapillary neoplasm of the pancreas, SPN 357
遗传性出血性毛细血管扩张症 hereditary hemorrhagic telangiectasia, HHT 349
异方差性 heteroscedasticity 159
异位甲状腺 ectopic thyroid gland 67
异位肾 ectopic kidney 404
隐睾 cryptorchidism 461
应变 strain, S 162
应变率 strain rate, SR 162
婴儿型肝血管瘤 infantile hepatic hemangioma, IHH 341
婴儿型血管瘤 infantile hemangioma, IH 504
永存动脉干 persistent truncus arteriosus, PTA 212
永存原始玻璃体增生症 persistent hyperplasia of primary vitreous, PHPV 52
右心房 right atrium, RA 317
右心室 right ventricle, RV 318
右心室面积变化分数 right ventricle fractional area change, RVFAC 167
右心室双入口 double-inlet right ventricle, DIRV 194
幼年性息肉 juvenile polyp 391
幼年性息肉病 juvenile polyposis coli 391
原发孔型房间隔缺损 ostium primum defect 174
原发性巨输尿管 primary megaureter 407

Z

早产儿视网膜病 retinopathy of prematurity, ROP 53
粘连性肠梗阻 adhesive intestinal obstruction 383
真性小眼球 pure microphthalmos 50
正常参考值 normal reference value 142
正态分布 normal distribution 142
正态钟形曲线 normal bell-shaped curve 142
致心律失常性右室心肌病 arrhythmogenic right ventricular cardiomyopathy, ARVC 299
中肾管囊肿 mesonephric duct cyst 449
蛛网膜囊肿 arachnoid cyst 32
主动脉-肺动脉共同干 aortopulmonary artery co-truck 212
主动脉瓣上狭窄 supravalvular aortic stenosis 227
主动脉瓣下狭窄 subvalvular aortic stenosis 227
主动脉弓离断 interruption of the aortic arch, IAA 235
主动脉缩窄 coarctation of the aorta, CoA 232
主动脉狭窄 aortic stenosis, AS 227
椎动脉发育不全 hypoplastic vertebral artery, HVA 78
纵波 longitudinal wave 1
阻力指数 resistance index, RI 396
左房容积 LA volume 165
左房容积指数 left atrial volume index, LAVI 165
左肾静脉压迫综合征 left renal vein entrapment syndrome 440
左室每搏输出量 left ventricular stroke volume, SV 161
左室心肌质量 left ventricular mass, LVmass 162
左心发育不良综合征 hypoplastic left heart syndrome, HLHS 215
左心室双入口 double-inlet left ventricle, DILV 194